CB003119

SEMIOLOGIA
da criança e do adolescente

SEMIOLOGIA
da criança e do adolescente

Maria Aparecida Martins

Professora Adjunta, Pós-Doutora, Chefe do Departamento de Pediatria (2008-2010), Faculdade de Medicina. Membro do Grupo de Infectologia Pediátrica, Faculdade de Medicina. Coordenadora do Curso de Especialização em Vigilância e Controle das Infecções, Hospital das Clínicas, Universidade Federal de Minas Gerais, Belo Horizonte

Maria Regina de Almeida Viana

Professora Adjunta, Doutora, Departamento de Pediatria, Membro do Grupo de Estudos em Atenção Primária, Faculdade de Medicina, Universidade Federal de Minas Gerais, Belo Horizonte

Marcos Carvalho de Vasconcellos

Professor Assistente, Coordenador do Internato de Pediatria, Departamento de Pediatria, Faculdade de Medicina. Subcoordenador do Grupo de Reanimação Cardiorrespiratória, Hospital das Clínicas, Universidade Federal de Minas Gerais, Belo Horizonte

Roberto Assis Ferreira

Professor Associado, Emérito, Doutor, Departamento de Pediatria. Membro do Setor da Saúde do Adolescente, Membro do Núcleo de Atendimento Psicopedagógico ao Estudante de Medicina – NAPEM, Faculdade de Medicina. Coordenador do Núcleo de Investigação em Anorexia e Bulimia – NIAB, Hospital das Clínicas, Universidade Federal de Minas Gerais, Belo Horizonte

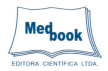

Colaboradores

Ada Ávila Assunção

Professora Associada, Doutora, Departamento de Medicina Preventiva e Social – Programa de Pós-Graduação em Saúde Pública, Faculdade de Medicina, UFMG. Pesquisadora do CNPq.

Alexandre Varella Giannetti

Professor Adjunto, Doutor, Departamento de Cirurgia, Faculdade de Medicina, Neurocirurgião, Hospital das Clínicas, UFMG.

Ana Maria Costa da Silva Lopes

Pediatria. Psiquiatra com Concentração na Infância e Adolescência. Mestre em Psicologia – Estudos Psicanalíticos – FAFICH – UFMG. Doutoranda em Ciências da Saúde – Saúde da Criança e Adolescente – Faculdade de Medicina, UFMG.

Andréa Maria Silveira

Professora Adjunta, Doutora, Departamento de Medicina Preventiva e Social – Saúde do Trabalhador – Faculdade de Medicina, UFMG.

Ângela Francisca Marques Guerra

Medica Otorrinolaringologista, Mestre, Professora da Disciplina de Otorrinolaringologia – UNIFENAS.

Antônio José das Chagas

Professor Adjunto, Mestre, Departamento de Pediatria, Membro do Grupo de Endocrinologia Pediátrica – Faculdade de Medicina, UFMG.

Bernardo Almeida Campos

Cirurgião Pediátrico. Membro do Serviço de Cirurgia Pediátrica do Hospital das Clínicas da UFMG. Mestre, Doutorando do Programa de Pós-Graduação em Cirurgia da Faculdade de Medicina, UFMG.

Bernardo Gontijo

Professor Associado, Doutor, Departamento de Clínica Médica, Faculdade de Medicina, UFMG. Especialista em Dermatologia.

Cláudia Regina Lindgren Alves

Professora Adjunta, Doutora, Departamento de Pediatria – Grupo de Estudos em Atenção Primária, Faculdade de Medicina da UFMG.

Clécio Piçarro

Professor Adjunto, Doutor, Departamento de Cirurgia, Faculdade de Medicina, UFMG. Membro do Serviço de Cirurgia Pediátrica do Hospital das Clínicas da UFMG.

Cleonice de Carvalho Coelho Mota

Professora Titular, Doutora, Departamento de Pediatria – Coordenadora do Grupo de Cardiologia Pediátrica, Faculdade de Medicina, UFMG. Chefe da Divisão de Cardiologia Pediátrica e Fetal, Hospital das Clínicas, UFMG.

Cristiane de Freitas Cunha Grillo

Professora Adjunta, Pós-Doutora, Departamento de Pediatria – Coordenadora da Disciplina e do Curso de Especialização em Medicina do Adolescente, Membro do Grupo de Endocrinologia Pediátrica e da Medicina do Adolescente, Faculdade de Medicina, Hospital das Clínicas, UFMG.

Daniela Goursand

Odontóloga, Doutoranda em Odontopediatria do Programa de Pós-Graduação, Escola de Odontologia, UFMG.

Edmundo Clarindo Oliveira

Médico do Hospital Infantil João Paulo II, Fundação Hospitalar do Estado de Minas Gerais – FHEMIG. Especialista em Cardiologia.

Edna Maria Rezende

Professora Adjunta, Doutora, Departamento de Enfermagem Básica. Coordenadora do Núcleo de Assessoramento à Pesquisa – NAPq, Escola de Enfermagem, UFMG.

Edson Samesima Tatsuo

Professor Associado, Doutor, Departamento de Cirurgia, Faculdade de Medicina da UFMG. Coordenador do Serviço de Cirurgia Pediátrica do Hospital das Clínicas da UFMG. Coordenador do Programa de Pós-Graduação em Cirurgia da Faculdade de Medicina da UFMG.

Eduardo Carlos Tavares

Professor Adjunto, Doutor, Departamento de Pediatria – Grupo de Neonatologia, Faculdade de Medicina, UFMG.

Eduardo Vasconcelos Novaes

Médico Ortopedista Pediátrico, Mestre.

Egléa Maria da Cunha Melo

Professora Adjunta, Pós-Doutora, Departamento de Pediatria da Faculdade de Medicina da UFMG. Pediatra do Hospital Infantil João Paulo II, Fundação Hospitalar do Estado de Minas Gerais – FHEMIG.

Eleuse Machado de Britto Guimarães

Professora Titular de Pediatria, Universidade Federal de Goiás, Doutora pela Universidade de São Paulo.

Elizabeth Costa Dias

Professora Adjunta, Doutora, Departamento de Medicina Preventiva e Social – Área Saúde do Trabalhador, Faculdade de Medicina, UFMG.

Efigênia Ferreira e Ferreira

Professora Adjunta, Doutora, Departamento de Odontologia Social e Preventiva, Escola de Odontologia, UFMG.

Ênio Lacerda Vilaça

Professor Adjunto, Doutor, Departamento de Odontologia Restauradora, Escola de Odontologia, UFMG.

Flávia Patrícia Sena Teixeira Santos

Reumatologista Pediátrica, Mestre, Hospital das Clínicas da UFMG.

Gabriela Araújo Costa

Pediatra, Especialista em Vigilância e Controle das Infecções pela UFMG.

Giancarlo Cherobin

Médico Otorrinolaringologista, Clínica Ivan Fairbanks Barbosa – Hospital da Beneficência Portuguesa, São Paulo.

Gláucia Manzan Queiroz de Andrade

Professora Adjunta, Doutora, Departamento de Pediatria – Coordenadora do Grupo de Infectologia Pediátrica, Faculdade de Medicina, UFMG.

Isabela Santoro Campanário

Psiquiatra da Infância e Adolescência. Psicanalista, Membro do Círculo Psicanalítico de Minas Gerais. Mestre em Psicologia, Área de Concentração em Estudos Psicanalíticos, pela Universidade Federal de Minas Gerais. Doutoranda em Psicologia, Área de Concentração em Estudos Psicanalíticos, pela Universidade Federal de Minas Gerais.

Ivani Novato Silva

Professora Associada, Doutora, Departamento de Pediatria – Coordenadora do Grupo de Endocrinologia Pediátrica, Faculdade de Medicina, UFMG.

Jacy Bastos Görgens

Professora Adjunta, Doutora, Departamento de Ginecologia e Obstetrícia, Faculdade de Medicina, UFMG.

Jesiana Ferreira Pedrosa

Radiologista. Formação em Radiologia no Programa de Residência Médica do Hospital das Clínicas, UFMG.

Joaquim Antônio César Mota

Professor Associado, Doutor, Departamento de Pediatria, Grupo de Gastroenterologia Pediátrica, Faculdade de Medicina, UFMG.

Jorge Antonio Pimenta Filho

Sociólogo, Psicanalista, Mestre em Educação, Membro da Associação Mundial de Psicanálise.

José Américo de Campos

Pediatra, Professor, Departamento de Pediatria da Faculdade de Medicina da UFMG.

José Maria Penido Silva

Professor Adjunto, Doutor, Departamento de Pediatria, Membro da Unidade de Nefrologia Pediátrica, Faculdade de Medicina, Hospital das Clínicas, UFMG. Especialista em Nefrologia Pediátrica.

José Mariano da Cunha Filho

Coordenador do Serviço de Neuropediatria da Maternidade Odete Valadares – Fundação Hospitalar do Estado de Minas Gerais – FHEMIG e Preceptor do Estágio de Neurologia Neonatal da Residência de Neuropediatria do Hospital Infantil João Paulo II – FHEMIG.

José Sabino de Oliveira

Professor Assistente, Mestre, Departamento de Pediatria, Faculdade de Medicina, Coordenador do Centro de Tratamento Intensivo do Hospital das Clínicas, UFMG.

Juliana Gurgel Giannetti

Professora Adjunta, Pós-Doutora, Coordenadora do Grupo de Neurologia Pediátrica do Departamento de Pediatria da Faculdade de Medicina, UFMG.

Juni Carvalho Castro

Professora Associada, Doutora, Membro do Grupo de Endocrinologia Pediátrica, Departamento de Pediatria da Faculdade de Medicina, UFMG.

Letícia Lima Leão

Pediatra, Mestre, Membro do Serviço Especial de Genética do Hospital das Clínicas, UFMG.

Lícia Campos Valadares

Médica, Especialista em Cardiologia Pediátrica pela UFMG.

Lúcia Maria Horta de Figueiredo Goulart

Professora Associada, Doutora, Departamento de Pediatria – Coordenadora do Grupo de Estudos em Atenção Primária, Faculdade de Medicina, UFMG.

Luciana Mendes de Araújo

Radiologista. Formação em Radiologia pelo Programa de Residência Médica do Hospital das Clínicas, UFMG.

Luciana Paulino de Oliveira

Radiologista, Formação em Radiologia pelo Programa de Residência Médica do Hospital das Clínicas, UFMG.

Luciano Amédée Péret Filho

Professor Associado, Doutor, Departamento de Pediatria – Grupo de Gastroenterologia Pediátrica, Faculdade de Medicina, UFMG. Pediatra do Hospital Infantil João Paulo II, Fundação Hospitalar do Estado de Minas Gerais – FHEMIG.

Luiz Megale

Professor Assistente, Mestre, Departamento de Pediatria, Faculdade de Medicina, UFMG.

Luiz Sérgio Bahia Cardoso

Professor Assistente, Departamento de Pediatria – Unidade de Nefrologia Pediátrica, Faculdade de Medicina, Hospital das Clínicas, UFMG. Especialista em Nefrologia Pediátrica.

Luiz Roberto de Oliveira

Professor Adjunto, Doutor, Departamento de Pediatria – Grupo de Neurologia Pediátrica, Faculdade de Medicina, UFMG.

Magda Bahia

Professora Adjunta, Doutora, Departamento de Pediatria – Grupo de Gastroenterologia Pediátrica, Faculdade de Medicina, UFMG.

Márcio Silva Fortini

Médico Otorrinolaringologista, Mestre, Preceptor da Residência Médica de Otorrinolaringologia do Hospital das Clínicas da UFMG.

Marcos José Burle de Aguiar

Professor Associado, Doutor, Departamento de Pediatria, Faculdade de Medicina. Coordenador do Serviço Especial de Genética do Hospital das Clínicas, UFMG. Especialista em Genética Clínica pela Sociedade Brasileira de Genética Clínica.

Marcos Carvalho de Vasconcellos

Professor Assistente, Coordenador do Internato de Pediatria, Departamento de Pediatria, Faculdade de Medicina. Subcoordenador do Grupo de Reanimação Cardiorrespiratória, Hospital das Clínicas, Universidade Federal de Minas Gerais, Belo Horizonte.

Maria Aparecida Martins

Professora Adjunta, Pós-Doutora, Chefe do Departamento de Pediatria (2008-2010), Faculdade de Medicina. Membro do Grupo de Infectologia Pediátrica, Faculdade de Medicina. Coordenadora do Curso de Especialização em Vigilância e Controle das Infecções, Hospital das Clínicas, Universidade Federal de Minas Gerais, Belo Horizonte.

Maria Christina Lopes Araújo Oliveira

Professora Associada, Doutora, Departamento de Pediatria – Serviço de Hematologia, Faculdade de Medicina, Hospital das Clínicas, UFMG.

Maria do Carmo Barros de Melo

Professora Associada, Doutora, Departamento de Pediatria – Grupo de Gastroenterologia Pediátrica, Centro de Tecnologia, Faculdade de Medicina, Instrutora do Curso PALS/SAVP – Suporte Avançado de Vida em Pediatria, UFMG.

Maria Gorete dos Santos Nogueira

Médica Pediatra, Mestre, Especialista em Infectologia Pediátrica. Membro do Grupo de Infectologia Pediátrica do Departamento de Pediatria da Faculdade de Medicina e do Hospital das Clínicas da UFMG. Médica do Hospital Infantil João Paulo II e do Centro de Treinamento e Referência em Doenças Infecciosas e Parasitárias Orestes Diniz.

Maria Jussara Fernandes Fontes

Professora Adjunta, Doutora, Departamento de Pediatria – Grupo de Pneumologia Pediátrica – Faculdade de Medicina, UFMG.

Maria Regina de Almeida Viana

Professora Adjunta, Doutora, Departamento de Pediatria, Membro do Grupo de Estudos em Atenção Primária, Faculdade de Medicina, Universidade Federal de Minas Gerais, Belo Horizonte.

Maria Teresa Mohallem Fonseca

Professora Adjunta, Pós-Doutora, Departamento de Pediatria – Grupo de Pneumologia Pediátrica, Faculdade de Medicina, UFMG.

Mariza Leitão Valadares Roquete

Professora Adjunta, Doutora, Departamento de Pediatria – Grupo de Gastroenterologia Pediátrica, Faculdade de Medicina, UFMG. Coordenadora do Setor de Hepatologia Pediátrica do Hospital das Clínicas da UFMG. Membro do Setor de Transplante Hepático do Instituto Alfa de Gastroenterologia do Hospital das Clínicas da UFMG.

Colaboradores

Miguel Gontijo Álvares

Oftalmologista, Professor do Departamento de Oftalmo-Otorrinolaringologista da Faculdade de Medicina da UFMG.

Patrícia Maria Pereira de Araújo Zarzar

Professora Adjunta do Departamento de Odontopediatria e Ortodontia da UFMG.

Paulo Custódio Furtado Cruzeiro

Cirurgião Pediátrico, Doutor, Membro do Serviço de Cirurgia Pediátrica do Hospital das Clínicas da UFMG. Professor da Faculdade de Ciências Médicas – UNIFENAS – BH.

Petrônio Rabelo Costa

Professor Assistente, Departamento de Pediatria, Faculdade de Medicina, UFMG. Médico Radiologista do Hospital das Clínicas, UFMG.

Rafael Machado Mantovani

Pediatra. Mestre, Especialista em Endocrinologia Pediátrica.

Ricardo Neves Godinho

Médico Otorrinolaringologista, Doutor, Professor da Disciplina de Otorrinolaringologia – PUC Minas, Fellow do Serviço de Otorrinopediatria do Massachusetts Eye and Ear Infirmary – Harvard Medical School – Boston – Estados Unidos.

Roberto Assis Ferreira

Professor Associado, Emérito, Doutor, Departamento de Pediatria. Membro do Setor da Saúde do Adolescente, Membro do Núcleo de Atendimento Psicopedagógico ao Estudante de Medicina – NAPEM, Faculdade de Medicina. Coordenador do Núcleo de Investigação em Anorexia e Bulimia – NIAB, Hospital das Clínicas, Universidade Federal de Minas Gerais, Belo Horizonte.

Rômulo Cardoso Lages

Radiologista, Formação em Radiologia pelo Programa de Residência Médica do Hospital das Clínicas, UFMG.

Thalita de Figueiredo e Silva Castro

Psicóloga, Psicanalista. Mestre pelo Programa de Saúde da Criança e do Adolescente. Curso de Pós-Graduação, Faculdade de Medicina, UFMG.

Zeina Soares Moulin

Professora Assistente, Mestre, Departamento de Pediatria – Grupo de Estudos em Atenção Primária, Faculdade de Medicina, UFMG.

Zilda Maria Alves Meira

Professora Associada, Doutora, Departamento de Pediatria – Grupo de Cardiologia Pediátrica, Faculdade de Medicina, Hospital das Clínicas, UFMG.

Apresentação

Por que apresentar este livro? Editores e autores são autoridades reconhecidas nas áreas em que atuam e não necessitariam de apresentações. Reconheço que o pedido de apresentação feito à minha pessoa foi mais um gesto de amizade, fruto da longa convivência e trabalho juntos, motivo pelo qual considero o convite uma honra ou uma verdadeira homenagem.

O livro versa sobre um aspecto fundamental do exercício da medicina e que, algumas vezes, vem sendo relegado a um plano menos importante. Digo aspecto fundamental, pois o que é semiologia? De acordo com os dicionaristas e os historiadores de medicina, é o estudo de sinais e sintomas de doenças com a finalidade de esclarecer o diagnóstico do problema que leva o cliente à consulta.

Com vários capítulos e ampla abordagem, *Semiologia da Criança e do Adolescente* é mais uma contribuição do Departamento de Pediatria da Faculdade de Medicina da UFMG à pediatria brasileira e, repito, contribuição de fundamental importância para a prática médica. Como antigo membro do Departamento de Pediatria, sinto-me orgulhoso de poder recomendá-lo a todos os profissionais que se interessam pela melhor atenção a crianças e adolescentes. Na sua preparação, além do cuidado dos autores com a clareza e a profundidade dos textos, foram utilizados recursos hoje disponíveis, como o CD-ROM, com demonstração de técnicas semiológicas.

Há muitos bons livros de semiologia pediátrica, tanto nacionais como estrangeiros. Então, caberia a pergunta: por que mais um? A resposta é simples: porque este livro procura compatibilizar a semiologia tradicional com as recentes aquisições tecnológicas, chamar atenção para aspectos novos que vêm surgindo na nosologia prevalente, procurando ser um guia que reúna o melhor do conhecimento já acumulado, associando-o aos mais recentes procedimentos semiológicos.

Não seria um trabalho fácil, mas os autores se dispuseram a fazê-lo e conseguiram. Por isso, é saudável, é elogiável e é necessária a sua publicação.

A pediatria, nas últimas décadas, sofreu e vem sofrendo importantes mudanças, deixando de apenas prevenir e tratar as doenças das crianças para apresentar muito maior abrangência. O conceito de uma pediatria preocupada apenas em manter uma criança sadia transformou-se na realização de atendimento não só para este fim, mas ainda para a prevenção de doenças com início na infância e adolescência que só se apresentarão na idade adulta, daí surgindo a visão de uma "pediatria geriátrica" que procura evitar ou diminuir os efeitos de doenças crônico-degenerativas do adulto e do idoso. Acresçam-se, ainda, os recentes conceitos das "Origens desenvolvimentistas da saúde e da doença" (DOHaD), que vêm mostrando a relevância da atenção e dos cuidados nutricionais na gestação e nos primeiros anos de vida. Tudo isso, com os avanços tecnológicos que possibilitam novos diagnósticos, junto com também novas terapêuticas para o tratamento de várias moléstias, inclusive metabólicas de início na infância e até então consideradas incuráveis, aumenta a responsabilidade dos pediatras.

Entretanto, amigos, por mais que se apurem os meios diagnósticos e terapêuticos, é necessário que o médico se lembre que nada substituirá o bom relacionamento doente-médico, ou seja, mútuo entendimento e compreensão. E nada mais importante para que se estabeleça uma comunicação doente-médico do que uma boa anamnese e um melhor exame clínico. A anamnese, definida por Miguel Torga como "o relato dos padecimentos feito pelo doente à cordialidade inquisidora do médico", feita com toda a atenção, é o início da cordialidade que deverá permanecer entre ambos.

Aos que vão usar este livro, umas palavras finais: pratiquem sempre a boa semiologia, que é a grande auxiliar do médico para um diagnóstico correto, levando a uma farmacoterapia (se necessária) adequada, que deve ser acompanhada de uma indispensável assistência emocional ao doente e à sua família.

Com os cumprimentos aos editores e autores, meu agradecimento pelo honroso convite.

Ennio Leão
Professor Emérito
Departamento de Pediatria
Faculdade de Medicina
Universidade Federal de Minas Gerais

Prólogo

A semiologia é uma disciplina médica indissociável da prática clínica. Desde o momento em que se inicia o contato do estudante ou do médico com o paciente, a semiologia está obrigatoriamente presente como fonte principal e insubstituível para o diagnóstico e a condução de cada caso. Na pediatria, quanto mais jovem o paciente, mais se depende das informações do acompanhante, geralmente a mãe, para se obter a história clínica. O paciente maior, principalmente o adolescente, fornece, ele próprio, além do acompanhante, informações relevantes.

Pode-se considerar que apesar da possibilidade, cada vez mais sofisticada, de exames complementares, por si só a anamnese pediátrica contribui com pelo menos 70% do encaminhamento diagnóstico. Complementada com o exame físico, a anamnese alcança índices mais altos na hipótese diagnóstica e no encaminhamento dos exames complementares ou na conduta médica a ser adotada para cada paciente.

O exame físico tem nuances particulares na criança. Tudo isto está bem demonstrado nesta importante iniciativa do Departamento de Pediatria da Faculdade de Medicina da Universidade Federal de Minas Gerais, o livro ora editado: *Semiologia da Criança e do Adolescente*.

Parabéns aos editores da obra, professores:

Maria Aparecida Martins;

Maria Regina de Almeida Viana;

Marcos Carvalho Vasconcellos;

Roberto Assis Ferreira.

Estou certo do sucesso e, principalmente, da importância desta obra para o ensino da pediatria e para aqueles que participam da assistência à criança e ao adolescente.

Francisco José Penna
Professor Titular do Departamento de Pediatria
Diretor da Faculdade de Medicina
Universidade Federal de Minas Gerais

Depoimentos

A semiologia, também no período neonatal, reveste-se de grande importância, uma vez que abrange os acontecimentos relacionados a várias etapas, como gestação e parto. Neste momento de grandes e preciosos avanços tecnológicos, permanecem muito importantes as informações fornecidas pelos acompanhantes, bem como o exame clínico do paciente, aspectos reafirmados nesta obra. Em *Semiologia da Criança e do Adolescente*, os autores nos brindam com vastas e excelentes contribuições ao tema.

Diomar Tartaglia
Professora do Departamento de Ginecologia e Obstetrícia
Faculdade de Medicina
Ex-chefe da Unidade de Neonatologia
Hospital das Clínicas
Universidade Federal de Minas Gerais

Anamnese, *ana*, trazer de novo, *mnesis*, memória, recordação. Semiologia, estudo dos sintomas e sinais – do olhar, da expressão facial, do tom de voz, da postura corporal. Desdobrados na arte do ouvir, consolar, aliviar, curar. Sempre marcados pelo acolhimento e solidariedade. Esses são os simbolismos que marcam este livro e que não devem ser jamais esquecidos.

Edison José Corrêa
Professor Adjunto do Departamento de Pediatria
Coordenador do Núcleo de Educação em Saúde Coletiva – NESCON
Faculdade de Medicina
Universidade Federal de Minas Gerais

A disciplina de semiologia pediátrica vem sendo ministrada no curso de graduação da Faculdade de Medicina da UFMG nas últimas quatro décadas e vem proporcionando, conforme testemunho de alunos e docentes, certo diferencial no processo de formação médica, com melhor capacitação dos alunos. Eu também compartilho dessa opinião, pois fui professor dessa disciplina durante vários anos. Meus cumprimentos aos professores Maria Aparecida Martins, Maria Regina de Almeida Viana, Marcos Carvalho de Vasconcellos e Roberto Assis Ferreira pela iniciativa do lançamento dessa significativa obra *Semiologia da Criança e do Adolescente*, que é mais uma contribuição da Faculdade de Medicina da UFMG à formação médica no país.

Edward Tonelli
Professor Titular e Emérito
Departamento de Pediatria
Faculdade de Medicina
Universidade Federal de Minas Gerais
Membro da Academia Mineira e da Academia Brasileira de Pediatria
Grupo Fundador da Academia Mineira de Pediatria

A semiologia, na medicina, é a arte da coleta dos sintomas e sinais de um paciente. Além de ser um desafio para o conhecimento científico do médico, ela promove contribuições notáveis para o diagnóstico e tratamento e na geração de uma humana e importantíssima relação médico-paciente. Esta obra, com sabedoria, reaviva a importância desse aspecto da ciência médica, frequentemente relevada, em todo o mundo.

José Silvério Santos Diniz
Professor Titular e Emérito
Departamento de Pediatria
Faculdade de Medicina
Universidade Federal de Minas Gerais

Semiologia é fundamental. Praticada com a qualidade condizente com sua importância, ocupa seu verdadeiro lugar. Permite ao profissional um raciocínio clínico que leva às hipóteses diagnósticas acertadas. O apoio diagnóstico laboratorial ou de imagem será utilizado de maneira correta e para confirmação desse raciocínio. Infelizmente, não raro acontece o inverso, utilizam-se exames para raciocinar diante dos resultados. O paciente submetido a uma boa anamnese e a um exame físico adequado tem uma assistência de qualidade.

Marta Alice Venâncio Romanini
Professora Emérita
Departamento de Pediatria
Faculdade de Medicina
Universidade Federal de Minas Gerais
Coordenadora de Atenção à Saúde da Mulher,
Criança e Adolescente Rede Viva Vida
Gerência de Redes Temáticas
Secretaria de Estado de Saúde de Minas Gerais

Prefácio

Semiologia refere-se ao "estudo e descrição de sinais e sintomas de uma doença". A presente obra pretende ir além desse conceito, dando ênfase a uma abordagem global dos pacientes e suas famílias, com as particularidades das diversas faixas etárias. Uma anamnese detalhada, aliada a um exame físico minucioso, realizados com todo cuidado, interesse e maestria, são fundamentais para a elaboração das hipóteses diagnósticas, das propostas terapêuticas e, consequentemente, para o sucesso da consulta.

Em sua primeira edição, o livro *Semiologia da Criança e do Adolescente* busca preencher uma lacuna na literatura médico-científica, procurando contribuir para o ensino da semiologia pediátrica nos cursos da área de saúde. Para que esse ensino seja realizado com ética e qualidade foi produzido e incluído como apêndice um CD-ROM com as técnicas de exames dos diversos sistemas que formam o corpo humano, direcionadas para a criança e o adolescente. Estudos demonstram que o uso da multimídia se constitui em um método útil para o ensino e que sua eficácia é similar à do método tradicional de aula expositiva.

O conteúdo do livro é apresentado em um volume com ilustrações coloridas, com 42 capítulos distribuídos em oito seções: *Aspectos relacionados ao atendimento; A consulta médica; Anamnese e exame físico; Cabeça, olhos, orelhas, nariz, cavidade bucal, garganta e pescoço; Abordagem dos sistemas; Crescimento e desenvolvimento; Exames de laboratório e de imagem; Anexos e Apêndice.*

Nos anexos estão as Curvas de Crescimento (de acordo com a última recomendação do Ministério da Saúde e da OMS), e no Apêndice encontra-se o CD-ROM, com as demonstrações das diversas técnicas semiológicas de exame do recém-nascido ao adolescente.

Este livro retrata a experiência acumulada não só da literatura científica, mas de todo um grupo de profissionais do Departamento de Pediatria da Faculdade de Medicina da UFMG e de outras instituições.

Assim, esperamos que este livro possa contribuir para que o atendimento da criança e do adolescente seja feito com ética e qualidade.

Os Autores

Sumário

SEÇÃO I – ASPECTOS RELACIONADOS AO ATENDIMENTO I

1. A Prática Pediátrica 3

Egléa Maria da Cunha Melo
Ada Ávila Assunção

2. Abordagem Psicológica 11

Ana Maria Costa da Silva Lopes
Thalita de Figueiredo e Silva Castro
Roberto Assis Ferreira

3. Relação Médico-Paciente em Pediatria 19

Roberto Assis Ferreira
Maria Jussara Fernandes Fontes

4. O Lugar da Criança e do Adolescente nas Novas Configurações Familiares 29

Jorge Antonio Pimenta Filho

5. Atenção Básica e a Saúde da Família 35

Zeina Soares Moulin

6. Aspectos Éticos 39

Joaquim Antônio César Mota

7. Aspectos Relacionados ao Controle de Infecção 45

Maria Aparecida Martins
Edna Maria Rezende

8. Prevenção de Acidentes 51

José Sabino de Oliveira
José Américo de Campos
Maria Regina de Almeida Viana

9. O Trabalho da Criança e do Adolescente 59

Gabriela Araújo Costa
Elizabeth Costa Dias
Andréa Maria Silveira

SEÇÃO II – A CONSULTA MÉDICA 67

10. Prontuário 69

Parte A *Prontuário – Roteiro Geral* 69

Lúcia Maria Horta de Figueiredo Goulart

Parte B *Prontuário Eletrônico* 71

Rafael Machado Mantovani

11. A Primeira Consulta e o Atendimento de Retorno 75

Maria Regina de Almeida Viana

12. Particularidades do Atendimento à Criança 79

Parte A *A Criança que Não se Deixa Examinar* 79

Luiz Megale

Parte B *Atendimento da Criança na Enfermaria e na Unidade de Terapia Intensiva* 82

Maria do Carmo Barros de Melo

13. A Consulta do Recém-Nascido 89

Eduardo Carlos Tavares

14. A Consulta do Adolescente 101

Roberto Assis Ferreira
Eleuse Machado de Britto Guimarães
Cristiane de Freitas Cunha Grillo

SEÇÃO III – ANAMNESE E EXAME FÍSICO 109

15. A Anamnese 111

Marcos Carvalho de Vasconcellos

16. Exame Físico 119

Maria Regina de Almeida Viana

17. Antropometria 123

Cláudia Regina Lindgren Alves

Sumário

18. Dados Vitais.. 129

Juni Carvalho Castro

19. Ectoscopia 151

Letícia Lima Leão
Marcos José Burle de Aguiar

20. Pele.. 165

Bernardo Gontijo

21. Estado de Hidratação e de Nutrição 175

Luciano Amédée Péret Filho

22. Linfonodos.. 187

Gláucia Manzan Queiroz de Andrade
Maria Gorete dos Santos Nogueira

SEÇÃO IV – CABEÇA, OLHOS, ORELHAS, NARIZ, CAVIDADE BUCAL, GARGANTA E PESCOÇO 199

23. Cabeça... 201

Letícia Lima Leão
Juliana Gurgel Gianetti
Alexandre Varella Giannetti

24. Olhos.. 211

Miguel Gontijo Álvares

25. Orelhas.. 225

Márcio Silva Fortini
Ângela Francisca Marques Guerra
Ricardo Neves Godinho

26. Nariz.. 237

Márcio Silva Fortini
Ricardo Neves Godinho
Ângela Francisca Marques Guerra
Giancarlo Cherobin

27. Cavidade Bucal 247

Daniela Goursand
Ênio Lacerda Vilaça
Patrícia Maria Pereira de Araújo Zarzar
Efigênia Ferreira e Ferreira

28. Garganta 255

Márcio Silva Fortini
Ângela Francisca Marques Guerra
Ricardo Neves Godinho

29. Pescoço 263

Maria Aparecida Martins
Clécio Piçarro
Paulo Custódio Furtado Cruzeiro

SEÇÃO V – ABORDAGEM DOS SISTEMAS 273

30. Sistema Respiratório 275

Maria Jussara Fernandes Fontes
Maria Teresa Mohallem Fonseca

31. Sistema Cardiovascular 289

Parte A *Semiologia do Sistema Cardiovascular* 289

Zilda Maria Alves Meira
Edmundo Clarindo Oliveira

Parte B *Cardiopatias Congênitas: Abordagem Fetal e Neonatal* 304

Cleonice de Carvalho Coelho Mota
Lícia Campos Valadares

32. Sistema Digestório – Abdome 315

Mariza Leitão Valadares Roquete
Maria Aparecida Martins

33. Regiões Inguinal, Anorretal e Sacrococcígea 329

Edson Samesima Tatsuo
Bernardo Almeida Campos

34. Sistema Urinário 337

José Maria Penido Silva
Luiz Sérgio Bahia Cardoso

35. Genitália 353

Rafael Machado Mantovani
Antônio José das Chagas

36. Exame Ginecológico da Adolescente 371

Jacy Bastos Görgens

Sumário

37. Sistema Locomotor...379

Flávia Patrícia Sena Teixeira Santos
Eduardo Vasconcelos Novaes

38. Sistema Nervoso 401

Parte A *Exame Neurológico*.. 401

Luiz Roberto de Oliveira

Parte B *Exame Neurológico do Recém-Nascido*.. 416

José Mariano da Cunha Filho

SEÇÃO VI – CRESCIMENTO E DESENVOLVIMENTO 429

39. Avaliação do Crescimento.. 431

Ivani Novato Silva
Cristiane de Freitas Cunha Grillo

40. Avaliação do Desenvolvimento Neuropsicomotor 439

Parte A *Avaliação do Desenvolvimento Neuromotor*.. 439

Juliana Gurgel Giannetti
Alexandre Varella Giannetti

Parte B *Avaliação do Desenvolvimento Psicológico da Criança*................................ 452

Isabela Santoro Campanário
Maria Jussara Fernandes Fontes

SEÇÃO VII – EXAMES DE LABORATÓRIO E DE IMAGEM..................... 467

41. Exames de Laboratório... 469

Magda Bahia
Maria Christina Lopes Araújo Oliveira

42. Radiologia na Prática Pediátrica.. 477

Jesiana Ferreira Pedrosa
Luciana Mendes de Araújo
Luciana Paulino de Oliveira
Rômulo Cardoso Lages
Petrônio Rabelo Costa

SEÇÃO VIII – ANEXOS E APÊNDICE... **507**

Anexos

Anexo A • Critérios de Tanner.. 509

Anexo B • Curvas de Crescimento 513

Anexo C • Valores da Pressão Arterial.. 551

Anexo D • Avaliação do Desenvolvimento 557

    Anexo D1 *Escala de Denver* 558

    Anexo D2 *Avaliação do Desenvolvimento – Caderneta de Saúde da Criança*.............................. 562

Apêndice

Conteúdo do CD-ROM

- Abordagem do paciente antes de começar o exame físico
- Dados mensuráveis
  - Dados antropométricos
  - Dados vitais
- Ectoscopia
  - Pele e fâneros
  - Tecido subcutâneo
  - Linfonodos
- COONG e pescoço
  - Cabeça
  - Olhos
  - Orelhas
  - Nariz
  - Cavidade bucal e garganta
  - Pescoço
- Sistema respiratório
  - Inspeção
  - Palpação
  - Percussão
  - Ausculta
- Sistema cardiovascular
  - Inspeção e exame geral
  - Palpação
  - Ausculta
- Sistema digestório
  - Inspeção
  - Ausculta
  - Palpação superficial
  - Percussão
  - Palpação profunda
- Sistema geniturinário e mamas
  - Mamas e linfonodos
  - Genitália feminina
  - Genitália masculina
  - Palpação dos rins e da bexiga
- Sistema nervoso
  - Exame físico neurológico
    1. Estado mental
    2. Movimentos voluntários
    3. Movimentos involuntários
    4. Força muscular
    5. Tônus muscular
    6. Coordenação
    7. Equilíbrio
    8. Reflexos
    9. Nervos cranianos
    10. Sensibilidade
    11. Sinais meníngeos
- Desenvolvimento neuromotor
  - Avaliação do desenvolvimento
    - 1º Trimestre
    - 2º Trimestre
    - 3º Trimestre
    - 4º Trimestre
- Exame do recém-nascido
- Especificidades do atendimento do adolescente

Índice Remissivo 569

SEÇÃO I

ASPECTOS RELACIONADOS AO ATENDIMENTO

Capítulo 1 A Prática Pediátrica, 3

Capítulo 2 Abordagem Psicológica, 11

Capítulo 3 Relação Médico-Paciente em Pediatria, 19

Capítulo 4 O Lugar da Criança e do Adolescente nas Novas Configurações Familiares, 29

Capítulo 5 Atenção Básica e a Saúde da Família, 35

Capítulo 6 Aspectos Éticos, 39

Capítulo 7 Aspectos Relacionados ao Controle de Infecção, 45

Capítulo 8 Prevenção de Acidentes, 51

Capítulo 9 O Trabalho da Criança e do Adolescente, 59

Capacidade de lidar com os protocolos

Os protocolos, uma tentativa de padronizar as condutas médicas, são construídos com base em evidências científicas e frequentemente implantados em serviços de saúde, sendo forte, na atualidade, a demanda para a adesão a eles. No entanto, a abordagem via protocolo pode ser flexível o suficiente, de maneira a respeitar a diversidade do ser humano e os aspectos socioculturais impostos aos médicos para a resolução dos casos. Espera-se que o pediatra tenha senso crítico e argumentos para justificar suas condutas quanto a seguir ou sugerir mudanças nos protocolos.

Capacidade de compreender e conhecer a organização do sistema de saúde local e regional

Uma pesquisa da Sociedade Brasileira de Pediatria, em 2001, mostrou que a maioria dos pediatras trabalha em pelo menos um emprego público. Esse dado justifica a necessidade de conhecer a organização do Sistema Único de Saúde (SUS) e suas particularidades, como as pactuações entre os diversos gestores. São úteis os conhecimentos sobre a vocação e o destino de cada serviço (aquele atende trauma, o outro recebe casos de cirurgia neurológica etc.) e sobre as linhas de referência e contrarreferência no SUS.

A organização dos serviços de saúde e as condições de trabalho existentes expõem os profissionais a trabalhos em horários intermináveis e anacrônicos, somados ao excesso de vigília. Esses fatores perturbam a capacidade de atenção e interferem na vida pessoal, particularmente no que se refere aos papéis de pai e mãe, cônjuge ou dona de casa. Além da natureza de sua atividade, as dificuldades originadas das condições de trabalho inadequadas são intensificadas pelas incoerências na formação, pois a vida profissional impõe ao médico desafios para os quais a escola não forneceu subsídios e bases sólidas suficientes para nortear as condutas pertinentes.

A importância da história clínica e do exame físico (e, portanto, do contato do pediatra com o acompanhante e com a criança, do interesse por sua fala) encontra-se fragilizada atualmente. A atual organização da prática desqualifica essa relação e torna tensa a individualização que a consulta propiciaria. O pediatra se vê cobrado pela gestão para produzir certo número de atendimentos, e a população exige que seus filhos sejam tratados com carinho e respeito durante o tempo que os acompanhantes assim julgarem necessário. A lógica da produção em massa, quando reproduzida no âmbito das consultas médicas, cria obstáculos para as relações de confiança entre médico/criança/acompanhante.

A fratura das estruturas sociais e dos valores fundamentais do ser humano desvia para o pediatra a escuta das queixas que se dirigiriam para outras instâncias da organização social. A gerência dos conflitos oriundos da medicalização da sociedade em situações adversas e precárias, bem como do volume de atendimentos, da falta de material e dos recursos insuficientes, tanto no setor público como no privado, pode estar na origem de vários problemas relatados pelos pediatras no exercício da profissão.

O contexto do trabalho do pediatra no Brasil é resultado de uma rede de fatores, como mudanças na profissão médica, evoluções na organização do sistema de saúde brasileiro, novos arquétipos familiares, qualidade das políticas econômicas e sociais implementadas e problemas na formação dos profissionais pediatras.

As dificuldades originadas das condições de trabalho inadequadas são intensificadas pelas incoerências na formação. Em trabalho realizado com estudantes da Universidade Federal de Minas Gerais, em 2000, Ferreira discute até que ponto a idealização que o estudante faz da profissão explicaria as dificuldades no exercício profissional. Para o autor, grande parte dos alunos sonha com o atendimento em consultório e com a prática da medicina liberal. No entanto, a maioria dos jovens médicos exercerá trabalho assalariado com poucas margens de controle sobre o processo de trabalho.

Conhecer a realidade pode ser um bom começo para iniciar a carreira. Não seria demais conhecer as características do mercado e das condições de trabalho para estabelecer seus limites em direção ao desenvolvimento de capacidade crítica e à garantia de qualidade de vida compatível com seus investimentos e potencialidades. O equilíbrio nos diversos âmbitos – trabalho, vida em família, crescimento pessoal, acesso ao lazer – provavelmente estará associado à satisfação com o que faz e com menores chances de sensação de desgaste e desânimo.

❑ BIBLIOGRAFIA

Behrman RE. O campo da pediatria. *In:* Berman RE, Kliegman RM, Nelson WE, Vaughan VC. *Nelson – Tratado de pediatria*. 14ª ed. Rio de Janeiro: Guanabara Koogan, 1994: 1-5.

Ferreira RA, Peret Filho LA, Goulart EMA, Valadão MMA. O estudante de medicina da Universidade Federal de Minas Gerais: perfil e tendências. *Revista da Associação Médica Brasileira* 2000; 46(3): 218-23.

Franco SC. A qualidade possível: o pediatra e o processo de decisão médica nos serviços públicos de saúde. 2001. 249f. Tese (Doutorado em Saúde da Criança e do Adolescente) – Faculdade de Ciências Médicas, Universidade Estadual de Campinas, Campinas, 2001.

Melo EMC. O trabalho do pediatra: um estudo das tarefas e das dificuldades vivenciadas em um serviço público de urgência. 2006. 134f. Tese (Doutorado em Pediatria) – Faculdade Medicina, Universidade Federal de Minas Gerais, Belo Horizonte, 2006.

Menezes de Melo A. *Psicossomática e pediatria: novas possibilidades de relacionamentos pediatra-paciente-família*. Livraria e Editora Saúde, 1996: 228.

Pernetta CS. *Semiologia pediátrica*. 5ª ed. Rio de Janeiro: Interamericana, 1980: 310.

Sociedade Brasileira de Pediatria. *Perfil dos pediatras no Brasil*. Rio de Janeiro; Sociedade Brasileira de Pediatria, Fundação Oswaldo Cruz, Escola Nacional de Saúde; 2001: 153p. Relatório.

Titton JA. *A consulta médica: análise dos elementos que a compõem*. Curitiba: Scientia et Labor, 1988, 63p.

Todres D, Earle Jr M, Jellinek, MS. Facilitando a comunicação: o médico e a família na Unidade de Tratamento Intensivo Pediátrico. *Clínicas Pediátricas da América do Norte*, 1994; 6: 1.421-30.

CAPÍTULO 2

Abordagem Psicológica

Ana Maria Costa da Silva Lopes
Thalita de Figueiredo e Silva Castro
Roberto Assis Ferreira

A abordagem dos aspectos psicológicos da criança e do adolescente deve ser considerada juntamente com o exame clínico, pois os componentes físicos e os mentais estão sempre interligados. Assim como um problema orgânico afeta o equilíbrio emocional de uma pessoa, sintomas físicos podem ser desencadeados, agravados ou revelar sinais de um sofrimento psíquico e, portanto, manifestações de um mal-estar vivenciado pelo paciente.

Enfermidades físicas podem provocar o surgimento de sintomas mentais, como, por exemplo, o hipotireoidismo, com manifestações de humor deprimido, e a tireotoxicose, desencadeando psicoses sintomáticas. Podem ocorrer, também, situações em que uma enfermidade mental se agrava em decorrência de um adoecimento físico ou de uma intervenção sobre o corpo, como nos ilustra o caso de uma adolescente sabidamente psicótica que tem a irrupção de um surto a partir de uma extração dentária. Existem ainda situações em que os sintomas físicos são uma resposta a manifestações do inconsciente, como é o caso das conhecidas doenças psicossomáticas.

O médico se depara cotidianamente com situações em que o indivíduo que o procura busca uma resposta para seu sofrimento, em uma tentativa de localizar no corpo algo que, muitas vezes, é de outra ordem. O mal-estar no corpo pode ser um sinal que traduz o sofrimento emocional do indivíduo. Extremamente contemporânea, por exemplo, é a chegada de um indivíduo em um serviço de atendimento de urgência com medo intenso de ter um infarto, morrer ou enlouquecer. Esse pavor ocorre concomitantemente com taquicardia, sudorese, tremores, dispneia, náuseas, fogachos e formigamento em membros e lábios. Uma vasta investigação, feita por meio de exames laboratoriais e de imagem, geralmente não apresenta alterações. Pode se tratar, nesse caso, de uma crise intensa de ansiedade, denominada síndrome do pânico. Situações dessa natureza demonstram que, por vezes, o sofrimento mental não é mensurável ou quantificado. Nesses casos, a queixa dirigida ao médico revela sintomas que os esforços terapêuticos exclusivamente organicistas fracassam na tentativa de diagnosticar. Nesse momento, é necessário que o médico escute o paciente e atue não no sentido de fazê-lo calar, mas antes, ao contrário, que o leve a empreender uma busca de decifração do sentido do seu sintoma, implicando-o em seu próprio sofrimento. O médico, ao escutar e localizar para o indivíduo as origens do seu sintoma, possibilita uma significação – tradução em palavras – do seu mal-estar, ou seja, o paciente, ao ser escutado, pode verbalizar questões psíquicas que podem estar contribuindo para a constituição ou persistência de sintomas orgânicos. Muitas vezes, esse procedimento resulta em um deslocamento quanto ao modo de dizer sobre o próprio sofrimento, o que, por si só, pode produzir alívio e suspensão dos sintomas. Entretanto, se persistirem os sintomas, o médico deverá encaminhar o paciente para um profissional de saúde mental.

❑ ANAMNESE

A prática médica atual envolve muitos recursos diagnósticos e terapêuticos, auxiliando a tomada de decisões, mas a relação entre o médico, o paciente e a família será fundamental para a condução de cada caso. As hipóteses diagnósticas e terapêuticas serão elaboradas a partir do encontro entre o médico e o paciente. A anamnese é um instrumento essencial para a abordagem dos sintomas emocionais que motivaram a consulta, por parte dos pais, assim como é também a oportunidade de se observarem características gerais da organização mental da criança ou do adolescente.

Habitualmente, a criança e o adolescente são levados à consulta por seus pais. A presença de um interlocutor (pais) entre o paciente e o clínico exige um manejo cuidadoso da situação. A fala dos pais, que já é uma interpretação do sintoma da criança, nem sempre se correlaciona com o sofrimento do indivíduo em questão, mas, mesmo assim, é essencial que o médico acolha os pais e procure localizar, em seu discurso, a posição da criança no universo familiar. Além da história e da origem dos sintomas, dos dados biográficos, da história pregressa e dos antecedentes pessoais, o médico deve apreender, por meio de uma escuta atenta, a forma como os pais percebem o filho, ponto fundamental para a formulação precisa do diagnóstico.

O sintoma, se interpretado como uma mensagem codificada, expressa uma resposta do indivíduo a algo diante do qual ele se vê confrontado e que pode se referir ao lugar que ocupa no desejo/expectativa dos pais. Nesse sentido, sempre que possível, é aconselhável permitir que a própria criança ou adolescente relate seus problemas sem a presença dos pais. Entretanto, também existem situações em que é necessário oferecer uma escuta exclusiva para os pais ou informante, sem a presença do paciente.

Os sintomas emocionais das crianças ou adolescentes, para a psicanálise, são produções e formações do inconsciente e têm, portanto, causas desencadeadoras; na tentativa de apreendê-las, é essencial ampliar a escuta para além da queixa apresentada. A palavra do paciente – ou do seu responsável – deve ser valorizada nessa empreitada em busca do sentido daquele sofrimento. Deve ser lembrado que tanto a criança como o adolescente estão inseridos em uma história e que seus comportamentos, típicos ou singulares, revelam algo de sua subjetividade. Uma queixa muito frequente, como a enurese, por exemplo, não deve ser classificada antecipadamente, de maneira padronizada, mas é preciso procurar o sentido desse sintoma para aquele indivíduo. A enurese pode ser um modo encontrado pela criança para manifestar a hostilidade e a inveja que se seguem ao nascimento de um irmãozinho ou, em outras situações, ser o correlato de sintomas fóbicos ou, ainda, fazer parte de uma variedade clínica que só poderá ser avaliada caso a caso.

Nessa perspectiva, entendendo os comportamentos e sintomas como uma linguagem, é importante ressaltar também que uma mesma atitude pode ser compreendida de modo diverso, se ocorre em idades diferentes. Pode revelar a existência de um problema, mas pode também fazer parte do repertório de comportamentos disponíveis naquele momento da vida do paciente. Por isso, é importante ter um conhecimento sobre o processo de constituição psíquica da criança para ser capaz de distinguir, dentre os dados encontrados na entrevista, aqueles que podem ser tomados como "pistas" para a construção de uma hipótese diagnóstica. Contudo, não se deve deixar de valorizar o caráter subjetivo, que é dado pelo próprio paciente aos acontecimentos por ele vivenciados. É importante considerar os fatos objetivos e subjetivos que as experiências adquirem na vida de cada um. Com esse enfoque, de valorização da subjetividade para a compreensão das situações psicopatológicas, é que a entrevista clínica ganha o seu valor fundamental.

O primeiro momento de uma entrevista consiste na localização do motivo da consulta. A postura do profissional deve ser de uma escuta sensível, sem emissão de juízo de valores. A palavra é o mais precioso instrumento semiológico e define, na maioria das vezes, a eficácia da investigação clínica. De preferência, deve-se permitir que o paciente fale livremente de suas questões. A escuta não deve ser passiva, mas atenta, deixando-se para um segundo momento a coleta de dados específicos que possam esclarecer a história ou o

CAPÍTULO 2 • Abordagem Psicológica

sintoma manifesto. Se necessário, pode ser seguido um roteiro que funcione como norteador da entrevista, mas que não impeça a apreensão da individualidade existente em cada caso.

Pode ser importante abordar a origem dos pais, a história de como o casal se formou e quais as expectativas pessoais quanto à união e aos filhos. Em relação à concepção, devem ser avaliadas a receptividade e as expectativas do casal para essa gravidez ou filho e as condições perinatais e do parto com relação tanto aos aspectos orgânicos como psicológicos. Na entrevista, é importante se manter atento ao modo como os dados são valorizados pelos próprios protagonistas e como estes os relacionam com o motivo da consulta.

A presença ou não do pai na entrevista e a sua forma de participação nas consultas muitas vezes indicam o que este representa para a criança e também para a mãe.

A criança e o adolescente necessitam de segurança, e o médico, sobretudo no atendimento ao adolescente, tem o papel fundamental de representante do mundo adulto. A palavra do médico terá maior valor para o paciente adolescente se ele se sentir acolhido não como portador de alguma patologia, mas como um ser humano que vive um momento especial da vida. Para a abordagem das questões emocionais é imprescindível que se estabeleça uma relação de confiança e respeito com o paciente. É preciso assegurar o caráter confidencial da consulta, mas informar que esse sigilo poderá ser rompido em situações de risco de vida para o paciente e/ou outras pessoas. Isso, entretanto, só ocorrerá com o seu conhecimento.

Algumas estratégias podem ser facilitadoras para a investigação das questões emocionais implícitas nos relatos dos pais ou dos pacientes. Além da escuta da criança ou adolescente e de seus pais, a anamnese pode ser enriquecida pela observação e a interação com o paciente. Há diferentes modos de realizá-la, em função da idade do paciente, bem como de recursos pessoais e materiais disponíveis. Os brinquedos ou outros meios, como desenhos – livres ou dirigidos –, podem ser intermediários na comunicação com crianças pequenas e, se interpretados a partir de um referencial, transformam-se em instrumentos semiológicos. O fundamental da observação clínica é formar uma hipótese diagnóstica.

Além do clássico exame psíquico da atenção, consciência, linguagem, raciocínio, afetividade, memória, juízo, orientação e sensopercepção, é importante obter, também, informações sobre a qualidade do desempenho intelectual, linguístico e psicomotor do paciente. O profissional deve conhecer algumas particularidades do processo de constituição psíquica que merecem ser sempre investigadas na anamnese e que, na maioria das vezes, são relatadas espontaneamente pelos pais. Dentre as queixas mais comuns sobressaem as reações somáticas, as dificuldades de comportamento e problemas referentes ao desenvolvimento cognitivo.

❑ AMAMENTAÇÃO E VÍNCULO

A amamentação revela a constituição das relações primitivas da criança com a mãe. O bebê vem ao mundo na total dependência da mãe ou de quem ocupa esse lugar. Essa mãe, no exercício da maternagem, transmite um investimento afetivo, seja positivo, seja negativo. A mãe interpreta e responde ao choro, ao grito ou ao apelo do filho de acordo com sua própria subjetividade. Sendo assim, o choro persistente ou ausente, a dificuldade de sugar ou a voracidade com que o faz, as alterações de sono, a irritabilidade ou a passividade do bebê exigem que o pediatra avalie cuidadosamente como está se estabelecendo o vínculo entre a mãe e o bebê. O sintoma da criança deve ser avaliado como uma tentativa de resposta ao desejo dos pais, ainda que inconscientemente. Por isso, nesse momento é importante investigar a história emocional da gestação e o contexto familiar em que a criança está inserida. O médico pode localizar para os pais a posição que essa criança veio ocupar, e isso pode ser altamente positivo e favorecer a prevenção de futuros conflitos.

O médico deve estar atento, nas consultas de puericultura, às descrições que os pais fazem de seus filhos – calmos, birrentos, espertos, chorões –, pois revelam aspectos subjetivos. Ao ter suas necessidades básicas de alimentação e higiene satisfeitas, o bebê vai assimilando os cuidados maternos como uma mensagem simbólica, que será decisiva na constituição da sua vida psíquica. O médico pode ser facilitador da construção do vínculo mãe-bebê, que é constituído pouco a pouco e envolve as fantasias e expectativas dos pais em torno da criança. Nesse sentido, o choro e as alterações no sono e na alimentação no primeiro ano de vida, afastadas as causas orgânicas, são considerados indícios de que algo não vai bem no vínculo mãe-bebê.

❑ DESMAME

A dificuldade excessiva da mãe em conduzir o desmame pode ser indicador da limitação em levar à frente uma separação necessária, permitindo à criança sair de uma relação dual, vínculo imaginário com a mãe, para uma relação simbólica, mediada pela palavra. Essa operação propicia à criança sua inserção em um circuito mais amplo de relações e, portanto, é necessária à constituição psíquica do indivíduo. O desmame deve ser entendido no sentido mais amplo, não apenas como uma mudança do hábito alimentar, mas como uma situação reveladora da intensa transformação que está ocorrendo na relação da criança com o mundo que a cerca e consigo própria. O bebê vive conflitos identificatórios, e o mundo exterior é sentido como tranquilo ou hostil de acordo com sua vivência imaginária. "Estranhar" ou apresentar extrema indignação e pavor diante de situações que aparentemente não justifiquem tal reação pode ocorrer como manifestação da angústia suscitada por situações que lhe façam qualquer alusão ao abandono de um estado de coisas previamente estabelecido e que a remetam à vivência de desamparo. Essa situação é retratada nas brincadeiras características dessa fase da vida. Ao brincar de sumir e aparecer, de "esconde-esconde" ou de jogar algo no chão para que o outro pegue, a criança faz uso de objetos e do próprio corpo para elaborar a presença-ausência da mãe, conferindo-lhe um valor simbólico.

❑ BEBÊS E OS OBJETOS TRANSICIONAIS

Os pais, por vezes, interrogam sobre o comportamento dos bebês. Nesse sentido, em vez da emissão de julgamentos de valor, definindo o que é certo ou errado, deve-se aproveitar a oportunidade para se conhecer um pouco mais sobre os bebês e as dúvidas dos pais. É aconselhável pedir aos pais que falem sobre os bebês, seus costumes, qual a relação dos bebês com os objetos, como os

que chupam o dedo, bico ou se apegam a um pedaço de pano e não aceitam que ninguém se atreva a lavá-los. Em geral, esse primeiro objeto é estabelecido como parte integrante do colo da mãe, do berço ou do carrinho, antes que o bebê faça a clara distinção entre o eu e o não eu. O objeto eleito, denominado por Winnicott (1982) "objeto transicional", permitirá ao bebê construir a realidade, fazendo a distinção entre mundo interno e mundo externo, e será dotado de uma propriedade de apaziguamento da angústia (são aqueles objetos popularmente chamados de "consolo"). A experiência imaginativa do bebê é muito mais ampla que a experiência puramente física. Os objetos simbolizam a mãe ou alguma qualidade dela, sendo, portanto, prazerosos para o bebê. Sendo assim, o médico, ao ser interpelado pelos pais sobre se o uso de tais objetos é correto ou não, deve tranquilizá-los de que o apego a determinados objetos se constitui como parte do processo da constituição da vida psíquica do bebê.

❑ REAÇÕES IMPULSIVAS DIANTE DO "NÃO" E A CONQUISTA DA AUTONOMIA

O pediatra, ao se deparar com a queixa de que a criança apresenta reações impulsivas e agressivas diante do "não", deverá investigar a qualidade de seus vínculos afetivos, pois a dificuldade muito intensa em aceitar frustrações pode ser um dos primeiros sinais de alerta de um sofrimento psíquico maior. O processo de internalização do "não" ocorre gradualmente e faz parte da estruturação da vida psíquica de todo indivíduo. A maneira como vão sendo introduzidas as regras e leis varia de acordo com cada família, e esse processo costuma ser bastante tumultuado tanto para os pais como para a criança. O modo como o adulto fala ou age transmite para a criança que existem limitações, que nem todos os seus desejos serão realizados de acordo com suas expectativas. No entanto, saber que não poderá ter os seus desejos realizados não significa aceitar com facilidade essa situação. É importante observar se o comportamento de "birra" se apresenta como uma tentativa de alcançar um objetivo, o que revela que a criança compreende as regras e reluta em aceitá-las. De maneira geral, do segundo ao terceiro ano de vida a criança já é capaz de se utilizar adequadamente da linguagem, e as explicações verbais começam a ser um modo eficiente de comunicação, o que define o tempo das explicações.

As dificuldades no vínculo mãe-bebê, a ausência do sorriso em resposta às brincadeiras, o apego exagerado aos objetos transicionais, as "birras" extremas, a agressividade e os entraves na aquisição da autonomia consistem em uma série de sinais de alerta de que algo não vai bem na constituição psíquica da criança. Esses sinais podem indicar que a criança, aparentemente, não consegue assimilar as explicações que lhe são dadas, pois lhe conferem uma interpretação lógica absolutamente particular e recorrente. Ao perceber esses sinais e sintomas, é importante investigar se se trata de um caso de psicose, autismo ou esquizofrenias precoces classificados como transtornos invasivos do desenvolvimento pelo DSM-IV (*Diagnostic and Statistical Manual of Mental Disorders*, 1994).

A partir dos 2 anos de idade, a criança alcança duas grandes conquistas: a compreensão das proibições e a autonomia, tornando-se mais apta à socialização e à aprendizagem das regras de convivência social. Além das atitudes de oposição, nesse período são comuns agressões ou outros modos de protesto e tentativa de realização de seus desejos. Algumas crianças, na elaboração da distinção entre o que pertence a si próprias e o que pertence aos outros, podem ter episódios de agressividade, geralmente mordendo ou agredindo os colegas. Os comportamentos das crianças são maneiras que elas encontram para transmitir o que sentem e vão sendo aos poucos substituídos por palavras. Por meio da convivência com iguais, a criança irá internalizando as regras sociais e inserindo-se na cultura. Enfim, o grande desenvolvimento psicomotor, somado ao acesso à linguagem, permite que a criança adquira uma autonomia expressiva em todos os sentidos.

❏ TREINAMENTO DOS ESFÍNCTERES

A conquista da autonomia é marcada também pela fase de treinamento de esfíncteres, e esse processo de reter ou soltar os excrementos (fezes e urina) é vivenciado com uma satisfação libidinal pela criança. Essa fase compreende, portanto, um trabalho subjetivo e envolve também diretamente os adultos e o meio onde ela vive. A maneira como o treinamento é conduzido pode culminar com o surgimento dos sintomas de enurese, diurna e noturna, ou encoprese. Na tentativa de manterem o controle sobre as situações, algumas crianças manifestam, nesse momento, necessidade de organização excessiva, criando alguns rituais que insistem em realizar. O médico deve estar atento no sentido de não "patologizar" sintomas, que são por vezes transitórios e inerentes ao processo de constituição da vida psíquica.

❏ SEXUALIDADE E MASTURBAÇÃO

Uma queixa comum dos pais é a de que encontraram a criança em alguma brincadeira sexual com colega da mesma idade ou em situações de masturbação. De modo geral, isso corresponde a momentos de conhecimento e de descoberta do próprio corpo, do prazer e da percepção das diferenças sexuais entre os gêneros. A criança tenta encontrar respostas para a questão universal: "De onde vêm os bebês?" O médico deve avaliar cuidadosamente as preocupações dos pais e, sobretudo, orientá-los, quando solicitado, sobre como lidar com as manifestações da sexualidade infantil. Brincadeiras e fantasias recheadas de pensamentos mágicos, como super-heróis e princesas, permitem que os meninos e as meninas elaborem a constatação das diferenças genitais entre os sexos e, a partir daí, sigam caminhos diversos do ponto de vista psíquico.

Elas naturalmente se agrupam de acordo com o gênero e rejeitam o outro sexo, e também um terceiro, quando estão em pares, excluindo-o do grupo. Nesse período, costumam sofrer crises de ciúmes, tanto no âmbito familiar como nos relacionamentos sociais.

❏ APRENDIZAGEM ESCOLAR

O investimento na aprendizagem que se segue vem deslocar o interesse das crianças, promovendo um momento de grandes conquistas no plano da aprendizagem. A agitação, as dificuldades para se manter atento e concentrado, atitudes impulsivas ou outros problemas escolares provavelmente revelam sinais de uma desorganização psíquica. Esses sintomas podem ser maneiras que a criança encontrou para expressar o incômodo que vivencia em função de conflitos psíquicos. Ofertando-lhe o recurso da palavra, o adulto permite que a criança faça uma transposição de conteúdos imaginários para o plano simbólico, elucidando elementos de sua subjetividade ou de sentido inconsciente. A intervenção normatizadora do adulto, interessado mais em corrigir um comportamento do que em escutar a criança, permitindo-lhe falar das questões conflitivas, tende a fixar o sujeito em uma posição de inadequação que resulta em sérias consequências. É necessário estar atento para que não seja desconsiderada a subjetividade, o caso a caso, incorrendo no risco de enfatizar e "psicopatologizar" as queixas, desconsiderando o mal-estar vivenciado de forma particular por cada sujeito.

Mesmo uma tentativa de classificação objetiva pode produzir diferentes interpretações. Podemos tomar como referência, por exemplo, o DSM-IV, classificação elaborada pela Associação de Psiquiatria Norte-Americana, que adota uma postura ateórica e descritiva das doenças, sem qualquer conotação etiológica ou explicativa, restringindo-se ao trabalho de descrever os sintomas e agrupá-los em síndromes. Os diagnósticos pelo DSM são multiaxiais: o Eixo I se refere à doença ou síndrome clínica; o Eixo II, aos distúrbios do desenvolvimento (global, intelectual ou específico de determinadas funções); o Eixo III, aos fatores orgânicos presentes; o Eixo IV, aos estressores psicossociais; e o Eixo V, ao nível de adaptação do paciente no último ano. Tomemos, a título de ilustração didática, como seria conduzida a interpretação diagnóstica de uma criança de 6 anos de idade que sofreu a perda recente de um irmão e apresenta queixas como dificuldade de leitura e de manter a atenção concentrada, inquietude e agitação em sala de aula.

De acordo com o DSM, ela seria diagnosticada como portadora de distúrbio de atenção e hiperatividade (Eixo I) e distúrbio do desenvolvimento da leitura (Eixo II), revelando ausência de fatores orgânicos (Eixo III). A perda do irmão seria apontada como fator estressor (Eixo IV), e ela apresentaria dificuldade escolar quanto à avaliação global do desempenho (Eixo V). Em síntese, essa classificação dos sintomas enfatiza a patologia. Um diagnóstico cuidadoso deveria considerar a subjetividade do paciente e, no caso citado, seria essencial escutar a repercussão da perda do irmão para essa criança, pois esse pode ser o fator perturbador que sustenta os sintomas relatados.

❑ PUBERDADE E ADOLESCÊNCIA

A entrada na puberdade é marcada por intensas transformações, tanto físicas como psíquicas. É um período de metamorfose em que a subjetividade exerce forte influência nas condutas e deve, por esse motivo, merecer especial atenção em um exame médico. Na adolescência, tanto as moças como os rapazes se veem diante do impasse provocado pela emergência da necessidade de escolher o objeto amoroso e sexual e de definição de seus modos de vida pessoal, social e profissional. É um tempo de descobertas e desafios, permeado por inseguranças e vulnerabilidade emocional, que expõe o adolescente a situações de risco.

As mudanças em um corpo que se encaminha para a sexualidade adulta produzem um estranhamento diante da nova imagem que se apresenta. Nas moças, a adolescência é uma fase favorável ao surgimento de patologias ligadas à distorção da imagem corporal, como a anorexia e a bulimia. Em ambos os quadros está presente a preocupação excessiva com o peso e a forma corporal, expressa pelo medo mórbido de engordar.

O corpo que deixa de ser infantil busca novas inscrições identitárias que o signifiquem e sustentem. Nesse propósito, o desligamento da autoridade paterna é uma das tarefas necessárias e mais dolorosas que o adolescente deve realizar. Ao se desprender das referências familiares rumo à autonomia, o adolescente experimenta um desamparo subjetivo, pleno de fantasias de onipotência, e busca se ancorar em grupos como forma de encontrar uma identificação. Por vezes, os rapazes exacerbam a arrogância, o sadismo, a agressividade e outros traços próprios à difícil identificação viril. A puberdade na moça responde ao modelo histérico.

Alterações no humor são comuns nos adolescentes, podendo haver variações visíveis em curtos espaços de tempo. Entretanto, é necessário observar se perturbações da afetividade persistem em situações variadas ou por um tempo prolongado, ou ainda se impedem o paciente de exercer suas atividades cotidianas, como as relacionadas ao sono, à alimentação ou aos estudos.

O atendimento do adolescente deve, portanto, abordar o plano subjetivo e social, além do somático. A semiologia ganha relevância quando permeada por uma relação médico-paciente que abranja a subjetividade.

Certamente, mais importante do que estabelecer um diagnóstico rápido em saúde mental, é o profissional se perguntar: "De que sofre a criança?"; "De que sofre o adolescente?" O conceito de doença deve ser funcional e, sendo assim, a queixa de que uma criança é hiperativa, por exemplo, se é desacompanhada de repercussões na vida escolar e social da criança, não deve ser considerada um problema. Situações comuns, como roer unhas, tiques e rituais de organização, devem ser consideradas de acordo com a história subjetiva de cada um, e as repercussões no cotidiano do paciente devem ser investigadas.

Deve-se fugir dos rótulos – crianças ou adolescentes "hiperativos", "opositores de conduta", "deprimidas", bulímicas, anoréxicas – sem que, com isso, se queira dizer que se deva desviar do diagnóstico. A forma como o médico comunica ao paciente e à família uma hipótese diagnóstica é fundamental para definir os resultados terapêuticos.

A complexidade de fatores orgânicos, psicológicos e sociais que definem um pleomorfismo etiopatogênico proíbe o reducionismo, qualquer que seja a nossa orientação teórico-clínica. Sendo assim, o diagnóstico psiquiátrico não pode ser induzido diretamente a partir da semiologia, como em medicina geral, mas requer a articulação entre vários fatores. Por vezes, é necessário adotar o modelo interdisciplinar para a construção da hipótese diagnóstica.

As classificações tentam ligar diferentes aspectos semiológicos no seio de uma única síndrome, o que pode definir um reducionismo a poucos agrupamentos sindrômicos, como transtorno do déficit de atenção com ou sem hiperatividade, transtornos do desenvolvimento, transtornos de conduta, transtornos do humor, dentre outros. Não devemos renegar as classificações, por vezes indispensáveis, mas alertar para a importância de um processo criterioso para se estabelecer um diagnóstico.

Há algumas grandes síndromes de ocorrência mais habitual, como distúrbios de aprendizado, distúrbios de atenção, distúrbios do sono, síndrome de Tourette, distúrbio obsessivo-compulsivo, transtornos de humor, esquizofrenia e autismo, transtornos alimentares – anorexia, bulimia e obesidade – e uso abusivo de drogas. Para se estabelecer o diagnóstico é preciso tempo. A maioria dos diagnósticos em psiquiatria é longitudinal, exigindo o acompanhamento do paciente, às vezes por no mínimo 6 meses, e que se considere a particularidade de cada caso. A relação médico-paciente se torna o principal instrumento diagnóstico em saúde mental.

A formulação do diagnóstico, etapa fundamental entre o exame e o tratamento, é um sistema muito complexo. O diagnóstico em psicopatologia demanda tempo para a análise de dados orgânicos, psicológicos e sociais. Infere-se que o diagnóstico não pode ser induzido diretamente a partir da semiologia, mas que exige a articulação de vários campos.

❏ BIBLIOGRAFIA

American Psychiatric Association. *Diagnostic and statistical manual of mental disorders*, 4ª ed., Washington, DC: American Psychiatric Association, 1994.

Dalgalarrondo P. *Psicopatologia e semiologia dos transtornos mentais.* Porto Alegre: Artes Médicas Sul, 2000: 188-9.

Dolto F. *La imagen inconsciente del cuerpo.* 1ª ed., Barcelona, España: Ediciones Paidós, 1986: 167-260.

Ferreira RA, Guimarães E. Exame do adolescente. *In: Semiologia médica: as bases do diagnóstico clínico.* 5ª ed., Rio de Janeiro: Revinter, 2004: 1.196-200.

Freud S. Edição standard brasileira das obras completas, Vol. XXIII (1937-1939). Rio de Janeiro: Imago Editora, 1969.

Freud S. Romances familiares. *In: Edição standard brasileira das obras completas.* Vol. IX (1906-1908). Rio de Janeiro: Imago Editora, 1969: 243-7.

Leão E, Starling AL. Semiologia pediátrica: aspectos gerais. *In: Semiologia médica: as bases do diagnóstico clínico.* 5ª ed., Rio de Janeiro: Revinter, 2004: 1.129-32.

López M. *O processo diagnóstico nas decisões clínicas.* Rio de Janeiro: Revinter, 2001.

Mahler MS, Pine F, Bergman A. *O nascimento psicológico da criança.* Rio de Janeiro: Zahar Editores, 1977.

Mannoni M. *A primeira entrevista em psicanálise.* Rio de Janeiro: Editora Campus, 1981: 399-421.

Porto CS. *Semiologia médica.* Rio de Janeiro: Guanabara Koogan, 575ª ed., 2005: 1225.

Santiago AL. Psicose e surto na adolescência: por que os adolescentes surtam tanto? *In:* Guerra AMC, Lima NL (eds.). *A clínica de crianças com transtorno no desenvolvimento.* Belo Horizonte: Editora Autêntica, FUMEC, 2003.

Winnicott DW. *Textos selecionados – Da pediatria à psicanálise.* 2ª ed., Rio de Janeiro: Francisco Alves Editora, 1982: 389-408.

CAPÍTULO 3

Relação Médico-Paciente em Pediatria

Roberto Assis Ferreira
Maria Jussara Fernandes Fontes

❑ O QUE O PACIENTE QUER, AFINAL?

"O paciente, quando procura um médico, solicita não apenas diagnóstico e tratamento tecnicamente corretos. Toda doença é também veículo de um pedido de amor e de atenção."
(Balint)

A relação do médico com o paciente e deste com o médico é central no exercício da medicina clínica, tendo importância em todos os campos da prática médica. Contudo, não se pode afirmar que essa questão centraliza a formação do médico. Com frequência é relegada ou, se abordada, situa-se em disciplinas consideradas secundárias, pouco prestigiadas por alunos e professores. Os médicos clínicos investem pouco na teorização deste tema e deixam a cargo de outros profissionais a produção teórica e a transmissão na educação médica.

Na prática contemporânea da medicina, a tendência se agrava pois, dentro do modelo biotecnológico, o médico desloca-se cada vez mais para o lugar de um técnico, para a realização de funções técnicas, delegando a relação com o paciente a outros profissionais.

Atualmente, no modelo assistencial vigente no sistema público, seria mais correto referir-se à relação equipe de saúde-paciente do que à relação médico-paciente, mas este capítulo, mesmo se restringindo à relação médico-paciente, poderá ser útil.

❑ QUEM ESTÁ NO CENTRO DA RELAÇÃO MÉDICO-PACIENTE?

O atendimento em pediatria envolve, como em outras idades, o médico, o paciente e a família. A consulta será sempre singular em algum aspecto, algo muito próprio de cada atendimento, dificultando generalizações. Deve-se considerar que, em pediatria, há particularidades nos diferentes períodos da infância, com intensas mudanças na adolescência, mas um ponto muito especial deve ser: em quem está centralizada a relação?

Os pais são fundamentais, pois fornecem informações de grande valia, além de terem responsabilidade sobre a saúde dos filhos, e o médico tem obrigações com eles. A relação do pediatra com a criança é mediada, em grande parte, pelos pais. Esta particularidade tende a priorizar a relação com os pais, marginalizando até certo ponto a criança, o que representa um risco maior para as crianças mais novas. Esta é uma condição problemática, pois o paciente deve estar no centro da atenção, por mais novo que seja. Os pais, além de informações valiosas, trarão seus preconceitos, e a compreensão que têm da criança está sustentada em suas próprias crenças. Este ponto exige reflexão e atitude elaborada do médico. Em síntese, há responsabilidade com os pais, mas o paciente é a criança, e é nela que deve estar focada a relação. A afirmação de que o pediatra deve ser o advogado da criança e do adolescente está profundamente correta.

Com o avanço da idade, em especial na adolescência, a relação desloca-se para o paciente, o qual deverá ser informado de aspectos diagnósticos e terapêuticos, devendo ser implicado e responsabilizado em seus cuidados. Os pais não serão excluídos, mas o atendimento será voltado para o adolescente. No cuidado de crianças de pouca idade, se o médico desenvolveu a habilidade de dirigir-se a elas, a relação também ganha em termos de qualidade.

Por outro lado, na prática da pediatria, o paciente nem sempre será a criança, havendo circunstâncias em que a demanda de atendimento é dos pais. São estes que estão exigindo atenção e cuidados, uma tarefa da qual o pediatra não se pode eximir.

A família, sempre que possível, deve ser conhecida pelo médico, o qual deve manter-se atento a sua organização e estrutura de poder, o que traz implicações diretas para o paciente e para a própria direção do tratamento.

UMA RELAÇÃO A SER CONSTRUÍDA

A relação médico-paciente deve ser cuidadosamente construída com cada paciente, como uma experiência. Uma experiência que não pode ser aprendida passivamente, em transmissão vertical, mas desenvolvida no aprender a fazer, o que não exclui que fundamentos teóricos, conceitos e princípios possam ser assimilados com estudo, elaboração e reflexão.

Essa relação resulta de uma construção e exigirá investimento. Não será padronizada nem poderá se sustentar em protocolos. Exige-se trabalho artesanal, respeitando-se o estilo do profissional e a singularidade de cada situação. O estudante e o jovem profissional devem ser estimulados a cultivar essa habilidade no aprender a fazer. Um erro habitual consiste em acreditar que esse aprendizado resulta de processo espontâneo, expondo médicos e pacientes a riscos.

A prática da pediatria promove ainda a construção de uma sólida relação com o paciente e a família. Mantém-se, em certa medida, a tradição de acompanhamento longitudinal de longo prazo, com grandes ganhos quando se prolonga na adolescência. Esta prática corre riscos de supressão na atualidade, quando predominam os atendimentos transversais, em urgências, interconsultas e consultas especializadas.

A PALAVRA: UMA FONTE DE MAL-ENTENDIDOS

A palavra é o principal instrumento de comunicação, mas a palavra é uma fonte de mal-entendidos. Assim, na relação humana pode prevalecer o mal-entendido. O médico deve estar atento ao que é falado, mas também ao não dito, à linguagem não verbal, aos silêncios, que podem dizer mais que as palavras. Há uma atitude que o médico deve sempre tomar: "ele falou isto, mas o que ele quer dizer?" As verdades do paciente e da família nem sempre são factuais, mas expressam suas crenças, fantasias e preconceitos.

Aconselha-se o médico a buscar objetividade na anamnese, procurando excluir o que é subjetivo, separando o joio do trigo. Este ensinamento é correto do ponto de vista do diagnóstico clínico, entretanto, na relação médico-paciente, o joio é muito importante, podendo ajudar no conhecimento do paciente, das suas crenças, de suas fantasias e de seus preconceitos. Muitas vezes, esse caminho possibilita a aproximação do sofrimento, do medo de estar doente, do horror à própria doença, das dificuldades com o tratamento, enfim, das dificuldades do viver.

A QUE VISA O PACIENTE: O QUE ELE DE FATO QUER? O MÉDICO DEVE ESTAR ATENTO ÀS DEMANDAS VELADAS DO PACIENTE

O paciente – ou sua família – quando ocupa o lugar do agente, ou melhor, de quem procura o médico, sempre demanda algo: o esclarecimento de um sintoma, o afastamento de uma doença ou a orientação de um tratamento. Pode estar vivenciando situações de insegurança, desamparo e medo, sem que essas questões estejam em primeiro plano. O paciente quer colocar o médico a trabalho, quer que o médico produza um conhecimento sobre ele, quer resposta, cuidado, aparentemente uma resposta técnica. Cuidado! Pode haver algo mais! Nem sempre o paciente procura apenas diagnóstico e tratamento tecnicamente corretos. A demanda mais importante pode ser algo encoberto: um medo, uma vergonha, uma angústia inadequada ou infantil. Deve-se ter em mente que muitos jovens suicidas fizeram uma consulta médica, poucos dias antes do ato suicida, em que nada importante foi constatado.

Um pequeno relato clínico talvez expresse melhor essa questão: uma paciente adolescente vem ao ambulatório com queixa de intensa cefaleia. É perceptível que está muita ansiosa e com choro fácil, e também a cefaleia é mal caracterizada. Somente em um segundo atendimento, 2 dias depois, revela-se o motivo da procura médica: o medo de uma gravidez, que se confirmou. Essa revelação foi possível porque o médico percebeu algo mais e marcou um retorno a curto prazo, mas também porque fez uma perguntinha mágica: "não há algo mais inquietando ou preocupando você?"

Por outro lado, para espanto de muitos médicos, o paciente nem sempre procura o diagnóstico e a cura. Os ambulatórios estão repletos daqueles que buscam o médico e sua atenção, e não o tratamento em si. Quem disse que o paciente sempre quer curar-se? Muitas vezes ele quer ser cuidado, queixar-se, mas por trás das queixas estão questões que podem ser desveladas, desde que sejam acolhidas, que haja espaço para elas.

Outro exemplo: um adolescente por três vezes procurou consulta, queixando-se de faringite, além de indisposição e mal-estar físico, o que afetava seu rendimento escolar. Ao exame, havia poucos dados clínicos e uma leve irritação de faringe. Colocado para falar de si, explicou que morava com a mãe, que estava separada do pai havia alguns anos. Havia pouco tempo descobrira que a mãe era uma dependente química, uma questão nunca abordada com ela e que estava tornando a vida dele insuportável. Essa aborda-

gem permitiu ao jovem desvelar sua verdadeira demanda e iniciar um tratamento com um psicanalista.

Em outra situação, a mãe de um recém-nascido procurou o pediatra repetidas vezes, queixando-se de dificuldades para cuidar da criança, revelando sentimentos de incompetência em sua tarefa de mãe, na incapacidade de amamentar. Essa atitude pode traduzir situação de desamparo e solidão, ou seja, sentia-se incompreendida pelo marido, pressionada pela mãe e pela sogra, enfim, deslocando as dificuldades pessoais para os cuidados com o filho.

❑ A QUE VISA O MÉDICO NO LUGAR DE QUEM SABE? VISA DAR UMA RESPOSTA TÉCNICA!

O médico ocupa o lugar do saber, daquele que sabe respostas para as demandas do paciente. Ele detém um saber científico e técnico, tem o auxílio de poderosos recursos, sustenta-se em protocolos, em *guidelines*, na medicina fundamentada em evidências. A ele compete dar resposta e solução àquilo que molesta o paciente. Para o médico, no lugar de agente, de sujeito, o paciente ocupa o lugar de objeto, devendo informar suas queixas com precisão, falar de sua moléstia e revelar seus sinais e sintomas. O médico busca uma resposta científica, técnica, para resolver as queixas e os anseios do paciente.

Por esse caminho, muitas coisas serão resolvidas, mas na vida concreta nem tudo vai tão bem. A mãe continua reclamando, insegura, chorosa. O obeso continua obeso. O rapazinho diabético não segue o protocolo e seu diabetes está cada vez mais descontrolado. O déficit de atenção teve melhora, mais foi transitória, e o menino continua problemático. A menina em fase escolar continua com sua dor abdominal periódica, que não se resolve, e a propedêutica realizada não aponta um diagnóstico, ou o diagnóstico realizado não resolveu o problema. Nessas situações, estabelece-se um desconforto intenso na relação médico-paciente, que, "felizmente" para ambos, termina se rompendo, ou será resolvido pelo encaminhamento a outro profissional. Entretanto, a história quase sempre continuará em outro lugar.

A FORMAÇÃO MÉDICA OFERECE O VIÉS SEMIOLÓGICO

"O método (a disciplina) constituinte da clínica é a semiologia. Mesmo que a clínica procure na anatomia patológica, no laboratório, na fisiologia e nas ciências biológicas, a sua base científica, a sua confirmação, a sua legitimação e o seu aperfeiçoamento. Mesmo que a invasão tecnológica e instrumental leve ao esvaziamento da clínica, ao debilitamento da investigação semiológica artesanal, permitindo que a soberania da clínica seja questionada, a semiologia continua como o instrumento essencial da clínica."
(Ferreira, 2000)

A centralização do ensino inicial da medicina clínica na semiologia reforça em diversos aspectos a concepção de medicina trazida como (pré) conceito pelo aluno e induz o que se pode chamar de "viés semiológico" na relação médico-paciente. Esta afirmação não nega a importância inquestionável do domínio da técnica semiológica como base do método clínico. A clínica, mesmo em condições de poucos recursos instrumentais, mostra-se eficaz e dá resolubilidade à maioria das situações médicas. Perceber limites no ensino da semiologia como centro da relação médico-paciente não desmerece sua importância como instrumento de avaliação e diagnóstico, tarefa fundamental da medicina clínica.

Alguns professores priorizam a memorização de sinais e sintomas clínicos, os achados patológicos, os detalhes semiotécnicos, os aspectos especificamente pediátricos, como a qualidade da relação mãe-filho, as questões da amamentação e do desmame, o cuidado da criança e a avaliação do crescimento e do desenvolvimento.

A semiologia, como base do método clínico, constitui-se em sua virtude e também em seu limite. A semiologia é ensinada cuidadosamente, e quando este ensino é falho, deve ser judiciosamente criticado. Entretanto, a prática da semiologia introduz o aluno na relação médico-paciente, oferecendo a este, como instrumento, a objetividade da técnica semiológica. Ao aluno, em geral, não é proposto nenhum outro instrumento, prático ou teórico, para estabelecer a relação médico-paciente, relação que em princípio se fundamenta na relação entre duas pessoas. Ficará por conta do próprio aluno desenvolver a habilidade de conhecer o paciente, quase sempre se sustentando em preconceitos e no senso comum.

A semiologia, visando afirmar ou afastar a doença, não se interessa pelo que é subjetivo. Os contextos sociais e familiares interessam como fatores de risco para a doença. A doença é estudada no indivíduo, mas não como fenômeno social. Algumas realidades apontam para esta afirmação, como o alcoolismo, a AIDS, a gravidez de adolescentes, o índice de suicídio na juventude etc.

Na história da moléstia atual, não é raro recomendar-se ao médico que evite que o informante seja dispersivo e sem objetividade, que gaste inutilmente o tempo do médico: as perguntas serão feitas de modo a não permitir divagação por parte do informante. Aliás, nada é mais significativo: toda anamnese médica começa com a história da moléstia atual, mas entendida de fato como doença atual, não como moléstia, ou seja, aquilo que molesta o paciente.

Afirmar ou afastar a doença orgânica é tarefa fundamental do médico, quando o paciente está ou pensa estar doente. Entretanto, limitar a tarefa do médico à investigação da doença orgânica reduz a prática médica. Em várias situações seria desejável uma abordagem mais ampla: "pois não, o que o traz aqui?" A desejada "relação médico-paciente" e a chamada "medicina integral" subordinam-se ao "viés semiológico", à perspectiva da doença orgânica. Parafraseando Rubem Alves*: a clínica pega os peixes que a semiologia permite que ela pegue. Se a semiologia está no núcleo do paradigma clínico, este se constitui, por sua vez, nos marcos da racionalidade moderna e na procura da objetividade científica, ou seja, só é conhecimento válido aquilo que é científico, e só é científico aquilo que é objetivo ou objetivável.

Os problemas de saúde mental tendem a ser abordados apenas pelos sintomas, entendidos como sinais de doenças. O paciente fica reduzido às manifestações sintomáticas, utilizadas para a constituição de diagnósticos sindrômicos, entendidos e classificados como "trans-

---

*Referência a Rubem Alves, quando este compara o cientista ao pescador: o instrumento usado para a pesca determina o peixe que será pescado; o método determina o que se pesquisa (Alves, 1991).

"tornos" na CID-10 (Classificação Internacional das Doenças).

Como consequência, a subjetividade do paciente é apreendida apenas pela intuição e sensibilidade pessoal do profissional, pois para esses aspectos a formação médica oferece, em geral, preparo teórico e técnico insuficiente.

❑ A SEMIOLOGIA, O PARADIGMA BIOLÓGICO E A HUMANIZAÇÃO DA MEDICINA

"Medicina, antes de mais nada, é conhecimento humano. E este está tanto nos livros de patologia e clínica como nas obras de Proust, Flaubert, Balzac, Rabelais, poetas de hoje, de ontem, tanto nos modernos como nos antigos."
(Pedro Nava)

A crítica à prática reducionista da medicina, centrada apenas nos aspectos biológicos, não é novidade. Chega-se, muitas vezes, à crítica da medicina biológica pelo caminho da crítica à medicina tecnológica. É no entrelaçamento dos interesses econômicos com o avanço técnico e científico que surge a medicina tecnológica, e desde então o espaço para a prática liberal da medicina tende a desaparecer.

Diversos estudos sobre educação médica alertam para a importância de que nos procedimentos diagnósticos, desde a observação clínica inicial, devam ser consideradas as particularidades psicológicas, profissionais, sociais, religiosas etc. Reconhece-se a importância de que, entre as habilidades médicas básicas, esteja incluído o conhecimento da natureza humana. Para humanizar a medicina, esta deve ser, além de uma técnica de diagnóstico e tratamento, uma profissão que cuida do homem doente (Troncon e cols., 1998).

Os livros de clínica e semiologia procuram estimular a relação médico-paciente e a humanização do ato médico, fundamentando-se em princípios de solidariedade e na compreensão do ser humano doente (López e Laurentys-Medeiros, 2004). Essa abordagem de importância indiscutível é perfeitamente compatível com o modelo biológico. No entanto, mostra-se a inconformidade com o modelo, sem ultrapassá-lo.

Em 1958, Winnicott (1993) afirmou que, ao final da Segunda Guerra Mundial na Grã-Bretanha, a pediatria encontrava-se francamente orientada para o aspecto físico, apresentando conquistas notáveis. À medida que melhoram as condições de vida e a capacidade de tratamento das doenças orgânicas, a tendência cada vez maior da pediatria é a de referir-se tanto ao aspecto físico como ao emocional:

"Só agora começa a ficar claro que a área da pediatria vinculada à psicologia é tão extensa quanto a área que lida com os tecidos e os efeitos das doenças físicas sobre o corpo e as funções corporais."
(Winnicott, 1993)

Alguns livros-textos, como *Pediatria Ambulatorial* (Leão e cols., 2005), *Pediatria Básica* (Marcondes e cols., 2002) e o *Nelson Textbook of Pediatrics* (Kliegman e cols., 2007), não deixam de resgatar a importância do cuidado integral e valorizar os aspectos somáticos, emocionais e sociais do cuidado à criança.

Apesar dessa preocupação com o cuidado integral da criança, Tavares (1990) alerta que a ênfase na assistência global à criança, em muitos livros-textos, é dada pelos aspectos biopsíquicos, predominando a dimensão biológica com indicação das influências psíquicas, mais do que a visão da criança como ser biopsicossocial.

Simmons e Beck (1994) relatam que na década de 1930, nos EUA, a psiquiatria infantil atuava em estreita ligação com a pediatria, fazendo parte desta. Havia a compreensão de que as crianças não podiam receber atenção médica adequada sem considerar os problemas emocionais e intelectuais. Entre os anos 1940 e 1960, a psiquiatria infantil permaneceu vinculada à pediatria. Entretanto, após a década de 1950, decidiu-se tornar a psiquiatria infantil subespecialidade da psiquiatria e, em 1959, foi criado o Conselho dessa subespecialidade. A nova organização, separando a pediatria e a psiquiatria infantil, dificulta a integração desses dois campos.

As críticas à medicina biológica e tecnológica e as propostas de mudar a qualidade da relação médico-paciente muitas vezes não questionam a maneira de ensinar semiologia: como método clínico centrado apenas na investigação da doença, sem aprofundar outros aspectos do atendimento à criança. Espera-se que a semiologia restaure a relação médico-paciente, contrapondo-se ao modelo tecnológico.

É possível que haja aí um equívoco. Por um lado, a ascensão da medicina tecnológica não se deve ao ensino insuficiente da semiologia, mas ao poder do complexo médico-industrial em influenciar o modelo assistencial. Por outro lado, os novos instrumentos, para investigar e localizar as manifestações da doença no corpo, surgem como refinamento semiológico. Por fim, é perfeitamente possível a um profissional extremamente especializado estabelecer boa relação médico-paciente.

Assim, para construir as condições que possam melhorar a relação médico-paciente é exigido maior preparo, indo além do que pode oferecer a semiologia.

O ir além da medicina biológica e tecnológica não se dará pelo retorno ao passado, restaurando a medicina liberal e a prática artesanal. O valor que está em causa é de outra dimensão do ato médico, a dimensão de cuidado na prática da medicina, possibilitando ao paciente surgir como sujeito. Porém, não se trata de recuperar algo perdido, mas a ser construído a partir de conceitos das relações humanas, trazidos por conquistas do homem, tanto objetivas como subjetivas.

Parece indiscutível que o ensino médico deve ter conteúdos humanísticos. Entretanto, esses conteúdos, quando oferecidos, permanecem à margem do curso e são vistos pelos alunos, e mesmo por parte dos professores, não por todos, como atividades complementares, não centrais à formação médica. Não atingem o núcleo da prática médica e não questionam o paradigma biológico e tecnológico (Troncon e cols., 1998).

As experiências interdisciplinares apontam para algo de novo, mas ainda são incipientes. As escolas de medicina não se podem acomodar apenas ao discurso humanístico, mantendo a mesma prática e o mesmo modelo de produção do saber.

Clavreul (1983), analisando a relação médico-paciente, afirma que essa relação não existe e é praticamente impossível. Na atualidade, o que existe é a relação instituição-doença. Para esse autor, a relação médico-paciente fundamenta-se na autoridade do médico, faz parte da ordem médica, portadora do discurso da ciência. Nessa relação, o médico ocupa o lugar do mestre: ante o discurso da ciência, a subjetividade não conta nem tem espaço para se manifestar. A posição desse autor, embora com evidente exagero nas cores, deve servir de alerta à tendência impessoal da medicina moderna.

❑ A PEDIATRIA NÃO SE LIMITA AO PARADIGMA BIOLÓGICO: A PUERICULTURA

É pela tradição da puericultura, um dos troncos fundamentais da formação em pediatria, que esta tensiona o paradigma biológico. A fragilidade da criança demonstra que, para viver, ela depende das circunstâncias que a envolvem. A saúde da criança está intimamente vinculada ao equilíbrio familiar e social; com isso, a pediatria não nega os fatores biológicos, mas entende que a interferência destes ocorre em um contexto socioeconômico, ambiental e familiar.

A pediatria, por meio da puericultura, recebeu influências de paradigmas diferentes do anatomoclínico e do biológico, pois, se este campo da medicina nasceu destes modelos, deve sua origem também à medicina social. A pediatria teve seu berço, principalmente, nos dispensários de atendimento à maternidade e à infância. No Brasil, o ensino da pediatria teve início em uma policlínica, a Policlínica Geral do Rio de Janeiro*, no fim do século XIX.

O nascimento da pediatria acontece no momento em que a criança conquista espaço próprio na sociedade e quando o Estado, para aumentar a população, passa a cuidar das crianças, o que ocorre no século XIX. Há textos médicos sobre os cuidados à criança desde os tempos antigos. No século XVIII existem iniciativas visando à saúde da criança, mas esta só é assumida amplamente pela sociedade, passando a ser preocupação do Estado, a partir da segunda metade do século XIX. O termo pediatria surge em 1872 (Rosen, 1994).

---

*Na Policlínica Geral do Rio de Janeiro, Carlos Arthur Moncorvo de Figueiredo (Moncorvo Pai), ao propor a criação do ensino de Pediatria nas Faculdades de Medicina brasileiras, em 1882, argumentou amplamente que fosse utilizado para este fim uma policlínica ou dispensário, e não uma enfermaria de hospital. Para fundamentar este ponto de vista, utilizou a experiência internacional vigente na época (Rocha, 1947).

No fim do século XIX e início do século XX, disseminaram-se rapidamente várias iniciativas de cuidado materno-infantil, bem relatadas na obra de Rosen (1994) *Uma História da Saúde Pública*. Essas iniciativas estão centradas em ações de acompanhamento médico da criança e na educação e envolvimento das mães no cuidado da criança, no controle dos alimentos. Um dos princípios em geral adotado está na impossibilidade de defender a criança sem proteger a mãe e no envolvimento desta no cuidado da criança. O termo puericultura foi utilizado em 1860 pelo clínico francês Alfred Caron em seu livro *Puericultura ou a Ciência de Criar os Filhos de um Modo Higiênico e Fisiológico*. As ações de saúde dirigidas à infância envolviam médicos, o Estado e organizações sociais, além de outros profissionais. Nessa época surge também a enfermeira de saúde pública.

Assim, pela via da puericultura, na sua dimensão do cuidado individual e coletivo da criança, a pediatria pode fazer a crítica do modelo clínico/biológico e romper, em parte, com o reducionismo biológico. Por outro lado, o avanço da medicina tecnológica, com a subespecialização crescente da pediatria e a invasão da medicina de seguros, tem diminuído essa dimensão de cuidado da pediatria.

Uma questão deve ser esclarecida: compreender o papel da puericultura na formação da pediatria não significa separar, nem como prática nem como ensino, a puericultura da clínica pediátrica; em outras palavras: a medicina da criança normal não deve ser separada daquela da criança doente, modelo ultrapassado pelo tempo.

❑ A PEDIATRIA E O PARADIGMA BIOLÓGICO: O CONCEITO DE DESENVOLVIMENTO

> *"Cada vez mais deverá o pediatra ter uma formação tão boa no tocante ao aspecto emocional quanto a que hoje possui relativa ao aspecto físico do crescimento da criança."*
> (Winnicott, 1993)

A observação do ensino de pediatria mostra tendência em considerar que o controle do desenvolvimento, usando modelos como a escala de Denver, amplia a prática da pediatria e atende à necessidade da avaliação psicológica e emocional da criança, questão que também pode ser percebi-

da ao se analisarem os conteúdos das disciplinas pediátricas, pouco abrangentes quanto às questões emocionais. Este quadro não muda quando se avalia o ensino da pediatria na residência médica.

A avaliação do desenvolvimento utilizando métodos como a escala de Denver mostra-se de grande valor na clínica pediátrica e possibilita o acompanhamento da maturação neuromotora e adaptativa da criança. Contudo, esse tipo de acompanhamento não é suficiente para avaliação da situação emocional da criança e da dinâmica intrafamiliar, aspectos fundamentais ao bom cuidado da criança.

Voltamos a reafirmar que diversos livros-textos procuram ampliar o conceito de desenvolvimento além do biológico, apoiando-se, muitas vezes, no modelo biopsicossocial e procurando dar ênfase aos aspectos emocionais, o que demonstra o tensionamento entre a pediatria e o modelo biotecnológico. No entanto, essa resistência não impede que a prática pediátrica venha sendo absorvida nesse modelo.

❑ É POSSÍVEL IR ALÉM DO TÉCNICO? O MÉDICO NO LUGAR DO NÃO SABER

No contexto atual da prática médica, o da medicina biotecnológica, o médico tende a ocupar o lugar do técnico e o paciente, o de objeto. O médico é colocado como técnico, pois como indivíduo é participante de um sistema de saúde, público ou privado, do qual também faz parte o paciente. A prática médica tende a ser coletiva, está sob controle coletivo, com penetração maciça de medicamentos e outros meios terapêuticos; de tecnologias instrumentais, sob controle do capital e servindo aos seus interesses.

Esvazia-se o trabalho do clínico (diagnosticar, julgar, tomar decisões), o qual está cada vez mais submetido a protocolos, a *guidelines*. Nos procedimentos técnicos (radioimagens, endoscopias etc.), essa tendência é ainda maior, e paciente e médico não chegam a se conhecer.

Na atualidade, demonstrando uma tendência crescente, a medicina procura antecipar-se à manifestação da doença, esvaziando o método especificamente clínico de diagnóstico, menos instrumental e fundamentado na experiência médica: consulta detalhada, exame físico cuidadoso etc. Mesmo na doença manifesta, a medicina fundamentada em evidências tende a suprimir a importância da experiência clínica.

É possível ao médico, entretanto, ir além do técnico e abrir uma janela para escutar o paciente, saindo por alguns momentos de seu lugar de saber. Escutar o paciente não significa a coleta de informações sobre a moléstia atual, mas dar espaço ao paciente para ele falar de si, possibilitando perceber que há uma demanda que ultrapassa a resposta técnica.

O médico, para ir além do técnico, deve ocupar o lugar do "não saber", ou seja, buscar o saber que está com o paciente sobre ele próprio. O paciente quer algo mais, e cabe ao médico abrir uma pequena janela para tentar escutá-lo. Nessa situação, o paciente está no lugar de quem trabalha, deve falar de si, do que o incomoda, de algo que o faz sofrer: o que o traz aqui? Afinal, o que deseja?

Ocupar o lugar de quem escuta não significa sair distribuindo conselhos, e devem ser deixadas intocadas as concepções que o paciente faz do que é certo e do que é errado. O médico escuta e devolve à pessoa o caso que ela contou após contê-lo temporariamente. Winnicott (1993), ao escutar durante 1 hora a mãe de um lactente de 8 meses que trazia como queixa principal a afirmação "ele não quer desmamar", a vê chorando copiosamente ao reconhecer que o problema estava em sua relação com sua própria mãe. Depois disso, essa mãe foi capaz de lidar com as questões práticas que envolviam o desmame.

❑ UMA EXPERIÊNCIA INTERESSANTE – QUASE DIVERTIDA (FERREIRA, 2000)

> *"No fundo, o ato de conhecer dá-se contra um conhecimento anterior."*
> (Bachelard)

Esta observação foi analisada com algumas turmas de alunos do quinto período, no início do curso de semiologia pediátrica em unidade de ambulatório.

a. Apresenta-se a seguinte questão para ser problematizada: "por que o bebê chora?"
b. Propõe-se aos alunos que investiguem ou conversem com outros professores, profissionais de outras áreas, pais etc. Leiam sobre o choro

do bebê em livros de pediatria e de psicologia. Em particular, recomenda-se a leitura do texto de Winnicott (1982) sobre o choro do bebê.
c. Posteriormente, volta-se a discutir a questão, novamente problematizando. Se possível, e quase sempre é, apresenta-se algum caso clínico concreto.
d. A partir do caso concreto, a questão deve ser formulada, não mais por que o bebê chora, mas por que chora o Pedro, de 2 meses de idade, filho de Paulo e Joana. Aqui se propõe um novo foco na discussão: *por que o choro de Pedro incomoda (angustia) tanto os pais?* Este passa então a ser o fio condutor para a problematização e para a conversa com os pais.

O objetivo da experiência é procurar alcançar a compreensão de paradigmas diferentes mediante a abordagem do choro do bebê. Tenta-se fazer a catarse dos preconceitos trazidos pelo aluno sobre medicina e sobre semiologia, principalmente sobre o objetivo e o modelo da consulta médica. É possível, então, tentar mostrar a diferença entre a "objetividade do sintoma investigado", pelo método semiológico, e a "subjetividade dos pais", permeada por uma conversa livre, o que estimula a compreensão do que é "escuta". Além disso, permite perceber a diferença entre o "genérico abstrato" – a doença, o bebê – e o "concreto" – o Pedro, a família do Pedro, o contexto do Pedro, os sentimentos dos pais do Pedro. O choro do bebê é uma generalização. O choro de Pedro é o sintoma de Pedro e da família de Pedro.

Dessa maneira, procura-se atender à máxima da medicina: "cuidar dos doentes e não das doenças."

❑ QUESTÕES ÉTICAS – O PACIENTE TEM DIREITOS, O MÉDICO TEM RESPONSABILIDADES E LIMITES

A abordagem das questões éticas envolvidas na relação médico-paciente não é o objetivo deste capítulo. Entretanto, há situações de conteúdo ético que surgem com frequência na relação médico-paciente na clínica de crianças e adolescentes, como, por exemplo, os pais estão separados, ou em processo de separação, e o médico é solicitado a tomar partido. Em situações como esta, o referencial sempre será o paciente. A clínica de adolescentes apresenta situações difíceis, como o uso de contracepção em adolescentes muito jovens, que não querem que os pais tomem conhecimento desse fato. Por outro lado, os pais muitas vezes querem que o médico ocupe o lugar de contenção de um adolescente com práticas transgressivas. Enfim, pode ocorrer um sem-número de situações para as quais nem sempre há uma norma clara. Nesses momentos, o clínico deve avaliar, julgar, tomar decisões, nunca estando absolutamente seguro. O referencial para o médico deve ser sempre o compromisso com o paciente, mas com a cautela de não ser simplesmente uma testemunha deste, nem suporte para uma postura transgressiva. O médico não está a serviço dos pais e tem por dever manter o sigilo e fazer a defesa de seu paciente, o que não significa dar apoio ou encobrir suas atitudes equivocadas.

Uma outra dimensão vinculada à ética refere-se a quando o médico se dirige a pacientes de baixo nível socioeconômico, com outros valores culturais e baixo grau de instrução. As dificuldades na comunicação são reforçadas pela imagem que o médico tem desses pacientes.

❑ RELAÇÃO MÉDICO-PACIENTE: UMA RELAÇÃO TRANSFERENCIAL

Costuma-se utilizar o termo vínculo na relação médico-paciente, mas o termo técnico criado por Freud é transferência. Este é o conceito que deveria ser estudado e compreendido em profundidade pela medicina, levando em conta suas vantagens e seus riscos para médicos e pacientes. A relação transferencial na medicina é uma arma poderosa na terapêutica, mas também pode introduzir importantes distorções na prática médica, sendo motivo de preocupações desde a época de Hipócrates.

A relação transferencial tem uma dupla dimensão. A primeira sustenta-se em uma suposição de saber, pois o paciente coloca o médico no lugar do saber. Há também uma dimensão afetiva. Esse processo é semelhante em outros campos das relações humanas, como na relação professor-aluno. O médico deve estar preparado para que esta relação, em especial na dimensão afetiva, ao ocorrer por parte do paciente, não repercuta de maneira negativa em seu trabalho. O médico deve ser acolhedor, estar atento ao processo transferencial do paciente, mas não se incluir nele, entendendo sempre que, quando esta relação afetiva é exagerada, trata-se de um equívoco. Nada pode ser mais danoso à condução de um tratamento do que o profissional se deixar envolver de modo transferencial com o paciente. É preciso manter-se alerta e preparado para saber conduzir com maturidade e sabedoria essas situações, sem lesar o paciente, o profissional e a própria profissão.

Para concluir, talvez se possa afirmar que, nas doenças crônicas, a chamada má adesão ao tratamento tenha como uma de suas causas a deficiente relação médico-paciente. Balint alertava que o principal medicamento receitado ao paciente é o próprio médico, mas que se conhece pouco de seus benefícios, toxicidade e efeitos colaterais.

❑ BIBLIOGRAFIA

Alves R. *Filosofia da ciência: introdução ao jogo e suas regras*. 14ª ed. São Paulo: Brasiliense, 1991. 210p.

Balint M. *O médico, seu paciente e a doença*. Rio de Janeiro: Atheneu, 1975.

Clavreul J. *A ordem médica: poder e impotência do discurso médico*. São Paulo: Brasiliense, 1983. 276p.

Ferreira RA. A pediatria da UFMG: inserção na mudança de ensino médico implantada em 1975 e sua relação com o saber (paradigma científico) e prática médica. Tese de doutorado. Pediatria, UFMG. Belo Horizonte, 2000.

Kliegman RM, Behrman RE, Jenson HB, Stanton BF. *Nelson textbook of pediatrics*. 18ª ed., Philadelphia: W. B. Saunders, 2007.

Leão E, Corrêa EJ, Viana MB, Mota JAC. *Pediatria ambulatorial*. 4ª ed., Belo Horizonte: Coopmed, 2005.

López M, Lurentys-Medeiros J. *Semiologia médica: as bases do diagnóstico clínico*. 4ª ed., Rio de Janeiro: Revinter, 2004.

Marcondes E (coord.). *Pediatria básica*. 9ª ed., São Paulo: Sarvier, 2002.

Moreira Filho AA. *Relação médico-paciente: teoria e prática, o fundamento mais importante da clínica médica*. Belo Horizonte: Coopmed, 2005.

Rocha JM. *Introdução à história da puericultura e da pediatria no Brasil (1500-1882)*. Rio de Janeiro: Nestlé, 1947. 88p.

Rosen G. *Uma história da saúde pública*. São Paulo: Unesp, 1994. 424p.

Simmons JQ, Beck DC. Vinculación y consulta psiquiátrica. *In*: McAnarney ER, Kreipe RE, Orr DP, Comerci GD.

Medicina do adolescente. Buenos Aires: Panamericana, 1994: 225-31.

Sucupira ACSL. A relação médico-paciente. *In*: Marcondes E. *Pediatria básica*. 9ª ed., Tomo I, São Paulo: Sarvier, 2002: 45-52.

Tavares MFL. A construção social do saber pediátrico ao nível da graduação: contribuição ao seu estudo. Rio de Janeiro: IFF, Fiocruz, 1990. 179p. (Dissertação de Mestrado em Saúde da Criança).

Troncon LEA, Cianflone ARL, Martin CCS, Alessi MP, Bava MCGC, Menegheli UG. Conteúdos humanísticos na formação geral do médico. *In*: Marcondes E, Gonçalves EL (coords.). *Educação médica*. São Paulo: Sarvier, 1998: 99-114.

Winnicott DW. *A criança e seu mundo*. 6ª ed., Rio de Janeiro: Zahar, 1982.

Winnicott DW. *A família e o desenvolvimento individual*. São Paulo: Martins Fontes, 1993. 248p.

CAPÍTULO 4

O Lugar da Criança e do Adolescente nas Novas Configurações Familiares

Jorge Antonio Pimenta Filho

O que se entende como sendo a família na contemporaneidade? Quais as mudanças que se processam quanto à configuração familiar e quais os seus impactos sobre as crianças e os adolescentes? Como distinguir o conceito de parentesco e o que se propõe hoje como parentalidade? Será que a chamada família conjugal perdeu seu lugar ou houve modificações na sua forma de organização? O que significa ampliar o conceito de família e quais os seus reflexos sobre a clínica com crianças e adolescentes?

❏ ALGUNS ANTECEDENTES

Uma primeira distinção: a família biológica, estrutura e forma de organização em que prevalecem as leis de transmissão, definindo-se a descendência e o parentesco – que aí se encontram unidos –, não deve impedir que para o ser falante sua existência não se prenda, exclusivamente, à herança biológica, pois o falante é um ser que constrói cultura, ritos e, assim, há para ele uma prevalência da linguagem sobre o soma.

Antes do advento da palavra, predominavam o biológico e o instinto, com a indiferenciação dos indivíduos quanto a seus papéis e funções (o pai, a mãe, o filho), uma promiscuidade observável entre os animais. A entrada na cultura e a construção da civilização implicam, para os humanos, também a criação dos laços familiares,

prevalecendo, portanto, os aspectos simbólicos que as proibições totêmicas designaram. Entre esses destaca-se a base de todas: a proibição do incesto. Mas a cultura se modifica e, consequentemente, a estrutura familiar não se mantém a mesma, e o que é da ordem da estrutura implica, com frequência, impactos sobre a constituição psíquica dos sujeitos (Fleischer, 2003).

Essa noção de sujeito tem sua importância, pois desloca o propósito de se situar a abordagem sempre sobre a noção de indivíduo e sua espécie. E, quanto ao falante, esse conceito implica o que a psicanálise de orientação lacaniana propõe como sendo o falasser (em francês, o *parlêtre*), que ao sujeito do inconsciente deve se acrescentar o corpo (falasser = sujeito+corpo) (Miller, 2003).

A forma primitiva da família humana se agrupava em clãs e tribos, e sua forma de organização, já que não havia uma sociedade mais complexa com estados-nações, se reduzia aos agrupamentos que se diferenciavam por laços de sangue e divisões totêmicas. Somente com o advento da família moderna passaram a prevalecer o casamento, a aliança, a linhagem e a descendência, formando-se, assim, a família conjugal.

A mudança fundamental entre a família primitiva e a família moderna é a exogamia, ou seja, o preceito e a regra de se buscar um parceiro conjugal fora do grupo de origem, o que redundou no sistema de descendência patrilinear.

29

O sociólogo Émile Durkheim, em *A proibição do incesto* (1898), tomou como exemplo da família moderna a família romana que, pelos aspectos dos nomes de família e do direito sucessório, foi de importância fundamental no que veio a prevalecer, primeiramente, no Ocidente e depois se espalhou por todo o planeta, chegando-se posteriormente ao que veio ser conhecido como família conjugal.

Claude Lévi-Strauss, em *As estruturas elementares de parentesco* (1947), retoma, em exaustiva pesquisa antropológica, o que ele denominou sistema de nomenclatura, que permitiu conhecer a estrutura das relações de parentesco nos grupos humanos desde as tribos, passando pelas alianças e filiações, os sistemas de trocas generalizadas, até as estruturas complexas, a constituição dos estados-nações e a diferenciação dos povos.

Para percorrer esses conhecimentos é fundamental que se recorra a disciplinas diversas, como antropologia, sociologia, história, geografia econômica e psicanálise.

Percorre-se, assim, uma sequência em sucessão que vem da família biológica, a família moderna, a família nuclear burguesa e as novas configurações familiares que se processaram nos últimos anos. Pode-se dizer que cada sociedade humana se preocupou em regular a sucessão de gerações, assim como a relação entre os indivíduos, grupos, castas, classes sociais e relações de sexo.

O psicanalista francês Jacques Lacan, em seu texto *Os complexos familiares* (1938), se propôs a retirar a família da esfera do mito, indo também além da biologia, e passou da esfera vitoriana do íntimo, em que era tomada a família, para a noção de estrutura, que é o simbólico fundado, ele mesmo, sobre a estrutura de linguagem. Família passou a ser apreendida, como diz Marie-Hélène Brousse (2006), a partir do triplo registro do simbólico, do imaginário e do real, que é o enquadre da reprodução da espécie humana, o organizador da filiação e o fundamento de toda transmissão.

❑ A FAMÍLIA MODERNA

No Ocidente, quanto ao matrimônio na era pré-cristã, prevalecia a figura do homem, que era quem podia terminar um casamento em qualquer momento. Apenas no século IV da era cristã o casamento se converte em sacramento e, no século IX, foi declarado indissolúvel. O matrimônio só se secularizou no século XIX, logo depois da Revolução Francesa, tornando o casamento civil obrigatório. Sabe-se que no limiar do cristianismo havia a possibilidade de associação matrimonial por consenso mútuo dos pares e também a possibilidade de dissensões, como divórcios consensuais.

Nas famílias modernas da era pré-industrial ainda prevalecia a transmissão da propriedade à geração seguinte via os direitos de progenitura, numa linha de descendência masculina, sendo o filho homem primogênito o herdeiro universal.

O chamado matrimônio nuclear burguês é muito recente, datando de pouco mais de 200 anos, e substituiu o sistema anterior, baseado na ordem nobiliárquica. Uma forma desenvolvida para sua proteção foi a possibilidade de se ter ao lado da legalidade dos laços matrimoniais a presença da prostituição.

Na era industrial, inaugurada na virada do século XVIII para o XIX, a ampliação dos direitos, como os direitos do homem, os direitos públicos e o advento das constituições nacionais, implicou a mudança dos sistemas de herança. Como requisito da expansão capitalista, mudanças demográficas, como deslocamentos de populações, formação de exército de reserva nas localidades urbanas e liberalização da força de trabalho, tornaram os vínculos societários e familiares mais instáveis.

Houve a necessidade de se legislar sobre as mudanças, assegurando-se a universalização dos direitos, e os indivíduos foram favorecidos por processos de convívios cada vez mais autônomos. Entretanto, essas mudanças são também objeto de intensas lutas sociais e revoluções, e não houve uma transformação absoluta: havia um convívio lado a lado de formas arcaicas com outras mais recentes, o que muitas vezes acentuava as desigualdades. Esse processo de mudança no modo de produção da vida material e da existência implicou a generalização das famílias nucleares. Se de um lado avançou a autonomia, de outro avançou também o processo de individualismo, na mesma proporção em que se promoveram os processos universalizantes. A instauração da nova ordem social se refletiu de imediato sobre a família antiga, que tinha uma forma de organização autarcizada no feudalismo.

As alterações mais significativas no sistema de casamento e na constituição familiar se deram, também, como reflexo das mudanças na expansão urbana, nas condições sociais e higiênicas com a instauração de serviços públicos de saúde e educação, possibilidade de absorção produtiva das mulheres, que passam a dispor de direitos ao trabalho e de ingresso na educação etc. Esse movimento levou à constituição, anos mais tarde, de um estado de bem-estar social (meados do século XX). Essas mudanças se processaram não só na sociedade e em sua economia e seus costumes, mas também nas condições psíquicas e subjetivas dos indivíduos. Essas mudanças implicaram alterações quanto à sexualidade humana, pois se redefiniram a disponibilização e o uso dos corpos, com implicações sociais, culturais e jurídico-políticas.

As representações quanto às novas formas amorosas, à forma de escolhas de parcerias amorosas e a uma maior e progressiva liberdade de escolha no que se refere aos modos de vida e convívio societário rompem com os padrões anteriores, que eram verticalizados e autoritários.

Mesmo que tenha persistido nos últimos anos a presença de doutrinas ou preceitos morais, religiosos ou políticos severos e conservadores, até mesmo com formas fundamentalistas, há, sobretudo nos últimos 60 anos, um intenso movimento de laicização e globalização dos modos de vida.

❑ REFLEXOS DAS MUDANÇAS SOBRE AS CRIANÇAS E OS ADOLESCENTES

Com a família conjugal como protótipo da família moderna fica colocado em evidência o laço entre a mãe e o pai. Com as mudanças ocorridas, o núcleo familiar foi diminuindo em número de componentes, ou seja, as famílias reduziram seus filhos, e assim atomizada, recomposta em formas cada vez mais diferentes, observou-se nos últimos 60 anos um outro fenômeno, o aumento da família monoparental, a família com um só dos pais, em sua maioria composta pela mãe e seus filhos.

Apesar disso, mantiveram-se inalteradas as questões de transmissão da linhagem, com a família persistindo em ser um valor formador para a criança e o adolescente porque os coloca em relação às suas identificações, que permanecem reguladas pelas leis da linhagem, da transmissão, e o patronímico cumpre ainda na família a transmissão do nome.

Mantida a família, para além da descendência biológica, uma consequência da lógica da linhagem, a família encontra ainda sua definição em poder ser enunciada a partir das leis do discurso, que é uma forma do laço social. Essa transmissão simbólica permite não só que a família cuide de seus descendentes, mas que, por meio das funções exercidas, algo de um desejo que não seja anônimo circule via essa transmissão (Lacan, 1969), havendo não só a reprodução biológica, mas o prolongamento dos laços que unem as gerações. O que é facultado pelos processos identificatórios constitui os atributos legados à descendência pela função paterna, que permite que uma mulher, tendo um filho, não o incorpore como sendo seu único e específico objeto de fantasia. Isto é, para que tais laços, uma vez constituídos, sejam transmitidos simbolicamente, localizando a criança/filho no mundo simbolizado das relações sociais, torna-se necessário que a criança não sature para a mãe a falta em que a mãe apoia seu desejo. A mãe só é suficientemente boa se não o é em demasia, ou seja, se os cuidados que dispensa à sua criança não a impedem de desejar enquanto mulher (Miller, 1998).

A função paterna não se restringe ao lugar ocupado por aquele que foi o responsável pela procriação, mas por aquele ou aqueles capazes de conduzir essa transmissão simbólica. Essa transmissão se faz, também, com algo residual que nem sempre vem expresso numa fala ou em algo construído por um atributo de consciência, mas funciona como uma razão inconsciente.

As multiplicidades de configurações familiares na contemporaneidade que passam pela família monoparental, por exemplo, mesmo que sejam novas formas de enlaçamento social, não acabam, entretanto, com a noção de família, mas a transformam. A passagem à sociedade contemporânea ou hipermoderna a partir de meados do século XX pôs em xeque o sistema de parentesco. A introdução dos métodos contraceptivos, como a pílula anticoncepcional, seguida pela possibilidade de manipulação de gametas com a reprodução medicamente assistida, alterou significativamente a noção de família, descendência, parentesco e filiação. A conhecida consigna *pater incertus est* passou a ser repensada ou pelo menos retomada à luz das transformações operadas pelo discurso científico.

Mas, se a sociedade industrial generalizou a presença e a imposição das liberdades individuais e civis, a sociedade pós-industrial, na qual se vive, acentuou ainda mais esses processos de domínio da esfera privada sobre a pública. A esfera privada, governada pelas leis do mercado, vai acentuar e interagir com os movimentos de liberalização sexual, com a ampliação das lutas feministas, com os movimentos dos homossexuais e dos transexuais que, aliados aos avanços científicos, ampliaram o abalo da família nuclear burguesa. Caíram os aspectos de repressão sexual e contenção, e os últimos 60 anos – sobretudo os últimos 40 anos – foram os anos da ampliação dos direitos de escolha, da redefinição de responsabilidades, do reconhecimento de formas diversas de se referenciar ao desejo sexual e da proposição de novas formas de agir quanto às subjetividades. O que se observa é que esses processos ainda se encontram em mudança.

Uma disciplina que muito contribuiu para essas mudanças foi a psicanálise, e Freud, seu criador, mesmo que oriundo de uma sociedade vitoriana onde prevaleciam os aspectos da repressão sexual, foi um dos primeiros pensadores a se preocupar com os avanços que, já em sua época, se ensaiavam. A psicanálise teve o privilégio de ser produto dessa época e de ser uma disciplina que interagiu tanto em suas concepções teórico-epistêmicas quanto em sua clínica, com as mudanças verificadas na sexualidade humana dos últimos 100 anos, acompanhando as transformações havidas na função paterna, na autoridade familiar, no declínio do masculino e no modelo monogâmico de família.

❏ O QUE SE ALTEROU QUANTO ÀS FAMÍLIAS?

Em relação à família, pode-se observar quão difícil é hoje demarcar muito claramente quais são os limites, pois as tentativas de classificações soam artificiosas e, às vezes, pouco operacionais, mostrando-se precárias. Assim, propalam-se critérios como famílias transformadas (p. ex., aquelas constituídas por casais homossexuais que buscam conseguir reconhecimento no artifício das ficções jurídicas). Nessas configurações de famílias nucleares transformadas prevalecem aspectos de mudanças em relação à moral sexual, e nas chamadas famílias monoparentais, constituídas e dirigidas por um só chefe – em sua maioria mulheres –, prevale-

cem ideais que não são os mesmos constituídos e transmitidos pelas famílias tradicionais, pois estes são hoje mais massivos, mesmo que nem sempre democratizantes. Há maior permissividade quanto a uma intensa e generalizada presença dos meios de comunicação que difundem novos hábitos de vida e de consumo, muito vezes não respeitando os limites privados dos lares, pois prevalece uma lógica de mercado.

Essas transformações nas famílias levam a interrogações sobre os sintomas sociais que as atingem – como a violência, o consumo generalizado de bens, objetos e hábitos, *gadgets* – que têm reflexos sobre a posição subjetiva dos diversos atores sociais: mães, pais e filhos. Formas de gozar que acentuam a proeminência dos objetos sobre os sujeitos, afetando, conturbando ou mesmo determinando novas formas de subjetividades ou, ainda, no limite máximo, rechaçando nesses sujeitos sua condição inconsciente.

Se a família sobreviveu a essas transformações ainda em curso, é porque ela pode reorganizar-se de forma inteiramente nova, em que pesem essas transformações se processarem cada vez mais rapida e intensamente. Aos profissionais que cuidam da saúde física e mental, cabe repensar seus conceitos e abordagens terapêuticas, de modo a melhor se capacitarem para atuar e tratar desse sujeito que se modifica e que também tem modificado seus sintomas. Novas configurações familiares exigem uma clínica nova para se ocupar desses sujeitos, principalmente das crianças e dos jovens, que sofrem com essas alterações. Adoções de filhos por casais homoparentais – direito de filiação – acentuam ainda mais as noções colocadas pela psicanálise de que não se nasce, mas que se torna homem ou mulher. O que é o feminino ou o masculino não se restringe à noção de diferença biológica. A construção social de novas ficções jurídicas e de semblantes simbólicos mostra que definitivamente a biologia não é o destino.

Assim, a noção de corpo para o ser falante não é mais a-histórica e universalista, e a diferença dos sexos passa cada vez mais a ser vista como experiência assimétrica dos corpos. Para o modelo tradicional de partição da sexualidade entre masculino e feminino a filiação era vista simplesmente como derivada e organizada por uma instituição única, que era o casamento, sendo, por exemplo, os filhos naturais considerados como bastardos. Hoje, com a extensão dos direitos, inclusive os da criança, o estabelecimento do divórcio e a ampliação dos direitos do que era antes considerado concubinato, as famílias recompostas e monoparentais se tornaram numerosas. A ampliação e a conquista do direito de adoção de crianças por casais homoparentais e a luta pelo direito de acesso a ter filho via inseminações com doadores de gametas, quando se trata de casais de lésbicas, são os exemplos mais atuais de alterações familiares a advir.

O termo atualmente em voga para se falar de famílias recompostas é *parentalidade*, palavra criada a partir da antropologia, que é tributária às modificações ou aos efeitos sobre a ordem familiar, uma mutação na civilização, pois que se passa da autoridade paterna à autoridade parental, como ensina Marie-Hélène Brousse (2006). Essa autora diz que a parentalidade repousa sobre uma simetria e uma igualdade entre o pai e a mãe quanto à ordem familiar, verificando-se um apagamento entre as funções paternas e maternas, antes diferenciadas. Com a parentalidade passa-se do Édipo como mito do pai a um mais-além do Édipo, inscrevendo uma similitude ou uma equivalência entre pai e mãe, sendo o pai substituído por par ou pares e a parentalidade vista como um nome que designa um novo modo de vida, que é nesse sentido um sintoma que se impõe na contemporaneidade.

Célio Garcia (2006) retoma o termo *parentalidade*, valendo-se de um comentário sobre a fobia do pequeno Hans (caso clínico de Sigmund Freud), mostrando que a solução dada pelo garoto foi encaminhar o que acontecia em seu corpo e os afetos daí decorrentes, valendo-se dos recursos que eram a filiação, que lhe permitia levar suas questões de filho ao pai, porque para ele funcionava uma aliança entre pai e mãe. Quanto à parentalidade, esta estaria mais definida em termos de responsabilidade do que em termos de autoridade (como autoridade paterna), e o termo *linhagem* passaria a contar menos que o contrato, com a categoria jurídica "pai", assim como a incerteza do filho (quanto à filiação), passando a ser elaborada a partir do estatuto fornecido pela "ficção".

Se essas transformações implicam a fragilização da paternidade e alguma confusão quanto à filiação, cabem algumas interrogações que podem servir como fio de orientação para a clínica: não

sendo o pai o genitor, o que é um pai hoje? E quanto ao desejo da criança, quem dele se ocupa? Essas questões relevam a necessidade de abordagens interdisciplinares que se apoiem em aspectos jurídicos, sociais, políticos, bioéticos e clínicos, não se omitindo os aspectos das subjetividades e o desejo que estão em jogo. À criança pode ser facultado o direito de conhecer quem foi seu pai ou o doador do material genético de que veio originar-se? Quais as implicações sobre sua vida e sua condição subjetiva e quais os reflexos disso sobre seu inconsciente, se conhece ou não sua origem? Ou dito de outra forma: pode-se negar a uma criança conhecer sua história, ou essa não é sua história? O direito de adoção de uma criança por casais homo ou heterossexuais não pode desconhecer esses aspectos.

Ao se requerer uma maior democratização dos direitos de escolha quanto ao casamento e à união livre, pais unidos, pais desunidos, novas configurações familiares, qualquer que seja a prática transformada, não se pode deixar de inscrevê-las num sistema simbólico de referência, pois o que está ainda prevalecendo é a condição de transmissão de atributos simbólicos, requerendo-se dos diversos atores em jogo um esforço ainda maior quanto à responsabilidade que implica essa extensão de direitos e deveres.

❏ BIBLIOGRAFIA

Brousse M-H. Un néologisme d'actualité: la parentalité. *In: La cause freudienne – Nouvelle revue de psychanalyse, 60*. Paris: Navarin Editeur, 2006: 117-23.

Durkheim E. Le prohibition de l'inceste et ses origines. *Anné Sociologique*, 1898; 1: 1-70.

Fleischer D. *Clínica de las transformaciones familiares*. Buenos Aires: Grama Ed., 2003.

Garcia C. Fobia e nome-do-pai. *In: Opção lacaniana – Revista Brasileira Internacional de Psicanálise – 46*. São Paulo: Eólia, 2006: 66-9.

Lacan J. Os complexos familiares na formação do indivíduo. *In: Outros escritos*. Rio de Janeiro: Jorge Zahar, 2003: 29-90.

_____ Nota sobre a criança. *In: Outros escritos*. Rio de Janeiro: Jorge Zahar, 2003: 369-70.

Lévi-Strauss C. *As estruturas elementares do parentesco*. Rio de Janeiro: Vozes, 1982.

Miller J-A. A criança entre a mulher e a mãe. *In: Opção lacaniana – Revista Brasileira Internacional de Psicanálise – 21*. São Paulo: Eólia, 1998: 7-12.

_____ *La experiencia de lo real en la cura psicoanalítica*. Buenos Aires: Paidós, 2003.

CAPÍTULO 5

Atenção Básica e a Saúde da Família

Zeina Soares Moulin

❏ A RELAÇÃO ENTRE SAÚDE, FAMÍLIA E COMUNIDADE

O conceito de saúde, no sentido mais abrangente, é a resultante das condições de alimentação, habitação, educação, renda, meio ambiente, trabalho, transporte, emprego, lazer, liberdade, acesso e posse da terra e acesso a serviços de saúde, ou seja, é o resultado das formas de organização social de produção.

Um grupo de pessoas com uma ancestralidade comum, ligadas pelo casamento, pela filiação ou pela adoção e vivendo sob o mesmo teto, é considerado uma família, a qual se constitui em uma unidade básica ou núcleo da sociedade.

Conceitua-se comunidade como um conjunto de habitantes de um mesmo Estado ou qualquer grupo social cujos elementos vivam em determinada área sob um governo comum e irmanados por um mesmo legado cultural e histórico.

Segundo Corrêa e cols., sob o condicionante primário do modelo econômico, que determina a organização da sociedade, pode ser considerado que a realidade da saúde da população infantil, e da população como um todo, é resultante da ação e da interação de três sistemas: o social (saúde, educação, cultura etc.), o ecológico (habitação, saneamento, ambiente de trabalho, poluição do ar etc.) e o biológico (constituição, nutrição, anatomofisiologia, agentes microbiológicos agressores, parasitas etc.). Esses sistemas evoluem no tempo e no espaço, melhorando em vários aspectos, mas gerando outros fatores de risco à saúde.

A forma como a organização da sociedade brasileira vem se processando, especialmente nos grandes centros urbanos, tem acarretado o surgimento de inúmeros problemas, predispondo ao aparecimento de doenças cuja abordagem não pode ser pensada apenas em termos curativos e de exclusividade da equipe de saúde. Esses fatores de risco geralmente são de natureza social, o que implica o envolvimento do indivíduo, da família e da comunidade no sentido de tomada de consciência quanto aos vários aspectos políticos e sociais envolvidos no processo saúde-doença e que demandam a participação do cidadão.

❏ O SISTEMA DE SAÚDE E A ESTRATÉGIA DE SAÚDE DA FAMÍLIA

O surgimento e a difusão da medicina familiar ocorreram em meados dos anos 1960, nos EUA, com a finalidade de mudar o processo de ensino médico. Esse movimento se deslocou progressivamente das instituições de ensino para os serviços de saúde em vários países da América Latina, inclusive o Brasil. Aqui, iniciou como uma proposta de pós-graduação em medicina geral e comunitária, sendo absorvida, posteriormente, como fundamentação da política de organização da atenção básica na saúde.

No Brasil, a Estratégia de Saúde da Família (ESF), que vem sendo implantada desde 1994, teve como seu antecessor oficial o Programa de Agentes Comunitários de Saúde, iniciado na região Nordeste em 1991. Esse programa teve como um dos propósitos o de estender a cobertura à população antes desassistida, a partir do fortalecimento e da reorganização da assistência à saúde na atenção básica. Entretanto, desde a sua implantação, a ESF vem se consolidando também como uma estratégia de mudança do modelo de atenção à saúde e um importante fator de fortalecimento dos Sistemas Municipais de Saúde. O programa vem se consolidando como uma política de universalização da cobertura da atenção básica, como um espaço de reorganização do processo de trabalho em saúde nesse nível, bem como nos demais níveis de atenção com incentivo à participação comunitária. Além disso, esse modelo vem definir uma maior mudança à medida que conjuga alterações na organização da atenção de média e alta complexidade induzidas por políticas de regulação e controle.

A decisão política de iniciar a implantação da Saúde da Família nas regiões Norte e Nordeste do país partiu da avaliação dos indicadores de saúde, principalmente os indicadores de mortalidade infantil, que apresentavam em 1999 uma taxa de 52,4/1.000 na região Nordeste e de 17,2/1.000 nascidos vivos para a região Sul (Brasil, MS, 2002). Esses dados revelavam amplas desigualdades entre as regiões e classes sociais no país, reflexo direto do padrão desigual de distribuição de renda no Brasil e de outros determinantes, como escolaridade, condições de habitação, saneamento básico e serviços de saúde.

Nos anos de 1990 e 1991, foi realizado um estudo de base populacional em duas cidades do Nordeste, mostrando que 40% das mortes em crianças menores de 1 ano de idade eram de causas evitáveis, como algumas patologias perinatais, pneumonia e diarreia associadas à desnutrição. A maioria dessas mortes estava relacionada com a dificuldade de acesso em tempo hábil a serviços de saúde qualificados e resolutivos.

O Ministério da Saúde (MS), preocupado com as altas taxas de mortalidade tanto infantil como materna, propôs um *Pacto pela Redução da Mortalidade Materna e Neonatal para o Brasil do Século XXI* (Brasil, 2004), que consiste em um conjunto de ações articuladas em várias esferas de governo, principalmente do setor saúde, porém não se restringindo a este. Nesse pacto, várias ações estratégicas foram estabelecidas, como a necessidade de reorganização e expansão da atenção básica a partir da Saúde da Família e, principalmente, a adesão à iniciativa "Primeira semana: saúde integral", a organização do acesso com integração dos níveis de gestão e a garantia de continuidade do cuidado.

Em 2005 foram implantadas 24.600 Equipes de Saúde da Família, em 4.986 municípios brasileiros, com uma cobertura populacional de 44,4% da população, o que corresponde a cerca de 78,6 milhões de pessoas.

Alguns estudos demonstraram que a Saúde da Família, de 1992 a 2002, apresentou indicadores animadores, como a redução da mortalidade infantil. Pesquisa realizada pelo MS, em parceria com a Universidade de São Paulo e a Universidade de Nova York, demonstra que, a cada 10% de aumento de cobertura por equipes de saúde da família, o índice de mortalidade infantil cai 4,6% (Brasil, 2005).

O impacto da Estratégia de Saúde da Família na redução de vários indicadores de saúde é um importante fator de análise da efetividade das ações em saúde. Os dados revelam, também, a possibilidade de monitorar e avaliar as desigualdades em saúde no país a partir da análise dos indicadores de saúde e das diferenciadas faixas de cobertura populacional de estratégia de saúde da família.

❑ A EQUIPE DE SAÚDE DA FAMÍLIA: REORIENTAÇÃO DO MODELO ASSISTENCIAL

A Equipe de Saúde da Família (ESF), definida pelo MS, é composta por um médico, um enfermeiro, dois auxiliares de enfermagem e três a quatro agentes comunitários de saúde, de acordo com a população adscrita à área geográfica delimitada. Nas cidades de maior porte, geralmente as unidades básicas de saúde apresentam uma equipe de trabalho formada pelas ESF e os demais profissionais, denominados "apoio": pediatra, ginecologista, clínico, assistente social, equipes de saúde bucal e de saúde mental, fisioterapeutas, terapeuta ocupacional e outros. O trabalho desenvolvido com a comunidade por essa equipe multidisciplinar garante a integralidade e a especificidade adequadas para uma abordagem mais ampla da família e suas necessidades.

As equipes de apoio matricial, das quais participa o pediatra, constituem o primeiro nível de referência, tendo papel relevante no atendimento clínico dos casos de maior complexidade, bem como na qualificação e no aperfeiçoamento profissionais continuados dos profissionais das equipes básicas.

Como esse modelo de processo de trabalho em uma unidade básica pressupõe ações de diversos profissionais para uma mesma população ou indivíduo, não se trabalha mais isolado no consultório e sim integrado com vários parceiros. Isso exige uma postura democrática e a capacidade de comunicação para um atendimento integral, com qualidade e eficaz.

Um ambiente de trabalho humanizado permite ao profissional dar significado às suas ações, ser reconhecido e considerado um sujeito. Para a criança, o adolescente e os familiares, esse ambiente favorece o desenvolvimento de confiança e respeito às informações e aos procedimentos realizados no centro de saúde, possibilitando o diálogo e a expressão dos seus sentimentos, bem como implicá-los no processo de produção de sua própria saúde e a serem sujeitos autônomos e protagonistas desse processo.

Nem sempre é fácil, porém é possível estabelecer como metas a satisfação, a redução de conflitos, a integralidade e o impacto positivo das ações dos profissionais na vida da população atendida.

Além das atividades de assistência, as ESF deverão se envolver com as atividades de planejamento, como identificar, conhecer e analisar a realidade local e propor ações capazes de nela interferir. De acordo com o MS, constituem-se como atribuições fundamentais dos profissionais da ESF as seguintes ações: planejamento de ações; promoção e vigilância à saúde; trabalho interdisciplinar em equipe e abordagem integral da família.

Outro desafio é a articulação entre a saúde da família e as práticas da vigilância à saúde, que requerem uma interseção com as áreas de vigilância ambiental, sanitária e epidemiológica. Compete aos profissionais o desenvolvimento de habilidades no manejo da análise contínua da situação de saúde, de planejamento, avaliação e execução de ações de promoção, proteção e recuperação, através dos seus indicadores, principalmente aqueles pactuados para a Atenção Básica e produzidos pelo Sistema de Informação da Atenção Básica (SIAB) e outros sistemas.

Os profissionais da ESF devem trabalhar com a "noção de risco" presente nos modos, estilos e condições de vida dos diversos grupos populacionais, famílias e indivíduos no momento de elaborar as estratégias de intervenção de agravos dos diversos grupos nas diversas áreas de abrangência onde estão implantadas as equipes.

As ações de vigilância à saúde devem ser direcionadas para os determinantes do processo saúde/doença, que se localizam nas condições e modos de vida, isto é, na alimentação, na escolaridade, na habitação, no trabalho e na capacidade de consumo e acesso aos direitos garantidos pelo Poder Público. A intersetorialidade, ou seja, a relação e a integração dos serviços de saúde com outros órgãos, como o das políticas sociais (educação, transporte, ação social) e das políticas econômicas (trabalho, emprego e renda), é sempre prevista e desejada pelos profissionais das equipes. A intersetorialidade propicia avanço no planejamento e na consolidação das ações, com objetivo de melhoria das condições de vida da população sob sua responsabilidade.

O MS tem definido linhas de ação consideradas áreas de atuação em saúde e constitui referência para as ações de planejamento, monitoramento, financiamento e avaliação, assim como propõe alguns protocolos direcionados a cada linha de ação. Como exemplo de linha de ação, podem ser citadas aquelas direcionadas à saúde da criança e do adolescente. Dentre as ações programáticas consideradas imprescindíveis estão as que compõem a agenda de atenção à criança e ao adolescente. Alguns municípios vêm desenvolvendo essas ações como Linhas de Cuidado.

Para desenvolver as ações programáticas é preciso implantar protocolos bem definidos quanto às atividades e competências dos diversos profissionais, tanto daqueles que compõem as ESF como dos profissionais de apoio. Esses protocolos vêm cumprir a função de orientar as ESF para a organização do processo de trabalho, assegurar o desempenho e a autonomia dos integrantes da equipe e direcionar as ações, sendo pactuados pela instituição e respaldados pelos órgãos de classe. É importante que todos compreendam e reconheçam as vantagens de se trabalhar em equipe e que observem as relações de dependência e/ou complementaridade de conhecimento e habilidades.

As recomendações de reorganização do processo de trabalho das equipes e a aplicação de protocolos, inclusive com definição de alguns indicadores, têm sido instituídas em vários municípios onde a Saúde da Família está implantada, tendo por referência aqueles já normalizados pelo MS.

O acompanhamento programado do crescimento e do desenvolvimento, o estímulo ao aleitamento materno e a orientação alimentar, juntamente com as imunizações, contribuem substancialmente para a promoção de boa qualidade de vida da criança. Essas ações têm sido complementadas por atividades de controle de doenças prevalentes, como diarreia e doenças respiratórias, o que tem repercutido positivamente na diminuição das taxas de mortalidade infantil do país.

A organização da assistência se inicia com a captação precoce da criança, contempla várias atividades programadas – atividades individuais e coletivas – e prevê o acolhimento e o atendimento da criança e do adolescente doentes, garantindo o acesso ao serviço de saúde.

Desse modo, o atendimento à criança pela ESF contempla os preceitos do Sistema Único de Saúde e da Saúde da Família, no que diz respeito à longitudinalidade, à integralidade e ao vínculo, mantendo o foco no cuidado da pessoa e não apenas da doença. O médico de família e comunidade começa seu trabalho no pré-natal, continua na puericultura/puerpério e segue pelas fases da infância e adolescência, tendo como grande eixo o *vínculo* formado com o indivíduo e sua família.

❑ BIBLIOGRAFIA

Alves CRL, Alvim CG, Junqueira HS *et al. Atenção à Saúde da Criança Viva Vida*. Secretaria de Estado da Saúde de Minas Gerais. 1ª ed., Belo Horizonte, 2005: 15-29.

Belo Horizonte. Prefeitura Municipal. Secretaria Municipal de Saúde. Coordenação de Atenção à Criança. Gerência de Assistência. BH VIVA A CRIANÇA: Agenda de compromissos pela saúde integral da criança e adolescente e redução da mortalidade infantil. Belo Horizonte, 2004: 18-9.

Brasil. Ministério da Saúde. Programa de Saúde da Família, COSAC, 1994.

_____ Guia Prático do PSF. Brasília: Ministério da Saúde, 2002. 131p.

_____ Secretaria de Atenção à Saúde. Departamento de Atenção Básica. Pacto Nacional pela redução da mortalidade materna e neonatal. *In:* Informe da Atenção Básica. Cad. 22. Ano V, 2004. ISSN 1806-1192.

_____ Secretaria-executiva. Núcleo Técnico da Política Nacional de Humanização. Humaniza SUS: política nacional de humanização: documento para gestores e trabalhadores do SUS. Brasília: Ministério da Saúde, 2004.

_____ Secretaria de Atenção à Saúde. Departamento de Atenção Básica. Avaliação para melhoria da qualidade da estratégia saúde da família. Brasília: Ministério da Saúde, 2005. 6 v. Série B. Textos Básicos de Saúde.

_____ Secretaria de Atenção à Saúde. Departamento de Atenção Básica. Saúde da Família no Brasil: uma análise de indicadores selecionados da Saúde da Criança 1998-2004. *In:* Informe da Atenção Básica. Cad. 37. Ano VII, 2006. ISSN 1806-1192.

_____ Secretaria de Atenção à Saúde. Departamento de Atenção Básica. Atenção Básica e a Saúde da Família, 2004, Brasil. Brasília. Disponível em: <http://dtr2004.saude.gov.br/dab/atençaobasica.php>. Acesso em: 5/2/2007.

Corrêa EJ, Senna RR, Coelho MCV. O atendimento pela equipe de saúde. *In:* Leão E, Corrêa EJ, Viana MB, Mota JAC. *Pediatria ambulatorial*. Belo Horizonte: Cooperativa Editora e de Cultura Médica, 1998: 5-13.

Harzheim E, Stein AT. Efetividade do Programa Saúde da Família: qual o papel do PSF na redução da mortalidade infantil? *In:* Ministério da Saúde. Secretaria de Atenção à Saúde. Departamento de Atenção Básica. Informe da Atenção Básica. Cad. 33. Ano VII. ISSN 1806-1192.

Paim JS. Modelos de atenção e vigilância da saúde. *In:* RouquayroL MZ; Almeida Filho N. *Epidemiologia & saúde*. 6ª ed., Rio de Janeiro: Medsi, 2003: 567-86.

Santana JP (org.) Organização do cuidado a partir de problemas: uma alternativa metodológica para a atuação da Equipe de Saúde da Família. NESCON – Faculdade de Medicina e Escola de Enfermagem da UFMG: Brasília, 2000.

Teixeira CF. Saúde da Família, Promoção e Vigilância: construindo a integralidade da Atenção à Saúde no SUS. *In: Revista Brasileira de Saúde da Família*. Ministério da Saúde. Brasília: Ministério da Saúde, ano V, nº 7, ed. Especial 2003-2004: 10-23.

CAPÍTULO 6

Aspectos Éticos

Joaquim Antônio César Mota

"Junte e enfeixe, e dos gravetos farás uma cabana; desata o feixe e terás, outra vez, a campina" (Tanizaki). Junte e articule os sintomas, os sinais e o relato do paciente e de sua família e tereis uma narrativa; desata-os e terás, outra vez, apenas sintomas, sinais e queixas.

Em um mundo em mudanças constantes e cada vez mais rápidas e intensas, o papel de todas as profissões também muda, incluindo o daquelas que cuidam da saúde. Novas tecnologias geram novos processos de trabalho e de gestão do trabalho, novas áreas de conhecimento são incorporadas e, como consequência, surgem novas profissões. Fragmenta-se o cuidado à saúde, a responsabilidade de cada profissional se torna fluida, e os limites de atenção e responsabilidade de cada um se tornam difusos. Com as novas tecnologias, velhas doenças e problemas desaparecem ou se tornam menos importantes e surgem novas doenças, com novos problemas e prioridades para a saúde individual e coletiva. Diminui o impacto das várias doenças infecciosas e nutricionais e passam a ser consideradas doenças, situações tais como tristeza, angústia e déficit de atenção, além de surgirem novas doenças, como bulimia-anorexia e obesidade. A medicina não se contenta

em deixar o crescimento e o desenvolvimento das crianças e dos adolescentes apenas nas mãos da roda da fortuna. Queremos – porque podemos – interferir na sua velocidade e na sua direção. É necessário colocar um terceiro verbo nessa equação: fazer tudo que queremos e devemos? A profissão que era essencialmente curativa se torna também preventiva e hoje, cada vez mais, preditiva, com a capacidade de interferir, para o bem e para o mal, nessas previsões.

Atualmente, experimentamos sofrimentos antes desconhecidos, ou menos frequentes, pelas gerações predecessoras. Não necessariamente sofrimentos maiores, mas diferentes: mal-estar, aflições, depressão, angústias. Queixas tão fluidas, de contornos não nítidos, muito diferentes dos sintomas bem delimitados e bem definidos da sólida modernidade, consequências desse admirável e líquido mundo moderno. Ao se aproximar de uma criança e de sua família no atendimento à saúde, é importante levar isso em conta.

No cuidado de pessoas, alguns princípios fundamentais devem ser respeitados. O primeiro é o da primazia do bem-estar do paciente, isto é, dedicar-se a atender aos melhores interesses do paciente, o que inclui tanto cumprir o preceito de não fazer o mal ao paciente como o de fazer o bem. O segundo consiste em respeitar a autonomia do paciente, a sua autodeterminação, direito inerente à liberdade de cada indivíduo. Para tal é necessário ser honesto, falar a verdade e prestar todas as informações de maneira clara e objetiva, permitindo ao paciente tomar decisões realmente autônomas e livres. O terceiro princípio é o da justiça distributiva. É papel do profissional de saúde contribuir para que haja uma distribuição justa e equânime dos recursos destinados à saúde, evitando qualquer tipo de discriminação – racial, de gênero, socioeconômica, étnica, religiosa etc. – nos cuidados de saúde. É desenvolver o exercício da equidade no dia a dia.

Além do respeito a esses princípios, o profissional de saúde tem a obrigação de ser competente, mantendo-se atualizado e reciclando-se periodicamente, respeitar a confidencialidade do paciente e contribuir para uma distribuição equitativa dos recursos, usando escrupulosamente procedimentos, testes e tratamentos, associando eficácia com economicidade – o paciente está sempre pagando pela assistência à saúde, direta ou indiretamente, por meio de planos de saúde privados ou do Sistema Único de Saúde (SUS).

Na atenção à criança e ao adolescente, o médico deve trabalhar em consonância com a família e com os outros profissionais da área de saúde. Deve-se respeitar a natureza complexa da relação pais-filhos, a dependência e a vulnerabilidade da criança e sua capacidade crescente de acordo com o seu desenvolvimento de tomar decisões autônomas. Devem ser considerados os efeitos de uma decisão em todos os familiares, as responsabilidades mútuas entre si e os benefícios e malefícios dessa decisão para cada um. A tríade criança-família-equipe de saúde está envolvida e é responsável pelas consequências das decisões tomadas. Embora os interesses de todos os familiares sejam relevantes e devam influenciar as decisões, têm prioridade os interesses da criança ou do adolescente que está sendo cuidado. As crianças e os adolescentes têm nos pais ou responsáveis legais pessoas com o dever de cuidar de seus melhores interesses. Entretanto, esse dever parental não dá a eles o direito de decidir, arbitrariamente, a respeito dos interesses da criança e do adolescente. Nem sempre os pais buscam o melhor para os seus filhos, como no caso dos maus-tratos domésticos.

A construção de uma história clínica e a realização de um exame clínico são oportunidades de escutar o paciente e sua família. Nessa abordagem, o mais importante é ouvir, e *ouvir, mais do que estar disposto, é estar exposto*. O médico deve se mostrar exposto à família e à criança durante a obtenção da história clínica e o exame físico. Estar exposto é estar mais disposto a escutar do que a falar, é prestar atenção, o que exige desviar a atenção de si e centrá-la no paciente. No livro de Jó, cansado de palavras consoladoras de seus amigos, ele exclamou: "Já estou cansado de ouvir tudo isso! Até quando continuarão atormentando-me e afligindo-me com seu palavrório? Oxalá houvesse ao menos um capaz de escutar. Prestem atenção ao que eu digo, seja pelo menos este o consolo que me dão." É fundamental escutar e prestar atenção nas palavras e nos gestos da criança e de sua família.

As histórias ajudam as pessoas em busca do entendimento, separando o relevante do irrelevante. As histórias são como holofotes, iluminam parte do palco, enquanto deixam o resto na penumbra, pois o excesso de luz não nos permite olhar e ver o cotidiano. A missão das histórias é selecionar, incluir excluindo e iluminar lançando sombras, pois sem seleção não há a possibilidade de haver história. Ao se colher uma história clínica, selecionam-se fatos. Um conto de Jorge Luis Borges ilustra essa necessidade de escolher fatos quando se constrói a história de vida de um paciente. "Funes, o memorioso" narra a história de um jovem que, após sofrer uma queda, não se esquecia de nada e, por não se esquecer, tornou-se incapaz de abstrair, de colocar em foco alguns aspectos do que via, deixando o resto de fora. Não conseguia pensar, pois pensar é esquecer diferenças, é generalizar. Portanto, a semiologia é um processo de escolha, escolher entre as queixas, sinais e sintomas o que esclarecer e o que manter na obscuridade. Ao fazermos escolhas, tornamo-nos responsáveis por elas. Assim, ao construirmos, junto com a criança e sua família, uma história de sua doença, somos também responsáveis por ela.

Além da disposição de escutar o paciente enquanto este constrói a sua história – etimologicamente, anamnese significa lembrar de novo –, durante o exame físico devem ser respeitados os limites da criança e de seus familiares, evitando ou minimizando procedimentos dolorosos ou incômodos e, tão importante quanto, respeitando também o que a criança e sua família querem deixar na obscuridade. Nem tudo o que acontece deve ser relembrado a todo momento. Nada mais antiético

CAPÍTULO 6 • Aspectos Éticos

que conduzir uma anamnese como se fosse um inquérito policial, em que tudo é importante e deve ser esclarecido. Cada vez que se relata uma história, é uma nova história que é contada, porque, ao rememorar, constrói-se algo novo, pois "a memória é uma moeda que não é nunca a mesma".

❏ ALGUNS TÓPICOS QUE DEVEM SER ACENTUADOS NA ATENÇÃO À SAÚDE DA CRIANÇA E DO ADOLESCENTE

Violência

Na história humana, desde sempre aparece o fenômeno da violência. Etimologicamente, violência traz em sua raiz o significado de potência, força, virilidade, vigor. No âmago da noção de violência encontramos a ideia de uma força cujo exercício se torna violento. É a desmedida que torna a violência perturbadora, pois assimilada ao imprevisível. Por ser imprevisível, transgressora de regras e normas, e exercida pelos que detêm a força, as suas vítimas são sempre as mais vulneráveis. Ao cuidar da saúde dos seres humanos mais vulneráveis, como as crianças e os adolescentes, ficar atento a sinais de violência é um dever ético.

A violência doméstica – abusos físicos e sexuais, abandono –, a urbana – drogas, exploração sexual, discriminação, trabalho infantil, acidentes de trânsito, agressões, crianças sem lares e falta de políticas de proteção e de inclusão – e a entre pares – *bullying*, em inglês – fazem parte, lamentavelmente, do universo das crianças e dos adolescentes. A epidemia de violência infantil substituiu as daquelas doenças infecciosas prevenidas pela imunização. Epidemia silenciosa e insidiosa, porém tão ou mais devastadora que aquelas. O desafio daqueles que cuidam da saúde das crianças e dos adolescentes é construir defesas eficazes contra esta epidemia do século XXI, lembrando que a maior violência é a indiferença ante ela. Não apenas ficar atentos a ações violentas, mas também a omissões dos pais ou responsáveis. Há indícios de relação entre inadequados cuidados primários, como não manter o calendário vacinal atualizado, e maus-tratos das crianças, assim como entre uso de álcool e abuso e violência doméstica. A ocor-

rência de alcoolismo familiar é sempre um sinal de alerta para a presença de violência contra os familiares mais vulneráveis, mulheres e crianças. Portanto, é necessário, na atenção à saúde da criança e do adolescente, procurar identificar situações de risco para todas essas violências e ter uma atitude propositiva na sua prevenção ou eliminação. Pelo Estatuto da Criança e do Adolescente – Lei 8.069, de 1990 – em toda situação na qual se identifica risco de maus-tratos à criança e ao adolescente, o Conselho Tutelar deve ser comunicado.

Como raramente uma lesão em uma criança é patognomônica para maus-tratos, conhecer o desenvolvimento infantil normal é importante para se suspeitar se uma lesão é compatível com as habilidades motoras da idade. Uma criança que não atingiu, ainda, estágios de desenvolvimento que a capacitem a utilizar objetos como chaves ou força motora suficiente para arrastar uma cadeira não consegue se ferir com um objeto perfurante guardado em lugar trancado ou alto, respectivamente. Outro sinal de alerta é a ausência de história de trauma que ocasionou a lesão ou uma história cambiante ou fantasiosa. O papel do profissional de saúde não é ter certeza se uma lesão é resultado de maus-tratos e quem a causou – isto é função policial específica –, mas o de estabelecer uma suspeição razoável de que uma criança sofreu maus-tratos.

Entre os tipos de violência, vale destacar os maus-tratos entre pares (*bullying*). A sua não identificação e a cultura de silêncio – entre crianças e adolescentes, professores e educadores – contribuem para a sua perpetuação. É uma violência multifacetária: desigualdade de poder, exercida de forma intimidatória sobre o mais fraco com a intenção de causar dano, e que é realizada recorrentemente. A agressão pode ser direta (física, verbal ou por gestos) ou indireta (mediante a exclusão social, fofocas etc.). Atualmente, surgiu uma nova modalidade, o *cyberbullying*, utilizando os recursos da Internet. Estima-se que em todo o mundo cerca de 11% e 10% dos estudantes são vítimas e agressores, respectivamente. Observa-se uma tendência de os meninos utilizarem mais a agressão física e verbal, e as meninas, a indireta, pela exclusão social.

Alguns dos sinais de vitimização são: a criança ou o adolescente chega em casa com roupas ou materiais escolares danificados, a presença de lesões de pele inexplicáveis, relato de cefaleia, dor abdominal ou outros sintomas vagos, dificuldades para dormir, tristeza ou depressão. A criança ou adolescente conversa pouco, tem poucos ou nenhum amigo, apresenta queda inexplicável do rendimento escolar e procura faltar à escola. Se a agressão se prolonga, pode surgir ideação suicida. Os agressores – geralmente alunos fisicamente mais fortes, dominantes, impulsivos, com dificuldade para respeitar normas e regras e com baixa tolerância à frustração – também necessitam ser abordados por profissionais de saúde, pois há entre eles uma grande incidência de outros desajustes sociais – vandalismo, alcoolismo e uso de drogas ilícitas e crimes contra o patrimônio. Cabe ao profissional de saúde estar atento a esse tipo de maus-tratos, composto de três grupos de atores: as vítimas, os agressores e as testemunhas, participantes passivos e que dão poder aos intimidadores.

Duas outras formas de violência, muito mais comuns do que costuma ser relatado, são a síndrome do bebê sacudido (*shaken baby syndrome*) e a síndrome de Munchausen por procuração. A síndrome de Munchausen por procuração ocorre quando um cuidador, quase sempre a mãe, persistente ou intermitentemente, produz ou simula sintomas de maneira consciente, intencional e premeditada em seu filho, colocando-o em risco e gerando uma demanda de investigação e tratamento. A atitude de produzir ou simular tais sintomas parece ser uma necessidade compulsiva de assumir o papel da pessoa que cuida de um filho doente. É uma forma de abuso infantil, na maioria das vezes não diagnosticada, de tratamento difícil e de mau prognóstico. Com frequência, os sintomas são de longa duração e é comum que outros filhos da mesma família sofram, também, esse tipo de abuso. Ao se tornar maior, há uma tendência de a criança participar ativamente da simulação ou produção dos sintomas, mostrando que é a díade família-criança que está doente.

Os quadros clínicos observados são muito variados, envolvendo qualquer órgão ou sistema. As manifestações da síndrome de Munchausen por procuração incluem hospitalizações frequentes e, muitas vezes, prolongadas – para as quais, quase sempre, não se chega a um diagnóstico definitivo –, presença de sintomas inexplicáveis que desaparecem na ausência do cuidador, não correlação entre os sintomas e os exames complemen-

tares, presença de medicamentos ou outras substâncias químicas no sangue ou na urina da criança e cuidador(a) muito preocupado(a) com a criança e sempre disposto(a) a seguir todas as orientações da equipe de saúde, sem questionar. Diante dessas manifestações, é importante pensar na possibilidade dessa síndrome, evitando, assim, exames e tratamentos desnecessários, que podem ser dolorosos ou perigosos. Sua abordagem é complexa e deve envolver toda a equipe de saúde, incluindo especialistas das áreas dos sintomas mais preponderantes, além de assistentes sociais, conselhos tutelares e promotoria de defesa da criança e do adolescente.

O nome da síndrome vem de um personagem literário do século XVIII, o Barão de Münchausen, que se tornou conhecido por inventar histórias fantasiosas e extremamente detalhadas de suas pretensas ações militares. Esse quadro foi inicialmente descrito em adultos, que produziam ou simulavam doenças em si próprios. Em 1977, surgiu o primeiro relato dessa síndrome em uma criança, com os sintomas sendo produzidos por seus pais. Desde então há relatos de um número cada vez maior e variado de novos casos.

A síndrome do bebê sacudido (*shaken baby syndrome*) refere-se a lesões que ocorrem quando um lactente é sacudido violentamente, ocasionando hemorragias intracranianas e intraoculares que podem causar a morte, fraturas de vértebras e crânio e lesões oculares que chegam a provocar lesões neurológicas ou oculares irreversíveis. Lesões cerebrais traumáticas, hemorragias na retina, cegueira, fraturas cervicais e cranianas, convulsões, paralisias e morte são manifestações associadas a essa síndrome.

Além disso, a criança e o adolescente são vulneráveis a vários outros tipos de violência. A rejeição – quando a criança e o adolescente são desprezados e suas ações desdenhadas e depreciadas –, o desrespeito – quando não são levados em consideração os seus esforços – e o uso de punições e repreensões exageradas são formas de maus-tratos comuns, porém pouco valorizadas.

Adolescência

A adolescência compreende a faixa etária de 10 a 19 anos ou de 12 a 18 anos, de acordo com a Organização Mundial de Saúde e o Estatuto da Criança e do Adolescente, respectivamente, ambas indicando que esses períodos do desenvolvimento e crescimento têm características tão peculiares que deve ser abordado de maneira singular. No Brasil, cerca de um quinto da população (algo em torno de 40 milhões) é formado por adolescentes, pessoas vulneráveis fisicamente – por estarem em fase de crescimento e de desenvolvimento –, emocionalmente – em fase de construção de uma identidade pessoal – e psiquicamente – fase de grande instabilidade de humor e de estado de ânimo.

Por ser vulnerável e a estrutura familiar ser essencial para ele, a família deve ser incluída no processo de atenção à sua saúde, tendo-se o cuidado de que essa inclusão não prevaleça sobre a relação entre o profissional de saúde e o adolescente. É necessário o momento de contato do profissional com a família e o momento exclusivo do adolescente e, sempre que possível, o atendimento deve constar dessas duas etapas.

Legalmente, o adolescente não possui autonomia, mas do ponto de vista ético, ao considerá-lo como um sujeito pleno de direitos, há de ser respeitada a sua autonomia, mesmo que limitada em algumas situações. Garantir a ele privacidade, confidencialidade e sigilo das informações é dever do profissional de saúde. É seu direito não ter suas informações confidenciais reveladas, sem seu consentimento, a ninguém, nem a seus pais, desde que o menor tenha o discernimento de se conduzir e as condições de solucionar o seu problema, e que o sigilo não lhe cause danos ou malefícios (artigo 103 do Código de Ética Médica). O julgamento sobre a capacidade de o menor tomar decisões é subjetivo. Por isso, deve ser feito com prudência e com a participação de todos os profissionais que cuidam de sua saúde. O adolescente tem o direito de optar pelos procedimentos propedêuticos, terapêuticos ou profiláticos. Mesmo quando sua autonomia não permita autorizá-los, a sua concordância deve ser obtida em situações como risco iminente de vida, intervenções cirúrgicas etc.

Há algumas situações de conflito entre o preceito legal (Código Penal) e os estatutos de proteção ao adolescente, as quais só podem ser analisadas casuisticamente, no contexto da situação posta. Exemplificando, é tipificada como crime de estupro a relação sexual com menores de 15 anos, mesmo se consensual. Entretanto, uma grande parcela de adolescentes menores de 15 anos já tem atividade sexual, a maioria sem o conhecimento dos pais. O mesmo conflito entre o legal e o ético surge no caso de uso de drogas ilícitas, entre outros. De um lado, há de ser respeitado o direito do adolescente de exercer sua autonomia e, do outro, o dever de todos nós de proteção aos vulneráveis, garantindo sua integridade física, psíquica e moral. Dilema ético, sem decisão a *priori*, mas desejavelmente partilhada por todos aqueles que cuidam da saúde do adolescente.

❑ PRONTUÁRIO CLÍNICO

Desde a Antiguidade, o médico preocupa-se em deixar guardadas suas anotações de casos difíceis e curiosos. A passagem de anotações esporádicas e não sistematizadas para prontuários e arquivos informatizados e disponíveis *on-line* cria novos desafios éticos e legais, vários deles ainda sem uma resposta consensual. A importância dessas anotações para o benefício individual e coletivo, em função da possibilidade de coleta de dados e realização de pesquisas, é incontestável. Quem produz e armazena esses arquivos tem o dever de fazê-lo da maneira mais clara e facilmente utilizável.

Há o interesse do paciente em ter seus dados clínicos adequadamente coletados, anotados e bem conservados, o interesse coletivo pelo avanço científico e a identificação de situações que impliquem o estabelecimento de uma política específica de saúde, e o interesse do médico em manter anotados todos os procedimentos realizados para sua segurança em situações de confronto na relação médico-paciente. O prontuário clínico é todo o acervo documental, ordenado e preciso, dos cuidados de saúde prestados, como anamnese, ocorrências clínicas, anotações de enfermagem, relatórios de cirurgia e anestesia e resultados de exames complementares. Deve conter todos os dados necessários dispostos de maneira clara, legível e de fácil acesso. Um prontuário malfeito traz prejuízos imediatos para o paciente, mediatos para a coletividade e eventuais para o próprio médico. O prontuário pertence ao paciente, que tem direito a acesso ilimitado a ele. Cabem ao médico ou às chefias das instituições de saúde a guarda e a responsabilidade por sua utilização.

Receitar de maneira ilegível ou usando siglas e abreviaturas abusivamente é negligência profissional – de acordo com o artigo 39 do Código de Ética Médico brasileiro –, podendo ainda, quando essa negligência causar dano ao paciente, responder o médico em ações civis ou penais por culpa profissional. Por isso, deve-se dar preferência à digitação de laudos, receitas e outros documentos clínicos. O uso indiscriminado de siglas, abreviaturas e jargões de especialidades profissionais é fator indutor de erros terapêuticos, em virtude da interpretação errônea de quem executa a prescrição. O que é evidente para um grupo de profissionais de saúde muitas vezes é obscuro e sem sentido para outro grupo. HIV tanto pode significar hemorragia intraventricular, em uma unidade de neonatologia, como vírus da imunodeficiência humana, em um serviço de infectologia pediátrica. Além disso, seu uso desrespeita o direito de o paciente ter informações claras e objetivas sobre seus problemas de saúde. Escreve-se pouco e comunica-se menos ainda.

Outro aspecto a ser considerado refere-se ao sigilo dos dados obtidos na relação médico-paciente. O Código de Ética Médica estabelece, em seu artigo 11, que "o médico deve manter sigilo quanto às informações confidenciais de que tiver conhecimento no desempenho de suas funções". Exemplificando o que não é possível guardar sigilo: de acordo com o Decreto-Lei 49.974-A, de 21 de junho de 1961, e com a Lei 6.259, de 30 de outubro de 1975, é crime não comunicar às autoridades competentes as doenças transmissíveis notificáveis. Entende-se por segredo médico o silêncio que o profissional de saúde está obrigado a manter sobre fatos de que tomou conhecimento no exercício de seu trabalho e que não sejam imperativos revelar. Uma questão intrinsecamente ligada ao segredo profissional é o armazenamento informatizado crescente dos dados coletados. Quanto maior o número de informações manipuladas em um programa de computador, maior será o risco da quebra do sigilo de fatos que devem ser preservados.

❏ CONSIDERAÇÕES FINAIS

Para agir corretamente é necessário competência técnica e atuar profissionalmente, respeitando a família, o paciente e a equipe de saúde, construindo uma relação entre todos. A relação ética sempre se desenvolve "entre nós", e só quando esses *nós* são todos cidadãos, isto é, pessoas com plenitude e igualdade de direitos e deveres, ela se consolida. Deve ser lembrado que esses cidadãos estão em diferentes situações de vulnerabilidade, pois, se por um lado a equipe de saúde detém o conhecimento técnico, por outro, devido a doenças, a criança ou o adolescente e a sua família ficam mais vulneráveis – física, psíquica ou emocionalmente –, necessitando, portanto, de proteção. Por ser uma relação entre pessoas com necessidades, desejos e valores múltiplos e diversos, este é um caminho a ser construído enquanto se caminha.

❏ BIBLIOGRAFIA

Bauman Z. *Vidas desperdiçadas*. Rio de Janeiro: Jorge Zahar, 2005, 170 p.

França GV. *Comentários ao Código de Ética Médica*. Rio de Janeiro: Guanabara Koogan, 1994, 175 p.

Kovadloff S. *O silêncio primordial. Ensaios*. Rio de Janeiro: José Olympio, 2003, 189 p.

Sege RD, Flaherty EG. Forty years later: inconsistencies in reporting of child abuse. *Arch Dis Child*, 2008; 93: 822-4.

Segre M, Cohen C (org.). *Bioética*. São Paulo: EDUSP, 1995, 173p.

Walsh KE, Gurwitz JH. Medical abbreviations: writing litlle and comunicating less. *Arch Dis Child*, 2008; 93: 816-7.

CAPÍTULO 7

Aspectos Relacionados ao Controle de Infecção

Maria Aparecida Martins
Edna Maria Rezende

A incidência de infecções em pediatria, no ambiente hospitalar, vem crescendo nos últimos anos. Têm contribuído para isso o uso indiscriminado de antimicrobianos e a maior utilização de procedimentos invasivos e de recursos tecnológicos cada vez mais avançados. Além desses fatores, a imaturidade do sistema imunológico da criança, o manuseio e compartilhamento de brinquedos e objetos e a necessidade de exploração do ambiente também contribuem para o aumento das infecções na faixa etária pediátrica.

Tendo em vista as novas tendências de ampliação do conceito de infecção também para unidades extra-hospitalares, observa-se que os riscos nessas unidades são muito semelhantes aos do ambiente hospitalar. De modo geral, nos ambulatórios não são realizadas ações sistemáticas de vigilância epidemiológica e adoção de medidas de prevenção e controle, especialmente as de precauções e isolamento. Observa-se, com frequência, a permanência de crianças com doenças infecciosas e de fácil transmissibilidade, ao lado de outras, imunossuprimidas, que retornam para controle de tratamento ou de crianças, possivelmente saudáveis, que procuram o serviço para puericultura.

O controle de infecções em pediatria deve envolver toda a equipe de saúde, especialmente o pediatra. Todos os profissionais devem atuar para minimizar os riscos e garantir a maior adesão possível a medidas simples, como, por exemplo, a higieniza-

ção das mãos. Para isso é preciso distinguir bem as fontes de infecção, a suscetibilidade dos pacientes e as formas de transmissão. As fontes de infecção incluem os pacientes, a equipe de saúde e os acompanhantes e visitantes, além de objetos, equipamentos, brinquedos e superfícies. Pacientes suscetíveis são aqueles imunossuprimidos, seja pela doença de base que causa imunodeficiência, seja pelo uso de corticosteroides ou quimioterápicos. Os microorganismos podem ser transmitidos pelo ar, por perdigotos ou pelo contato direto ou indireto.

Entre as medidas de prevenção e controle de infecção estão as precauções-padrão e as precauções por vias de transmissão, que devem ser adotadas em hospitais, ambulatórios de pediatria, consultórios odontológicos, instituições de longa permanência, centros de educação infantil, na atenção domiciliar, entre outros. As *precauções-padrão* devem ser usadas sempre que houver possibilidade de o profissional se expor a sangue, secreções, excreções e/ou outros fluidos orgânicos, ou ainda quando tocar em mucosas e/ou pele não íntegra. Elas compreendem lavagem (atualmente, usa-se o termo higienização) das mãos e uso de avental, luvas, máscara e óculos protetores. A higienização das mãos deve ser feita com a técnica correta (Quadro 7-1).

Outras medidas de precauções-padrão compreendem a imunização de funcionários contra hepatite B e cuidados no transporte e descarte de

SEÇÃO I • Aspectos Relacionados ao Atendimento

Quadro 7-1. Precauções-padrão

Higienização das mãos	Luvas	Máscara	Avental	Protetor ocular
Sim	Contato com sangue, fluidos corpóreos, secreções, excreções (exceto suor), mucosa e pele não íntegra	Risco de aspersão de fluidos corpóreos	Risco de aspersão de fluidos corpóreos	Risco de aspersão de fluidos corpóreos

Fonte: Martins MA. Manual de Infecção Hospitalar: Epidemiologia, Prevenção e Controle, 2001 (Adaptado).

material perfurocortante. As agulhas devem ser desprezadas em recipiente de paredes rígidas, com tampa, e não devem ser reencapadas.

As *precauções por vias de transmissão* visam reduzir o risco de disseminação de doenças infectocontagiosas e micro-organismos, inclusive bactérias multirresistentes, no ambiente hospitalar. São adotadas tanto para pacientes colonizados como para aqueles sabidamente infectados. São classificadas como precauções pelo ar (PA), por perdigotos (PP) ou por contato (PC). A definição dessas medidas é competência da Comissão de Controle de Infecção Hospitalar (CCIH) e deve ser estabelecida de acordo com recomendações dos órgãos oficiais, fundamentadas em evidências científicas. Tem sido observada redução no número de pacientes com indicações de *precauções por vias de transmissão* para doenças infectocontagiosas em unidades de internação pediátrica, exceto para aquelas ainda não incluídas no Programa Nacional de Imunização, como, por exemplo a varicela-zoster, por sua alta infectividade e elevada incidência. As doenças transmitidas pelo *ar* (ou aerossóis), no nosso meio, são o sarampo (pouco comum), a varicela e a tuberculose, para as quais devem ser usadas precauções para as vias aéreas, que incluem quarto privativo, se possível com ventilação especial (pressão negativa e filtro). Portas e janelas devem ser mantidas fechadas, e deve-se usar máscara N95 para entrar no quarto (Fig. 7-1).

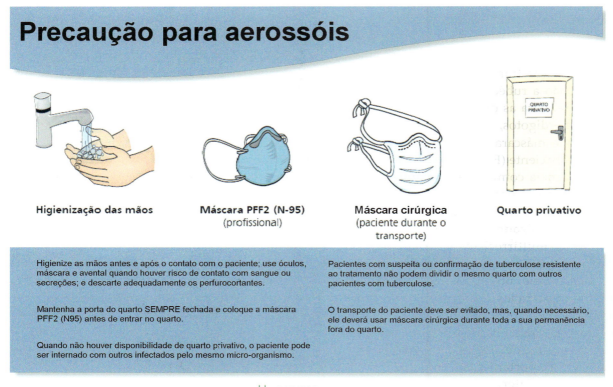

Fig. 7-1. Precauções para doenças transmitidas pelo ar (por aerossóis).

Precaução para gotículas

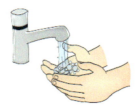

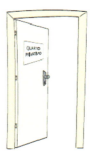

Higienização das mãos | Máscara cirúrgica (profissional) | Máscara cirúrgica (paciente durante o transporte) | Quarto privativo

Higienize as mãos antes e após o contato com o paciente; use óculos, máscara cirúrgica e avental quando houver risco de contato com sangue ou secreções; e descarte adequadamente os perfurocortantes.

Quando não houver disponibilidade de quarto privativo, o paciente pode ser internado com outros infectados pelo mesmo micro-organismo. A distância mínima entre dois leitos deve ser de 1 metro.

O transporte do paciente deve ser evitado, mas, quando necessário, ele deverá usar máscara cirúrgica durante toda a sua permanência fora do quarto.

ANVISA
Agência Nacional de Vigilância Sanitária

Fig. 7-2. Precauções para perdigotos (ou gotículas).

As doenças transmitidas por *perdigotos* (ou gotículas) são a rubéola adquirida, a caxumba e a meningite, para as quais são indicadas precauções para perdigotos, que compreendem o uso de avental e de máscara para distância menor que 1 metro do paciente (Fig. 7-2).

A via mais comum de transmissão de doenças e micro-organismos é por *contato*. As precauções por contato estão indicadas para os pacientes colonizados ou infectados por micro-organismos multirresistentes, que podem ser transmitidos pelo *contato direto*, por meio das mãos ou da pele, ou *indireto*, por meio de contato com superfícies ou objetos contaminados. Tais precauções consistem em higienização das mãos, uso de luvas não estéreis e uso de avental limpo e não estéril. Essas medidas são particularmente importantes no exame de pacientes com múltiplas internações e que, habitualmente, estão colonizados com a microbiota hospitalar (Fig. 7-3).

❑ RECOMENDAÇÕES PARA PREVENÇÃO E CONTROLE DAS INFECÇÕES

Ao prestar assistência ao paciente, o médico (ou outro membro da equipe de saúde) deve ter consciência de seu papel como agente de saúde, adotando medidas para prevenir infecções entre os pacientes e entre estes e os profissionais. Essas medidas podem ser direcionadas ao ambiente e material médico-hospitalar, aos pacientes e aos profissionais.

Com relação ao ambiente e ao material médico-hospitalar

- O ambiente onde se presta assistência à criança e ao adolescente deve contar com uma área física adequada, rigorosamente limpa, com pisos e paredes laváveis, bem iluminada e ventilada.

Precaução de contato

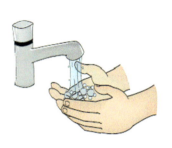

Higienização das mãos

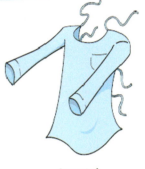

Avental

Luvas

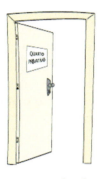

Quarto privativo

Higienize as mãos antes e após o contato com o paciente; use óculos, máscara cirúrgica e avental quando houver risco de contato com sangue ou secreções; e descarte adequadamente os perfurocortantes.

Use luvas e avental em toda manipulação do paciente, de cateteres e de sondas, co circuito e do equipamento ventilatório e de outras superfícies próximas ao leito. Coloque-os imediatamente antes do contato com o paciente ou com as superfícies e retire-os logo após o uso, higienizando as mãos em seguida.

Quando não houver disponibilidade de quarto privativo, a distância mínima entre dois leitos deve ser de 1 metro.

Equipamentos como termômetro, esfigmomanômetro e estetoscópio devem ser de uso exclusivo do paciente.

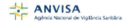
ANVISA
Agência Nacional de Vigilância Sanitária

Fig. 7-3. Precauções de contato.

- As salas de espera devem ser distintas para pacientes sabidamente portadores de doenças infectocontagiosas e os imunodeprimidos.
- As portas das enfermarias e consultórios devem permanecer fechadas no caso de doenças transmitidas pelo ar (varicela, tuberculose e sarampo).
- Todas as enfermarias e consultórios devem ter pia com torneira automática, sabão líquido, álcool a 70% e toalha de papel.
- Os lençóis devem ser descartáveis ou trocados após o exame de cada criança. Deve-se ter cuidado especial com as doenças infectocontagiosas ou de pele.
- Os colchões da mesa de exames ou do leito do paciente devem ser revestidos de plástico e, se contaminados com matéria orgânica, deverão ser limpos com água e sabão, seguidos de fricção com álcool a 70%.
- Os bebedouros devem ser lavados com água e sabão diariamente e seus filtros, trocados a cada 6 meses.
- Instrumentos como estetoscópios, otoscópios, aparelhos de pressão, termômetro, régua antropométrica e fita métrica devem ser limpos e desinfetados após o uso em cada paciente. Com relação ao otoscópio, os espéculos devem ser lavados com água e sabão, secos com papel-toalha e friccionados com álcool a 70%.
- A balança deve ser forrada com papel-toalha, trocado a cada atendimento.
- Os brinquedos devem ser de material lavável e atóxico. Após o uso, devem ser encaminhados para limpeza e desinfecção e acondicionados em recipientes próprios.

Com relação ao paciente

- A triagem imediata de pacientes suspeitos ou com doenças infectocontagiosas deve ser feita no sentido de separá-los dos demais. Os portadores de doenças transmitidas pelo ar ou perdigotos devem usar máscaras ao serem transportados.

Com relação aos profissionais

- A equipe que presta assistência à criança deverá estar imunizada contra rubéola, caxumba, sarampo, varicela, tuberculose e hepatite B.
- As profissionais grávidas deverão evitar contato com paciente suspeito ou com doença infectocontagiosa.
- Os profissionais com infecções de vias aéreas ou herpes labial deverão usar máscara durante o exame e evitar atender pacientes imunossuprimidos.
- Profissionais com algum tipo de imunossupressão deverão evitar atender pacientes suspeitos ou com doenças infectocontagiosas.
- Antes e após cada atendimento, o profissional devera higienizar as mãos com a técnica adequada.
- Usar precauções-padrão para todo e qualquer paciente (Quadro 7-1).
- Usar as precauções de acordo com as vias de transmissão das doenças (Figs. 7-1 a 7-3).
- Notificar ao órgão sanitário competente do município as doenças de notificação compulsória diagnosticadas.

Convém frisar que, entre todas essas medidas, a mais simples, e também a mais eficaz, na prevenção e controle das infecções ambulatoriais e hospitalares é a higienização rigorosa das mãos.

❏ BIBLIOGRAFIA

Armond GA, Oliveira AC. Precauções e isolamento. *In*: Oliveira AC. *Epidemiologia, prevenção e controle*. Rio de Janeiro: Medsi, 2005: 458-70.

Brasil. Ministério da Saúde. Agência Nacional de Vigilância Sanitária. *Pediatria: prevenção e controle de infecção hospitalar. Série A. Normas e Manuais Técnicos*. Brasília. 2005: 116p.

Brasil. Ministério da Saúde. Portaria 2.616 de 12 de maio de 1998. Diário Oficial, Brasília, 1998.

Calil R. Prevenção da transmissão da infecção no ambiente hospitalar. *In*: Brasil. Ministério da Saúde. Agência Nacional de Vigilância Sanitária. *Pediatria: prevenção e controle de infecção hospitalar. Série A – Normas e manuais técnicos*. Brasília, 2005: 19-27-

Machado MB. Infecções hospitalares em enfermaria pediátrica. *In*: Brasil. Ministério da Saúde. Agência Nacional de Vigilância Sanitária. *Pediatria: prevenção e controle de infecção hospitalar. Série A – Normas e manuais técnicos*. Brasília, 2005: 63-76.

Martins MA. Infecções no paciente pediátrico e no adolescente. *In*: Martins MA. *Manual de infecção hospitalar: epidemiologia, prevenção e controle*. Rio de Janeiro: Medsi, 2001: 237-61.

Martins MA. *Manual de infecção hospitalar: epidemiologia, prevenção e controle*. Rio de Janeiro: Medsi, 2001: 1076.

Matos JC, Martins MA. Precauções em doenças infectocontagiosas. *In*: Martins MA. *Manual de infecção hospitalar, epidemiologia, prevenção e controle*. Rio de Janeiro: Medsi, 2001: 587-642.

Rezende EM, Oliveira AC. Prevenção e controle de infecção em ambulatórios clínicos e cirúrgicos. *In:* Martins MA. *Manual de infecção hospitalar: epidemiologia, prevenção e controle*. Rio de Janeiro: Medsi, 2001: 819-32.

Ribeiro MR, Rezende EM, Neves FC, Clemente WT, Souza PCS, Brandão GS. Indicação de acordo com as vias de transmissão para portadores de bactéria resistente e de doenças infecto-contagiosas em uma unidade de internação pediátrica. Reme, 2008; 12(2):162-6.

Rola GMF. Infecções hospitalares em enfermaria pediátrica. *In*: Brasil. Ministério da Saúde. Agência Nacional de Vigilância Sanitária. *Pediatria: prevenção e controle de infecção hospitalar. Série A – Normas e manuais técnicos*. Brasília, 2005. p. 101-105.

Siegel JD, Rhinehart E, Jackson M, Chiarello L. Healthcare Infection Control Practices Advisory Committee. Guideline for isolation precautions: preventing transmission of infectious agents in healthcare settings, june 2007- Citado em jan. 2008. Disponível em: <http://www.cdc.gov/ncidod/dhqp/pdf/isolation2007-pdf>.

CAPÍTULO 8

Prevenção de Acidentes

José Sabino de Oliveira
José Américo de Campos
Maria Regina de Almeida Viana

A profilaxia é a vacina contra os acidentes na infância. Toda criança está constantemente exposta ao risco de acidente, por diversos motivos, como limitações de suas habilidades físicas e funcionais, desconhecimento dos riscos do cotidiano, inexistência de utensílios e estruturas adaptadas ao seu tamanho e habilidade, entre outros. Todos esses e muitos outros fatores fazem com que todos aqueles que cuidam de crianças tenham uma atenção a mais no trato com elas. É impossível criar um ambiente perfeitamente seguro e isento de riscos para proteger nossas crianças. Por fazerem parte do dia a dia (quedas, cortes, pequenos traumas), os acidentes são vistos pelo leigo como parte das atividades habituais da criança e, portanto, são subestimados e, com frequência, trazem consequências graves, como sequelas e óbitos. Em sua maioria, são acidentes imprevistos, repentinos, involuntários, inseridos em uma atividade usual, às vezes até mesmo de lazer. Pode-se afirmar que nenhum ser humano passa pela infância sem ter sofrido pelo menos um acidente. Em cada 10 crianças, uma já foi levada ao hospital pelo menos uma vez para atendimento médico por acidente. Os acidentes constituem uma das principais causas de morte na infância, além de grande morbidade, e ocupam boa parte dos leitos de hospitais – crianças queimadas, atropeladas, vítimas de afogamento ou intoxicações por produtos diversos. Uma escada sem proteção ou uma tomada elétrica desprotegida não

são fruto do acaso ou da vontade divina. Também não podem ser imputados e responsabilizados apenas os pais pela sua ocorrência, mas todo o ambiente em que se vive. Os acidentes não podem ser atribuídos simplesmente aos desígnios divinos, ao azar ou ao acaso, mas ocorrem em função de uma série de erros ou descuidos.

❑ FATORES QUE CONTRIBUEM PARA OS ACIDENTES NA CRIANÇA

Idade

A idade é, de todos os fatores, o que mais contribui e diversifica a natureza dos acidentes na criança. Existem acidentes que ocorrem especificamente em idades definidas, em função das características fisiológicas, emocionais, anatômicas e psicológicas da criança. Desse modo, os acidentes nos recém-nascidos e lactentes nos primeiros 3 meses de vida são provocados pelo descuido de outra pessoa (pai, mãe, irmão etc.), já que nessa idade a criança não possui desenvolvimento anatômico e fisiológico para provocar um acidente. Com o crescimento e o desenvolvimento, a criança passa a ter acesso a outros agentes responsáveis por acidentes, como os medicamentos, as plantas, os lagos e rios, as estradas, as drogas e outros. Se as oportunidades de acidentes aumentam, aumenta

51

também a capacidade de compreendê-los e evitá-los, à medida que a capacidade de discernimento se amplia com a idade. O pensamento mágico é substituído pelo pensamento e raciocínio lógicos.

Sexo

O sexo é também um fator importante. Os meninos se acidentam mais que as meninas. Suas brincadeiras e atividades, e sua força muscular, são diferentes. Os meninos são mais atirados, expõem-se mais aos riscos de acidentes, fruto de exigência da sociedade. Deve ser lembrado que, nos adolescentes do sexo masculino, os acidentes de trânsito, que têm como fator coadjuvante o álcool, são causa importante de óbito.

Distúrbios de comportamento e capacidade física

As crianças hiperativas e dispersivas, por sua dificuldade em atender aos apelos de medidas preventivas, se expõem mais. Do mesmo modo, crianças e adolescentes com déficits auditivos, visuais e motores têm dificuldade em perceber os riscos e os alertas dos sentidos, assim como de se desvencilhar dos perigos (p. ex., enxergar ou ouvir um sinal de alerta, atravessar uma rua ou passar por um terreno acidentado).

Fatores sociais

Existe uma relação importante entre os traumas físicos e os diversos aspectos sociais, como mãe solteira, desemprego, baixo nível de instrução e uso de álcool e drogas pelos pais. São vários os exemplos, como casas, escolas e vias públicas sem segurança e crianças pequenas em casa, sem adultos para cuidar. Outros fatores são o despreparo e o desconhecimento dos pais e cuidadores a respeito dos principais acidentes na infância e a falta de orientação dos médicos e educadores sobre os riscos de acidentes na criança. Muitos dos fatores não estão relacionados com a situação socioeconômica, como, por exemplo, a falta de proteção em janelas e a não utilização de cadeirinhas adequadas para o transporte de crianças em veículos de locomoção.

Fatores comunitários

Apesar da existência de uma Política Nacional de Prevenção da Morbimortalidade por Aciedentes

e Violência, pouco é efetivamente feito. Algumas considerações ajudariam no combate aos acidentes:

- Uso obrigatório de embalagens seguras para produtos que possam oferecer riscos para as crianças (p. ex., medicamentos, produtos de uso domiciliar etc.) e a utilização de produtos com fórmulas que sejam menos suscetíveis aos riscos dos acidentes (p. ex., álcool em gel, em vez da fórmula líquida).
- A inexistência de projeto educativo relacionado com a prevenção de acidentes.
- Não são ensinadas às crianças as medidas de proteção nem os riscos de acidentes de maneira sistemática nas escolas, na família e no seu dia a dia.

❏ EVOLUÇÃO DOS TIPOS DE ACIDENTES DE ACORDO COM O DESENVOLVIMENTO DA CRIANÇA

Desde o nascimento até a velhice, o ser humano está exposto aos acidentes. Estes variam em frequência conforme a faixa etária. Não existe uma maneira de se criar um ambiente totalmente isento de riscos. O que se pode fazer é reduzir sua frequência e preveni-los. Para isso é de grande importância o conhecimento dos mais frequentes de acordo com a faixa etária. Desde cedo, devem ser ensinados às crianças os riscos dos acidentes e as medidas preventivas. Não se deve incorrer no erro de achar que elas são incapazes de aprender.

A seguir, serão descritos os riscos e as características dos acidentes de acordo com o desenvolvimento e o crescimento das crianças e adolescentes.

Idade frágil (0 a 3 meses)

Nessa idade, o comportamento motor é dominado pelas atividades reflexas, que não são intencionais nem dirigidas, sendo a criança incapaz de se locomover; nessa faixa etária, os acidentes são produzidos por uma segunda pessoa. São acidentes frequentes: administração de dose inadequada de medicamento, deixar a criança cair do colo, da cama ou do trocador, queimaduras em razão da alta temperatura da água do banho etc.

Ações preventivas

- Verificar se a temperatura da água do banho ou da mamadeira não está muito alta.

CAPÍTULO 8 • Prevenção de Acidentes

- Manter alfinetes e outros objetos pontiagudos fora do alcance do bebê.
- Não deixar o bebê sozinho na banheira nem mesmo enquanto apanhar a toalha.
- Não deixar a criança onde possa sofrer quedas, mesmo na cama larga, pois é difícil prever quando ela rolará pela primeira vez. O recém-nascido possui reflexo da propulsão e pode cair de trocadores, sofás ou até mesmo de camas.
- Evitar brinquedos com peças pequenas que possam ser levadas à boca ou que soltem tinta.
- Evitar colchões, travesseiros, toalhas e edredons muito fofos que possam produzir sufocamento.
- Não dar alimentos em pedaços.

Idade do despertar (4 a 6 meses)

Nessa idade, surgem a intencionalidade e a contemplação. Há interesse pelas pessoas que lidam com a criança. Esta aprimora a movimentação dos olhos e das mãos, a persecução ocular e cefálica, inicia a busca e a apreensão de objetos, que são levados à boca e o conhecimento do mundo em sua volta. Leva qualquer objeto à boca.

Ações preventivas

- Não deixar a criança sozinha em lugar alto. Ter certeza da proteção segura nas laterais (grades, cancelas etc.).
- Evitar objetos pequenos próximos ao bebê que possam ser levados à boca e deglutidos.
- Verificar a temperatura da água do banho. Não deixar as crianças perto de torneiras.
- Não deixar a criança sozinha no banho.
- Os brinquedos deverão ser inquebráveis, de peças grandes e que não soltem tinta.

Idade da curiosidade (7 a 12 meses)

A ação da criança sobre o mundo se intensifica, e são nítidas a presença da intenção, a distinção entre os meios e os fins e a escolha por determinadas ações. Mudanças de decúbito são frequentes, assim como as possibilidades de deslocamento do corpo no espaço, para ampliação das experiências. O deslocamento, às vezes, é facilitado por artifícios como os voadores, de discutível utilidade.

Ações preventivas

- Manter objetos pequenos fora do alcance, pois a criança coloca tudo na boca (fase oral).
- Objetos pontiagudos, como agulhas, alfinetes, tesouras, assovios e apertos de brinquedos de borracha, deverão ser retirados.
- Toalhas de mesa não deverão ficar pendentes, pois as crianças as puxam para ver o que está em cima da mesa.
- Líquidos quentes devem ficar fora de alcance.
- Manter a criança em local seguro, tipo cercado, com limites protegidos.
- Proteger as tomadas elétricas e fios elétricos desencapados.
- Evitar deixar o bebê na cozinha.
- Em veículo automotor, usar cadeirinha adequada para idade e no banco traseiro, de costas para o painel.

Idade da aventura (1 a 2 anos)

Nessa idade surge a antecipação do pensamento pela ação. As crianças imitam e inventam. Iniciam a exploração do mundo pelo rastejamento, usando a atividade motora. Ocorrem a ingestão de medicamentos, produtos de limpeza domiciliares e inseticidas e a exploração dos espaços intra e peridomiciliares. Surgem as diferenças de comportamentos relacionados ao gênero.

Ações preventivas

- Cuidado com quedas em escadas, cadeiras, sofás, janelas, balanças e escorregadores.
- Manter as portas dos veículos travadas e com vidros elevados.
- Manter substâncias venenosas e armas de fogo trancadas a chave.
- Não deixar a criança ir ao banheiro sozinha. Manter as piscinas cobertas, mesmo as de plástico. Não deixar a criança perto da torneira de banho, pois ela pode abri-la e queimar-se.
- Manter as portas de saída para a rua e locais perigosos fechados.
- Proteger as tomadas elétricas.
- Manter os cabos de panelas quentes voltados para dentro do fogão.
- Não dar facas, tesouras e outros objetos pontiagudos para crianças.
- As janelas devem ser protegidas com telas ou grades. Não deixar cadeiras e sofás próximos

para evitar que as crianças subam neles para alcançar as janelas.

- O transporte em veículos deve ser realizado no banco traseiro, em cadeira apropriada.

Idade da independência (2 a 3 anos)

As experiências se ampliam, assim como a capacidade motora. A criança passa de rastejadora a alpinista; sempre que possível, está subindo. Aprende a fazer coisas, é capaz de se deslocar com rapidez, começa a se tornar independente e quer fazer as coisas sozinha, sem ter noção dos riscos. Nessa idade começa o aprendizado de bons exemplos. Devem ser ensinados os perigos da rua e da piscina.

Ações preventivas

- Cuidado ao atravessar a rua, mantendo a criança segura pela mão.
- Manter piscinas e janelas protegidas.
- Orientar sobre os riscos na cozinha.
- Orientar sobre os riscos de aparelhos elétricos e eletrônicos.
- Começar a orientação sobre animais peçonhentos e plantas tóxicas.
- Mostrar os riscos ambientais: buracos, barrancos, animais (cães), veículos, eletricidade, vidro.

Idade da experiência (3 a 12 anos)

O universo se torna ainda maior: a vizinhança, os terrenos abandonados, os amigos. Começam as aventuras: subir em árvores, nadar, correr, as disputas com os amigos. É cada vez maior a necessidade de ensinar sobre os riscos e as medidas preventivas.

Ações preventivas

- Falar com a criança sobre segurança.
- Orientar a criança a fazer uso adequado de ferramentas e sobre seus riscos.
- As medidas educativas são, a partir dessa idade, as mais importantes.
- Atenção a líquidos inflamáveis, fogos de artifício, nadar em rios e lagos desconhecidos, uso de boias e coletes flutuadores.
- Em veículos, ensinar como devem se portar com relação ao cinto de segurança e em qual banco devem se sentar.

Idade da aventura para firmar conceito – Adolescência (12 a 18 anos)

Essa é a faixa da idade em que o ser humano julga ser capaz e estar pronto para os desafios do mundo, embora sem nenhuma experiência. O adolescente é provido de pensamento mágico, com raciocínio emocional aguçado, pouco racional, capaz de enfrentar todos os obstáculos e disputas e vencê-los, sem considerar os seus riscos e reconhecer as suas limitações naturais, impulsionados por álcool, droga, fumo, entre outros. Há o desejo de mostrar que já é adulto.

O adolescente quer dirigir o carro dos pais, mesmo sem estar habilitado. Quer experimentar drogas. Não acredita nos riscos do álcool. Manuseia armas de fogo. Desafia a natureza, como águas profundas, abismos e trilhas pouco conhecidas. Desconhece os mecanismos de proteção. Adora a velocidade de veículos (motos, bicicletas etc.). Tende a desafiar as regras, como, por exemplo, não usar cinto de segurança, não usar boias em águas de profundidade desconhecida, praticar *bullying*.

❑ COMO ABORDAR A QUESTÃO DA PREVENÇÃO DOS ACIDENTES NA CONSULTA MÉDICA

Durante a anamnese, alguns fatores de risco devem ser identificados: o aumento da incidência dos acidentes com a urbanização; a exposição da criança/adolescente a trabalhos de risco; os acidentes são mais frequentes com os homens e os mais pobres, e a maior parte deles acontece nas residências. A identificação desses fatores irá colaborar na abordagem da questão durante o atendimento.

Outra avaliação a ser feita na anamnese consiste em verificar, na história familiar e na história pregressa da criança, se já houve episódios de acidentes, tentando caracterizar o fator de risco envolvido.

Uma das funções do médico é aumentar a percepção dos familiares quanto aos acidentes mais frequentes em cada idade. Não há uma definição sobre o melhor momento da consulta para se abordar esse assunto: seria após a conversa com os pais sobre os diagnósticos que foram feitos na consulta? Durante o exame físico, ao se deparar com uma cicatriz de queimadura ou de cirurgia? Ao se observar a criança durante o atendimento, verificando que é muito impulsiva e/ou agitada? O momento certo vai depender do tipo de consulta que está sendo feito (não deve ser abordado quando a criança está muito doente, com febre ou falta de ar), do perfil da criança e dos familiares, da identificação de uma necessidade premente (p. ex., muitos acidentes relatados na anamnese ou relato de que a criança fica em casa sozinha ou quem toma conta dela é um adolescente etc.).

A abordagem da prevenção do acidente a cada consulta deve ser feita por meio de orientações constantes, com início precoce, em função do estágio de desenvolvimento da criança e de peculiaridades da família.

Essa abordagem pode ser feita com a aplicação de um questionário para a identificação dos locais de prováveis acidentes na casa (ver final do capítulo), seguida de uma discussão do resultado, solicitando que o adolescente assista a um filme que relata os acidentes e seus desdobramentos (*Ironweed*, *Betty Fisher e outras histórias*, *21 gramas*, *Gente como a gente*, *E o vento levou* etc.) e conversar a respeito no retorno.

❏ A QUESTÃO DA SEGURANÇA NO LOCAL DO ATENDIMENTO DA CRIANÇA E DO ADOLESCENTE

Uma vez que os acidentes não acontecem por acaso, e sim em função de uma série de erros ou descuidos, o médico deve se preocupar também com a segurança do seu local de trabalho, onde realiza o atendimento da criança e/ou adolescente.

Com relação à estrutura arquitetônica dos prédios dos hospitais e clínicas

- O piso não deve ser escorregadio e deve ser de fácil limpeza.
- As portas que dão acesso às escadas devem ter trancas.
- Grades nas janelas.
- O local destinado à guarda de material de limpeza deve ser fechado a chave.
- As macas, camas, mesas e todo o mobiliário devem ser de material de fácil limpeza, sem bordas cortantes.
- Grades nas camas e macas.

Nas enfermarias dos hospitais ou consultórios de pediatria

- O local em que os medicamentos são armazenados deve estar sempre fechado.

- A temperatura da água do banho das crianças deve ser supervisionada por um adulto.
- O ascensorista deve estar presente nos elevadores.
- Deve-se fazer a higienização das mãos e, se indicado, usar precauções-padrão (uso de máscara, luvas, avental e óculos protetores), além de outras medidas para prevenir a transmissão de infecções nesses ambientes (ver medidas de prevenção de infecções no Capítulo 7).

Esses cuidados devem ser motivo de preocupação do médico que lida com a criança, podendo ser ampliados para escolas, creches, clubes, praças etc.

❏ CONSIDERAÇÕES FINAIS

O conhecimento a respeito dos acidentes que ocorrem com a criança e o adolescente deve fazer parte do arsenal de todos os profissionais que produzem bens materiais de consumo e dos educadores que, juntamente com os pais, são os grandes responsáveis pela formação do cidadão. O arquiteto, ao projetar uma casa, deve considerar a situação de risco e criar uma solução preventiva para ela. O mesmo ocorre com o profissional de saúde, que não pode, em nenhuma hipótese, deixar de informar aos pais as situações de risco às quais a criança e o adolescente estão expostos e como preveni-las. Muitos dos agentes responsáveis pelos acidentes foram criados para um maior conforto da sociedade. Entretanto, não se pode deixar que as estradas de alta velocidade, as piscinas, os produtos de uso domiciliar, a eletricidade ou as churrasqueiras se transformem em agentes de morbidade e mortalidade do ser humano.

❏ BIBLIOGRAFIA

Campos JA, Nery Paes CE, Blank D, Costa DM, Waksman RD. *Segurança da criança e do adolescente – Manual da Sociedade Brasileira de Pediatria*. Rio de Janeiro, 2004, 354p.

Ministério da Saúde. Política Nacional de Redução da Mortalidade por Acidentes e Violência. Portaria MSIGM nº 737 de 16/05/01, publicada no Diário Oficial da União; 2001; maio 18.

Sociedade Mineira de Pediatria. Campos JA *et al. Algumas recomendações para proteção à criança*. 1982, Belo Horizonte/Minas Gerais, 70p.

Waksman RD, Gikas RMC, Maciel W. Crianças e adolescentes seguros. Sociedade Brasileira de Pediatria. Editora Publifolha, São Paulo, 2005, 333p.

TESTE DE SEGURANÇA DOMÉSTICA

Roteiro para aplicação (tempo de aplicação: 5 a 10 minutos)

1. O médico deverá pedir aos pais ou à criança/adolescente que marquem com um **X**, se Sim ou Não, as 50 perguntas do teste, relacionadas ao ambiente em que a criança/adolescente vive.
2. Fazer junto com eles uma avaliação do questionário respondido, de acordo com a pontuação a seguir:
   - para perguntas de 1 a 20: SIM = 0 e NÃO = 2.
   - para perguntas de 21 a 50: SIM = 2 e NÃO = 0.
   - quando a pergunta não se aplica, marcar 2 pontos.
3. Somar os pontos e, de acordo com a pontuação a seguir, abrir discussão para os comentários e comparações:
   - 100 pontos: casa com segurança adequada para suas crianças;
   - > 70 pontos: casa ainda segura;
   - ≤ 70 pontos: fazer uma revisão das áreas de perigo da casa para melhorar as condições de segurança para as crianças.

Teste de Segurança Doméstica	Sim	Não
1. Alguma janela apresenta vidros quebrados ou rachados?		
2. Os pisos apresentam áreas defeituosas, como tacos soltos, quebrados ou empenados?		
3. Há tapetes enrugados ou com as bordas reviradas?		
4. O reboco de alguma parede está se soltando?		
5. Há algum fusível com defeito?		
6. Há fios elétricos com o revestimento descascado ou rachado?		
7. Há lustres com lâmpadas queimadas?		
8. Há algum soquete sem lâmpada?		
9. A chave do chuveiro elétrico está fixada perto dele?		
10. Há vazamento de gás nas tubulações?		
11. O piso do banheiro é escorregadio quando molhado?		
12. O aquecedor a gás apresenta vazamentos?		
13. Alguma cadeira está com o assento defeituoso?		
14. Os berços e as camas das crianças apresentam algum defeito?		
15. Existem produtos químicos em latas de leite em pó ou em garrafas de bebidas?		
16. Há brinquedos, quebrados ou não, com partes pontudas ou cortantes?		
17. Há em casa alguma arma de fogo carregada?		
18. Há em casa algum outro tipo de arma?		
19. Há em casa substâncias ou objetos explosivos?		
20. As janelas basculantes que abrem para fora deixam espaço suficiente para a passagem do corpo de uma criança?		

(Continua)

CAPÍTULO 8 • Prevenção de Acidentes

Teste de segurança doméstica	Sim	Não
21. As portas de vidro possuem fitas adesivas que indicam sua presença?		
22. Os degraus das escadas estão em perfeito estado de conservação?		
23. As cadeiras são estáveis, com seus pés nivelados?		
24. As armas de fogo permanecem trancadas num armário com a chave bem escondida?		
25. As portas de vaivém permitem visão de ambos os lados?		
26. As janelas de andares altos dispõem de grades ou telas de proteção?		
27. As borboletas que fixam janelas tipo guilhotina estão funcionando bem?		
28. A chave elétrica geral está em local de fácil acesso?		
29. A chave elétrica geral é fácil de desligar?		
30. Os fios elétricos fixados nas paredes estão bem presos?		
31. As tomadas elétricas dispõem de alguma forma de proteção?		
32. O termostato da caldeira de água quente funciona bem?		
33. O televisor está bem equilibrado sobre um móvel, estável e resistente?		
34. O forno de micro-ondas ou similar se desliga automaticamente ao ser aberta sua porta?		
35. Os fios do televisor, do rádio e do aparelho de som têm dimensões suficientes apenas para alcançar a tomada e são de difícil acesso?		
36. Os fios dos equipamentos de cozinha e da geladeira têm dimensões suficientes apenas para alcançar a tomada e são de difícil acesso?		
37. A geladeira tem porta magnética?		
38. A chave geral do gás do fogão funciona bem e fica sempre desligada quando o fogão não está sendo usado?		
39. Os botões do fogão estão funcionando bem?		
40. Os queimadores do fogão estão em bom estado e oferecem uma posição estável aos utensílios sobre eles?		
41. O banheiro tem boa ventilação?		
42. A cama-beliche está bem presa?		
43. Todos os produtos de limpeza e inseticidas são mantidos em seus recipientes originais bem tampados?		
44. Todos os produtos de limpeza e inseticidas são mantidos em armários próprios fechados a chave?		
45. Todos os medicamentos são mantidos em seus recipientes originais bem tampados?		
46. Todos os medicamentos são mantidos em armários próprios e fechados a chave?		
47. O tanque de roupa está bem fixado à parede?		
48. O poço permanece bem tampado?		
49. Existe um extintor de incêndio sempre pronto para uso e em local acessível?		
50. Você está preparado(a) para agir rapidamente e sabe o que fazer em caso de acidente?		

Fonte: Teste modificado de *Pediatria em Consultório.* Sarvier Editora, 1996, 125p.

CAPÍTULO 9

O Trabalho da Criança e do Adolescente

Gabriela Araújo Costa
Elizabeth Costa Dias
Andréa Maria Silveira

❏ INTRODUÇÃO

- Jovem de 14 anos morreu em uma fazenda de café quando dirigia um trator que tombou em barranco, esmagando-o.
- Jovem de 13 anos, doméstica, apresentou lesões eritematoedematovesiculares nas mãos, antebraços e pés. Teste realizado em serviço de dermatologia constatou dermatite de contato por sensibilização a produtos de limpeza.
- Menina de 8 anos atropelada quando vendia balas no sinal.
- Criança de 11 anos se apresentou em serviço de saúde com dor, edema, vermelhidão e lacrimejamento no olho direito. Horas antes, enquanto trabalhava com o pai na extração de quartzito (pedra de revestimento), teve o olho atingido por uma lasca.

A incorporação de crianças e adolescentes na força de trabalho ocorre desde os primórdios da história humana, estando registrada pelos historiadores na literatura e nas artes plásticas. Entretanto, em meados do século XVIII, com a Revolução Industrial e a forma predatória de utilização da mão de obra de crianças e adolescentes, o tema foi problematizado e entrou para a agenda de governos, educadores, profissionais de saúde e do movimento organizado dos trabalhadores.

Apesar do reconhecimento do problema pela sociedade e dos esforços para sua solução, o desafio permanece, agravado, na atualidade pelas mudanças em curso na organização e gestão do trabalho, resultantes do processo de reestruturação da economia nos mercados globalizados. Entre as consequências desses processos, recrudesce o trabalho de crianças e adolescentes, particularmente nos países de economia periférica, como é o caso do Brasil.

A situação do trabalho infanto-juvenil tem assumido proporções dramáticas e preocupantes, levando um grande contingente de menores a situações extremas de trabalho, as quais, além de interferirem em seus crescimento e desenvolvimento, os tornam vulneráveis ao adoecimento e a sequelas que acabam sendo irreversíveis na vida adulta.

Por ser uma estratégia de sobrevivência econômica das famílias mais pobres, o trabalho de crianças e adolescentes termina por lhes impor um custo social elevado: dificulta a escolarização, capaz de garantir, no futuro, melhor colocação no mercado de trabalho, e acarreta sobrecarga de tarefas, da qual resulta considerável desgaste físico e mental. Além disso, crianças e adolescentes experimentam um papel conflitante, pois são forçados, como trabalhadores, a agir como adultos, mas não podem escapar de sua condição infantil.

Um grande contingente de crianças e adolescentes trabalha hoje no Brasil em condições de

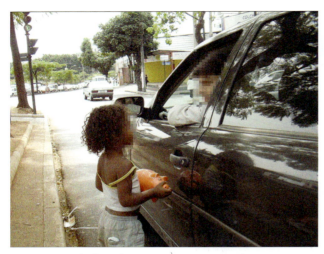

Fig. 9-1. Trabalho da criança em sinais de trânsito em Belo Horizonte-MG.

exploração e exposição perigosas: na agricultura, desempenhando trabalhos pesados; na indústria, em ocupações perigosas; nas ruas, como catadores de lixo ou vendedores ambulantes (Fig. 9-1), sob ameaça de violência das gangues e da polícia; em casa, cuidando de crianças mais novas ou ajudando nos negócios da família.

Pesquisadores, profissionais, instituições e entidades envolvidos com a questão são unânimes em apontar como causas da inserção precoce no trabalho tanto as de ordem estrutural, como a concentração de renda, a precarização das relações de trabalho e os altos níveis de desemprego, quanto a falta de uma política educacional integral nas escolas públicas. Também contribuem aspectos de ordem simbólica, cultural e ideológica, como o papel que a sociedade atribui ao trabalho ("é melhor trabalhar do que estar na rua"), a adesão das famílias a esses valores e a consequente "naturalização" do trabalho infantil.

Assim, este capítulo tem por objetivo chamar a atenção dos médicos pediatras e de outros profissionais de saúde que atendem crianças e adolescentes para as possíveis repercussões da inserção precoce no trabalho sobre a saúde. Espera-se que, alertados para a questão, eles possam não apenas aperfeiçoar seus procedimentos de diagnóstico e condutas terapêuticas, mas contribuir para ampliar o debate e o esforço social organizado na direção da abolição do trabalho da criança intolerável.

❏ O QUE É TRABALHO DA CRIANÇA? COMO CONCEITUAR E IDENTIFICAR TRABALHO PRECOCE?

A delimitação clássica da idade para trabalhar tem considerado apenas o aspecto cronológico ou os anos vividos. No entanto, observa-se que, além desse critério, devem ser levados em conta outros aspectos, como o desenvolvimento físico-emocional e fatores socioculturais, que podem contribuir para determinar graus variados de ajustamento ou de adoecimento e sofrimento decorrentes do trabalho.

Mais do que a definição de um limite de idade, do que seja infância e juventude, ou de qual seria a idade aceitável para um indivíduo iniciar o trabalho, é importante delimitar as formas ou tipos de trabalho que devem ser proibidos para crianças e adolescentes por serem considerados intoleráveis e aqueles que podem ser aceitos, constituindo uma estratégia de socialização. Essa concepção varia segundo a classe e o grupo social.

No Brasil, a legislação do trabalho, expressa na Consolidação das Leis do Trabalho de 1943, e a Constituição Federal de 1988 definiram a idade mínima de 14 anos para o início do trabalho. Mais recentemente, a Emenda Constitucional 20, de 1998, aumentou esse limite para 16 anos, mantendo a proibição de atividades insalubres, perigosas ou penosas, de trabalho noturno, de trabalhos que envolvam cargas pesadas, jornadas prolongadas e em locais ou serviços que possam prejudicar o bom desenvolvimento psíquico, moral e social dos adolescentes.

A Convenção 182 da Organização Internacional do Trabalho (OIT), que trata da proibição das piores formas de trabalho infantil e da ação imediata para sua eliminação, em vigor no Brasil, distingue o trabalho leve, que provavelmente não implicará danos ou interferirá com a educação, podendo ser disponibilizado para crianças a partir dos 13 anos de idade, as atividades vinculadas a programas de formação profissional, para as quais as crianças devem ter pelo menos 14 anos ao iniciá-los, e as atividades que podem colocar em risco a saúde, a segurança e o "moral" dos jovens trabalhadores, para as quais o limite mínimo de idade é 18 anos.

O Fundo das Nações Unidas para a Infância (UNICEF) define as características do trabalho que, isoladas ou em conjunto, o tornam inadequado ao pleno desenvolvimento educacional e biopsicossocial das crianças, a saber: (1) aquele realizado em tempo integral, em idade muito jovem; (2) o de longas jornadas; (3) o que conduza a situações de estresse físico, social ou psicológico, ou que seja prejudicial ao pleno desenvolvimento psicossocial; (4) o exercido na rua em condições de risco para a saúde e a integridade física e moral das crianças; (5) aquele incompatível com a frequência à escola; (6) o que comprometa e ameace a dignidade e a autoestima da criança, principalmente quando relacionado com o trabalho forçado e com a exploração sexual; e (7) trabalhos sub-remunerados.

No Brasil, apesar dos esforços realizados nos últimos 15 anos, existem mais de cinco milhões de crianças e adolescentes trabalhando em atividades proibidas pela legislação vigente para esse grupo populacional (IBGE, 2001). Esse quadro exige a adoção de ações intersetoriais que consigam abranger a dimensão real desse evento, incluindo as especificidades do setor saúde. Nesse sentido, o Ministério da Saúde, em consonância com os setores de governo que estão tratando desse problema, incorporou em sua agenda a Erradicação do Trabalho Infantil, com uma Política Nacional de Saúde para a Erradicação do Trabalho Infantil e Proteção do Trabalhador Adolescente.

❑ PANORAMA DA SITUAÇÃO DE CRIANÇAS E ADOLESCENTES TRABALHADORES NO BRASIL

Nas famílias pobres, o trabalho de crianças e adolescentes acarreta um custo social elevado, implicando frequentemente em perdas na escolarização e/ou sobrecarga de tarefas para conciliação do trabalho com a escola. De acordo com Santana e cols. (2005), a proporção de abandono escolar foi quase três vezes maior entre as crianças e adolescentes que trabalhavam, quando comparados aos que não trabalhavam, somada a problemas no desempenho escolar. Esse ciclo de *pobreza-trabalho precoce-baixa escolaridade-menos chances no mercado de trabalho-pobreza* acaba se perpetuando por gerações.

Como assinala Wisner (2003), os trabalhadores mais vulneráveis suportam fortes cargas de trabalho e têm sua capacidade reduzida mais cedo.

As más condições de vida e de ambiente, como as condições gestacionais e natais (p. ex., traumas obstétricos, alcoolismo dos progenitores, erros alimentares, não atendimento das necessidades afetivas e intelectuais), deixam marcas sobre a saúde, tornando-os menos resistentes às más condições de trabalho.

Os acidentes e as doenças relacionadas ao trabalho refletem as condições precárias em que ele vem sendo exercido, independentemente da faixa etária do trabalhador. No Brasil, de acordo com os dados oficiais disponíveis, em 1997 foram registrados 4.314 benefícios concedidos em decorrência de acidentes de trabalho para menores de 18 anos de idade. A gravidade da questão se evidencia ante o achado de 218 óbitos por acidente de trabalho nessa faixa de idade, embora esse número deva estar consideravelmente sub-registrado, na medida em que, nesse grupo etário, a maioria dos trabalhadores não tem registro profissional.

As características da inserção das crianças e adolescentes no trabalho variam entre as regiões brasileiras, os grupos etários, o sexo e de acordo com a área urbana ou rural. A pesquisa mais recente sobre trabalho infantil no Brasil, realizada pelo IBGE em 2003, detectou 5,1 milhões de crianças e adolescentes ocupados no Brasil, quase 49% deles sem remuneração. Destes, 290 mil tinham de 5 a 9 anos, e 1,7 milhão tinham cerca de 10 a 14 anos, enquanto 3,2 milhões eram da faixa de 15 a 17 anos. A atividade agrícola concentrava a maior parte desse contingente. Observa-se que, quanto menor o rendimento da família, maior o nível de ocupação de crianças e adolescentes. Os números que tentam quantificar o trabalho realizado por crianças e adolescentes baseados em registros oficiais ou em pesquisas podem ser ainda maiores e mais alarmantes, uma vez que não se deve esquecer da existência do trabalho "invisível", não reconhecido e de difícil mensuração, como a exploração sexual infantil, o tráfico de drogas, o trabalho de rua e o trabalho doméstico.

Em se tratando de crianças e adolescentes, o conceito de trabalho de risco deve estar centrado não somente em fatores externos e imediatos, mas também naqueles que ameaçam seu crescimento e desenvolvimento ao longo do tempo. Essas dimensões podem ser agrupadas dentro de duas categorias: a física e a psicossocial. Ambas são cruciais para o futuro da criança e se afetam mutuamente.

No Brasil, a Constituição Federal e o Estatuto da Criança e do Adolescente proíbem o trabalho antes dos 16 anos, salvo na qualidade de aprendiz (a partir de 14 anos), garantem os direitos previdenciários e trabalhistas, proíbem o trabalho noturno (entre 22 e 5h), proíbem a jornada de trabalho superior a 44 horas semanais, proíbem diferenças de salários, de exercício de funções e critérios de admissão, garantem o recebimento direto e integral de salários mediante assinatura de recibo, garantem férias no trabalho coincidentes com as férias escolares, proíbem o trabalho perigoso, insalubre ou penoso, realizado em locais prejudiciais à sua formação e ao seu desenvolvimento físico, psíquico, moral e social, e proíbem o trabalho realizado em horários e locais que não permitam a frequência à escola, além de elegerem o acidente de trabalho com crianças e adolescentes como evento passível de notificação compulsória.

Não são abrangidos pela legislação as formas irregulares de emprego, os trabalhos "informais", que são os de mais fácil acesso para as crianças, como as tarefas em seu próprio lar, os serviços pessoais e de natureza doméstica, os trabalhos de rua e os realizados de forma autônoma ou em comissão.

❏ CRIANÇAS NÃO SÃO ADULTOS EM MINIATURA – TRABALHO PRECOCE: POSSÍVEIS EFEITOS SOBRE O CRESCIMENTO

Crianças e adolescentes vivem um processo dinâmico e complexo de diferenciação e maturação. Precisam de tempo, espaço e condições favoráveis para realizar sua transição em direção à vida adulta. A exaustão corporal provocada por uma carga de trabalho além do "suportável", associada a um aporte nutricional insuficiente, parece ser fator precipitante para o desenvolvimento das patologias (Asmus e cols., 2001).

Há uma máxima em pediatria segundo a qual *crianças não são adultos em miniatura*. Muitos

sistemas biológicos ainda não estão maduros antes dos 18 anos. Apesar de os adolescentes apresentarem um padrão corporal semelhante ao dos adultos, seus corpos ainda não estão maduros. As capacidades anatômicas, fisiológicas e psíquicas dos indivíduos nessa fase do desenvolvimento são distintas das dos adultos. Convém lembrar as particularidades quanto a peso, estatura, massa muscular, composição corporal e necessidade de sono.

Essas diferenças podem ser consideradas fatores de risco específicos para acidentes e doenças ocupacionais. A adolescência é caracterizada pela alta taxa de crescimento, que só é inferior às taxas da infância. Nesses períodos de estirão, a pouca coordenação motora também pode aumentar o risco de acidentes de trabalho.

A necessidade de sono do trabalhador jovem é diferente da do adulto. A transição do padrão de ciclo sono-vigília da infância para a maturidade é um processo gradativo que demora anos para se completar. O padrão adulto de necessidade de sono reduzida (8 horas por noite) em relação à criança só passa a ser observado a partir dos 18 anos. A necessidade de sono de um adolescente pode ser de até 9 horas por noite. Nota-se que, trabalhando e estudando, os adolescentes terão menos possibilidades de responder a essa necessidade, o que poderá resultar em transtornos do sono, fadiga e altas taxas de acidente durante o trabalho.

Outra função cognitiva bastante solicitada nas situações de trabalho é a memória. Se para os adultos as longas jornadas são motivo de queixas de privação de lazer, de leitura e de vida afetiva, para as crianças agravam esse quadro os efeitos oriundos do bloqueio de tempo para o contato com universos distintos que ofereçam estímulos ao desenvolvimento de suas potencialidades.

Vê-se que crianças cujo desenvolvimento fisiopsicoafetivo necessita de situações que explorem a sua imaginação e fantasia terão, provavelmente, limitadas essas possibilidades em um contexto restrito de *trabalho-família* ou *trabalho-família-escola*. Não fosse pelo tempo tomado pela própria atividade de trabalho, as próprias características das tarefas realizadas não são favorecedoras do lado *fantasioso* de sua personalidade: jogar, brincar, conviver com o diferente etc.

INVESTIGAÇÃO DAS CONDIÇÕES DE TRABALHO E DAS RELAÇÕES COM O PROCESSO SAÚDE-DOENÇA

Vários fatores parecem estar envolvidos na gênese dos efeitos adversos da exposição ocupacional de crianças e adolescentes.

Em relação aos agentes físicos, são descritos: (a) calor: haveria uma maior dificuldade à sua tolerância e aclimatação, decorrente de uma maior produção interna de calor, pelo elevado consumo de energia e oxigênio e pela maior dificuldade em eliminar esse calor produzido, já que as glândulas produtoras de suor se encontram ainda em formação; (b) ruído: foram observados um tempo de fadiga acústica aumentado e uma maior suscetibilidade à perda auditiva induzida por ruído devido ao fato de a cóclea se encontrar em processo de desenvolvimento; (c) radiações ionizantes: maior risco de doenças, como câncer de pele e leucemias, também pelo fato de os tecidos se encontrarem ainda em formação, com maior número de divisões celulares.

Em relação aos agentes químicos, existiria maior probabilidade de intoxicação devido a vários fatores: maior sensibilidade dos órgãos "de choque", por estarem em formação e menos protegidos; maior absorção de substâncias tóxicas pelo organismo, seja pela pele, pulmões ou via digestiva; menor eliminação dessas substâncias devido à menor excreção renal e à menor metabolização enzimática e, por último, devido à concentração corporal relativamente maior dessas substâncias, em face do menor peso da criança em comparação ao do adulto.

A exposição às cargas ergonômicas pode levar a microtraumatismos cumulativos, acarretando precocemente processos degenerativos das articulações e dos ossos, relacionando-se a dores musculares e articulares, a uma precoce e maior fadiga e, ainda, a doenças psicossomáticas. Os adolescentes têm diferentes estaturas e compõem um grupo distinto dos adultos. A falta de ajuste entre o maquinário utilizado e as medidas antropométricas e a força muscular de crianças e adolescentes pode aumentar os riscos de um acidente de trabalho. Os principais problemas de saúde relacionados à não aplicação das práticas ergonômicas à população adolescente são a fadiga ocupacional e o trauma ocupacional. A fadiga ocupacional é consequência da exaustão corporal provocada por uma carga de trabalho além do suportável pelo organismo do indivíduo. Esses problemas são especialmente relevantes em nosso país devido à alta temperatura ambiente, sendo sua ocorrência mais precoce e grave nos adolescentes. Ela pode determinar o aparecimento mais precoce das denominadas "doenças relacionadas ao trabalho", como infecções respiratórias, hipertensão arterial, atopias e outras.

Em relação aos agentes biológicos, haveria um risco maior de contaminação pelo vírus da imunodeficiência humana – HIV/AIDS e por outras doenças de transmissão sexual. Sabe-se que as medidas de prevenção e controle dessas doenças raramente são adotadas, devido à fragilidade e à imaturidade emocional dos adolescentes. Haveria um risco de infecções em geral pelo desenvolvimento incompleto do sistema imunológico, exacerbado pela concomitância de deficiências nutricionais e pelo maior consumo calórico necessário ao crescimento da criança, além do consumo de energia aumentado decorrente do trabalho realizado.

Os agentes mecânicos podem relacionar-se com risco maior de acidentes graves devido à fadiga, à negação dos riscos existentes, à inexperiência e à curiosidade próprias dos jovens e ao uso do risco como desafio entre seus pares.

Entre as cargas psíquicas convém citar: tarefas inadequadas às aptidões e necessidades das crianças e dos adolescentes, baixos salários, o estresse e as alterações de humor, o cumprimento de jornadas de trabalho prolongadas, a exaustão, a exclusão da escolarização e da qualificação profissional, a execução de atividades geradoras de constrangimento, a descrença no futuro pela permanência em atividades exploradoras, o prejuízo na construção de identidade, causando baixa autoestima e desinteresse, e a dificuldade no acesso à cultura, ao lazer, às férias e aos projetos socializantes.

O SISTEMA ÚNICO DE SAÚDE (SUS) E O PAPEL DOS PROFISSIONAIS DE SAÚDE PARA CONTROLE DO PROBLEMA

Os principais obstáculos no âmbito da saúde que podem ser destacados para o enfrentamento

SEÇÃO I • Aspectos Relacionados ao Atendimento

Quadro 9-1. Trabalho da criança e do adolescente: exemplos de riscos e suas consequências para a saúde

Atividade	Condições de trabalho	Riscos ocupacionais
Agricultura	Trabalho a céu aberto, carga horária excessiva, falta de condições sanitárias, alimentação inadequada, condições inadequadas de transporte, falta de fornecimento de Equipamentos de Proteção Individual (EPI), falta de vínculo empregatício	Picadas de animais peçonhentos, dermatite de contato Postura inadequada ou carregamento de peso excessivo, traumas com equipamento ou proteção inadequada, trabalho repetitivo Exposição às intempéries Intoxicação por agrotóxicos
Serviço em oficina mecânica	Locais sem segurança ambiental, frequentemente sob pressão de proprietários, recebendo baixos salários, sem carteira de trabalho assinada, inexistência de EPI	Uso inadequado de ferramentas e equipamento elétrico Exposição a produtos químicos (tintas, colas, ácido sulfúrico etc.)
Confecção	Jornada excessiva, falta de vínculo empregatício, salário por produção	Postura inadequada, trabalho repetitivo Ruído, falta de luminosidade, calor Acidentes causados pelo uso de máquinas e ferramentas
Serviços em olaria/cerâmica	Jornada excessiva, ausência de condições sanitárias, trabalho por produção, baixa remuneração, falta de vínculo empregatício e de EPI	Postura inadequada ou carregamento de peso excessivo, traumas com equipamento ou proteção inadequada Exposição a calor excessivo e ruído Pelo uso inadequado de máquinas e ferramentas, queda, choque elétrico Exposição a poeira, sílica
Trabalho na rua	Trabalho noturno, informal, exercido a céu aberto, baixa remuneração, falta de registro profissional, jornada de trabalho indefinida, exposição a drogas, violência e atividades criminosas, trânsito de veículos, assédio moral	Exposição às intempéries Carregamento de peso excessivo, atropelamento
Setor de serviços	Exposição a temperaturas extremas, ruído, micro-organismos, carregamento de peso, manuseio de ferramentas cortantes, assédio sexual, trabalho noturno	Cortes, queimaduras, choque elétrico, fadiga, distúrbios osteomusculares
Prostituição	Exposição a drogas, violência e abuso, confinamento, exclusão da família e da comunidade, discriminação, conflito pessoal	Doenças sexualmente transmissíveis, gravidez indesejada, distúrbios psicossociais
Coleta em depósitos de lixo	Exposição a cacos de vidro, lixo hospitalar, substâncias contaminadas, odor nauseante, infestação com moscas, tentação de comer restos alimentares, condições sanitárias precárias	Doenças infecciosas, intoxicação alimentar Atropelamento, cortes, queimaduras Exposição a temperaturas extremas e intempéries
Serviços domésticos	Jornada de trabalho indefinida sem remuneração, trabalho não reconhecido, exposição a poeira e ambientes contaminados, sobrecarga de funções	Postura inadequada ou carregamento de peso excessivo Uso inadequado de facas, queimaduras por óleo quente Exposição a produtos de limpeza, poeira

do trabalho da criança são: (1) a invisibilidade do trabalho infanto-juvenil para os serviços de saúde e a formação dos profissionais da saúde; (2) a invisibilidade do impacto do trabalho na saúde; (3) a prática maior dos profissionais em saúde com o trabalho formal do que com o trabalho informal, doméstico ou precarizado; (4) a insuficiente produção de informações e conhecimentos, tanto sobre o trabalho de crianças como sobre seus efeitos.

Um trabalho exercido por longos anos, desde muito cedo, durante muitas horas por dia, acaba prejudicando o desenvolvimento físico, psicológico, intelectual e social das crianças e adolescentes.

É de fundamental importância que clínicos e pediatras estejam atentos para os aspectos ocupacionais quando em contato com crianças e adolescentes durante o exercício da prática médica, visto que essa exposição pode ser potencialmente lesiva, tanto com agravos imediatos à saúde como com aqueles crônicos, que podem levar à incapacidade física, temporária ou permanente. A realização da história clínica, incluindo uma anamnese ocupacional, é necessária não somente quando há suspeita de qualquer agravo à saúde resultante de condições inadequadas do ambiente de trabalho, mas como parte rotineira da consulta.

A avaliação dos riscos do trabalho da criança deve ser feita a partir da indagação, durante a anamnese, dos seguintes itens:

- A idade e o estado de saúde das crianças e adolescentes.
- O nível de instrução geral e profissional.
- O ambiente familiar.
- As tarefas executadas: variação ou repetição; complexidade, perigo, necessidade de atenção contínua.
- O meio de trabalho: características físicas (frio, calor, umidade), equipamentos utilizados, exposição à violência, relacionamento com clientes.
- A organização e a duração do trabalho: tempo integral ou meio expediente, trabalho noturno, período de descanso ou férias, tempo livre para dedicação à escola ou convivência com familiares e amigos.
- A remuneração e a função: pagamento fixo ou aleatório, ausência de pagamento.

No sentido de auxiliar todos aqueles que lidam com o trabalho da criança e tornar este assunto uma discussão obrigatória nos dias atuais, o Ministério da Saúde editou, em 2005, as Diretrizes para Atenção Integral à Saúde de Crianças e Adolescentes Economicamente Ativos, documento que objetiva orientar a abordagem da saúde do trabalhador infantil e normatiza a investigação das condições de trabalho e seus impactos sobre a saúde desse segmento etário (www.saúde.gov.br).

O problema do trabalho da criança e do adolescente não se resolve em si mesmo. Ele deve ser tratado como parte das graves questões que o país enfrenta em termos de renda, emprego e precariedade do trabalho, políticas educacionais, de saúde e culturais. Entretanto, o fundamental é partir do princípio de que o trabalho nessas faixas etárias não é solução de problema algum. Esse tipo de trabalho é, em si, um problema.

❏ BIBLIOGRAFIA

Asmus CIF, Barker SL, Ruzany MH, Meirelles VZ. Riscos ocupacionais na infância e adolescência: uma revisão. *Jornal de Pediatria*, 1996: 72: 203-8.

Brasil. *Diagnóstico preliminar dos focos do trabalho da criança e do adolescente no Brasil*. Brasília: Ministério do Trabalho, 1996.

Davis L, Castilho DN, Wegman D. Child and adolescent workers. *In*: Levy BS, Wegman DH. *Occupational health – Recognizing and preventive work-related disease and injury*. Philadelpthia: Lippincott William & Wilkins, 2000: 689-99.

Dias EC, Assunção AA, Guerra CB, Prais UA. Processo de trabalho e saúde dos trabalhadores na produção artesanal de carvão vegetal em Minas Gerais, Brasil. *Cad Saúde Pública*, Rio de Janeiro, 2002; 18(1): 7-15.

Dias EC *et al.* (orgs.) *Doenças relacionadas ao trabalho – Manual de procedimentos para serviços de saúde*. Brasília: Ministério da Saúde, 2001, 580p.

Derrien JM. *O trabalho infantil. A fiscalização do trabalho e o trabalho infantil*. OIT, Genebra, 1993, 27p.

DIEESE 1997. *Trabalho infantil*. São Paulo, 1997.

IBGE 2003. Censo demográfico.

Fassa A, Gabin AC, Brazil C *et al. Diretrizes para a atenção integral à saúde de crianças e adolescentes economicamente ativos*. Brasília: Ministério da Saúde, 2005.

Forastieri V. *Children at work, health and safety risks*. Geneve: International Labour Office, 1997.

Harari R. *Trabajo infantil y salud*. Equador: Innfa – IFA, 2001.

Landrigan PJ, Dias EC, Sokas RK. Vulnerable populations. *In:* Herzstein JA *et al.* (eds.) *International and environmental medicine.* St. Louis: Mosby, 1998:531-42.

Minayo-Gomez C, Meirelles ZV. Crianças e adolescentes trabalhadores: um compromisso para a saúde coletiva. *Cad Saúde Pública,* 1997; 13: 135-40.

Negrellos LMG. *Por que não estou na escola? A exploração da criança e do adolescente no trabalho.* Rio de Janeiro, 1997.

Nobre LC. Trabalho de crianças e adolescentes: os desafios da intersetorialidade e o papel do Sistema Único de Saúde. *Ciência Saúde Coletiva,* 2003; 8:963-71.

Pascalicchio FV. Saúde e trabalho precoce. O compromisso do SUS na erradicação do trabalho de crianças e controle do trabalho de adolescente. São Paulo: CEREST/SP, 2004.

Santana US, Roberts R, Cooper S, Bouzas J. Adolescents students who work: gender differences in school performances and self-percerved health. International *Journal of Occupational and Environmental Health,* 2005; II (3):306-13.

Schwartzman S. *Trabalho infantil no Brasil.* Brasília: OIT, 2001, 69p.

Wisner, AA. Inteligência no trabalho: textos selecionados de Ergonomia (tradução de Roberto Leal Ferreira), São Paulo: Fundacentro 2003, 190p.

SEÇÃO II

A CONSULTA

MÉDICA

Capítulo 10 Prontuário, 69

    Parte A Prontuário – Roteiro Geral, 69

    Parte B Prontuário Eletrônico, 71

Capítulo 11 A Primeira Consulta e o Atendimento de Retorno, 75

Capítulo 12 Particularidades do Atendimento à Criança, 79

    Parte A A Criança que Não se Deixa Examinar, 79

    Parte B Atendimento da Criança na Enfermaria e na Unidade de Terapia Intensiva, 82

Capítulo 13 A Consulta do Recém-Nascido, 89

Capítulo 14 A Consulta do Adolescente, 101

CAPÍTULO 10

Prontuário

PARTE A
PRONTUÁRIO – ROTEIRO GERAL

Lúcia Maria Horta de Figueiredo Goulart

Nos serviços de saúde, o prontuário é o documento que reúne as informações sobre o atendimento e os eventos mais relevantes sobre a saúde de um indivíduo. Assim, além do registro dos procedimentos realizados pelos profissionais de saúde, contém dados da história desse indivíduo com ênfase nos aspectos mais diretamente relacionados à sua condição de saúde.

Esse registro é da maior importância e tem como objetivo principal, entre outros, possibilitar o acompanhamento do paciente pelos profissionais de saúde, facilitando a comunicação entre eles no sentido de propiciar a assistência adequada. Além disso, o prontuário é, por excelência, o instrumento probatório para a elucidação de questões éticas, administrativas e judiciais relacionadas à assistência. O prontuário serve ainda como fonte de informação para pesquisas, ensino e suporte para a área administrativa dos serviços, refletindo o seu grau de organização, compromisso e respeito com o usuário. É vedado ao médico deixar de elaborar o prontuário de cada paciente, conforme a legislação do Conselho Federal de Medicina e o Código de Ética Médica.

Nas duas últimas décadas verifica-se a tendência de substituir os prontuários individuais pelos prontuários coletivos, abrangendo a família. Em Belo Horizonte, nas unidades de atenção básica, é utilizado o prontuário família, o qual reúne sob um mesmo número de registro as fichas com informações gerais do grupo e as fichas individuais de cada membro.

Mais recentemente, as experiências com o prontuário eletrônico e as suas vantagens sobre o prontuário tradicional têm sido divulgadas pela literatura, mas esse sistema ainda não está implantado na maioria dos serviços de saúde.

Com a crescente tendência da interdisciplinaridade na área da saúde, o prontuário, tradicionalmente utilizado apenas pelos médicos e enfermeiros, vem se transformando cada vez mais em instrumento de registro para outros profissionais.

Nunca é demais lembrar que o prontuário pertence ao paciente, o acesso é seu direito, regulamentado pelo Conselho Federal de Medicina e pelo Código de Ética Médica. É vedado ao médico ou ao serviço negar esse acesso, exceto quando

Quadro 10-1. Dez regras básicas para o registro das informações no prontuário

1. As informações devem ser claras, objetivas e coerentes
2. A escrita deve ser feita a caneta
3. Os líquidos corretivos não devem ser usados
4. Não deve haver rasuras
5. A letra deve ser clara e especialmente legível
6. O abuso de abreviaturas deve ser evitado
7. Os espaços em branco devem ser evitados
8. Todo registro deve ser seguido da identificação do profissional responsável – nome legível, assinatura e número de inscrição no Conselho profissional
9. As informações devem ser pertinentes e relacionadas ao paciente em questão
10. O registro deve ser cuidadoso e organizado de modo a facilitar o raciocínio clínico

representar risco para o próprio paciente ou para terceiros. O segredo profissional, obrigado por lei, deve ser respeitado pelos médicos e por todos os profissionais que manuseiam o prontuário.

Em se tratando de documento de tamanha importância, o registro das informações exige certos cuidados, que devem ser rigorosamente seguidos. Esses cuidados estão mostrados no Quadro 10-1 e devem servir como lista de checagem para todos os profissionais que lidam com o prontuário.

Todas essas regras são fundamentais, mas duas são de especial importância, por serem esquecidas com frequência: a legibilidade da escrita e a identificação do profissional responsável. Importante lembrar que a escrita ilegível pode ser entendida como manifestação de desrespeito ao paciente e aos demais profissionais que lidam com o prontuário, tornando inacessíveis as informações ou até mesmo possibilitando interpretações errôneas, com consequências prejudiciais para o paciente. A identificação do profissional é obrigatória, e a sua ausência inviabiliza a responsabilização pelas informações e condutas tomadas, além de configurar-se em ato de infração. O prontuário corretamente preenchido é a principal peça de defesa do médico no caso de denúncias de mau atendimento e na presunção da existência de erro.

O registro completo e organizado de informações pertinentes é essencial para possibilitar aos profissionais responsáveis o entendimento da situação do paciente e facilitar o raciocínio clínico. O Quadro 10-2 mostra os itens que compõem o prontuário.

A identificação da criança ou adolescente, dos seus pais ou responsáveis e acompanhantes deve ser completa e detalhada. O registro e a caracterização do informante, em especial a sua relação com o paciente, devem ser sempre lembrados, pois disso depende a credibilidade da informação.

Nos dados da entrevista, além das informações relacionadas ao motivo da consulta – queixa principal e história da moléstia atual –, devem ser contemplados os principais eventos relacionados à saúde da criança ou do adolescente. São imprescindíveis os registros sobre as condições de nascimento, resultados da triagem neonatal, estado vacinal, desenvolvimento neuropsicomotor, desenvolvimento puberal (no caso de adolescentes), história alimentar, além da história de doenças anteriores, internações e uso de medicamentos. A relação do paciente com a escola e a família, a constituição familiar e as condições sociais e de saúde dos familiares são itens cujo registro é também obrigatório.

A lista de problemas e as hipóteses diagnósticas devem contemplar a avaliação da saúde global da criança/adolescente e não apenas aquelas relacionadas aos motivos da consulta. Assim, as avaliações do crescimento, desenvolvimento neuropsicomotor, estado vacinal e alimentação devem constar obrigatoriamente dos diagnósticos, além daquelas relativas ao motivo da consulta ou aos problemas levantados durante o atendimento.

A conduta deve ser descrita em detalhes para facilitar o acompanhamento e a comunicação entre os diversos profissionais. Assim, devem ser informadas a propedêutica (exames complementares), a terapia medicamentosa e recomendações específicas e gerais (alimentação, estimulação do desenvolvimento, vacinas, prevenção de acidentes, ado-

Quadro 10-2. Componentes do prontuário do paciente

1. Identificação do paciente
2. Dados da entrevista: motivo da consulta, história da moléstia atual, anamnese especial, história pregressa, história familiar, história social
3. Dados do exame físico
4. Lista de problemas e hipóteses diagnósticas
5. Conduta
6. Evolução
7. Sumário de alta

CAPÍTULO 10 • Prontuário

ção de hábitos saudáveis), além da data agendada para retorno, encaminhamento para especialistas ou outros serviços etc.

O registro do primeiro atendimento é referência para os atendimentos posteriores e deve ser periodicamente consultado. Nos atendimentos de retorno ou de controle (acompanhamento da saúde) devem ser registrados a evolução da criança/adolescente, os resultados dos exames laboratoriais porventura solicitados e a adoção ou não das medidas recomendadas, permitindo rever criticamente as hipóteses diagnósticas e a lista de problemas, bem como avaliar a conduta tomada na consulta inicial. Todos os procedimentos realizados com o paciente, desde o acolhimento no serviço de saúde até o encaminhamento para especialistas, pronto atendimento e internação, devem ser rigorosamente registrados.

❏ BIBLIOGRAFIA

Conselho Federal de Medicina (Brasil). Código de Ética Médica. Resolução CFN nº 1.246/88. 3ª ed. Brasília, 1996.

Conselho Regional de Medicina de Santa Catarina. *Manual de orientação ética e disciplinar* – Volume 1. 2ª ed., Florianópolis, 2000. Disponível em http://www.portalmedico. org.br/Regional/crmsc/manual/parte3b.htm. Acesso em 20/06/2006.

Costa GA. Desenvolvimento e avaliação tecnológica de um sistema de prontuário eletrônico do paciente, baseado nos paradigmas da World Wide Web e da Engenharia de Software. 2001. 288 f. Dissertação (Mestrado em Engenharia Biomédica) – Faculdade de Engenharia Elétrica e Computação, Universidade Estadual de Campinas, Campinas, 2001.

Goulart LMHF, Beirão MMV, Viana MRA, Alves CRL. O registro do atendimento: o prontuário e o cartão da criança. *In:* Leão E, Corrêa EJ, Mota JAC, Viana MB (eds.). *Pediatria ambulatorial.* 4ª ed., Belo Horizonte: COOPMED, 2005:18-24.

PARTE B
PRONTUÁRIO ELETRÔNICO

Rafael Machado Mantovani

Nos últimos anos, os registros médicos, tanto no consultório como no meio hospitalar, têm evoluído para meios digitais. Desse modo, o prontuário eletrônico se torna cada vez mais uma realidade na prática clínica. Este capítulo abordará esse tema, destacando as particularidades do prontuário pediátrico.

A implementação de prontuários médicos implica uma série de vantagens à assistência ao paciente. Tais sistemas possibilitam melhor leitura, avaliação e qualidade dos dados armazenados. Programas e aplicativos bem estruturados podem fornecer ao médico um banco de dados completo, bem organizado e com um sistema de busca eficiente. Porém, cabe destacar que essa tecnologia deve complementar e melhorar os cuidados médicos e não impor ao profissional um trabalho extra.

Ao se produzir um sistema de prontuário eletrônico, deve-se estar atento quanto à sua usabilidade, de modo a assegurar que os produtos sejam fáceis de usar, eficientes e agradáveis na perspectiva do usuário. Saber para quem o produto é desenvolvido e quais serão as situações de uso são informações fundamentais para projetar interfaces. Se um produto é fácil de usar, o usuário tem maior produtividade: aprende mais rápido a executar os comandos necessários, memoriza as operações e comete menos erros. A facilidade de uso clínico dos sistemas eletrônicos é de particular relevância de modo a melhorar o atendimento médico. Não existem regras. A interface ideal do programa é aquela que está adaptada às necessidades de seus usuários, considerando-se o ambiente físico e social em que se dará o uso do sistema.

Com o crescimento dos registros médicos digitais, os profissionais passam a conviver com uma maior difusão de informações médicas, já que os arquivos digitais são mais facilmente disseminados; porém, esse sistema está mais vulnerável a usos ilícitos. Nesse contexto, os médicos e as instituições de saúde devem ter por obrigação proteger o sigilo de todos os seus registros de pacientes.

Os usuários dos registros médicos podem ser classificados em primários e secundários. Os primeiros são os profissionais diretamente ligados ao paciente e incluem médicos, enfermeiros, técnicos em enfermagem, fisioterapeutas, psicólogos etc. Necessitam, portanto, das informações médicas para o fornecimento de um atendimento apropriado ao paciente. Os usuários secundários são aqueles que não estão relacionados ao tratamento do paciente, mas que ainda necessitam dos seus dados. São eles pesquisadores, administradores hospitalares, auditores, empregados da instituição etc. Os pacientes têm o direito de ser informados sobre os indivíduos e instituições que têm autorização para acessar ou receber dados de seus prontuários ou registros médicos. Do mesmo modo, esses profissionais devem estar cientes de suas responsabilidades legais quanto à proteção dos dados com os quais trabalham.

Idealmente, os médicos e as instituições devem ter todas as páginas eletrônicas originais impressas e arquivadas. Da mesma maneira, deve-se obter o consentimento firmado dos pais sobre o intercâmbio de informações médicas.

As informações médicas podem ser classificadas por nível de segurança: não privilegiadas, privilegiadas e rejeitadas (extremamente confidenciais). Ferramentas de segurança eletrônica, como assinaturas e autenticações eletrônicas, senhas, criptografia, entre outros, permitem acessos graduais aos níveis de segurança, devendo as informações rejeitadas receber a maior proteção. Essas ferramentas podem ser empregadas para restringir o acesso a informações sensíveis, como o diagnóstico de infecções sexualmente transmissíveis, adoções, sexualidade, doenças malignas, saúde mental, entre outras.

As informações inseridas em um prontuário eletrônico devem ser claras, objetivas e com registro de data. Quando um novo dado é inserido, deve-se cuidar para que ele não seja excluído da base de informações, atentando-se para possíveis falhas no sistema. Às vezes, os profissionais se deparam com situações nas quais uma informação ou mesmo um diagnóstico se encontra incorreto. Nesses casos, deve-se escrever posteriormente ao registro incorreto, mantendo-se a integridade do prontuário original. As ferramentas de segurança eletrônica novamente podem ser usadas para esse fim, de modo a assegurar a confiabilidade do meio digital.

Essa inserção de novos dados é muitas vezes um obstáculo à aceitação dos prontuários eletrônicos pelos profissionais de saúde. A escrita a mão é automática; já o uso do teclado, para muitas pessoas, é uma tarefa difícil. Muitos acreditam que o ato de escrever a mão proporciona maior concentração e, consequentemente, os médicos teriam maior tranquilidade para pensar e diagnosticar doenças. No entanto, o computador conta com ferramentas para facilitar as decisões dos médicos, como listas de diagnósticos diferenciais, lembretes, algoritmos, livros-textos e outros.

Grande parte dos programas tem modelos estruturados para a inserção de dados, e o usuário precisa apenas selecionar os termos de uma lista predefinida. Além de ser pouco representativo das informações obtidas com a anamnese e o exame físico, esse tipo de procedimento gera mais trabalho para o médico. Desse modo, espera-se que o programa deixe o usuário à vontade para escrever, de forma contínua ou subdividida.

Originalmente, os sistemas de prontuários digitais foram criados para uso na clínica de adultos. No entanto, houve a ampliação do uso desses sistemas para outras especialidades médicas, das quais se destaca a pediatria.

As vantagens da implantação do prontuário eletrônico também se estendem à saúde pública. Essa abordagem em relação a tecnologias de informação ajuda no processo de inovação da organização do trabalho médico. Pode-se aperfeiçoar o processo de atendimento ao paciente mediante o melhoramento das atividades de planejamento e monitoramento das ações de saúde. Portanto, não é somente dentro dos consultórios que aparecem as vantagens da adoção desses sistemas, mas também nas atividades gerenciais, por meio da comunicação entre os diversos setores.

❏ NECESSIDADES ESPECIAIS DOS PRONTUÁRIOS ELETRÔNICOS PEDIÁTRICOS

A maioria dos programas existentes no mercado não engloba as particularidades da prática pediátrica. Muitas vezes, por representarem uma parcela menor do mercado, torna-se impraticável para algumas empresas de *software* produzir e manter um sistema especial para crianças. Assim, os pediatras geralmente não têm outra opção senão se adaptarem a um programa originalmente desenvolvido para a clínica de adultos.

É indiscutível para os pediatras a importância do acompanhamento do crescimento das crianças e dos adolescentes. Parâmetros como crescimento, peso, perímetro cefálico etc. devem ser destacados em qualquer registro médico pediátrico. Além disso, cálculos especiais podem ser feitos de modo a facilitar a análise: velocidade de crescimento, índice de massa corporal, entre outros. A comparação desses dados do paciente com os valores de referência e sua classificação de acordo com os *percentis* e desvios-padrão são ferramentas de extrema utilidade na prática diária. Sendo assim, os programas devem armazenar dados em uma escala numérica capaz de representar pequenas mudanças de peso ou estatura (o simples ganho de 20g de peso em um recém-nascido prematuro pode ser um dado muito importante).

Outro aspecto bem particular à pediatria é a necessidade de o programa ser flexível quanto à mudança de nomes dos pacientes. Um exemplo bastante comum é a identificação temporária de recém-nascidos nos seus primeiros dias de vida, geralmente chamados pelo nome da mãe (p. ex., "RN Juliana Cruz") e posteriormente registrados com seus próprios nomes. Outro exemplo é o das crianças que têm problemas relacionados com a diferenciação sexual e a espera do seu diagnóstico e conduta (o que, às vezes, pode demorar semanas ou meses), ainda sem registro civil e, portanto, sem condições de identificação com nome próprio. Os bancos de dados dos programas devem ser flexíveis, de modo a permitir posteriores mudanças e buscas de registros com identificações diferentes, mas referentes a um mesmo paciente.

O cartão de vacinas deve ter um papel destacado no prontuário eletrônico, ser de fácil visibilidade e capaz de chamar a atenção do pediatra, caso esteja incompleto. Deve ser flexível, de modo a aceitar atualizações de esquemas vacinais, com novas vacinas que possam ser indicadas. É desejável que o programa avise o médico ou mesmo os pais sobre as próximas vacinas, de modo que não haja atrasos vacinais. Esse aviso pode ser feito por mensagens ou *e-mails* para os pais e alertas durante as consultas. Além das vacinas, deve-se dar atenção aos testes de triagem neonatal, tão particulares da pediatria.

Muitos programas de prontuários possuem bancos de dados, que incluem nomes de medicamentos, doses e valores de referência de dados vitais e de exames laboratoriais. O pediatra deve saber se esses programas abrangem a faixa etária pediátrica.

As prescrições de medicamentos podem ser feitas diretamente pelo programa utilizado. Para tal, um banco de dados com os nomes das substâncias disponíveis no mercado e suas apresentações pode ser extremamente útil. Podem ser usadas ainda ferramentas que permitem ao pediatra calcular as doses, baseadas no peso ou na superfície corpórea da criança. Nesse contexto, a informatização da prescrição pode minimizar a chance de erro, já que possibilita um cálculo mais preciso e a melhoria de sua legibilidade.

❑ CONSIDERAÇÕES FINAIS

O prontuário eletrônico é cada vez mais uma realidade na prática clínica. Saber escolher o programa adequado e se adaptar a essa nova realidade são desafios para o pediatra. Sem dúvida, as vantagens da digitação das informações médicas só serão percebidas se houver a adaptação dos programas às necessidades dos seus usuários; no caso, a pediatria.

Como perspectivas, podem ser apontados novas formas de inserção de dados nos prontuários eletrônicos. Atualmente, existem no mercado programas capazes de reconhecer a voz e transformá-la em textos escritos. Em geral, as narrativas contêm mais informações do que frases isoladas. No entanto, a aplicabilidade dessa ferramenta ainda não é uma realidade, talvez devido à dificuldade de reconhecimento da fonética portuguesa, mais rica que a inglesa, língua original da maioria desses programas. Canetas digitais, capazes de capturar a escrita a mão e transformá-la em texto digital, talvez possam ser ferramentas mais práticas.

❏ BIBLIOGRAFIA

American Academy of Pediatrics: Task Force on Medical Informatics. Special requirements for electronic medical record systems in pediatrics. *Pediatrics*, 2001; 108 (2): 513-5.

Chilton L *et al*. American Academy of Pediatrics. Pediatric Practice Action Group and Task Force on Medical Informatics. Privacy protection and health information: patient rights and pediatrician responsibilities. *Pediatrics*, 1999; 104(4 Pt 1): 973-7.

Lærum H, Ellingsen G, Faxvaag A. Doctors' use of electronic medical records systems in hospitals: cross sectional survey. *BMJ* 2001; 323 (7325):1344-8. Erratum in: *BMJ*. 2003; 326 (7387): 488.

Roukema J, Los RK, Bleeker SE *et al*. Paper versus computer: feasibility of an electronic medical record in general pediatrics. *Pediatrics*, 2006; 117(1): 15-21.

Walsh SH. The clinician's perspective on electronic health records and how they can affect patient care. *BMJ*, 2004; 328(7449): 1.184-7.

CAPÍTULO 11

A Primeira Consulta e o Atendimento de Retorno

Maria Regina de Almeida Viana

A consulta médica, especialmente a da criança, talvez seja o procedimento mais comum na Medicina, e não se trata apenas de uma coleta de dados e de um exame físico. Ela é, basicamente, um pacto que fazem entre si o médico, a criança e os familiares. Essa aliança deve sempre existir para garantir que os dados necessários para o raciocínio clínico e, consequentemente, o diagnóstico sejam repassados adequadamente, que a confiança no médico permita a realização do exame físico e que a adesão às orientações, às solicitações de exames complementares e a indicação de procedimentos sejam aceitas e seguidas pelo paciente e sua família. Essa aliança é esperada, pois o paciente precisa dessa ajuda, e o médico tem um conhecimento específico e a sanção social para ajudar.

Na pediatria, essa aliança acontece, geralmente, entre três pessoas – o médico, o paciente e a mãe, aqui representando a família. Trata-se, portanto, do estabelecimento de uma relação médico-paciente particular, a relação paciente-médico-família. A consulta em pediatria é especial; as respostas às dúvidas, anseios e dificuldades devem ser elaboradas para todas essas pessoas, que têm conhecimentos, hábitos e posturas diferentes perante a vida. Esse fato pode desviar a atenção do médico, levando-o muitas vezes a se esquecer da criança na consulta. Há em toda consulta uma troca de sentimentos e informações (tanto do médico para a família como da família para o médico) que

são úteis para o estabelecimento de uma relação adequada e para uma avaliação global da criança e que deve ser estimulada.

A função primordial da consulta médica é atender o paciente, entendendo-se atender no sentido mais amplo: tratar, responder as dúvidas, acalmar as tensões, propor modificações de hábitos e de comportamento. A busca pelo diagnóstico da queixa pela qual a criança foi trazida ao consultório deve passar por uma escuta paciente e um acolhimento que facilite o estabelecimento da relação paciente-médico-família.

A criança/adolescente deve ser sempre o centro da consulta. Deve ser sempre chamada pelo nome e colocada como participante do procedimento, tanto explicando o que vai ser feito e o porquê de certas perguntas, assim como na finalização, justificando as condutas, de modo que ela compreenda o que está sendo feito e o que está sendo proposto. Portanto, deve-se manter sempre o contato visual e verbal. A criança doente geralmente chega para a consulta com receio e temor do que será necessário fazer para que ela sare (injeções, exames desagradáveis, internações, separação dos pais etc.). Escutá-la e fazê-la participar é essencial. Quando é muito pequena, a informante costuma ser a mãe, e deve-se ter o cuidado de sempre chamá-la pelo nome. À medida que cresce, a criança passa a ser a informante, e a conversa deve ser dirigida a ela e aos familiares. No caso de estar presente a cuidadora, deve-se ter sempre em mente colocá-la a par do que está sendo proposto, chamando-a, também, sempre pelo nome.

É difícil definir o tempo que deve ser dedicado a uma primeira consulta, assim como às consultas de retorno. Deve ser sempre lembrado que esse tempo deve ser definido em função da queixa, do estado geral da criança e da ansiedade da família.

O local do atendimento deve permitir que o paciente se sinta bem e à vontade. Deve permitir privacidade, ser claro e ventilado, com alguma recreação e uma decoração que cative a criança/adolescente.

A primeira consulta tem como objetivo responder as indagações/dúvidas trazidas pelos pais/acompanhantes ou adolescente, mediante a formulação de hipóteses diagnósticas. A consulta de retorno pode ser devida a várias causas: trazer resultados de exames solicitados, relatar a evolução do quadro descrito na consulta anterior, trazer uma nova dúvida, um novo questionamento. Em pediatria, entretanto, além dessas consultas de retorno, há a de acompanhamento, para uma avaliação longitudinal do crescimento e desenvolvimento da criança, em que esta é levada ao consultório, na maioria das vezes, sem uma queixa. Essas consultas são agendadas de acordo com um calendário preestabelecido que permite o acompanhamento da criança.

Pode-se dividir didaticamente a consulta em algumas partes: a entrada no consultório, em que se inicia a avaliação da relação da criança com a mãe/acompanhante, sinais de desconforto ao andar e sinais de dor. A seguir, são feitas as apresentações e dadas as explicações de como se desenvolverá a consulta. Uma conversa informal sobre o motivo da procura pelo médico é necessária para que a mãe/acompanhante possa expô-lo nas suas próprias palavras, demonstrando os sentimentos envolvidos. A anamnese formal é feita então, passando-se em seguida para o exame físico.

A elaboração das hipóteses diagnósticas em pediatria é bastante peculiar, pois não é levantada somente a hipótese sobre a queixa referida pelo paciente. É necessário, para uma avaliação global da criança, que os diagnósticos sobre crescimento, desenvolvimento, alimentação e vacinação sejam feitos em todas as consultas. O diagnóstico epidemiológico deve ser sempre realizado, pois é de grande ajuda na definição do diagnóstico final da queixa.

Após a elaboração das hipóteses diagnósticas, o médico deve passar para a propedêutica, se necessário, indicando quais exames ou procedimentos deverão ser executados para a elucidação das dúvidas diagnósticas.

A anotação no prontuário de todos essas informações obtidas na consulta é essencial, incluindo a conduta com relação às hipóteses feitas e que deverão ser seguidas pela criança/família. A adesão às condutas propostas depende muito da relação criança-médico-família estabelecida, de um sistema de saúde eficiente e de uma comunicação bem feita. A boa comunicação passa por passos que devem ser sempre seguidos: perguntar, escutar, elogiar, recomendar e verificar a compreensão. Portanto, ao final de uma consulta, esses passos deverão ser cumpridos.

A finalização da consulta é a parte esperada ansiosamente pelos acompanhantes, seja para saber se a criança está crescendo e se desenvolvendo bem, e comendo adequadamente, seja para ouvir um diagnóstico sobre as queixas. Com certeza, constitui a parte mais importante da consulta, e o tempo geralmente dedicado a essa parte é insuficiente. Nesse momento, espera-se que o médico responda as indagações dos pais e da criança, que justifique as suas condutas, que pergunte sobre eventuais dúvidas e que, enfim, dê uma resposta aos questionamentos da família.

Na pediatria, portanto, há sempre algumas orientações que devem ser seguidas na finalização da consulta:

- Após o preenchimento dos dados na Caderneta de Saúde da Criança, explicar as anotações à mãe.
- Fazer os diagnósticos habituais em pediatria (crescimento, desenvolvimento e aspectos emocionais, vacinação, alimentação).
- Dar um retorno sobre os diagnósticos elaborados com as queixas que a mãe trouxe para o consultório, explicando um a um.
- Propor modificações de comportamentos e hábitos considerados necessários para o crescimento e o desenvolvimento da criança.
- Fazer os encaminhamentos necessários para especialistas, para exames laboratoriais, explicando os procedimentos para os exames.
- O médico que atende as crianças deve ter sempre em mente a sua ação preventiva, adiantan-

CAPÍTULO 11 • A Primeira Consulta e o Atendimento de Retorno

do para os acompanhantes o que vai acontecer à medida que a criança cresce em relação ao ganho de peso e de altura, desenvolvimento, vacinas, prevenção de acidentes hábitos alimentares.

- Justificar as condutas em função dos diagnósticos mais prováveis.

É sempre importante lembrar que o médico dá sugestões para o encaminhamento do atendimento e nunca ordens que devam ser seguidas. O estabelecimento de uma relação criança-médico-família adequada, assim como a verificação da compreensão, é de grande ajuda para o seguimento das orientações.

Por se tratar de um ser em crescimento e desenvolvimento, as orientações na finalização da consulta não se restringem ao diagnóstico feito. Orientações sobre alimentação, lazer, sono, saúde bucal, higiene, imunização, prevenção de acidentes e estimulação da criança para atingir seu potencial de desenvolvimento devem ser dadas em todas as consultas, com exceção da consulta da criança com doença aguda, dor ou falta de ar.

❑ BIBLIOGRAFIA

Feldman C. *Atendendo o paciente: perguntas e respostas para o profissional de Saúde*. 3ª ed., Belo Horizonte: Editora Crescer, 2006.

Neves Filho AC. A consulta pediátrica – algumas reflexões. Sociedade Brasileira de Pediatria – Documento Científico Pediatria Ambulatorial, maio de 2000.

Sucupira ACSL, Novaes HMD. A prática pediátrica no consultório. *In:* Sucupira ACSL *et al. Pediatria em consultório.* 3ª ed., São Paulo: Sarvier, 1996.

Viana MRA. O atendimento à criança. *In:* Alves CRL, Viana MRA. *Saúde da família: cuidando de crianças e adolescentes.* 1ª ed., Belo Horizonte: COOPMED, 2006.

CAPÍTULO 12

Particularidades do Atendimento à Criança

PARTE A
A CRIANÇA QUE NÃO SE DEIXA EXAMINAR

Luiz Megale

A consulta pediátrica consta da anamnese, do exame físico, da hipótese diagnóstica e da conduta a ser tomada. Um exame físico completo em uma criança se torna uma experiência única, e os dados anotados nesse momento provavelmente não se repetirão, principalmente pelo caráter evolutivo do desenvolvimento.

É na ocasião da consulta que o médico estabelece o vínculo com a criança e a família. Algumas crianças são extremamente dóceis e fáceis de examinar, o que não representa, no entanto, a regra geral. O que acontece é que existem idades em que a criança gosta do exame e do contato com o seu médico e idades nas quais sente ansiedade e medo de ser examinada.

Na maioria das vezes, o choro é a expressão do medo da criança, mas, mesmo nessas situações, o exame físico não é totalmente prejudicado. Determinadas partes do exame físico são mais dificultadas pelo choro intenso, mas o pediatra experiente consegue, na maioria das vezes, contornar as dificuldades e realizar um exame físico suficiente para levantar uma hipótese diagnóstica.

Partindo do princípio de que a consulta pediátrica é iniciada logo que a criança e os pais entram no consultório, o pediatra deve estar atento a todas as atitudes da criança e dos pais desde o início. Deve observar a criança que entra tranquila, andando ou no colo da mãe, e que mantém contato visual com o médico, respondendo com sorrisos às tentativas de aproximação, e aquela que entra chorando e agarrada ao pescoço da mãe ou do pai. Muitas vezes, durante a anamnese, a criança vai relaxando e, aos poucos, inicia um contato amigável com o médico.

A atitude e o semblante dos pais são também aspectos importantes a serem observados: ou estão tensos e preocupados com a doença do filho, ou confiantes ou mesmo com medo do médico e do que ele irá dizer ao final da consulta. Muitos pais chegam ao consultório cheios de culpa por vários motivos, a maior parte originada da fantasia da perda do filho, e é muito importante que o médico perceba e tente tranquilizá-los mesmo antes do exame físico, pois um pediatra experiente percebe no primeiro contato o grau de gravidade do estado da criança. Mesmo em consultas de puericultura, algumas mães têm medo do médico e do exame, demonstrando esse medo nas tentativas exageradas de consolar a criança, às vezes quase se deitando na mesa de exame. O maior medo que uma criança pequena pode sentir é quando observa e percebe medo no olhar da mãe. Essa será uma criança que irá demorar muito tempo antes de se acalmar na presença do médico. Aquela mãe que, mesmo preocupada, mostra tranquilidade quanto ao exame e acalenta o filho sem demonstrar medo faz com que a criança fique mais confiante e passe a aceitar a consulta sem muito choro em pouco tempo.

Durante o início da consulta, quando a criança ainda não está chorando, o médico pode tentar alguma aproximação com pequenas brincadeiras, ao mesmo tempo que vai observando a criança e suas respostas.

Em lactentes e crianças menores, o exame deve, se possível, ser iniciado no colo da mãe, pois é o local em que a criança se sente mais segura, principalmente se a mãe tem uma conduta ao mesmo tempo acolhedora e tranquilizadora. Algumas dessas crianças suportam todo o exame no colo, chorando apenas quando se deitam na mesa de exame.

Crianças maiores raramente choram e podem ser examinadas desde o início na mesa de exame, tendo-se sempre o cuidado de explicar para a criança o procedimento a ser realizado, iniciando com a ausculta e palpação e deixando as partes mais incômodas para o final. Em geral, crianças maiores abrem bem a boca, e não é necessário o uso do abaixador de língua, que quase sempre é o grande vilão do exame.

Poucas partes do exame físico são realmente muito dificultadas pelo choro intenso. A ausculta da fase expiratória é uma delas, pois, como o lactente chora na fase expiratória, é quase impossível auscultar sibilos e outros sinais de broncoespasmo quando a criança está chorando. Assim, o médico deve estar atento à história e tentar perceber sinais de possível broncoespasmo, como taquipneia, tiragem e batimentos de aletas nasais, quando a criança ainda está tranquila. Nesses casos, deve sempre tentar auscultar a criança com delicadeza, ainda no colo da mãe, antes mesmo de despi-la totalmente. Em se tratando de ausculta da fase inspiratória, como crepitações, o choro

pode até ajudar, pois a criança faz inspirações mais profundas. O exame do abdome também é um pouco prejudicado, mas, mesmo assim, é possível fazê-lo.

Fazendo uma correlação do choro e a dificuldade no exame com a idade da criança, podemos perceber que o choro e a ansiedade em lactentes normais atingem determinadas idades e, à medida que essas crianças vão estabelecendo suas relações, o contato com o médico vai se tornando mais agradável, e o exame, mais bem tolerado.

No período neonatal, o recém-nascido recebe poucos estímulos externos, uma vez que está protegido por uma barreira sensorial e imerso em seu narcisismo primário. Ainda não formou nenhuma relação objetal, e seus estímulos vêm das necessidades do próprio corpo. O choro, nessa idade, expressa uma necessidade que é quase sempre prontamente satisfeita pela mãe solícita. A mãe forma o ambiente do recém-nascido ou o seu entorno, sendo a pessoa mais qualificada para decodificar o choro do bebê. Assim, durante os primeiros 15 dias de vida, o recém-nascido chora pouco, e o exame físico não apresenta dificuldades. Se o recém-nascido estiver com boa temperatura, alimentado e alerta, e se o médico for delicado, poderá fazer um exame físico detalhado e completo.

Alguns recém-nascidos, quando entram na terceira semana de vida, iniciam um choro inexplicado, inconsolável, como se estivessem sentindo uma dor muito forte. Esse choro acontece mais no início da noite, durando mais de 3 horas, mais de 3 dias por semana e mais de 3 semanas consecutivas, e geralmente terminando após o terceiro mês. Essa é a definição clínica do que comumente chamamos de cólica do lactente. A cólica é sempre motivo de muita preocupação para os pais e quase sempre motivo de consulta ao pediatra. Durante uma crise, é quase impossível examinar o lactente, mas, se o exame ocorrer em um período do dia em que o lactente está tranquilo e sem cólica, poderá ser completo e detalhado, fornecendo ao médico condições de tranquilizar a família com relação a outras possibilidades diagnósticas, explicando que o quadro é autolimitado e que a criança vai melhorar em alguns dias.

Do terceiro mês até o final do primeiro ano, principalmente entre o terceiro e o oitavo mês, examinar um lactente sadio é a felicidade de todo pediatra. O bebê está na fase de formação de suas relações objetais, tendo a mãe como sua fonte de referência, e, como ainda não internalizou a imagem materna, todo adulto que lembre a fisionomia da mãe passa a ser fonte de prazer para a criança. Nessa idade, a criança gosta da presença do parceiro adulto e adora ser examinada, mantendo um contato afetivo com o médico, fixando o olhar e, muitas vezes, até chorando quando o médico desvia rapidamente o olhar.

Nesse período em que o bebê vivencia o princípio do prazer, aquele lactente que mantém um choro persistente no contato com outro adulto, não fixa o olhar, apresenta uma resposta pobre aos estímulos e tem pouca vocalização e pouca atividade corporal deve ser bem avaliado quanto a possíveis alterações emocionais. Existem escalas de retraimento que fornecem ao pediatra, por meio de pontuação, bons indícios para diagnóstico precoce de problemas emocionais futuros.

À medida que o lactente vai se aproximando do oitavo mês de vida, suas relações objetais vão se tornando mais específicas e ele passa a reconhecer a mãe como fonte de todo o seu prazer, quando na sua presença, e ao mesmo tempo de toda a sua frustração, quando na ausência. Nessa ocasião, segundo Spitz (1983), o lactente tem sua primeira crise de ansiedade, chamada de ansiedade de separação ou ansiedade do oitavo mês. Como ele já memorizou o rosto materno, todo adulto que não seja a sua mãe ou alguma pessoa de seu relacionamento íntimo passa a ser uma ameaça, e a criança chora na presença do estranho.

Esse é um período difícil para a criança ser examinada, e o pediatra vai precisar de toda sua arte no contato com o bebê. A aproximação deverá ser lenta e gradual, quase sempre no colo da mãe, sussurrando pequenas frases tranquilizadoras no ouvido da criança e distraindo-a com algum objeto.

Algumas crianças pequenas, no entanto, já entram no consultório chorando muito, impedindo qualquer tipo de contato e impossibilitando qualquer aproximação ou diálogo. Nessa situação, o pediatra deverá comunicar à mãe que o exame será rápido e objetivo e lhe ensinar a melhor maneira de conter a criança na mesa. Com alguma experiência, pode-se fazer um exame bem feito, em 5 a 10 minutos, em um lactente chorando.

Após o término do segundo ano de vida, as crianças vão-se deparando com o princípio de realidade e vão ampliando o leque de convivência.

Passam a tolerar melhor as frustrações e começam a aceitar o exame com menos choro. Algumas ainda choram no início, numa tentativa de não serem examinadas, mas param de chorar logo que percebem que o exame já está começando. A maioria ainda chora no momento da oroscopia e da otoscopia.

A partir do terceiro ano de vida, pouquíssimas crianças ainda choram e dificultam o exame, geralmente aquelas crianças cujas mães ainda ameaçam com "consultas para tomar injeção".

Às vezes, algumas crianças maiores resolvem fazer uma "crise de birra" na hora do exame. A crise de birra é uma exteriorização da raiva que a criança acumulou e deve realmente ser "lançada no mundo" para que ela aprenda a lidar com sua própria raiva; nesse momento, é totalmente inadequado tentar examinar a criança pela força. A melhor conduta nessa situação é conversar com os pais e agendar nova consulta para outro horário, pois é bem provável que, passada a crise de birra, a criança volte a ser dócil, deixando-se examinar sem problemas.

Neste capítulo foram abordadas as dificuldades encontradas no exame de crianças saudáveis que muitas vezes choram durante a consulta, mas que não impedem que o pediatra estabeleça uma visão geral do quadro clínico e possa chegar a uma hipótese diagnóstica e orientar os pais.

❏ BIBLIOGRAFIA

Brazelton TB, Cramer BG. *As primeiras relações*. São Paulo: Ed. Martins Fontes, 1992.

Guedeney A, Fermanian J. A validity and reliability study of assessment and screening for sustained withdrawal reaction in infancy: The Alarm Baby Distress Scale. *Infant Mental Health Journal* 2001; 22, 559-75.

Illingworth RS. *The normal child*. 6ª ed., Edinburgh, 1975.

Lopes SCF, Ricas J, Mancini MC. Evaluation of the psychometrics properties of the alarm distress baby scale among 122 brazilian children *Infant Mental Health Journal*, 2008; 29(2), 153-73.

Rao MR, Brenner RA, Shisterman EF, Vik T, Mills JL. Long term cognitive development in children with prolonged crying. *Arch Dis Child* 2004; 89:989-92.

Rautava P, Lethonen L, Helenius H, Sillanpaa M. Infantile colic: child and family three years later. *Pediatrics*, 1995; 96(1): 43-5.

Spitz RA. *O primeiro ano de vida*. 3ª ed., São Paulo: Ed. Martins Fontes, 1983.

St James-Roberts I. Persistent infant crying. *Arch Dis Child*, 1991; 66: 653-5.

Winnicott DW. *Os bebês e suas mães*. 1ª ed., 1988.

Winnicott DW. *Textos selecionados: da pediatria à psicanálise*. Rio de Janeiro: Francisco Alves, 1988.

PARTE B
ATENDIMENTO DA CRIANÇA NA ENFERMARIA E NA UNIDADE DE TERAPIA INTENSIVA

Maria do Carmo Barros de Melo

A Medicina tem sofrido grandes modificações, com avanços em diversas áreas do conhecimento. As particularidades anatômicas, fisiológicas, imunológicas e psicológicas das várias faixas etárias vêm sendo estudadas, permitindo uma abordagem diferenciada de cada uma delas. Nas últimas três décadas houve o surgimento e o aprimoramento das Unidades de Terapia Intensiva (UTI) e das diversas áreas da saúde, com a valorização da abordagem multiprofissional. Acredita-se que esse avanço se deva ao aperfeiçoamento dos exames propedêuticos e terapêuticos, dos atos cirúrgicos e anestésicos, da nutrição parenteral e dos medicamentos em geral, da assistência ventilatória e dos novos equipamentos.

A infância é um momento único na vida de qualquer ser humano, com algumas fases repletas de fantasias e medos. Quando, em algum momento da vida, uma criança necessita de internação hospitalar, pode haver alteração do seu psiquismo, o que pode interferir na sua resposta à terapêutica instituída.

A presença dos pais ou de alguma pessoa em que ela confie pode ajudar no enfrentamento da situação. Essas pessoas deveriam estar tranquilas e seguras, mas é possível que elas também necessitem de apoio. O papel dos profissionais de saúde envolvidos é fundamental no esclarecimento da situação, da gravidade e do prognóstico. As equipes devem se preparar para esses momentos, por meio de treinamentos e análise de situações ocorridas, para propiciar melhoria na abordagem da criança gravemente enferma dos pontos de vista técnico e emocional.

A humanização do atendimento das crianças hospitalizadas tem sido aprimorada, e em 1990 foi instituída a Internação Conjunta nas enfermarias pediátricas pelo Estatuto da Criança e do Adolescente. Nas maternidades, o programa Mãe Canguru para recém-nascidos prematuros possibilita um maior vínculo mãe-filho durante esse período difícil para os dois. Nas unidades de terapia intensiva pediátrica, a presença dos pais tem auxiliado a resposta terapêutica e, quando isso não é totalmente possível, o entendimento do processo de adoecimento e de limitações terapêuticas. O benefício aparece na compreensão dos familiares ou responsáveis, na sensibilização dos profissionais de saúde para a necessidade de uma atenção global ao núcleo familiar e, quando possível, na recuperação do paciente dos pontos de vista orgânico e psíquico. O período de internação pode diminuir, assim como os índices de infecção. Os danos psicológicos são menores, e as oportunidades para orientações aumentam.

Spitz, na década de 1940, descreveu o quadro clínico de "hospitalismo" ou "depressão anaclítica", consequência da separação da criança enferma de sua mãe. São também descritos os distúrbios de comportamento decorrentes de hospitalizações prolongadas ou após cirurgias: choro frequente, pesadelos, distúrbios do sono, depressão, distúrbios da fala, manipulação do próprio corpo (onicofagia, arrancar cabelo etc.), dificuldade de separação da mãe, distúrbios da conduta sexual, dificuldades alimentares e distúrbios da conduta social. As reações podem ser ativas (teimosia, birra, agressividade, irritabilidade, ciúme) ou passivas (medo, dependência).

Bowlby (1984) descreve três fases pelas quais passa uma criança que já formou vínculo com a mãe em resposta à separação desta: (a) protesto – pode durar de horas a 1 semana ou mais, e a criança não aceita figuras alternativas; (b) desespero – aparece à medida que a separação se mantém, e a criança se torna apática e dá uma falsa impressão de estar melhor; (c) desapego – continuando a separação, a criança passa a aceitar os cuidados de outra pessoa, não valorizando as visitas maternas e, após a alta, poderá se apegar a ela novamente.

Segundo Becker (1994), as consequências da hospitalização para a criança vão depender de diversos fatores, como: idade; duração da hospitali-

CAPÍTULO 12 • Particularidades do Atendimento à Criança

zação; nível prévio de psiquismo; preparo que recebeu para a hospitalização; contatos terapêuticos prévios, durante e após a internação. Os outros fatores determinantes dizem respeito à família: situação socioeconômica; forma como está estruturada; relacionamento prévio com a criança; forma de lidar com a ansiedade; recursos que lhe são oferecidos para encarar a doença e a hospitalização.

Para a diminuição da ansiedade do paciente pediátrico e de seus familiares seria recomendável que, diante da necessidade de internação, procedimento propedêutico ou terapêutico, ou atos cirúrgicos, o pediatra esclarecesse os questionamentos e explicasse todos os procedimentos. Quando possível, o paciente deve ter a oportunidade de conhecer o serviço onde será internado. Nos casos de intervenção cirúrgica, a visita pré-anestésica deveria ser realizada preferencialmente pelo anestesista responsável pelo ato. O paciente deve contar com a presença de um familiar até que ele esteja dentro do bloco cirúrgico e a anestesia seja iniciada. Ao despertar, deve encontrar novamente um rosto familiar, o que diminui substancialmente a ansiedade de separação. Recentemente, a criação de salas de indução e recuperação anestésica, onde é permitida a presença dos pais, contribuiu também para diminuir o estresse do paciente e dos seus familiares. Em cirurgias maiores é aconselhável o acompanhamento por um profissional de saúde mental. Escalas de avaliação psicológica clínica podem ser utilizadas. Algumas vezes, pode ser necessário suporte farmacológico para a criança ou para a família, nos casos de ansiedade extrema.

Em casos eletivos em que haja necessidade de internação em unidade de terapia intensiva, uma visita ao local é desejável e, se possível, o paciente deverá ter a oportunidade de entrar em contato com a equipe de saúde que o atenderá.

Durante a internação, os profissionais de saúde devem observar a criança em relação ao comportamento social e familiar e à regressão no desenvolvimento. A criança e seus pais (ou responsável) devem ser "escutados", pois alguns aspectos que podem dificultar o tratamento podem estar relacionados a dúvidas e medos inexistentes ou que necessitem de esclarecimentos. Os pais e os pediatras gostariam de poupar a criança dos sofrimentos de uma hospitalização ou de procedimentos, porém não é ocultando a verdade que ela será protegida. A criança deve ser preparada para reduzir o medo do "desconhecido", diminuindo a resistência e permitindo ao pediatra perceber os transtornos emocionais presentes. O respeito mútuo deve ser a base do relacionamento da tríade profissional de saúde-paciente pediátrico-familiares.

❑ SINAIS E SINTOMAS DE GRAVIDADE NO PACIENTE

A criança que apresenta sinais de instabilidade nos sistemas vitais do organismo necessita de cuidados intensivos, o que inclui uso de equipamentos para monitoramento e suporte terapêutico. Para que a evolução do paciente seja satisfatória, continuam sendo primordiais a avaliação e o acompanhamento médico. Muitas vezes o médico necessita agir prontamente, mas em outras ocasiões é preciso "puxar" uma cadeira e sentar-se ao lado do paciente. Desse modo, o médico "à beira do leito" pode acompanhar a evolução do paciente e a resposta à terapêutica, tomando decisões hábeis e competentes. O mais importante é que o profissional de saúde saiba perceber os sinais precoces de gravidade para que as providências sejam tomadas, prevenindo o agravamento do quadro. O conhecimento de semiologia auxilia muito nessa etapa. Os sinais e sintomas de gravidade se encontram listados no Quadro 12-1.

É importante que o pediatra esteja atento aos sinais e sintomas de alerta de gravidade do paciente para que as decisões médicas sejam tomadas de forma precoce, evitando-se a deterioração do quadro clínico.

❑ EXAME FÍSICO

Na prática da pediatria não existe substituto para o exame físico, sendo este a base da maioria dos diagnósticos. O método e o conhecimento do examinador são importantes para individualizar o paciente dentro do contexto da história atual, captando os sinais e sintomas de alerta, e esta habilidade levará a um atendimento com competência. A impressão inicial da criança gravemente enferma forma uma "fotografia instantânea" mental que possibilita ao profissional treinado o reconhecimento rápido da instabilidade fisiológica e o suporte imediato das funções vitais.

No paciente gravemente enfermo, que necessita de suporte circulatório e/ou ventilatório, o

Quadro 12-1. Sinais de alerta em neonatos, crianças e adolescentes

Frequência respiratória	Maior que 60irpm em qualquer faixa etária Bradipneia
Esforço respiratório	Batimentos de aletas nasais, gemência, retração esternal, tiragens intercostais ou subdiafragmáticas ou subcostais, balanço toracoabdominal
Palpação de pulsos	Finos, muito rápidos, ausentes, muito cheios
Perfusão capilar	Maior que 2 segundos
Frequência cardíaca	RN: <80 a 100 ou >200bpm 0 a 1 ano: <80 a 100 ou >180bpm Crianças: <60 a 80 ou >120bpm Adolescentes: < 60 ou >110bpm
Pressão arterial	Pressão sistólica menor que o percentil 5 Pressão sistólica ou diastólica maior que o percentil 90
Cianose	Presença de cianose
Hipoxia	Pode ser notada por meio de saturimetria, palidez cutânea, alteração do sensório, sinais de má circulação
Alteração de consciência	Não reconhece os pais, confusão mental, sonolência, irritabilidade, prostração
Débito urinário	Diminuição do débito
Em fetos ou neonatos	Bradicardia fetal, líquido amniótico meconial, diagnóstico prévio de malformações, idade materna <16 anos ou >35 anos, prematuridade, crescimento intrauterino restrito, parto de urgência em local não apropriado, doenças maternas, uso de medicamentos ou drogas pela mãe, ausência de pré-natal, hemorragia, morte fetal ou neonatal prévia, gemelaridade, pós-maturidade, atividade fetal ou do neonato diminuída, oligoidrâmnio, apresentação pélvica no parto, mãe com infecção, parto operatório, rotura prolongada de membranas, prolapso de cordão umbilical, sedação materna

exame físico deve ser inicialmente sumário. Após o paciente ter sido estabilizado, o exame deve ser feito do modo usual, completo e detalhado. Dessa maneira, as funções vitais da criança são sustentadas até que se defina o diagnóstico específico e seja instituído um tratamento apropriado para corrigir o problema subjacente.

A primeira fase é a de inspeção do paciente. A aparência geral da criança revela muitos dados importantes para a compreensão do quadro clínico. É importante analisar o ambiente em que a criança está situada, verificando os equipamentos, acessos venosos, sondas, drenos, rótulos e gotejamento dos soros e medicamentos, assim como monitores a que está conectada. A seguir, devem ser respondidas algumas pergun-

tas básicas, como, por exemplo, a criança aparenta estar grave, inconsciente, em insuficiência respiratória ou choque? O que os monitores e equipamentos informam? Os drenos estão funcionantes, o débito urinário está sendo mensurado? A criança tem distúrbios emocionais ou físicos, está acompanhada por familiares, está cooperativa, desnutrida, cianótica, anêmica, ictérica, edemaciada? A seguir, a situação das vias aéreas deve ser investigada: está pérvia, existe respiração espontânea, ela necessita de oxigênio suplementar ou de assistência ventilatória? E a respiração, existe esforço respiratório, o paciente está bem adaptado aos sistemas de oferta de oxigênio ou aos equipamentos de assistência ventilatória? Os pulsos centrais e periféricos es-

CAPÍTULO 12 • Particularidades do Atendimento à Criança

85

tão presentes? Palpando-se os dois simultaneamente, percebe-se diferença na intensidade? Eles estão cheios ou fracos, rítmicos ou arrítmicos? E a perfusão capilar? Essa sequência pode ser memorizada por meio da sigla AABC (aparência, abertura de vias aéreas, boa respiração, circulação). O profissional de saúde deve também estar apto a identificar o paciente com aparência séptica ("toxemiado").

Recém-nascidos em situação de hipoxia podem apresentar alteração na circulação (pulsos finos, má perfusão capilar), sendo diagnosticado choque de maneira indevida. O paciente pode estar com a cor acinzentada, pálido ou cianótico; irritado ou letárgico; normotérmico, febril ou hipotérmico; taquicárdico; taquipneico; com hipoperfusão e/ou hipotensão. Os pais podem relatar, às vezes, que a criança está dormindo mais que o habitual, irritadiça, hiporética ou inquieta. Deve-se pesquisar ainda se existe história de vômito ou diarreia, como está a diurese, como foi o início da doença atual e se existe alguma doença de base. Na ocorrência de um evento súbito deve-se pesquisar história de intoxicação, além de sinais de maus-tratos.

Os sinais de falência respiratória e de choque devem ser investigados, pois são as principais causas de parada cardiopulmonar na faixa etária pediátrica. Nas duas situações podem ocorrer alteração do nível de consciência e do tônus muscular e cianose. A falência respiratória ocorre por ventilação e oxigenação inadequadas, e os sinais precoces costumam ser de dificuldade respiratória e taquipneia (mais tarde, taquidispneia progressiva, bradipneia, cianose e palidez). Pode ser caracterizada por alterações na gasometria arterial (hipercarbia e/ou hipoxemia, hipocarbia em fase inicial). O choque é caracterizado por falta de substrato e oxigênio para suprir as demandas metabólicas do organismo. Os sinais precoces costumam ser de diminuição da perfusão capilar, revelada por tempo de recoloração prolongado (> 2 segundos), pulsos periféricos cheios e rápidos e/ou finos, pele "mosqueada" e cianose. O choque descompensado é caracterizado por hipotensão arterial, o que pode ser representado pela pressão diastólica menor que o percentil 5 (Quadro 12-2).

Logo que possível, deve-se monitorar o débito urinário e introduzir uma sonda gástrica, visto que na criança pequena o estômago cheio (de ar ou alimento) pode levar à dificuldade respiratória

Quadro 12-2. Hipotensão arterial/choque: limite inferior para pressão arterial sistólica

Idade	Pressão arterial percentil 5
RN	60
Até 1 ano de idade	70
1 a 10 anos de idade	70 + (idade em anos × 2)
Acima de 10 anos de idade	90

ou até mesmo à aspiração pulmonar do conteúdo gástrico.

Inicialmente, o exame neurológico deve ser sumário, pesquisando-se o estado de consciência do paciente: se ele está alerta, responsivo à dor e a estímulos verbais ou se ele não reage. As pupilas devem ser avaliadas quanto ao diâmetro e à reatividade. A escala de Glasgow modificada para a faixa etária pediátrica (Quadro 12-3) é útil para uma avaliação mais detalhada.

Após a estabilização do paciente, deve-se fazer uma anamnese completa. A seguir, o exame físico completo deve ser realizado de maneira detalhada e usual, o que poderá contribuir para o diagnóstico etiológico, a terapêutica e as avaliações sequenciais.

❑ EQUIPAMENTOS

O ambiente de terapia intensiva, muitas vezes, é agressivo aos olhos do paciente e até mesmo para o profissional de saúde pouco experiente. O paciente pode estar monitorado de diversas maneiras, em geral com monitoramento da frequência cardíaca, eletrocardiograma, pressão arterial, débito urinário e saturação de oxigênio. Existem outras formas invasivas de monitoramento, como cateteres centrais medindo pressões mais específicas. O acesso venoso pode estar central ou periférico. O paciente pode estar com drenos torácicos ou abdominais, sondas, faixas, curativos, gesso e outras formas de imobilização. Pode ainda estar sedado, o que dificulta o exame neurológico. Sistemas de oferta de oxigênio podem estar sendo utilizados, assim como ventiladores para suprir as necessidades do paciente. A fração inspirada de

Quadro 12-3. Escala de coma de Glasgow modificada conforme faixa etária

Idade	Melhor resposta ocular	Pontuação	Melhor resposta motora	Pontuação	Melhor resposta verbal	Pontuação
Menor de 1 ano	Acompanha com o olhar Movimentos oculares intrínsecos e extrínsecos íntegros Movimentos oculares intrínsecos e extrínsecos comprometidos Pupilas fixas, movimentos extrínsecos ausentes	4 3 2 1	Flete e estende as quatro extremidades Retira o segmento ao estímulo tátil Hipertonia das quatro extremidades Paralisia flácida	4 3 2 1	Vocaliza adequadamente para a idade Resposta motora ao estímulo verbal Resposta ocular ao estímulo verbal Grita ao ser estimulada Ausência de resposta	5 4 3 2 1
Entre 1 e 2 anos	Fixa o olhar, acompanha, reconhece e sorri Olhar fixo, acompanha inconstantemente; reconhece? Acorda momentaneamente Sem contato com o ambiente	4 3 2 1	Movimentação espontânea normal Retira o segmento ao estímulo tátil Retira o segmento ao estímulo doloroso Flexão dos quatro membros com estímulo doloroso Extensão dos quatro membros com estímulo doloroso Paralisia flácida	6 5 4 3 2 1	Balbucia "mama", "papa" e outras palavras simples Choro irritado, reconhece pessoas, balbucia Chora à dor, localiza a direção de sons Gemido à dor, agitação Ausente	5 4 3 2 1
De 2 a 5 anos	Abertura ocular espontânea Abertura ocular ao comando Abertura ocular ao estímulo doloroso Ausente	4 3 2 1	Obedece prontamente Localiza dor ou estímulo tátil Retirada do segmento estimulado Flexão anormal (decorticação) Extensão anormal (descerebração) Paralisia flácida	6 5 4 3 2 1	Palavras e frases apropriadas Palavras e frases inapropriadas Choro persistente ou gritos Sons incompreensíveis Nenhuma resposta verbal	5 4 3 2 1
Acima de 5 anos	Abertura ocular espontânea Abertura ocular ao comando Abertura ocular ao estímulo doloroso Ausente	4 3 2 1	Obedece prontamente Localiza dor ou estímulo tátil Retirada do segmento estimulado Flexão anormal (decorticação) Extensão anormal (descerebração) Paralisia flácida	6 5 4 3 2 1	Orientado, conversa inteligível Conversa, mas desorientado Palavras inapropriadas Sons incompreensíveis Nenhuma resposta verbal	5 4 3 2 1

Adaptado de Alvim GA, Melo MCB. Reconhecimento e primeiro atendimento à criança e ao adolescente gravemente enfermos. *In:* Alves CRL, Viana MRA. *Saúde da Família:Cuidando de Crianças e Adolescentes.* Belo Horizonte: COOPMED Editora, 2003, 282p.

oxigênio que está sendo administrado e os parâmetros da ventilação mecânica devem ser anotados em prontuário, assim como o funcionamento de drenos e os dados referentes ao tubo endotraqueal (marca de fixação, tamanho ou diâmetro interno do tubo), caso estejam presentes.

❏ CUIDADOS COM A CRIANÇA GRAVEMENTE ENFERMA – QUANDO NÃO EXAMINAR

Algumas situações impedem ou indicam a necessidade de manipulação do paciente de maneira mais cuidadosa, restringindo o exame físico. As situações mais comuns são: prematuridade, baixo peso ao nascer, obstrução de vias aéreas, dificuldade respiratória importante, instabilidade hemodinâmica e queimaduras extensas.

Os recém-nascidos e os pacientes queimados podem apresentar perda de calor, levando à hipotermia e à acidose metabólica. Essas situações podem desencadear parada cardiorrespiratória. No caso da obstrução de vias aéreas superiores, o estresse pode levar à obstrução total das vias aéreas, contribuindo para o pior prognóstico do paciente. Outros quadros de dificuldade respiratória podem se agravar com a manipulação do paciente, como asma e pneumonias graves.

❏ CAUSAS MAIS COMUNS DE INTERNAÇÃO EM SERVIÇO DE TERAPIA INTENSIVA

As situações de emergência que geralmente ocorrem na faixa etária pediátrica são: insuficiência respiratória, choque de diversas etiologias, traumatismos, parada cardiorrespiratória, dificuldade respiratória (asma, obstrução de vias aéreas, pneumonias graves), parto prematuro, cuidados pós-operatórios, convulsões, septicemia, crise falciforme, afogamentos, anafilaxia e intoxicações.

❏ BIBLIOGRAFIA

Alves CA, Melo MCB. Reconhecimento e primeiro atendimento à criança e ao adolescente gravemente enfermos. *In:* Alves CRL, Viana MRA (eds.). *Saúde da família: cuidando de crianças e adolescentes*. Belo Horizonte: COOPMED, 2003: 263-76.

American Academy of Pediatrics. American Heart Association. *Pediatric Advanced Life Support Provider Manual*, 2002.

Barness LA. *Handbook of Pediatric Physical Diagnosis*. Philadelphia: Lippincott-Raven Publishers, 2000.

Becker E. *Pediatria moderna*. São Paulo: Grupo Editorial Moura Jr. 1994; 30(7): 1118-35.

Bowlby J. Separação – Angústia e raiva. Vol. 2 da trilogia Apego e Perda. São Paulo: Ed. Martins Fontes, 1985.

França MTB. Preparo para a hospitalização. *In:* Sucupira ACSL, Brides LF, Kobinger MEBA, Souto MI, Zuccolotto SMC (Org.). *Pediatria em consultório*. 4ª ed. São Paulo: Sarvier, 2000: 141-50.

Melo MCB, Vasconcellos MC, Gresta MM. Primeiro atendimento à criança gravemente enferma. *In:* Leão E, Corrêa EJ, Mota JAC, Viana MB (eds.). *Pediatria ambulatorial*. Belo Horizonte, COOPMED, 2005: 274-88.

Spitz RA. An Injury into the genesis of psyquiatrics conditions in early childhood. The psychoonalytic study of the childhood, 1954; 1:53-74.

Vasconcellos MC, Melo MCB. Particularidades das faixas etárias pediátricas. *In*: Pereira RM, Simões e Silva AC, Pinheiro PFM (eds.). *Cirurgia pediátrica*. Rio de Janeiro: Guanabara Koogan, 2005: 3-9.

CAPÍTULO 13

A Consulta do Recém-Nascido

Eduardo Carlos Tavares

A anamnese e o exame físico de um recém-nascido devem ser considerados muito especializados devido às peculiaridades anatômicas e fisiológicas desse período etário. Um dos aspectos mais importantes se refere ao momento e à forma de realização dessa abordagem. A semiotécnica, geralmente adaptada de modo uniforme para a abordagem do lactente e da criança maior, depende no recém-nascido essencialmente do período de vida em que é realizada.

Em princípio, podem ser caracterizados cinco períodos cronológicos distintos:

- Exame realizado logo após o nascimento, ainda na sala de parto.
- Período de transição e adaptação.
- Primeiro exame completo.
- Exames rotineiros durante a estada na unidade neonatal.
- Exame para alta hospitalar.

❑ AVALIAÇÃO NA SALA DE PARTO

Quanto maior for o grau de informações a respeito das condições clínicas dos pais e demais familiares e, principalmente, das intercorrências durante o período gestacional, mais eficaz será a avaliação inicial. Costuma-se atribuir a Billard, o pioneiro da pediatria francesa, a observação original de que o recém-nascido não é um ser tão novo como se costuma imaginar, mas sim um "velho de 9 meses", ou seja, tem atrás de si um passado completo.

A anamnese prévia deve ser a mais completa possível. O Quadro 13-1 descreve os principais fatores pré e intraparto associados ao parto de risco.

Em situações de emergência, nem sempre é possível obter todas as informações necessárias. Nesses casos, uma anamnese reduzida será realizada e, posteriormente, complementada com as demais informações. Essa anamnese orientada para a assistência ao recém-nascido em situação de emergência consta basicamente de quatro perguntas básicas:

- A gestação é de termo ou pré-termo?
- O feto é único ou gemelar?
- A gestante usou alguma droga ou medicamento? E quando foi a última dose?
- Há indício de mecônio no líquido amniótico?

As respostas a essas perguntas serão importantes para o planejamento da estratégia da assistência ao recém-nascido, o que foge dos objetivos deste capítulo, mas que está bem detalhado no *Manual de reanimação neonatal* (2009) da Sociedade Brasileira de Pediatria.

A atenção imediata do pediatra na sala de parto se volta para a avaliação das condições vitais

Quadro 13-1. Fatores associados com o parto de risco

Período pré-parto

Idade > 35 anos ou < 16 anos
Diabetes
Hemorragia
Sorologia positiva para doenças infecciosas (p. ex., sífilis, rubéola, toxoplasmose, citomegalovirose, hepatite, imunodeficiência adquirida)
Terapêutica medicamentosa (p. ex., betabloqueadores, magnésio, lítio, opiáceos)
Drogas de adição
Morte fetal ou neonatal prévia
Ausência de pré-natal
Hipertensão crônica ou induzida pela gravidez
Anemia ou isoimunização
Doenças maternas (p. ex., cardiovascular, da tireoide, neurológicas)
Gemelaridade
Fetos pequenos para a idade gestacional
Fetos pós-termo
Trabalho de parto prematuro ou rotura prematura de membranas
Imaturidade pulmonar
Oligoidrâmnio
Atividade fetal diminuída
Malformação fetal identificada pelo ultrassom

Período intraparto

Apresentação pélvica ou qualquer outra apresentação anormal
Infecção
Trabalho de parto prolongado
Rotura prolongada de membranas
Prolapso de cordão
Sedação materna
Parto operatório
Líquido amniótico com mecônio ou fétido
Parâmetros de sofrimento fetal (p. ex., anormalidades de frequência cardíaca fetal)

Adaptado do *Manual de suporte avançado de vida em pediatria* (Chameides e Hazinski, 1998).

do recém-nascido. Para isso, deve-se responder rapidamente cinco perguntas. As duas primeiras, como vimos, já deveriam estar respondidas antes mesmo de o nascimento se completar:

- Ausência de mecônio?
- Gestação a termo?
- O recém-nascido está respirando?
- O recém-nascido está com tônus muscular adequado?
- O recém-nascido está corado ou apenas com acrocianose?

Se as respostas a essas perguntas forem afirmativas, a criança muito provavelmente estará em boas condições e o restante da avaliação poderá ser realizado com o recém-nascido no colo de sua mãe. Caso uma ou mais das respostas sejam negativas, a criança deverá ser levada para um berço com fonte de calor para avaliação da qualidade da respiração, frequência cardíaca e cor.

As constatações de ausência de movimentos respiratórios eficazes, da frequência cardíaca abaixo de 100bpm e da presença de cianose ou palidez significativa são os parâmetros atualmente utilizados para início dos procedimentos de reanimação neonatal.

Também são importantes a avaliação e o registro do índice de Apgar (Quadro 13-2) ao final do primeiro e do quinto minuto de vida. Avaliações adicionais deverão ser realizadas a cada 5 minutos, enquanto o índice permanecer abaixo de 7. O índice de Apgar tem grande interesse para a avaliação da vitalidade e da qualidade dos procedimentos realizados, mas não é mais utilizado para indicar esses procedimentos.

Quadro13-2. Índice de Apgar

	0	1	2
Frequência cardíaca	Ausente	< 100	> 100
Respiração	Ausente	Irregular	Eficaz (choro)
Tônus muscular	Hipotonia	Alguma flexão	Flexão e movimentos ativos
Irritabilidade reflexa	Ausente	Careta	Choro
Cor	Cianose ou palidez	Acrocianose	Róseo

❑ EXAME FÍSICO NA SALA DE PARTO

Após a estabilização do recém-nascido, um exame físico sumário deverá ser realizado, ainda na sala de parto. Essa avaliação tem o propósito de identificar malformações congênitas importantes ou outros fatores de risco que irão definir o encaminhamento do recém-nascido: alojamento conjunto com a mãe, unidades de tratamento intermediário ou de tratamento intensivo.

Roteiro para o exame físico

Ectoscopia

- Malformações grosseiras: fenda palatina ou labial, anomalias anorretais, defeitos da parede abdominal, defeitos de tubo neural, alterações da genitália, características sindrômicas, massas visíveis.
- Pele: petéquias, *rash*, equimoses, lacerações, manchas, icterícia.

COONG (cabeça, olhos, orelhas, nariz, cavidade bucal e garganta)

- Fontanelas: abaulamento, depressão, anormalmente grande.
- Bossa serossanguínea ou cefalematoma.
- Olhos: edema, hemorragia, hiper ou hipotelorismo.
- Orelha: posição, forma, canal auditivo patente.
- Nariz: forma, atresia de coanas.

Sistema respiratório

- Movimentos respiratórios regulares.
- Ausculta simétrica.
- Estridores, sibilos, gemidos, sinais de esforço respiratório.
- Cianose.

Sistema cardiovascular

- Frequência cardíaca.
- Arritmias.
- Sopros.
- Pulsos femorais.

Abdome e pelve

- Massas palpáveis.
- Visceromegalias.
- Distendido ou escavado.
- Vasos do cordão umbilical (duas artérias e uma veia).
- Hérnias inguinais.

Genitália

Masculina

- Posição dos testículos.
- Fimose.
- Hipospádia.

Feminina

- Hímen inperfurado.
- Hipertrofia clitoriana.

Sistema nervoso

- Tônus.
- Paresias ou paralisias.
- Reflexos arcaicos: Moro, preensão palmar e plantar, Babinsky, sucção.

Sistema locomotor

- Fraturas (clavícula, membros).
- Sinais de Ortolani e Barlow.
- Deformidades (nanismo, osteogênese *imperfecta*).

❑ PERÍODO DE TRANSIÇÃO E ADAPTAÇÃO

Nesse período, que geralmente dura de 1 a 4 horas, o recém-nascido deve ser manipulado o mínimo possível, havendo necessidade apenas de observação frequente dos dados vitais. Nesse período também é importante notar se houve diurese e eliminação de mecônio, anotando suas características no prontuário. Deve-se observar, ainda, o aparecimento de anormalidades como salivação abundante, icterícia, cianose, palidez e dificuldade respiratória, entre outras.

❑ PRIMEIRO EXAME COMPLETO

O terceiro período, momento ideal para se realizar um exame físico minucioso, corresponde a uma etapa em que o recém-nascido alcançou um equilíbrio homeostático e se apresenta calmo, mas alerta. Há autores que preconizam que esse exame seja realizado após 10 a 12 horas de vida, alguns preferem entre 2 e 4 horas de vida, enquanto outros são menos precisos, indicando o exame nas primeiras 12 horas de vida ou ainda nas primeiras 24 horas de vida. O horário mais adequado deve ser estabelecido em cada caso, respeitando-se a rotina do serviço, a disponibilidade do médico assistente e, principalmente, as características clínicas de cada recém-nascido e do seu período de adaptação.

Regras gerais para o exame físico completo

No primeiro exame completo devem ser avaliados não só o estado geral do recém-nascido e os desvios de sua normalidade, como a idade gestacional e o estado nutricional para, associado ao peso de nascimento, estabelecer sua classificação e, ainda, detectar malformações menos grosseiras que não foram percebidas na sala de parto. O objetivo final será o de obter um relatório minucioso sobre esses aspectos fundamentais, o qual servirá de referencial para futuras avaliações. Portanto, todos os achados devem ser anotados com detalhes suficientes no prontuário da criança.

O exame deve ser realizado com o recém-nascido despido, sob boa iluminação, de preferência durante um período de alerta, sem irritabilidade. Para isso se torna necessário um controle das variáveis que possam influenciar o estado geral, como temperatura ambiente, irritabilidade, fome, manipulação excessiva e sonolência pós-prandial, entre outras. Como nem sempre é possível o controle de todas as variáveis, é necessário que, além da delicadeza e da paciência de quem examina, haja certa flexibilidade na rotina, aproveitando os momentos de acalmia para avaliar os parâmetros mais influenciados pelo grau de irritabilidade, como, por exemplo, a avaliação neurológica e a ausculta torácica.

Exame físico geral

Parâmetros antropométricos

Os parâmetros deverão ser obtidos em horário diferenciado do exame completo ou ao final deste, uma vez que normalmente são procedimentos irritantes para o recém-nascido, podendo interferir na sequência do exame. Em geral, são avaliados o peso de nascimento (de preferência logo após o nascimento, ainda na sala de parto), o comprimento e os perímetros cefálico, torácico e abdominal.

Classificação do recém-nascido

Com base no peso, na idade gestacional e no estado nutricional do recém-nascido, é possível classificá-lo de quatro formas diferentes:

Exclusivamente pelo peso ao nascimento

- *Recém-nascido de baixo peso (RNBP)*: peso abaixo de 2.500g.
- *Recém-nascido de muito baixo peso (RNMBP)*: peso abaixo de 1.500g.
- *Recém-nascido de muito muito baixo peso (RNMMBP)*: peso abaixo de 1.000g.
- *Recém-nascido de peso excessivo*: peso acima de 4.500g.

Exclusivamente pela idade gestacional

- *Pré-termo:* menos de 37 semanas completas.
- *Termo:* entre 37 semanas completas e 41 semanas e 6 dias.
- *Pós-termo:* 42 semanas completas ou mais.

Pela relação entre o peso e a idade gestacional

- *Pequeno para a idade gestacional (PIG):* abaixo do percentil 10.
- *Adequado para a idade gestacional (AIG):* entre o percentil 10 e o 90.
- *Grande para a idade gestacional (GIG):* acima do percentil 90.

Pelo estado nutricional, avaliado por parâmetros clínicos

- *Eutrófico.*
- *Malnutrido fetal grau I (MNF I):* pele seca, de aspecto apergaminhado, fissurada, com leve descamação. Subcutâneo levemente diminuído nos membros.
- *Malnutrido fetal grau II (MNF II):* pele seca, apergaminhada, com descamação mais evidente do que no grau I. Subcutâneo moderadamente diminuído em membros e tronco. Pele, unhas e cordão umbilical impregnados por mecônio verde-amarelado.

- *Malnutrido fetal grau III (MNF):* pele muito ressecada com descamação lamelar intensa. Subcutâneo muito diminuído em todo o corpo. Pele, unhas e cordão umbilical impregnados com mecônio amarelo-acastanhado.

É importante notar que os tipos de classificação são complementares, e não excludentes.

Por exemplo, é possível haver um recém-nascido pré-termo, de baixo peso, AIG ou mesmo GIG, sem sinais de má nutrição fetal. Por outro lado, podemos ter um recém-nascido pós-termo, PIG, malnutrido fetal, podendo ou não ser de baixo peso.

Estado geral, postura e choro

A primeira impressão, geralmente subjetiva, do examinador ao observar o recém-nascido é descrita como estado geral. Representa uma "impressão de conjunto imediata" que, quando alterada, dá origem a uma expressão de difícil definição, mas de rápida assimilação pelos mais experientes: "o recém-nascido que não vai bem." Trata-se de um quadro inespecífico, podendo representar sepse, alterações metabólicas, alterações neurológicas ou outras anormalidades. É interessante notar que, muitas vezes, os dados fornecidos pelos outros parâmetros do exame não conseguem modificar a impressão dessa avaliação subjetiva inicial.

No recém-nascido a termo, sem anormalidades clínicas e de posição intraútero, a postura geralmente assumida é a chamada flexão dos quatro membros. Os quadris se apresentam abduzidos e parcialmente fletidos, com flexão também dos joelhos. Os braços se apresentam aduzidos e fletidos na altura dos cotovelos. Em caso de apresentação anormal (pélvica, córmica ou de face), o recém-nascido apresenta posturas variadas de acordo com sua posição intraútero (p. ex., extensão dos membros inferiores sobre o tronco [apresentação pélvica] ou hiperextensão da cabeça, simulando opistótono [apresentação de face]). Já os recém-nascidos prematuros ou com sofrimento perinatal tendem a ser hipotônicos e apresentar uma postura em extensão com os membros "largados".

Quando não manipulados, os recém-nascidos sadios tendem a permanecer calmos com movimentação esparsa e lenta. Durante o exame, geralmente reagem com movimentação ativa e choro forte. Irritabilidade excessiva, tremores, movimentos repetitivos ou apatia constante devem ser considerados anormais e investigados até que se prove o contrário.

O choro normal deve ser sonoro e de timbre variável, geralmente relacionado com fome, frio ou qualquer outro desconforto. Choros muito agudos e constantes podem indicar dor. Choro de timbre monótono, intermitente e agudo pode estar associado com lesão neurológica grave. Choro fraco, assemelhando-se ao miado, ocorre em casos com deleção parcial do braço curto do cromossomo 5 – síndrome do miado de gato. Ausência de choro à manipulação costuma indicar que a criança está gravemente enferma.

Exame físico específico

Pele e anexos

Semiotécnica

Deve-se observar atentamente toda a pele, do couro cabeludo aos pés. Posteriormente, segurar um segmento de pele e subcutâneo entre os dedos polegar e indicador e tracionar com suavidade, soltando em seguida, observando a elasticidade e o turgor nas diversas regiões do corpo. Deve-se fazer uma leve pressão, com a ponta dos dedos, nas regiões prétibiais, no dorso das mãos e dos pés e no couro cabeludo, para a pesquisa de edemas. Examinar as unhas.

O que observar:

- *Cor:* palidez, cianose, pletora, icterícia, impregnação meconial, aspecto acinzentado ou reticulado (*cutis marmorata*).
- *Elasticidade anormal:* diminuída (desidratação, desnutrição intrauterina) ou aumentada (síndrome de Ehlers-Danlos e outras).
- *Descamação:* pode ser um achado normal, porém, quando muito acentuada, pode caracterizar anormalidade (desnutrição intrauterina, ictiose, sífilis congênita [Fig. 13-1], epidermólise bolhosa etc.).
- *Presença de edema:* localizado ou generalizado.
- *Lesões e achados fisiológicos:* hiperplasia sebácea (Fig. 13-2), milia, miliária (Fig. 13-8), melanose pustulosa transitória (Fig. 13-3), eritema tóxico (Fig. 13-4), mancha salmão (Fig. 13-5), mancha mongólica, outras manchas hipercrômicas, hemangiomas (Fig. 13-6), equimoses, petéquias, púrpuras, adiponecrose, ingurgitamento mamário (ação de hormônios maternos) e áreas de agenesia cutânea.

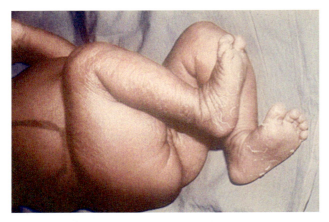

Fig. 13-1. Descamação – Sífilis congênita.

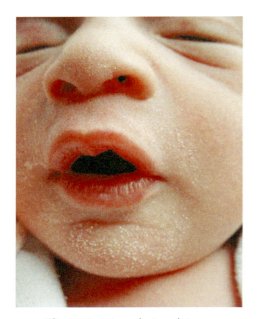

Fig. 13-2. Hiperplasia sebácea.

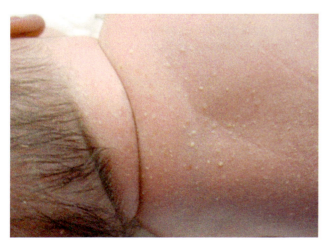

Fig. 13-3. Melanose pustulosa transitória.

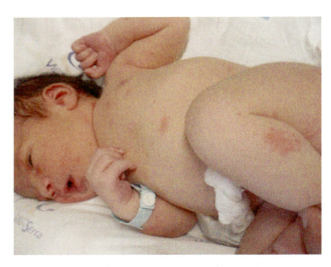

Fig. 13-4. Eritema tóxico.

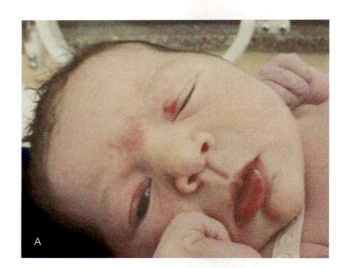

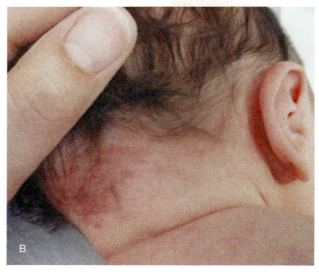

Fig. 13-5A e **B.** Manchas salmão.

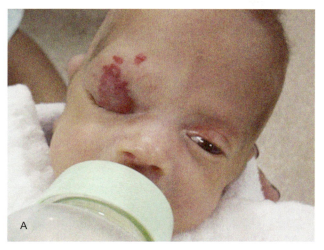

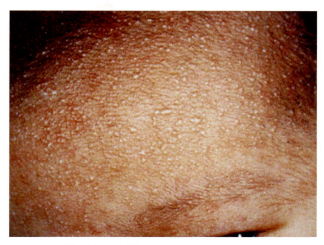

Fig. 13-8. *Milia* ou miliária cristalina.

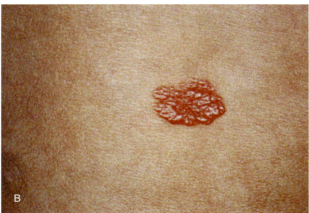

Fig. 13-6A e B. Hemangiomas.

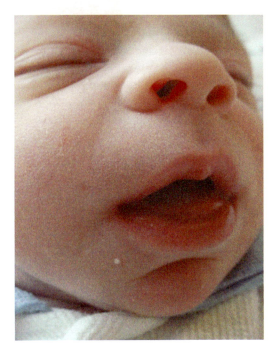

Fig. 13-7. *Milium* sebáceo.

- *Unhas:* agenesia ou acentuada hipoplasia (displasia ectodérmica, ingestão de hidantoinatos durante a gestação).

Cabeça e pescoço

Crânio

Semiotécnica
- *Inspeção:* verificar o tamanho, o formato, as deformidades e a proporção entre o crânio e a face.
- *Palpação:* sentir a consistência da tábua óssea, observar as suturas e as fontanelas.
- *Ausculta:* com o auxílio do estetoscópio, pesquisar a presença de ruídos intracranianos (sopros sistólicos ou contínuos).
- *Mensuração:* medir o perímetro cefálico.

O que observar:

- *Forma, volume e consistência óssea:* macrocefalia, microcefalia, braquicefalia, escafocefalia, plagiocefalia, turrencefalia, craniotabes, rigidez excessiva.
- *Suturas:* diástase, cavalgamentos e craniossinostose.
- *Fontanelas:* número, tamanho, abaulamento, depressão.
- *Massas:* bossa serossanguínea (*caput sucedaneum*), cefalematoma, encefaloceles.
- *Ruídos intracranianos:* raros no recém-nascido. Quando presentes, sugerem fístula arteriovenosa.

Face

Semiotécnica

Inspecionar a face de frente e perfil. Descrever com minúcias achados que possam sugerir uma *fácies sindrômica*.

O que observar:

- *Características faciais:* triangular, arredondada, inexpressiva, achatada, micrognatia, assimétrica, peculiaridades de determinadas síndromes.
- *Distância interpupilar:* hipertelorismo (associado a várias doenças síndrômicas; quando isolado, pode ser uma variante normal), hipotelorismo (geralmente associado a doenças sindrômicas e déficit mental).
- *Olhos:* microftalmia, macroftalmia, blefarofimose, edema palpebral, hiperemia ou hemorragia conjuntival, secreção, estrabismo, nistagmo, leucocoria, opacificação da córnea, coloboma, tamanho e reatividade pupilar.
- *Orelhas:* assimetria, implantação baixa, fístulas, apêndices pré-auriculares, defeitos ou ausência do pavilhão auricular, atresia do meato acústico. Atualmente, ainda é controversa a indicação do teste de audição como rotina universal ou somente para os recém-nascidos de risco.
- *Nariz:* deformações, batimentos de asa do nariz, atresia de coanas, secreção e respiração ruidosa (semiobstrução). Em caso de suspeita de atresia de coanas, tentar passar uma sonda de pequeno calibre, para testar a permeabilidade, em ambas as narinas.
- *Boca:* macrostomia (trissomias 18 e 21), microstomia (mucopolissacaridoses), "boca de peixe" (síndrome feto-alcoólica), fissuras labiopalatinas, macroglossia, glossoptose, rânula, epúlide, pérolas de Epstein, cistos de Bohn, dentes neonatais, assimetria durante o choro (paralisia facial).

Pescoço

Semiotécnica

Observar a posição, a simetria, a mobilidade e a presença de massas, fístulas ou excesso de pele.

O que observar:

- *Forma:* anormalmente curto (fusão vertebral – síndrome de Klippel-Feil), pescoço alado – *pterygium coli* –, expansão cervical de pele, e fáscia (síndrome de Turner, trissomia do 21).
- *Musculatura:* torcicolo congênito.
- *Massas:* fibromioma do esternocleidomastóideo, teratomas, higroma cístico, bócio congênito, linfonodos.

Sistema respiratório

Semiotécnica

- *Inspeção:* no recém-nascido, a inspeção traz informações mais valiosas do que o subsídio fornecido pela percussão e a ausculta. Observar a forma e simetria do tórax e a posição dos mamilos. Verificar a expansibilidade do tórax, o padrão e a frequência respiratória e os sinais de esforço anormal (boletim de Silverman-Andersen – Quadro 13-3).
- *Palpação:* verificar integridade da clavícula e das costelas.
- *Percussão:* percutir ao longo do tórax, comparando a sonoridade do lado direito com a do esquerdo e definindo os limites do fígado e do baço.
- *Ausculta:* realizar em toda a extensão do tórax. Comparar a intensidade e a característica dos sons respiratórios à direita e à esquerda.

Quadro 13-3. Boletim de Silverman-Andersen

	0	1	2
Tiragem intercostal	Ausente	Discreta	Acentuada
Retração xifoide	Ausente	Discreta	Acentuada
Batimento de asa nasal	Ausente	Discreto	Acentuado
Balanço toracoabdominal	Sincronizado	Assincronia leve	Assincronia acentuada
Gemido expiratório	Ausente	Audível com estetoscópio	Audível sem estetoscópio

Exames subsidiários de apoio diagnóstico

A radiografia de tórax deverá completar a propedêutica pulmonar do recém-nascido, devido às dificuldades inerentes a essa faixa etária para definição diagnóstica baseada somente na clínica. Ela possibilita a avaliação da aeração pulmonar, da imagem cardíaca, da integridade do diafragma, da morfologia do timo e da presença de massas anormais. Além da radiologia convencional, a radioscopia, a transiluminação, a ultrassonografia, a tomografia computadorizada e a ressonância magnética se mostram bastante úteis em situações especiais.

O que observar:

- Assimetria e deformidades torácicas.
- Fraturas dos arcos costais e da clavícula.
- Movimentação torácica: simetria e retrações.
- Frequência e padrão dos movimentos respiratórios (apneia, respiração periódica, *gasping*, taquipneia, respiração superficial, sinais de esforço respiratório).
- Características da ausculta: distribuição do murmúrio vesicular, presença de ruídos adventícios (crepitações, roncos, sibilos, estridores).
- Características da percussão: verificar hipersonoridade (pneumotórax) ou macicez (derrame ou massas intratorácicas); limite hepático ou esplênico acima do esperado sugere atelectasia.

Sistema cardiovascular

Semiotécnica

- *Inspeção:* avaliar coloração, presença de abaulamento precordial, presença de batimentos visíveis, padrão respiratório.
- *Palpação:* palpar o precórdio e os pulsos periféricos (em especial, os pulsos femorais). Localizar a borda hepática. Realizar digitopressão para pesquisa de edema e do tempo de reperfusão capilar.
- *Percussão:* pouco utilizada. Serve para definir a borda superior do fígado e os limites do coração (pouca precisão).
- *Ausculta:* deve ser realizada com a criança a mais tranquila possível. A ausculta deve ser feita nos focos tradicionais (aórtico, pulmonar, mitral e tricúspide). Se necessário, deve-se complementar o exame, auscultando outras partes (pescoço, crânio, axila, dorso, abdome).

- *Medida da pressão arterial:* geralmente não é realizada de rotina no primeiro exame. Torna-se necessária no acompanhamento de crianças doentes, não somente com doenças cardiovasculares, mas também em caso de sepse, doenças respiratórias graves e necessidade de tratamento intensivo.

Exames subsidiários de apoio diagnóstico

A radiografia de tórax, o estudo radiológico do coração e dos vasos da base, a ecodopplercardiografia, o eletrocardiograma, a tomografia computadorizada e o diagnóstico por medicina nuclear são aliados importantes para a avaliação de situações específicas em recém-nascidos cardiopatas.

O que observar:

- Presença de cianose, palidez, pletora, pele mosqueada, sinais de dificuldade respiratória, abaulamento precordial, batimentos visíveis do *ictus cordi*, batimentos venosos anormais.
- *Ictus cordi:* localização, características do impulso, presença de frêmitos.
- Presença e amplitude dos pulsos periféricos. Comparar os pulsos de um lado com os do outro e os superiores com os inferiores.
- Pesquisar edema e avaliar o tempo de reperfusão capilar.
- Avaliar presença de hepatomegalia.
- Identificar as bulhas cardíacas e suas características e identificar desdobramentos e estalidos. Identificar a presença de terceira e quarta bulhas. Identificar a presença de sopros e suas características: intensidade, foco de maior ausculta e propagação, qualidade (suave, rude, aspirativo, musical), fase do ciclo (sistólico, diastólico, contínuo) e duração (ao longo de toda a sístole ou diástole ou restrito à proto, meso ou telessístole ou diástole).

Abdome

Semiotécnica

- *Inspeção:* fazer uma observação cuidadosa da forma, da integridade da parede, da presença de tumorações, de circulação colateral e de hérnias. Identificar os vasos umbilicais.

- *Palpação:* deverá ser feita com as mãos aquecidas, utilizando-se, geralmente, as polpas dos dedos indicador e médio. Inicialmente, realizar uma palpação superficial para detectar dolorimento e massas proeminentes. Posteriormente, aprofundar a palpação à procura de massas mais profundas e para delimitar as bordas hepática e esplênica. As lojas renais deverão ser palpadas comprimindo o dedo polegar, colocado na face anterior do abdome, contra os demais dedos, colocados na face posterior, sentindo entre eles o polo inferior do rim. Palpar também as regiões pubiana e pélvica.
- *Percussão:* percutir para avaliar a sonoridade (distensão gasosa ou massa sólida). Na suspeita de ascite, dar piparotes de um lado do abdome e, com a outra mão, sentir a propagação da onda líquida. Avaliar pela percussão os limites do fígado e do baço.
- *Ausculta:* auscultar os ruídos hidroaéreos característicos da peristalse e possíveis sopros vasculares.

Exames subsidiários de apoio diagnóstico

O estudo radiológico, simples ou contrastado, a radioscopia, a ultrassonografia e outros métodos de diagnóstico por imagem são de grande utilidade na avaliação do abdome, em situações específicas.

O que observar:

- Aumento de volume (distensão gasosa, ascite, obstrução ou semiobstrução intestinal) ou abdome escavado (hérnia diafragmática).
- Presença de duas artérias e uma veia no cordão umbilical (artéria umbilical única pode estar associada a anomalias congênitas).
- Anomalias anorretais.
- Presença de ondas peristálticas visíveis.
- Presença de hérnias umbilicais, paraumbilicais, inguinais ou laterais (lombar).
- Agenesia ou hipotrofia acentuada da musculatura (síndrome de Prune-Belly).
- Diástase de retos do abdome.
- Visceromegalias e outras massas abdominais ou pélvicas.
- Presença e qualidade do peristaltismo (ausente, normal ou aumentado).
- Eliminação de mecônio ou fezes e seu aspecto.

Genitais

Semiotécnica

- *Inspeção:* observar o aspecto da genitália, identificar se masculina típica, feminina típica ou ambígua. Verificar a presença de anormalidades.
- *Palpação:* palpar o saco escrotal e os testículos. Puxar levemente os grandes lábios da genitália feminina para a frente e para cima a fim de avaliar a vulva e o hímen.

O que observar:

- *Genitália masculina:*
  - Tamanho do pênis.
  - Posição do orifício uretral – hipospádia ou epispádia.
  - Presença de fimose, hidrocele ou hérnias.
  - Posição dos testículos – eutópicos, retráteis ou distópicos (criptorquidia uni ou bilateral).
- *Genitália feminina:*
  - Tamanho do clitóris.
  - Presença de sinéquia de pequenos lábios ou imperfuração himenal.
  - Localização dos orifícios da vagina e da uretra.
  - Presença de fístula anovulvar.
  - Presença e aspecto da secreção vaginal.
- *Genitália ambígua:*
  - Tamanho do *fallus*.
  - Presença de gônadas nas pregas labioescrotais ou na região inguinal.
  - Sempre complementar o exame com métodos auxiliares de diagnóstico (cromatina sexual, cariograma, imagem) antes de se definir o sexo da criança.

Sistema nervoso

Foge à finalidade deste capítulo a descrição detalhada do exame neurológico completo do recém-nascido, que será tratado no Capítulo 38.

Aqui será descrito o exame na sua forma simplificada e prática para uma avaliação de rotina.

Semiotécnica

Deve ser testada a sensibilidade do recém-nascido à luz por meio de uma fonte luminosa apropriada. Em seguida, a audição é testada mediante o reflexo cocleopalpebral (pestanejo em resposta ao ruído). Atualmente, está indicado o teste de emissão otoacústica (teste da orelhinha) em todos os recém-nascidos.

Deve-se observar a movimentação global do recém-nascido e verificar se existe algum comprometimento segmentar localizado que indique paralisia. Em geral, quando não está sendo importunado, o recém-nascido mantém-se calmo e com pouca movimentação. Ausência completa de movimentos espontâneos e a presença de tremores, abalos musculares, crises convulsivas, movimentos contínuos de sucção ou de mascar, movimentos ondulatórios ou de protrusão da língua são anormais e apontam para comprometimento do sistema nervoso.

Avaliação do tônus passivo

- Manobra calcanhar-orelha.
- Mensuração do ângulo poplíteo.
- Sinal do xale ou cachecol.
- Avaliação do tônus ativo.
- Reação de retificação do corpo.
- Sustentação da cabeça.
- Pesquisa dos reflexos primários.
- Sucção – deglutição.
- Reflexo de Piper (quatro pontos cardiais).
- Preensão palmar e plantar.
- Reflexo de Moro.
- Extensão cruzada.
- Reflexo de Galant.
- Marcha.
- Subida da escada ou reflexo da colocação.

Na interpretação de sinais neurológicos deve-se procurar não incorrer em erros diagnósticos ou de prognóstico, tão prejudiciais ao destino da criança e dos familiares. É importante lembrar que o ambiente, a irritabilidade ou o sono podem alterar transitoriamente as respostas aos estímulos. Em caso de dúvida, deve-se solicitar uma avaliação do neuropediatra.

Sistema locomotor

Semiotécnica

Exame da coluna

O recém-nascido é colocado em decúbito ventral. Pela ectoscopia, deve-se observar a presença de tumor no trajeto da coluna vertebral, assim como hipertricose, manchas hipercrômicas na linha média, depressão ou fístulas na região sacral.

Percorrer o dedo ao longo da coluna e observar a presença de cifose, escoliose, meningoceles ou espinha bífida oculta.

Exames subsidiários de apoio diagnóstico

O estudo radiológico, a ultrassonografia, a tomografia computadorizada e a ressonância magnética podem ser de grande utilidade em situações específicas.

Exame dos membros

Com o recém-nascido posicionado em decúbito dorsal, verifica-se se os membros são simétricos e de proporções normais. Contar os dedos das mãos e dos pés. Verificar se não há polidactilia, sindactilia, aracnodactilia, clinodactilia ou campodactilia. Testar a mobilidade das articulações. Examinar com cuidado as articulações coxofemorais com as manobras de Ortolani e Barlow, realizadas com cuidado e critério, para evitar lesão da cartilagem.

O que deve ser procurado: paralisias, fraturas, hemi-hipertrofias, osteocondrodisplasias, artrogripose congênita, doença displásica do quadril, anomalias posturais do pé, prega simiesca e/ou prega única de flexão no quinto dígito, hipoplasia e aplasia óssea.

Exames subsidiários de apoio diagnóstico

O estudo radiológico e a ultrassonografia podem ser de grande utilidade em situações específicas.

❏ EXAMES ROTINEIROS DURANTE A INTERNAÇÃO NA UNIDADE NEONATAL

Durante a estada do recém-nascido saudável na unidade neonatal, geralmente entre 24 e 72 horas, ele deverá ser reavaliado periodicamente a cada 12 ou 24 horas. Essa reavaliação não será tão detalhada quanto o primeiro exame, já descrito, mas deve sempre incluir:

- Avaliação das informações, verbais ou anotadas no prontuário, sobre o estado geral do recém-nascido, aceitação e método de oferta da alimentação, presença das eliminações fisiológicas (mecônio/fezes e urina), náuseas ou vômitos, outras alterações notadas pelos profissionais de saúde do serviço.

- Ectoscopia: pesquisa de alterações da postura, distensão abdominal, icterícia, cianose, palidez e outras lesões de pele.
- Sistema respiratório: observação do ritmo respiratório e ausculta pulmonar.
- Sistema cardiovascular: ausculta cardíaca, palpação de pulsos periféricos e verificação da reperfusão capilar.
- Palpação abdominal e percussão em caso de distensão.

❑ EXAME PRÉ-ALTA HOSPITALAR

No momento da alta deve-se fazer uma reavaliação global do recém-nascido com ênfase na identificação de icterícia, sopros cardíacos, distensão abdominal e distúrbios respiratórios não diagnosticados previamente. Deve-se aproveitar para realçar com os pais e familiares os cuidados a respeito dos achados normais, incluindo perda de peso fisiológica, obstrução nasal do lactente e lesões cutâneas, bem como orientar sobre possíveis alterações que possam surgir após a alta e a importância dos controles periódicos com o pediatra.

❑ BIBLIOGRAFIA

Alves Filho N. Anamnese e exame físico do recém-nascido. *In:* Alves Filho N, Corrêa MD (eds.). *Manual de perinatologia.* 2ª ed., Rio de Janeiro: Medsi, 1995: 374-90.

American Heart Association & American Academy of Pediatrics. International Guidelines for Neonatal Resuscitation: An Excerpt From the Guidelines 2000 for Cardiopulmonary Resuscitation and Emergency Cardiovascular Care: International Consensus on Science. *Pediatrics*, 2000; 106(3): 1-16.

Aucott SW. Physical examination and care of the newborn – Part one: Physical examination. *In:* Fanaroff AA, Martin RJ (eds.). *Neonatal-perinatal medicine.* 6ª ed., St Louis: Mosby, 1997: 403-8.

Carakushansky G. *Semiologia básica do recém-nascido.* Rio de Janeiro: Interamericana, 1979.

Chameides L, Hazinski MF (eds.). *Suporte avançado de vida em pediatria.* São Paulo: Funcor, 1998.

Kliegman RM. The newborn infant. *In:* Nelson WE, Behrman RE, Kliegman RM, Arvin AM (eds.). *Textbook of pediatrics.* 15ª ed., Philadelphia: WB Saunders, 1996: 433-40.

Teaching Files: Detailed Newborn Examination. *In:* Neonatology on the Web. htttp://www.neonatology.org/syllabus/exam.nursery.html

CAPÍTULO 14

A Consulta do Adolescente

Roberto Assis Ferreira
Eleuse Machado de Britto Guimarães
Cristiane de Freitas Cunha Grillo

A consulta do adolescente, habitualmente, é realizada pelo pediatra, que progressivamente vem atendendo essa faixa etária, ou pelo clínico de adultos. Entretanto, qualquer médico, inclusive um especialista, pode ser convocado para executar essa tarefa. O importante é que o profissional reconheça as peculiaridades desse período especial da vida humana e as leve em consideração.

Adolescência e puberdade são termos que expressam conceitos distintos. A puberdade, como conceito, tem sua origem na realidade biológica, compreende o conjunto das transformações somáticas que marcam o final da infância, sobretudo o surgimento dos caracteres sexuais secundários.

A adolescência pode ser entendida como o processo de passagem da vida infantil para a vida adulta e tem sua conceituação sustentada mais na psicologia e na sociologia. Os primeiros sinais de puberdade – o broto mamário no sexo feminino e o aumento do volume testicular no sexo masculino –, habitualmente indicados como o limite inferior da adolescência, dificilmente podem ser marco único, em decorrência das grandes variações de idade em que se apresentam. O limite superior também é impreciso, já que não é fácil estabelecer quando alguém se torna adulto. Esse processo tem caráter histórico e significados diferentes em diversas classes sociais, épocas e culturas.

As modificações corporais, expressão da puberdade, são intensas e incluem especialmente o chamado estirão da puberdade – fase de rápido crescimento físico, só sobrepujada pelo crescimento do primeiro ano de vida – e a maturação sexual, que se inicia com o aparecimento dos caracteres sexuais secundários, finalizando com o completo desenvolvimento sexual, incluindo a capacidade de reprodução.

O conceito contemporâneo de adolescência é relativamente recente e esta supre, até certo ponto e de maneira singular, os ritos de passagem da infância para a vida adulta, ou seja, aqueles mecanismos da cultura que permitiam enfrentamento mais suave dos desafios provenientes do corpo e da sociedade, com a entrada na puberdade. Esse período da vida, equivalente ao que na atualidade se entende por adolescência, era bem mais curto em outros momentos e ambientes culturais. No mundo atual, globalizado, há a tendência de se ampliar o intervalo entre a infância e o lugar do adulto na sociedade, alongando-se a adolescência.

Para a Organização Mundial de Saúde entende-se por adolescência a faixa etária entre 10 e 19 anos, período da vida caracterizado por intenso crescimento e desenvolvimento, que se manifesta por transformações anatômicas, fisiológicas, psicológicas e sociais. Para melhor compreensão, divide-se a adolescência em três etapas, que não devem ser entendidas como padrão:

- *Adolescência precoce – dos 10 aos 13 anos:* nesse período, o indivíduo começa a apresentar e terá de conviver com as modificações do próprio corpo. Em geral, o adolescente permanece circunscrito ao ambiente familiar, havendo ainda poucos esforços para estabelecer a separação dos pais.
- *Adolescência média – dos 14 aos 16 anos:* época em que existe grande preocupação em melhorar a própria imagem por meio do vestuário e dos exercícios físicos. A conduta costuma ser estereotipada e de identificação com o grupo de iguais; os conflitos familiares são frequentes. A sexualidade, em geral, é ainda autoerótica, mas há franco interesse pelo outro sexo, e muitos fazem sua iniciação sexual.
- *Adolescência tardia – dos 17 aos 20 anos:* um momento em que é frequente a preocupação profissional e econômica. Os relacionamentos com o sexo oposto são mais afetuosos e os namoros são mais frequentes. Nesse período, os valores e comportamentos estabelecidos podem ser bem próximos dos da vida adulta.

Os processos biológicos da puberdade são universais, mas o modo como são vivenciados pelo adolescente e encarados pelos adultos é extremamente variável.

A adolescência tem sua exteriorização característica dentro do marco cultural-social no qual se desenvolve. Embora seja um fato da natureza que a criança se transforme em adulto, a maneira como esta passagem é efetuada varia de uma sociedade para outra e até dentro de uma mesma sociedade.

❑ A CONSULTA MÉDICA DO ADOLESCENTE

Na adolescência, há modificações da relação da pessoa não só com sua família, mas com o mundo adulto em geral, que ela questiona e contesta. No entanto, contraditoriamente, ela necessita desse mundo, do qual ainda depende, sobretudo, para lhe dar segurança. O médico é um representante desse mundo adulto, mas um representante com o qual ela não tem conflitos especiais, podendo assim, na consulta, ter um papel importante para o adolescente. Para que isso ocorra, é necessário que este o atenda não apenas como portador de algu-

ma patologia, mas como um ser humano que vive um momento muito especial de sua existência. Assim sendo, qualquer que seja sua queixa, deve-se considerar a situação especial de fragilidade que ele vive por ser adolescente e pela própria situação que o leva à consulta médica. Afinal, o médico é aquele que vai saber de suas dificuldades físicas ou psicológicas, além de examiná-lo e emitir um juízo ou diagnóstico. Entretanto, na medida em que o médico leva esses fatos em consideração, a relação com o adolescente pode ser altamente positiva e favorecer a solução de muitos dos seus conflitos.

A consulta médica é um excelente instrumento quando visa a um diagnóstico, se o objetivo da consulta é a afirmação ou a negação da doença. A consulta do adolescente coloca, quase sempre, em um "mesmo tempo" ou em "outro tempo" a exigência de atender o adolescente em sua "adolescência", ou melhor, de investigar como está transcorrendo essa adolescência? Esse papel não compete apenas ao médico, é também de pais, educadores, psicólogos ou outros profissionais envolvidos no atendimento dessa faixa etária. Porém, o médico do adolescente não deve e não pode fugir da "adolescência" do jovem e, por isso, deve estar preparado para "percebê-la" e acompanhá-la com interesse e dedicação.

A relação paciente-médico na adolescência tem uma característica especial que não pode ser esquecida e que a diferencia da estabelecida com o adulto e com a criança; no primeiro caso, ela se dá diretamente entre o médico e o paciente; na infância, a relação se estabelece muito mais com a família. Na adolescência, a relação deve se estabelecer diretamente com o paciente, mas a família deve ser necessariamente incluída, a não ser nos casos em que o adolescente vive sozinho, sendo responsável por si próprio. Por essa razão, sugere-se que a consulta seja realizada em três tempos:

1º – Atendimento do adolescente junto com o familiar, oportunidade em que se faz a investigação dos antecedentes pessoais fisiológicos e patológicos, antecedentes familiares, queixa principal e história da moléstia atual, segundo a visão familiar.

2º – No segundo momento, o adolescente fica sozinho com o médico e, então, completa-se a consulta no que se refere à anamnese, realiza-se o exame físico, elaboram-se as hipóteses diagnósticas, que são apresentadas e discutidas com ele, bem como o plano terapêutico.

3º – Em um terceiro momento, o acompanhante volta ao consultório para que também com ele sejam discutidos os diagnósticos e o tratamento a ser realizado e esclarecidas as dúvidas ainda existentes.

A realização da consulta médica em três tempos deve ser entendida de maneira flexível e adaptada a cada situação particular, compreendendo que uma consulta médica quase nunca esgota a demanda de tratamento do adolescente. A consulta médica do adolescente marca o início de um processo terapêutico. Há alguns princípios que precisam ser considerados desde o início:

- *O adolescente no centro da relação paciente-médico:* o adolescente deve participar ativamente da consulta, do diagnóstico e, sobretudo, do tratamento. Aqueles que praticam a pediatria, atendendo principalmente crianças, quando passam a assumir também o cuidado de adolescentes, devem estar atentos para essa questão. Uma conduta descuidada e o desrespeito a esse ponto de vista podem se refletir negativamente no acompanhamento médico posterior e no cumprimento das prescrições.

- *Sigilo:* o adolescente precisa estar seguro do caráter confidencial da consulta, mas ficar ciente também das situações nas quais o sigilo poderá ser rompido; isso, no entanto, só ocorrerá com seu conhecimento, sendo transmitido à família apenas o que for absolutamente necessário, como nas situações de risco de vida do paciente e de outras pessoas (gravidez, uso de drogas, risco de suicídio etc.).

- *Saber ouvir:* é preciso estar preparado não só para ouvir com atenção e interesse o que o adolescente tem a dizer, mas também ter sensibilidade suficiente para apreender outros aspectos do que se passa com ele e que são difíceis de expressar verbalmente; para saber ouvir deve-se estar atento para o não falado ou para o falado com outras palavras.

- *Tempo:* o atendimento ao adolescente demanda tempo e paciência e, na maioria das vezes, dependendo das questões em curso, quase sempre é necessário mais de um contato, em que os diversos problemas podem ser abordados de maneira adequada. Consultas longas, em geral, são improdutivas.

- *A identidade do médico:* o adolescente precisa perceber no médico aquele alguém que inspire confiança e respeito e não que se pareça com seus pais e com seus companheiros. Não é, portanto, interessante adotar comportamentos semelhantes aos dos jovens nem atitudes características de um pai substituto.

- *Família:* em algumas circunstâncias, a família deseja conversar com o médico sem a presença do adolescente, o que deve ser permitido, obedecendo aos mesmos critérios confidenciais adotados para com o primeiro. De qualquer modo, com maior ou menor participação e presença familiar, o adolescente deve estar no centro do atendimento médico, seja na consulta, seja no acompanhamento do seu tratamento. A adolescência de um dos membros da família constitui um momento de crise familiar. Assim, muitas vezes, os pais tentarão transferir para o médico toda a dificuldade que estão sentindo em lidar com o filho, esperando que esse médico os represente nas mensagens que querem transmitir ao filho. O profissional deve estar atento a essa tentativa que, certamente, irá interferir de maneira muito negativa, dificultando ou mesmo impedindo a possibilidade de uma comunicação mais efetiva com o jovem. Assim, só um clima de respeito, de confiança e compreensão tornará possível uma relação mais frutífera entre médico, adolescente e família.

- *Questões éticas:* o cuidado do adolescente deve ser norteado por razões éticas, respeitando-o como sujeito e como ser em formação em todos os momentos do atendimento: na anamnese, no exame físico, nas prescrições, nos procedimentos diagnósticos e terapêuticos, assim como nas condutas em questões mais delicadas, como o uso de práticas contraceptivas, na relação com jovens usuários de drogas e com aqueles que tenham cometido transgressões.

Concluindo, vários pontos devem ser considerados na abordagem clínica do adolescente, porém o mais importante deles talvez seja o estabelecimento de um vínculo de confiança entre o médico, o adolescente e a família. Uma atitude acolhedora e compreensiva possibilitará a continuidade de um trabalho com objetivos mais amplos.

❑ ANAMNESE

A anamnese com o paciente adolescente tem em vista as três dimensões do espaço diagnóstico – o paciente, a moléstia e as circunstâncias. Nesse caso, a adolescência como período da vida demarca a situação de todo o atendimento médico. Além da atenção sempre necessária às moléstias, deve haver especial interesse pelo paciente e pelo contexto familiar e social, indispensável para a compreensão dos problemas apresentados. As queixas manifestas ocultam também, com frequência, questões latentes, que só surgirão quando o médico demonstrar receptividade. Assim, uma queixa, como estar pequeno para a idade, pode estar encobrindo a angústia não revelada do paciente e dos familiares com o atraso puberal.

❑ ASPECTOS PARTICULARES DA ANAMNESE OU ENTREVISTA MÉDICA

Na maioria das vezes, o adolescente não procura o médico espontaneamente. É levado pelos pais e, com certa frequência, contra a sua vontade. Assim, é comum se defrontar com um jovem ansioso, inseguro, com medo ou, pelo contrário, assumindo uma atitude de enfrentamento, de alheamento e do mais absoluto silêncio.

A família, por outro lado, pode apresentar vários níveis de desajustes. É claro que existem pais acolhedores e conscientes do processo que o filho está vivendo, mas há aqueles que tentam a qualquer custo impor a sua autoridade, que estão ressentidos ou completamente impotentes pelo impacto causado pela adolescência do filho.

Assim, é indispensável um preparo para compreender as questões ligadas à esfera emocional e para romper as barreiras ao estabelecimento de um bom vínculo com o adolescente e com a família.

A maior parte da anamnese é realizada no segundo tempo da consulta com o adolescente. Nas situações em que o jovem vem ao médico por estar ou porque teme estar com uma doença, o esquema semiológico clássico é um bom instrumento. Contudo, se o motivo da consulta não é uma doença orgânica, buscam-se formas de desenvolver a entrevista, a qual pode se desenrolar com flexibilidade, abordando diversas necessidades do paciente

e da família ou percebidas pelo próprio médico. De qualquer modo, a anamnese não pode deixar de procurar alguma queixa, qual o motivo da consulta e qual a demanda que traz aquele paciente a um atendimento médico. Deve-se ter em mente que a história da moléstia atual não significa história da doença nesse mesmo momento, mas as queixas, as moléstias, o que incomoda, aquilo que faz o paciente vir ao médico. A história da moléstia atual deve ser coletada com o adolescente, mesmo que existam informações prévias do acompanhante, podendo coincidir ou não com a referida pelo familiar. Caberá à perspicácia do médico valorizar os dados realmente importantes.

É comum que o adolescente, quando sozinho diante do médico, sinta-se constrangido, especialmente os mais jovens. Nessa situação, a entrevista pode ser iniciada por aspectos neutros, menos invasivos, abordando questões variadas, mas o médico deve estar atento e receptivo para os aspectos emocionais do paciente. Uma maior aproximação pode ocorrer em uma segunda consulta ou durante o acompanhamento clínico, já que a consulta deve ter concisão e limites de tempo.

A investigação mais ou menos detalhada de cada tópico dos antecedentes pessoais depende do caso em particular, mas os seguintes aspectos gerais deverão ser sempre analisados: condições da gravidez e nascimento, alimentação pregressa, desenvolvimento neuropsicomotor e imunizações.

Na parte da anamnese realizada com a família, pode ser útil a investigação cuidadosa dos antecedentes pessoais fisiológicos e patológicos, pois muitos dos problemas que eclodem na adolescência tiveram sua origem na infância, sobretudo no que se refere aos problemas psicossociais. Aliás, a adolescência tem forte vínculo histórico com a infância: grande parte do que acontece na adolescência tem a ver com o que aconteceu na infância.

Nos espaços permitidos pela anamnese é necessário abordar os aspectos gerais: vida familiar, escolar, afetiva e social, trabalho e aspectos da sexualidade, incluindo educação e vida sexual, e experimentações de substâncias, se pertinentes. A compreensão do laço social é muito importante para a avaliação das questões psíquicas. Quanto a essas questões, é importante tomar o cuidado de não dar à consulta caráter investigativo policial.

Repetindo, deve haver um momento a sós com o jovem e dedicado à escuta. Nesse tempo, deve-se permitir a expressão livre, sem muitas interrogações, evitando-se observações precipitadas, com maior possibilidade de entendimento. A posição de escuta pode possibilitar o surgimento de questões subjetivas, como apreensões, medos e dúvidas. Muitas vezes, queixas vagas e simples fazem parte de um cenário que tem por trás graves comprometimentos, tanto físicos como psicossociais. Consultas subsequentes habitualmente são necessárias, tanto com o jovem como com a família, mas sem omitir que o cliente é o adolescente.

Exame físico

O exame físico do adolescente segue as normas gerais estabelecidas para o exame do adulto. No entanto, há características que necessitam ser enfatizadas e também alguns princípios básicos que devem ser estabelecidos.

O exame físico, como parte importante da abordagem médica, exige acomodações, que o adolescente esteja tranquilo quanto à sua privacidade e que se sinta à vontade, isto é, que perceba, por exemplo, que a porta está trancada e que ninguém vai entrar no consultório durante o exame. O uso adequado de lençóis e camisolas torna o exame mais fácil. Essas recomendações são especialmente válidas para o serviço público e hospitais universitários, onde é frequente a falta de privacidade. Mesmo quando as acomodações são improvisadas, o ideal é que haja sala de espera própria ou horário especial para os adolescentes, para que eles não fiquem misturados às crianças ou aos adultos.

Deve sempre ser perguntado ao adolescente se deseja ou não um acompanhante durante o exame. No entanto, é preciso estar atento para definir quando é necessário um acompanhante, como, por exemplo, um profissional de enfermagem, independentemente da preferência expressa pelo jovem. O exame físico deve ser realizado no segundo tempo da consulta, isto é, quase sempre sem a presença do familiar, o que costuma constranger o adolescente.

O exame deve ser completo e detalhado. O roteiro é o clássico, incluindo aspecto geral, peso, altura, temperatura, pressão arterial e avaliação dos diversos aparelhos. Deve ser feito o estadiamento puberal, seguindo os critérios de Tanner (ver Anexo A). A observação da velocidade de crescimento e da progressão dos estágios de Tanner é fundamental para a compreensão da puberdade.

Os processos biológicos da puberdade são universais, mas o modo como são vivenciados pelo adolescente e encarados pelos adultos é extremamente variável.

Esse momento também possibilita o aprofundamento sobre aspectos mais íntimos, desde que se crie um clima de segurança e confiança. Alguns aspectos devem ser levados em consideração pelo profissional, incluindo a compreensão sobre o significado do corpo e da imagem corporal para o adolescente, o respeito ao pudor, o esclarecimento sobre os procedimentos a serem realizados e a importância do exame.

Quando forem encontradas alterações no exame físico, elas deverão ser expostas com cuidado para que sejam evitadas angústias desnecessárias. Em certos casos mais sérios, talvez seja prudente fazer a comunicação no terceiro tempo da consulta, junto com a família, com o objetivo de diminuir a ansiedade.

O exame ginecológico (ver Capítulo 36) nem sempre é realizado pelo médico clínico; na impossibilidade de fazê-lo e havendo indicação, a jovem deverá ser referenciada a um ginecologista.

❑ PARTICULARIDADES QUE DEVEM SER RESSALTADAS

Ectoscopia e exame geral

A tomada do peso e da estatura é fundamental para a análise do crescimento, que é um aspecto muito importante dessa fase.

O exame da pele, especialmente a da face, deve ser cuidadoso, considerando-se a alta frequência de acne, uma patologia própria desse período e que, na maioria das vezes, não é trazida como queixa, a não ser em suas formas graves.

Exame dos órgãos e sistemas

O exame dos genitais é obrigatório nos adolescentes, mesmo quando não há queixas, com o objetivo de determinar a maturação sexual, o que deve ser explicado ao paciente para facilitar sua aceitação. A realização desse exame nem sempre é possível em uma primeira consulta, devendo ser completado, no entanto, em outro atendimento.

A determinação da maturação sexual é fundamental, pois o crescimento na adolescência está relacionado a ela e não à idade cronológica. A maturação sexual foi bem estudada por Marshall e Tanner, que a classificaram em cinco estágios, levando em conta, no sexo feminino, o desenvolvimento mamário (Fig. 13-1) e a quantidade e distribuição de pelos pubianos (Fig. 13-2) e, no sexo masculino, o aspecto dos órgãos genitais (Fig. 13-3) e também a quantidade e a distribuição de pelos pubianos (Fig. 13-4), como mostrado nos Anexos.

O início e a duração da puberdade apresentam amplas variações entre os indivíduos. A puberdade fisiológica pode ter início entre os 8 e os 13 anos e entre os 9 anos e os 14 anos nas meninas e nos meninos, respectivamente. A puberdade inicia-se, em média, entre os 10 e 11 anos na menina e os 12 e 13 anos no menino, e tem uma duração aproximada de 4 a 5 anos. Habitualmente, observa-se mudança dos estágios de Tanner a cada 6 meses.

Nas meninas, o primeiro sinal da puberdade observado é, comumente, a telarca. Concomitantemente, há relato de corrimento (considerado leucorreia fisiológica), resultante das mudanças do epitélio vaginal sob a ação do estrógeno. Posteriormente, há a pubarca e o aparecimento dos pelos axilares. A pubarca pode ser o primeiro sinal observado em cerca de 10% das meninas saudáveis.

Nos meninos, o aumento testicular é o primeiro sinal puberal observado. A medida do volume testicular é feita com o orquidômetro de Prader. Posteriormente, observam-se o crescimento do pênis, a pigmentação do escroto e o aparecimento dos pelos pubianos, axilares e faciais. A voz sofre mudanças, e a acne pode surgir. A ginecomastia, caracterizada pelo surgimento de mamas nos meninos, é extremamente comum. Trata-se de um evento fisiológico, porém vivenciado com sofrimento. Habitualmente, a regressão do quadro ocorre em um período de até 3 anos. A ginecomastia deve ser diferenciada da lipomastia, que ocorre em casos de obesidade, por aumento do tecido celular subcutâneo, apresentando-se com consistência mole à palpação.

Na puberdade observa-se um período de aceleração da velocidade de crescimento, denominado estirão puberal. Durante a puberdade, há ganho de aproximadamente 50% do peso e 20% da altura do adulto. O estirão coincide com os estágios 2 a 3 de Tanner no sexo feminino e 3 a 4 no masculino. A amplitude do estirão é maior nos meninos, os quais crescem até aproximadamente 18 a 20 anos, dependendo da idade de início do processo. Durante todo o processo puberal, as meninas podem crescer até 20cm, enquanto os meninos chegam a crescer 30cm. O pico de velocidade nas meninas ocorre antes da ocorrência da menarca, com velocidade de crescimento média de 8 a 9cm/ano. Após a menarca, o crescimento médio é de aproximadamente 6cm até a altura final. A maturação óssea acompanha o processo, evoluindo até o fechamento completo das epífises, com cessação do crescimento estatural.

O estirão compreende o crescimento do esqueleto e dos órgãos internos, com alteração das proporções corporais. Nesse momento ocorre o pico de aquisição da massa óssea, responsável, em parte, pela aquisição de 45% da massa óssea total. Há aumento da gordura, especialmente nas meninas, e dos músculos, especialmente nos meninos. O desenvolvimento dos sistemas circulatório e respiratório resulta no aumento de força e resistência.

Na adolescente, o exame ginecológico completo será obrigatório nas seguintes circunstâncias:

- Adolescentes com atividade sexual.
- Adolescentes com vulvovaginites rebeldes aos tratamentos de rotina.
- Adolescentes, nos 2 primeiros anos após a menarca, com amenorreia superior a 6 meses.
- Adolescentes, com mais de 2 anos após a menarca, com amenorreia superior a 4 meses.
- Adolescentes com amenorreia de qualquer duração, apresentando hirsutismo ou galactorreia.
- Adolescentes com dismenorreia importante, rebelde aos tratamentos de rotina.
- Adolescentes que não apresentarem menarca até os 16 anos.
- Adolescentes com dor abdominal ou dor pélvica importante.

O exame ginecológico deve ser precedido de ampla explicação para que a paciente possa se submeter a ele com tranquilidade. Se houver recusa peremptória, deve-se adiá-lo para uma próxima consulta.

CAPÍTULO 14 • A Consulta do Adolescente

Situação emocional

Em todas as idades, é importante estar atento aos aspectos emocionais, porém, na adolescência, essa é uma questão muito especial. As tarefas sociais e psíquicas que se colocam para o adolescente são complexas e ele, muitas vezes, não consegue resolvê-las a contento, surgindo dificuldades que podem estar por trás de sintomas clínicos ou alterações do humor e de comportamento. Queixas orgânicas persistentes podem estar encobrindo sérias dificuldades escolares, familiares e de ajustamento social, envolvendo os laços sociais ou a autoimagem, e não são raras as manifestações depressivas, quase sempre atípicas nesse período da vida.

❑ CONCLUSÃO DA CONSULTA

Após o término do exame físico, como já relatado, estabelecem-se as hipóteses diagnósticas, avalia-se o estado de saúde e planejam-se as condutas. O diagnóstico e as condutas devem ser discutidos com o adolescente, incluindo os aspectos globais e educativos de sua saúde, como estado nutritivo, crescimento, desenvolvimento neuropsicomotor, maturação sexual, alimentação e vacinação.

Finalmente, na terceira parte da consulta, volta-se à discussão dos fatos mais importantes, agora com a presença da família.

Quadro 14-1. O atendimento médico do adolescente

Introdução
Consulta e acompanhamento
Atendimento: quem atende, onde, como
A consulta médica
Relação com o paciente e a família
Quem demanda atenção e a quem responder
Deslocamento: da família para o adolescente
Particularidades do atendimento
Anamnese: HMA, AE, HP, HS, HF
Exame físico: sozinho? Tanner, exame de genitália e de mama
Aspectos preventivos (vacinas, alimentação, esporte, lazer, gravidez, DST, drogas)
Questões éticas: exame físico, prescrições, sigilo (anticoncepcional, drogas, transgressões)

AE: anamnese especial; DST: doenças sexualmente transmissíveis; HF: história familiar; HMA: história da moléstia atual; HP: história pregressa ou pessoal e HS: história social.

Quadro 14-2. Aspectos específicos e centrais no atendimento

Avaliação da puberdade
Maturação sexual (sexos masculino e feminino): tabelas de Tanner, varicocele etc.
Crescimento físico: gráficos de crescimento, IMC

Avaliação da adolescência (passagem da família para o laço social)
Vínculos familiares: pai, mãe, irmãos (um a um)
Socialização: amigos, amigas, vida social (conversar livre, mas detalhadamente)
Vacinas (antecedentes, atualização)
Atividade física (esporte e lazer: tipo, intensidade, excessos)
Estudo e trabalho: interesse, rendimento, escolha de profissão, tipo e relação no trabalho
Nutrição e hábitos alimentares (monotonia alimentar, ferro e cálcio, relação com o corpo e o alimento, manias, tendência obsessiva)
Hábitos de vida: sono, cigarro, bebidas alcoólicas, experimentações, transgressões etc.
Sexualidade: interesses, namoro, vida sexual, contracepção, DST/AIDS, abusos
Ambiente social, violência

IMC: índice de massa corpórea.

Quadro 14-3. Aspectos complementares indispensáveis

O atendimento de saúde do adolescente pode ter o centro de gravidade deslocado e visar a mais de um aspecto, podendo ora priorizar uma, ora outra dimensão, entre o somático, o psíquico e mesmo o formativo:
Há doença orgânica?
Do campo somático o médico não pode se ausentar, devendo dar respostas claras e objetivas e manter a vigilância clínica
Como abordar o campo emocional?
É preciso se dispor a escutar o adolescente, indo além da semiologia. A semiologia está sempre no campo do olhar, do detectar, do diagnosticar, sendo essencial, mas insuficiente, para atender à relação médico-paciente
O adolescente está na irrupção da puberdade, no despertar da sexualidade e deve responder ao apelo do Outro do social e do outro sexo. Há operações difíceis e que devem ser realizadas, e é preciso escutar como este sujeito enfrenta essas questões
A educação para a saúde

❑ BIBLIOGRAFIA

Coupey SM. Entrevistando adolescentes. *Clínicas Pediátricas da América do Norte*, 1997; 6: 1.349-64.

Crespin J. A consulta clínica. *In:* Coates V, Françoso, Beznos GW (eds.). *Medicina do adolescente*. 2ª ed. São Paulo: Sarvier, 2003: 9-18.

Ferreira RA, Romanini MAV, Miranda SM, Beirão MMV. Adolescente: particularidades de seu atendimento. *In:* Leão E, Corrêa EJ, Viana MB, Mota JAC (eds.). *Pediatra ambulatorial*. 4ª ed. Belo Horizonte: COOPMED, 2005: 97-110.

Ferreira RA. O atendimento do adolescente. *In:* Penna FJ (ed.). *Tópicos em pediatria*. Rio de Janeiro: Medsi, 2002: 115-33.

Gallagher Jr *et al. Medical care of the adolescent*. 3ª ed., East Norwalk, Connecticut: Appleton-Century–Crofts, 1977.

Guimarães EMB, Ferreira RA. Exame clínico do adolescente. *In:* López M, Laurentis-Medeiros J (ed.). *Semiologia médica – As bases do diagnóstico clínico*. 5ª ed. Rio de Janeiro: Revinter, 2004: 1.196-200.

López M. Anamnese. *In:* López M, Laurentis-Medeiros J (eds.). *Semiologia médica: as bases do diagnóstico clínico*. 5ª ed., Rio de Janeiro: Revinter, 2004: 23-38.

Saito MI, Silva LEV. *Adolescência: prevenção e risco*. São Paulo: Atheneu, 2001, 462p.

Tanner GM. *Growth at adolescence*. 2ª ed., Oxford: Blackwell, 1962.

SEÇÃO III

ANAMNESE E

EXAME FÍSICO

Capítulo 15 A Anamnese, 111

Capítulo 16 Exame Físico, 119

Capítulo 17 Antropometria, 123

Capítulo 18 Dados Vitais, 129

Capítulo 19 Ectoscopia, 151

Capítulo 20 Pele, 165

Capítulo 21 Estado de Hidratação e de Nutrição, 175

Capítulo 22 Linfonodos, 187

CAPÍTULO 15

A Anamnese

Marcos Carvalho de Vasconcellos

❑ INTRODUÇÃO

A consulta pediátrica pode ser dividida, didaticamente, em etapas: identificação, anamnese, exame físico, elaboração das hipóteses diagnósticas e condutas. Entretanto, durante toda a consulta, as etapas se misturam. Assim, ao receber a criança/adolescente e seu acompanhante na sala de espera, já se iniciam a avaliação e o exame físico, observando-se o estado geral, a marcha, as atitudes e postura do paciente, o seu relacionamento com o acompanhante, o grau de ansiedade, o humor e as condições de higiene.

Ao receber a criança/adolescente, tem início a relação com o paciente, o que deve ser feito na sala de espera ou na porta do consultório, chamando-os pelos nomes (paciente e acompanhante, quando possível) e cumprimentando-os com gentileza. O primeiro olhar, o sorriso, a expressão facial agradável e acolhedora, o aperto de mãos e a apresentação do médico ao paciente e ao acompanhante contribuem para personalizar a relação. O paciente e seu acompanhante consideram muito importante o fato de serem chamados pelo nome e saber o nome do médico que os atende. Deve-se evitar chamar os acompanhantes de "mãe", "pai", "tia" ou "dona Maria", o que contribuiria para despersonalizá-los.

Durante a anamnese, é possível observar o relacionamento mãe-pai-filho, as atitudes e posturas de ambos, os sinais físicos de alerta para instabilidade cardiorrespiratória que exijam intervenção imediata, e avaliar o desenvolvimento neuropsicomotor da criança/adolescente, aproveitando as oportunidades para fornecer orientações gerais. No decorrer do exame físico, deve-se continuar com a anamnese, visando esclarecer alguns achados ao exame, assim como durante a avaliação dos exames complementares. Em pacientes internados, costuma-se complementar a história clínica durante o período de internação.

A anamnese (do grego *ana* = trazer de novo; *mnesis* = memória, recordação), ou "história clínica", é a parte essencial da consulta médica, visando coletar informações para o conhecimento integral ou global do paciente, sua moléstia, sua família, o ambiente em que vive, suas crenças, seus temores, suas preferências, seu dia a dia etc. A anamnese não deve restringir-se ao principal motivo da consulta, devendo ser completa e ampla, possibilitando um conhecimento integral do paciente, incluindo aspectos físicos, psíquicos e sociais. Exige habilidade para dividir a atenção entre a criança/adolescente e o acompanhante (mãe ou outro responsável) e atender às necessidades biopsicossociais do complexo familiar. A capacidade de comunicação do médico é fundamental para que sejam obtidas uma boa história clínica, a confiança e a colaboração da criança/adolescente e de seu acompanhante. As diferenças sociais, culturais e linguísticas entre o médico e o paciente dificultam, mas não impedem o estabelecimento do diálogo.

A anamnese é indispensável para o estabelecimento de uma relação médico-paciente adequada. A qualidade do atendimento médico depende não somente dos conhecimentos técnico-científicos e/ou das habilidades psicomotoras do médico ("ciência"), mas de outros atributos de difícil mensuração, que o distinguem como profissional humano, interessado em ajudar, respeitoso, cordial, discreto, maduro, compreensivo, dedicado e ágil nas decisões (exercício da "arte" da medicina).

O estabelecimento da empatia ou sintonia entre médico e paciente é de fundamental importância para assegurar a confiança e a cooperação dos envolvidos na obtenção de informações corretas ou até mesmo de confidências e a adesão ao tratamento proposto.

Além disso, é fundamental salientar o papel da anamnese como instrumento terapêutico, sendo comum o relato de pacientes que expressam grande melhora só por "conversar com o médico".

A anamnese pediátrica apresenta peculiaridades que variam de acordo com a faixa etária da criança/adolescente, pois, dependendo da etapa do desenvolvimento, diferem as necessidades da criança/adolescente e de sua família. Os pais ou responsáveis não são meros acompanhantes da criança/adolescente na consulta, mas participantes, pois são os principais informantes ou intérpretes de seus problemas e terão papel ativo no tratamento e na criação ou formação do indivíduo. Deve-se estimular a participação das crianças/adolescentes que já tenham capacidade de relatar seus problemas, ouvindo-as com paciência e procurando esclarecer suas dúvidas.

Durante a anamnese, dependendo da fase de desenvolvimento do paciente, além de atender à queixa principal, deve-se procurar aproveitar as oportunidades para realizar a chamada *orientação antecipada*, esclarecendo antecipadamente o que pode ser esperado em cada faixa etária e discutindo a conduta. Deve-se perguntar sobre as diversas habilidades da criança/adolescente e seus hábitos, preferências, brincadeiras, formas de relacionamento, humor, busca da autonomia etc. Os pais devem receber material para reflexão e diálogo com base nas suas ideias e conceitos de educação, disciplina, formação de personalidade e da difícil

tarefa de ser pai. Conhecer como ocorre o desenvolvimento neuropsicomotor e, consequentemente, o amadurecimento dos filhos é fundamental para melhor compreendê-los e orientá-los.

Na consulta com o pediatra no *pré-natal* é muito importante ouvir e discutir com a gestante suas expectativas, angústias, temores, fantasias, vontade de amamentar, tipos de parto, alojamento conjunto e os primeiros dias com o recém-nascido. A consulta promove o primeiro contato da futura mãe com o pediatra, o que lhe poderá proporcionar muita segurança.

Nos *primeiros dias de vida*, o pediatra deve mostrar-se interessado, receptivo e disponível para ouvir e discutir pacientemente com a mãe, demonstrando compreender perfeitamente as dificuldades dessa fase: sentimentos negativos, dificuldades com a alimentação, choro frequente, cólicas e cobranças próprias e de todos em volta (marido, sogra, a própria mãe, babás, amigos etc.). Deve-se procurar envolver o pai e/ou os avós, enfatizando o papel do pai nos cuidados com o recém-nascido, no suporte afetivo e na segurança da família. Com muita frequência, nessa consulta, a mãe mostra sinais de cansaço, desânimo e tristeza. Escutar e lidar com as dificuldades maternas pode ser um grande passo para o estabelecimento do vínculo entre mãe e filho e da confiança entre o médico e os pais. Procura-se dar atenção especial à amamentação. Se possível, e oportuno, pode-se observar a mãe amamentando, buscando corrigir eventuais falhas. Deve-se, ainda, orientar sobre os cuidados com o coto umbilical, higiene, vacinações e coleta de material para a triagem neonatal ("teste do pezinho").

No *primeiro ano de vida*, devem ser discutidas com os pais as características do desenvolvimento do lactente, as necessidades afetivas, a dependência, as características do sono e a angústia de separação do segundo semestre, procurando orientar a estimulação sensorimotora. Pode-se atrair a atenção do lactente utilizando brinquedos e objetos luminosos e conversando com ele.

Na *faixa de 1 a 3 anos*, a criança é mais resistente à aproximação do médico, chora muito e, geralmente, não se deixa examinar. Deve-se esclarecer que a partir de 1 ano de idade começam os conflitos disciplinares, já que a independência cresce e a criança entra na fase da autonomia, autoafirmação, egocentrismo, negativismo, irritabilidade,

CAPÍTULO 15 • A Anamnese

choro fácil e inexplicável, agressividade, ciúmes, birras, teimosia, diminuição do apetite etc. Essa é uma fase importantíssima na criação dos filhos, quando surgem os primeiros conflitos, as dúvidas quanto aos métodos disciplinares e a sensação de que tudo deu errado. Em geral, os pais querem acertar, querem o melhor para seus filhos e desejam que eles tenham uma vida feliz e um futuro promissor. Entretanto, é grande o medo de errar, assim como a culpa por não conseguir tudo (disponibilidade de tempo, lazer, viagens, impossibilidade de atender às exigências de consumo etc.) e a insegurança quanto à postura de um bom pai. Cabe ao pediatra dispor de um tempo da consulta para escutar os pais e dialogar a respeito da criação da criança: limites, princípios éticos, coerência, persistência, autoridade *versus* autoritarismo, modelo familiar e social, interesse pelas atividades dos filhos, diálogo, respeito etc.

Na *idade escolar* (dos 6 anos à puberdade), a criança costuma participar mais da consulta e relatar seus problemas com suas próprias palavras, mostrando-se mais calma e colaborativa. Deve-se buscar a participação progressiva da criança, visando a um maior compromisso com as recomendações de medicações, alimentação e possíveis mudanças de hábito. Convém destacar a importância da participação dos pais no dia a dia da criança, estimulando atividades conjuntas, como passeios, jogos, esportes, atividades escolares, conversas, férias conjuntas etc. Quanto mais tranquilo, organizado e afetivo for o ambiente familiar, com a criança sendo acolhida, respeitada e atendida em suas necessidades básicas de amor, proteção e independência, maiores serão as probabilidades de um desenvolvimento harmonioso e saudável.

As peculiaridades da anamnese do *adolescente* estão abordadas no Capítulo 14 desta obra.

Durante a entrevista, o médico deve permitir que o paciente ou seu responsável faça, inicialmente, uma exposição espontânea do motivo da consulta, sem interrupções. Deve mostrar-se atento, interessado, olhando para o interlocutor e observando o paciente. Assim, poderá identificar vários detalhes, como a relação entre a mãe (ou responsável) e a criança/adolescente (carinhosa, agressiva, superprotetora, indiferente, fria etc.), a capacidade de se expressar, o vocabulário empregado, a coerência, a organização e a cronologia,

podendo ter uma ideia de sua personalidade e do grau de inteligência e cultura, assim como de suas dificuldades e sentimentos de culpa.

A anamnese é um processo dinâmico que depende da habilidade e da competência do entrevistador ("o médico") e do paciente e/ou informante. O médico deve valorizar a preocupação dos pais e estabelecer empatia desde o primeiro contato, demonstrando vontade de ouvir e de ajudar o paciente.

O médico deve seguir alguns requisitos para obter anamnese adequada:

- Obter anamnese completa, de modo lógico e abrangente, direcionada para os indícios diagnósticos.
- Propiciar um ambiente claro, limpo, silencioso, confortável e com isolamento acústico suficiente para resguardar a privacidade das informações e favorecer o acolhimento.
- Deve preocupar-se com uma boa aparência e estar vestido adequadamente, de acordo com os costumes locorregionais. Para os pediatras, o uso de roupas brancas ou avental é facultativo, pois pode representar uma ameaça para a criança/adolescente. As unhas devem ser mantidas cortadas e limpas. Deve ser evitado o uso exagerado de adereços e as mãos devem ser lavadas antes e após o exame de cada paciente.
- Tentar estabelecer uma boa relação médico-paciente (empatia) desde o início da consulta.
- Deve ser estabelecida uma comunicação apropriada com pacientes e acompanhantes de diferentes idades, culturas, escolaridade e nível de inteligência.
- Procurar demonstrar disponibilidade, solidariedade e paciência para ouvir.
- A coleta da história de pacientes confusos, prolixos, desorganizados, ansiosos ou daqueles muito tímidos, acanhados, inibidos e submissos deve ser organizada de maneira objetiva.
- Ter conhecimentos de fisiopatologia que tornem possível uma exploração adequada dos sintomas e sinais apresentados.
- A anamnese deve ser organizada e registrada de maneira clara, objetiva, sintética, em ordem cronológica, com letra legível, de modo que seja compreensível para todos os que tiverem acesso ao prontuário. O registro é fundamental para

que o próprio médico ou outros profissionais que derem atenção ao paciente possam recuperar todos os dados coletados e dar sequência do atendimento proposto na próxima consulta.

- Dados da história, evolução clínica, resultados de exames e tratamento anteriormente realizados devem ser atualizados e complementados.
- Considerar a influência de fatores emocionais no relato das queixas, o que pode levar à produção, ampliação ou atenuação dos sintomas.
- Procurar conhecer detalhes da vida do paciente, sua rotina, brincadeiras, lazer, espaço físico, escola, esportes, momentos de felicidade ou tristeza etc.
- Avaliar a fidedignidade das afirmações, separando apropriadamente as informações relevantes das irrelevantes.
- Reconher as situações de emergência, que exigem ação imediata, com anamnese rápida e objetiva.

Em várias ocasiões surgirão fatos que limitam a realização da anamnese, decorrentes do paciente/informante:

- Deficiência física (baixa de audição, distúrbios de fala, distúrbios neurológicos, depressão do estado de consciência).
- Deficiência mental ou distúrbios psíquicos.
- Quadro clínico no momento do exame: dor, prostração, sonolência, febre alta, taquidispneia etc.
- Pessimismo, falta de confiança no médico e/ou na medicina.
- Inibição, timidez.
- Falta de objetividade, incoerência, informantes muito prolixos e detalhistas.
- Fuga de realidade, medo de rejeição a doença real ou imaginária.
- Sentimentos de culpa ou vergonha (como os relacionados com atividades sexuais do adolescente, menstruação ou gravidez indesejada).
- Ocultação de sinais ou sintomas pela vítima (como em caso de abusos físicos ou emocionais).
- Exagero ou produção de sintomas de modo consciente ou inconsciente.
- Diferenças de informações ou até mesmo contradições entre os informantes e o próprio paciente.

Enfim, não existem regras fixas para a obtenção de uma boa anamnese. É preciso perceber as diferenças de cada situação, de cada paciente/família, e o médico deve ser capaz de se adaptar às peculiaridades de cada momento. Deve demonstrar interesse real em ouvir e ajudar o paciente, e não demonstrar impaciência, irritação ou desprezo pelas informações do paciente. As interrupções devem ser evitadas, como atender ao telefone ou conversar com colegas ou outras pessoas que entrem no consultório, o que elimina o clima de confiança e confidencialidade. A postura do médico, suas atitudes, o tom de voz e as expressões faciais são decisivas para que o paciente se sinta acolhido.

❑ QUEIXA PRINCIPAL (QP)

Em um primeiro momento deve-se procurar saber o motivo da consulta, denominada "queixa principal", anotando-o nas palavras do informante ou da criança/adolescente, se possível.

❑ HISTÓRIA DA MOLÉSTIA ATUAL (HMA)

Após a narrativa espontânea do paciente/acompanhante, devem ser pesquisados os sintomas quanto à descrição detalhada, cronologia, quantificação, fatores de melhora e de piora dos sinais e sintomas, tratamentos realizados (nome dos medicamentos, doses, tempo de uso e resposta), outras manifestações associadas e as diversas peculiaridades relativas a cada sintoma e circunstâncias que o acompanham, como será descrito nos capítulos específicos. Deve-se avaliar a repercussão da doença sobre as atividades diárias, o apetite, o humor, o sono, o peso e a disposição da criança/adolescente. Devem ser investigadas as consultas anteriores relativas às mesmas queixas, os diagnósticos, o contato com pessoas doentes e a situação do paciente no dia da consulta.

Ao redigir a anamnese, o médico deve procurar fazer uma síntese da história de maneira organizada, respeitando a ordem cronológica dos fatos, reproduzindo fielmente o relato do paciente/acompanhante, traduzindo-o em termos médicos ou, quando julgado mais conveniente, colocando as próprias expressões do paciente entre aspas.

CONDIÇÕES HABITUAIS DE VIDA DA CRIANÇA/ ADOLESCENTE

Deve-se, ainda, interrogar sobre as condições habituais de vida da criança/adolescente, procurando conhecer sua rotina diária e sua vida enquanto indivíduo, e não como doente. Tentar conhecer seu programa diário, isto é, horários de sono, refeições, escola, estudos e realização do dever de casa, atividades físicas, brincar, ver televisão, trabalho etc.

- **Alimentação atual:** relatar o esquema alimentar de 24 horas, com a rotina, horários, ambiente, quantidade, qualidade, aceitação, intolerâncias, preferências e recusas. Atitude e avaliação dos pais com relação à alimentação da criança/ adolescente. Hábitos alimentares da família. Investigar sobre o apetite, a ingestão de guloseimas entre as refeições e a merenda na escola.
- **Medicamentos:** investigar o uso de medicamentos de modo contínuo ou esporádico, como polivitamínicos, sais de ferro, anticonvulsivantes, antialérgicos, estimulantes do apetite, formulações caseiras, medicações ditas naturais ou homeopáticas etc. Interrogar sobre outros medicamentos existentes em casa, usados por outras pessoas, e como são armazenados em virtude do risco de intoxicações.
- **Escolaridade:** tipo de escola, horário, interesse, desempenho, aceitação, relacionamento com colegas e professores, avaliações, atitude dos pais diante do desempenho escolar da criança ou adolescente.
- **Atividades lúdicas e sociais:** brincadeiras prediletas, espaço físico e horário livre para brincar, se brinca sozinho, com colegas da mesma faixa etária ou só com adultos, como se relaciona com eles, quanto tempo fica assistindo televisão, jogando jogos eletrônicos ou diante do computador (jogos, internet).
- **Ambiente:** procurar conhecer a casa, se é segura para a criança de acordo com a sua faixa etária, o quarto de dormir, a qualidade das instalações, a vizinhança (zona rural, casa, apartamento, aglomerados), a presença de possíveis alérgenos, como poeira, tinta, mofo, fumaça de cigarro, pelos de animais, poluição ambiental, entre outros.

- **Temperamento:** humor, personalidade, relacionamento com os pais, professores, babás, adultos e outras criança/adolescentes, distúrbios de comportamento, como birras, perda de fôlego, chupar bico ou dedos, tiques, agressividade. É uma criança/adolescente alegre?
- **Sono:** características do sono, horário, interrupções, se passa para a cama dos pais, pesadelos. Investigar a atitude dos pais diante dos distúrbios do sono.
- **Disciplina:** características da criança/adolescente, métodos utilizados pelos pais, coerência e interferência de outras pessoas, permissividade, castigos, reações da criança/adolescente.
- **Sexualidade:** interesse sexual, masturbação, brincadeiras, preferências.

INTERROGATÓRIO SOBRE OS DIVERSOS SISTEMAS/ ANAMNESE ESPECIAL

Tem o objetivo de revisar os diversos sistemas a fim de evitar que qualquer fato importante na história clínica do paciente passe despercebido, podendo auxiliar o raciocínio clínico, assim como estabelecer diagnósticos secundários.

Antes das perguntas dirigidas para cada sistema em particular, deve-se perguntar se, além da queixa principal, há algum outro problema.

As perguntas dirigidas não devem induzir respostas incorretas dos informantes, os quais poderão sentir-se influenciados, inibidos ou intimidados a dar respostas rápidas e, muitas vezes, imprecisas.

É prática comum a utilização de roteiros para a anamnese, visando organizar e direcionar as perguntas abertas ou fechadas que devem ser feitas aos pacientes/acompanhantes. Entretanto, a preocupação em seguir rigidamente o roteiro pode inibir tanto o paciente como o médico para o relato completo e a investigação dos diversos sintomas. Sob a pressa de não se esquecer de nenhuma pergunta do roteiro, costumam ser feitas perguntas sem qualquer relação com as respostas dadas pelo paciente anteriormente. A barreira mais frequentemente observada para que o paciente expresse a totalidade de suas demandas consiste na utilização de questões fechadas na anamnese. São fundamentais a flexibilização e a personalização do roteiro a partir das respostas e perguntas formuladas pelo paciente/acompanhante.

Os diversos sistemas devem ser investigados para a complementação da anamnese (os detalhes da anamnese especial de cada sistema podem ser aprofundados nos capítulos específicos):

- **Geral:** febre, emagrecimento, apetite, atividade, disposição, cor, alterações do humor etc.
- **COONG (cabeça, olhos, orelhas, nariz, cavidade bucal e garganta) e pescoço:** perguntar sobre fechamento de fontanelas, cefaleia, tonteira e traumatismos. Questionar, também, sobre acuidade visual, exames oftalmológicos prévios, estrabismo, secreção ocular, audição, testes audiométricos, passado de infecções de orelha, obstrução nasal, espirros, alergia respiratória, epistaxes, dores de garganta, erupção dentária, saúde oral, controle odontológico, troca de dentes e escovação (higiene oral), perguntar sobre alterações no pescoço.
- **SR (sistema respiratório):** tosse, chieira, taqui-dispneia, expectoração, respiração bucal e apneia obstrutiva do sono.
- **SCV (sistema cardiovascular):** cianose, dispneia de esforço, taquicardia, palpitações e edemas.
- **SD (sistema digestório):** hábito intestinal, controle de esfíncter anal, dores abdominais, eliminação de vermes, icterícia e vômitos.
- **SGU (sistema geniturinário):** diurese (frequência, volume, cor, odor, aspecto), jato urinário, disúria, controle de esfíncter diurno e noturno, corrimento vaginal, menstruação (idade da menarca, intervalo, duração, quantidade, dismenorreia) e presença de pelos pubianos.
- **SL (sistema locomotor):** marcha, deformidades, dores articulares ou em membros e edema.
- **SN (Sistema nervoso):** cefaleia, tonteiras, tremores, irritabilidade, convulsões, desmaios, tiques e perda de fôlego.

❑ HISTÓRIA PREGRESSA OU PESSOAL

A história pregressa diz respeito ao que aconteceu na vida da criança/adolescente até o dia da consulta:

- **Gestação e parto:** paridade da mãe (GPA = número de gestações, partos ou abortos), se a gravidez

foi planejada, como foi a aceitação pelo casal e pelos irmãos, se fez pré-natal e quantas consultas. Pedir o cartão de pré-natal, avaliar e transcrever as anotações importantes. Questionar sobre a saúde materna durante a gestação, hábitos (alimentação, atividade física, trabalho, fumo, álcool, drogas), intercorrências, uso de medicamentos, vacinações, exames laboratoriais (sorologia para toxoplasmose, rubéola, citomegalovirose, hepatites B e C, sífilis e infecção pelo HIV (vírus da imunodeficiência humana), glicemia, classificação sanguínea (grupo, Rh/Du) e *swabs* perianal e vaginal para pesquisa do estreptococo beta-hemolítico do grupo B. Interrogar sobre a época de início da movimentação fetal e os resultados de estudos ultrassonográficos.

Com relação ao parto, perguntar sobre a idade gestacional, o local, o tipo de parto (se cesáreo, qual foi a indicação), as condições de nascimento (Apgar no primeiro e quinto minutos, se ficou retida na incubadora ou no berçário), peso, altura, perímetro cefálico (pedir para ver o Cartão do Berçário ou a Caderneta de Saúde da Criança – CSC) e resultados do "teste do pezinho" para triagem neonatal.

- **Período neonatal:** se ficou no berçário ou alojamento conjunto, ou se recebeu alta com a mãe. Relatar sobre as intercorrências no berçário, a necessidade de oxigenoterapia e de fototerapia, icterícia, uso de medicamentos e aleitamento materno.
- **Alimentação pregressa:** por quanto tempo recebeu o aleitamento natural exclusivo, época de introdução e a aceitação ou não de outros alimentos (sucos, frutas, sopa, arroz, feijão, carne etc.). Como e em que época foi introduzido o aleitamento artificial?
- **Vacinação:** conferir as anotações na CSC, assim como as eventuais reações às vacinas. Anotar vacinas aplicadas e datas (não colocar apenas "vacinação em dia"). Aproveitar para orientar sobre as próximas vacinas e dar um reforço positivo, elogiando os pais caso as vacinas estejam atualizadas.
- **Desenvolvimento neuropsicomotor e emocional:** a avaliação do desenvolvimento neuropsicomotor está muito bem detalhada no Capítulo 40; consultar a escala de Denver (Anexo D). Anotar a época de aquisição das habilidades e atitudes (idade da criança). Investigar sobre controle de

CAPÍTULO 15 • A Anamnese

esfíncteres, escolaridade (se gosta de ir à escola, se participa das atividades, como é o desempenho acadêmico), características do sono, atividades diárias habituais, humor e relacionamento com os colegas, os pais e os adultos.

- **Crescimento:** perguntar ou ver na CSC as medidas de peso, estatura e perímetro cefálico anteriores para confecção ou complementação das curvas de crescimento. A CSC deve ser valorizada e preenchida sistematicamente.
- **Medicamentos:** investigar se fez uso recente de algum medicamento, inclusive polivitamínicos e ferro.
- **Banhos de sol:** questionar sobre exposição direta ao sol, horário, duração e frequência.
- **Doenças anteriores, alergias, internações, acidentes, cirurgias.** Pesquisar dados epidemiológicos para doenças endêmicas ou epidêmicas da região (esquistossomose, leishmaniose, dengue, doença de Chagas, febre maculosa e leptospirose) ou a existência de casos semelhantes na família ou na vizinhança.

☐ HISTÓRIA FAMILIAR

Perguntar sobre a idade, escolaridade e a saúde dos pais, irmãos e familiares mais próximos, além de consanguinidade, e doenças heredofamiliares (obesidade, diabetes, hipertensão, asma, alergias, epilepsia, cardiopatias, fibrose cística, anemias, distúrbios mentais etc.) ou doenças semelhantes às do paciente. Por fim, perguntar sobre o uso de drogas, fumo, álcool etc.

☐ HISTÓRIA SOCIAL

Tem o objetivo de conhecer melhor a situação familiar, como a profissão e escolaridade dos pais e de outros adultos que residam no mesmo local, a composição familiar, a renda familiar aproximada (em salários-mínimos) a renda *per capita* e a habitação (tipo, número de cômodos, água encanada, luz, rede de esgotos, casa própria, quanto tempo residem nesse local, já residiram em outro local etc.).

Quadro 15-1. Roteiro para anamnese

Identificação: nome, naturalidade, data de nascimento, idade, sexo, cor, procedência, endereço, encaminhado por.
Informante: anotar o nome, a ligação com a criança e se informa bem ou mal.
Queixa principal (QP): anotar qual é o motivo da consulta, nas palavras do informante ou da criança/adolescente, se possível.
História da moléstia atual (HMA): anotar usando termos técnicos, se possível. Para cada queixa, investigar quando, como e onde começou, qual foi a evolução até a consulta e como está no dia da consulta, tratamentos realizados, com os nomes dos medicamentos, doses, tempo de uso e resposta. Quais os resultados de exames complementares já realizados. Investigar sobre contatos com pessoas doentes, viagens recentes e outros dados epidemiológicos pertinentes.
Anamnese especial (AE): fazer perguntas dirigidas para cada sistema.   • Geral   • COONG (cabeça, olhos, orelhas, nariz, cavidade bucal e garganta) e pescoço   • SR (sistema respiratório)   • SCV (sistema cardiovascular)   • SD (sistema digestório)   • SGU (sistema geniturinário)   • SL (sistema locomotor)   • SN (sistema nervoso)
História pregressa ou pessoal (HP): gestação, condições de nascimento, período neonatal, resultado do "teste do pezinho", doenças anteriores, desenvolvimento neuropsicomotor, alimentação pregressa, banhos de sol, vacinação, medicamentos, alergias, dados epidemiológicos, segurança no domicílio e na escola.
História familiar (HF): pai e mãe (saúde, idade, escolaridade, profissão), irmãos (saúde, idade, sexo). Consanguinidade. Outros familiares ou coabitantes. Relações familiares (aspectos psicológicos).
História social (HS): profissão e escolaridade dos pais, renda familiar mensal, renda *per capita*, composição familiar, habitação, saneamento básico.

Interrogar sobre o local onde a criança/adolescente dorme (se bate sol, se há a presença de umidade, mofo, poeira, cortinas e tapetes), quantas pessoas dormem no mesmo quarto, o número de fumantes e se há espaço para brincar e estudar. Deve-se ter muito cuidado para que o paciente e os familiares não se sintam inibidos, menosprezados, inferiorizados ou culpados por sua condição socioeconômica.

❏ CONSIDERAÇÕES FINAIS

A coleta dos dados referentes às condições de nascimento, crescimento e desenvolvimento, relacionamento dos pais e familiares, hábitos alimentares e rotina de vida, ambiente e irmãos é fundamental para que o médico conheça o paciente e chegue aos diagnósticos mais prováveis após a realização da anamnese bem conduzida e do exame físico detalhado e cuidadoso. São dados essenciais para o raciocínio clínico que conduzirá à formulação do diagnóstico e do plano propedêutico e terapêutico. A despeito de todos os avanços tecnológicos alcançados nos últimos anos, o diagnóstico correto e, consequentemente, o sucesso terapêutico dependem, essencialmente, da obtenção adequada da história clínica (anamnese) e do exame físico.

A consulta pode ser realizada a partir de uma queixa específica (queixa principal) trazida pelo paciente/acompanhante ou para um controle clínico periódico (de puericultura), devendo ser dirigida para orientações que visam à prevenção e à promoção da saúde.

Ao final da consulta, as queixas do paciente/acompanhante devem ser consideradas pelo médico. O paciente precisa ter suas expectativas atendidas. Aqui, também, serão feitas as orientações específicas referentes aos diversos diagnósticos levantados, visando à prevenção e à promoção da saúde, nas áreas do crescimento somático, desenvolvimento neuropsicomotor, alimentação, imunizações, saúde oral, situações de risco para acidentes e atividades escolares, sociais e esportivas.

❏ BIBLIOGRAFIA

American Board of Internal Medicine. Clinical competence in internal medicine. *Ann Intern Med* 1979; 90:402-11.

Costa MCO, Souza RP. *Semiologia e atenção primária à criança e o adolescente*. 2 ed., Rio de Janeiro: Revinter, 2005. 354p.

Feldman C. *Atendendo o paciente: perguntas e respostas para o profissional de saúde*. 2 ed., Belo Horizonte: Crescer, 1996. 257p.

Leite AJM, Caprara A, Filho JMC. Habilidades de comunicação com pacientes e famílias. 1 ed., São Paulo: Sarvier, 2007.

López M, Medeiros JL. *Semiologia médica – As bases do diagnóstico clínico*. 5 ed., Rio de Janeiro: Revinter, 2004.

CAPÍTULO 16

Exame Físico

Maria Regina de Almeida Viana

A divisão da consulta em anamnese e exame físico tem como função a anotação dos dados no prontuário; verdadeiramente, o exame físico se inicia quando a criança/adolescente entra no consultório. Durante a anamnese, podem ser obtidos dados sobre a fala, o andar, a orientação psíquica e temporoespacial, o humor e a afetividade. As informações provenientes da observação da linguagem corporal fornecem muitos dados úteis.

A busca do estabelecimento de uma boa relação médico-paciente, de segurança, durante a anamnese facilita a realização do exame físico.

A realização do exame físico pressupõe a utilização dos sentidos da visão, olfato, tato e audição, ou seja, a atenção durante todo o procedimento trará sinais importantes para a elaboração de hipóteses diagnósticas. Fazem parte do exame físico a inspeção, a palpação, a percussão e a ausculta, que serão repetidas durante o exame de qualquer parte do corpo e são, portanto, os pilares de todo o exame físico. O uso de otoscópio, oftalmoscópio e estetoscópio se constitui em prolongamento da visão e da audição.

Ao final da anamnese, a criança/adolescente deve ser preparada para o que vai acontecer na próxima etapa – o exame físico. Devem ser explicados exaustivamente o que será feito, o motivo dos procedimentos, os instrumentos que serão utilizados, a participação que se espera dela e o motivo por que o exame tem de ser feito sem ou com pouca roupa, o que facilita muito o desenvolvimento do exame, sem constrangimentos ou recusas por parte da criança/adolescente.

Normalmente, a criança/adolescente é atendida em consultório, sobre uma mesa própria para exame, que deve ser alta o suficiente para que o examinador se sinta confortável, de modo que, de pé, ele fique na altura do paciente deitado, e larga para que o paciente se sinta seguro. Deve-se certificar de que todos os instrumentos, o lençol e a camisola estejam à mão para evitar interrupções. A mesa de exame deve estar localizada em local com luz adequada, não deve estar em frente à porta de entrada e deve permitir que o exame seja feito com o examinador à direita da criança/adolescente.

Ao iniciar o exame, deve-se restabelecer o contato verbal e visual com a criança/adolescente e perguntar se ela está confortável e se tem algum questionamento a ser feito.

Dos vários objetivos do exame físico, dois devem ser destacados: tentar evidenciar sinais e alterações que corroborem com as hipóteses diagnósticas feitas na anamnese e buscar as alterações que podem indicar outros diagnósticos não suspeitados na anamnese. Em todas as consultas, mesmo sem queixas, deve ser feito um exame físico completo e rigoroso.

A presença dos pais/acompanhantes é desejável durante o exame físico, tornando possível

Quadro 16-1. Roteiro para execução do exame físico

Abordagem do paciente/ acompanhante	Atenção!	Antes de iniciar o exame, o examinador deve ser gentil, explicar ao paciente/acompanhante os procedimentos que vai realizar, chamando-os pelo nome. Verificar se o material que vai usar está limpo/desinfetado e, a seguir, fazer a higienização das mãos com a técnica correta. Procurar resguardar a privacidade do paciente
Mensuração	Pode ser no início ou no final do exame físico	Dados antropométricos: comprimento/altura; peso; perímetros cefálico, torácico e abdominal Dados vitais: temperatura, frequência respiratória, frequência cardíaca, pulsos; pressão arterial nos membros superiores e em um dos membros inferiores (técnica correta)
Inspeção geral	Ectoscopia	Visão de conjunto – Impressão geral do paciente Estado de consciência; grau de atividade Aparência (saudável ou enfermo) Estado de hidratação e nutrição Pele: coloração, consistência, temperatura Desenvolvimento e distribuição do tecido adiposo
Cabeça, Olhos, Orelhas, Nariz, Cavidade bucal, Garganta e Pescoço	Inspeção	Fácies Conformação do crânio Cabelo: implantação, cor, tipo Pelos: implantação, cor Orelhas: forma e posição das orelhas, secreção, implantação do pavilhão auricular; otoscopia (se possível nesse momento) Pescoço: tumorações, pulsações
	Palpação	Crânio: conformação, fontanelas, *craniotabes*, perímetro cefálico Olhos: mucosa conjuntival, nistagmo, estrabismo, exoftalmia, acuidade visual, reflexos Orelhas: dor, coloração Nariz: obstrução, mucosa, batimentos de asa de nariz Cavidade bucal: lábios, dentes, gengiva, língua, mucosa oral, palato, dentes Garganta: amígdalas Pescoço: tumorações, lesões, rigidez, pulsos venosos (jugulares) e impulsões venosas, fúrcula esternal, palpação das glândulas salivares, traqueia e tireoide, rigidez de nuca Linfonodos: número, tamanho, consistência, mobilidade e sinais inflamatórios
Membros superiores	Inspeção	Lesões de pele Cicatriz de BCG Implantação de fâneros Articulações: aumento de tamanho, simetria, coloração Musculatura: simetria
	Palpação	Articulações: temperatura, edema, mobilidade, crepitação, dor, tamanho Musculatura: trofismo, tônus, força muscular Temperatura axilar Cicatriz de BCG: medidas Umidade da pele Linfonodos axilares Pulsos radiais Unhas: tamanho, formato, espessura, manchas, formato, coloração Perfusão capilar Baqueteamento digital Reflexo de preensão palmar (nos lactentes) Reflexos Pesquisa de sensibilidade Medida da pressão arterial (preferencialmente nos dois membros) com a técnica correta
	Percussão	Reflexos
Tórax – região anterior	Inspeção	Forma, simetria, mobilidade Rosário costal Lesões de pele Respiração: tipo, ritmo, amplitude, frequência, esforço *Ictus cordis*: impulsões, tamanho Mamas: desenvolvimento, simetria
	Palpação	Linfonodos supraclaviculares; tumorações Mamas: dor, calor, tumorações, coloração Expansibilidade Frêmito toracovocal *Ictus cordis*; frêmito cardíaco Pesquisa de sensibilidade; pontos dolorosos
	Percussão	Som claro pulmonar, timpanismo ou macicez
	Ausculta	Ruídos respiratórios audíveis sem estetoscópios Sons respiratórios normais, ruídos adventícios Precórdio: bulhas, sopros, estalidos
Tórax – região posterior	Inspeção	Forma, simetria, mobilidade, lesões de pele e tufos capilares na região sacral
	Percussão	Som claro pulmonar, timpanismo ou macicez
	Palpação	Expansibilidade; frêmito toracovocal Pontos dolorosos (lojas renais) Pesquisa de sensibilidade
	Ausculta	Ruídos respiratórios audíveis sem estetoscópio Sons respiratórios, ruídos adventícios, irradiação de sopros

(Continua)

Quadro 16-1. Roteiro para execução do exame físico (*Continuação*)

Abdome	Inspeção	Forma: plano, abaulado, escavado, distendido Coloração Cicatriz umbilical: forma, secreção, hiperemia Massas visíveis, cicatrizes Movimentos e alterações de parede Circulação colateral Lesões de pele
	Ausculta	Peristaltismo Fístula arteriovenosa × sopros arteriais × atrito esplênico
	Palpação superficial	Sensibilidade Reflexos Turgor e elasticidade da pele Tensão da parede abdominal
	Percussão	Delimitação de vísceras Sensibilidade Espaço de Traube Ascite: usar as técnicas indicadas para pesquisa
	Palpação profunda	Anel umbilical, coto e cicatriz umbilical Diástase dos músculos retoabdominais Sensibilidade Fígado, baço, massas, lojas renais, rins e bexiga; palpação do sigmoide
Membros inferiores	Inspeção	Lesões de pele; coloração Unhas: tamanho, espessura, manchas, formato Implantação de fâneros Movimentos anormais: coreia, tiques, tremores, fasciculações, mioclonia Articulações: aumento de tamanho, simetria, hiperemia Musculatura: simetria
	Palpação	Musculatura: trofismo, tônus, força muscular Articulações: dor, edema, crepitações, mobilidade, tamanho, temperatura Pulsos pedioso e dorsal dos pés Medida da pressão arterial em um dos membros, com a técnica correta Avaliação do subcutâneo: turgor, edema, linfedema Manobra de Ortolani nos lactentes Pesquisa de reflexos Sensibilidade
	Percussão	Reflexos
Genitália Examinar também as regiões inguinais	Inspeção	Implantação da uretra Coloração Secreções Lesões de pele; pelos
	Palpação	Pulsos femorais Linfonodos inguinais Genitália
Região anorretal	Inspeção	Coloração Secreção Tumorações, fissuras, prolapso retal Lesões de pele Nádegas: forma
	Palpação	Tumorações Perfuração anal Fosseta anal Cicatrização
Coluna vertebral, joelhos e pés	Paciente parado	Curvaturas da coluna (escoliose, cifose e lordose) Coluna: espinha bífida, meningomielocele, fístulas, pontos dolorosos Curvaturas dos joelhos; curvaturas dos pés Sinais inflamatórios e limitações de movimentos
	Paciente andando	Varismo e valgismo dos joelhos e dos pés Movimento da cintura escapular e da cintura pélvica Movimento dos membros superiores

mostrar alguma alteração, chamar a atenção para o cuidado e a higiene e ensiná-lo a cuidar do corpo da criança. A presença dos pais/acompanhantes no exame físico do adolescente é uma questão delicada, que deveria acontecer. Entretanto, deve-se acatar a decisão do adolescente de ter ou não os pais na sala de exame (Cap. 14 – A Consulta do Adolescente).

A higiene das mãos deve ser feita antes e depois do exame. No inverno ou em dias frios deve ser lembrado também o aquecimento das mãos e dos aparelhos.

O exame físico completo pressupõe a retirada das roupas da criança; nos dias frios, é conveniente que elas sejam retiradas aos poucos, especialmente nos recém-nascidos. Muitas vezes, a criança reluta em retirá-las. Deve-se tentar retirá-las aos poucos, durante a evolução do exame. O uso da "camisola" deve ser estimulado quando se percebe um certo constrangimento da criança no momento de solicitação da retirada das roupas para o exame. A abertura da camisola deve estar sempre na frente, para permitir que o médico possa enxergar anormalidades da pele e a constituição (é mais fácil pedir para suspender a camisola para o exame das costas).

O exame deve ser iniciado na cabeça e terminar nos pés, tentando-se examinar por segmentos corpóreos (cabeça, pescoço, membros superiores, tórax, abdome, membros inferiores); dessa maneira, cada parte do corpo só é manuseada uma vez (Quadro 16-1). Muitas vezes, é difícil obedecer a essa sequência, pois a criança não coopera, devendo então o roteiro ser flexibilizado e os segmentos do corpo ser examinados de acordo com as oportunidades.

A criança pequena, muitas vezes, não colabora durante o exame, e este não deve ser feito por meio de pressão ou imposição do médico. Iniciar o exame pela parte do corpo que está doendo pode ser uma opção adequada; uma vez examinada a parte dolorida, a criança deixaria que o restante do exame fosse feito. O exame também pode ser feito com a criança no colo do acompanhante, privilegiando os órgãos com provável alteração. Este exame nem sempre é confiável, devendo ser refeito na próxima consulta.

O uso de aparelhos (otoscópio, esfigmomanômetro, termômetro, abaixador de língua etc.) deve ser feito no momento do exame do segmento corpóreo correspondente. Uma explicação de como será executado o procedimento e de que pode ser desagradável deve ser dada, procurando-se palavras adequadas à idade da criança, podendo ser demonstrado no acompanhante. Muitas vezes, a criança reluta em permitir esses exames, pois o uso dos aparelhos pode, em algumas crianças, indicar um procedimento doloroso; essa recusa deve ser respeitada. Ao ser finalizado o restante do exame, deve-se conversar novamente e reexplicar o funcionamento, justificando que nada do que foi feito até o momento foi doloroso ou desagradável.

O detalhamento do exame dos segmentos corpóreos/sistemas e as situações especiais serão descritos nos capítulos correspondentes.

A descrição do exame físico no prontuário deve ser feita com detalhes. O registro das limitações/dificuldades do exame físico é importante para avaliações em futuras consultas.

O tempo gasto para o registro do exame físico pode ser grande, o que poderia ser enfadonho para a mãe e a criança. Manter o contato visual e da fala durante a anotação dos dados no prontuário pode facilitar.

Ao final do exame físico, o médico deve fazer um levantamento dos problemas detectados na anamnese e exame físico (dados clínicos, epidemiológicos, propedêuticos, se houver) e elaborar as hipóteses diagnósticas já feitas com os dados obtidos e/ou levantar outras. É importante explicar para a criança/adolescente e os acompanhantes os achados importantes do exame e as hipóteses diagnósticas elaboradas, pois a adesão às orientações, às solicitações de exames e às mudanças de comportamento dependem em parte dessa justificativa.

❏ BIBLIOGRAFIA

Laurentz-Medeiros J, Laurentys LL. Exame físico. *In:* Lopez M, Laurentz-Medeiros J (eds.). *Semiologia médica – as bases do diagnóstico clínico.* 5ª ed., Rio de Janeiro: Revinter, 2004: 49-55.

Leão E, Viana MB, Corrêa EJ. Roteiro de anamnese e de exame físico. *In:* Leão E, Viana MB, Corrêa EJ, Mota JAC. *Pediatria ambulatorial.* Belo Horizonte: COOPMED, 2005: 25-9.

CAPÍTULO 17

Antropometria

Cláudia Regina Lindgren Alves

Antropometria é o conjunto de técnicas utilizadas para medir o corpo humano ou suas partes. Podem ser obtidas medidas globais, como peso e estatura, ou de segmentos, como, por exemplo, perímetros cefálico, torácico e braquial. Quando as medidas são correlacionadas entre si ou com outros indicadores, como a idade, obtêm-se os índices antropométricos, cuja principal finalidade é permitir a comparação dos dados individuais com os de uma população de referência. Os índices mais comumente utilizados na avaliação da saúde da criança e do adolescente são peso/idade, altura/idade, perímetro cefálico/idade e o índice de massa corporal (IMC).

A antropometria tem especial importância na avaliação da saúde da criança e do adolescente, uma vez que o adequado crescimento corporal nessa faixa etária é um dos principais indicadores da qualidade de vida desses indivíduos. Acompanhar o crescimento de uma criança representa conhecer e vigiar o seu estado geral de saúde, possibilitando a detecção precoce de agravos e, consequentemente, a intervenção oportuna da equipe de saúde. Desse modo, a avaliação do crescimento, por meio da antropometria, deve ser parte indispensável do atendimento da criança e do adolescente, merecendo, por isso, a elaboração de uma impressão diagnóstica e uma conduta específica na conclusão da consulta.

Embora a obtenção de dados antropométricos não apresente grande complexidade, é preciso dar atenção a algumas peculiaridades desse procedimento na infância. Devem ser seguidas, basicamente, quatro etapas:

1. Escolha do equipamento.
2. Obtenção das medidas.
3. Registro e interpretação dos dados.
4. Compartilhamento das informações com a família.

❑ ESCOLHA DO EQUIPAMENTO

Para a obtenção de dados precisos e confiáveis é preciso escolher o equipamento mais adequado para cada idade. Independentemente do equipamento escolhido, deve-se verificar, a cada utilização, suas condições de conservação. Para as balanças, sempre verificar se estão calibradas, niveladas, bem apoiadas no chão ou na mesa auxiliar e afastadas da parede ou de objetos que impeçam seu movimento. Quanto às réguas antropométricas, tanto a horizontal quanto a vertical, deve ser observado se as partes fixas e móveis se encontram em ângulo de 90 graus com a régua e se a marcação dos números na régua está bem visível.

Na avaliação de uma criança com menos de 3 anos de idade, o peso deve ser obtido com uma balança pediátrica (mecânica ou eletrônica), cuja capacidade é, em geral, de até 16kg. A balança pediátrica mecânica (Fig. 17-1A) tem um cursor maior, cuja escala do braço é unitária de 0 a 16kg, e um cursor menor, que desliza sobre um eixo com intervalos de 10g e varia de 0 a 1.000g, o que confere maior precisão à medida do peso do que a balança tipo adulto. O comprimento da criança de 0 a 36 meses deve ser obtido com uma régua antropométrica horizontal (Fig. 17-1B), preferencialmente as que apresentam uma base de madeira, sobre a qual a criança deve deitar-se. Esse tipo de régua mede uma criança com até 1m de comprimento.

Para as crianças maiores de 3 anos ou que pesem mais de 16kg e/ou meçam mais de 1m de altura são utilizadas a balança mecânica tipo adulto e a régua antropométrica vertical, preferencialmente a de parede (Fig. 17-2A e B), para a obtenção do peso e da altura, respectivamente. O cursor maior da balança tipo adulto vai de 0 a 140kg, numa escala de 10 em 10kg, e o menor, de 0 a 10kg, com in-

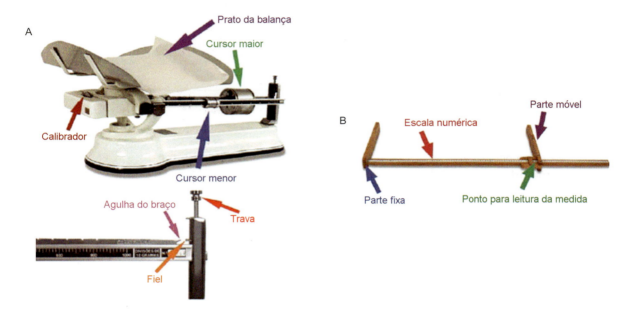

Fig. 17-1A. Balança pediátrica mecânica. **B.** Régua antropométrica horizontal. (*Fonte:* Brasil. Ministério da Saúde. *Antropometria – como pesar e medir.*)

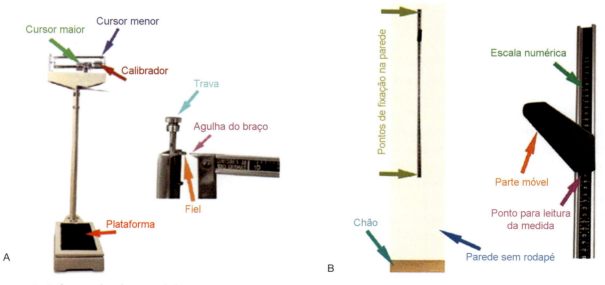

Fig. 17-2A. Balança plataforma adulto. **B.** Régua antropométrica vertical. (*Fonte:* Brasil. Ministério da Saúde. *Antropometria – como pesar e medir.*)

tervalos de 100g. Nessa idade, as crianças devem ser pesadas e medidas de pé.

O perímetro cefálico deve ser medido obrigatoriamente até o terceiro ano de vida. O instrumento utilizado é a fita métrica convencional, preferencialmente aquelas mais estreitas, tomando-se o cuidado de verificar seu estado de conservação.

❑ OBTENÇÃO DAS MEDIDAS

Antes de pesar a criança, deve-se verificar se a balança está calibrada, isto é, se a agulha do braço se encontra nivelada com o fiel (Fig. 17-1A). Caso não esteja calibrada, o examinador poderá fazê-lo, utilizando o calibrador da própria balança. Essa regulagem deverá ser feita após a colocação do forro no prato da balança, quando ela for do tipo pediátrico. O forro deve ser de material descartável e trocado a cada atendimento.

A criança deve estar despida e descalça para ser pesada ou medida. A partir da idade pré-escolar, a criança poderá ser pesada usando um calção ou uma camisola de exame. Em geral, nessa idade, as crianças se mostram envergonhadas ao ficarem nuas diante do examinador. No entanto, é indispensável a retirada de qualquer tipo de calçado para obtenção do peso e da altura.

A criança pequena deve ser colocada deitada ou sentada no centro do prato da balança e a criança maior deve ser colocada em pé, no centro da plataforma, com os braços estendidos ao longo do corpo. A mãe ou outro acompanhante deve procurar acalmar a criança nesse momento, para facilitar a tomada do peso. Verificar se os membros da criança não estão tocando em partes da balança ou na parede e se o acompanhante também não está tocando na criança ou na própria balança.

Com a criança devidamente posicionada na balança, mover o cursor maior do 0 até um determinado ponto próximo do peso da criança e depois mover o cursor menor até que a agulha do braço e o fiel da balança estejam nivelados. Proceder à leitura dos valores, de frente e com os olhos no mesmo nível da balança (Fig. 17-3). Travar o braço antes de retirar a criança da balança. Após a leitura, retornar os cursores para o ponto 0 e manter a balança travada.

Até os 3 anos de idade, é sempre necessária a ajuda de um acompanhante para a medição do comprimento da criança. A régua antropométrica deve ficar sobre a mesa de exame ou sobre uma superfície firme. A parte fixa da régua (início da graduação) deve ser ajustada à cabeça da criança, com a ajuda do acompanhante, e a parte móvel na região plantar, onde é feita a leitura. O acompanhante deve segurar a cabeça da criança com as duas mãos, mantendo-a alinhada com o corpo e com a ponta do nariz apontando para o teto, de modo que a região occipital toque a mesa e a região parietal toque a parte fixa da régua. O examinador deve colocar uma das mãos sobre os joelhos da criança, mantendo-os unidos e alinhados com o corpo e, com a outra mão, movimentar o cursor até que ele toque a planta de ambos os pés e estes fiquem em ângulo reto com o eixo do corpo (Fig. 17-4). Este será o ponto de leitura do comprimento da criança.

A criança maior e o adolescente devem ficar de pé com os braços estendidos ao longo do corpo e a cabeça erguida, mantendo o olhar fixo em um ponto na altura da cabeça. Os calcanhares, os ombros e as nádegas devem ficar encostados na parede e os pés juntos. Com a criança nessa posição, movimentar a parte móvel da régua até que ela toque a cabeça da criança, solicitar que ela se abaixe e se afaste do equipamento e, então, proceder à leitura diretamente na escala do antropômetro sem soltar a parte móvel.

A medida da estatura é denominada comprimento, quando obtida com a criança na posição de decúbito, ou altura, quando obtida com o indivíduo de pé.

Para a medida do perímetro cefálico (PC), a fita métrica deve ser posicionada horizontalmente

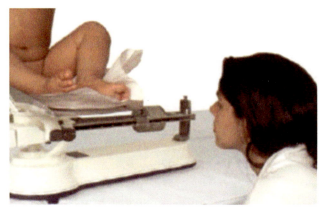

Fig. 17-3. Posição de leitura do peso na balança. (*Fonte:* Brasil. Ministério da Saúde. *Antropometria – como pesar e medir.*)

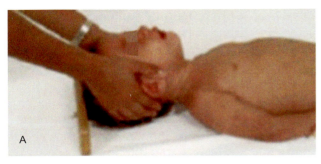
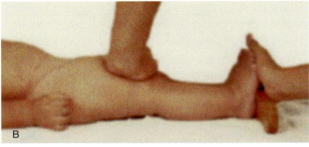

Fig. 17-4. Técnica de posicionamento da criança na régua antropométrica horizontal. (*Fonte:* Brasil. Ministério da Saúde. *Antropometria – como pesar e medir.*)

em torno da cabeça da criança, tomando como referência anterior a glabela (região entre as sobrancelhas) e posterior a porção mais proeminente da cabeça (osso occipital). A leitura deve ser feita diretamente na fita.

❑ REGISTRO E INTERPRETAÇÃO DOS DADOS

Todos os dados antropométricos devem ser registrados na ficha de atendimento ou prontuário e na Caderneta de Saúde da Criança, e a melhor maneira de registrar os dados antropométricos e analisar o crescimento de uma criança é utilizar as chamadas curvas-padrão. Até recentemente era preconizado o uso das curvas do *National Center for Health Statistics* (NCHS) para monitorar o crescimento e o estado nutricional de crianças e adolescentes em todo o mundo. Essas curvas foram construídas em 1977, a partir de estudos de base populacional nos EUA. No entanto, limitações relacionadas ao grupo populacional estudado, ao padrão alimentar adotado pelas crianças incluídas e outros problemas de natureza metodológica e estatística levaram a Organização Mundial da Saúde (OMS) a propor um estudo multicêntrico sobre o crescimento infantil para atualização das curvas de referência. Entre 1997 e 2003, cerca de 8.500 crianças de seis diferentes culturas e grupos étnicos, inclusive um grupo de crianças brasileiras, foram acompanhadas do nascimento aos 5 anos de idade. Uma das características mais importantes desse estudo foi o aleitamento materno exclusivo até o sexto mês de vida como critério de inclusão, tornando este o padrão alimentar de referência para essa faixa etária, e o crescimento dessas crianças, o modelo biológico de crescimento.

Por esta razão, o Ministério da Saúde adotou, em 2006, as curvas da OMS para o acompanhamento do peso e da estatura das crianças de 0 a 60 meses (5 anos) e a partir de 2010 as curvas da OMS até 19 anos. As curvas para crianças de 0-5 anos estão disponíveis no site da OMS (www.who.int/childgrowth/standards/en/), em pacientes e desvio-padrão. As curvas do NDHS podem ser obtidas no site www.cdc.gov/growthcharts. O download é gratuito. As curvas estão disponíveis no Anexo B.

Não é suficiente obter o dado antropométrico. É fundamental sua interpretação, resultando, assim, em uma avaliação global do crescimento da criança. Como, atualmente, os gráficos da Caderneta de Saúde da Criança do MS são em escore Z, deve-se ter cuidado especial para a interpretação dos dados para a família/adolescente. Há que se lembrar também que o crescimento é um processo dinâmico, com momentos de maior e menor aceleração, de modo que seu acompanhamento adequado deve ser longitudinal e individualizado. A equipe deve habituar-se a aferir o peso, a estatura e o perímetro cefálico em todas as oportunidades, a registrar essas medidas no prontuário e a consultar as curvas padrão para analisar o crescimento global da criança. Toda vez que a criança for pesada, um ponto deverá ser marcado em sua Caderneta de Saúde, correspondendo ao encontro das coordenadas de peso (eixo vertical) e idade (eixo horizontal). A união desses pontos sequenciais formará o traçado do canal de crescimento da criança naquele período.

Todos os índices devem ser analisados segundo o sexo e a idade da criança em relação às curvas de referência. Cada índice contém informações diferentes sobre o processo de crescimento. Assim, o peso é a medida mais sensível às variações agudas do estado nutricional. A estatura é um indicador mais estável e, portanto, suas alterações são percebidas nos processos crônicos de desnutrição. A medida do perímetro cefálico é muito importante,

CAPÍTULO 17 • Antropometria

especialmente no primeiro ano de vida, por indicar indiretamente o crescimento da massa encefálica, podendo antever processos potencialmente graves. O IMC, que é calculado dividindo-se o peso (em quilos) pelo quadrado da altura (em metros), vem sendo mais recentemente utilizado para detecção de sobrepeso e obesidade.

❑ COMPARTILHAMENTO DAS INFORMAÇÕES COM A FAMÍLIA

As famílias, em geral, têm uma impressão subjetiva do processo de crescimento de seus filhos. Por vezes, o crescimento é subestimado ou, por outras, é superestimado. Esta é uma preocupação frequente dos pais e motivo comum de consulta pediátrica e também hebiátrica.

Espera-se que uma criança que esteja crescendo bem descreva uma trajetória regular ascendente e paralela às curvas de referência, delineada a partir de suas medidas sequenciais. Essa orientação deve ser dada aos familiares para que eles compreendam o processo individual de crescimento de seu filho. Esse procedimento minimiza ansiedades, evita modificações desnecessárias (e muitas vezes inadequadas) na alimentação da criança e corresponsabiliza a família pelo acompanhamento do crescimento de seu filho e a envolve nas condutas que precisam ser tomadas. Dessa maneira, a antropometria deixa de consistir na mera tomada de medidas e se transforma em uma postura profissional responsável e comprometida com a saúde de crianças e adolescentes.

❑ CONSIDERAÇÕES ESPECIAIS

Em algumas situações, ao prestar socorro a crianças acidentadas ou que chegam gravemente enfermas ao hospital, por exemplo, pode não ser possível obter imediatamente os dados antropométricos do paciente, embora a estimativa desses valores possa ser necessária, por exemplo, para se instituir uma medicação peso-dependente. Essas estimativas podem ser feitas a partir de algumas fórmulas e/ou tabelas (Quadros 17-1 a 17-3).

De 3 a 11 anos de idade, o peso pode ser estimado pela fórmula:

$$Peso = (idade \times 2) + 9$$

Quadro 17-1. Ganho mensal médio de peso de 0 a 24 meses

Idade		Gramas/mês
Primeiro ano de vida	Primeiro trimestre	700
	Segundo trimestre	600
	Terceiro trimestre	500
	Quarto trimestre	400
Segundo ano de vida	Primeiro semestre	200
	Segundo semestre	180

Adaptado de Perneta C. *Semiologia Pediátrica*. 5 ed., 1990.

Quadro 17-2. Crescimento estatural médio do nascimento à puberdade

Idade	Centímetros/ano
Primeiro ano de vida	25
Segundo ano de vida	10
Terceiro ano de vida	10
Do quarto ano de vida até a puberdade	6

Adaptado de Perneta C. *Semiologia Pediátrica*. 5 ed., 1990.

Quadro 17-3. Crescimento mensal médio do perímetro cefálico

Idade		Centímetros/mês
Primeiro ano de vida	Primeiro trimestre	2
	Segundo trimestre	1
	Segundo semestre	0,5

Adaptado de Perneta C. *Semiologia Pediátrica*. 5 ed., 1990.

De 3 a 11 anos de idade, a altura pode ser estimada pela fórmula:

$$Altura = [(idade - 3) \times 6] + 95$$

Do segundo ano de vida até o início da vida adulta, o perímetro cefálico cresce mais 10cm, no total.

❑ BIBLIOGRAFIA

Alves CRL, Viana MRA (eds.) *Saúde da família: cuidando de crianças e adolescentes*. Belo Horizonte: COOPMED, 2003, 282p.

Brasil. Ministério da Saúde. Secretaria de Atenção à Saúde. Departamento de Atenção Básica. *Antropometria – como pesar e medir*. Disponível em www.dtr2004.saude.

gov.br/nutricao/documentos/album_antopometria.pdf. Acesso em 31/5/2006.

Corrêa EJ, Romanini MA (eds.) *Cadernos de Saúde – Atenção básica à saúde da criança e do adolescente*. Belo Horizonte: COOPMED, 2000, 80p.

Goulart EM, Corrêa EJ, Leão E *et al*. Avaliação do crescimento. In: Leão E, Corrêa EJ, Viana MB, Mota JA (eds.) *Pediatria Ambulatorial*. Belo Horizonte: COOPMED, 2005: 135-56.

Issler H, Leone C, Marcondes E (eds.). *Pediatria na Atenção Básica*. São Paulo: Sarvier, 2002, 437p.

Kuczmarski RJ, Ogden CL, Grummer-Strawn LM, et al. CDC growth charts: United States. Advance data from vital and health statistics; no. 314. Hyattsville, Maryland: National Center for Health Statistics. 2000. (www.cdc.gov/growthcharts)

Minas Gerais. Secretaria Estadual de Saúde. Programa Viva Vida. *Atenção à saúde da criança*. Belo Horizonte: SES-MG, 2005, 224p.

Monteiro CA, Benicio MH, Pino Zuniga HP *et al*. A study of children's health in S.Paulo city (Brazil), 1984-1985: II. Nutritional anthropometry. *Rev Saúde Pública* 1986; 20(6): 446-53.

Organização Pan-Americana da Saúde. Divisão de Promoção e Proteção da Saúde. *Promoção do crescimento e desenvolvimento integral de crianças e adolescentes*. Washington: OPS, 2000, 142p.

Perneta C. Crânio. In: *Semiologia Pediátrica*. Rio de Janeiro: Guanabara Koogan, 1990: 99:113.

Perneta, C. Dados antropométricos. Temperatura. In *Semiologia Pediátrica*. Rio de Janeiro: Editora Guanabara, 1990.Cap 4 p 35-40.

WHO Multicentre Growth Reference Study Group. WHO Child Growth Standards: Length/height-for-age, weight-for-age, weight-for-length, weight-for-height and body mass index-for-age: Methods and development. Geneva: World Health Organization, 2006 (312 pages). (www.who.int/childgrowth/standards/en/)

CAPÍTULO 18

Dados Vitais*

Juni Carvalho Castro

❑ PRESSÃO ARTERIAL

A prevalência de hipertensão arterial em crianças e adolescentes brasileiros pode variar de 6% e 8%. A medida da pressão arterial sistêmica é um procedimento fundamental na avaliação semiológica do sistema cardiovascular. Com a realização de diagnóstico precoce, programas de intervenção e/ou terapêuticos podem ser instituídos de modo a modificar a evolução.

Importância da medida de pressão arterial

A criança hipertensa geralmente é assintomática, o que reforça a importância de medidas rotineiras da pressão arterial durante as avaliações médicas ou por outros profissionais de saúde.

Definição

A pressão arterial consiste na pressão exercida pelo sangue contra a superfície interna das artérias, sendo definida como a força exercida pelo sangue contido na artéria por unidade de área de parede arterial. É diretamente dependente do débito cardíaco, da resistência arterial periférica e do volume sanguíneo.

Fatores determinantes da pressão arterial

A impulsão primária do sangue vem da força do batimento cardíaco. A distensibilidade é uma característica dos grandes vasos, principalmente da aorta, que contém apreciável quantidade de fibras elásticas. Assim, a cada sístole ventricular é gerada uma onda de distensão das paredes arteriais que se propaga pelas artérias, desde o coração até as extremidades das arteríolas. Durante a diástole ventricular, a pressão sanguínea diminui. Ocorre, então, contração das artérias, o que mantém o sangue circulando até a próxima sístole.

A volemia interfere de maneira direta e significativa nos níveis da pressão arterial sistólica e diastólica; a viscosidade sanguínea é um fator determinante, porém de menor importância; a resistência vascular periférica influi na regulação da pressão arterial mínima ou diastólica.

Fisiopatologia

No momento em que o coração ejeta seu conteúdo na aorta, a energia é máxima, produzindo força máxima e, consequentemente, pressão máxima. Esta fase no ciclo cardíaco chama-se sístole, sendo a pressão nesse instante denominada pressão arterial sistólica. Imediatamente antes do próximo batimento cardíaco a energia é mínima, com

*Ver Capítulos 30 e 31.

a menor força exercida sobre as artérias em todo o ciclo, gerando, portanto, a menor pressão arterial do ciclo cardíaco. Esta fase é chamada diástole, sendo a pressão nesse instante denominada pressão arterial diastólica.

Abordagem do paciente

O exame clínico tem como objetivos verificar se existe elevação da pressão arterial, avaliar lesões de órgãos-alvo, identificar fatores de risco para doenças cardiovasculares e diagnosticar a etiologia da hipertensão arterial.

A história clínica deve conter a identificação, o sexo, a idade, a raça e a condição socioeconômica, mais bem descrita por meio da renda média por pessoa.

Na história da moléstia atual devem ser explorados os dados referentes aos valores pressóricos anteriores e, se alterados, a duração da hipertensão arterial, a adesão e as reações adversas a tratamentos prévios e doenças associadas que possam ser causa de hipertensão secundária. Nos casos de sobrepeso ou obesidade, devem ser investigados os hábitos de vida. O inquérito alimentar deve detalhar a variedade alimentar, a ingestão habitual de conservas e a quantidade de sal e condimentos empregados.

Devem ser investigados os fatores de risco que se associam à hipertensão, como obesidade, sedentarismo, dislipidemia, diabetes melito (tipo 1 e tipo 2), características do sono, presença de ronco, apneia do sono e uso de medicamentos e drogas lícitas ou ilícitas que possam interferir nos níveis pressóricos. O conhecimento das drogas que possam elevar a pressão arterial facilita o direcionamento da anamnese. Deve-se manter atenção quanto ao uso de anticoncepcionais orais, anti-inflamatórios não esteroides, anti-histamínicos, descongestionantes, antidepressivos tricíclicos, corticosteroides, esteroides anabolizantes, moderadores do apetite, hormônios tireoidianos (altas doses), vasoconstritores nasais, antiácidos ricos em sódio, carbenoxolona, alcaloides derivados do "ergot", ciclosporina, inibidores da monoaminaoxidase (IMAO), chumbo, cádmio, tálio, eritropoetina, cafeína em altas doses e cocaína.

Atenção especial para o histórico de acidente vascular encefálico, doença arterial coronariana prematura (homens < 55 anos; mulheres < 65 anos), doença renal, diabetes melito, dislipidemia e morte prematura e súbita, em que está indicada uma propedêutica complementar.

Exame físico

Os itens relacionados a seguir devem ser destacados no exame físico:

- Verificar se a fácies e o aspecto físico são sugestivos de hipertensão secundária.
- O peso deve ser verificado (sem roupa) em balança tarada e o comprimento ou estatura medido com a criança descalça em antropômetro de mesa ou de parede. Calcular o índice de massa corpórea [IMC = peso em kg/(altura)^2 em cm] e, em seguida, plotar todas as medidas nas curvas específicas para sexo e idade. O endereço de livre acesso http://www.growthanalyser.org possibilita averiguar os percentis em que a criança se incluía.
- O exame do pescoço deve constar de palpação e ausculta das artérias carótidas, observando a presença de estase venosa e palpando a tireoide.
- Os sinais vitais devem incluir a medida da temperatura corporal e as frequências cardíaca e respiratória.
- Realizar o exame dos sistemas:
  - Respiratório, analisando a expansibilidade, o frêmito, a percussão e a ausculta pulmonar.
  - Cardiovascular, palpando os pulsos braquiais, radiais, femorais, tibiais posteriores e pediosos e descrevendo suas características.
- Medir a pressão arterial conforme técnica descrita a seguir. Até os 3 anos de idade, a medida da pressão arterial é realizada com a criança deitada. Após esta idade, a posição recomendada é a sentada, com as costas recostadas de maneira confortável no encosto da cadeira e o braço apoiado sob uma superfície próxima, posicionado ao nível do coração. A palma da mão deve ficar em supinação. Caso seja necessário verificar a pressão em posição ortostática, o braço é apoiado de modo que continue posicionado no nível do coração.
- Exame do precórdio: localizar o íctus e verificar se o exame sugere hipertrofia ou dilatação do ventrículo esquerdo. Durante a ausculta cardíaca, ficar atento à presença de arritmias, terceira

bulha (sinaliza disfunção sistólica do ventrículo esquerdo) ou quarta bulha (sinaliza presença de disfunção diastólica do ventrículo esquerdo), hiperfonese de segunda bulha em foco aórtico, além de sopros nos focos mitral e aórtico.

- Pesquisar a presença de edema e sua evolução ao longo do dia.
- Exame neurológico sumário.
- Exame de fundo do olho: identificar estreitamento arteriolar, cruzamentos arteriovenosos patológicos, hemorragias, exsudatos e papiledema.

Métodos de aferição da pressão arterial

A medida da pressão arterial sistêmica pode ser realizada por método direto ou indireto. A medida direta da pressão arterial é obtida de maneira invasiva, mediante a introdução de um cateter em artéria periférica, o qual é conectado a um transdutor calibrado, que transforma o sinal mecânico (pressão arterial) em sinal elétrico e, após amplificação adequada, é registrado, o que possibilita sua quantificação continuamente, batimento a batimento. No contexto clínico, a medida direta da pressão arterial é reservada para situações em que esta variável apresenta valores muito baixos, como ocorre, por exemplo, nos estados de choque.

Medida indireta da pressão arterial

O instrumento utilizado para a medida da pressão arterial foi idealizado por três pesquisadores: VonBasch (1880), Riva-Ricci (1896) e Korotkoff (1905).

A medida indireta da pressão arterial pode ser efetuada utilizando-se de diversas técnicas, sendo a mais usada na prática clínica aquela realizada com o esfigmomanômetro de coluna de mercúrio ou aneroide. O esfigmomanômetro, aneroide, de coluna de mercúrio ou oscilométrico, deve estar adequadamente calibrado. Todos os aparelhos em território nacional devem possuir o selo de certificação conferido pelo Instituto Nacional de Pesos e Medidas (INMETRO).

Para aferir a pressão com os aparelhos de coluna de mercúrio e aneroide é necessário o uso do estetoscópio (instrumento utilizado para ausculta de qualquer som vascular, respiratório e de outra natureza em qualquer região do corpo).

Descrição do estetoscópio

O estetoscópio é composto por olivas auriculares, que constituem pequenas peças cônicas que devem proporcionar uma perfeita adaptação ao meato auditivo, de modo a criar um sistema fechado entre a orelha e o aparelho, oferecendo perfeito vedamento acústico.

Sua armação metálica põe em comunicação as peças auriculares com o sistema flexível de borracha, sendo provida de mola que promove perfeito ajuste das olivas no meato auditivo.

Seu tubo de borracha tem diâmetro de 0,3 a 0,5cm e comprimento de 40 a 45cm, conectando a haste de metal com os receptores (campânula ou diafragma).

Seus receptores podem ter o tamanho adequado para crianças ou adultos e são de dois tipos fundamentais: o de campânula, de 2,5 a 3,5cm, mais sensível aos sons de baixa frequência, e o diafragma, que dispõe de uma membrana semirrígida com diâmetro de 3,5 a 5,5cm e transmite melhor os sons de alta frequência, sendo utilizado para ausculta em geral.

Descrição dos aparelhos usados para medida indireta da pressão arterial

O esfigmomanômetro consiste em um sistema para medir a pressão arterial, em milímetros de mercúrio (mmHg), composto por uma bolsa inflável de borracha de formato laminar, a qual é envolvida por uma capa de tecido inelástico (manguito) e conectada por um tubo de borracha a um sistema para determinar a pressão e por outro tubo a uma pera dotada de um sistema de válvula, que tem a finalidade de proporcionar ao operador a possibilidade de controlar a velocidade de insuflação de ar até a bolsa inflável. A velocidade para insuflação é de 10mmHg/s, sendo recomendados 2 a 3mmHg/s para desinsuflação.

O esfigmomanômetro de coluna de mercúrio – o ideal para essas medidas – consiste em um reservatório que contém mercúrio conectado a um tubo vertical de cristal. O tubo está calibrado entre 0 e 300mmHg. O sistema é conectado por um tubo de borracha ao mecanismo de inflação, que consiste em uma pera de borracha que contem uma válvula que regula a passagem do ar até o sistema ou até o exterior. Poderá estar em posição vertical sobre uma mesa horizontal, mas o ideal é que esteja fixado em uma parede. Esses aparelhos devem ser calibrados anualmente. Aspectos negativos para o uso dos equipamentos de coluna de mercúrio têm sido discutidos, face a toxicidade do mercúrio para o meio ambiente, e acredita-se que, com a abolição de seu uso, haveria menos resistência à introdução do quilopascal (kPa) – que equivale a 7,5mmHg – como unidade de medida da pressão arterial.

O esfigmomanômetro aneroide é composto por um manômetro esférico que dispõe de uma agulha graduada entre 0 e 300mmHg e que se mobiliza a uma pressão determinada e de maneira proporcional, movendo a agulha localizada no manômetro. Os aparelhos vêm calibrados de fábrica, mas são sensíveis à temperatura, à umidade e a choques e devem ser recalibrados a cada 6 meses ou sempre que a agulha localizada no manômetro não estiver no zero.

O oscilômetro é um aparelho eletrônico baseado na análise da onda de pulso. Os modelos podem apresentar insuflação manual ou automática, podendo ser equipados com terminações adequadas para serem acopladas em portas USB (universal serial bus) disponíveis nos computadores. Com relação aos aparelhos oscilométricos semi ou automáticos com deflagração manual, os de medida no braço são os mais recomendados e confiáveis. Os que medem a pressão no pulso apresentam limitações em virtude da necessidade de colocação do pulso no nível do coração, além de erros por flexão ou hiperextensão do pulso durante a medida. Os aparelhos oscilométricos, independente do modelo adquirido, não apresentam dimensões adequadas para serem utilizados em crianças e adolescentes. Aqueles que medem no dedo, apesar de convenientes para o paciente, não são recomendáveis em função de sua reduzida confiabilidade. É fundamental que os aparelhos empregados sejam validados de acordo com as normas da British Hypertension Society e da Association for Advancement of Medical Instruments, ou outros critérios aceitos internacionalmente.

O tamanho do manguito é de vital importância na qualidade e validade do método. Manguitos pequenos e estreitos tendem a aumentar a pressão arterial e manguitos longos e largos, a diminuir a pressão arterial.

O manguito nos adultos deve envolver, pelo menos, 80% da circunferência braquial. Além disso, sua largura deve cobrir, pelo menos, 40% do braço. Em crianças, o manguito pode envolver até 100% do braço, e sua largura pode atingir 75% da distância entre o acrômio e o cotovelo. A proporção ideal entre largura e comprimento é de 1:2. Portanto, para maior precisão, a circunferência e

Quadro 18-1. Dimensões recomendadas da bolsa inflável do manguito de acordo com a circunferência em centímetros do braço e da coxa (American Heart Association)

Circunferência do braço (cm)	Denominação do manguito	Largura da bolsa (cm)	Comprimento da bolsa (cm)
5,0 a 7,5	Recém-nascido	3	5
7,5 a 13	Lactente	5	8
13 a 20	Criança	8	13
17 a 24	Adulto magro	11	17
24 a 32	Adulto	13	24
32 a 42	Adulto obeso	17	32
42 a 50	Coxa	20	42

Os valores de pressão arterial obtidos em crianças e adolescentes devem ser comparados a valores normativos para idade, sexo e percentil de altura específicos (Quadro 18-2).

CAPÍTULO 18 • Dados Vitais

133

Quadro 18-2. Valores da pressão arterial em crianças e adolescentes

Idade (anos)	Sexo masculino			Sexo feminino		
	Estatura: percentil e valor em cm	Pressão arterial (mmHg)		Estatura: percentil e valor em cm	Pressão arterial (mmHg)	
		Percentil 90	Percentil 95		Percentil 90	Percentil 95
1	50º (76)	98/53	102/57	50º (74)	100/54	104/58
	75º (78)	100/54	104/58	75º (77)	102/55	105/59
3	50º (97)	105/61	109/65	50º (96)	103/62	107/66
	75º (99)	107/62	111/66	75º (98)	104/63	108/67
6	50º (116)	110/70	114/74	50º (115)	107/69	111/73
	75º (119)	111/70	115/75	75º (118)	109/69	112/73
9	50º (132)	113/74	117/79	50º (132)	113/73	117/77
	75º (136)	115/75	119/80	75º (137)	114/74	118/78
12	50º (150)	119/77	123/81	50º (152)	119/76	123/80
	75º (155)	121/78	125/82	75º (155)	120/77	124/81
15	50º (168)	127/79	131/83	50º (161)	124/79	128/83
	75º (174)	129/80	133/84	75º (166)	125/80	129/84
17	50º (176)	133/83	136/87	50º (163)	125/80	129/84
	75º (180)	134/84	138/88	75º (167)	126/81	130/85

Extraído do III Consenso Brasileiro de Hipertensão Arterial (Sociedade Brasileira de Hipertensão Arterial).

o tamanho do braço devem ser medidos com fita métrica e selecionado o manguito a ser usado, como mostra o Quadro 18-1.

Na infância e adolescência, os valores dos percentis da pressão arterial para cada faixa etária são normalizados de acordo com o percentil da estatura (Quadro 18-2 e Anexo C). Consideram-se como pressão arterial normal valores de medida abaixo do percentil 90, tanto para pressão sistólica como para diastólica. Valores entre os percentis 90 e 95 são considerados na faixa normal limítrofe; valores maiores que o percentil 95, em três determinações em ocasiões diferentes, definem hipertensão arterial (Quadro 18-3).

Em cada consulta deverão ser realizadas, no mínimo, duas medidas da pressão arterial, com intervalo de 1 a 2 minutos entre elas. As pressões diastólicas obtidas não devem apresentar diferenças superiores a 5mmHg. Quando isto ocorre,

Quadro 18-3. Definição dos pontos de corte para os percentis de pressão arterial em crianças e adolescentes

Percentil	Ponto de corte
< 90	Normal
≥ 90 ≤ 95	Normal-limítrofe
> 95	Hipertensão arterial

III Consenso Brasileiro de Hipertensão Arterial (Sociedade Brasileira de Hipertensão Arterial).

recomenda-se a realização de novas aferições, até que seja obtida medida com diferença inferior a este valor. De acordo com a situação clínica presente, recomenda-se que as medidas sejam repetidas em pelo menos duas ou mais visitas. Nos pacientes com disautonomia, a pressão deve ser medida após o paciente permanecer 2 minutos na posição ortostática. A pressão é medida no braço contralateral; caso as pressões sejam diferentes, deve ser verificado se não houve erro de técnica e considerada a mais elevada.

Técnica de medida indireta da pressão arterial

Esta técnica baseia-se na percepção de que, ao desinflar o manguito que oclui totalmente uma artéria, diferentes tipos de sons (ruídos de Korotkoff) são perceptíveis com o estetoscópio.

Fases de Korotkoff

I. Corresponde ao aparecimento do primeiro som, ao qual se seguem batidas progressivamente mais fortes, bem distintas e de alta frequência. Correlaciona-se com o nível da pressão sistólica.

II. O som adquire características de zumbido e sopro, podendo ocorrer sons de baixa frequência, que eventualmente determinam o hiato auscultatório.

III. Sons nítidos e intensos.

IV. Abafamento dos sons, correspondendo ao momento próximo ao desaparecimento deles.

V. Desaparecimento total dos sons.

Segundo as recomendações da American Heart Association, a pressão arterial sistólica deve ser considerada a pressão na qual o som inicialmente aparece (início da fase I).

Para determinação da pressão arterial diastólica existem ainda discussões sobre qual a fase dos sons de Korotkoff (IV – início do abafamento ou V – desaparecimento do som) melhor corresponda a ela. Quando se compara a medida intra-arterial (direta) da pressão arterial com a medida indireta, observa-se que o desaparecimento dos sons (V) se correlaciona melhor com a pressão diastólica do que o abafamento (IV). Assim, atualmente, a pressão diastólica é definida, em adultos e crianças, pelo início da fase V.

O hiato auscultatório consiste em um intervalo durante o qual os sons de Korotkoff não são audíveis mesmo sendo elevada a pressão no interior da bolsa inflável, mas inferior à pressão sistólica. Este intervalo geralmente ocorre no final da fase I ou II, podendo ter duração de até 40mmHg.

O hiato auscultatório pode ser responsável por medidas de pressão sistólica falsamente baixas ou de pressão diastólica falsamente elevadas. O primeiro erro decorre da não ausculta dos sons de Korotkoff iniciais – para evitá-lo, é fundamental que seja realizada a medida da pressão arterial pela técnica palpatória e, depois de determinada a pressão sistólica por este método, realiza-se a técnica auscultatória, agora insuflando a bolsa 40mmHg acima da pressão sistólica determinada pelo método palpatório. O segundo erro se deve ao desaparecimento temporário dos sons de Korotkoff após ausculta inicial, o que pode ocasionar medidas falsamente elevadas da pressão diastólica. Pode-se evitar este erro ficando atento à auscultação durante a desinsuflação do manguito por pelo menos 40mmHg após seu desaparecimento.

A pressão arterial pode ser influenciada por um conjunto de fatores que determinam variações significativas de seus valores ao longo do dia. Ela é menor quando a pessoa dorme e aumenta quando ela acorda. As mudanças da pressão podem também estar relacionadas com o ambiente, o tipo de equipamento, o observador e o paciente.

Fatores que exercem influência sobre a pressão arterial

- **Sexo:** na mulher, a pressão arterial é pouco mais baixa que no homem, porém, na prática, adotam-se os mesmos valores.
- **Raça:** as diferenças em grupos étnicos muito distintos talvez se deva a condições culturais e de alimentação.
- **Sono:** durante o sono, ocorre diminuição de cerca de 10% tanto na pressão sistólica como na diastólica.
- **Emoções:** há elevação, principalmente da pressão arterial sistólica, em virtude do aumento do débito cardíaco, existindo curvas para interpretação dos valores normais da elevação da pressão arterial durante o esforço físico (testes ergométricos).

CAPÍTULO 18 • Dados Vitais

- **Alimentação:** após as refeições, há discreta elevação, porém sem significado prático.
- **Mudança de posição:** a resposta normal, quando uma pessoa fica em pé, inclui queda da pressão arterial sistólica de até 15mmHg e leve queda ou aumento da diastólica de 5 a 10mmHg.

Orientações gerais

1. Lave as mãos antes de iniciar qualquer procedimento junto ao paciente.
2. Prepare o material, separando caneta e papel para registro e fita métrica inelástica, para medir a circunferência do braço e verificar se o tamanho do manguito é adequado.
3. O estetoscópio deve apresentar qualidade adequada para ausculta dos sons de Korotkoff com nitidez.
4. Verifique a visibilidade do menisco em aparelhos de coluna de mercúrio e se o manômetro está calibrado, as condições de conservação das mangueiras, se a bolsa está íntegra e se a válvula está funcionando.
5. Antes da medida, deve haver um tempo de repouso de 5 a 10 minutos em ambiente tranquilo, silencioso e com temperatura agradável.
6. Explique o procedimento com palavras apropriados para a idade. Para crianças pequenas, mostre desenhos ou demonstre em bonecos ou no acompanhante.
7. A criança que estiver chorando deve ser acalmada para que a medida seja confiável e não falsamente elevada.
8. Certifique-se de que a criança ou o adolescente não praticou exercícios físicos até meia hora antes da medida, não ingeriu alimentos, café ou álcool e não fez uso de tabaco, drogas ilícitas ou medicamentos que possam influir sobre a pressão ou estar com a bexiga cheia.
9. Solicite silêncio durante o procedimento de aferição.

Técnica de aferição da pressão arterial

Método palpatório

1. Descubra o membro a ser aferido e meça a circunferência do braço para assegurar-se do tamanho do manguito. O ponto médio do braço

pode ser obtido com a mensuração, com fita métrica apropriada (inelástica), da distância do acrômio até o olécrano, colocando o manguito no ponto médio. Alguns manguitos contêm a indicação do ponto em que devem ser colocados sobre a artéria. Caso o manguito em uso não contenha indicação, basta dobrá-lo ao meio e colocar marcação sobre a artéria palpada, liberando tubos e conectores e deixando o manômetro em posição visível.
2. Verifique se o manguito está desinsuflado antes de ser ajustado ao membro do paciente. Envolva o manguito em torno do braço, mantendo-o entre 2 e 3cm de distância de sua margem inferior até a fossa antecubital.
3. O examinador deve posicionar os olhos no mesmo nível da coluna de mercúrio, de modo a visualizar o menisco ou a agulha no mostrador do manômetro aneroide. Deve palpar o pulso radial e medir a pulsação sem o estetoscópio para detecção de arritmias (se estas estiverem presentes, os valores da pressão poderão parecer altos).
4. Para obter a pressão sistólica por palpação, o examinador deve, primeiramente, localizar o pulso radial, mantendo-o sob observação contínua.
5. Com a mão não dominante, palpe a artéria radial e simultaneamente, com a mão dominante, feche a saída de ar (válvula da pera do esfigmomanômetro), inflando a bolsa até 70mmHg; aumente gradualmente a pressão aplicada até perceber o desaparecimento do pulso.
6. A seguir, insufle o manguito até que as pulsações desapareçam. O nível de pressão corresponde ao momento em que o pulso reaparece. Este dado servirá como estimativa preliminar da pressão sistólica. Infle rapidamente de 10 em 10 até 20mmHg acima do nível estimado.

Método auscultatório

1. Coloque o estetoscópio nas orelhas com a curvatura voltada para frente e verifique se as olivas oferecem bom vedamento acústico.
2. Posicione a campânula do estetoscópio suavemente sobre a artéria braquial (em crianças menores, pode ser usado o diafragma), na fossa antecubital, que corresponde à prega do braço na parte interna, onde o pulso pode ser perce-

bido com mais clareza, evitando compressão excessiva. Não prenda o estetoscópio sob a braçadeira. Infle rapidamente de 10 em 10 até 20mmHg acima do nível estimado.

3. Proceda à deflação, com velocidade constante inicial de 2 a 4mmHg/s, evitando congestão venosa e desconforto para o paciente. Deflações muito lentas podem subestimar os resultados e as muito rápidas, superestimá-los.

4. Determine a pressão sistólica no momento do aparecimento do primeiro som (fase I de Korotkoff), que se intensifica com o aumento da velocidade de deflação.

5. Determine a pressão diastólica no desaparecimento do som (fase V de Korotkoff), exceto em condições especiais. Ausculte de 20 a 40mmHg abaixo do último som para confirmar seu desaparecimento e depois proceda à deflação rápida e completa. Quando os batimentos persistem até o nível zero, determine a pressão diastólica no abafamento dos sons (fase IV de Korotkoff).

6. Registre os valores sistólicos e diastólicos das pressões, complementando com a posição do paciente, o braço em que foi realizada a mensuração e o tamanho do manguito. Deverá ser registrado sempre o valor da pressão obtido na escala do manômetro, que varia de 2 em 2mmHg; os arredondamentos devem ser evitados.

7. Espere 1 a 2 minutos antes de realizar novas medidas.

Os familiares, o adolescente e a criança, tão logo sejam capazes de entender a explicação, devem ser informados sobre os valores da pressão arterial e da possível necessidade de acompanhamento.

Causas de erro na medida da pressão arterial

1. **Inerentes ao observador:** não dominar a técnica, ter baixa acuidade auditiva ou visual, controle motor inadequado, vícios em arredondamentos.

2. **Relacionadas com o paciente:** omissão de informação em relação ao uso de drogas.

3. **Ambiente:** barulhento e estressante.

4. **Equipamento:** conservação inadequada por ser manuseado por muitas pessoas e equipamento de qualidade inferior.

Informações complementares

- **Pressão diferencial:** é a diferença entre a pressão sistólica e a diastólica. Na maioria das vezes, os valores da pressão diferencial estão entre 30 e 60mmHg.

- **Pressão arterial nos membros inferiores:** medir a pressão nas coxas apresenta dificuldades ainda não resolvidas. O tamanho exato do manguito para as coxas de diferentes diâmetros ainda não foi determinado. Costuma ser usado o manguito de 18cm de largura. Em pessoas normais, a pressão sistólica nas coxas por determinação intra-arterial costuma ser 10 a 40mmHg mais alta do que no braço, enquanto a pressão diastólica é praticamente igual.
  - Técnica de medida da pressão arterial na coxa:
    1. Utilize manguito de tamanho adequado, colocado no terço inferior da coxa.
    2. Coloque o paciente em decúbito ventral.
    3. Realize a ausculta na artéria poplítea.

- **Medida da pressão arterial na posição ereta:** o braço deve ser mantido na altura do coração, com apoio. Na presença de fibrilação atrial, em virtude da dificuldade de determinação da pressão arterial, deverão ser considerados os valores aproximados. Nos portadores de disautonomia e/ou em uso de medicação anti-hipertensiva, a pressão arterial deve ser medida também na posição ortostática.

- **Gestantes:** recomenda-se que a medida da pressão arterial em gestantes seja feita na posição sentada. A determinação da pressão diastólica deverá ser considerada na fase V de Korotkoff. Eventualmente, quando os batimentos arteriais permanecem audíveis até o nível zero, deve-se utilizar a fase IV para registro da pressão arterial diastólica.

- **Obesos:** em pacientes obesos, deve-se utilizar o manguito de tamanho adequado à circunferência do braço. Quando o diâmetro do braço não possibilita a mensuração com nenhum manguito, o manguito é colocado no antebraço e auscultada a artéria radial.

Monitoração ambulatorial da pressão arterial de 24 horas (MAPA)

A monitoração ambulatorial da pressão arterial (MAPA) durante 24 horas é um método em

CAPÍTULO 18 • Dados Vitais

que também são usadas a(s) técnica(s) auscultatória e/ou oscilométrica, apresentando boa correlação com medidas intra-arteriais. Essa técnica pode mostrar melhor valor preditivo para o risco cardiovascular, mas merece avaliação quanto à relação custo/benefício.

❑ TEMPERATURA CORPORAL

A termorregulação é constituída por um conjunto de processos fisiológicos que contribuem para a estabilidade da temperatura orgânica, mediante a produção ou perda de calor, em função das necessidades do indivíduo.

Fisiologia da termorregulação normal

O ser humano é um ser homeotérmico, que tem a capacidade de manter a temperatura corporal dentro de certo intervalo predeterminado, apesar das variações térmicas do meio ambiente. O balanço térmico entre o ser humano e o ambiente pode ser entendido como o equilíbrio existente entre a produção de calor verificada no interior do organismo, mediante processos metabólicos, e a dissipação deste calor pelo ambiente. A temperatura de equilíbrio interno é de 37°C, com os limites normais variando entre 36,1 e 37,2°C.

Ritmo circadiano da temperatura

A variação térmica circadiana é um fenômeno natural e apresenta um ritmo ao longo de 1 dia que independe da região geográfica ou de alterações ambientais. A temperatura corporal é menor pela manhã, aumenta ao longo do dia e atinge o máximo por volta do início da noite. Em geral, a temperatura mínima ocorre entre 2 e 6 horas e a máxima, entre 17 e 19 horas. O ritmo circadiano pode ser observado a partir dos 6 meses de vida. A diferença ao longo do dia até os 2 anos de idade pode chegar a 0,6°C; entre os 2 e os 6 anos de idade é de 0,9°C, e acima dos 6 anos, de 1,1°C. A atividade física e brincadeiras vigorosas podem elevar a temperatura em até 1,1°C.

Conceito de termogênese

A termogênese corresponde à energia na forma de calor produzida nos tecidos vivos. A quantidade de calor gerada é diretamente proporcional à taxa do metabolismo basal. Essa taxa corresponde à energia necessária para manter as funções vitais em descanso. Para isto são despendidas de 60% a 70% das calorias totais utilizadas.

A taxa de metabolismo basal é influenciada por alguns fatores, que serão descritos a seguir:

1. **Sexo:** os homens têm uma taxa de metabolismo basal 10% superior à das mulheres, por terem massa muscular mais volumosa.
2. **Idade:** as crianças, os jovens, as mulheres grávidas e as que estejam amamentando têm a taxa de metabolismo mais alta. O metabolismo diminui, após os 30 anos, cerca de 2% a 3% por década.
3. **Peso:** a taxa de metabolismo basal das pessoas altas e magras é maior, por possuírem superfície corporal maior e perderem calor mais rapidamente.
4. **Temperatura:** para preservar a temperatura corporal interna, a taxa de metabolismo basal aumenta em lugares quentes ou frios.
5. **Febre:** a taxa de metabolismo basal aumenta em cerca de 7% para cada grau de elevação da temperatura acima do normal.
6. **Alimentação:** o metabolismo diminui quando há diminuição de suprimentos energéticos.
7. **Atividade física:** o consumo calórico despendido com atividade física varia de 15% a 40% do total de calorias diárias ingeridas. Este consumo pode mudar de acordo com a modalidade de exercício (aeróbico ou anaeróbico) e vai depender do tipo de atividade, da duração e da intensidade.
8. **Hormônios:** a taxa de metabolismo basal é influenciada pela ação dos hormônios tiroxina, de crescimento e testosterona.

Controle da temperatura corporal

Para a manutenção de uma temperatura corporal estável, é essencial a integridade de todos os elementos envolvidos em sua regulação, nomeadamente os sensores térmicos, os sistemas eferentes, o centro integrador e de comando.

Sensores térmicos

A temperatura é quase que totalmente controlada por mecanismos centrais de *feedback* que operam por meio de um centro termorregulador situado no hipotálamo, mais precisamente através de neurônios localizados na área pré-óptica do hipotálamo. O controle da temperatura é realizado por termorreceptores localizados no sistema nervoso central e no periférico. Este sistema é interligado por vias aferentes, que conduzem os impulsos térmicos provenientes de todos os tecidos até o hipotálamo.

Hipotálamo anterior e área pré-óptica

Nessa área, ocorre a integração das informações das vias aferentes térmicas. Os neurônios sensíveis ao calor e os neurônios sensíveis ao frio são estimulados por variações da temperatura do sangue que perfunde essa área. A estimulação térmica desses neurônios traduz-se por aumento da frequência dos impulsos emitidos por segundo.

Hipotálamo posterior

Os neurônios sensíveis à estimulação térmica estão localizados no hipotálamo posterior, onde se encontra a formação reticular e medular.

Receptores cutâneos térmicos

Os receptores cutâneos térmicos são de dois tipos: os sensíveis ao frio (em maior número) e os sensíveis ao calor. A transmissão veiculada por esses receptores é acrescida dos estímulos provenientes dos receptores de dor. Os receptores de dor são especificamente estimulados por variações extremas da temperatura, o que explica que estas possam ser percebidas como dor.

Os receptores térmicos localizam-se imediatamente abaixo da pele, e a relação entre os receptores de frio e de calor pode variar de 3:1 a 10:1.

Receptores existentes em órgãos corporais profundos

Esses receptores apresentam sensibilidade mais acentuada para reduções da temperatura corporal central e estão presentes na medula espinal, nas vísceras abdominais e no interior e em volta dos grandes vasos situados no tórax e no abdome.

Conforto térmico

A ausência de impulsos de modificação de comportamento de ambos os campos receptores, cutâneo e hipotalâmico, produz a sensação de neutralidade térmica, em que uma pessoa não prefere nem mais calor nem mais frio no ambiente a seu redor.

A temperatura, compreendida entre 36,7 e 37,1°C, não desencadeia resposta efetora. As temperaturas inadequadas ocasionam, imediatamente, desconforto e o desejo de modificar o decúbito ou deixar o local.

A criança tem, proporcionalmente ao adulto, maior área de superfície corpórea. Essa característica aumenta a probabilidade de troca de calor, aumentando a tendência à hipotermia.

A perda de calor se dá por quatro mecanismos: irradiação, condução, convecção e evaporação.

Irradiação

A irradiação corresponde à emissão de calor sob a forma de ondas eletromagnéticas, mais precisamente ondas infravermelhas. A irradiação, em condições normais, corresponde a 60% do total da perda de calor, sendo influenciada pela superfície corpórea. A vasoconstrição periférica é um mecanismo eficaz para diminuir a perda de calor por irradiação.

Condução

A condução é um mecanismo de transferência direta de calor. Em geral, a condução é muito pouco importante pois, na posição ereta, somente os pés ficam em contato com o meio ambiente. No entanto, em crianças que ficam deitadas ou em pessoas acamadas, a perda por condução pode ser relevante.

Convecção

A convecção consiste na transferência de calor pela matéria em movimento, dependendo da velocidade da corrente de ar que passa através da superfície corpórea. Quanto maior a velocidade da corrente de ar, maiores serão a renovação do ar adjacente ao corpo e a amplitude da transferência de calor. O vestuário minimiza as perdas de calor por condução e convecção ao propiciar a criação de uma camada de ar, não renovada, junto à superfície corporal. Essa capacidade é perdida quando as roupas estão úmidas ou molhadas.

Evaporação

A evaporação consiste no mecanismo mais lábil de perda de calor e acontece porque energia é consumida durante o processo de evaporação de água. Calcula-se que, em condições basais, 25% da perda total de calor aconteça por evaporação.

Sudorese

O suor é um ultrafiltrado do plasma, e sua composição depende da intensidade da sudorese, do estado de hidratação e de outros fatores. A sudorese é um processo muito efetivo de perda de calor em decorrência do elevado calor latente de evaporação da água. O volume da sudorese é modulado pela estimulação das glândulas sudoríparas, por nervos colinérgicos simpáticos e, às vezes, em situações de exercício ou estresse, também por concentrações elevadas de adrenalina e noradrenalina.

Quando ocorre resfriamento do organismo, são iniciados mecanismos para a manutenção da temperatura, mediante a constrição dos vasos cutâneos e a diminuição da perda por condução, convecção e transpiração.

Centro integrador

Os sinais provenientes de todos os tipos de receptores citados anteriormente são integrados no centro integrador no hipotálamo.

Após a integração das diferentes informações aferentes e a comparação destas com o ponto de regulação térmica, são emitidas informações para diversos órgãos ou sistemas eferentes, dependendo do tipo de resposta a estimular, se promoção ou perda de calor.

Sistema nervoso central

No córtex cerebral, a percepção de variações da temperatura leva a respostas voluntárias importantes na prevenção da hipo ou hipertermia, como deslocamento para áreas mais quentes ou mais frias, remoção ou adição de roupas e diminuição ou aumento da atividade.

Sistema nervoso autônomo

O sistema nervoso autônomo é responsável pela regulação de múltiplos mecanismos essenciais para manutenção eficiente da temperatura.

O tônus vascular comanda a vasoconstrição ou a vasodilatação, dependendo da necessidade de reter ou irradiar calor.

As perdas insensíveis vão depender de aumento na sudorese e da frequência respiratória.

Termogênese química celular

A termogênese química pode provir da lipólise da gordura marrom ou branca, da glicogenólise, principalmente no músculo e no fígado, ou da hidrólise de trifosfato de adenosina (ATP). O adipócito marrom é o principal responsável pela termogênese química. As mitocôndrias desse adipócito contêm uma enzima desacopladora especializada na oxidação ineficiente. A oxidação consiste na produção de energia sob a forma de calor medinte a fosforilação que não forma ATP. Sendo assim, toda a energia é liberada sob a forma de calor. Nos primeiros meses de vida, constitui a principal fonte de produção de calor, protegendo o recém-nascido de hipotermia. Nos adultos, o tecido adiposo marrom existe em pequena quantidade e é responsável por 10% a 15% da quantidade de calor produzida.

Piloereção

A piloereção consiste em um mecanismo de inibição da condução e da convecção de preservação de calor pouco eficiente no ser humano. A contração em bloco do músculo eretor do pelo presente nos folículos pilosos leva à ereção conjunta dos pelos, retendo junto à pele uma camada de ar mais ou menos constante (camada isolante).

Contração muscular

A contração muscular promove a termogênese muscular. Pode ser voluntária, quando estimulada pelo córtex cerebral, ou involuntária, quando o estímulo advém do hipotálamo.

A diminuição da temperatura corporal central abaixo do valor de regulação inibe os neurônios motores anteriores e causa aumento do tônus muscular e, posteriormente, tremores. A contração rápida e involuntária da musculatura esquelética resulta em aumento da taxa metabólica, da produção de calor e do consumo de oxigênio.

Hipófise

O hipotálamo tem capacidade de estimular a liberação do hormônio liberador de tireotrofina (TRH). Este hormônio estimula a hipófise a liberar o hormônio liberador da tiroxina (TSH), que por sua vez estimula a liberação de tiroxina (T_4), o que aumenta a produção de energia térmica.

Limites extremos de temperatura toleráveis

A tolerância ao calor depende, em grande parte, do grau de umidade ambiente. Quando o ambiente é completamente seco, o mecanismo de evaporação é eficiente e temperaturas elevadas são toleradas. A temperatura corporal começa a subir se a temperatura externa estiver acima de 34,4°C e o ar apresentar uma saturação em H_2O de 100%. Na presença de umidade intermediária, a temperatura corporal central máxima tolerada é de aproximadamente 40°C, enquanto a temperatura mínima fica em torno de 35,3°C.

Distúrbios da regulação térmica

Em uma situação normal, os sensores térmicos detectam variações da temperatura corporal central e cutânea. Esses sinais são transmitidos ao centro integrador o qual, por meio de múltiplas vias eferentes, promove respostas que visam à conservação ou à dissipação de calor. Anomalias da função ou danos estruturais a qualquer um desses níveis podem resultar na perda da capacidade de regulação térmica.

Papel da febre

O aumento da temperatura diminui o crescimento e a virulência de várias espécies bacterianas e aumenta a capacidade fagocítica e bactericida dos neutrófilos e os efeitos citotóxicos dos linfócitos.

Proteção térmica e resposta vasomotora

A pele e as extremidades têm maior variação de amplitude térmica em relação à região central do corpo. O tecido adiposo está localizado estrategicamente abaixo da pele, funcionando como isolante térmico, pois difunde o calor de maneira mais lenta.

A irrigação cutânea é composta por um sistema complexo de ramificações vasculares, do qual fazem parte plexos venosos, arteríolas e anastomoses arteriovenosas (presentes em áreas expostas, como os pés, as mãos, o nariz e os pavilhões auriculares). A modulação do tônus arterial depende do sistema nervoso simpático.

O estrato córneo é formado no terceiro trimestre de gestação. Os recém-nascidos prematuros, principalmente os que nascem antes de 32 semanas de idade gestacional, possuem uma pele imatura que é ineficaz nas suas principais funções.

Locais de monitoração da temperatura

A temperatura corporal pode ser monitorada na axila, na cavidade oral, na membrana timpânica, no reto, na testa e na região frontal. A temperatura pode ser medida em regiões menos acessíveis em situações especiais, em que vias de acesso já estejam disponíveis, como a artéria pulmonar e o esôfago, que têm temperatura semelhante à do miocárdio, e na orofaringe que, como o tímpano, tem temperatura semelhante à do hipotálamo. A medida realizada na axila, muito utilizada em nosso meio, é a que apresenta a menor acurácia.

A temperatura da membrana timpânica é a mais precisa e é muito próxima da do hipotálamo, região do cérebro em que ocorre o controle central de impulsos termorreguladores provenientes de todo o organismo.

Aferição da temperatura

Qualquer que seja o local escolhido para medir a temperatura, o procedimento deverá ser explicado ao paciente ou a seus familiares. A temperatura deve ser medida em repouso no leito ou meia hora após a atividade física ter sido interrompida e 1 hora após uma refeição.

Atualmente, os termômetros de mercúrio vêm sendo gradativamente substituídos por equipamentos eletrônicos digitais, mais rápidos, de fácil manuseio e mais seguros, tendo em vista que o termômetro de vidro com coluna de mercúrio pode causar intoxicação com a liberação do mercúrio em função da quebra do instrumento.

Deve-se ressaltar, ainda, que os termômetros clínicos não são uniformemente regulados, mas

CAPÍTULO 18 • Dados Vitais

constituem instrumentos seguros quando se usa um mesmo termômetro durante toda a evolução da doença do paciente.

Técnica utilizada para verificação da temperatura oral

1. Acomodar o paciente em decúbito dorsal.
2. Instruir o paciente sobre o que será feito, orientando-o para manter a boca aberta até que o termômetro esteja na posição adequada.
3. O termômetro deve ser introduzido sob a língua e deslizado lentamente ao longo da linha da gengiva, em direção à porção posterior da boca.
4. O fechamento cuidadoso da boca deve ser orientado e, após o aviso sonoro, ou após 2 minutos de uso, o termômetro de mercúrio deve ser removido; o resultado deve ser informado e anotado em folha indicada. A temperatura oral é, em geral, 0,5°C maior que a axilar.
5. Em um atendimento de urgência, aferir a temperatura na cavidade oral tem como vantagens a facilidade técnica e o fato de não ser método invasivo.

A verificação da temperatura oral é contraindicada em crianças muito novas, que podem inadvertidamente morder o termômetro, quebrando-o, pacientes graves, inconscientes, pacientes psiquiátricos, portadores de alterações orofaríngeas e em crianças em uso de máscara de oxigênio ou tubo orotraqueal, ou com traumatismo maxilofacial.

A aferição da temperatura oral está sujeita a erros em caso de ingestão de alimentos quentes ou gelados e após fumar.

Técnica utilizada para verificação da temperatura retal

A via retal oferece a vantagem técnica quanto à introdução e informa a medida da temperatura visceral. Sua desvantagem é que a via causa desconforto físico e emocional, e a presença de fezes no reto compromete a exatidão da medida.

Para aferição da temperatura retal, o termômetro deverá apresentar bulbo arredondado e ser de calibre maior. Essa técnica está contraindicada em pacientes submetidos recentemente a cirurgias no reto, com doença ou traumatismo retal, perineal,

ou em portadores de processos inflamatórios nesse local. É considerada uma temperatura precisa.

O termômetro deve ser introduzido 5cm no reto do lactente ou 7cm, no do adolescente e do adulto. O tempo ótimo para a medição é de 2 minutos. A temperatura retal é, em geral, 0,5 a 0,6°C maior que a oral e 0,8 a 1°C maior que a axilar, ou seja, 37,8°C, podendo atingir até 38,5°C.

As crianças até os 3 anos de idade apresentam valores mais elevados de temperatura retal (~37,7 e 37,8°C), e a temperatura vai caindo até atingir níveis equivalentes aos do adulto entre os 13 e os 14 anos de idade.

Técnica utilizada para verificação da temperatura timpânica

O princípio de funcionamento do termômetro timpânico baseia-se na medida da quantidade de energia infravermelha emitida pela membrana timpânica e de tecidos vizinhos, que converte o fluxo de calor em corrente elétrica. Esta corrente convertida e decodificada é visualizada:

1. Explicar o procedimento e orientar quanto à rotação da cabeça em 20 graus do lado em que será medida a temperatura.
2. Acomodar o paciente em decúbito dorsal ou sentado.
3. Avaliar o conduto auditivo e observar a presença de cerúmen.
4. Tracionar gentilmente a orelha para cima e para trás, até o final da aferição da temperatura.
5. Ligar o termômetro, introduzi-lo no conduto auditivo delicadamente e aguardar o sinal sonoro.

Como critérios de febre, adotam-se valores acima de 37,8°C.

As vantagens dessa via são: obtém uma temperatura mais próxima da temperatura central hipotalâmica, é rápida, e suas medidas são exatas. Suas desvantagens são: o custo do aparelho; a dificuldade em obter um posicionamento correto para que a medida seja confiável, a temperatura ambiente e a presença de cerúmen podem falsear o resultado, enquanto a imobilização cervical dificulta a medida. É contraindicada em pacientes com fratura maxilofacial ou na base de crânio e com otorragia.

Técnica utilizada para verificação da temperatura na testa ou fronte

A medida segue o princípio da emissão de energia infravermelha.

Podem ser usados aparelhos específicos para medida na testa ou um aparelho de dupla aptidão, que mede a temperatura na testa e no tímpano.

O termômetro é posicionado sob a fronte do paciente; após o sinal sonoro, a medida poderá ser lida no visor do aparelho.

Os termômetros de tiras adesivas têm termocromatismo, e mudam de cor de acordo com a temperatura do local em que estão aderidos.

Suas vantagens incluem a facilidade de operaração e a relativa precisão. Deve ser verificado se a testa está seca e sem oleosidade. O ambiente não deve estar muito frio ou quente, e os chapéus e lenços devem ser removidos alguns minutos antes que a fita seja aderida.

Técnica utilizada para verificação da temperatura axilar

As leituras axilares não são tão acuradas como nas outras vias, mas a segurança e a facilidade de excreção são maiores.

Técnica de aferição da temperatura axilar:

1. Acomode o paciente em decúbito dorsal.
2. Oriente-o quanto ao movimento de abdução e adução do braço, fazendo abdução do braço até um ângulo de 35 graus.
3. Remova a roupa do paciente para expor totalmente a axila.
4. Seque completamente, com lençol, a axila do paciente.
5. Posicione o termômetro paralelamente à parede medial da axila e encoste sua extremidade no ápice da axila.
6. Após adução do braço para fechar a cavidade axilar e flexão do antebraço para apoiá-lo sobre o tórax, o paciente deverá permanecer nesta posição.

Nos termômetros digitais, o tempo necessário para aferição é anunciado pelo sinal sonoro e, nos termômetros de mercúrio, é de aproximadamente 3 a 5 minutos.

Após realizada a leitura, anote no prontuário e informe ao paciente ou acompanhante o resultado. A temperatura axilar normal varia de 36,5°C pela manhã a 37,2°C à tarde.

A temperatura axilar é de fácil aferição e é um método não invasivo, entretanto não reflete a temperatura central, sendo também questionável sua exatidão em pacientes com hipotermia, além da dificuldade técnica em pacientes muito desnutridos, da facilidade do deslocamento durante a medida e da ampla variabilidade, o que depõe contra o método.

Cuidados com o termômetro: após o uso, limpe bem o termômetro clássico com água e sabão e, em seguida, passe algodão com álcool. No termômetro timpânico, basta trocar a capa protetora descartável. Os termômetros que não entram em contato com a pele não necessitam manutenção especial.

Febre

Definição

A febre é um sinal clínico caracterizado pelo aumento da temperatura corpórea. Tanto no adulto como na criança, a temperatura corpórea normal deve ficar entre 36,5 e 37°C. O controle da temperatura depende da maturidade do sistema nervoso. O recém-nascido ainda não tem bom controle da temperatura, e só vai adquiri-lo a partir do segundo mês de vida.

A temperatura do lactente tende a ser maior que a dos adultos até 1 ano de idade, quando diminui para níveis semelhantes. Os recém-nascidos, principalmente os prematuros, apresentam temperaturas menores e podem não desenvolver febre, ou mesmo apresentar hipotermia, quando infectados. A temperatura das mulheres é mais elevada e é influenciada pelo ciclo menstrual, aumentando no período de ovulação.

Mecanismo da febre (pirógeno endógeno e exógeno)

A febre ocorre quando há um distúrbio na regulação hipotalâmica da temperatura corpórea. Esse distúrbio faz que o centro termorregulador atue como se seu ponto de ajuste tivesse sido elevado. Nessa situação, a produção de calor está aumentada e a perda, diminuída. O paciente assume uma posição em que tende a diminuir a superfície

CAPÍTULO 18 • Dados Vitais

corpórea, sente frio e, ao exame, apresenta extremidades frias, piloereção e tremores. Os pirógenos exógenos são substâncias externas ao hospedeiro. Podem ser micro-organismos ou toxinas produzidas por esses micro-organismos. Os pirógenos exógenos atuam principalmente pela indução da formação de pirógenos endógenos mediante a estimulação de células do hospedeiro, habitualmente monócitos ou macrófagos.

Outras substâncias, por ação direta sobre o hipotálamo, podem induzir aumento da temperatura, como veneno de escorpião, radiação e dicloro-difenil-tricloroetano (DDT).

Excessiva produção de calor, embora seja um mecanismo incomum, pode acontecer em caso de hipertireoidismo, desidratação hipernatrêmica e hiperpirexia maligna.

Semiologia da febre

As seguintes características da febre devem ser avaliadas: início, intensidade, duração, modo de evolução e término:

- **Início:** pode ser súbito, percebendo-se a elevação brusca da temperatura, ou pode ocorrer de maneira gradual, às vezes sendo percebida pelo paciente.
- **Intensidade:** a classificação obedece à temperatura axilar, devendo ser sempre lembrado que a intensidade também depende da capacidade de reação do organismo; pacientes extremamente debilitados e idosos podem não responder diante de um processo infeccioso.
  A intensidade é caracterizada por:
  1. Leve ou febrícula: $\leq 37,5^\circ$C.
  2. Moderada: $> 37,5 \leq 38,5^\circ$C.
  3. Alta ou elevada: $> 38,5^\circ$C.
- **Duração:** é considerada prolongada quando dura mais de 10 dias. A febre prolongada alerta para a possibilidade de diagnóstico de algumas doenças, como tuberculose, septicemia, endocardite e linfomas.
- **Modo de evolução:** para uma análise mais precisa, a informação deve conter pelo menos duas anotações diárias. Em ambiente hospitalar, deve ser realizada curva térmica:
  - **Febre contínua:** temperatura que permanece acima do normal, sem grandes oscilações, com variações de, no máximo, 1°C.
  - **Febre remitente:** caracteriza-se por hipertermia diária, com variações acima de 2°C e sem períodos de apirexia.
  - **Febre intermitente:** a hipertermia é intercalada por períodos de temperatura normal, com intervalo de horas ou poucos dias. A febre intermitente, conforme o intervalo entre os episódios, denomina-se cotidiana (intervalos de 24 horas), terçã (intervalos de 48 horas), quartã (intervalos de 72 horas) ou irregular.
  - **Febre recorrente ou ondulante:** caracteriza-se por períodos de temperatura normal, que duram dias, seguidos de elevações variáveis da temperatura.
- **Término:** é definido como em crise, quando a febre desaparece subitamente (com frequência, nesses casos, é acompanhada de sudorese profusa e prostração), ou em lise, quando a hipertermia desaparece lentamente.

Hipertermia

Consiste na elevação da temperatura corporal acima do ponto de regulação térmica, mais frequentemente secundária à ineficiência dos mecanismos de dissipação do calor ou, menos frequentemente, por produção excessiva de calor com dissipação compensatória insuficiente.

Hipertermia maligna

Síndrome miopática hipermetabólica: caracteriza-se por aumento da temperatura corporal central, contrações musculares vigorosas, acidoses respiratória e metabólica e arritmias ventriculares. Esse quadro ocorre em pacientes com defeito hereditário dos canais liberadores de Ca^{++} presentes no retículo sarcoplasmático. Ocorre apenas em presença de determinados estímulos, como, por exemplo, exposição a determinados tipos de anestésicos halogenados ou agentes neuromusculares despolarizantes, como a succinilcolina. Esses quadros podem apresentar evolução rápida e letal.

Poiquilotermia

Caracteriza-se pela perda da capacidade de manter a temperatura corporal dentro de certo intervalo predeterminado, apesar das variações térmicas do meio ambiente.

Os pacientes que padecem dessa incapacidade não sentem qualquer desconforto com as alterações térmicas e desconhecem qualquer problema. A poiquilotermia pode ser secundária ao uso de fármacos (fenotiazinas) ou à lesão do centro integrador hipotalâmico.

Hipotermia

A redução da temperatura corporal desencadeia, via hipotálamo, mecanismos de produção de calor por intermédio da termogênese muscular e da liberação de catecolaminas pelo sistema nervoso simpático e as glândulas suprarrenais.

A capacidade do hipotálamo para regular a temperatura diminui com temperaturas abaixo de 35°C e se perde quando inferiores a 30°C.

Investigação e diagnóstico da febre

Sempre que um paciente se apresenta febril, deve ser iniciado um minucioso roteiro de investigação, constando de anamnese detalhada e exame físico completo. Este deve priorizar a observação do estado geral, a interação com o ambiente, a resposta a estímulos, as características do choro e a toxemia. Essas observações são importantes para identificação de doença grave que curse com febre.

Obrigatoriamente, os recém-nascidos devem ser investigados quando apresentam febre. Os pacientes nessa faixa etária apresentam alta prevalência de infecções graves e ausência de sinais focais, o que dificulta o diagnóstico diferencial entre doenças sem gravidade e quadros bacterianos, em sua maioria graves. Em situações nas quais o paciente não esteja com o estado geral comprometido, é desejável a observação em domicílio com acesso fácil ao serviço de saúde.

❑ PULSO ARTERIAL

Definição

O pulso corresponde à sensação tátil da onda de pulso, que é um evento mecânico, ocasionado pela força de contração e ejeção do ventrículo esquerdo, que se propaga ao longo das artérias. Influenciado pelo volume ejetado e pela elasticidade das artérias, quanto mais distante do coração o pulso for palpado, maior será a distorção perceptível.

Para uma análise de características do pulso, a artéria escolhida é sempre a carótida direita, em virtude da sua proximidade com o coração, o que proporciona as melhores informações sobre a ejeção ventricular esquerda e a dinâmica da valva aórtica. À medida que a onda de pulso é transmitida, a pressão sistólica se eleva em torno de 10%, enquanto a pressão diastólica e a média diminuem ligeiramente. Portanto, a onda de pulso periférica informa pouco sobre os eventos cardíacos e a dinâmica da valva aórtica.

Fisiopatologia

Quando o sangue é ejetado dentro das artérias, são produzidas alterações no fluxo, na pressão e na dimensão do vaso. Desse modo, na onda de pulso aórtico após a abertura da válvula aórtica, a velocidade do fluxo sanguíneo aumenta rapidamente e atinge o pico de pressão máxima. A pressão e a tensão parietal aumentada impulsionam o sangue para regiões adjacentes.

A expansão da artéria é ocasionada por uma distensão súbita da parede arterial, provocada pelo volume sanguíneo ejetado do ventrículo na aorta e sua transmissão até as arteríolas. A onda de pulso vai se modificando à medida que se afasta do coração. Quando chega à arteríola, ocorre uma diminuição no calibre do vaso, o que ocasiona uma resistência na propagação. Nesse momento ocorre uma reflexão na propagação, produzindo uma onda no sentido oposto. Esta onda retrógrada é percebida ao exame como tendo a mesma direção. Nos membros superiores, a reflexão provoca a percepção de que a onda de pulso diminuiu, e nos membros inferiores, em razão de uma distância maior em relação ao coração, a percepção é de aumento da onda de pulso. Em crianças, esse fenômeno é pouco perceptível em virtude da complacência da árvore arterial, o que torna o refluxo mais lento.

A rigidez dos vasos periféricos é responsável pela maior diferença entre os valores das pressões sistólica e diastólica.

Técnica de exame

Procedimento

1. As mãos do examinador devem ser lavadas e aquecidas.

CAPÍTULO 18 • Dados Vitais

2. O paciente deve ser orientado sobre o procedimento e colocado em posição confortável: sentado para o exame dos membros superiores, porém sempre com o braço apoiado, e em decúbito dorsal para o exame dos membros inferiores.

3. Os principais fatores que influenciam a percepção da onda de pulso são a pressão intravascular, a dimensão da artéria e a pressão exercida pelos dedos do examinador. De maneira ideal, a pressão dos dedos sobre a artéria deve variar até que se perceba o pulso com maior nitidez. Esta pressão corresponde à pressão diastólica.

4. Os dedos devem deslizar longitudinalmente sobre o percurso da artéria, percebendo assim as características de elasticidade, consistência e forma. A artéria é normalmente retilínea, elástica, com superfície lisa e uniforme. Deslizando os dedos, o observador poderá perceber se esta é depressível, endurecida, em "traqueia de passarinho", dilatada ou aneurismática. Em se tratando de crianças pequenas, nas quais a artéria é fina e complacente, uma pressão de palpação inadequada poderá comprimi-la, e o examinador perceberá seu próprio pulso, incorrendo em erro de avaliação.

5. A frequência do pulso é contada no intervalo de 1 minuto, se não houver arritmias ou extrassístoles, e anotada no prontuário.

Para um exame completo, as seguintes artérias devem ser palpadas, na ordem sugerida:

1. **Radial:** este é o pulso por onde habitualmente o exame é iniciado e é pesquisado na goteira radial.

2. **Braquial:** é pesquisado com os dedos na superfície medial do terço médio do braço para dentro do corpo do bíceps, junto à prega do cotovelo.

3. **Subclávia:** os pulsos subclávios são palpáveis acima ou abaixo do terço médio da clavícula, por detrás e abaixo da clavícula, com o examinador posicionado anterior ou posteriormente ao paciente.

4. **Axilar:** é palpado com o braço em abdução de 90 graus, estando o membro superior direito em repouso no antebraço direito do examinador, que então vai palpar com a mão esquerda, que será colocada na fossa axilar. O inverso é feito para a palpação do pulso axilar esquerdo.

5. **Aorta:** na fúrcula esternal.

6. **Carótida:** na borda interna do músculo esternocleidomastóideo, com ligeira flexão lateral da cabeça. Para evitar as consequências desagradáveis da síndrome do seio carotídeo, especialmente em idosos, as carótidas não devem ser palpadas simultaneamente, limitando-se a palpação à metade inferior do pescoço do paciente.

7. **Temporal:** os pulsos temporais superficiais devem ser palpados simultaneamente, no nível da fossa temporal, acima das arcadas zigomáticas, junto ao osso temporal.

8. **Aorta abdominal:** a partir do epigástrio até dois dedos abaixo da cicatriz umbilical.

9. **Femoral:** palpa-se no nível da arcada crural, no ponto médio entre a sínfise púbica e a espinha ilíaca anteroposterior.

10. **Poplíteo:** em flexão dos joelhos de 90 graus, colocar os dedos no centro da fossa poplítea e procurar o feixe neuromuscular no centro contra a superfície posterior da tíbia; é de difícil palpação.

11. **Tibiais posteriores:** por detrás do maléolo medial.

12. **Tibiais anteriores:** na face anterior do tornozelo, entre os tendões do músculo tibial anterior.

13. **Pediosos:** são palpados lateralmente ao tendão extensor do hálux, no prolongamento dos pulsos tibiais.

Características a serem avaliadas nos pulsos

Os fenômenos que ocorrem na vertente ascendente do pulso até seu vértice chamam-se anacróticos, e os que ocorrem na vertente descendente denominam-se catacróticos (incisura dícrota e onda dícrota).

A avaliação dos pulsos deve constar de frequência, ritmo, velocidade, simetria, tensão e características da onda (amplitude e forma).

A frequência e o ritmo informam sobre a atividade elétrica do coração, devendo ser pesquisados, preferencialmente, no pulso radial. A amplitude e a regularidade traduzem a função do ventrículo esquerdo e devem ser pesquisadas, preferencialmente, nos pulsos centrais, sendo o mais adequado o carotídeo direito.

Frequência cardíaca

A frequência cardíaca pode ser averiguada em qualquer local em que o pulso for palpável. O pulso deve ser contado no intervalo de 1 minuto, se não houver arritmias ou extrassístoles. Nesses casos, contar por 3 minutos e descrever quantas extrassístoles estão presentes.

Ritmo

O ritmo normal é caracterizado pelas amplitudes iguais com espaços ou intervalos também iguais. A primeira observação é se o pulso é regular ou não. Ao mesmo tempo que o pulso é palpado, recomenda-se proceder à ausculta cardíaca. Desse modo, é possível verificar se todos os batimentos cardíacos são acompanhados de uma onda de pulso. Caso isto não esteja ocorrendo, está caracterizada uma arritmia cardíaca. Quando a irregularidade ocorrer, deverá ser identificado se é contínua ou intermitente.

Na arritmia sinusal respiratória, observam-se aceleração dos batimentos no final da inspiração e redução na parte final da expiração. Essa arritmia é frequente em crianças. A arritmia sinusal aumenta a frequência na inspiração e diminui na expiração.

O pulso pode apresentar-se irregular na presença de fibrilação atrial e com extrassístoles. O exercício acentua a irregularidade na fibrilação atrial e as extrassístoles desaparecem com o exercício, exceto em casos de grave comprometimento cardíaco.

Velocidade dos pulsos

Pulsos rápidos

São evidenciáveis quando o paciente apresenta taquicardia, o que corresponde a aumento da frequência nos batimentos cardíacos.

A frequência cardíaca normal nas diversas faixas etárias, em batimentos por minuto (bpm), é:

Recém-nascidos	110 a 150
Primeira semana	100 a 140
Um ano	100 a 120
Dois a 4 anos	85 a 115
Seis anos	65 a 100
Adolescentes	60 a 100 (média 90)
Adultos	60 a 100 (média 70 a 80)

Um pulso com frequência aumentada pode ter várias causas possíveis:

- Taquicardia sinusal, cujo ritmo é normal.
- Arritmia cardíaca de origem não sinusal, cujo ritmo não é normal.

Pulso com baixa frequência

A bradicardia é definida por diminuição da frequência cardíaca e é observada em indivíduos normais, chamados vagotônicos, sendo um achado comum em atletas e pessoas com ótimo condicionamento físico.

Simetria

Os pulsos devem ter as mesmas características do pulso contralateral. Características diferentes sugerem obstrução arterial (coarctação aórtica) ou outras doenças vasculares periféricas que cursem com obstrução.

Características da onda (amplitude e forma)

A amplitude e a forma só podem ser observadas pela palpação, e sua percepção só é obtida por meio de treinamento. A forma do pulso não tem apenas grande interesse clínico, mas também profundo significado fisiopatológico.

Forma

O formato do pulso representa a análise de seu contorno. Os estudos invasivos das ondas de pulso demonstraram grande variedade de contorno, e essas alterações são de difícil percepção. Os pulsos proximais, como o carotídeo, evidenciam melhor a percepção de modificações na forma da onda.

Amplitude

A amplitude é caracterizada como normal, aumentada ou diminuída. Deve ser verificado se a amplitude da onda é longa ou curta, ou se termina abruptamente. A amplitude da onda pode ser modificada pela passagem rápida de sangue pela aorta e suas ramificações, doenças que ocasionam alto débito, aumento de volume no ventrículo esquerdo e vasodilatação periférica.

CAPÍTULO 18 • Dados Vitais

A onda de pulso pode ter a sua amplitude diminuída quando o volume de sangue do ventrículo esquerdo é pequeno. Pode ser observada em caso de choque, taquicardia, disfunção do ventrículo esquerdo, estenose mitral e estenose aórtica grave.

Pulsos especiais

Pulso pequeno e célere

Consiste em um pulso de pequena amplitude, mas com onda abrupta de percussão seguida de rápido colapso. É característico da insuficiência mitral.

Parvus e tardus

O termo *parvus* refere-se à amplitude pequena, e *tardus*, à ascensão lenta. É observado na estenose aórtica muito fechada. O funcionamento exíguo do ventríloquo esquerdo pode vir a causar uma mudança na forma da onda, com crescimento demorado da onda em decorrência de ejeção lenta ocasionada pelo funcionamento comprometido do ventrículo. O aumento lento da onda de pulso é menos óbvio nos pulsos periféricos.

Pulso anácroto

É característico da estenose aórtica moderada ou grave. Os principais elementos do pulso da estenose aórtica são a ascensão lenta da vertente anacrótica e a cúspide atrasada da onda de percussão. Quanto mais grave a estenose, mais lenta a ascensão e maior o atraso da cúspide do pulso.

Pulso bisferiens

O pulso *bisferiens* consiste em uma variedade do anácroto, no qual a posição alta do entalhe e o pequeno retardo da onda de percussão indicam estenose leve e a profundidade do entalhe, insuficiência dominante.

Pulso decapitado

Consiste no pulso filiforme ou impalpável, que ocorre no paciente em choque, ou que pode ser observado ao palpar o pulso na artéria femoral de alguns pacientes com coarctação da aorta mais grave.

Pulso célere, em martelo d'água ou pulso de Corrigan

É aquele com ascensão muito rápida e queda também súbita, resultante de um grande volume ventricular, contra uma resistência vascular reduzida, como a que ocorre na insuficiência da válvula da artéria aórtica grave e em condições hipercinéticas (anemia, beribéri). A sensação tátil desse pulso é de uma onda ampla rápida, seguida de um colapso.

Outros pulsos

Pulso na arritmia respiratória

É uma variação dos batimentos cardíacos causada pela respiração, ocorrendo aceleração do pulso na inspiração e diminuição na expiração. É um fenômeno normal, encontrado em pessoas jovens.

Pulso paradoxal

Desaparece ou diminui durante a inspiração. Corresponde a um decréscimo acentuado da pressão sistólica durante a inspiração (< 10mmHg em relação à pressão sistólica inicial). Pode ser registrado por palpação ou por meio de esfigmomanômetro. Normalmente, o pulso acelera-se durante a inspiração e é mais lento na expiração, mas sem alteração importante de volume. Este achado corresponde a uma exacerbação de um fenômeno que ocorre habitualmente durante a inspiração.

Pulso alternante

Consiste em um pulso rítmico, de batimentos desiguais, alternando ondas grandes e pequenas. É percebido por palpação ou, sobretudo, por esfigmanometria, na qual a diferença da pressão sistólica entre os batimentos alternantes oscila entre 5 e 20mmHg.

Pulso bigeminado

Neste pulso, a amplitude das pulsações alterna-se de batimento a batimento, porém com variações na frequência cardíaca. Caracteriza-se pela ocorrência dos batimentos do pulso arterial em grupos de dois. Em geral, é produzido por uma contração normal, seguida de uma contração prematura, sendo a primeira onda de pulso normal e a seguinte precoce e menor. A causa mais frequente é a extrassistolia ventricular bigeminada.

Pulso dicrótico

Apresenta onda de pulso alta e apiculada, seguida por uma onda dicrótica exacerbada. Ocorre em casos de falência de bomba na miocardiopatia dilatada, pós-operatório cardíaco, especialmente nas substituições valvares, e no tamponamento cardíaco.

Pulso filiforme

Pulso rápido fraco e de amplitude pequena, pode ser observado em pacientes com hipotensão arterial, desidratados ou em choque.

Pulso irregular

Apresenta arritmia completa tanto na frequência como na amplitude. A causa mais comum é fibrilação atrial.

Pulso venoso

O estudo do pulso venoso tem dois objetivos: estimar a pressão venosa central, dada pela veia jugular externa ou interna, e identificar patologias que modifiquem a forma da onda de pulso venoso, dada principalmente pela veia jugular interna. A análise do pulso da veia jugular interna é a que melhor representa a função do ventrículo direito. De modo geral, quanto maior a elevação da pressão venosa central, maior a gravidade das repercussões funcionais.

O sistema venoso é submetido a um regime de pressão muito menor em relação ao sistema arterial. Consequentemente, a avaliação do pulso venoso é realizada quase que exclusivamente mediante inspeção, oque significa dizer que o pulso venoso é visível mas, na maioria das vezes, não é palpável. Também decorrente dessa característica é o fato de se perceber o pulso venoso apenas próximo ao coração, na região cervical. Além de habitualmente não ser palpável, o pulso venoso pode diferenciar-se de um pulso arterial por apresentar, em cada ciclo cardíaco, mais de uma oscilação visível à inspeção, enquanto apenas uma é identificada no pulso arterial.

O fluxo sanguíneo que chega ao átrio direito transmite sua pressão de maneira retrógrada sobre as veias do pescoço. A veia jugular interna é onde a curva de onda venosa pode ser mais bem percebida, por ser calibrosa e não conter válvulas. As variações fisiológicas e patológicas da respiração, da pressão intratorácica e da frequência cardíaca podem produzir alterações morfológicas sensíveis na curva venosa.

O pulso venoso reflete a dinâmica da circulação referente ao lado direito do coração e seu estudo informa sobre o enchimento e a ejeção do ventrículo direito.

Para o exame do pulso venoso, o paciente deve ser posicionado em decúbito supino, com o tronco elevado de 30 a 45 graus. A inclinação do corpo influi sobre os resultados e deve ser informada ao quantificar a pressão venosa e a descrição das características do pulso. O músculo do pescoço – esternocleidomastóideo – deverá estar relaxado e a cabeça levemente inclinada para o lado esquerdo. O melhor ponto de referência para identificação dos componentes do pulso venoso jugular à beira do leito é o pulso carotídeo, que deve ser comparado com o contralateral, e uma ausculta cardíaca concomitante ajuda a identificar a fase do ciclo em que o exame está sendo realizado.

Características que distinguem o pulso venoso do arterial

A pulsação é mais lenta e influenciada pela modificação do decúbito; a compressão aumenta a estase acima do ponto comprimido; influenciadas pela compressão hepática, a amplitude e a localização do pulso venoso sofrem alteração na dependência da fase do ciclo respiratório. Durante a inspiração, em função da queda da pressão intratorácica, ocorre diminuição da amplitude do pulso, e este tende a se aproximar da base do pescoço ou pode deixar de ser visível por ter se deslocado para o interior da cavidade torácica.

Pressão venosa central

É utilizada para estimar a volemia do paciente, a pré-carga do átrio direito e a função do ventrículo direito. Em pacientes com funções cardíaca e pulmonar normais, é uma forma indireta de avaliar as pressões de chegada do ventrículo esquerdo.

A técnica para avaliação da pressão venosa central baseia-se na transmissão da pressão através da coluna sanguínea até a veia jugular interna direita. Essa transmissão de pressão gera o pulso venoso, que pode ser perceptível em todas as veias jugulares (interna e externa, direita e esquerda), porém com melhores condições anatômicas de transmissão e com menor atenuação na veia ju-

CAPÍTULO 18 • Dados Vitais

gular interna direita. A altura em que se observa o pulso, no pescoço, guarda correspondência direta com o valor da pressão; quanto maior a pressão, mais elevado o nível de pulsação venosa aproximando-se da mandíbula.

Para medir a pressão venosa, usa-se um aparelho de pressão que contém uma coluna de água, bastando realizar a calibração do sistema para obter a pressão. A distância é medida em centímetros de água, por ser a densidade que mais se aproxima da densidade sanguínea (1,056 de água). A calibração baseia-se no conhecimento de que o centro geométrico do átrio direito mantém uma relação fixa com o ângulo de Louis (junção entre o corpo do esterno e o manúbrio) e fica localizado cerca de 5cm abaixo dessa junção. Para que a pressão venosa central seja obtida, somam-se 5cm à distância entre o local onde o pulso é percebido e a junção do corpo com o manúbrio do esterno. O paciente deve ser colocado em posição confortável, com a cabeça relaxada e voltada para o lado esquerdo. A cama deve ser colocada em um ângulo de 45 graus. Ângulos menores elevam o pulso para o interior do crânio e ângulos maiores trazem o pulso para o interior do tórax, o que impede a percepção do pulso.

Outra forma, mais subjetiva, de medir a pressão central consiste em utilizar o enchimento das veias do dorso das mãos. Nessa técnica, as mãos são mantidas abaixo do nível do coração até que fiquem distendidas. Nesse momento, elevam-se as mãos lentamente até o ângulo esternal. Normalmente, as veias devem colabar-se neste nível. A necessidade de elevar a mão acima do ângulo para que ocorra o colabamento indica pressão venosa central aumentada. Acompanhar o exame, realizando ausculta cardíaca concomitante, ajuda a identificar em qual fase do ciclo o exame está sendo realizado.

Esse método, embora pouco preciso, ainda tem lugar na clínica em virtude da facilidade de obtenção de dados. Os pacientes com insuficiência cardíaca ou em uso de diuréticos podem apresentar pulso venoso falsamente baixo. Cabe lembrar que esses métodos oferecem estimativas, sendo a única forma precisa de medir a pressão venosa central a medição por cateterismo.

Sinal de Kussmaul

Em situações em que o enchimento do ventrículo direito encontra-se prejudicado, pode-se observar uma situação paradoxal na qual, durante a inspiração, é observado ingurgitamento das veias cervicais, com aumento da amplitude do pulso e deslocamento em direção à mandíbula. O pulso venoso paradoxal acontece, principalmente, na pericardite constritiva.

Distúrbios do ritmo cardíaco

Principalmente, os distúrbios de condução atrioventriculares totais podem ser identificados pela análise do pulso venoso. Situações clínicas em que o enchimento ventricular direito é comprometido também se associam a sinais que evidenciam o valor semiológico do pulso venoso, como a pericardite construtiva, tamponamento cardíaco e nas miocardiopatias restritivas.

❏ BIBLIOGRAFIA

Beutler B, Beutler SM. The pathogenesis of fever. In: Goldman, Bennett et al., (eds.) *Cecil textbook of medicine*. 21 ed., Rio de Janeiro, W.B. Saunders Company, 1565-7.

Body temperature, temperature regulation, and fever. *In*: Guyton (ed.) *Textbook of medical physiology*. 11 ed. Rio de Janeiro, W.B. Saunders Company, 2006: 889-900.

Davies CTM, Fohlin L, Thoren C. Thermoregulation in anorexia patients. *In*: Borms J, Hebbelinek M. (eds.) *Pediatric work physiology*. Basel: Karger, 1978: 96-101.

DeMartino MMF, Simões ALB. A comparative study of tympanic and oral temperatures in healthy adults. *Rev Ciênc Med* 2003; 12(2):115-21.

Frank SM, Raja SN, Bulcao CF, Goldstein DS. Relative contribution of core and cutaneous temperatures to thermal comfort and autonomic responses in humans. *J Appl Physiol*. 1999; 86(5): 1588-93.

Harrison's principles of internal medicine. 14 ed.. Mc. Graw Hill, 84-9.

Khan F, Spence VA, Belch JJF. Cutaneous vascular responses and thermoregulation in relation to age. Clin Science 1992; 82:52-8.

Lambertucci JR, Nunes F, Rayes F. Febre. *In*: Lopez M, Medeiros L, Semiologia médica. *As bases do diagnóstico clínico*. 4 ed., Rio de Janeiro: Revinter, 2001: 83-98.

Murahovschi J. *Jornal de Pediatria* 2003; 79:S55 a S61.

Pernetta C. *Semiologia pediátrica*. 5 ed., São Paulo; Guanabara Koogan, 1998.

Revista Neurociências V13 N3 (supl-versão eletrônica) – jul/set, 2005.

Sund-Levander M, Forsberg C, Wahren LK. Normal oral, rectal, tympanic and axillary body temperature in adult men and women: a systematic literature review. *Scand J Caring Sci* 2002; 16(2):122-8.

Wagner JA, Robinson S, Marino RP. Age and temperature regulation of humans in neutral and cold environments. *J Appl Physiol* 1974; 37:562-5.

Yoder E. Disorders due to heat and cold. In: Goldman, Bennett *et al.*, (ed.) *Cecil textbook of medicine*. 21 ed., Rio de Janeiro, W.B. Saunders Company, 21st edition: 512-5.

CAPÍTULO 19

Ectoscopia

Letícia Lima Leão
Marcos José Burle de Aguiar

❑ ASPECTO GERAL

A ectoscopia, no exame físico, pressupõe uma avaliação da aparência da criança de maneira geral e também direcionada a cada segmento corporal, apenas pela observação e precedendo a utilização de instrumentos.

O exame físico se inicia no momento em que o médico vê a criança e seus pais. Baseia-se na observação da atividade, da postura, da face, do desenvolvimento físico, do seu comportamento e da atitude dos pais.

Observa-se a atividade de acordo com o esperado para a idade. Em todas as faixas etárias, o desinteresse, a prostração e a sonolência indicam anormalidades.

Pela posição e atitude, algumas doenças podem ser sugeridas: na epiglotite, a criança se mantém sentada e inclinada para a frente; na meningite pode ser observado opistótono; a prostração é de ocorrência comum nos quadros infecciosos agudos; agitação e comportamento impróprio ocorrem com frequência em crianças com retardamento mental e no autismo.

Em algumas cardiopatias congênitas cianogênicas, principalmente na tetralogia de Fallot, a criança assume a posição de cócoras durante as crises de hipoxia. Distúrbio de movimento, que se torna descoordenado e com contrações musculares involuntárias, pode ser observado na coreia de Sydenham. Nas doenças do cerebelo, a marcha é atáxica, com as pernas abertas para aumentar a base de sustentação do corpo.

Na distrofia muscular progressiva e nas miopatias congênitas, a passagem da posição sentada para o ortostatismo exige uma sucessão de movimentos típica, denominada "levantar miopático".

No tétano, a cabeça fica hiperestendida, em opistótono, e o corpo arqueado para trás, às vezes repousando na cama somente pelos calcanhares e o occipital. No escorbuto, devido à dor, o lactente mantém postura de rã, com as coxas e as pernas fletidas e rodadas para fora.

A face pode, devido a dismorfismos, definir o diagnóstico de uma síndrome genética, como a síndrome de Down ou, pela expressão, sugerir dor ou desconforto.

Pelo desenvolvimento físico são identificadas alterações como a baixa estatura e/ou a obesidade.

O panículo adiposo aumenta progressivamente nos 9 primeiros meses, depois diminui, chegando, aos 5 anos, a cerca da metade do que era aos 9 meses. Aumenta novamente até o período pré-puberal. A redução do panículo adiposo além do esperado pode ser um sinal de desnutrição.

Na obesidade, a distribuição da gordura corporal pode variar de acordo com a causa. A obesidade exógena é uma condição em que a gordura se deposita no tronco e na raiz dos membros, enquanto na síndrome de Cushing a deposição preferencial ocorre na face, no pescoço e na parte superior do tronco.

O turgor, que é a propriedade apresentada pelos tecidos moles de oferecer uma resistência firme e elástica à compressão, pode ser verificado pela compreensão dos tecidos da região anterointerna da coxa ou do abdome, entre o polegar e o indicador. A principal causa de redução do turgor é a desidratação, podendo ocorrer também na desnutrição mais acentuada.

Edema é o acúmulo de líquido no tecido subcutâneo. Pode ser localizado, e a região torna-se pálida, tensa, com desaparecimento das dobras cutâneas e depressões ósseas. À compressão forma-se uma depressão, que persiste por alguns minutos e é chamada de sinal do cacifo. Quando o edema é generalizado, recebe o nome de anasarca e ocorre, por exemplo, em algumas doenças renais, como a síndrome nefrótica.

É também a primeira impressão que identifica a emergência em algumas situações, como a desidratação, o choque, as convulsões, o torpor, o coma e, eventualmente, a parada cardiorrespiratória.

A observação do paciente e de sua interação com os seus genitores e o ambiente deve se prolongar durante o restante da consulta.

❑ FÁCIES

Na ectoscopia facial são observadas a forma, a simetria, a expressão, as paralisias musculares, as proporções entre as partes e o aspecto da pele e do tecido subcutâneo.

A expressão facial pode indicar se a criança está alegre e tranquila ou demonstrar algumas situações anormais. Choro, ansiedade e agitação muitas vezes são sinais de dor, principalmente em lactentes e pré-escolares que ainda não sabem se queixar. Abatimento e prostração também são sinais que despertam atenção e cuidado.

No que se refere à morfologia, desperta atenção a assimetria facial, que pode estar associada, no recém-nascido e lactente pequeno, à deformação decorrente de compressão intrauterina e que tende a melhorar com a idade. Outra causa de assimetria são as paralisias de nervos cranianos, principalmente do nervo facial, e que ficam mais evidentes quando a criança chora,

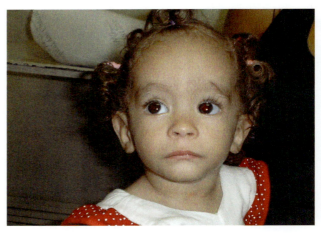

Fig. 19-1. Síndrome de Russell-Silver – face assimétrica.

porque há desvio da boca para o lado que não está acometido.

A paralisia de nervos cranianos pode levar à ausência de expressão facial, encontrada na sequência de Moebius. A diminuição da mímica facial ocorre nas miopatias congênitas e em intoxicações exógenas, como, por exemplo, por barbitúricos e brometos.

Assimetria facial também é observada em algumas síndromes genéticas, como no espectro oculoauriculovertebral (Goldenhar) e nas síndromes de Russel-Silver (Fig. 19-1) e na hemi-hipertrofia. Nas duas últimas também é observada assimetria corporal.

Desproporções entre os segmentos da face são observadas em algumas situações. A hipoplasia da face média, ou região malar, é bem característica na síndrome de Down e aparece na síndrome de Treacher-Collins (Fig. 19-2). A síndrome de Stick-

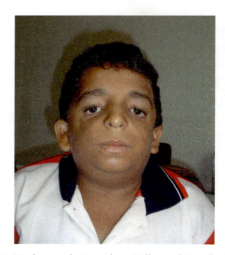

Fig. 19-2. Síndrome de Treacher-Collins – hipoplasia malar.

ler, além de apresentar hipoplasia malar, também é umas das principais causas de micrognatismo, que muitas vezes se associa à fenda palatina. Já o prognatismo, ou desenvolvimento acentuado da mandíbula, pode ser observado nas síndromes de Angelman e do X frágil, entre outras.

Fácies grosseira é encontrada em alguns erros inatos do metabolismo, como as mucopolissacaridoses. Pode também ser observada no hipotireoidismo congênito, associada à apatia e à palidez. Já no hipertireoidismo, a pele corada e os olhos salientes e brilhantes dão a impressão de vivacidade.

A aparência facial delicada, conhecida como de fada ou duende, é típica da síndrome de Williams (Fig. 19-3).

Nos casos graves de desnutrição, por diminuição acentuada do tecido adiposo, a face tem aspecto enrugado e envelhecido. Aparência semelhante pode ocorrer em síndromes de envelhecimento precoce, como a progéria e a síndrome de Cockayne (Fig. 19-4).

A obstrução nasal crônica pode determinar um aspecto facial mais conhecido como fácies adenoidiana, em que o nariz se apresenta afilado, a boca entreaberta, com exposição dos dentes da arcada superior, retraimento da mandíbula e expressão, muitas vezes, de entorpecimento.

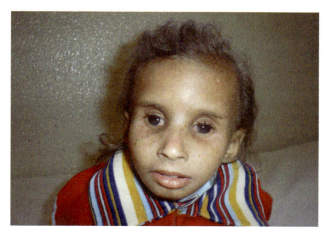

Fig. 19-4. Síndrome de Cockayne – face e envelhecimento precoce.

❏ CRÂNIO

No exame do crânio da criança devem ser observados o tamanho, a forma, a consistência, as fontanelas e as suturas.

O aspecto do crânio pode sugerir anormalidades de tamanho, que posteriormente serão confirmadas pela medição (cefalometria) e comparação com tabelas de normalidade, considerando sexo e idade.

O aumento da circunferência craniana é chamado de macrocrania (aumento do tamanho do crânio, que pode ser ou não acompanhado de macrocefalia, que consiste no aumento do tamanho do encéfalo) (Fig. 19-5). A principal causa é a hidrocefalia, que pode ser determinada por malformações congênitas, traumatismos, tumores, doenças infecciosas e hemorragia intracraniana. As fontanelas permanecem grandes e tensas.

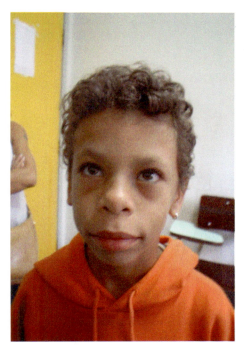

Fig. 19-3. Síndrome de Williams – face de duende.

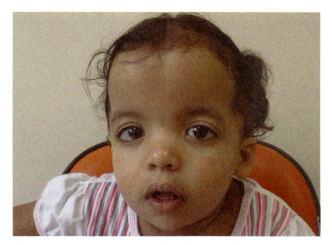

Fig. 19-5. Macrocrania e fendas palpebrais inclinadas para baixo.

Macrocrania também é encontrada em algumas doenças genéticas, mesmo sem hidrocefalia associada, como nas síndromes de Sotos (Fig. 19-6) e Weaver, na neurofibromatose 1 e na acondroplasia. Na síndrome de Russell-Silver (Fig. 19-1), embora o perímetro cefálico se mantenha dentro dos valores esperados para a idade, tem-se a impressão de macrocrania, devido à face pequena e à baixa estatura associadas. Pode ainda ocorrer como característica familiar, benigna, sem que a criança e outros membros da família apresentem alterações adicionais que sugiram doenças genéticas.

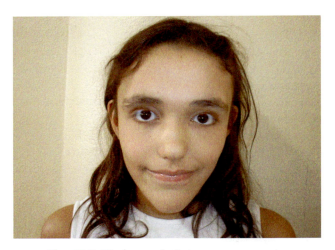

Fig. 19-6. Síndrome de Sotos – macrocrania.

Microcefalia é a diminuição do tamanho da circunferência craniana. Pode ser isolada ou associada a outras anomalias, fazendo parte de diversas síndromes genéticas, como Down, Seckel e trissomia do cromossomo 13. A embriopatia ocasionada pelo uso do álcool durante a gravidez e as infecções congênitas do grupo TORCHS (toxoplasmose, rubéola, citomegalovirose, herpes e sífilis) também podem se associar à microcefalia. Pode ainda ocorrer microcefalia secundária a traumatismo, radiação e infecções do sistema nervoso central.

A forma do crânio varia de acordo com a direção do seu crescimento. O aumento do comprimento, com relação à largura, é chamado dolicocefalia ou escafocefalia, e o contrário, braquicefalia (crânio curto). Ambas podem ser variantes do normal ou podem estar associadas à fusão prematura de suturas cranianas ou craniossinostoses, quando ocorre expansão compensatória na direção das suturas que permanecem abertas. Nesse caso, a dolicocefalia ocorreria por fechamento precoce da sutura sagital, e a braquicefalia, por fechamento da sutura coronária.

Quando ocorre o fechamento precoce da sutura metópica, o osso frontal se torna proeminente, e o crânio, visto por cima, assume o aspecto triangular, sendo esta anomalia denominada trigonocefalia.

A assimetria do crânio é chamada de plagiocefalia e pode ocorrer, por exemplo, pela sinostose unilateral da sutura coronária. Observa-se, nesse caso, achatamento homolateral da região frontal, além de aparente elevação da sobrancelha e da órbita.

As craniossinostoses (ou cranioestenoses) podem ocorrer isoladamente ou fazer parte de síndromes como as de Crouzon (Fig. 19-7) e Apert e diversas anomalias cromossômicas estruturais.

A compressão intrauterina ou, após o nascimento, a permanência prolongada na mesma posição podem determinar deformações que melhoram quando a causa é removida.

No crânio do recém-nascido podem ser observadas coleções líquidas relacionadas ao trabalho de parto. Uma delas é a bossa serossanguínea, que é um derrame seroso entre o couro cabeludo e o periósteo. Tem limites imprecisos, não se res-

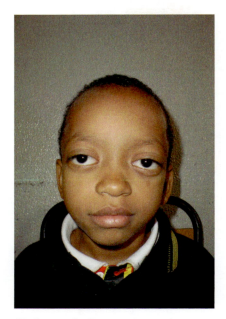

Fig. 19-7. Síndrome de Crouzon – cranioestenose e proptose.

tringe a qualquer superfície óssea e tende a desaparecer rapidamente nos primeiros dias de vida. O cefalematoma é uma coleção sanguínea subperióstea. Apresenta-se como tumoração flutuante, usualmente única, acompanhando um dos ossos cranianos, sem transpor suturas ou fontanelas, e permanece por 2 a 3 semanas, quando se observa redução progressiva, podendo, no entanto, ser posteriormente palpada uma pequena tumoração, resultante da calcificação do resíduo sanguíneo.

Nos defeitos de fechamento do tubo neural, a anencefalia determina a ausência da abóbada craniana, e a encefalocele se manifesta como tumoração na linha média, com maior frequência na região occipital, e que contém meninges e parte do encéfalo (Fig. 19-8).

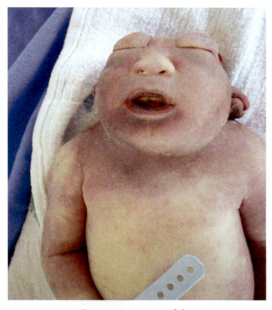

Fig. 19-8. Anencefalia.

❑ OLHOS

A ectoscopia ocular inclui a avaliação de: forma, simetria, tamanho e implantação dos globos oculares; forma, tamanho e inclinação das fendas palpebrais; abertura ocular, espaçamento entre as órbitas; forma, textura e distribuição dos pelos dos cílios e sobrancelhas; forma, simetria e coloração da íris; forma e simetria das pupilas; tamanho, forma e transparência das córneas; coloração e aspecto da esclera e das conjuntivas; movimentação dos olhos; coloração e lesões da pele na região periorbitária.

Fendas palpebrais profundas e que não se abrem ou que apresentam redução da abertura são evidências de anoftalmia, a ausência congênita dos olhos, ou de microftalmia, a redução volumétrica dos globos oculares, o que pode levar à perda parcial ou total da visão. As duas anomalias podem ser unilaterais ou bilaterais e têm algumas etiologias em comum, principalmente as genéticas. Podem ser isoladas ou associadas a outras malformações.

Buftalmia é o aumento do tamanho do globo ocular e ocorre no glaucoma congênito, devido à grande elevação da pressão intraocular.

Exoftalmia ou proptose é a saliência do olho secundária à deposição de tecidos ou líquidos no espaço retrobulbar, como em tumores, hematoma, histiocitose, infecções e hipertireoidismo. Pode ocorrer também nas síndromes em que há redução na profundidade das órbitas, como as de Apert e Crouzon.

Ao contrário, a enoftalmia é a depressão dos olhos, podendo ocorrer de modo temporário durante a desidratação ou associada à malformação dos olhos, na microftalmia.

O espaçamento entre os olhos pode ser estimado mediante a impressão clínica, mas para determinação exata de sua normalidade é obrigatório medir e consultar tabelas de percentis para cada idade. A largura da face, a forma da glabela, a presença de pregas epicantais e o tamanho da cabeça podem levar a conclusões equivocadas sobre a distância entre as órbitas.

O hipertelorismo é o afastamento entre as órbitas, que pode ser avaliado pela distância entre as pupilas, se não houver estrabismo, ou calculado a partir da medida das distâncias intercantais interna e externa (Fig. 19-9).

Hipotelorismo é a diminuição da distância entre as órbitas. Trata-se de alteração relacionada a defeitos da linha média e pode se associar a malformações do sistema nervoso central, como arrinencefalia e holoprosencefalia. Pode também se associar às fendas labial e palatina ou a incisivo central superior único. Em casos extremos, pode haver somente uma órbita ciclopia (Fig. 19-10) e a causa mais comum é a trissomia do cromossomo 13.

Nas pálpebras observa-se o tamanho da abertura ou fenda. Blefarofimose, a redução de tamanho da fenda palpebral, é encontrada em diversas síndromes dismórficas, como nas síndro-

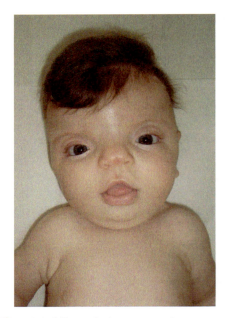

Fig. 19-9. Hipertelorismo e cranioestenose.

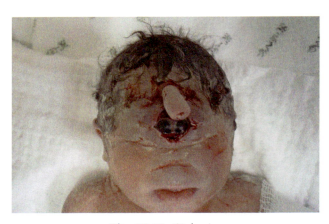

Fig. 19-10. Ciclopia.

Coloboma é a perda do contorno circular de uma estrutura. Nas pálpebras aparece como um "entalhe", que pode ocorrer tanto na pálpebra superior como na inferior. Pode ser visto na síndrome de Treacher-Collins.

Prega epicantal é uma dobra de pele localizada no canto interno dos olhos. Quando se origina na pálpebra superior, pode recobrir o ângulo interno do olho. Ocorre em grande parte da população normal, porém é mais frequente em algumas síndromes, como a de Down (Fig. 19-11).

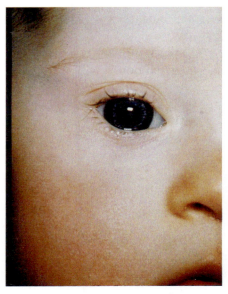

Fig. 19-11. Síndrome de Down – inclinação das fendas palpebrais para cima e prega epicantal.

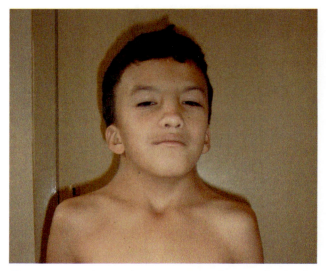

Fig. 19-12. Síndrome de Noonan – inclinação das fendas palpebrais para baixo.

mes da blefarofimose, alcoólica fetal e também na de Dubowitz.

Com relação à inclinação, as fendas palpebrais podem ser oblíquas para cima (como na síndrome de Down, Fig. 19-11), para baixo (como na síndrome de Noonan, Fig. 19-12), ou estar em situação neutra.

A queda da pálpebra superior, ou ptose, pode ser observada em diversas situações, como nas síndromes de Noonan e Smith-Lemli-Opitz e na distrofia miotônica. Ocorre também por paralisia do nervo oculomotor, neuroblastoma cervical, botulismo, miastenia *gravis*, encefalite, meningite tuberculosa e tumores do olho e do sistema nervoso central.

Celulite periorbitária é um processo infeccioso causado por diversas bactérias e vírus. Manifesta-se como edema e hiperemia das pálpebras no lado acometido, podendo levar a dor e diminuição da visão e dos movimentos dos olhos.

O edema das pálpebras pode ser visto também em alguns processos alérgicos, no hipotireoidismo, após paroxismos de tosse na coqueluche, na síndrome nefrótica, nas nefrites, na dermatomiosite (além da coloração lilás das pálpebras), na trombose do seio cavernoso, na síndrome da veia cava superior e no infarto orbital próprio da anemia falciforme.

Avaliam-se a espessura e o comprimento dos cílios, além da posição, que pode ser de crescimento para dentro (intrópio) ou para fora (ectrópio). Distiquíase é o nome dado à dupla fileira de cílios.

As sobrancelhas devem ser avaliadas quanto a forma, posição, textura e distribuição dos pelos. O encontro das sobrancelhas na linha média, sobre a raiz do nariz, chamado de sinófris, é visto na síndrome de Lange (cornélia de Lange).

Muitas alterações de cor e estrutura da íris podem ser encontradas, algumas delas só observadas por meio de equipamentos próprios de oftalmologia. À ectoscopia, pode-se observar hipopigmentação unilateral ou de segmentos da íris, chamada de heterocromia. A ausência de pigmento é encontrada no albinismo (Fig. 19-13). Colobomas também podem ocorrer, havendo perda da forma circular da pupila, que adquire aspecto em fenda ou em fechadura. Aniridia é a ausência congênita da íris, a qual é bilateral e pode se associar ao tumor de Wilms e a outras anomalias congênitas.

As pupilas são avaliadas quanto a forma, tamanho, localização e simetria. A assimetria das pupilas, chamada anisocoria, pode ser encontrada na síndrome de Horner (lesão do nervo simpático cervical) e em lesões encefálicas unilaterais secundárias a traumatismo, tumores e infecções.

Midríase, a dilatação das pupilas mesmo na presença de luz, pode ocorrer em algumas intoxicações exógenas (atropina, anti-histamínicos, botulina, cianetos, monóxido de carbono, antidepressivos tricíclicos, anfetaminas, cocaína), na enxaqueca e nas lesões encefálicas graves, com aumento da pressão intracraniana, herniação transtentorial e compressão do tronco cerebral.

A contração das pupilas, denominada miose, pode ser encontrada também em intoxicações exógenas (barbitúricos, fenotiazinas, morfina, cafeína, nicotina, organofosforados) e traumatismos cranianos.

A córnea pode apresentar anormalidades de tamanho, forma e transparência. A diminuição de tamanho – microcórnea – é associada com anormalidades no desenvolvimento da câmara anterior do olho. Ao contrário, a macrocórnea – o aumento de tamanho da córnea – pode ocorrer como anomalia isolada ou estar associada a glaucoma, subluxação do cristalino e catarata.

A opacificação da córnea ocorre em diversas doenças de depósito, principalmente nas mucopolissacaridoses e mucolipidoses.

Na conjuntiva podem ocorrer proliferações e dilatações vasculares, chamadas de telangiectasias, as quais podem ser encontradas na síndrome da ataxia-telangiectasia. Hiperemia é observada na conjuntivite, usualmente associada a edema, lacrimejamento, fotofobia e, muitas vezes, com a presença de secreção aquosa, mucosa ou purulenta. A etiologia pode ser química (no recém-nascido), alérgica ou infecciosa.

A mucosa conjuntival se apresenta pálida nas anemias. Hemorragia subconjuntival pode ser vista em recém-nascidos, em crianças com coqueluche, após traumatismo, na púrpura de Henoch-Schönlein e nas doenças hemorrágicas em geral.

A esclera é habitualmente branca ou levemente azulada, mas pode apresentar variações raciais. Torna-se amarelada na icterícia e francamente azulada nas doenças do colágeno, como Ehlers-Danlos, com maior intensidade na osteogênese imperfeita.

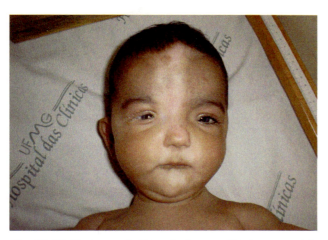

Fig. 19-13. Síndrome de Waardenburg – albinismo parcial.

O estrabismo, a perda de paralelismo dos eixos de visão, é considerado fisiológico em crianças com menos de 6 meses de vida, quando os movimentos de coordenação ocular ainda não estão completamente desenvolvidos. Após essa idade, o estrabismo deve ser investigado, seja ele intermitente ou constante. Pode ser causado por anomalias do desenvolvimento do sistema oculomotor, traumatismo obstétrico, lesões cerebrais (principalmente na paralisia cerebral) ou diferença de visão entre os dois olhos. O estrabismo transitório pode ocorrer na hipoglicemia ou após doenças febris inespecíficas, com regressão progressiva.

A ocorrência súbita do estrabismo sugere a possibilidade de tumor intracraniano, intraocular ou intraorbital. Outras causas são: hemorragias, abscessos, encefalite, síndrome de Guillain-Barré, meningite tuberculosa, sarampo, envenenamento e miastenia *gravis*.

Nistagmo é a movimentação involuntária dos olhos, rítmica, usualmente rápida, e que pode ser horizontal, vertical, rotatória ou mista. Pode ser unilateral ou bilateral. As principais causas são: anomalias congênitas do olho (nervo óptico, retina, coroide, cristalino e córnea), anomalias do sistema nervoso central, congênitas ou adquiridas (cerebelo, núcleos vestibulares, tronco cerebral), e lesões do sistema vestibular periférico. Pode ser associado a malformações congênitas, tumores, doenças infecciosas ou desequilíbrio metabólico.

❑ ORELHAS

A observação da orelha externa compreende a avaliação da forma, do tamanho, da simetria, da posição, de apêndices e da presença de secreções nos orifícios.

Para avaliação da implantação das orelhas deve-se imaginar uma linha passando pelos ângulos internos dos olhos e projetá-la posteriormente em direção ao crânio. O ponto superior de fixação da orelha deve estar nessa linha ou acima dela.

Além das estruturas próprias do pavilhão auricular, músculos intrínsecos e extrínsecos também podem alterar sua forma. Uma orelha protrusa, ou em forma de xícara, é usualmente consequência de defeito na musculatura auricular posterior. Anomalias da musculatura intrínseca podem levar a distorções na anatomia, como encontrado na síndrome de Beals, em que as orelhas são amarfanhadas.

A ausência completa das orelhas, denominada anotia, é uma malformação rara. Na microtia existem vestígios do pavilhão auricular em proporções variáveis, podendo ser unilateral ou bilateral.

Orelhas grandes são encontradas com maior frequência em adolescentes e adultos com a síndrome do X frágil (Fig. 19-14), enquanto orelhas pequenas são praticamente constantes na síndrome de Down.

Lóbulos das orelhas aderidos ou faltando são comuns na população em geral, variando nos diversos grupos étnicos. Sulcos nos lóbulos podem ser vistos na síndrome de Beckwith-Wiedemann.

Deformidades acentuadas da orelha externa, microtia, atresia ou estenose do meato auditivo são encontradas nas síndromes de Treacher-Collins e Goldenhar, cujas alterações tendem a ser unilaterais.

Apêndices e fossetas podem ser encontrados na região pré-auricular. As fossetas podem eliminar material sebáceo à expressão e, eventualmente, infectar-se, necessitando drenagem e tratamento antimicrobiano.

A drenagem de secreção purulenta através do meato auditivo pode ocorrer em otites externas e otites médias com perfuração do tímpano. Na ocorrência de corpos estranhos, a secreção é serossanguinolenta ou purulenta.

A formação de abscesso subperióstoe na região mastoide se apresenta com hiperemia e edema retroauriculares. Ocorre deslocamento da orelha para fora e para a frente.

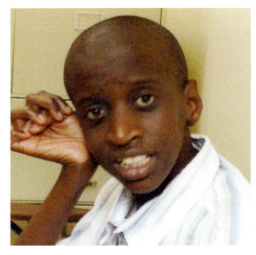

Fig. 19-14. Síndrome do X frágil – orelhas grandes.

❏ NARIZ

No exame do nariz são observados a forma, o tamanho, as lesões na pele, a presença de tumorações, o movimento das narinas e a presença de pelos e de secreções nos orifícios.

A forma do nariz apresenta grande variabilidade entre os indivíduos e evidencia, inclusive, diferenças marcantes entre grupos étnicos; entretanto, alguns dismorfismos do nariz são observados em diversas condições genéticas.

A ponte nasal deprimida é observada na síndrome de Down, em síndromes associadas a teratógenos (alcoólica fetal e hidantoína fetal) e na sífilis congênita, entre outras.

Nariz semelhante a bico de pássaro pode ser encontrado em síndromes como as de Rubinstein-Taybi, Hallermann-Streiff e Pfeiffer.

Na holoprosencefalia, além da distância diminuída entre os olhos, o nariz pode ser rudimentar ou em forma de probóscide, que é uma estrutura tubular, em fundo-cego, localizada na linha média da face. Ao contrário, o nariz alargado, às vezes bífido, é associado geralmente ao afastamento dos olhos e ocorre na displasia frontonasal.

A ausência de nariz, denominada arrinia, pode ocorrer na trissomia do cromossomo 13. Nessa síndrome, a arrinia é uma indicação de arrinencefalia.

Uma das apresentações da encefalocele é como tumoração na raiz do nariz, que pode ser pulsátil, aumentando de volume com o choro e diminuindo com a compressão.

No recém-nascido podem ser observados pontos amarelos no nariz, chamados de *milium*, sem significado patológico, os quais regridem espontaneamente em alguns dias após o nascimento.

Nas doenças respiratórias agudas do recém-nascido e do lactente pequeno, a insuficiência respiratória está geralmente associada a batimento das asas do nariz.

Descarga nasal unilateral, fétida, com obstrução respiratória alta, pode ser causada por corpo estranho. Rinorreia serosa ou mucosa habitualmente é encontrada nas infecções de vias aéreas superiores de causa viral. Quando se torna purulenta, pode ser indício de processo infeccioso bacteriano da cavidade nasal ou dos seios da face.

❏ BOCA

Na observação da boca devem ser considerados o tamanho, a forma, a simetria, a abertura, a cor e integridade dos lábios, as lesões da mucosa, tumorações, a exteriorização de saliva e as secreções.

Existem variações de tamanho e forma entre os indivíduos e, muitas vezes, é difícil determinar se são normais ou não.

A macrostomia é o aumento de tamanho da boca, geralmente assimétrico, causado por fenda facial que pode se estender da boca até a orelha. Percebida como se o canto da boca estivesse rasgado, é observada em síndromes como a de Treacher-Collins e espectro oculoauriculovertebral (Goldenhar). Microstomia ou boca pequena pode ser observada nas síndromes de Hallermann-Streiff, otopalatodigital e Robinow.

Na paralisia do nervo facial é observado desvio da comissura labial para o lado oposto. Quando a paralisia é periférica, ocorre também queda da pálpebra.

As fendas labiais podem ser centrais, unilaterais (Fig. 19-15) ou bilaterais, associadas ou não a fendas palatinas. Ocorrem como parte de diversas síndromes dismórficas ou como malformação isolada, com etiologia multifatorial.

Hiperemia dos lábios é observada na doença de Kawasaki, na intoxicação por monóxido de carbono e na estomatite virótica. Lábios de cor arroxeada são encontrados nas cardiopatias congênitas cianogênicas, na metaemoglobinemia e, em geral, nas doenças que evoluem com hipoxemia.

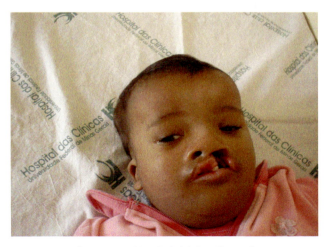

Fig. 19-15. Fenda labial unilateral.

Nas anemias pode ser observada palidez da mucosa oral e labial.

Espessamento da mucosa na linha média do lábio superior é observado em recém-nascidos e lactentes, sendo denominado calo ou tubérculo de sucção. Desaparece após o desmame ou mesmo antes.

Angioedema é uma reação alérgica em que se observa aumento súbito e acentuado dos lábios e, muitas vezes, da face.

Pápulas nos lábios, que evoluem para vesículas dolorosas e crostas, são observadas em infecções por herpes simples.

O filtro nasolabial, a região entre a columela do nariz e o lábio superior, apresenta-se alongado em síndromes como a alcoólica fetal, do 3-M e de Weaver.

A boca que se mantém entreaberta, com exposição dos dentes, é encontrada nas doenças que apresentam hipotonia, como a síndrome de Down e do choro em miado e também na obstrução nasal crônica.

MANDÍBULA

Na mandíbula são observados o tamanho, a forma, a simetria, a proporção com os demais segmentos da face, os movimentos e a presença de tumorações.

A mandíbula, relativamente pequena no recém-nascido, torna-se mais proporcional à face no final do primeiro ano de vida.

Agnatia, ou ausência da mandíbula, é um defeito de desenvolvimento do primeiro arco branquial, o qual pode ser unilateral ou bilateral. Quando unilateral, comumente se associa a microtia e macrostomia, como no espectro oculoauriculovertebral.

Migrognatia, ou hipoplasia da mandíbula, pode ser acompanhada de glossoptose (queda da língua) e fenda palatina, quando recebe o nome de sequência de Pierre Robin. Pode ser uma anomalia isolada ou, se associada a outras anomalias, fazer parte de uma síndrome genética, como a síndrome de Stickler.

Macrognatia, também conhecida como prognatismo, é o aumento do tamanho da mandíbula e é mais bem observada em perfil. Pode ser encontrada, por exemplo, na síndrome do X frágil.

Restrição de movimentos na articulação temporomandibular pode levar à limitação da abertura da boca. A contração espasmódica dos masseteres, dificultando a abertura da boca, é chamada de trismo e é observada precocemente no tétano.

Tumorações na mandíbula podem ser causadas por exostoses, osteomielite, cistos, granuloma eosinofílico e neoplasias (tumor de Ewing, fibrossarcoma, sarcoma osteogênico, tumores odontogênicos e linfoma de Burkitt).

PESCOÇO

Na ectoscopia devem ser observados o comprimento, a largura, a posição em relação ao tronco, a presença de tumorações e apêndices, a simetria, a rede venosa, as lesões e as manchas na pele.

O pescoço é normalmente mais curto nos lactentes e pré-escolares. Encurtamento mais acentuado pode ocorrer em crianças com hipotireoidismo, mucopolissacaridoses, displasias ósseas e síndromes de Noonan, Turner (Fig. 19-16) e Klippel-Feil, entre outras.

A principal causa de alargamento do pescoço é a adenopatia cervical, que leva à formação de massas laterais. Outras tumorações laterais são: higroma cístico, cistos branquiais, tumores do corpo carotídeo, lipomas, hemangiomas, cistos sebáceos e tecido ectópico da tireoide.

O aumento anormal do tamanho da tireoide, chamado de bócio, pode ser observado na região mediana, anteriormente à cartilagem tireóidea. Outras massas medianas são o cisto tireoglosso, os tumores da tireoide e paratireoide, os cistos dermoides e os lipomas.

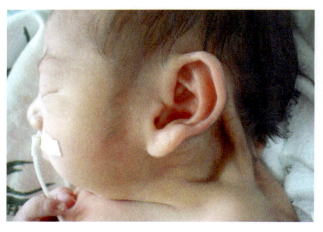

Fig. 19-16. Síndrome de Turner – pescoço encurtado.

Massas de crescimento rápido, com alargamento do pescoço, dor ou trismo, podem ser causadas por rabdomiossarcoma e neuroblastoma.

Ingurgitamento venoso é observado na insuficiência cardíaca congestiva, na pericardite e nos tumores do mediastino e do pneumomediastino.

Dobras laterais de pele, membranas ou proeminência do músculo trapézio, denominadas pterígio, podem estar relacionadas com obstrução linfática jugular de início pré-natal, como nas síndromes de Turner e Noonan.

A inclinação permanente e involuntária da cabeça, denominada torcicolo, pode ser congênita ou adquirida. O torcicolo congênito é observado nas primeiras semanas de vida. A cabeça se mantém inclinada para o lado acometido e em rotação para o lado oposto. À palpação do músculo esternocleidomastóideo observa-se tumoração fusiforme, endurecida e bem-delimitada. A resolução pode ser espontânea nos primeiros meses de vida ou, se não ocorre a regressão, determina assimetria facial e craniana. Pode estar relacionado com malformações de vértebras cervicais.

Estrabismo e distúrbios da motilidade ocular podem levar à inclinação lateral da cabeça para diminuir a formação de imagens duplicadas (diplopia). Nesse caso, não existem alterações na musculatura cervical, e a criança movimenta o pescoço livremente, retornando à posição normal quando deseja.

O torcicolo adquirido pode ocorrer após traumatismos ou associando-se a processos inflamatórios agudos, artrite reumatoide juvenil, subluxação atlantoaxial nas síndromes de Down e Morquio, displasia espondiloepifisária e pseudoacondroplasia. Torcicolo por espasmos musculares pode ocorrer na adenite cervical aguda, na doença de Pott cervical e em abscessos retrofaríngeos.

A síndrome de Sandifer é caracterizada por movimentos da cabeça e do pescoço durante ou após as refeições, em crianças com refluxo gastroesofágico. Usualmente, o pescoço fica estendido e a cabeça rodada para o lado.

☐ TÓRAX

Na ectoscopia devem ser observados a forma, o tamanho, a simetria, a presença de tumorações ou protrusões ósseas, manchas e lesões na pele.

No recém-nascido, as costelas são quase horizontais e o tórax é arredondado. Por volta de 1 ano, o diâmetro transversal se torna maior do que o anteroposterior, e até os 7 anos de idade o tórax adquire a conformação do adulto.

Assimetrias podem ser observadas no neonato e no lactente, por deformações relacionadas à constrição uterina ou à permanência prolongada no mesmo decúbito.

Tórax em funil, ou *pectus excavatum*, é caracterizado por depressão do esterno e das cartilagens costais, principalmente durante a inspiração. Ocorre em algumas síndromes, como a de Marfan e a de Noonan, e também nas doenças que evoluem com dificuldade respiratória crônica, principalmente nos primeiros anos de vida. A depressão unilateral pode ser associada com ausência dos músculos peitorais maior e menor, como na sequência de Poland.

O tórax em quilha, ou *pectus carinatum*, é caracterizado pela protrusão do esterno, com depressão vertical ao longo das junções costocondrais laterais. Pode ser observado nas síndromes de Morquio e Marfan e na displasia espondiloepifisária.

Nas doenças pulmonares obstrutivas crônicas, como a asma e a fibrose cística, o tórax adquire a forma de tonel, com as costelas horizontalizadas e o esterno saliente.

Estreitamento do tórax ocorre em algumas doenças, como na distrofia torácica asfixiante e na acondroplasia. Pode ocorrer restrição respiratória grave, com insuficiência respiratória e, até mesmo, determinar o óbito.

As junções costocondrais podem se tornar visíveis quando espessadas, formando nódulos que constituem o chamado "rosário costal". Essa alteração é observada no raquitismo, no escorbuto, na condrodistrofia e na hipofosfatasia.

☐ ABDOME

A ectoscopia do abdome inclui a avaliação da integridade da parede abdominal, a forma, a simetria, o contorno, a presença de abaulamentos e tumorações, a rede venosa, a presença de manchas e as lesões na pele.

A parede abdominal pode apresentar defeitos no seu fechamento. A onfalocele é um defeito periumbilical em que se observa evisceração de órgãos abdominais, envolvidos por peritônio e saco amniótico. Pode ser uma malformação isolada ou fazer parte de síndromes como as de Beckwith-Wiedemann e a trissomia do 13.

Outro defeito é a gastrosquise, em que também ocorre protrusão de vísceras, porém se localiza lateralmente ao umbigo. Manifesta-se usualmente como anomalia isolada e de ocorrência esporádica.

Ausência de músculos abdominais pode se associar a malformações geniturinárias, principalmente quando ocorre hidronefrose. É conhecido como abdome em ameixa (*prune belly*) por ser muito flácido e não se contrair, mesmo durante o choro.

Hérnias são saliências de consistência amolecida, redutíveis, que surgem durante o choro ou em situações em que ocorra aumento da pressão abdominal. As principais localizações são o umbigo, as regiões inguinais e o epigástrio.

Abaulamento acentuado do abdome é observado quando há acúmulo de líquidos ou gases na cavidade peritoneal, como na ascite, no derrame peritoneal e no pneumoperitônio. Pode ocorrer também quando existem grandes tumores intra-abdominais, na doença celíaca, na hipopotassemia, na enterite aguda, na doença inflamatória intestinal, na hepatosplenomegalia, no megacólon agangliônico e em processos obstrutivos intestinais.

Abdome deprimido, ou escavado, ocorre na desnutrição grave e em recém-nascidos com hérnia diafragmática.

O traçado venoso superficial do abdome, quando se torna mais visível e com vasos dilatados, sugere hipertensão portal.

Ondas peristálticas visíveis indicam obstrução do trato gastrointestinal, mais frequentemente a estenose do piloro ou do duodeno. Podem ocorrer, também, na má rotação intestinal e alergia alimentar.

❑ GENITÁLIA

A ectoscopia da genitália deve considerar a forma, o tamanho, os orifícios externos, a presença de pelos, a coloração e as lesões da pele, a presença de tumorações, o aspecto e a quantidade de secreções exteriorizadas.

A observação da genitália de recém-nascidos e lactentes possibilita a identificação de anormalidades da diferenciação sexual. A genitália ambígua pode ser determinada por diversas doenças, como a hiperplasia congênita adrenal.

Na genitália masculina devem ser observados a posição do pênis em relação ao escroto, a abertura do orifício uretral, o volume testicular e a rafe mediana.

O aumento da bolsa escrotal pode ocorrer devido a traumatismos, inclusive durante o parto, hidrocele, orquite e torção do cordão espermático.

A genitália feminina, nos primeiros dias de vida, pode se apresentar edemaciada, com aumento do clitóris e com secreção catarral ou sanguínea, devido à transferência placentária de hormônios maternos.

❑ MEMBROS

A observação dos membros deve englobar o tamanho, a forma, a simetria, as proporções entre as partes e também com o tronco, a presença de estruturas extranumerárias, a movimentação espontânea, o aspecto e a mobilidade das articulações, as tumorações e a presença de manchas e lesões na pele.

O desenvolvimento normal dos membros depende da interação do desenvolvimento dos vasos, nervos, músculos e ossos. As proporções variam com a idade, sendo a envergadura, ao nascimento, menor do que a altura e o segmento inferior menor do que o superior.

Por volta dos 10 anos de idade, o comprimento do segmento inferior se iguala ao do superior. A partir daí, os membros crescem em maior proporção, o segmento inferior adquire comprimento maior do que o tronco e a envergadura ultrapassa a altura.

Muitas displasias ósseas determinam desproporção dos membros ou de alguma parte deles (Fig. 19-17). A redução desproporcional das partes que constituem os membros é chamada rizomelia, mesomelia ou acromelia, de acordo com o envolvimento das porções proximal, média e distal, retrospectivamente. Uma causa de rizomelia é a acondroplasia; de mesomelia, a síndrome de Robinow; e a de acromelia, a síndrome de Lange. Amelia é a ausência congênita de um membro.

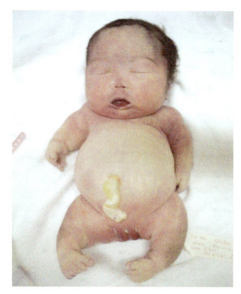

Fig. 19-17. Acondrogênese – baixa estatura e membros curtos.

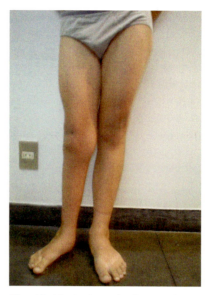

Fig. 19-19. Assimetria de membros.

Extremidades alongadas e finas são observadas na síndrome de Marfan e na homocistinúria.

Algumas doenças, como as síndromes da hemi-hipertrofia, Klippel-Trenaunay-Weber (Fig. 19-18), Russel-Silver e Proteus, podem determinar assimetrias no corpo, notadamente nos membros (Fig. 19-19).

Encurtamento assimétrico das extremidades, principalmente dos membros inferiores, ocorre na luxação congênita do quadril, na poliomielite, na doença de Ollier, em traumatismo ou em infecção acometendo a epífise e na monoplegia ou na hemiplegia.

Encurvamento dos membros inferiores pode ocorrer nas displasias ósseas, como a acondroplasia e a displasia metafisária de McKusick, e também no raquitismo e na doença de Blount.

Polidactilia é a presença de dedos extranumerários (Fig. 19-20). Quando ocorre do lado radial da mão ou tibial do pé, é chamada pré-axial, como na síndrome orofaciodigital tipo II (Mohr). Ocorrendo do lado ulnar da mão ou fibular de pé, é denominada pós-axial, como na síndrome de Ellis-van Creveld.

A separação incompleta dos dedos das mãos ou dos pés é chamada sindactilia. Pode ser cutânea, óssea ou osteocutânea. Pode se apresentar isolada ou acompanhar outras anomalias, principalmente as cranioestenoses, fazendo parte de síndromes como a de Apert e a de Pfeiffer.

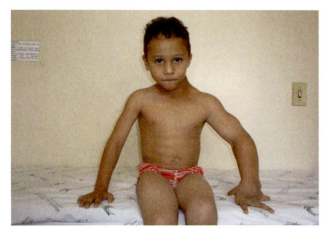

Fig. 19-18. Síndrome de Klippel-Trenaunay-Weber – assimetria de membros.

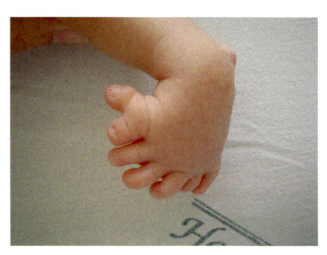

Fig. 19-20. Polidactilia e pé torto.

Clinodactilia, o desvio lateral ou medial (encurvamento) dos dedos, é um achado frequente em diversas síndromes, como as de Down e Williams.

A contratura em flexão dos dedos, denominada camptodactilia, é encontrada em diversas anomalias cromossômicas e na síndrome cérebro-óculo-fácio-esquelética (COFS).

O encurtamento dos dedos, denominado braquidactilia, é observado na síndrome de Down e no hipotireoidismo.

Pé torto congênito, quando voltado para baixo e para dentro, denomina-se equino-varo e pode ser uma anomalia isolada, de etiologia multifatorial, ou fazer parte de um quadro de artrogripose, regressão caudal, meningomielocele e displasia diastrófica, entre outras doenças. Quando o pé torto se volta para cima (em dorsoflexão), denomina-se talo-valgo.

Bandas de constrição congênitas podem envolver dedos, pés, mãos e outras partes das extremidades e são, em geral, atribuídas a bridas amnióticas.

Posturas antálgicas, com imobilização voluntária de um membro, geralmente acompanhadas de edema, podem ocorrer nas fraturas, na osteomielite, na doença falciforme e na sífilis congênita.

A rigidez congênita de várias articulações pode ter causa genética, sendo uma das doenças a artrogripose múltipla congênita. Outra causa conhecida é a amioplasia congênita.

Outras causas de restrição de movimentos das articulações são artrites, osteomielites, fasciite e paralisia cerebral.

❏ DORSO

Na ectoscopia da região dorsal devem ser observadas as curvaturas da coluna vertebral, a simetria das escápulas, a presença de fossetas, apêndices e tumorações, além de manchas e lesões na pele.

Recém-nascidos têm leve convexidade da coluna nas regiões torácica e sacral. As curvaturas cervical e lombar só aparecem ao final do primeiro ano de vida. Quando sentados, lactentes e crianças pequenas apresentam acentuação da lordose lombar.

Escoliose é uma curvatura lateral da coluna que é acompanhada por uma segunda curvatura compensatória. Pode ser determinada por um defeito postural ou associada a algumas doenças, como neurofibromatose, paralisia cerebral, distrofia muscular progressiva, síndromes de Marfan e da hemi-hipertrofia, entre outras.

A cifose, ou gibosidade da coluna toracolombar, pode ser encontrada nas mucopolissacaridoses e displasias ósseas que têm comprometimento da coluna, na síndrome de Noonan, na espondilite tuberculosa e em tumores da medula espinal.

Lordose é a acentuação da curvatura lombar, com tendência à protrusão do abdome. A causa mais comum é o defeito postural, mas pode ser encontrada na acondroplasia, na displasia espondiloepifisária congênita, na luxação congênita do quadril e na agenesia de músculos abdominais.

Na deformidade de Sprengel, a escápula é elevada e rodada, com seu ângulo inferior deslocado em direção à coluna. Escoliose e torcicolo com desvio da cabeça para o lado ipsilateral podem estar presentes.

Fossetas na região sacrococcígea são observadas com frequência. Nevos, hemangiomas, cistos, lipomas e tufos de pelos encontrados nessa área podem estar associados a defeitos da medula espinal.

Massas envolvendo as regiões sacrococcígea, glútea e perineal em recém-nascidos têm como principal causa o teratoma sacrococcígeo. Outras causas incluem meningomieloceles, lipomas, sarcomas e hemangiomas.

Agenesia do sacro pode se relacionar à regressão caudal, que é uma anomalia frequentemente associada ao diabetes materno.

❏ BIBLIOGRAFIA

Behrman RE, Kliegman RM, Jenson HB. *Nelson Textbook of pediatrics.* 16ª ed., Philadelphia: W. B. Saunders Company, 2000.

Green M. *Green and Richmond pediatric diagnosis: interpretation of symptoms and signs in different age periods.* 3ª ed., Philadelphia: W. B. Saunders Company, 1986.

Hall JG, Froster-Iskenius UG, Allanson JG. *Handbook of normal physical measurements.* Oxford: Oxford University Press, 1989.

Jones KL. *Smith's Recognizable patterns of human malformation.* 6ª ed., Philadelphia: Elsevier Saunders, 2006.

Pernetta C. *Semiologia pediátrica.* 4ª ed., Rio de Janeiro. Interamericana, 1980.

Stevenson RE, Hall JG. *Human malformations and related anomalies.* 2ª ed., Oxford: Oxford University Press, 2006.

Valadares ER, Pena SDJ. Manual para o exame morfológico da criança. Belo Horizonte: Diretoria de Publicações da Sociedade Brasileira de Pediatria, 1988.

CAPÍTULO 20

Pele

Bernardo Gontijo

As lesões cutâneas, em face de sua pronta visualização e possibilidade de avaliação por palpação e mensuração, tornam o exame dermatológico extremamente objetivo. Tais características fazem com que muitos, de maneira equivocada, considerem simples e superficial o exame da pele e seus anexos. A abordagem do paciente dermatológico, assim como em qualquer outra especialidade, fundamenta-se em uma anamnese minuciosa e um exame físico meticuloso. É na dermatologia que a perícia e a destreza do examinador desempenham o mais crucial papel para um diagnóstico preciso.

Alguns especialistas preferem inverter, de modo perfeitamente lógico e aceitável, a sequência clássica história-exame físico. Essa inversão se baseia fundamentalmente na premissa de que, assim como na radiologia, a acurácia diagnóstica é mais elevada quando a inspeção visual é realizada sem a influência das ideias preconcebidas usualmente induzidas pela história do paciente.

Determinadas lesões cutâneas, como as manchas despigmentadas em folha da esclerose tuberosa, representam sinais tão sensíveis e específicos como os fornecidos por um eletrocardiograma. Como eventualmente o diagnóstico dermatológico pode ser feito de imediato, é comum que o médico erroneamente desvie sua atenção do paciente como um todo e dê por encerrada sua tarefa uma vez identificada a dermatose.

O exame físico deve ser conduzido em ambiente claro e bem iluminado, de preferência com luz natural. Toda a superfície cutânea deve ser examinada, inclusive mucosas, pelos e unhas. O uso de lente de aumento pode facilitar a detecção de aspectos morfológicos relevantes.

❑ LESÕES ELEMENTARES

As lesões elementares representam um padrão de reação cutânea às agressões a que a pele é submetida. São elementos essenciais cuja identificação constitui o requisito obrigatório para o diagnóstico correto e condutas propedêutica e terapêutica adequadas.

Lesões primárias

Alterações da cor

São genericamente denominadas *manchas* ou *máculas* e, por definição, devem ser planas. Representam alterações dos dois componentes básicos da cor da pele – o pigmento melânico (manchas pigmentares) e o conteúdo sanguíneo (manchas vasculossanguíneas) – ou ainda devidas à deposição de pigmentos endógenos (bilirrubina, ferro) ou exógenos (tatuagem, nitrato de prata):

- **Eritema**: mancha avermelhada decorrente de vasodilatação ou maior perfusão dos capilares

165

e das arteríolas da derme superficial contendo sangue rico em oxi-hemoglobina (Fig. 20-1A). Desaparece temporariamente quando submetido à pressão exercida com o dedo (digitopressão) ou lâmina de vidro (vitropressão).
- **Cianose**: fenômeno semelhante ao eritema, porém com acometimento do plexo venoso da derme média e profunda, rico em hemoglobina reduzida, o que confere uma cor azulada à lesão.
- **Exantema**: eritema generalizado, em geral agudo e efêmero. É comum que os exantemas sejam adjetivados conforme a doença com a qual se assemelham (morbiliforme, quando similar ao sarampo, rubeoliforme, escarlatiniforme etc.). Com certa frequência, exantemas são também qualificados como papulosos ou maculopapulosos, termos que devem ser evitados por serem semiologicamente incorretos. Sejam eles máculas ou manchas, os exantemas devem ser necessariamente planos e, portanto, não podem conter elementos sólidos e elevados como as pápulas. Esse erro parece ter sua origem na incorreta tradução da palavra inglesa *rash* como exantema, quando a tradução mais adequada seria erupção. Esta, sim, pode ser maculopapulosa.
- **Enantema**: eritema das mucosas.
- **Lividez**: branqueamento da pele decorrente do menor aporte sanguíneo.
- **Púrpura**: provocada pelo extravasamento dos glóbulos vermelhos na derme, não desaparece à digitopressão ou à vitropressão (Fig. 20-1B e C). Pode ser subdivida em *petéquia* (púrpura puntiforme), *equimose* (de maiores dimensões, em lençol) ou *víbice* (púrpura linear). Com a evolução, sofre alterações na cor, decorrentes da degradação do pigmento, assumindo tonalidades amarelo-esverdeadas. O termo *hematoma* se refere a uma lesão elevada, resultante de uma coleção sanguinolenta e que, portanto, não preenche o critério definidor de mancha ou mácula.
- **Mancha vascular**: resulta do aumento do número de vasos pela multiplicação neoplásica das células endoteliais (mancha angiomatosa) (Fig. 20-1D) ou do aumento do número e/ou alteração do diâmetro dos vasos (malformações vasculares). Podem ser congênitas ou adquiridas, permanentes ou temporárias.

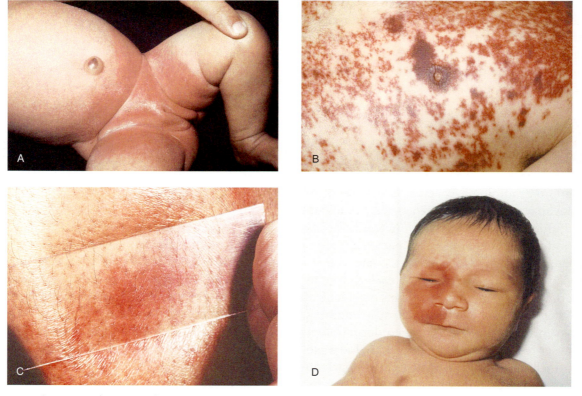

Fig. 20-1. Alterações de cor: **A.** Eritema, **B.** Púrpura, **C.** Vitropressão, **D.** Mancha angiomatosa.

CAPÍTULO 20 • Pele

- **Mancha anêmica**: redução da cor por agenesia vascular (Fig. 20-1E). Pode ser comprovada por duas manobras simples que possibilitam evidenciar a ausência dos vasos sanguíneos: a vitropressão da pele normal adjacente à mancha anêmica faz com que a cor de ambas se iguale; ou, alternativamente, o estímulo (fricção) da pele no interior da mancha não resulta em eritema.
- **Telangiectasia**: dilatação permanente, não pulsátil, dos capilares dérmicos (Fig. 20-1F).
- **Leucodermia**: termo genérico que designa uma diminuição da cor normal da pele. Compreende lesões *acrômicas*, quando o pigmento melânico está ausente (Fig. 20-1G), ou *hipocrômicas*, quando reduzido (Fig. 20-1H). Aqui, diferentemente da mancha anêmica, não se obtém uma igualdade de cor com a pele circunjacente quando esta é submetida à vitropressão.
- **Hipercromia**: aumento da cor da pele (Fig. 20-1I). Embora a quase totalidade das lesões hipercrômicas sejam secundárias a um aumento da melanina, o termo pode também ser aplicado quando estão envolvidos outros pigmentos, como a hemossiderina.

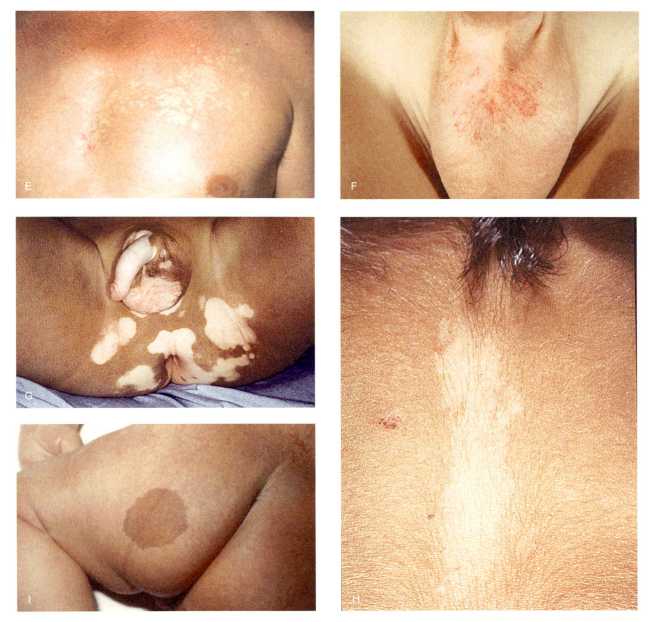

Fig. 20-1. Alterações de cor: **E.** Mancha anêmica, **F.** Telangiectasia, **G.** Lesão acrômica, **H.** Lesão hipocrômica, **I.** Lesão hipercrômica.

Formações sólidas

- **Pápula**: elevação sólida, de até 1cm de diâmetro, cuja maior porção se projeta acima da superfície da pele normal circunjacente (Fig. 20-2A).
- **Nódulo**: elevação sólida, de diâmetro superior a 1cm, cuja maior porção se encontra abaixo da superfície da epiderme. Alguns autores restringem o termo às lesões de até 2cm de diâmetro e preferem a denominação *tumor* para as formações sólidas acima dessa medida (Fig. 20-2B).
- **Goma**: nódulo ou tumor que evolui para a ulceração a partir de uma liquefação em sua porção central. Este termo é classicamente empregado para lesões cutâneas da sífilis tardia.
- **Placa**: lesão elevada, em platô, maior que 2cm, usualmente formada pela confluência de pápulas ou nódulos adjacentes (Fig. 20-2C).
- **Urtica**: pápula ou placa edematosa, caracteristicamente evanescente, produzida pela infiltração de fluidos na derme (Fig. 20-2D). Pode apresentar eritema discreto ou até mesmo branqueamento, quando o edema é intenso a ponto de comprimir os vasos. É a lesão clássica da urticária. Quando o edema é mais profundo e acomete áreas em que a derme e o subcutâneo são frouxos, como lábios, pálpebras e escroto, recebe o nome de *angioedema*. Lesões urticariformes de pequenas dimensões e encimadas por vesícula recebem o nome de *seropápulas* e são típicas do prurigo agudo (reação de hipersensibilidade a picadas de insetos).

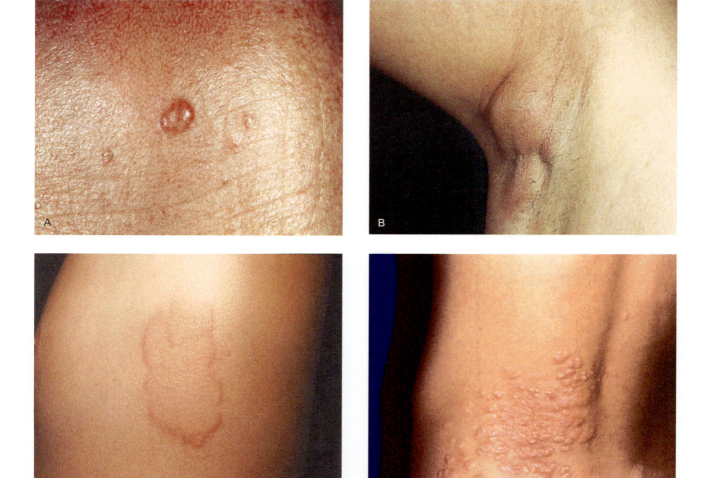

Fig. 20-2. Formações sólidas: **A.** Pápula, **B.** Nódulo, **C.** Placa, **D.** Urtica.

Formações líquidas

- **Vesícula:** lesão de conteúdo líquido de até 1cm de diâmetro (Fig. 20-3A). O conteúdo pode ser seroso, hemorrágico ou purulento, sendo nesse caso designada de *pústula* (Fig. 20-3B). Surge em decorrência de clivagem que pode ocorrer na epiderme (intraepidérmica), abaixo desta (subepidérmica) ou na junção dermoepidérmica.
- **Bolha:** lesão de conteúdo líquido com diâmetro superior a 1cm.
- **Abscesso:** coleção purulenta na pele e nos tecidos vizinhos, elevada ou plana.
- **Hematoma:** coleção sanguinolenta na pele e nos tecidos vizinhos, elevada ou plana, popularmente conhecida como "galo".

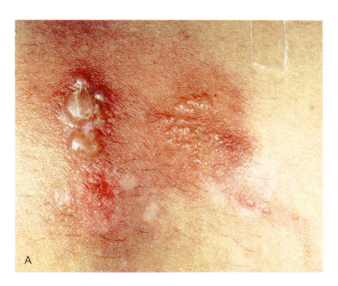

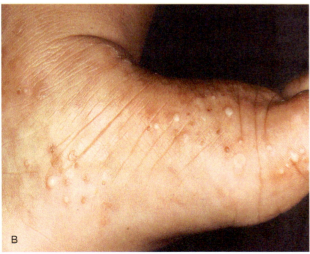

Fig. 20-3. Formações líquidas: **A.** Vesícula, **B.** Pústula.

Lesões secundárias ou residuais

- **Escama:** resultante do desprendimento excessivo, e por isso visível, de lamínulas da camada córnea (Fig. 20-4A). Pode ser pitiriásica ou furfurácea (fina e solta como farinha), ictiosiforme (semelhante à escama de peixe), lamelar (em lâminas), micácea (semelhante à mica ou malacacheta, com aspecto prateado) (Fig. 20-4B), foliácea (em grandes fragmentos, semelhante à folha), graxosa (de coloração amarelada, como na dermatite seborreica), craquelê (entremeada por pequenas quebras ou fissuras, como na porcelana craquelê) ou em colarete (disposta na periferia da lesão).
- **Crosta:** concreção resultante do ressecamento de um exsudato seroso, hemorrágico ou purulento e de debris celulares (Fig. 20-4C).
- **Erosão** ou **exulceração**: perda focal da epiderme. Como não se estende à derme, a erosão cura sem deixar cicatriz (Fig. 20-4D).
- **Úlcera ou ulceração**: perda focal da epiderme e da derme. Cura, deixando cicatriz (Fig. 20-4E).
- **Fissura ou rágade**: erosão ou ulceração de formato linear.
- **Escoriação:** escavação superficial da epiderme, puntiforme ou linear, fruto da coçadura da lesão.
- **Cicatriz:** formação anormal de tecido conjuntivo secundária a trauma dérmico. Pode ser hipertrófica (Fig. 20-4F), atrófica ou eutrófica. O termo *queloide* é reservado para as cicatrizes hipertróficas que se estendem além da área traumatizada (Fig. 20-4G).

Alterações da espessura e da consistência

- **Atrofia:** depressão na pele consequente ao afinamento da epiderme ou derme (Fig. 20-5A).
- **Ceratose:** espessamento duro e inelástico da pele por aumento da camada córnea (Fig. 20-5B).
- **Liquenificação:** aumento da espessura da pele com acentuação dos seus sulcos. A liquenificação é um processo crônico produzido pela escoriação constante da lesão, geralmente pruriginosa, e se deve fundamentalmente ao aumento da camada malpighiana (Fig. 20-5C).
- **Infiltração:** aumento da espessura da pele secundário a infiltrado celular maciço na derme, eventualmente acompanhado de edema e eritema (Fig. 20-5D).
- **Esclerose:** enrijecimento da pele, que se apresenta inelástica, em decorrência da fibrose do colágeno. Pode ser acompanhada por alterações da espessura (atrofia ou hipertrofia).

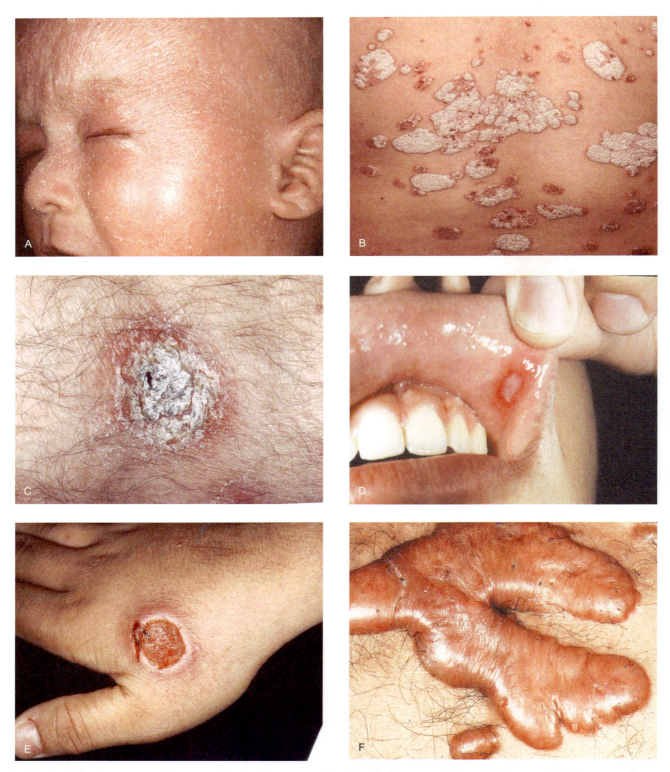

Fig. 20-4A. Lesões secundárias ou residuais: **A.** Escama pitiriásica, **B.** Escama micácea, **C.** Crosta, **D.** Exulceração, **E.** Úlcera, **F.** Cicatriz hipertrófica,

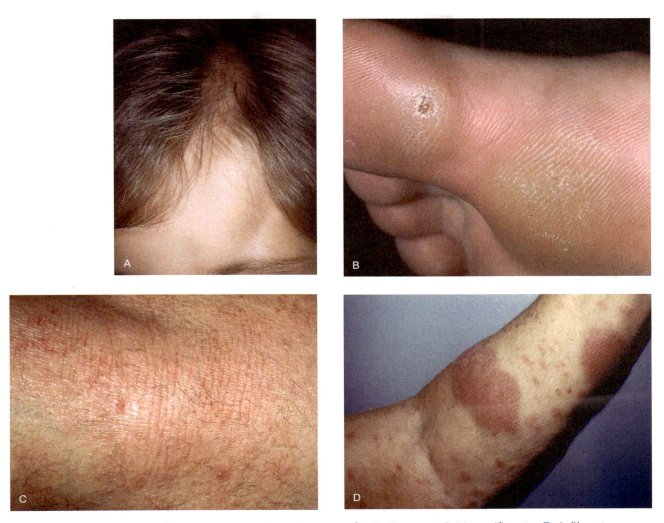

Fig. 20-5. Alterações da espessura e consistência: **A.** Atrofia, **B.** Ceratose, **C.** Liquenificação, **D.** Infiltração.

Formas, arranjos e distribuições

A literatura dermatológica é rica em adjetivos para designar formas, arranjos e distribuições. Alguns termos apresentam superposição em relação à forma geométrica. Lesões discoides (em forma de disco) ou numulares (em forma de moeda) são ambas arredondadas. Entretanto, alguns termos descritivos estão tão íntima e permanentemente associados ao nome de certas dermatoses que soaria estranho substituí-los por outros equivalentes. Assim, embora as lesões do lúpus eritematoso possam ter forma arredondada como uma moeda, são tradicionalmente denominadas discoides, assim como as do eczema são adjetivadas como numulares.

As múltiplas formas incluem lesões do tipo *anular* (em forma de anel, com a porção central constituída por pele normal) (Fig. 20-6A), *discoi-* *de* e *numular* (em forma, respectivamente, de disco e moeda, com acometimento da porção central) (Fig. 20-6B), *circinada* (em arco de círculo) (Fig. 20-6C), *espiralada* (em turbilhão ou espiral) (Fig. 20-6D), *girada* (em giros), *em alvo* ou *íris* (em círculos concêntricos) (Fig. 20-6E), *geográfica* (contorno irregular, como mapa), *acuminada* (em forma de cume ou pico) (Fig. 20-6F), *corimbiforme* (lesão central circundada por outras lesões menores satélites), *puntiforme*, *miliar* ou *lenticular* (em pequeno ponto, semelhante a um pequeno grão de milho ou lentilha, respectivamente), *gotada* (em forma de gota) (Fig. 20-6G), *linear* (em linha) (Fig. 20-6H) e *serpiginosa* (em trajeto sinuoso, como rastro de serpente) (Fig. 20-6I). Lesões cujas formas não se enquadram em nenhuma das descrições anteriores podem ser denominadas *bizarras*.

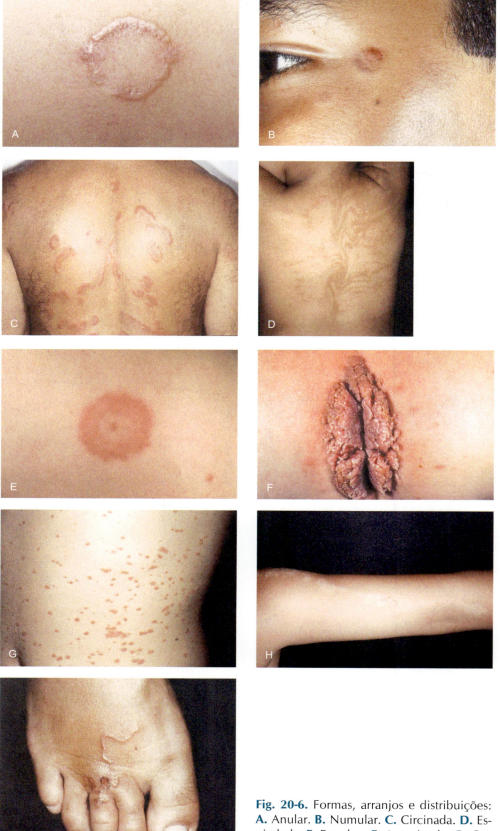

Fig. 20-6. Formas, arranjos e distribuições: **A.** Anular. **B.** Numular. **C.** Circinada. **D.** Espiralada. **E.** Em alvo. **F.** Acuminada. **G.** Gotada. **H.** Linear. **I.** Serpiginosa.

As lesões dermatológicas podem se instalar de modo isolado ou por vezes assumirem arranjos especiais. Lesões *herpetiformes* são aquelas que se agrupam em cachos (Fig. 20-7A), enquanto as *zosteriformes* se dispõem linearmente ao longo de um ou mais dermátomos (Fig. 20-7B). Outras podem se localizar ao longo das linhas de clivagem da pele ou, ainda, seguir os trajetos das linhas de Blaschko (Fig. 20-7C).

O acometimento pode ser *difuso* (quando não há áreas de pele sã entremeadas) ou *disseminado* (quando há áreas de pele sã entremeadas). A psoríase pode se apresentar *disseminada* ou *difusa* no couro cabeludo, dependendo ou não da existência de áreas de pele normal entre as lesões. Esses termos, portanto, se referem a uma característica específica do acometimento. Quanto à extensão, pode ser *localizado*, *generalizado* (várias partes do corpo) ou *universal* (acometimento de toda a pele, incluindo o couro cabeludo). Assim, a psoríase do exemplo citado é *localizada* (acomete apenas o couro cabeludo), podendo ser difusa ou disseminada. O exantema do sarampo é *disseminado* (há áreas de pele sã entremeadas às lesões eritematosas) e *generalizado* (acomete várias áreas corpóreas). As queimaduras solares são lesões *difusas*, podendo ser *localizadas*, *generalizadas* ou, eventualmente, *universais*. As alopecias podem ser *localizadas* (alopecia em áreas do couro cabeludo), *generalizadas* (p. ex., perda dos pelos dos braços, das pernas e do couro cabeludo) ou *universal* (queda de todos os pelos do corpo).

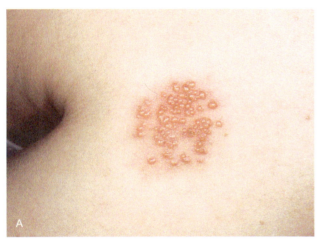
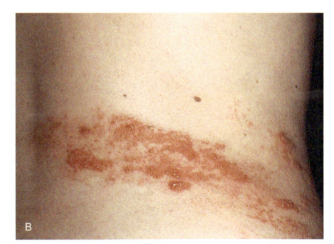
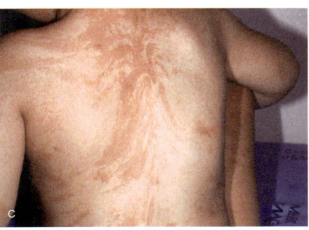

Fig. 20-7. Formas, arranjos e distribuições: **A.** Herpetiforme, **B.** Zosteriforme, **C.** Linhas de Blaschko.

❏ BIBLIOGRAFIA

Cox NH, Coulson IH. Diagnosis of skin disease. *In:* Burns T, Breathnach S, Cox N, Griffiths C (eds.). *Rook's Textbook of dermatology*. Blackwell, 2004: 5.1-5.20-

Rapini RP. Clinical and pathologic differential diagnosis. *In:* Bolognia JL, Jorizzo JL, Rapini RP (eds.). *Dermatology*. Mosby Elsevier, 2008: 1-22.

CAPÍTULO 21

Estado de Hidratação e de Nutrição

Luciano Amédée Péret Filho

❏ AVALIAÇÃO DO ESTADO DE HIDRATAÇÃO

A estrutura do corpo é primordialmente líquida, e seu percentual varia de acordo com a idade. Ao nascimento, a água representa cerca de 75% a 80% do peso, diminuindo para 65% ao final do primeiro ano de vida. Na idade adulta, constitui 60% do peso nos homens e 55% nas mulheres, diferença essa devida ao maior teor de gordura no sexo feminino, que é o tecido com menor porcentagem de água.

Os líquidos corporais estão distribuídos no interior das células, nos espaços intracelular e extracelular, sendo o último constituído pelo plasma sanguíneo e o líquido intersticial, incluindo também a linfa. O líquido intersticial situa-se em uma região onde ocorre a troca de metabólitos entre as células, o sistema vascular e os vasos linfáticos. O plasma sanguíneo e o líquido intersticial formam um sistema para o transporte de água, nutrientes e resíduos, já que o plasma mantém íntimo contato com o tubo digestório, os pulmões, os rins e a pele.

O compartimento intracelular representa 35% do peso do recém-nascido, aumenta para 45% até o final do primeiro ano de vida e atinge 55% na vida adulta.

O espaço extracelular constitui 40% do peso ao nascimento e cai para 20% até os 12 meses.

Em relação ao peso corporal, o recém-nascido tem duas vezes mais líquido no extracelular do que o adulto. Portanto, nos primeiros meses de vida, as crianças são mais vulneráveis à perda de líquidos e, consequentemente, à desidratação. Um recém-nascido a termo, sem ingestão de água, consumirá um volume de líquido igual ao conteúdo extracelular em 5 dias. Se for prematuro, esse período será ainda menor e, dependendo de seu peso e idade gestacional, ele perderá esse volume em poucas horas.

O adulto levará cerca de 10 dias para perder uma quantidade de líquido igual ao volume do extracelular.

Os distúrbios da hidratação podem ocorrer por déficit (desidratação) ou por excesso (hiperidratação) de água corporal. Esta última situação ocorre nos casos de infusão aumentada de água e sódio ou nos casos em que há diminuição da excreção, como a encontrada na insuficiência renal.

Define-se desidratação como o estado orgânico resultante da perda de água corporal, sempre acompanhada de distúrbios de eletrólitos.

No Quadro 21-1 encontram-se as principais causas responsáveis pela desidratação.

A principal causa de desidratação nas crianças, principalmente nos primeiros 2 anos de vida, consiste em diarreia aguda infecciosa com perda de líquidos e eletrólitos pelas fezes e vômitos e agravada pela ingestão insuficiente.

Quadro 21-1. Causas responsáveis pela desidratação

Motivo	Origem
Ingestão líquida insuficiente	Não fornecimento, alterações psíquicas
Perspiração ou vaporização excessiva	Calor, taquipneia, febre
Perda pelo tubo digestório	Vômito, diarreia, fístulas
Absorção insuficiente	Doenças do tubo digestório
Excreção renal excessiva	Reabsorção tubular deficiente, como no diabetes insípido e na secreção inapropriada de hormônio antidiurético
Perda pelas feridas	Queimadura, sangramento

Semiotécnica da avaliação da hidratação

- **Umidade das mucosas:** verificar o volume da saliva, observando a superfície da língua e a presença de lágrima (Fig. 21-1).
- **Elasticidade da pele:** verificar a velocidade com que a pele retorna à sua posição de origem. Faz-se uma prega na pele do abdome, da testa ou do tórax. Em caso de desidratação moderada ou grave, a pele retorna lentamente à posição normal (Fig. 21-2).
- **Turgor dos tecidos:** faz-se uma prega englobando a pele, o subcutâneo e o músculo. Mede-se subjetivamente a consistência dos tecidos. Na desidratação, em razão da diminuição de líquido nos tecidos, a consistência diminui (Fig. 21-3).

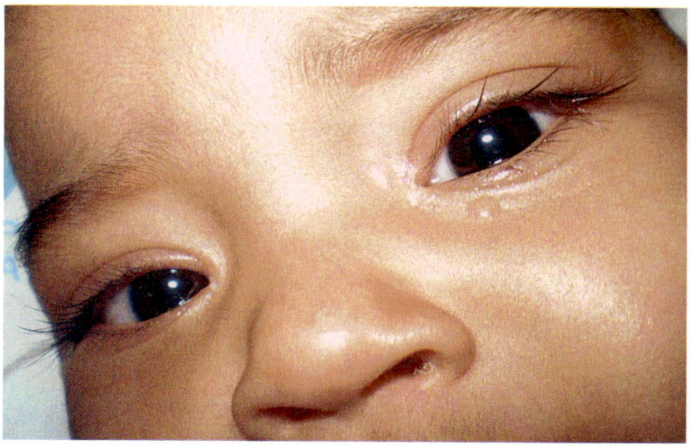

- **Perfusão da extremidade:** comprimir a mão ou o pé da criança, por 15 segundos, descomprimir e observar quanto tempo a coloração demora para voltar ao normal. Se retornar até 3 segundos, é considerada normal. Está alterada também em casos de vasoconstrição periférica sem desidratação, como nas situações de frio e hipoxia.
- **Pulsos:** verificar as características do pulso, como ritmo, frequência e amplitude nas artérias radial, femoral e poplítea.
- **Diurese:** informar-se com a mãe a respeito do número de episódios nas últimas horas. Em casos de diarreia, a mãe pode não estar notando a presença de micção, pois a urina se mistura com as fezes líquidas, causando confusão. A diurese pode estar presente, apesar da desidratação, em casos de diabetes melito e insípido e na desnutrição grave.
- **Enoftalmia:** com a redução do líquido na gordura retro-ocular ocorre retração do globo ocu-

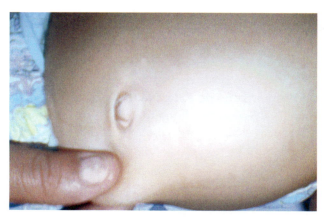

Fig. 21-2. Pesquisa da elasticidade da pele na região do abdome.

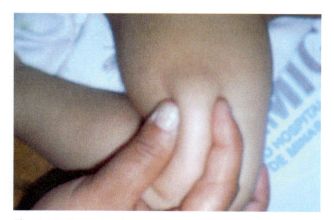

Fig. 21-1. Choro com lágrima (hidratada).

Fig. 21-3. Pesquisa do turgor na região medial da coxa.

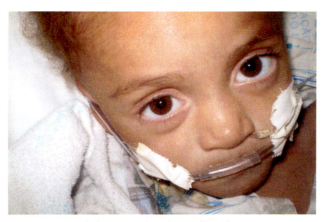

Fig. 21-4. Enoftalmia moderada e olhos levemente ressecados (desidratação moderada).

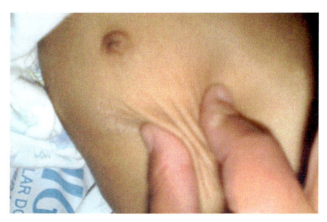

Fig. 21-5. Elasticidade da pele diminuída em criança desnutrida (hidratada).

lar com diminuição da tensão. Em algumas ocasiões, são importantes as informações da mãe sobre o aspecto dos olhos do filho (Fig. 21-4).
- **Peso:** embora constitua um dos sinais mais importantes na avaliação da desidratação, não se pode, na maioria dos casos, contar com esse dado recente. No paciente internado, a mudança brusca de peso revela a quantidade de líquido perdida, pois grandes variações estão relacionadas com a perda de água do organismo.

Os pré-escolares e adolescentes apresentam sinais de desidratação menos evidentes do que os lactentes, chamando atenção para os sinais de enoftalmia, mucosas secas e oligúria, além do aumento da frequência cardíaca.

Nas crianças obesas, as alterações do turgor e da elasticidade da pele têm aparecimento tardio. A história de perdas hídricas, tensão ocular diminuída, taquicardia, perfusão das extremidades, sede e oligúria constituem sinais e sintomas que auxiliam o diagnóstico.

A avaliação do estado de hidratação no desnutrido grave é difícil, havendo tendência a superestimá-la. Fontanela deprimida, elasticidade e turgor dos tecidos diminuídos e enoftalmia estão presentes na desnutrição do tipo marasmo, sem que haja desidratação (Figs. 21-5 e 21-6). Essas crianças desnutridas podem manter a diurese, apesar de estarem desidratadas em razão da incapacidade de concentrar a urina. A perfusão das extremidades pode estar diminuída sem haver desidratação, em razão da dificuldade de controle da temperatura com vasoconstrição periférica. A referência a per-

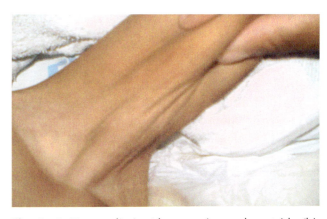

Fig. 21-6. Turgor diminuído em criança desnutrida (hidratada).

das agudas (vômitos, diarreia) e o encontro de pulsos finos, taquicardia e perda de peso são sinais que auxiliam o diagnóstico de desidratação.

Manifestações clínicas

O primeiro sinal em resposta à desidratação é a oligúria com eliminação de urina concentrada.

Na desidratação leve ou moderada, a criança apresenta sede, irritabilidade, enoftalmia discreta, redução da umidade das mucosas, lágrimas diminuídas ou ausentes, fontanela levemente deprimida, turgor e elasticidade normais ou pouco diminuídos, pulsos normais ou acelerados e taquicardia discreta. Com o avançar da desidratação, esses sinais e sintomas se tornam mais evidentes, chegando a prostração, coma, respiração rápida e profunda (respiração de Kussmaul), em virtude de acidose metabólica e diminuição acentuada da

Quadro 21-2. Diagnóstico clínico da desidratação de acordo com sua gravidade

	Hidratado	Desidratação leve ou moderada	Desidratação grave ou choque
Estado geral	Ativo	Irritabilidade, sede	Prostrado, comatoso
Olhos	Normais	Enoftalmia	Enoftalmia acentuada, tensão ocular diminuída
Umidade das mucosas	Normal	Reduzida	Muito reduzida, seca
Elasticidade da pele	Normal	Diminuída	Muito alterada (lenta)
Turgor dos tecidos	Normal	Diminuído	Pastoso
Lágrimas	Presentes	Diminuídas ou ausentes	Ausentes
Fontanela	Plana	Levemente deprimida	Muito deprimida
Sede	Ausente	Evidente	Intensa
Pulsos	Normais	Normais, um pouco finos	Finos, ausentes
Perfusão das extremidades	< 3 segundos	3 a 8 segundos	> 8 segundos
Frequência cardíaca	Normal	Taquicardia discreta	Taquicardia significativa
Diurese	Normal	Reduzida, concentrada	Muito reduzida ou ausente

perfusão periférica, pulsos finos, de difícil palpação, constituindo o estado de choque hipovolêmico, que representa o grau extremo da desidratação. No choque, a hipotensão arterial tende a ser tardia e uma pressão normal pode ser compatível com diagnóstico de choque compensado. No Quadro 21-2 encontram-se os principais sinais e sintomas da desidratação de acordo com sua gravidade.

Classificação

Quando a queixa principal em relação a uma criança levantar a possibilidade de desidratação, como nos casos de vômitos e diarreia, a história clínica deverá ser coletada, juntamente com o exame físico. Os lactentes menores devem ser despidos, verificando-se seu aspecto geral e passando-se a identificar os sinais de desidratação, na tentativa de classificá-la.

A desidratação pode ser classificada em hipertônica, quando existe maior perda de água em relação ao sódio, que se encontra elevado (Na^+ >155mEq/L) no plasma. Nesse caso, a criança encontra-se irritada, com sede intensa, mucosas muito secas, febre e hiper-reflexia, podendo apresentar convulsões. Os sinais de desidratação extracelular são menos evidentes e o choque é mais tardio.

Na desidratação hipotônica (Na^+< 130mEq/L), os sinais de desidratação extracelular são eviden-

tes, como turgor e elasticidade diminuídos, enoftalmia, mucosas secas, hipotonia e hiporreflexia, podendo evoluir para o choque mais precocemente.

Na desidratação isotônica, o valor sérico do sódio encontra-se em concentração normal (Na^+ = 130 a 150mEq/L) e os sinais são semelhantes aos da desidratação hipotônica, porém mais discretos.

A desidratação constitui estado de urgência, pois a reposição hídrica e de eletrólitos deverá ser feita por via oral, por meio de solução de reidratação oral, nos casos leves e moderados, ou de solução venosa, nos casos de desidratação grave.

❑ AVALIAÇÃO DO ESTADO DE NUTRIÇÃO

Nutrição é o processo pelo qual os seres vivos recebem e utilizam as substâncias necessárias à manutenção da vida, ao crescimento, ao funcionamento normal dos órgãos e à produção de energia (Organização Mundial da Saúde – OMS).

Os alimentos devem ser ingeridos em quantidade e qualidade nutricionalmente equilibradas, adequados à idade e às peculiaridades da criança; além disso, devem ser preparados corretamente no que se refere a sabor, higiene e aspecto visual, sempre respeitando os aspectos culturais da família.

Quando ocorre desvio no processo normal de nutrição, ou seja, uma deficiência ou excesso de

CAPÍTULO 21 • Estado de Hidratação e de Nutrição

Quadro 21-3. Dados da anamnese com respectivos fatores de risco mais comuns de agravo nutricional

Período	Fator de risco
Pré-natal	
Gestação	Mãe adolescente, fumante, com hipertensão, com diabetes, com história de infecções na gestação
Neonatal	
Idade gestacional	Pré-termo, pós-termo
Parto	Gemelar
Recém-nascido	Baixo peso, com hipoxia, hipoglicemia, síndromes, erros inatos do metabolismo
Pós-natal	
Aleitamento materno	Ausência ou curto período
Idade	Período crítico entre o desmame e os 5 anos de idade
Infecções repetidas	Infecções de vias aéreas superiores, pneumonias, varicela, coqueluche, sarampo, diarreias etc.
Doenças congênitas	Anemias hemolíticas, hipotireoidismo, cardiopatia etc.
Doenças consumptivas	Cânceres, tumores, colagenoses, insuficiência renal, hepatopatias crônicas
Doenças de má-absorção	Diarreia persistente, fibrose cística, doença celíaca e alergias alimentares (leite de vaca, soja etc.), parasitoses intestinais, doenças inflamatórias, doença de Chagas
Doenças metabólicas	Diabetes melito tipo I, erros inatos do metabolismo

nutrientes, desenvolve-se uma doença nutricional. Diante do excesso de ingestão ou assimilação, encontram-se o sobrepeso, a obesidade e também as hipervitaminoses. A deficiência na ingestão, digestão, absorção e/ou metabolização dos nutrientes produz as doenças carenciais, como as hipovitaminoses, a carência de ferro e a desnutrição proteicocalórica com diferentes graus de intensidade e variadas manifestações clínicas.

O objetivo da avaliação nutricional é verificar se a criança ou adolescente vem seguindo um padrão normal de crescimento, fundamentado no aumento corporal e influenciado por fatores genéticos e ambientais. Depois de identificados aqueles com risco ou deficiência no ambulatório, no hospital ou na comunidade, está indicada a intervenção para prevenção ou reabilitação parcial ou total.

Na avaliação nutricional é necessário analisar as condições socioeconômicas e os hábitos alimentares da população em que a criança está inserida. Os aspectos psicológicos são também importantes, como a harmonia familiar, responsável por maior afetividade e sensação de segurança. Os fatores epidemiológicos são de suma importância, pois interagem com o hospedeiro e, uma vez alterados, rompem com o estado de saúde, dando início ao processo de doença. Nos Quadros 21-3 e

21-4 encontram-se os fatores de risco mais comuns para instalação da desnutrição.

Todos esses fatores de risco começam a ser percebidos na anamnese, quando se interroga sobre história social, familiar e pregressa da criança. Muitas vezes, são detectados antes que o processo de doença esteja instalado, tornando possível uma intervenção preventiva, ou seja, antes da instalação do desvio do estado de eutrofia. Trata-se da intervenção no período denominado pré-patogênico.

O período que se segue é denominado patogênico, no qual se distinguem duas fases: a pré-clínica, em que existem apenas alterações bioquímicas com diminuição das reservas de nutrientes, e

Quadro 21-4. Dados da história familiar relacionados com maior risco de agravo nutricional

Más condições de moradia
Maior número de irmãos
Baixa escolaridade dos pais
Irmãos falecidos no primeiro ano de vida
Renda familiar baixa
Ambiente psicológico desfavorável
Síndrome da privação materna

clínica, que se inicia com o aparecimento de sinais e sintomas dos desvios nutricionais.

No período patogênico, a avaliação nutricional consiste em inquérito alimentar, exame físico e análise bioquímica.

Inquérito alimentar

A avaliação dietética deve ser detalhada, iniciando-se pelo período de aleitamento natural exclusivo e misto e a época da introdução de outros alimentos, como leite de vaca, sólidos, farinhas contendo glúten, uso de polivitamínicos, ferro e exposição ao sol.

O recordatório alimentar é importante, podendo ser coletado das últimas 24 horas ou das anotações dos últimos 3 a 7 dias. Esta última coleta é mais trabalhosa e está sujeita a erros de informação.

A carência instala-se em função não só da ingestão dietética deficiente, que constitui a forma primária da desnutrição, mas também da falha no aproveitamento dos nutrientes pelo organismo, como ocorre nas doenças de má-absorção, excreção excessiva e/ou em caso de necessidade ener-gética aumentada, denominadas carências ou desnutrições secundárias. Na desnutrição primária é comum o agravo por componente secundário, destacando-se as infecções dos sistemas digestório (diarreias) e respiratório (pneumonias).

O encontro de desnutrição em uma criança implica a avaliação nutricional de toda a família, pois o mais provável é que outros membros apresentem alguma doença carencial. Desnutrição acentuada em um só membro da família sugere causa secundária.

Exame físico

No exame físico é importante a avaliação de outros dados, como aspecto geral da criança e do adolescente, grau de participação no ambiente, textura, elasticidade e trofismo da pele, aspecto das mucosas, distribuição do subcutâneo, presença de edema, textura, resistência, cor e brilho dos cabelos, tônus e força musculares e aspecto dos olhos, gengivas e dentes.

A carência específica e particular de determinados nutrientes produz alterações características no exame físico. No Quadro 21-5 estão as princi-

Quadro 21-5. Achados clínicos nas principais deficiências de nutrientes

Sinais	Nutrientes
Pele, mucosas e anexos	
Dermatite, lesões perorificiais	Zinco, cobre e biotina
Descamação seca	Ácidos graxos essenciais
Hiperqueratose	Vitamina A
Sangramento gengival	Vitamina C
Estomatite angular, fissuras e glossite	Vitaminas do complexo B
Equimoses, petéquias	Vitaminas K e C
Pele e mucosas descoradas	Ferro, ácido fólico, vitaminas B_{12} e E, cobre
Olhos	
Esclera azulada	Ferro
Manchas de Bitot, ceratomalacia, xeroftalmia, córnea opacificada	Vitamina A
Sistema musculoesquelético	
Craniotabes, rosário costal (Fig. 21-7), alargamento de punho Hemorragia subperiostal de ossos longos Alargamento das junções costocondrais	Vitamina D (raquitismo) Vitamina C (escorbuto)
Outros órgãos	
Insuficiência cardíaca	Vitamina B_1 (beribéri)
Bócio	Iodo
Hepatomegalia, edema, ascite	Proteína e caloria

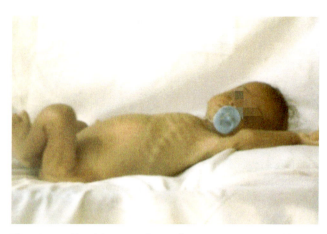

Fig. 21-7. Rosário costal em lactente com raquitismo. (Cortesia do Ennio Leão.)

pais carências de nutrientes com os respectivos achados clínicos.

Classificação dos distúrbios nutricionais

A classificação dos distúrbios nutricionais é feita pela antropometria, em função da facilidade de execução e do baixo custo. Pela aferição do peso e estatura podem ser calculados os três índices antropométricos mais usados: a correlação peso/idade, altura/idade e peso/altura. O perímetro cefálico deve ser acompanhado pelo menos nos primeiros 2 anos de vida. O déficit do índice peso/altura indica comprometimento mais recente do crescimento com reflexo mais pronunciado no peso. O déficit da altura/idade indica um acometimento crônico, ou seja, de longa duração.

São utilizadas curvas de crescimento apresentadas como gráficos de evolução temporal de peso, altura, índice de massa corporal e perímetro cefálico (Anexo B).

O índice estatístico utilizado nesses gráficos até o ano de 2009 era o percentil, que indica a posição que ocupa determinado valor do peso, altura, perímetro cefálico em uma escala de 0 a 100 para uma determinada idade e sexo de uma população de referência. Uma criança do sexo feminino, de 1 ano de idade, que mede 74cm tem sua estatura no pecentil 50. Isso significa que ela é aproximadamente maior que 50% e menor que 50% dos indivíduos da população referência. Entre os percentis 3 e 10 as crianças são consideradas como de peso baixo, e abaixo do percentil 3, como de peso muito baixo.

A partir de 2010 o índice padronizado pelo Ministério da Saúde é o do escore Z, que significa o número de desvios-padrão que o dado obtido (peso, altura, perímetro cefálico) está afastado de sua mediana de referência, variando de –6 a +6. A mediana corresponde ao percentil 50. O escore Z de valor –2 corresponde ao percentil 2,3 e o escore Z de valor +2 ao percentil 97,7. Aproximadamente 95% da população normal tem os seus valores de peso, altura ou perímetro cefálico posicionados entre +2 e –2 escore Z.

A avaliação do peso e da estatura deve ser realizada com frequência, ao longo do tempo do crescimento da criança. As medidas obtidas em uma única consulta devem ser interpretadas com cautela. A mudança na curva ao longo de determinado período tem maior valor. Uma criança que vinha mantendo peso no escore Z +2 e passa para o +1, está com algum problema em seu crescimento. Se ela fosse examinada de forma transversal, uma única vez, esse escore seria considerado normal. Ao contrário, a criança que vem mantendo seu peso no escore Z –2 desde o nascimento, que é bem alimentada, faz exercícios físicos e pouco adoece, é considerada normal, pois 10% das pessoas normais crescem nessa curva.

Toda criança ao nascer recebe a Caderneta de Saúde da Criança (CSC)*, padronizada pelo Ministério da Saúde. A edição de 2010 apresenta um gráfico de escore Z que tem como referência as curvas da OMS. Os padrões definidos na CSC para as alterações do peso são:

- Peso elevado para a idade: > escore Z +2.
- Peso adequado para a idade: entre os escores Z +2 e –2.
- Peso baixo para a idade: entre os escores Z –2 e –3.
- Peso muito baixo para a idade: abaixo do escore Z –3.

As crianças que têm a avaliação do peso abaixo do escore Z –2 ou que apresentam queda em sua curva devem ser acompanhadas com atenção, na tentativa de identificar as causas de perda de peso para intervenção precoce. As crianças que têm seu peso anotado no gráfico na curva abaixo do escore Z –3 são consideradas desnutridas, devendo ser investigadas.

---
*Ver Capítulos 10 e 17.

A avaliação da estatura é feita em gráfico semelhante. Na CSC existe também um gráfico do perímetro cefálico até os 2 anos de idade.

É de fundamental importância portanto, na avaliação nutricional da criança, o exame detalhado de sua CSC.

Os pacientes identificados como desnutridos deverão ser classificados de acordo com critérios antropométricos, sendo os mais utilizados, e que se têm mantido ao longo do tempo, os de Gomes, os de Waterlow e os da OMS.

Classificação de Gomez

É uma das primeiras propostas de classificação, em 1956, e baseia-se no índice peso para a idade (P/I):

$$P/I = \frac{\text{peso atual} \times 100}{\text{peso ideal para a idade, no percentil 50}}$$

Com esse valor calculado, classifica-se da seguinte forma:

- Eutrófico: < 10%;
- Desnutrido 1º grau: 10% ≤ déficit < 25%;
- Desnutrido 2º grau: 25% ≤ déficit < 40%;
- Desnutrido 3º grau: déficit ≥ 40%.

O déficit de peso de 10%, na classificação de Gomes, resultará num peso próximo ao percentil 25 (entre escore Z –0,65 e –0,70), o que acarretará grande número de falso-positivos. Em uma abordagem coletiva, tende a superestimar o número de desnutridos. Tem utilidade na análise de casos individuais, principalmente em função da facilidade da obtenção do dado e de sua compreensão. Tem maior valor nas crianças de 3 meses a 2 anos de idade.

Classificação de Waterlow

Baseia-se nos índices peso para a altura (P/A) e altura para idade (A/I), estabelecendo o tipo de desnutrição:

$$P/A = \frac{\text{peso atual} \times 100}{\text{Peso ideal para a estatura atual}}$$

$$A/I = \frac{\text{altura atual} \times 100}{\text{altura ideal para a idade, no percentil 50}}$$

Batista propôs uma modificação na classificação de Waterlow, a qual é adotada no nosso meio:

- Eutrófico: A/I igual ou superior a 95% e P/A superior a 90% e P/A superior a 90% do percentil 50 (escore Z 0) da referência.
- Desnutrido agudo: A/I igual ou superior a 95% e P/A inferior a 90% do percentil 50 (escore Z 0) da referência.
- Desnutrido crônico: A/I inferior a 95% e P/A inferior a 90% do percentil 50 da referência.
- Desnutrido pregresso: A/I inferior a 95% e P/A superior a 90% do percentil 50 da referência.

Classificação da Organização Mundial de Saúde (OMS)

A classificação é proposta a partir do escore Z dos índices P/A, A/I ou P/I:

- Risco nutricional: –2 < escore Z < –1.
- Moderada: –3 ≤ escore Z < –2.
- Grave: escore Z < –3.

Classificação dos casos graves

Em todas as classificações, a presença de edema simétrico indica desnutrição grave ou edematosa.

Nos casos graves é útil a diferenciação entre o marasmo e o kwashiorkor (Quadro 21-6). Alguns casos de desnutrição grave apresentam características do marasmo e do kwashiorkor, constituindo as formas intermediárias. A criança nesta situação encontra-se emagrecida, com edema leve das extremidades, principalmente nos pés. Esse tipo de desnutrição é denominado kwashiorkor-marasmático (Figs. 21-8 e 21-9).

Avaliação dos recém-nascidos prematuros

Deve ser feita com curvas especiais, como as publicadas por Xavier. Os recém-nascidos prematuros são classificados conforme o peso de nascimento, a idade gestacional e a relação entre esses dois parâmetros, como mostrado no Quadro 21-7.

CAPÍTULO 21 • Estado de Hidratação e de Nutrição

Quadro 21-6. Principais aspectos clínicos para diferenciação entre marasmo e kwashiorkor

Aspecto	Marasmo	Kwashiorkor
Idade	1º ano de vida	2º e 3º anos de vida
Estado mental	Geralmente alerta	Apatia, desinteresse
Apetite	Geralmente mantido	Diminuído
Face	Fácies senil	Aspecto redondo ("lua cheia")
Edema	Ausente	Presente
Alterações do cabelo	Raras	Comuns
Dermatoses	Ausentes	Comuns
Panículo adiposo	Bem diminuído ou ausente	Presente, diminuído
Hipotrofia muscular	Presente	Presente
Hepatomegalia (esteatose)	Ausente	Comum
Hemoglobina	Normal ou pouco diminuída	Baixa
Albumina	Normal ou pouco diminuída	Baixa

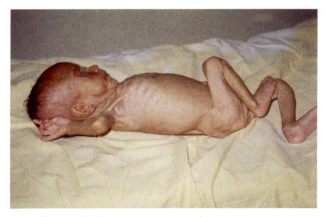

Fig. 21-8. Desnutrição grave do tipo marasmo.

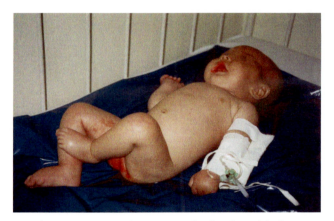

Fig. 21-9. Desnutrição grave do tipo kwashiorkor.

Quadro 21-7. Classificação do estado nutricional dos recém-nascidos

Peso de nascimento (em gramas)	
1.500 < RN ≤ 2.500	Baixo peso
1.000 < RN ≤ 1.500	Muito baixo peso
RN ≤ 1.000	Muitíssimo baixo peso
Idade gestacional (em semanas)	
< 37	Pré-termo
Entre 37 e 42	Termo
≥ 42	Pós-termo
Relação entre peso e idade gestacional	
Peso < percentil 10	PIG: pequeno para a idade gestacional
Peso entre os percentis 10 e 90	AIG: adequado para a idade gestacional
Peso > percentil 90	GIG: grande para a idade gestacional

Os recém-nascidos a termo perdem, nos primeiros dias de vida, de 5% a 8% de seu peso corporal, recuperando-o em condições fisiológicas, em torno do décimo dia de vida. Os pré-termos perdem de 10% a 20% e levam mais tempo para recuperar esse déficit. O prematuro, ao nascer antes do final da gravidez, tem interrompida bruscamente sua velocidade de crescimento intrauterino e apresenta imaturidade em vários órgãos, com capacidades digestória e absortiva limitadas, o que o coloca em risco de agravo nutricional.

Sobrepeso e obesidade

A análise da relação peso/altura (P/A) também possibilita a classificação das crianças, quanto aos excessos, em portadoras de sobrepeso ou obesidade:

- **Sobrepeso:** P/A superior a 110% e inferior a 120% do percentil 50 da referência.
- **Obesidade:** P/A igual ou superior a 120% do percentil 50 da referência.

A avaliação do sobrepeso e da obesidade pode ser feita também pelo índice de massa corporal (IMC), que será descrito a seguir.

Avaliação dos adolescentes

Nos adolescentes, o IMC é aplicado como critério na avaliação do estado nutricional, sendo também denominado índice de Quetelet:

$$IMC = \frac{peso\ atual\ (kg)}{altura\ atual^2\ (m)}$$

Para essa faixa etária e nos menores de 10 anos de idade, considera-se a ocorrência de sobrepeso quando o IMC está acima do escore Z entre +2 e +3 (ou percentil 85) para idade e sexo, enquanto a obesidade é definida como IMC acima do escore Z +3 (ou percentil 95).

No adolescente, deverá ser realizado o estadiamento puberal de acordo com Tanner, o qual, nos casos de desnutrição grave, poderá estar atrasado.

Medida da prega cutânea do tríceps (PCT) e da circunferência braquial (CB)

Essas medidas são utilizadas quando não se pode aferir corretamente o peso real, como nos casos de edema e ascite. Como é menor a tendência ao acúmulo de líquido nos braços, esse local serve para a estimativa das reservas de gordura e de massa muscular. Além disso, é útil para detectar processos iniciais de desnutrição, às vezes ainda não expressos em alterações da curva de peso. Para avaliação da medida da prega cutânea (Fig. 21-10) é usado o paquímetro (Fig. 21-11). Para medir a circunferência do braço, é usada uma fita métrica específica de pressão (Fig. 21-12).

A medida da prega cutânea do tríceps avalia a quantidade do tecido adiposo, enquanto a circunferência muscular do braço estima a massa proteica e pode ser calculada pela fórmula CMB = CB – 3,1416 × PCT (mm). Os resultados são comparados a curvas padronizadas com relação ao sexo e à idade.

Avaliação bioquímica

As alterações bioquímicas aparecem precocemente, quando ainda não há manifestações clínicas nem alteração dos índices antropométricos.

A dosagem das proteínas séricas é a mais utilizada (albumina, ferritina e o nível de saturação de transferrina). Todos os laboratórios realizam a dosagem da albumina sérica, cuja meia-vida é de 14 a 21 dias. Nos estados hipercatabólicos com proteólise ativa, sua meia-vida pode sofrer redução de até 50% em poucos dias, diferentemente dos casos de desnutrição não complicada, como, por exemplo, sem infecção, quando a meia-vida é mais prolongada, só sendo detectada esta diminuição quando a criança apresenta desnutrição clínica avançada.

Limitações no uso da albumina sérica devem ser analisadas junto ao quadro geral da criança. A diminuição do valor da albumina nem sempre significa desnutrição, como, por exemplo, quando ocorrem alterações na volemia, como na variação do estado de hidratação, na síndrome nefrótica, na disfunção hepática e nas síndromes perdedoras de proteína.

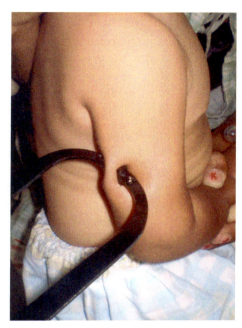

Fig. 21-10. Determinação da espessura da prega cutânea do tríceps.

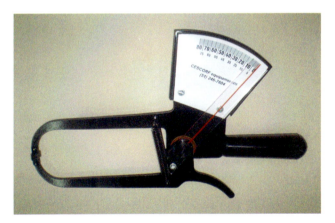

Fig. 21-11. Paquímetro para determinação da espessura da prega cutânea do tríceps.

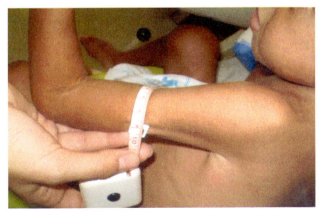

Fig. 21-12. Determinação da circunferência do braço.

De acordo com os valores de albumina sérica (g/dL), Lifshtz e cols. (1988) classificam os graus da depleção proteica em:

- **Leve:** de 2,8 a 3,5.
- **Moderada:** de 2,1 a 2,7.
- **Grave:** < 2,1.

Outras duas proteínas são a pré-albumina, que se liga à tiroxina, e a proteína, que se liga ao retinol, porém suas dosagens são complexas, não sendo dosadas na maioria dos laboratórios. Ambas são úteis na detecção precoce da desnutrição e no acompanhamento da efetividade do regime terapêutico, pois têm meia-vida curta: a da pré-albumina é de 2 dias, enquanto a da proteína que se liga ao retinol é de apenas 12 horas.

Outras substâncias podem ser dosadas, como hemoglobina, fósforo, cálcio, magnésio, potássio e fosfatase alcalina, além de vitaminas e outros minerais, quando se suspeita de deficiência específica.

Avaliação nutricional: etapas a serem cumpridas

1. História clínica (ver Quadros 21-3 e 21-4).
2. Exame físico: aspecto geral, face, cabelos, olhos, lábios, língua, gengiva, glândulas, pele, tecido subcutâneo, sistema musculoesquelético, reação ao exame, relação mãe-filho.
3. Classificação antropométrica:
   - Verificar a curva do crescimento, consultando a CSC ou os gráficos, para prematuros.
   - Adolescentes: IMC associado à avaliação do índice A/I e estadiamento puberal pelo critério de Tanner.
   - Prega cutânea tricipital e circunferência muscular do braço em pacientes com doença de base que cursam com edema ou ascite, que prejudicam a avaliação do peso.
4. Classificação da desnutrição em primária, secundária ou mista.
5. Exames laboratoriais: são indicados nos casos moderados e graves ou quando se suspeita de deficiência específica, como na presença de anemia, raquitismo ou escorbuto.

❏ BIBLIOGRAFIA

Ferreira RA, Norton RC, Leão E. Desidratação e reidratação. In: Leão E, Corrêa EJ, Mota JAC, Viana MB (eds.). *Pediatria ambulatorial*. Belo Horizonte: Coopmed, 2005: 386-90.

Figueiredo Filho PP, Figueiredo RCP, Leão E, Lamounier JA. Desnutrição. In: Leão E, Corrêa EJ, Mota JAC, Viana MB (eds.). *Pediatria ambulatorial*. Belo Horizonte: Coopmed, 2005: 314-20.

Gomez F, Galvam R, Frenk S, Cravioto J. Mortality in second and third degree malnutrition. *J Trop Ped* 1956; 2:77-83.

Goulart EMA, Corrêa EJ, Leão E, Xavier CC, Abrantes MM. Avaliação do crescimento. In: Leão E, Corrêa EJ, Mota JAC, Viana MB (eds.). *Pediatria ambulatorial*. Belo Horizonte: Coopmed, 2005: 134-56.

Goulart EMA. A avaliação nutricional infantil no software EPI-INFO (Versão 6.0), considerando-se a abordagem coletiva e a individual, o grau e o tipo de desnutrição. *J Pediatr* 1997; 73 (4): 225-30.

Lifshitz F *et al*. Normal and abnormal nutrition in children. In: Silveberg M, Daum F (eds.) *Textbook of pediatric gastroenterology*. 2 ed., Chicago: Year Book Publishery, 1988: 90-131.

Mc Bryde CM. Desidratação, desequilíbrios líquidos e eletrolíticos. In: Mc Bryde CM, Blacklow RS (eds.). *Sinais e sintomas. Fisiopatologia aplicada e interpretação clínica*. Rio de Janeiro: Guanabara Koogan, 1975: 704-65.

Mota JAC, Péret Filho LA. Avaliação do estado nutricional na infância. In: Péret Filho LA (ed.). *Terapia nutricional nas doenças do aparelho digestivo na infância*. Rio de Janeiro: Medsi, 2003: 77-88.

Noronha H, Leão E, Péret Filho LA. Terapia nutricional. In: Pereira RM, Silva ACS, Pinheiro PFM (eds.). *Cirurgia pediátrica: condutas clínicas e cirúrgicas*. Rio de Janeiro: Medsi, 2005: 56-66.

Waterlow JC, Buzima R, Keller W, Lane JM, Nichaman MZ, Tanner JM. The presentation and use of height and weight data for comparing status of groups of children under the age 10 years. *Bull WHO*. 1977; 55 (4): 489-98.

WHO Working Group. Use and interpretation of anthropometric indicators of nutritional status. Bull WHO, 1986; 64 (6): 924-41.

Xavier CC, Abdolollah VOS, Silva BR, Murillo G, Jorge SM, Barbieri MA. Crescimento de recém-nascidos prétermo. Rio de Janeiro: *J Pediatr* 1995; 71:22-7.

CAPÍTULO 22

Linfonodos

Gláucia Manzan Queiroz de Andrade
Maria Gorete dos Santos Nogueira

Os linfonodos ou gânglios linfáticos são pequenos órgãos em grupos ou cadeias, espalhados pelo corpo e situados no trajeto de vasos linfáticos, que drenam a linfa de uma determinada região anatômica. Juntamente com células livres do sistema monocítico fagocitário, células apresentadoras do antígeno, baço e nódulos linfáticos constituintes do extenso conjunto de tecido linfático das mucosas – MALT (*mucosa associated lymphoid tissue*) – principalmente dos sistemas digestório (tonsilas, placas de Payer do íleo e apêndice), respiratório e urinário, eles constituem o sistema linfático. Estrategicamente distribuídos em todo o corpo, existem cerca de 600 linfonodos, cerca de um terço deles no pescoço. O aumento dos linfonodos em crianças e adolescentes é muito frequente, sendo uma manifestação comum a vários grupos de doenças, e por isso sua abordagem clínica deve ser criteriosa.

❏ ESTRUTURA, DESENVOLVIMENTO E FUNÇÃO DOS TECIDOS LINFÁTICOS

Os linfonodos têm formas arredondadas ou ovoides, de alguns milímetros até 2cm, em seu maior diâmetro. São envolvidos por cápsula de tecido conjuntivo denso com formações trabeculares que penetram o interior do órgão, dividindo-o em três compartimentos incompletos: cortical, cortical profundo ou paracortical e medular. Um arcabouço de células e fibras reticulares faz a sua sustentação, e suas principais células são linfócitos, plasmócitos, macrófagos, células reticulares e células foliculares dendríticas, como ocorre no tecido linfático em geral. Linfócitos B predominam nas *regiões cortical e medular*. Na *cortical*, localizada abaixo da cápsula, encontram-se os *nódulos* ou *folículos linfáticos*, que podem apresentar os *centros germinativos*, contendo imunócitos (células grandes em multiplicação para a produção de plasmócitos). Na *medular*, situada entre o centro do órgão e seu hilo, encontram-se os *cordões medulares*, formados principalmente por linfócitos B. A região *cortical profunda*, situada entre as regiões cortical e medular, não apresenta os centros germinativos, nela predominando os linfócitos T.

Os linfonodos e as outras formações linfáticas secundárias sofrem constantes estímulos, levando a modificações histológicas de suas estruturas que induzem transformação e multiplicação celulares. Esse processo é mais intenso nos primeiros anos de vida, em função da imaturidade do sistema imunológico e seu contato inicial com inúmeros agentes, especialmente os infecciosos. Há aumento rápido do tecido linfático, especialmente dos linfonodos, no período da vida de maior ganho de peso e altura – a primeira fase da infância –, época em que as infecções ocorrem mais frequentemente e às quais ele responde prontamente com grande hiperplasia. O crescimento máximo ocorre na puberdade, diminuindo progressivamente até a senilidade. Com o passar do tempo, os mecanismos imunológicos se tornam mais específicos, produzindo reatividade ganglionar menor e mais localizada.

São duas as funções principais dos linfonodos: de "filtro" e resposta imunitária. A linfa, antes de entrar no sangue, é filtrada por pelo menos um linfonodo satélite de uma determinada região. Moléculas, micro-organismos e corpos estranhos são removidos por células fagocitárias, evitando suas disseminações pela circulação geral. Infecções e estímulos antigênicos provocam a divisão mitógena dos imunoblastos e o aparecimento dos nódulos linfáticos ou centros germinativos, amplificando a resposta imune pela formação de clones de linfócitos.

Em condições normais, os linfonodos desempenham silenciosamente suas funções, não sendo perceptíveis à palpação, exceto sob a forma de nódulos inferiores a 1,5cm de diâmetro nas regiões do pescoço, axilas e, mais comumente, nas virilhas. Examinando crianças normais, Bamji e cols. (1986) observaram linfonodos com até 1cm de diâmetro em cerca de um terço dos neonatos, principalmente na região inguinal, e com até 1,5cm de diâmetro em cerca de 60% das crianças entre 1 e 12 anos, principalmente na região cervical. Entretanto, cada linfonodo pode aumentar significativamente de tamanho quando as demandas funcionais aumentam, especialmente em situações patológicas. Durante a resposta imune, o fluxo de sangue e linfa através do linfonodo pode aumentar até 25 vezes, e o acúmulo da proliferação das células ativadas pode aumentar em 15 vezes seu volume normal.

❑ MECANISMO DE AUMENTO DOS LINFONODOS E CONCEITO DE LINFADENOPATIA

Os mecanismos de aumento dos linfonodos são: (a) proliferação de linfócitos e histiócitos próprios dos linfonodos por estímulos antigênicos inflamatórios, infecciosos, tumorais e de certas drogas (uma vez cessados esses estímulos, o órgão tende a retornar ao estado de repouso); (b) invasão dos linfonodos por células extrínsecas, como micro-organismos e metástases celulares; (c) proliferação inicial de células neoplásicas malignas em seu parênquima (linfadenopatia maligna primitiva); (d) acúmulo de histiócitos, nas doenças de depósito lipídico e histiocitoses; (e) proliferação local de células reticulares, na anemia hemolítica, na sarcoidose e em certas colagenoses, reticuloendothelioses, doenças endócrinas e carências metabólicas, mesmo na ausência dos fatores anteriores.

São considerados anormais os linfonodos que apresentam alterações de tamanho, número e consistência, o que se denomina *linfadenopatia*. *Linfadenomegalia, hipertrofia de linfonodos* e *adenomegalia* também são denominações empregadas, até mesmo por ser o aumento do tamanho dos linfonodos a alteração mais observada. É chamado de *linfadenopatia localizada* o acometimento de linfonodos satélites de uma única região ou órgão, enquanto a *linfadenopatia generalizada* acontece quando são acometidas duas ou mais cadeias de linfonodos não contíguos, como no pescoço e nas axilas. A diferenciação entre *localizada* e *generalizada* é importante na formulação dos diagnósticos diferenciais.

❑ ABORDAGEM SEMIOLÓGICA

A execução da anamnese e do exame físico direcionados é um passo-chave na abordagem dos linfonodos. A extensão da investigação vai depender da presença de indicativos de linfadenopatia à avaliação clínica. Dadas as particularidades dos tecidos linfáticos na infância, a linfadenomegalia é uma manifestação frequente e mais exacerbada nessa faixa etária. Ocorre em vários grupos de doenças, especialmente nas infecciosas, comuns na criança. Sendo assim, os linfonodos devem ser examinados em todo exame físico da criança. A abordagem semiológica da linfadenopatia deve ser cuidadosa e abrangente, pois envolve amplo diagnóstico diferencial. Na maioria das vezes, trata-se de linfadenopatia de localização cervical, possibilitando orientação do diagnóstico e conduta apenas com os dados da anamnese e do exame físico. Na linfadenopatia generalizada, especialmente se acompanhada de hepatosplenomegalia, o exame clínico pode sugerir uma causa particular, não devendo ser protelada a investigação complementar.

Anamnese

Na anamnese, além de informações epidemiológicas e da evolução da alteração dos linfonodos, devem ser investigados antecedentes clínicos que possam estar associados ao processo, sugerindo diagnósticos (Quadro 22-1).

Exame físico

No exame físico, além do exame dos linfonodos, deve-se investigar a presença de sinais e sintomas que possam fazer parte do quadro clínico (Quadro 22-2).

Algumas formações que podem ser confundidas com os linfonodos devem ser afastadas, como cistos do tireoglosso, branquial e sebáceo, higroma cístico, bócio, tumor do músculo esternocleidomastóideo, neurofibroma, parotidites e tumor e litíase salivar (no pescoço); hidradenites e glândulas mamárias supranumerárias (na axila); testículo e baço ectópicos, cisto do cordão espermático e aneurisma (região inguinal), e linfangiomas e hemangiomas, entre outras.

Quadro 22-1. Principais dados da anamnese e aproximação etiológica

Idade e sexo do paciente

A maioria das doenças que cursam com linfadenopatias na infância ocorre caracteristicamente em determinadas idades: (1) histiocitose X – menores de 3 anos; (2) exantema súbito – lactentes; (3) doenças de Kawasaki, micobacteriana atípica e neuroblastoma – menores de 5 anos; (4) paracoccidioidomicose – maiores de 2 anos; (5) linfoma de Hodgkin – raro em crianças, ocorre em maiores de 7 anos e no sexo masculino; (6) linfoma não Hodgkin e doença granulomatosa crônica – ocorrem no sexo masculino em mais de 75% dos casos

Tempo de instalação do processo

Quadros agudos de instalação rápida e criança com estado geral preservado sugerem processo agudo, infeccioso e benigno. Quadros arrastados, com linfadenopatia generalizada e comprometimento do estado geral, sugerem processos sistêmicos graves

Antecedentes epidemiológicos

(1) *Contatos com doenças infectocontagiosas* – a linfadenopatia constitui manifestação clínica expressiva de doenças infectocontagiosas, como viroses e tuberculose; (2) *contatos com animais* – alguns animais têm importância na transmissão de agentes infecciosos: gatos (toxoplasmose e doença da arranhadura do gato), cão (toxocaríase), carrapato (doença de Lyme e rickettsiose), cães e ratos ou água contaminada por enchentes (leptospirose), pulga (peste bubônica); (3) *procedência do paciente e antecedentes de viagens* – avaliação da nosologia prevalente das doenças e exposição ocupacional ou em recreação: paracoccidioidomicose, esquistossomose, doença de Chagas (zona rural), brucelose (hábito de ingerir leite cru)

Antecedentes de imunização

História de vacinação recente. Linfadenomegalia pós-vacinação pode ocorrer com as vacinas: sarampo e rubéola (geralmente são agudas, generalizadas e benignas); vacina tríplice e de febre amarela (linfadenomegalia cervical); BCG (adenite axilar e/ou supraclavicular, do lado da vacinação, que pode persistir por até 6 meses após a vacinação e até ocorrer supuração). A imunização prévia contra determinadas doenças torna os respectivos diagnósticos menos prováveis. Contudo, deve-se considerar a possibilidade de alteração clínica da doença pela vacinação, assim como pela desnutrição e antibioticoterapia. Difteria e rubéola podem cursar com linfadenomegalias menos intensas se o paciente é vacinado

Uso de medicamentos

Alguns medicamentos, como difenil-hidantoína, fenobarbital, isoniazida, ácido acetilsalicílico, carbamazepina, pirimetamina, sulfadiazina, penicilina, primidona e iodeto de potássio, podem causar linfadenomegalia generalizada. A hipersensibilidade medicamentosa e a doença do soro (infusão de soro heterólogo 1 a 3 semanas antes do aparecimento dos sintomas) se manifestam com linfadenomegalias, artralgia e erupção cutânea urticariforme pruriginosa

História de doença endocrinometabólica

Insuficiência corticossuprarrenal e hipopituitarismo podem cursar com linfadenomegalia generalizada, às vezes associada com esplenomegalia

SEÇÃO III • Anamnese e Exame Físico

Quadro 22-2. Associação entre sinais, sintomas e alguns agentes etiológicos*

Febre	< 1 semana – doenças viróticas e benignas > 1 semana – infecções bacterianas agudas, doenças infecciosas, granulomatosas, colagenoses e doenças malignas
Sintomas gerais (sudorese, perda de peso, astenia)	Doenças graves, como as granulomatosas, colagenoses, neoplasias e AIDS, especialmente se a evolução clínica é insidiosa
Anemia	Doença sistêmica com linfadenomegalia generalizada e hepatosplenomegalia, anemias hemofílicas e fenômenos hemorrágicos (leucemia)
Infecções de cabeça, orelhas e pescoço	Infecções da cavidade oral e dos dentes, otites, amigdalites e infecções de vias aéreas superiores, em geral, são causas comuns de linfadenopatias cervicais que podem permanecer por dias, mesmo após a cura da infecção primária
Lesões de pele e mucosas	*Rash* cutâneo e exantema: doenças viróticas, estafilocócicas e estreptocócicas, toxoplasmose, rickettsioses, doenças de Lyme e Kawasaki, infecções e reações medicamentosas *Rash* maculopapular, afetando palmas das mãos e plantas dos pés: sífilis secundária Nódulos e vasculites: micoses, sarcoidose e colagenose (artrite reumatoide) Arranhaduras, lambeduras, pápula ou pústula na pele ou conjuntiva (granuloma ocular) – doença da arranhadura do gato Edema palpebral ou saliência cutânea – doença de Chagas Porta de entrada de bactérias, úlceras, picada de insetos, mordida de animais, impetigo, eczemas e dermatite seborreica no presente ou em passado recente podem sugerir essas etiologias
Traumatismos	Pequenos traumatismos, comuns em crianças, podem ser a causa de linfadenomegalia localizada
Sintomas articulares (em algum momento da evolução da doença)	Hipersensibilidade a medicamentos, viroses graves, histiocitose X, paracoccidioidomicose, leucemia, doenças de Kawasaki e Lyme e depósito lipídico Colagenoses: linfadenomegalias geralmente estão ausentes ou são discretas na artrite reumatoide juvenil e no lúpus eritematoso sistêmico, mas podem ser a principal manifestação inicial do lúpus

*Um mesmo agente etiológico se expressa clinicamente de várias formas e os indivíduos podem apresentar diferentes respostas; portanto, as associações descritas no quadro são as mais frequentemente observadas.

Os linfonodos podem ser superficiais e profundos. Os superficiais apresentam distribuição regional e devem ser sempre procurados durante o exame de rotina:

- Linfonodos da cabeça e pescoço: cervicais anteriores e posteriores, submentonianos, submandibulares, pré-auriculares, auriculares posteriores e occipitais (Fig. 22-2).
- Linfonodos axilares, epitrocleares e infraclaviculares (Fig. 22-3).
- Linfonodos inguinais (Fig. 22-4).

O exame do sistema linfático envolve ectoscopia, palpação e, eventualmente, percussão e ausculta, na dependência da suspeita diagnóstica. Os linfonodos grandes podem ser visíveis à inspeção, porém o método mais útil para exame das linfadenomegalias superficiais é a palpação,

quando se observam todos os sinais que têm importância na diferenciação entre os linfonodos normais e os alterados por processo inflamatório ou neoplásico. Na palpação, deve-se utilizar a ponta dos dedos, aplicando uma pressão moderada sobre a região e movimentando os dedos para palpar os linfonodos, deslizando-os sob os dedos. Os linfonodos palpados devem ser descritos quanto aos aspectos que serão discutidos mais adiante. Para palpar as cadeias cervicais, pode-se ficar à frente ou atrás da criança, que deve estar preferentemente sentada, sendo os lados direito e esquerdo do pescoço palpados simultaneamente. Palpam-se os linfonodos em sequência a partir dos submentonianos até os occipitais. Em seguida, são palpados os linfonodos cervicais posteriores e anteriores, e, finalmente, os supraclaviculares. Deve-se ficar de frente para a criança, que pode estar deitada ou sentada, para examinar a região axilar. Se sentada, a criança pode repousar a mão do lado examinado sobre o ombro do examinador. Fazer uma pequena concha com a mão examinadora e palpar toda a axila à procura de gânglios. Para palpar os linfonodos epitrocleares, deve-se flexionar o cotovelo do paciente até um ângulo reto e palpar com os dedos os linfonodos que se encontram em um sulco acima e posterior ao côndilo medial do úmero. Para palpar os linfonodos inguinais, a criança deve estar deitada. Devem ser palpados os linfonodos da cadeia horizontal, abaixo do ligamento inguinal, e a cadeia vertical, que fica ao longo da veia safena. Explorar a fossa poplítea após flexionar passivamente o joelho.

Nas linfadenomegalias de cadeias profundas (mediastinais e abdominais), o exame físico é pouco esclarecedor, sendo necessários exames de imagem.

No exame objetivo dos linfonodos, devem ser observados os seguintes dados:

- **Localização:** deve ser descrita, sempre que possível, com termos anatômicos precisos e relacionando os gânglios a estruturas anatômicas fixas (proeminências ósseas, cartilaginosas), acidentes da pele (umbigo), músculos e vasos. A localização anatômica da linfadenopatia pode orientar o diagnóstico. Na linfadenopatia localizada, é examinada a região drenada em busca de evidência de infecção localizada, lesão de pele, arranhaduras ou mordeduras de animais e tumores de partes moles (ver diagnóstico diferencial). Uma cuidadosa palpação dos linfonodos submandibulares, cervicais anteriores e posteriores, axilares e inguinais deve ser realizada para excluir a possibilidade de linfadenopatia generalizada, uma vez que ela ocorre em 17% a 35% casos.
- **Tamanho dos linfonodos:** deve ser estabelecido em centímetros e, pelo menos, nos seus dois maiores diâmetros (largura e comprimento). Linfonodos palpáveis, móveis, elásticos e indolores com até 1,5cm de diâmetro em cadeias cervicais, axilares e inguinais são considerados normais. Em geral, outros gânglios não são palpáveis e nem visualizados por métodos radiológicos habituais.
- **Dor, sensibilidade e temperatura:** para avaliação da sensibilidade local, deve-se ter o cuidado de examinar primeiro as áreas menos dolorosas para não prejudicar o restante do exame. A dor ocorre por crescimento rápido pela distensão da cápsula, processo inflamatório, supuração e hemorragia por necrose em área central do linfonodo. Não permite diferenciar processo benigno ou maligno. A temperatura no local da linfadenopatia (elevada nos processos inflamatórios) deve ser avaliada, preferencialmente, com o dorso dos dedos da mão, cuja temperatura se aproxima mais da temperatura ambiente.
- **Consistência:** a consistência normal dos linfonodos é elástica (cede ligeiramente à compressão e, quando esta é interrompida, retorna rapidamente à forma original). Linfonodos endurecidos, fixos ou elásticos, de bordas irregulares, sugerem processo maligno (metástases e linfoma). Amolecidos, em geral, resultam de processo infeccioso ou inflamatório. Os linfonodos supurativos podem apresentar consistência variável e geralmente ocorrem em processos infecciosos crônicos. Linfonodos cervicais, com aspecto de chumbo grosso debaixo da pele, são observados em crianças com infecções virais.
- **Coalescência:** aglomerados de linfonodos são percebidos como massa única, que podem ocorrer em processos benignos, como tuberculose ou sarcoidose, e em processos malignos, como metástases e linfomas.
- **Relação com estruturas adjacentes:** o aumento do tamanho dos linfonodos pode causar edema localizado e compressão de tecidos e órgãos vizinhos, manifestados, como disfagia, tosse, obstrução de vias aéreas e icterícia.

❑ DIAGNÓSTICO DIFERENCIAL

Para a discussão do diagnóstico diferencial, as linfadenopatias são divididas de acordo com o grupo de linfonodos acometidos (generalizada ou localizada) e com a etiologia do processo (infecciosa e não infecciosa). Embora essa seja uma divisão didática, sabe-se que a evolução das linfadenopatias é dinâmica, e os processos inicialmente localizados podem evoluir para quadros generalizados, assim como as doenças sistêmicas podem se manifestar com aumento ganglionar exclusivamente localizado.

Grupo de linfonodos comprometidos

Linfadenomegalia generalizada

Geralmente associada a infecções sistêmicas virais (mononucleose infecciosa, citomegalovirose, rubéola, AIDS, varicela, sarampo, hepatite), pode ocorrer em infecções bacterianas (tuberculose, sífilis, doença da arranhadura do gato, escarlatina), parasitárias (toxoplasmose, doença de Chagas, esquistossomose aguda) e fúngicas (paracoccidioidomicose, histoplasmose). Pode estar presente nas doenças do colágeno (artrite reumatoide juvenil e lúpus eritematoso sistêmico – LES) e nas neoplasias do sistema reticuloendotelial (linfomas e leucemias). A linfadenopatia generalizada costuma associar-se a outros sinais e sintomas de maneira inespecífica, sendo os mais comuns a hepato e/ou a esplenomegalia, a anemia e sinais de comprometimento sistêmico, como febre, emagrecimento e astenia. Sua evolução pode ser aguda ou prolongada.

Entre as causas mais comuns de linfadenopatia generalizada está a síndrome da mononucleose infecciosa, classicamente associada a febre, hepatosplenomegalia, exantema maculopapular, amigdalite com ou sem exsudato, petéquias no palato, astenia, mialgias e artralgias. Esse quadro é bastante variável e pode ser causado, principalmente, pelo vírus Epstein-Barr (um terço dos casos), citomegalovírus e *Toxoplasma gondii* e, em menor proporção, por adenovírus, vírus da hepatite e herpesvírus (Fig. 22-1).

A associação entre linfadenopatia, hepatosplenomegalia e febre sugere, entre outras causas, a endocardite bacteriana. Quando a esplenomegalia é acentuada e afebril, sugere doenças de depósito (Niemann-Pick, Gaucher). A linfadenopatia pode preceder as alterações articulares na artrite reumatoide juvenil e no LES e pode ser o primeiro sinal das neoplasias que acometem o tecido linfoide (leucemias, linfomas e tumores do sistema nervoso central).

As linfadenopatias generalizadas podem comprometer os linfonodos superficiais e profundos. São observados tanto em doenças virais benignas (rubéola, hepatite) quanto em doenças mais graves, como infecções por micobactérias e fungos ou neoplasias.

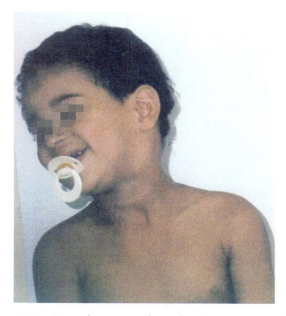

Fig. 22-1. Toxoplasmose adquirida: Menino com 3,7 anos, apresentando linfadenopatia há cerca de 1 mês. O estado geral estava preservado e foi palpada tumoração submandibular esquerda de 7 × 4cm de diâmetro (aglomerado de linfonodos). Palpados gânglios à direita na região cervical posterior e submandibular. Sorologia para toxoplasmose positiva (IgM e IgG). Resolução do quadro em 2-3 meses.

Linfadenomegalia localizada

Os aumentos localizados dos linfonodos, em geral, estão associados a doenças limitadas a eles ou à sua área de drenagem, mas podem representar a etapa inicial ou preferencial de doenças sistêmicas. Na criança, estão associados com maior frequência às infecções e inflamações da pele, das vias aéreas superiores e das áreas de drenagem de locais de aplicação de vacinas.

A região mais frequentemente comprometida é a cervical, onde cerca de dois terços das crianças normais apresentam linfonodos palpáveis.

Nas Figs. 22-2 a 22-4 estão listadas as causas mais comuns das linfadenopatias localizadas.

Etiologia da linfadenopatia (infecciosa e não infecciosa)

Linfadenopatia infecciosa

A maioria das linfadenopatias é secundária a processos infecciosos locais ou sistêmicos. Em geral, os vírus são os agentes mais comuns, e os linfonodos palpados são pequenos, macios, mó-

CAPÍTULO 22 • Linfonodos

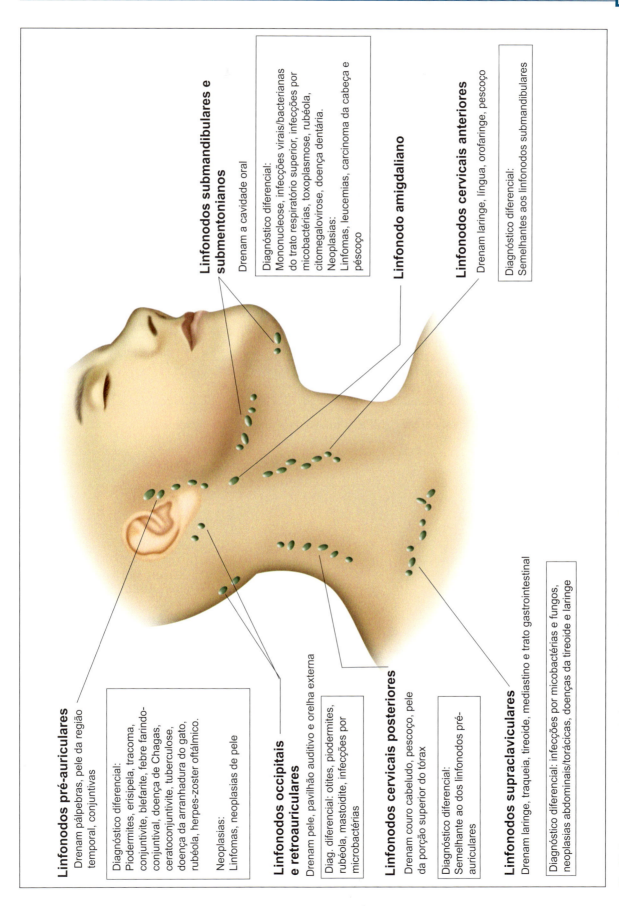

Linfonodos pré-auriculares
Drenam pálpebras, pele da região temporal, conjuntivas

Diagnóstico diferencial:
Piodermites, erisipela, tracoma, conjuntivite, blefarite, febre farindo-conjuntival, doença de Chagas, ceratoconjuntivite, tuberculose, doença da arranhadura do gato, rubéola, herpes-zoster oftálmico.

Neoplasias:
Linfomas, neoplasias de pele

Linfonodos occipitais e retroauriculares
Drenam pele, pavilhão auditivo e orelha externa

Diag. diferencial: otites, piodermites, rubéola, mastoidite, infecções por micobactérias

Linfonodos cervicais posteriores
Drenam couro cabeludo, pescoço, pele da porção superior do tórax

Diagnóstico diferencial:
Semelhante ao dos linfonodos pré-auriculares

Linfonodos supraclaviculares
Drenam laringe, traqueia, tireoide, mediastino e trato gastrointestinal

Diagnóstico diferencial: infecções por micobactérias e fungos, neoplasias abdominais/torácicas, doenças da tireoide e laringe

Linfonodos submandibulares e submentonianos
Drenam a cavidade oral

Diagnóstico diferencial:
Mononucleose, infecções virais/bacterianas do trato respiratório superior, infecções por micobactérias, toxoplasmose, rubéola, citomegalovirose, doença dentária.
Neoplasias:
Linfomas, leucemias, carcinoma da cabeça e pescoço

Linfonodo amigdaliano

Linfonodos cervicais anteriores
Drenam laringe, língua, orofaringe, pescoço

Diagnóstico diferencial:
Semelhantes aos linfonodos submandibulares

Fig. 22-2. Estruturas drenadas pelos linfonodos da cabeça e do pescoço e diagnóstico diferencial do seu comprometimento. (Modificada de Bazemore & Smucker, 2002.)

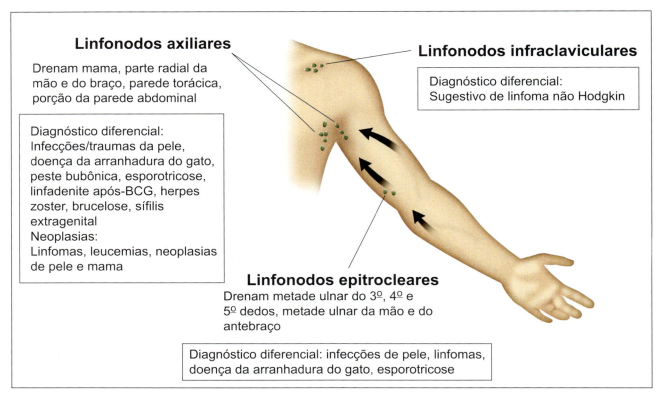

Fig. 22-3. Estruturas drenadas pelos linfonodos axilares e epitrocleares – diagnóstico diferencial do seu comprometimento. (Modificada de Bazemore & Smucker, 2002.)

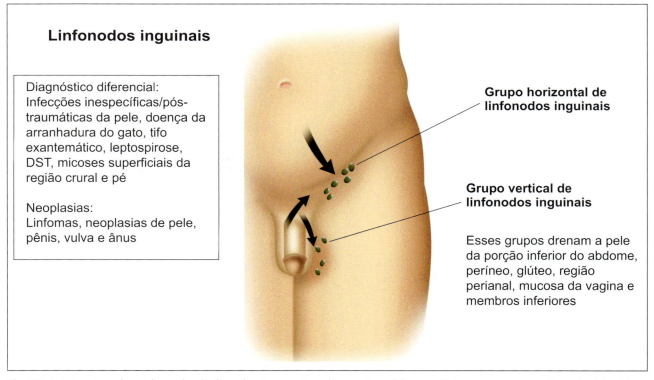

Fig. 22-4. Estruturas drenadas pelos linfonodos inguinais – diagnóstico diferencial do seu comprometimento (Modificada de Bazemore & Smucker, 2002).

veis, bilaterais, sem sinais inflamatórios de pele, e os quadros clínicos são autolimitados.

A linfadenite piogênica, observada comumente durante o atendimento primário, decorre, geralmente, de bactérias que colonizam nariz, pele, boca, faringe (estafilococos e estreptococos) e acometem, preferencialmente, a região submandibular (50% a 60% dos casos). Os casos são geralmente unilaterais e evoluem, na maioria das vezes, para supuração nas duas primeiras semanas de evolução. Ela acomete, principalmente, as crianças menores de 5 anos, e no período neonatal o *S. aureus* é o principal agente envolvido, mas pode-se observar também o estreptococo β-hemolítico do grupo B. Em crianças entre 1 e 4 anos, são observados principalmente os *S. aureus* e os estreptococos β-hemolíticos do grupo A. Nesse caso, a adenite pode ser precedida de amigdalite, impetigo, faringite, lesão de pele, otite média aguda e, mais raramente, pode ser acompanhada de sintomas sistêmicos. A distinção entre as infecções estafilocócicas e as estreptocócicas é difícil, e a utilização de antibióticos impede, geralmente, a supuração desses gânglios. Em crianças maiores e adolescentes é frequente a presença de estreptococos β-hemolíticos do grupo A e bactérias anaeróbias, as quais estão associadas com doença periodontal e dentes precariamente cuidados. O diagnóstico etiológico pode ser obtido por punção aspirativa ou, na sua impossibilidade, recomenda-se o uso de antibióticos (terapêutica de prova) que erradiquem os agentes causais mais frequentes.

As micobactérias são agentes frequentes de linfadenopatia na infância, especialmente cervical (1% a 6% das linfadenopatias cervicais), e a diferenciação entre a *M. tuberculosis* e as micobactérias atípicas é difícil, pois em ambas os gânglios são pouco dolorosos, firmes, podendo atingir grandes volumes e fistulizar. As micobacterioses atípicas geralmente são unilaterais, submandibulares ou pré-auriculares, preservam o estado geral da criança e preferem menores de 5 anos de idade. A radiografia de tórax é normal, o PPD reator fraco e, na biópsia, as bactérias mais isoladas são *M. avium* e *M. scrofulaceum* (Fig. 22-5). A adenite tuberculosa ocorre em crianças com mais de 5 anos de idade, geralmente é bilateral, e é acompanhada de comprometimento do estado geral. É comum o relato de contato domiciliar, de radiografia de tórax alterada e de PPD reator forte.

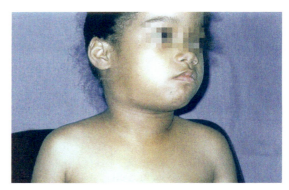

Fig. 22-5. Linfadenite por micobactéria atípica. Menina de 7 anos, com anemia falciforme, apresentou "caroço" no pescoço durante 6 meses, sem febre ou dor local. Fez uso de antibióticos sem melhora. O estado geral estava preservado e apresentava uma tumoração cervical direita de 6cm de diâmetro, circundado por outros linfonodos de até 2cm de diâmetro, endurecidos, móveis e indolores. PPD reator fraco; RX de tórax normal; US abdominal sem alterações; biópsia do gânglio cervical mostrando linfadenite crônica granulomatosa, caseificante, com BAAR negativo. Foi tratada com rifampicina e apresentou resolução completa em 6 meses.

Além da linfadenite piogênica e das micobacterioses, outras linfadenopatias infecciosas podem cursar com supuração, como paracoccidioidomicose, doença da arranhadura do gato (Fig. 22-6), esporotricose, peste bubônica, tularemia, carbúnculo e doenças sexualmente transmissíveis (cancro mole, linfogranuloma venéreo).

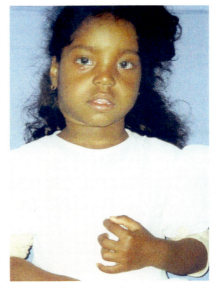

Fig. 22-6. Doença da arranhadura do gato. Menina de 6 anos, arranhada na pálpebra inferior direita, com linfadenomegalia satélite. Sorologia positiva para *Bartonella henselae*. Usou eritromicina sem melhora significativa e evoluiu para resolução completa após 2-3 meses.

Linfadenomegalia não infecciosa

As linfadenopatias não infecciosas são menos frequentes do que as infecciosas, e a distinção entre as duas é difícil. Os linfonodos associados com malignidade tendem a ser endurecidos, não muito grandes, sem sinais inflamatórios, e de crescimento lento. Na evolução, podem aderir à pele ou a tecidos mais profundos. As regiões cervical anterior, posterior e supraclavicular são as mais comprometidas, e as occipitais e pré-auriculares raramente apresentam linfadenopatia neoplásica. Cerca de metade das adenopatias malignas do pescoço são devidas a linfomas (Hodgkin e não Hodgkin), seguindo-se, em frequência, neuroblastoma e tumores de tireoide e parótida, entre outros. Com relação à idade, até os 6 anos predominam leucemias, linfomas não Hodgkin e neuroblastoma; entre os 7 e os 12 anos predominam a doença de Hodgkin, o linfossarcoma e o câncer de tireoide; na adolescência predomina a doença de Hodgkin. Embora, com frequência, a doença de Hodgkin se apresente, inicialmente, com adenopatia cervical unilateral e o linfoma não Hodgkin com infartamento bilateral, não existem dados patognomônicos de neoplasia, e a biópsia é o recurso que possibilita o diagnóstico preciso.

A doença de Kawasaki, sem etiologia definida, se apresenta, na maioria das vezes, como linfadenopatia cervical, mas pode ser generalizada. É uma doença febril que acomete, principalmente, pré-escolares e utiliza a soma de critérios clínicos e laboratoriais para o diagnóstico. Deve-se estar atento para o seu tratamento precoce, que reduz significativamente os riscos de complicação cardiovascular. Outras doenças, mais raras, apresentam linfadenomegalia, principalmente cervical (histiocitose, sarcoidose, doença granulomatosa crônica).

❏ ABORDAGEM DA CRIANÇA COM LINFADENOPATIA

Na maioria das crianças, os quadros de linfadenopatia generalizados ou localizados são benignos e autolimitados. Como a adenopatia é, na maioria das vezes, um sinal não característico, pode-se optar por um período de observação de 2 a 3 semanas sem intervenção. Nesse período, a anamnese e o exame físico devem ser refeitos periodicamente na tentativa de identificar fatos novos que auxiliem o diagnóstico. Acredita-se que nesse período as infecções agudas, virais (rubéola, sarampo etc.) ou bacterianas (linfadenite piogênica) evoluam para definição clínica ou resolução. Entretanto, se a linfadenomegalia estiver associada a fatores de risco para malignidade, não se deve aguardar esse período de observação, devendo ser iniciada prontamente a propedêutica específica (Fig. 22-7). Na clínica pediátrica geral, as neoplasias são responsáveis por cerca de 1% das linfadenopatias. Deve-se destacar que uma linfadenomegalia com duração inferior a 2 semanas ou maior que 1 ano, sem aumento progressivo de tamanho, tem risco muito baixo de ser neoplasia.

A persistência da adenopatia deve ser investigada com o objetivo de avaliar a significância patológica do achado, esclarecendo o diagnóstico de maneira rápida, com o menor custo possível e com conforto para a criança e sua família. Como esse diagnóstico é provável e está na dependência da variabilidade de expressão das várias síndromes clínicas e das diferentes respostas dos indivíduos, é importante a experiência do médico que acompanha o caso.

Uma linfadenopatia inexplicável, sem sinais ou sintomas sugestivos de doença grave ou maligna, pode ser observada durante 1 mês, ao final do qual exames específicos ou biópsia devem ser realizados. É importante lembrar que, na infância, a presença de um ou mais linfonodos com diâmetro entre 1 e 1,5cm pode ser encontrada habitualmente.

A avaliação laboratorial deve ser decidida caso a caso, mas considera-se que alguns exames são úteis para identificação de grandes grupos de doenças. O hemograma faz parte desses exames de triagem. Leucocitose, neutrofilia e desvio à esquerda, ou pancitopenia, podem sugerir infecção. A presença de linfocitose e linfócitos atípicos pode sugerir síndrome da mononucleose infecciosa ou leucemia, quando associada a leucocitose elevada ou pancitopenia. Entretanto, essas alterações ou a ausência delas podem representar etapas iniciais de várias doenças, e o hemograma deve ser repetido durante a evolução do quadro. A avaliação da atividade inflamatória inespecífica (velocidade de hemossedimentação – VHS – ou proteína C reativa – PCR) auxilia a diferenciação entre os gânglios residuais e aqueles com doença ativa, mas não possibilita a distinção entre condições benignas e malignas. A radiografia de tórax e a ultrassonografia (US) também fazem parte dessa investigação

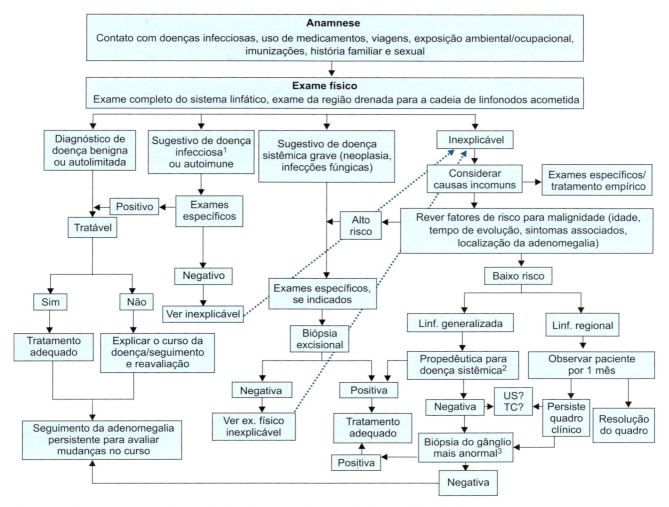

Fig. 22-7. Algoritmo para avaliação de linfadenomegalia superficial. (Modificada de Bazemore & Smucker, 2002.) ([1]Se quadro compatível com linfadenite piogênica, realizar, antes ou concomitantemente com a investigação laboratorial, um curso de antibióticos com cobertura para estafilococo e estreptococo. [2]Hemograma completo; PCR/VHS; PPD; LDH; sorologias específicas – HIV, EBV, CMV, toxoplasmose; anticorpo antinuclear; radiografia de tórax, dentre outros. [3]Ver texto sobre indicação de biópsia).

inicial, na busca de linfadenopatias profundas ou na distinção entre gânglios e malformações congênitas cervicais.

A US estabelece a dimensão da linfadenomegalia, suas relações com as estruturas vizinhas, as características do aumento de volume (líquido, sólido, homogêneo etc.) e a vascularização do linfonodo (US Doppler), podendo selecionar o nódulo mais adequado para biópsia. É útil para diferenciar linfadenite supurativa da linfadenomegalia não supurativa, podendo auxiliar a distinção entre doença de Kawasaki e linfadenite bacteriana. Estudo de Tashiro e cols. (2002) mostra que, na doença de Kawasaki, os gânglios cervicais apresentam, à US, o padrão em "cacho de uvas", achado que pode ser observado também na mononucleose infecciosa.

Avaliação laboratorial mais extensa deve ser realizada na dependência das hipóteses elaboradas. Observa-se um evidente aumento de desidrogenase lática sérica (LDH) associado com doenças linfoproliferativas (mielomas, linfomas – principalmente os não Hodgkin). Se a criança persiste com linfadenomegalia, os gânglios continuam a aumentar ou surgem em outros sítios e a avaliação laboratorial é normal, pode-se recorrer a outros exames e, finalmente, à biópsia. A tomografia computadorizada (TC) da cabeça e pescoço é particularmente útil para o diagnóstico das linfadenomegalias profundas.

❑ QUANDO BIOPSIAR

A biópsia está indicada naqueles casos não esclarecidos de linfadenomegalia (inexplicáveis) em que estão presentes fatores de risco para neoplasia. Não dispomos de um teste ou um fator de risco que indique com maior precisão a ocorrência de câncer, mas a concomitância de alguns fatores sugere a presença de neoplasia. São eles: gânglios maiores que 2cm de diâmetro que aumentam de tamanho por período superior a 2 semanas, não reduzem seu tamanho após 4 a 6 semanas e não retornam ao tamanho normal após 8 a 12 semanas; radiografia de tórax anormal; presença de gânglio supraclavicular ou linfadenopatia envolvendo gânglios profundos; presença de sinais e sintomas sistêmicos (febre, perda de peso, artralgia, hepatoesplenomegalia). Felizmente, mesmo com a indicação cuidadosa, a maioria das biópsias realizadas tem o diagnóstico patológico de "hiperplasia inespecífica". Entretanto, uma única biópsia pode ser insuficiente para esclarecer o diagnóstico, e as crianças com linfadenomegalia persistente devem ser acompanhadas por meses ou anos e, caso surjam dados adicionais, nova biópsia ou punção de medula óssea poderá ser necessária.

Linfadenopatia persistente, mas que não preenche os critérios de risco descritos, deve ser acompanhada por algumas semanas, podendo ou não ser indicada a biópsia dos gânglios. Os pais devem ser esclarecidos de que, mesmo após extensa investigação, cerca de 40% a 50% dos casos de linfadenomegalia persistem sem diagnóstico etiológico conclusivo.

Quando indicada, a biópsia excisional oferece, em geral, maior número de informações ao patologista. Deve-se evitar a retirada de linfonodos da cadeia cervical alta e inguinais devido à frequência de alterações inespecíficas secundárias a afecções de suas regiões de drenagem. As chances de um diagnóstico conclusivo são maiores quando se retira o linfonodo da região cervical inferior ou supraclavicular. O linfonodo biopsiado deve estar intacto, sendo imprescindível a comunicação entre o pediatra, o cirurgião e o patologista a fim de que sejam realizados os procedimentos adequados para esclarecimento do caso (fixação ou não do material, *imprint* em lâmina de vidro para exame citológico ou cultura, dependendo do agente suspeito). As biópsias muito precoces durante a evolução do processo costumam ser inconclusivas.

A punção aspirativa por agulha, método considerado seguro e de fácil realização, é útil na investigação citológica, na avaliação de massas cervicais e no estadiamento de crianças com neoplasias já confirmadas. Está indicada nas linfadenopatias localizadas, com sinais inflamatórios, especialmente se desenvolveram flutuação.

❑ BIBLIOGRAFIA

Bamji M, Stone RL, Kaul A *et al*. Palpable lymph nodes in healthy newborns and infants. *Pediatrics*, 1986; 78:573.

Bazemore AW, Smucker DR. Lymphadenopathy and malignancy. *Am Fam Physician*, 2002; 66:2.103-10.

Campos SO, Santos VP. Diagnóstico diferencial das adenomegalias. *In:* Bricks LF, Cervi MC (eds.). *Atualidades em doenças infecciosas: manejo e prevenção*. São Paulo: Editora Atheneu, 2002: 143-52.

Connolly AA, MacKenzie K. Paediatric neck masses – a diagnostic dilemma. *J Laryngol Otol*, 1997; 111(6):541-5.

Dajani AS, Garcia RE, Wolinsky E. Etiology of cervical lymphadenitis in children. *N Engl J Med*, 1963; 268(24):1.329-33.

Ghirardelli ML, Jemos V, Gobbi PG. Diagnostic approach to lymph node enlargement. *Haematologica*, 1999; 84:242-7.

Junqueira LCU, Carneiro J (eds.). Sistema imunitário e órgãos linfáticos. *In: Histologia básica*. Rio de Janeiro: Guanabara Koogan, 2004.

Marais BJ, Wright CA, Schaaf HS, Gie RP *et al*. Tuberculous lymphadenitis as a cause of persistent cervical lymphadenopathy in children from a tuberculosis-endemic area. *Pediatr Infect Dis J*, 2006; 25(2):142-6.

Moore SW, Schneider EJW, Schaaf EHS. Diagnostic aspects of cervical lymphadenopathy in children in the developing world: a study of 1.877 surgical specimens. *Pediatr Surg Int*, 2003; 19:240-4.

Nasuti JF, Yu G, Boudousquie A, Gupta P. Diagnostic value of lymph node fine needle aspiration cytology: an institutional experience of 387 cases observed over a 5-year period. *Cytopathology*, 2000; 11:18-31.

Nield LS, Kamat D. Lymphadenopathy in children: when and how to evaluate. *Clin Pediatr*, 2004; 43:25-33.

Nogueira MGS, Andrade GMQ, Tonelli E. Clinical evolution of paracoccidioidomycosis in 38 children and teenagers. *Mycopathologia*, 2006; 161:73-81.

Ritchey AK. Lymphadenopathy in children: a concise review. *W V Med J*, 1990; 86(9):402-4.

Souza AR, Shimuta AS *et al*. Adenomegalia em crianças – valor da biópsia. *Rev Paul Pediatria*, 1998; 1:7-10.

Tashiro N, Matsubara F, Ushida M *et al*. Ultrasonic evaluation of cervical lymph nodes in Kawasaki disease. *Pediatrics*, 2002; 109:e77.

SEÇÃO IV

CABEÇA, OLHOS, ORELHAS, NARIZ, CAVIDADE BUCAL, GARGANTA E PESCOÇO

Capítulo 23 Cabeça, 201

Capítulo 24 Olhos, 211

Capítulo 25 Orelhas, 225

Capítulo 26 Nariz, 237

Capítulo 27 Cavidade Bucal, 247

Capítulo 28 Garganta, 255

Capítulo 29 Pescoço, 263

CAPÍTULO 23

Cabeça

Letícia Lima Leão
Juliana Gurgel Giannetti
Alexandre Varella Giannetti

O crânio se desenvolve a partir do mesênquima, ao redor do cérebro em formação, tendo como principal estímulo o crescimento do encéfalo. Ao nascimento, os ossos estão separados por membranas de tecido conjuntivo denominadas suturas e por grandes áreas fibrosas, onde diversas suturas se encontram e que são chamadas fontanelas (Fig. 23-1). Ao nascimento, a fontanela anterior tem formato de losango com diâmetros anteroposterior de 4cm e transversal de 2,5cm. A fontanela posterior é triangular e pequena. O aumento do tamanho do crânio é possível em razão da existência dessas suturas e fontanelas e seu formato depende da época em que elas se fundem. Ao término do primeiro ano de vida, a criança apresenta o crânio de tamanho correspondente a 90% de um adulto. Os 10% restantes crescem até a idade de 7 anos. Ao final do segundo ano de vida, as suturas já estão praticamente fechadas e o crescimento observado a partir dessa época se faz por absorção óssea na tábua interna e deposição óssea. A fontanela posterior se fecha por volta do segundo ou terceiro mês de vida e a anterior, por volta dos 2 anos e meio de idade.

No exame do crânio da criança devem ser observados o tamanho, a forma, a consistência, as fontanelas e as suturas.

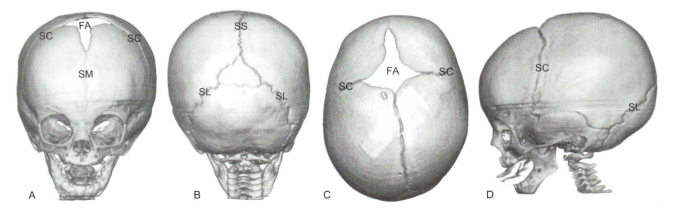

Fig. 23-1. Tomografia computadorizada do crânio em 3D de uma criança de 4 meses de vida demonstrando as suturas e a fontanela anterior. **A.** Visão anterior. **B.** Visão posterior. **C.** Visão superior. **D.** Visão lateral esquerda (FA: fontanela anterior; SS: sutura sagital; SC: sutura coronal; SL: sutura lambdoide; SM: sutura metópica).

❑ MEDIÇÃO

O tamanho da cabeça (perímetro cefálico – PC) deve ser medido com fita métrica, considerando-se a circunferência máxima encontrada. Usualmente, a medida é feita tendo como referências, anteriormente, o ponto da região frontal logo acima da glabela e, posteriormente, a protuberância occipital externa. Se a cabeça apresentar anormalidades na forma, serão necessárias as medidas da largura e do comprimento. Para a largura, mede-se a distância biauricular (DBA), tomada da inserção superior de um pavilhão auricular ao outro, passando sobre a sutura coronal. O comprimento é aferido pela distância anteroposterior (DAP), usando como referência a glabela até a protuberância occipital externa, passando sobre a sutura sagital. A relação DBA/DAP varia de 0,84 a 1,0 nas crianças normais.

O perímetro cefálico encontrado deve ser avaliado de acordo com a idade e o sexo, por meio de curvas de percentis ou de desvio-padrão (DP). A literatura médica usa preferencialmente as curvas com DP, cujos extremos mínimos e máximos (2DP) correspondem aos percentis 2 e 98, respectivamente. Crianças prematuros e com baixo peso necessitam curvas próprias, pois o crescimento da cabeça pode ser mais acelerado, principalmente nos primeiros 6 meses de vida.

Um recém-nascido a termo tem a circunferência média da cabeça de 34cm para as meninas e 35cm para os meninos. Ocorre crescimento rápido principalmente no primeiro ano de vida, e espera-se que com 1 ano de idade o perímetro cefálico tenha aumentado cerca de 12cm, sendo 2cm por mês no primeiro trimestre, 1cm por mês no segundo trimestre e 0,5cm mensalmente no segundo semestre de vida.

O tamanho da cabeça também deve ser avaliado no contexto do tamanho corporal, principalmente da estatura, ou seja, desvios nas dimensões porventura existentes devem ser proporcionalmente acompanhados na curva da estatura.

As seguintes condições merecem estudo por imagem:

1. Desvio na curva em qualquer sentido (superior ou inferior).
2. Crescimento cefálico superior a 1,25cm por semana.
3. Perímetro cefálico próximo de 2DP.
4. Perímetro cefálico desproporcionalmente menor ou maior que o peso da criança, mesmo que dentro de limites da normalidade para sexo e idade.

Microcefalia

Microcefalia é o termo usado para descrever uma cabeça anormalmente pequena para a idade. Como o crescimento do crânio depende de forças determinadas pelo cérebro em expansão, a microcefalia é um indicador de redução do tamanho do cérebro. Existem divergências quanto ao limite inferior normal para o perímetro cefálico, porém a maior parte dos autores considera a existência de microcefalia quando a medida é menor que 2DP da média normal para idade e sexo (percentil inferior a 2).

A época da vida da criança em que se iniciou a microcefalia é um aspecto importante. O valor do perímetro cefálico medido ao nascimento define se a alteração iniciou-se no período pré-natal ou pós-natal. As ultrassonografias fetais também podem auxiliar a determinação. Do ponto de vista etiopatogênico, podem ser descritos dois mecanismos principais. O primeiro consiste em alterações genéticas que causam distúrbios do desenvolvimento embrionário do sistema nervoso central (SNC), como microcefalia *vera*, holoprosencefalia e lisencefalia. O segundo engloba processos destrutivos que podem agir sobre o encéfalo durante a gestação, como distúrbios hipóxico-isquêmicos e infecções do grupo TORCHS (toxoplasmose, rubéola, citomegalovírus, herpes e sífilis).

Por outro lado, os processos destrutivos podem ocorrer na vida extrauterina, tendo como fatores desencadeantes as meningites e a hipoxia periparto, que também vão alterar o crescimento cerebral.

Assim sendo, a história da gravidez e do parto é essencial para o esclarecimento da causa, principalmente se estiver relacionada a fatores extrínsecos ao feto e que levem a danos perinatais. Alguns deles são: infecções congênitas (rubéola, citomegalovírus, herpes), uso de drogas pela mãe (aminopterina, isotretinoína, warfarina, álcool), radioterapia, fenilcetonúria materna, traumatismo e hipoxia no período perinatal.

Na história familiar deve-se investigar se há consanguinidade entre os pais e se existem outros parentes afetados na família, além da medida do perímetro cefálico dos pais e dos irmãos.

A avaliação do desenvolvimento neuropsicomotor e a identificação de anormalidades ao exame neurológico são indispensáveis.

A presença de outras anomalias pode indicar a existência de uma síndrome de malformações congênitas. A microcefalia é uma alteração presente em grande número de síndromes genéticas que podem ter etiologias cromossômicas, autossômicas recessivas, autossômicas dominantes ou ligadas ao cromossomo X.

O esclarecimento da microcefalia isolada, sem causas evidentes, ainda constitui um grande desafio, embora se considere que, na maior parte desses casos, ela seja genética, frequentemente com herança autossômica recessiva.

Macrocefalia

Também denominada macrocrania, a macrocefalia caracteriza uma cabeça anormalmente grande. É assim considerada quando o perímetro cefálico encontra-se 2DP acima da média normal para idade e sexo (percentil superior a 98). O Quadro 23-1 apresenta as principais causas de macrocefalia.

Quadro 23-1. Causas de macrocrania

Hidrocefalia
Hidranencefalia
Hidrocefalia externa (dilatação do espaço subaracnóideo)
Coleção subdural (higroma ou hematoma)
Pseudotumor cerebral
Familiar (hereditária)
Megaloencefalia
Cistos aracnoides
Aneurisma da veia de Galeno
Tumor cerebral sem hidrocefalia
Acondrodisplasia
Doença de Canavan
Doenças neurometabólicas: doença de Tay-Sachs, Krabbe

A hidrocefalia, excesso de líquor no interior do crânio, é uma causa comum de macrocrania. Esta pode ser classificada em não comunicante (obstrutiva) ou comunicante (não obstrutiva). Na hidrocefalia obstrutiva há um impedimento à circulação do líquor dentro do sistema ventricular ou na saída do líquor dos ventrículos para o espaço subaracnóideo, causando dilatação de todos os ventrículos proximais à obstrução (tumores ventriculares e de fossa posterior, estenose de aqueduto etc.). Na hidrocefalia não obstrutiva há comprometimento da circulação do líquor no espaço subaracnóideo ou, mais frequentemente, em sua absorção (p. ex., hidrocefalia associada a meningites e à hemorragia subaracnóidea).

No exame do paciente, observa-se aumento do volume do crânio com diástase das suturas, abaulamento da fontanela anterior e saliência dos vasos do couro cabeludo (Fig. 23-2). Nota-se, ain-

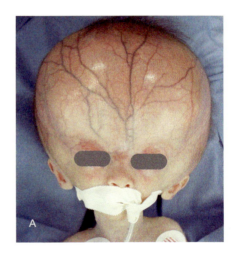

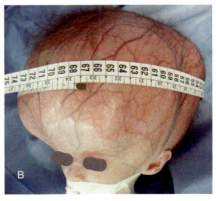

Fig. 23-2A e **B.** Recém-nascido com macrocrania (por hidrocefalia). Observam-se grande desproporção craniofacial, abaulamento da fontanela anterior, aspecto arredondado da calvária e saliência dos vasos do couro cabeludo, o qual é bastante fino. O perímetro cefálico é de 66,5 cm.

da, olhar em sol poente, caracterizado pelo desvio ocular, revelando a esclera acima da íris e, por vezes, paralisia do nervo abducente. No passado, o método de transiluminação, que consiste na colocação de uma fonte de luz junto à superfície do crânio, promovia o diagnóstico de hidranencefalia (ausência do parênquima cerebral e presença de líquor ocupando quase toda a região supratentorial). Nesses casos, o osso fino e transparente, associado à ausência do tecido cerebral, tornava possível a passagem da luz e iluminação do interior do crânio. Atualmente, com os exames de imagem disponíveis, esse método propedêutico tornou-se obsoleto (Fig. 23-3).

O termo *megalencefalia* é reservado para caracterizar o aumento do tamanho do cérebro. Quando ocorre como uma anomalia congênita, é perceptível já ao nascimento. O perímetro cefálico, embora aumentado, mantém-se dentro de um canal de crescimento estável. Megalencefalia pode também ser secundária a uma encefalopatia metabólica, como a doença de Canavan, a doença de Alexander, as acidemias orgânicas e as mucopolissacaridoses. Nesse caso, o aumento de tamanho, habitualmente, tem caráter progressivo.

O tipo mais comum de megalencefalia é a benigna, familiar, que não apresenta outras alterações associadas. A história familiar e a medida do perímetro cefálico dos pais e irmãos ajudam a definir o diagnóstico. Quando existem outras anomalias associadas, deve ser considerada a possibilidade de ocorrência de uma síndrome de malformações congênitas. Nesse caso, frequentemente são encontradas também outras alterações no encéfalo, como polimicrogiria e heterotopias neuronais.

A megalencefalia unilateral, ou *hemimegalencefalia*, é uma condição rara e grave, caracterizada pelo aumento de metade do cérebro. Os afetados apresentam aumento do tamanho da cabeça, que pode ser assimétrico.

❏ OBSERVAÇÃO DA FORMA E DO FORMATO

O crescimento do crânio ocorre em direção perpendicular a cada uma das suturas maiores. Anormalidades na forma podem ocorrer em consequência do fechamento prematuro de alguma sutura, também chamado *craniossinostose* (*cranioestenose* é termo sinônimo, mas obsoleto). As consequências dependem de quais suturas estão envolvidas, da ordem em que elas se fundem e do momento do fechamento. Quanto mais precoce ocorrer a craniossinostose, mais graves serão as consequências sobre a forma do crânio e mesmo sobre o cérebro em crescimento. De maneira geral, o perímetro cefálico mantém-se normal, pois o impedimento do crescimento provocado pelo fechamento de uma das suturas é compensado pela patência das demais. Portanto, habitualmente, não existe microcefalia, exceto quando ocorre fusão precoce de várias suturas.

Diante de uma criança com alteração na forma do crânio, o principal desafio diagnóstico está na diferenciação entre uma craniossinostose e uma deformidade secundária a vício postural. Do ponto de vista semiológico, diversos achados no exame físico, aliados aos dados de história clínica, podem ser úteis nessa diferenciação. Em caso de suspeita de deformidades posturais, a orientação dos pais para mudança de decúbito e o seguimento por cerca de 2 meses podem corrigir o defeito. Exames de imagem ajudam na definição final.

O aumento do comprimento em relação à largura, chamado *dolicocefalia* ou *escafocefalia*, ocorre por fechamento precoce da sutura sagital, produzindo um crânio alongado e estreito. Existe, portanto, aumento do DAP, redução do DBA, redução da relação DBA/DAP e manutenção do perímetro cefálico. Essa alteração é mais frequente

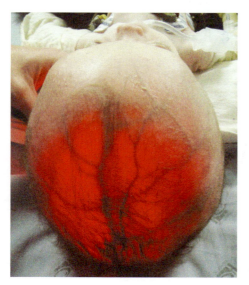

Fig. 23-3. Transiluminação em recém-nascido com hidranencefalia. Observa-se a penetração do luz no interior do crânio, revelando a ausência de tecido cerebral.

no sexo masculino e pode ocorrer isoladamente ou fazer parte de alguma síndrome de malformações congênitas. Ao exame físico, observa-se uma quilha óssea no local da sutura sagital (Fig. 23-4).

Uma bossa frontal anormalmente grande também é comum. O diagnóstico diferencial pode ser estabelecido com malformação de Dandy-Walker, na qual a anomalia da fossa posterior também provoca aumento do DAP do crânio (Fig. 23-5). Uma criança que fique preferencialmente em decúbito lateral também pode ter a forma do crânio semelhante à da craniossinostose sagital.

Na *plagiocefalia anterior* observam-se, no lado em que ocorreu o fechamento da sutura coronal:

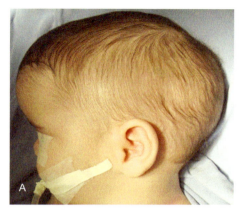
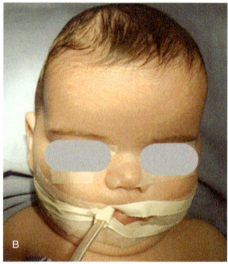
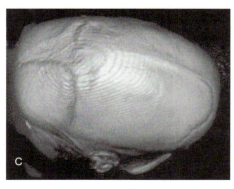

Fig. 23-4. Criança de 3 meses de vida com quadro de craniossinostose sagital. **A.** Observa-se aumento do comprimento do crânio, o que caracteriza a dolicocefalia ou escafocefalia. **B.** Nota-se a redução do diâmetro transverso do crânio. **C.** Tomografia computadorizada do crânio em 3D demonstrando o fechamento da sutura sagital com saliência óssea (quilha) no local, a qual pode ser palpada na maioria dos casos.

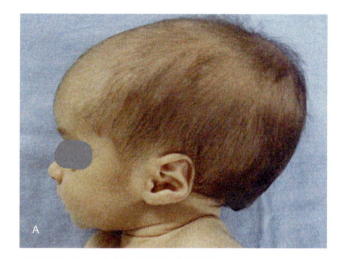
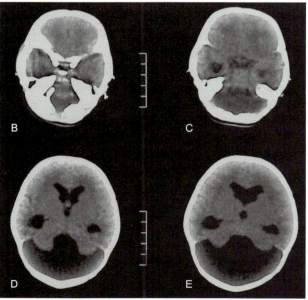

Fig. 23-5. Criança com quadro de malformação de Dandy-Walker. **A.** Observa-se o aumento do comprimento do crânio, notando-se, contudo, que este se faz à custa de aumento da fossa posterior. A região frontal tem aspecto normal (comparar com a Fig. 23-4A). **B** a **E.** Tomografia computadorizada em cortes axiais revelando o grande cisto e malformação do cerebelo, responsáveis pelo aumento do tamanho da fossa posterior.

achatamento da região frontal, elevação da sobrancelha e do rebordo orbitário superior, aumento da fenda palpebral, desvios anterior e superior do pavilhão auricular, desvio da raiz do nariz para o lado acometido e da ponta para o lado normal e desvio do queixo para o lado oposto. A fontanela anterior é assimétrica e menor no lado acometido. Por outro lado, na assimetria craniana frontal relacionada à postura, em especial na criança que nasceu de parto normal, observa-se o achatamento do osso frontal, mas rebaixamento da sobrancelha, redução da fenda palpebral, desvio posterior do pavilhão auditivo e manutenção do nariz na linha mediana e fontanela anterior de dimensões normais.

Na *plagiocefalia posterior*, uma condição bastante infrequente, observa-se achatamento do osso occipital no lado da sutura lambdoide afetada. Em movimento compensatório, o crânio frontal contralateral fica mais abaulado. Nota-se ainda desvio posterior do pavilhão auricular do lado acometido. No achatamento occipital relacionado a vício de postura (causa mais comum dessa alteração na forma do crânio), não existe alteração na região frontal e o pavilhão auricular pode estar desviado anteriormente.

O encurtamento do crânio, denominado *braquicefalia*, ocorre quando as suturas coronais (*braquicefalia anterior*) ou lambdoides (*braquicefalia posterior*) se fecham precocemente (Fig. 23-6). A braquicefalia, até certo limite, também pode ser uma variante do normal. A craniossinostose bicoronal ocorre de maneira isolada ou como parte constituinte de diversas síndromes genéticas, dentre elas a de Crouzon e a de Apert. Em ambas, além da craniossinostose coronal bilateral, observam-se hipertelorismo, órbitas rasas, exoftalmia e hipoplasia das maxilas. A diferenciação se faz pela presença de sindactilia na síndrome de Apert. Essas condições patológicas pertencem a um grupo de doenças cujo defeito genético é bem conhecido. Os genes mais importantes são os que codificam os receptores dos fatores de crescimento de fibroblastos (FGFR-1, FGFR-2 e FGFR-3), além do gene TWIST, que codifica uma proteína reguladora da proliferação celular.

Na *trigonocefalia*, observa-se proeminência em forma triangular na linha mediana do osso frontal em consequência do fechamento precoce da sutura metópica (Fig. 23-7).

A ocorrência de craniossinostose das suturas coronais e da sagital, ao mesmo tempo, resulta no crescimento vertical do crânio, que se torna alto, ou em forma de cone. Esse formato de crânio é denominado *acrocefalia*, *oxicefalia* ou *turricefalia*.

Anormalidades da forma do crânio podem ocorrer em doenças infecciosas, como a sífilis congênita, em que a proliferação do periósteo do osso frontal determina sua proeminência, também conhecida como fronte olímpica.

No recém-nascido, podem ocorrer protuberâncias, em geral assimétricas, que são o *cefaloematoma* e a *bossa serossanguínea*. O primeiro é uma coleção sanguínea entre o periósteo e o osso, ocorrendo principalmente nos ossos parietais. Em geral, é único, não transpõe suturas ou fontanelas, aparece nos 2 ou 3 primeiros dias após o parto e desaparece em 15 a 30 dias. A bossa serossanguínea é um derrame seroso que se desenvolve entre o couro cabeludo e o periósteo, de

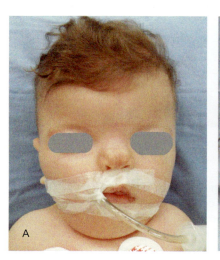
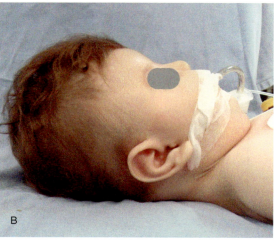

Fig. 23-6. Criança de 4 meses de vida com quadro de braquicefalia anterior. **A.** Observa-se leve depressão bilateral e simétrica na região frontotemporal, além de discreto hipertelorismo. **B.** Nota-se a redução característica do diâmetro anteroposterior do crânio.

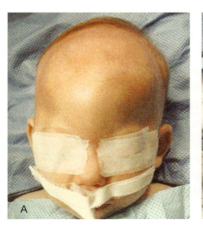 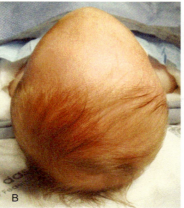 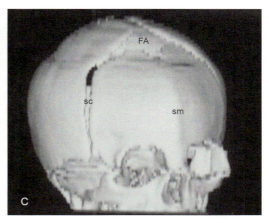

Fig. 23-7. Criança com idade de 3 meses e quadro de trigonocefalia. **A** e **B.** Observa-se a forma triangular da região frontal, com saliência óssea (quilha) na linha mediana correspondendo ao fechamento prematuro da sutura metópica. **C.** Tomografia computadorizada do crânio em 3D. As mesmas características descritas anteriormente podem ser observadas. Deve-se ressaltar que a fontanela anterior tem morfologia normal (FA: fontanela anterior; sm: sutura metópica; sc: sutura coronal).

limites imprecisos. Pode ser observada logo após o parto e desaparece rapidamente nos primeiros dias de vida.

Alterações na forma do crânio são determinadas ainda pelos defeitos de fechamento do tubo neural, que são a *anencefalia* e a *cefalocele ou crânio bífido*. A *anencefalia* consiste na ausência do encéfalo e do crânio, e a *cefalocele* é uma herniação do conteúdo intracraniano através de uma fenda na linha mediana do crânio. Quando existe apenas exteriorização de meninges e líquor, denomina-se *meningocele* (Fig. 23-8). Em caso de herniação de tecido nervoso, denomina-se *encefalocele*. No caso de extrusão de parte do ventrículo juntamente com o tecido cerebral e as meninges, denomina-se *hidroencefalocele* ou *ventriculoencefalocele* (Fig. 23-9). A gravidade clínica e o prognóstico estão relacionados com o grau de tecido situado fora do crânio. Embora existam diferenças baseadas no conteúdo do saco herniário, há uma tendência na literatura de englobar todas essas condições patológicas sob a denominação de *encefalocele*.

As *encefaloceles* podem ser posteriores ou frontobasais. As primeiras caracterizam-se pela

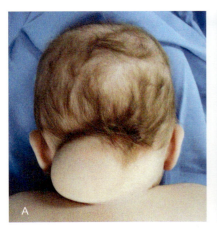 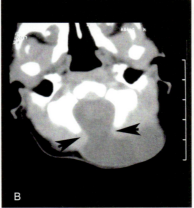 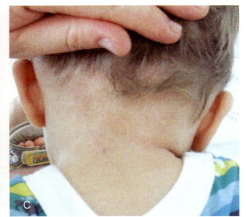

Fig. 23-8. Criança de 4 meses de idade com meningocele occipitocervical. **A.** Observa-se tumefação recoberta por pele normal, situada na linha mediana. À palpação, é mole e parcialmente depressível. **B.** Cortes axiais de tomografia computadorizada da junção craniocervical. Nota-se que o conteúdo do saco herniário é hipodenso, caracterizando a presença de líquor apenas. A junção bulbomedular está na posição anatômica. As setas indicam o local da abertura osteodural. **C.** A criança 6 meses após a correção cirúrgica da lesão.

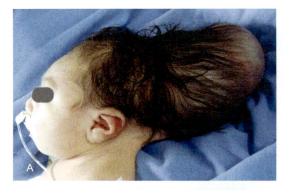

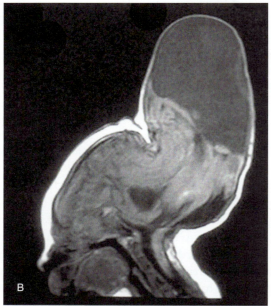

Fig. 23-9. Recém-nascido com volumosa hidroencefalocele occipital. **A.** Observa-se tumoração recoberta por couro cabeludo, contendo cabelos em quase toda a extensão. A pele do ápice da lesão é fina. A encefalocele tem dimensões quase iguais às do crânio, que é pequeno. **B.** Corte sagital de ressonância magnética ponderada em T1. Nota-se exteriorização de tecido cerebral (inclusive do tronco encefálico), cavidade ventricular e líquor, o que caracteriza a hidroencefalocele.

O diagnóstico diferencial principal da encefalocele é com tumor dermoide ou epidermoide da fontanela anterior.

Algumas lesões cutâneas, caracterizadas por defeito de formação do couro cabeludo, podem ser vistas em recém-nascidos. Essas alterações são denominadas *aplasia cútis congênita*. Elas tendem a ser focais, na linha mediana (Fig. 23-10), mas em raras ocasiões podem atingir maiores dimensões. Em alguns casos, a ausência da pele pode ser acompanhada de ausência do crânio ou mesmo da dura-máter.

Tracto de sinus dérmico caracteriza-se por lesão puntiforme deprimida situada na linha mediana. Na maioria dos casos, situa-se na região da fossa posterior ou frontonasal. Na história clínica, os pais costumam mencionar a saída intermitente de pequena secreção serosa ou infecção recorrente. A presença de pequenos tufos de cabelos em seu

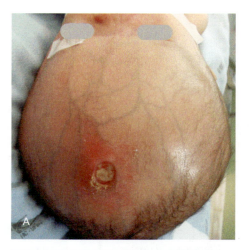

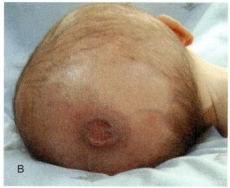

Fig. 23-10. Recém-nascido com *aplasia cútis* congênita. Observam-se lesões caracterizadas por ausência da pele e do subcutâneo situadas na linha mediana. **A.** Localizada na região parietal (posterior à fontanela anterior). O tecido ósseo está exposto. **B.** Situada na região occipital.

presença de tumefação, geralmente recoberta por pele normal ou muito fina, com ou sem cabelos em sua base. Situam-se na linha mediana, desde a fontanela anterior até a junção craniocervical. São macias e depressíveis. As encefaloceles frontobasais são identificadas pela presença de massa com características semelhantes às anteriores, estando nas regiões do násion e glabelar. Em alguns casos, o defeito osteomeníngeo pode se localizar apenas na base anterior do crânio, não sendo possível sua visibilização no exame físico.

centro é comum. A importância desse achado está em sua potencial associação com tumor dermoide ou na predisposição para infecção intracraniana em virtude da comunicação desta com o meio externo através do tracto.

❑ PALPAÇÃO

Além da observação da forma e das medidas, é importante realizar também a palpação do crânio. Com uma das mãos posicionada em um lado da cabeça, mantendo o polegar na região frontal, exploram-se com os outros dedos as regiões occipitais e parietais.

Com leve pressão, verifica-se a consistência. No recém-nascido, podem ser observadas algumas regiões amolecidas, principalmente nas regiões parietais, as quais desaparecem espontaneamente nos primeiros meses de vida.

A partir do final do primeiro trimestre, zonas de amolecimento no occipital e, eventualmente, nos parietais podem representar um sinal precoce de raquitismo. Essa alteração é chamada *craniotabes adquirida*.

Áreas de amolecimento no crânio podem ocorrer em síndromes que apresentam disostose craniana, como a disostose cleidocraniana, na osteogênese imperfeita e na ausência congênita de ossos da calota craniana.

A palpação das fontanelas e das suturas também deve ser realizada. Em crianças normais, a termo, a fontanela anterior é a única que se consegue palpar após o nascimento. Pode estar diminuída logo após o parto, associada ao acavalamento das suturas, como adaptação ao trabalho de parto. Posteriormente, as suturas se separam e a fontanela anterior pode ser palpada e medida. O desaparecimento da fontanela anterior pela palpação ocorre entre 6 meses e 18 meses de vida, sendo denominado precoce o fechamento antes dos 6 meses. Pode ocorrer em algumas crianças normais, mas exige maior observação, porque pode ser causado por craniossinostose ou microcefalia.

O atraso no fechamento da fontanela anterior pode ocorrer em casos de hipotireoidismo, raquitismo, desnutrição, sífilis congênita, síndrome de Down e em algumas displasias ósseas.

O aumento no tamanho das fontanelas associado a alargamento de suturas é notado, sobretudo, na hidrocefalia. A observação do aumento da fontanela anterior com fontanela posterior aberta no recém-nascido pode ocorrer no hipotireoidismo congênito e na síndrome de Down.

O abaulamento da fontanela anterior pode estar relacionado com uma série de condições. Ocorre no recém-nascido com hemorragia intracraniana e em qualquer idade é um sinal de hipertensão intracraniana, podendo estar associado a hematomas, edema cerebral, coleções subdurais, meningites, encefalites, tumores cerebrais, hidrocefalia e hipervitaminose A.

A depressão da fontanela é observada na desidratação aguda e na desnutrição acentuada.

❑ BIBLIOGRAFIA

Green M. *Green and Richmond pediatric diagnosis: interpretation of symptoms and signs in different age periods*. 3 ed., Philadelphia: W. B. Saunders Company, 1986.

Greenberg MS. *Handbook of neurosurgery*. 5 ed., New York: Thieme, 2001.

Hall JG, Allanson JE, Gripp KW, Slavotinek AM. *Handbook of physical measurements*. 2 ed., Oxford: Oxford University Press, 2007.

Hall JG, Stevenson RE. *Human malformations and related anomalies*. Oxford: Oxford University Press, 2006.

Jones KL. *Smith's recognizable patterns of human malformation*. 6 ed., Philadelphia: Elsevier Saunders, 2006.

McLone DG. *Pediatric neurosurgery. Surgery of the developing nervous system*. 4 ed., Philadelphia: W. B. Saunders Company, 2001

Pernetta C. *Semiologia pediátrica*. 4 ed., Rio de Janeiro: Interamericana, 1980.

Winn HR. *Youmans neurological surgery*. 5 ed., Philadelphia: Saunders, 2004.

CAPÍTULO 24

Olhos

Miguel Gontijo Álvares

O pediatra é o profissional que se encontra em posição privilegiada para identificar problemas oculares nos bebês e nas crianças. Apesar de a conduta final ser quase sempre do oftalmologista, o diagnóstico precoce de uma patologia ocular é fundamental. Se o exame precoce, feito pelo pediatra, resultar no diagnóstico de estrabismo ou glaucoma congênito, o resultado final será a preservação da visão. No entanto, se um retinoblastoma for diagnosticado, a criança terá sua vida preservada. Esse tipo de diagnóstico precoce não exige muito conhecimento por parte do pediatra nem técnicas sofisticadas para sua realização, mas esses profissionais precisam estar alertas à possibilidade da existência de alguma doença ocular.

Anomalias estruturais, como catarata congênita e retinoblastoma, são problemas oculares graves que podem acometer os recém-nascidos e as crianças em seus primeiros anos de vida. Cataratas infantis estão presentes logo após o nascimento em aproximadamente 13,6 a cada 10 mil crianças e podem causar o desenvolvimento de ambliopia permanente. A incidência de retinoblastoma nos EUA é de 1:20.000 crianças.

Entre os problemas oftalmológicos com maior incidência na infância estão o estrabismo (desalinhamento ocular), a ambliopia (baixa visão com a melhor correção óptica e não totalmente provocada por anormalidade estrutural do olho) e problemas refracionais (miopia, hipermetropia e astigmatismo). Estrabismo ocorre em aproximadamente 4% das crianças. Ambliopia unilateral está associada ao estrabismo em 50% dos casos, com 40% das crianças com estrabismo manifesto desenvolvendo ambliopia. Estudos de prevalência estimam variação entre 1% e 5%, dependendo da população estudada e da definição adotada, mas 2% são um valor considerado conservador. Erros de refração significativos ocorrem em 20% das crianças até a adolescência.

O diagnóstico de alterações oculares em crianças de baixa idade é particularmente importante porque bebês e crianças são especialmente susceptíveis à perda da visão central (ambliopia), devido a opacidades nos meios transparentes (catarata congênita, opacidades corneanas, persistência do vítreo primário) e a erros de refração não corrigidos, estrabismos e outras condições que comprometem a qualidade da imagem visual. Por outro lado, esses fatores não predispõem à perda irreversível da visão em pacientes com mais de 10 anos de idade, pois seu sistema visual está desenvolvido como o de um adulto. As vias ópticas têm seu desenvolvimento do nascimento até os 10 anos de vida, aproximadamente, quando cessa a plasticidade do sistema visual central. Durante os primeiros anos de vida, o cérebro deve receber imagens nítidas e bem focalizadas na retina de ambos os olhos simultaneamente. Isso é necessário para que as vias ópticas se desenvolvam corretamente. O processamento defeituoso da visão central provocará redução da acuidade e da habilidade visual.

De modo geral, a ambliopia é tratável nas crianças com menos de 10 anos de vida devido à plasticidade das vias ópticas. A deficiência visual da ambliopia se tornará permanente e acarretará uma baixa visual para o resto da vida, se não tratada ou se tratada de modo insuficiente, durante os primeiros anos de vida. Apesar de existirem relatos de melhora da acuidade visual em pacientes acima dessa idade, a maioria daqueles com ambliopia não apresenta melhora significativa da visão com nenhuma forma de tratamento, uma vez atingida a maturidade visual. Como existe tratamento eficaz para a ambliopia, torna-se fundamental identificar, o mais cedo possível, os fatores predisponentes ao seu aparecimento para se obter um resultado final satisfatório. O custo para o diagnóstico e o tratamento não é elevado, e a relação custo-benefício é reduzida, pois a recuperação da visão é definitiva.

Durante o período escolar, anormalidades no sistema visual, como os erros de refração, podem interferir no rendimento escolar. Miopia, o erro de refração com maior número de estudos existentes, ocorre tipicamente entre os 6 e os 12 anos de idade, e a taxa de prevalência da miopia é de 25% em indivíduos entre 12 e 17 anos. As evidências disponíveis, até o presente, de métodos que possam retardar a progressão da miopia em crianças são insuficientes para que sejam adotados.

Dentre os diagnósticos que podem ser feitos durante o exame oftalmológico de crianças, baseados em anormalidades encontradas durante o exame ocular e da visão, podem ser incluídos:

- Retinopatia da prematuridade.
- Catarata congênita.
- Leucocoria (pupila branca).
- Distrofia/degeneração retínica da infância.
- Conjuntivite.
- Nistagmo.
- Estrabismo.
- Erros de refração.
- Retinoblastoma.
- Glaucoma congênito.
- Doenças associadas à córnea opaca.
- Coloboma (pálpebras, íris ou retina).
- Obstrução do ducto nasolacrimal.

- Atraso no desenvolvimento visual.
- Ambliopia.
- Ptose palpebral.

O exame do sistema visual deve ser feito logo após o nascimento e continuar como rotina na consulta pediátrica periódica (no Quadro 24-1 encontram-se as idades indicadas para cada tipo de exame), pois problemas oculares na infância podem aparecer em diferentes idades.

❑ HISTÓRIA

Na primeira consulta médica com o pediatra é importante conhecer a história de fatores de risco dos olhos e da visão. O pediatra deve obter detalhadamente a história familiar de doenças oculares, assim como a história passada e presente de problemas médicos. O uso de determinadas drogas (hidantoína, álcool) durante a gravidez pode ocasionar alterações congênitas nos olhos. Doenças como a rubéola durante a gravidez ou trauma provocado pela agulha de amniocentese também são causadores de lesões oculares. As crianças com história familiar de catarata congênita, glaucoma congênito, retinoblastoma, nistagmo, cegueira noturna ou diurna, consanguinidade, erros de refração elevados (principalmente miopia) e doenças genéticas e metabólicas devem ser avaliadas cuidadosamente pelo oftalmologista. Detalhes sobre o trabalho de parto e o parto são também importantes, pois é possível ocorrer trauma no bulbo ocular e em estruturas perioculares devido à pressão contra os ossos ou pelo uso de fórceps. Prematuros de baixo peso (≤ 1.500g) são potencialmente propensos a problemas oculares graves, como retinopatia da prematuridade, estrabismo, ambliopia e erros de refração, especialmente alta miopia. O pediatra deve indagar sobre a interação visual, habilidades visuais e possíveis problemas oculares. O Quadro 24-2 mostra alguns exemplos que necessitam avaliação oftalmológica.

❑ EXAME

Inspeção, acuidade visual, reflexo vermelho e *motilidade ocular* são os termos que o pediatra deve sempre ter em mente ao examinar uma criança. O Quadro 24-3 resume os métodos de triagem ocular para recém-nascidos, bebês e crianças.

CAPÍTULO 24 • Olhos

213

Quadro 24-1. Métodos de exame conforme a idade para triagem oftalmológica de crianças

Idade recomendada	Métodos	Indicações para referir ao oftalmologista
Recém-nascido até 3 meses	Reflexo vermelho	Anormal ou assimétrico
	Inspeção	Alteração estrutural
3 a 6 meses (aproximadamente)	Fixa e segue	Criança colaborativa que não consegue fixar ou seguir objeto
	Reflexo vermelho	Anormal ou assimétrico
	Inspeção	Alteração estrutural
7 a 12 meses e até a criança ser capaz de colaborar para acuidade visual verbal	Fixa e segue com cada olho	Incapaz de fixar e seguir objeto
	Oclusão alternada	Incapaz de manter os olhos na mesma posição durante o teste de ocluir-desocluir
	Reflexo de luz corneano	Assimétrico
	Reflexo vermelho	Anormal ou assimétrico
	Inspeção	Alteração estrutural
3 anos (aproximadamente)	Acuidade visual (monocular)*	0,4 ou pior, ou duas linhas de diferença entre a acuidade visual de cada olho
	Reflexo de luz corneano/teste de ocluir-desocluir	Assimétrico/movimento ocular de refixação
	Reflexo vermelho	Anormal ou assimétrico
	Inspeção	Alteração estrutural
5 anos (aproximadamente)	Acuidade visual* (monocular)	0,5 ou pior ou duas linhas de diferença entre a acuidade visual de cada olho
	Reflexo de luz corneano/teste de ocluir-desocluir	Assimétrico/movimento de refixação
	Reflexo vermelho	Anormal ou assimétrico
	Inspeção	Alteração estrutural
A cada 1 ou 2 anos após os 5 anos de idade	Acuidade visual* (monocular)	0,7 ou pior ou duas linhas de diferença entre a acuidade visual de cada olho
	Reflexo de luz corneano/ teste de ocluir-desocluir	Assimétrico/movimento de refixação
	Reflexo vermelho	Anormal ou assimétrico
	Inspeção	Alteração estrutural

Nota: Se no exame de triagem o resultado for inconclusivo ou insatisfatório, a criança deverá refazer o teste após o período de 6 meses, no máximo. Se o reteste for também inconclusivo, deve ser encaminhada para exame oftalmológico com especialista.

Nota: O uso de medicação para dilatar as pupilas pode facilitar o teste do reflexo vermelho. Nos bebês podemos usar solução de fenilefrina 2,5% ou tropicamida 0,50%, com poucos efeitos colaterais. (Isenberg S, Everett S, Parelhoff E. A comparison of mydriatic eye drops in low-weight infants. *Ophthalmology*, 1984; 91:278-9.)

* Figuras, letras, optótipos, letra E de Snellen, números de Snellen, símbolos LEA (Precision Vision, Inc., La Salle, IL) e máquinas de testar a acuidade visual.

Quadro 24-2. Indicações para exame oftalmológico completo

Indicações	Exemplos
Exame de triagem anormal ou alterado (ver Quadro 24-1)	Presença de reflexo vermelho anormal ou assimétrico Presença de anomalia estrutural ocular Presença de defeito no alinhamento e/ou na motilidade dos olhos Incapaz de fazer o teste da acuidade visual aos 3-3½ anos de idade ou mais velho Acuidade visual 0,4 ou pior ou duas linhas de diferença entre a acuidade visual de cada olho aos 3 anos de idade Acuidade visual 0,5 ou pior ou duas linhas de diferença entre a acuidade visual de cada olho, em crianças de 5 anos de idade Acuidade visual 0,7 ou pior ou duas linhas de diferença entre acuidade visual de cada olho, em crianças com 6 anos de idade ou mais
Sinais ou sintomas de problemas oculares, pela história ou observações de familiares*	Fixação ocular ou interação visual alterada Reflexos de luz alterados (incluindo o reflexo de luz corneano e o reflexo vermelho) Desalinhamento ou motilidade ocular alterada Nistagmo (tremor do bulbo ocular) Lacrimejamento persistente Secreção ocular persistente Olho vermelho persistente Sensibilidade à luz persistente Olho torto Olhos que não abrem Cabeça inclinada Dificuldades no aprendizado
Fatores de risco (problemas de saúde, doenças sistêmicas ou uso de medicações que estão associadas com doença ocular ou alterações visuais)	Prematuridade e baixo peso ao nascimento Complicações perinatais (avaliação ao nascimento e aos 6 meses) Doenças neurológicas ou atraso no desenvolvimento neurológico Artrite reumatoide juvenil Diabetes melito Síndromes sistêmicas com manifestações oculares Uso sistêmico crônico de corticosteroide ou outra medicação (hidroxicloroquina, vigabatrina etc.) que possa provocar doença ocular
História familiar de doenças causadoras ou associadas com problemas oculares ou de visão	Retinoblastoma Catarata infantil Glaucoma infantil Distrofia/degeneração retínica Estrabismo Ambliopia Uso de óculos na infância Drepanocitose Síndromes sistêmicas com manifestações oculares

*"Dor de cabeça" não está incluída, pois raramente é causada por problemas oculares nas crianças. Essa queixa deve ser inicialmente avaliada pelo pediatra.

Nos recém-nascidos, o teste do reflexo vermelho é o mais importante. Se esse reflexo está alterado, o recém-nascido deve ser encaminhado para avaliação oftalmológica em caráter de urgência. O exame de triagem ocular/visual nos bebês e nas crianças demanda alguns minutos e, quando feito adequadamente, pode detectar um grande número de patologias oculares. Os equipamentos necessários para realizar os testes sugeridos incluem uma pequena lanterna ou foco luminoso, oftalmoscópio direto e tabelas de acuidade visual (letra E de Snellen, símbolos LEA, números de Snellen etc.).

Quadro 24-3. Exames de triagem ocular

	Recém-nascido **(do nascimento aos 2 meses)**	**Bebês** **(dos 3 meses aos 2 anos)**	**Infância** **($\geq$ 3 anos)**
Inspeção	Simetria ocular	Simetria ocular; cabeça rodada ou cabeça inclinada	Simetria ocular; cabeça rodada ou cabeça inclinada
Acuidade visual	Fixação esporádica; resposta pupilar	Boa fixação e movimento de seguimento. Testar cada olho separadamente	Acuidade visual com optotipos; figuras e letra E de Snellen
Reflexo vermelho	Teste do reflexo vermelho	Reflexo vermelho binocular (Bruckner, 1965)	Teste do reflexo vermelho bilateral (Bruckner, 1965)
Motilidade	Alinhamento ocular variável (70% pequeno desvio divergente)	Bom alinhamento ocular; reflexo corneano binocular e teste do reflexo vermelho (estrabismo não é normal após os 3 meses de vida)	Bom alinhamento ocular; reflexo corneano binocular e reflexo vermelho binocular

Inspeção

Na inspeção, devemos estar atentos às assimetrias das órbitas, das pálpebras, do bulbo ocular e de uma posição anômala da cabeça. A Fig. 24-1 mostra uma criança com cisto dermoide na órbita direita. Comparando o olho direito com o esquerdo, percebemos que esse paciente tem uma ptose da pálpebra superior direita e que esse olho está deslocado para baixo.

Observamos se a cabeça não está rodada para a direita ou para a esquerda, ou inclinada sobre um dos ombros, como mecanismo compensatório de estrabismo ou na tentativa de diminuir ou bloquear alguma forma de nistagmo (Fig. 24-2).

Em caso de dúvida sobre a época de aparecimento de alguma patologia devem ser verificadas fotos antigas do paciente. O Quadro 24-4 apresenta as três principais categorias de uma inspeção ocular.

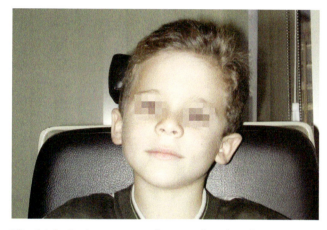

Fig. 24-2. Paciente com cabeça inclinada sobre o ombro esquerdo. Diagnóstico de paralisia do músculo oblíquo superior direito.

Quadro 24-4. Inspeção ocular

Simetria – comparar com o olho contralateral, observar as pupilas, órbitas, pálpebras e rima palpebral
Verificar a presença de cabeça rodada e/ou cabeça inclinada
Irritação ocular (olho vermelho, olho cor-de-rosa, estrabismo)

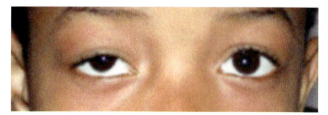

Fig. 24-1. Paciente de 11 anos de idade. Observe a ptose da pálpebra superior direita e o olho deslocado para baixo. Cisto dermoide localizado no teto da órbita direita, provocando o deslocamento do olho para baixo.

Acuidade visual

O teste de visão em crianças deve ser feito na idade em que elas apresentem alguma forma de cooperação e está recomendado em todas as crianças com 3 anos de idade. Com o auxílio de cartões com figuras, conseguimos fazer esta avaliação aos 2 anos de idade. Testes mais sofisticados são usados à medida que a criança é capaz de realizá-los. Em ordem decrescente de dificuldade cognitiva, podemos usar as letras de Snellen, os números de Snellen, a letra E em diferentes posições, o teste HOTV, as figuras de Allen e os símbolos LEA (Figs. 24-3 a 24-5). Se possível, os examinadores podem

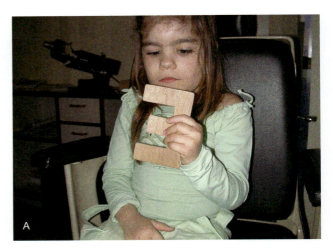

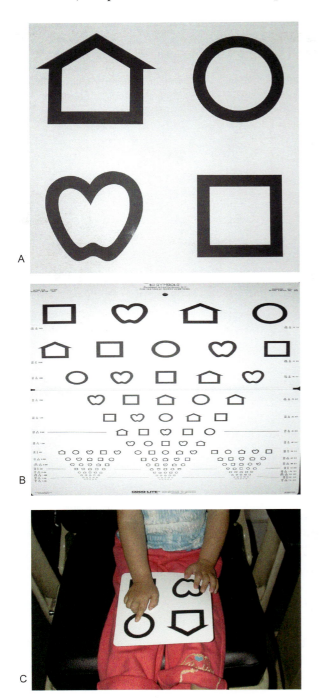

Fig. 24-3. Símbolos LEA para medida da acuidade visual em crianças na fase pré-verbal.

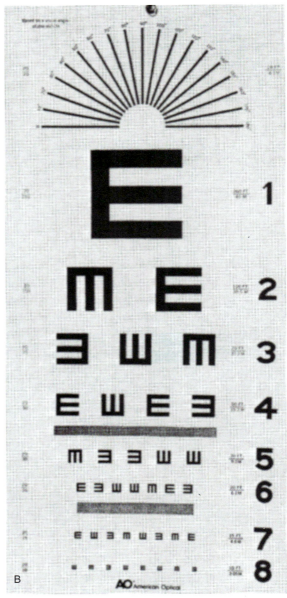

Fig. 24-4. Medida da acuidade visual usando-se a letra E de Snellen.

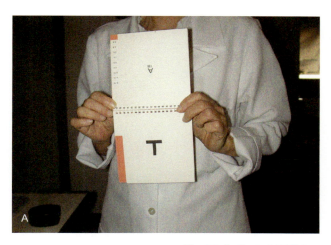 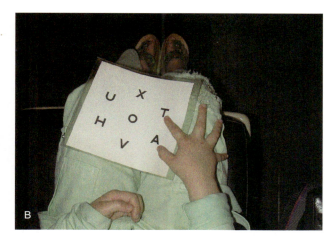

Fig. 24-5. Teste HOTV para medida da acuidade visual.

solicitar a ajuda dos pais, pedindo a eles que apontem as figuras para as crianças, façam o jogo da letra E de Snellen ou dos optótipos projetados em uma tela, de modo a ajudá-las a compreender o teste. Refazer esses testes é muito importante. Se uma criança de 3 anos de idade não é capaz de compreender o teste, nova tentativa deve ser feita após 6 meses. Se mesmo assim ela não consegue se submeter a essa avaliação, deverá ser encaminhada para o exame oftalmológico detalhado.

Diferentes testes de acuidade visual em crianças letradas e iletradas são apresentados a seguir. O Quadro 24-5 mostra a acuidade visual normal esperada em diferentes faixas de idade.

Quadro 24-5. Acuidade visual

Idade	Acuidade normal*
0 a 2 meses	Resposta pupilar, fixa e acompanha objetos, movimentos oculares sacádicos
3 a 6 meses	Fixação central, motilidade ocular normal
7 meses a 2 anos	Procura segurar os brinquedos, fixação central, movimento de seguimento normal
3 a 4 anos	0,4 e com até duas linhas de diferença
≥ 6 anos	0,7 e com até duas linhas de diferença

* Referir para exame oftalmológico se o paciente não conseguir atingir esses níveis de visão.

Crianças na fase pré-verbal

É sempre importante tentar quantificar a acuidade visual de todas as crianças, mesmo as mais novas. Do nascimento até, aproximadamente, os 2 meses de vida, os recém-nascidos têm uma baixa visão, e observamos alguma forma de fixação e de movimento de seguimento. Entre os 2 e os 6 meses, os bebês já são capazes de fixar e seguir pequenos brinquedos e o rosto humano. Cubra um dos olhos e movimente o objeto de fixação (seu rosto ou brinquedo) para a direita, para a esquerda, para cima e para baixo e observe se os olhos acompanham esses movimentos.

É importante testar cada olho separadamente, pois com os dois olhos abertos, mesmo um deles não tendo visão, haverá movimento de seguimento. Devem ser usados sempre objetos de fixação que chamem a atenção. Para os bebês, o rosto humano é provavelmente o objeto de fixação que mais chama a atenção, enquanto crianças maiores preferem algum tipo de brinquedo. Deve-se observar se a criança tem fixação central e movimentos de seguimento normais. Fixação central significa que a criança mantém o olhar diretamente no objeto apresentado e que irá segui-lo de modo normal. Se o paciente tem dificuldade em manter a fixação e não consegue fazer movimentos de seguimento, isso significa uma fixação instável e com baixa visão (Fig. 24-6).

Fase verbal

Na idade de 2 anos e meio a 3 anos, a maioria das crianças colabora com o teste da acuidade

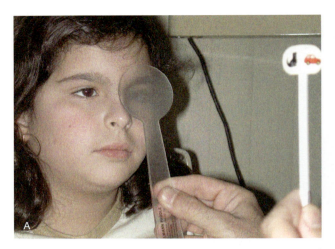
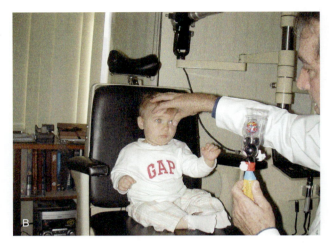

Fig. 24-6. Exame da fixação central do olho direito. Verificamos os movimentos de seguimento de cada olho separadamente. A criança fixa o objeto? Testamos cada olho separadamente, ocluindo o olho contralateral.

visual, seja com figuras (símbolos LEA), seja com letras e números de Snellen. É importante testar cada olho separadamente e sempre ter certeza de que esteja bem ocluído o olho que não está sendo testado. Pode-se usar uma fita cirúrgica antialérgica ou a pá de cobertura para essa oclusão. A maioria das tabelas utilizadas para quantificar a acuidade visual é feita para serem colocadas a 3 ou 6 metros do paciente. Se o paciente já for usuário de óculos, o teste deve ser feito com eles.

Orifício estenopeico

O uso do orifício estenopeico torna possível a suspeita de que a baixa da acuidade visual se deva a um vício de refração. A teoria do orifício estenopeico se baseia na redução dos círculos de difusão da imagem retínica, que são tanto maiores quanto maiores os erros de refração. Assim, um estreito feixe de luz também reduzirá os fenômenos de difração pela córnea e demais meios transparentes, evitando a imagem distorcida que resultaria se um feixe de luz mais largo atravessasse zonas de índice de refração diferentes. Portanto, se a acuidade visual melhorar com o orifício estenopeico, com grande probabilidade um bom exame de refração levará o paciente a uma visão melhor. Podemos preparar um orifício estenopeico fazendo pequenos orifícios (± 2mm) em um cartão de tamanho aproximado (10cm × 10cm). Com o orifício estenopeico podemos também estimar a acuidade visual do paciente quando ele vêm ao consultório sem os óculos (Fig. 24-7).

Quando referir

Se uma criança de 3 a 5 anos de idade tem acuidade visual de 0,4 ou pior ou mais de duas

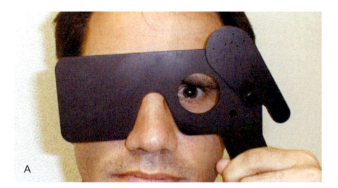
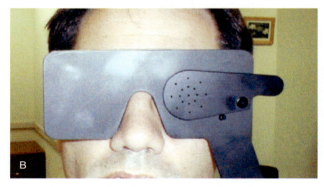

Fig. 24-7. Orifício estenopeico. Se a acuidade visual do paciente melhora quando ele olha através de orifícios estenopeicos, isso significa que um erro de refração é responsável pela baixa visão.

linhas de diferença com o outro olho, ela deve ser referida ao oftalmologista. As crianças com 6 anos ou mais com acuidade visual de 0,7 ou pior ou que tenham mais de duas linhas de diferença em relação ao olho contralateral devem ser encaminhadas para exame oftalmológico (Quadro 24-5).

Um grande número de crianças dará respostas inconsistentes no teste visual. Nesse caso, sugerimos um novo exame no prazo máximo de 6 meses ou que essa criança seja encaminhada ao oftalmologista. Nas crianças com baixa visão significativa, a acuidade visual é estimada pela capacidade que elas têm de: (1) contar dedos entre 30 a 60cm, (2) ver movimento de mãos a 30cm e (3) percepção de algum tipo de luz.

A capacidade de distinguir algum tipo de luz é chamada de percepção luminosa (PL), e a ausência dessa capacidade de percepção da luz é denominada sem percepção luminosa (SPL).

Teste do reflexo vermelho

Esse é o teste mais simples para a triagem visual de bebês e crianças. A melhor maneira de fazê-lo é usando o teste de Bruckner, que é o reflexo vermelho bilateral simultâneo. Utilizando o oftalmoscópio direto, observamos os olhos do paciente a uma distância aproximada de 60cm (Fig. 24-8). Usamos o feixe luminoso mais largo para iluminar os dois olhos simultaneamente, diminuímos a luz ambiente e fazemos com que a criança olhe diretamente para a luz do oftalmoscópio. Iniciamos com a luz mais fraca do oftalmoscópio e aumentamos gradualmente até que o reflexo vermelho apareça. Observamos que o reflexo vermelho ocupa todo o diâmetro pupilar e um pequeno (± 1mm) reflexo de luz branca que parece se refletir sobre a córnea.

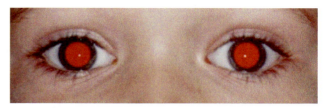

Fig. 24-9. Reflexo vermelho. Todos os meios transparentes (córnea, cristalino e vítreo) permitem a passagem da luz. Observamos também os dois pequenos reflexos brancos sobre a córnea (reflexo de Hirschberg), que são simétricos.

Na verdade, esse reflexo de luz branca se origina logo atrás do plano da pupila, e mesmo assim é chamado de reflexo de luz corneano ou "reflexo de Hirschberg" (Fig. 24-9).

Dessa maneira, o teste de Bruckner nos mostra simultaneamente o reflexo vermelho e o reflexo de luz corneano.

A presença de alguma opacidade nos meios transparentes (córnea, cristalino e vítreo) ou uma patologia retínica de extensão razoável provocarão um reflexo vermelho alterado. Uma catarata tanto pode bloquear o reflexo vermelho como refletir a luz, provocando um reflexo branco (Fig. 24-10A).

O retinoblastoma, sendo de cor branco-amarelada, desencadeará um reflexo amarelo (Fig. 24-10B).

Anisometropia (erros de refração assimétricos) resulta em um reflexo vermelho desigual (Fig. 24-10C). Na presença de estrabismo, o reflexo vermelho será mais brilhante no olho desviado, e o reflexo de luz corneano estará descentrado (Fig. 24-11). Simetria é a palavra que sempre estará presente em um exame oftalmológico normal. Assimetria e/ou reflexo anormal significam que aquela criança deve ser avaliada por um oftalmologista (Quadro 24-6).

Estrabismo e motilidade ocular

Verificamos a motilidade ocular, fazendo com que o paciente acompanhe um objeto de fixação em diferentes posições do olhar (direita, esquerda, para cima e para baixo). Se algum mús-

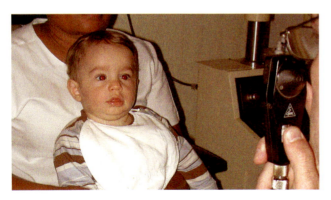

Fig. 24-8. Teste de Bruckner. O examinador deve se posicionar a 60cm do rosto do paciente, projetar simultaneamente a luz do oftalmoscópio sobre as duas córneas e observar a presença do reflexo vermelho e do reflexo de Hirschberg.

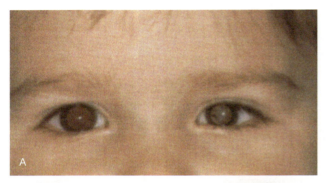

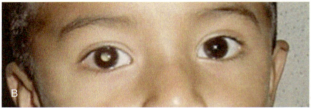

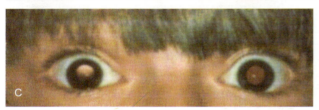

Fig. 24-10. Reflexo vermelho anormal. **A.** Catarata e estrabismo no olho esquerdo. **B.** Retinoblastoma no olho direito. **C.** Erro de refração diferente entre os dois olhos – olho direito com reflexo mais brilhante e em crescente.

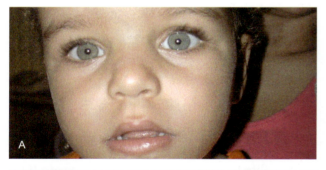

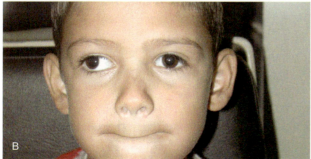

Fig. 24-11A. Reflexo de Hirschberg simétrico (centralizado). **B.** Reflexo de Hirschberg assimétrico (desviado medialmente).

Quadro 24-6. Reflexo vermelho anormal (assimetria significa patologia)

Catarata	Pode bloquear o reflexo vermelho (reflexo mais escuro ou opaco) ou pode apresentar reflexo branco (leucocoria)
Hemorragia vítrea	Bloqueia o reflexo vermelho
Retinoblastoma	Reflexo amarelo ou branco (leucocoria)
Anisometropia	Reflexo vermelho desigual
Estrabismo	Reflexo de Hirschberg descentrado e reflexo vermelho mais brilhante no olho desviado

culo tiver sua força diminuída ou aumentada, o paciente mostrará movimentação ocular alterada e deverá ser encaminhado ao oftalmologista (Fig. 24-12).

O alinhamento ocular deve ser testado utilizando-se o reflexo de luz sobre a córnea (reflexo de Hirschberg). Como já mencionado, esse reflexo também é provocado ao se fazer o teste de Bruckner (teste do reflexo vermelho binocular). É importante lembrar que podemos utilizar não apenas o oftalmoscópio, como também qualquer fonte de luz que ilumine simultaneamente os dois olhos. A maneira correta de fazer esse teste consiste em colocar a fonte de luz (oftalmoscópio, retinoscópio ou lanterna) próximo ao nariz do examinador e apontá-la em direção do nariz do paciente, pedindo a ele que olhe na direção da luz (Fig. 24-13). O reflexo de luz deve ser simetricamente central ou um pouco desviado medialmente.

É muito importante que esse reflexo seja simétrico. Em caso de desvio do reflexo de luz, é comprovada a presença de estrabismo, exceto nos casos de pseudoestrabismo. A Fig. 24-14 mostra diferentes resultados do reflexo de Hirschberg. O paciente deve ser mantido sempre alerta e com o olhar fixado na fonte de luz; caso contrário, o reflexo será descentrado.

Teste de cobertura

O teste de cobertura (*cover test*) provavelmente não precisará ser feito nos programas de

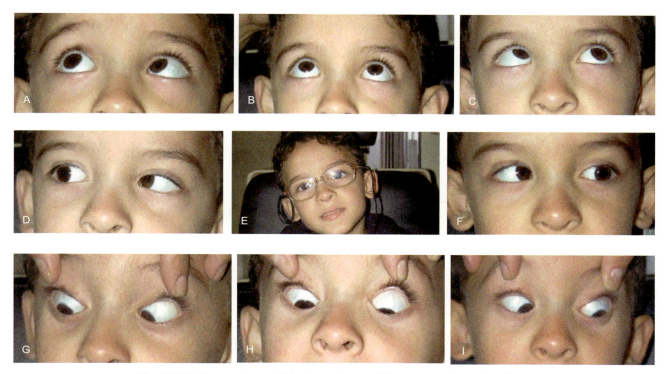

Fig. 24-12. Exame da motilidade ocular nas diferentes posições do olhar.

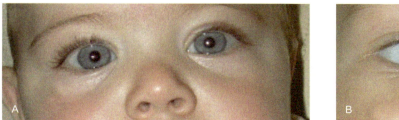 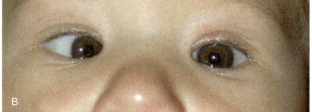

Fig. 24-13A. Reflexo de Hirschberg normal (simétrico). **B.** Reflexo de Hirschberg desviado temporalmente no olho direito (estrabismo convergente).

triagem visual, pois o teste de Bruckner (reflexo vermelho bilateral) e o teste de Hirschberg (reflexo de luz na córnea) já são bastante específicos para estrabismos verdadeiros com desvio manifesto. A maioria das crianças normais apresenta um movimento de refixação no teste de cobertura alternado, tornando a sua interpretação mais difícil. Para realizarmos o teste de cobertura monocular, ocluímos um olho por 3 a 4 segundos e, em seguida, removemos o oclusor (Fig. 24-15). Nos casos em que existir uma tendência de desvio ocular, o olho que está ocluído desviará. Quando existe história de estrabismo intermitente (especialmente estrabismo divergente intermitente), em que os olhos podem estar paralelos em determinados momentos, o teste de cobertura é bastante útil. Lembramos que apenas pela história clínica já existe indicação para encaminhar o paciente ao oftalmologista.

Pupilas

As pupilas devem ser simétricas, redondas e reagir à luz em ambos os olhos. Projetando alternadamente a luz de uma lanterna nos dois olhos, podemos detectar um defeito pupilar aferente (patologia da retina ou nervo óptico). Esse tes-

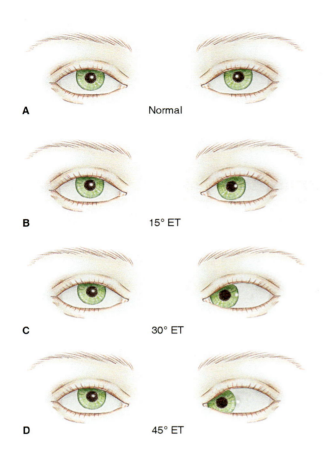

Fig. 24-14. Reflexo de Hirschberg. **A.** Reflexo corneano de luz na posição normal (pequena descentração medial). **B.** Reflexo na borda temporal da pupila do olho esquerdo (estrabismo convergente ou esotropia). **C.** Esotropia (ET). **D.** Esotropia (ET).

te baseia-se no fato de que ambas as pupilas se contraem quando a luz incide apenas sobre uma delas. Na presença de um defeito do nervo óptico ou de uma lesão retínica extensa, a reação pupilar será lenta e ambas as pupilas permanecerão dilatadas. Pupilas de diâmetros assimétricos – uma pupila maior do que a outra – podem ser decorrentes de doença simpática (síndrome de Horner) ou parassimpática (paralisia do terceiro nervo craniano, síndrome de Adie). Pequenas diferenças entre os diâmetros pupilares podem ser consideradas e apenas anotadas no prontuário do paciente como referência, no caso de eventual traumatismo craniano. Pupilas com diâmetros assimétricos (> 1mm) podem significar doença neurológica grave e demandam investigação clínica extensa.

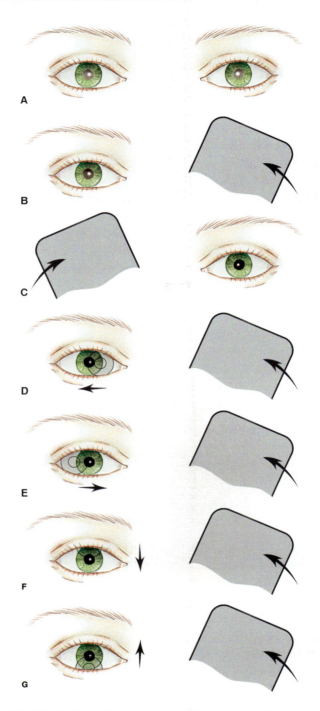

Fig. 24-15. Teste de cobertura. **A.** Posição dos olhos antes do teste. **B.** Oclusor na frente do olho esquerdo (OE) não provoca movimento de fixação do olho direito (OD) – não há estrabismo do olho direito. **C.** Oclusor na frente do OD não provoca movimento de fixação do OE – não há estrabismo do OE. **D.** OD se move para fora quando OE está ocluído – estrabismo convergente – esotropia. **E.** OD se move para dentro quando OE está ocluído – estrabismo divergente – exotropia. **F.** OD se move para baixo quando OE está ocluído – estrabismo vertical – hipertropia OD. **G.** OD se move para cima quando OE está ocluído – estrabismo vertical – hipotropia OD.

CAPÍTULO 24 • Olhos

❑ FLUORESCEÍNA

A fluoresceína é utilizada como corante para identificação de defeitos epiteliais da córnea ou conjuntiva. O epitélio da córnea tem a espessura de cinco a oito células. Um arranhão ou abrasão na córnea terá um resultado positivo quando a fluoresceína for instilada nesse olho. Esse corante tem apresentação na forma de colírio e de pequenas tiras de papel impregnado com fluoresceína. O colírio é colocado no fundo de saco conjuntival inferior, e o paciente é solicitado a piscar várias vezes, observando-se se ocorreu deposição do corante sobre a lesão. Uma lanterna com luz azul (filtro de cobalto) fará a fluoresceína brilhar e facilitará a identificação da lesão epitelial (Fig. 24-16). A luz azul não é absolutamente necessária, pois na luz natural também podemos observar essas áreas.

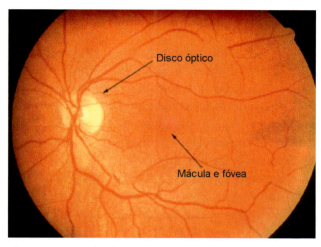

Fig. 24-17. Fundo de olho normal. Disco óptico (papila), mácula, fóvea e vasos retínicos.

❑ FUNDOSCOPIA

O oftalmoscópio de mão (oftalmoscópio direto) possibilita a visualização do nervo óptico, dos vasos retínicos e da fóvea. O nervo óptico será visualizado no lado medial da fóvea. A fóvea é visualizada pedindo-se ao paciente para olhar diretamente na luz do oftalmoscópio no momento de realizarmos a oftalmoscopia direta (Fig. 24-17). Podemos visualizar também um pequeno reflexo no centro da fixação, que é a fovéola. O disco do nervo óptico tem a coloração rósea, e as margens são nítidas. Quando suas margens estão borradas, especialmente nos casos de associação com hemorragias, podemos estar diante de um papiledema. A escavação do disco óptico está localizada na sua parte central e é delineada pelos vasos retínicos.

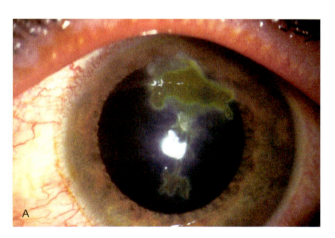

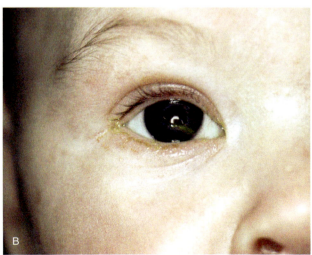

Fig. 24-16. Teste com fluoresceína. **A**. Úlcera herpética. **B**. Abrasão da córnea.

❑ TESTES AUTOMATIZADOS DE TRIAGEM

A triagem feita por fotografia (*photoscreening*) é um método não verbal de identificação de problemas oculares nas crianças, os quais podem estar relacionados ao desenvolvimento da ambliopia. Consiste em uma fotografia descentralizada (*off-axis photography*) e em uma fotorrefração, avaliando o reflexo de Hirschberg, o reflexo de Bruckner e a presença de imagens em crescente na área pupilar. Para a interpretação dessas imagens é necessário um profissional treinado na identificação de diferentes formas de estrabismo, anisometropia, astigmatismo e opacidades nos meios transparentes. Autorrefratores têm sido usados, ocasionalmente, em programas de triagem oftalmológica, assim como os aparelhos de triagem por fotografia, mas até o presente momento não existem, na literatura médica, estudos comprovando sua eficácia como método de triagem. Os aparelhos de triagem por fotografia têm um nível de sensibilidade muito baixo, uma elevada taxa de resultados falso-positivos e um custo muito alto. Eles poderão vir a ser mais úteis no futuro, mas nunca substituirão as técnicas padronizadas e os critérios de avaliação em programas de triagem visual. É importante salientar que o exame de autorrefração realizado sem o uso de colírio midriático (cicloplégico) apresenta alta taxa de erro.

❑ BIBLIOGRAFIA

Bruckner R. Practical use of the illumination test in the early diagnosis of strabismus. *Ophthalmologica*, 1965; 149:497-503.

Committee on Practice and Ambulatory Medicine and Section on Ophthalmology. Use of photoscreening for children's vision screening. *Pediatrics*, 2002; 109:524-5.

Donahue SP, Johnson TM. Age-based refinement of referral criteria for photoscreening. *Ophthalmology*, 2001; 108:2309-14; discussion 14-5.

Frandsen AD. Occurrence of squint: a clinical statistical study on the prevalence of squint and associated signs in different groups and ages of the Danish population. Copenhagen: HK Kristensen, 1960: 64.

National Advisory Eye Council. Vision Research: A National Plan. Report of the strabismus, Amblyopia, and Visual Processing Panel, vol. 2, part 5. Bethesda: US DHHS, NIH Publ No. 83-2475.

National Society to Prevent Blindness. Vision problems in the U.S. Data analysis. Definitions, data sources, detailed data tables, analysis, interpretation. Publication P-10. New York: National Society to Prevent Blindness, 1980.

Pendergrass TW, Davis S. Incidence of retinoblastoma in the United States. *Arch Ophthalmol*, 1980; 98:1.204-10.

SanGiovanni JP, Chew EY, Reed GF *et al*. Infantile cataract in the collaborative perinatal project: prevalence and risk factors. *Arch Ophthalmol*, 2002; 120:1559-65.

Saw SM, Shih-Yen EC, Koh A, Tan D. Interventions to retard myopia progression in children: an evidence-based update. *Ophthalmology*, 2002; 109:415-21; discussion 22-4; quiz 25-6, 43.

Simons K RR. Amblyopia screening and stereopsis. *In*: Helveston EM (ed.) Symposium on strabismus: transactions of the New Orleans Academy of Ophthalmology. St. Louis: CV Mosby Co., 1978.

Sperduto RD, Seigel D, Roberts J, Rowland M. Prevalence of myopia in the United States. *Arch Ophthalmol*, 1983; 101:405-7.

CAPÍTULO 25

Orelhas

Márcio Silva Fortini
Ângela Francisca Marques Guerra
Ricardo Neves Godinho

❑ A CONSULTA OTORRINOLARINGOLÓGICA NA CRIANÇA

As considerações a seguir referem-se ao presente capítulo e também aos Capítulos 26 e 28.

Convém ressaltar que a denominação científica atual para "ouvido" é "orelha", termo este que será usado neste capítulo.

As orelhas, o nariz e a garganta são segmentos importantes na semiologia médica e motivo frequente de queixas em consultas. As doenças nessas áreas estão entre as mais prevalentes na atenção básica e apresentam expressiva morbidade na clínica pediátrica.

A investigação otorrinolaringológica na pediatria segue as normas utilizadas para os pacientes em geral. Porém, na abordagem da criança, existem fatores importantes a serem considerados, como: a idade, o relacionamento da criança com o profissional, a sua interação com o ambiente e a doença em questão.

A postura do médico no primeiro contato com a criança será determinante para o sucesso da consulta e dos retornos para controle. Docilidade, carinho, atenção e algumas brincadeiras descontraem e deixam a criança mais receptiva, estreitando a relação médico-pequeno paciente.

Ao explicar o que será feito e como será o exame clínico, a linguagem usada deve ser adequada à idade e à capacidade de compreensão da criança. Para os lactentes são empregados palavras afetivas, tom carinhoso na voz e gestos leves para não assustá-los, aliados a uma boa administração da ansiedade e expectativa dos pais. Entre 1 e 4 anos de idade, são bem-vindas brincadeiras com historinhas e até pequenas dramatizações que incluam o referido exame. Acima dos 4 anos deve ser estabelecido um diálogo mais interessante, abordando temas atuais de interesse para essa faixa de idade. Procedendo dessa maneira, certamente não será necessário conter a criança, e o exame será completo e a consulta, um êxito.

O exame otorrinolaringológico pediátrico apresenta algumas dificuldades pelo fato de a criança não se manter totalmente passiva durante a inspeção dos segmentos envolvidos (orelhas, nariz e garganta).

Deve-se examinar primeiramente as orelhas para evitar a hiperemia da membrana timpânica causada pelo choro durante o exame.

Outras variáveis também interferem no comportamento do pequeno paciente durante a consulta, como:

1. Tempo longo de permanência na sala de espera torna a criança impaciente.
2. Distrações (televisão, vídeos, papel, lápis colorido, brinquedos etc.) durante o tempo de permanência na sala de espera ajudam a manter a criança mais calma e cooperativa.

3. A decoração do consultório deve ser adequada para as crianças, sem objetos que possam provocar acidentes e com atrativos para diverti-las.

❑ ANAMNESE

Muitas doenças da orelha, nariz e garganta na infância podem ser diagnosticadas por meio de um bom exame clínico, mas uma anamnese bem feita continua sendo fundamental para o correto diagnóstico:

1. A entrevista deve ser objetiva, ter uma ordem lógica e ser a mais breve possível para a criança não ficar impaciente. A história clínica deve ser completa e considerar a queixa principal, as histórias da moléstia atual, pregressa e familiar, os medicamentos já administrados e os exames complementares já realizados.
2. É importante que a criança saiba que a consulta é para ela. Muitas vezes, a criança tem dificuldade em expressar os sintomas, mas, sempre que possível, deve manifestar de alguma maneira o que está sentindo, participando ativamente da consulta.
3. É dever do profissional ter carinho, paciência e atenção para com os pais, reconhecendo as preocupações e ansiedades diante da doença do filho e conduzindo a consulta com segurança e clareza. Nunca deve demonstrar impaciência ou pressa, pois esse comportamento pode destruir uma relação médico-família com anos de convivência.
4. É frequente o temor da criança diante do uso do abaixador de língua e do espéculo otológico. Ao perceber essa reação, é possível inverter a ordem da consulta, iniciando a abordagem pelo exame clínico e, posteriormente, coletando-se a história clínica e, se necessário, reexaminando a criança.

❑ ANATOMIA E FISIOLOGIA APLICADAS

A revisão de alguns conceitos anatomofisiológicos contribuirá para a compreensão da semiologia da orelha e suas particularidades.

A orelha externa é formada pelo pavilhão auricular, pelo conduto auditivo externo (CAE) e pela superfície externa do tímpano, recobertos por tecido epitelial. O CAE é constituído por um segmento ósseo e um cartilaginoso, formando um pequeno estreitamento angulado na transição entre eles. A anatomia tortuosa e estreita do CAE, associada à presença de folículos pilosos e glândulas ceruminosas no seu terço anterior, favorece o aumento da umidade local, a formação de rolhas ceruminosas e epidérmicas e a retenção de corpos estranhos, facilitando as irritações, macerações e infecções secundárias dos tecidos superficiais (otites externas).

A porção óssea anterior do CAE forma a parede posterior da articulação temporomandibular (ATM). Processos inflamatórios e degenerativos da ATM podem provocar desconforto ou dor nessa região (otalgia reflexa) e são incluídos no diagnóstico diferencial de otalgias ("dores de ouvido").

A orelha média é uma cavidade (caixa timpânica) revestida por mucosa respiratória, preenchida por ar, compreendendo três partes: o ático ou epitímpano (parte superior), o mesotímpano e o hipotímpano (parte inferior). Comunica-se com a rinofaringe através da tuba auditiva. Abriga três ossículos articulados – o martelo, a bigorna e o estribo –, responsáveis pela condução do estímulo sonoro até a orelha interna.

A membrana timpânica é constituída por: (1) uma parte tensa, inferior, formada por três camadas – a interna, originada da mucosa da orelha média; a central, fibrosa radial-circular (responsável pelas cicatrizações espontâneas da membrana timpânica – MT); e a externa, epitelial (relacionada ao conduto auditivo externo); e (2) uma parte flácida, superior, que não contém a camada média e, por isso, está mais sujeita a retração por alteração na pressão de ar contido dentro da orelha média.

A tuba auditiva é um canal valvular que comunica e promove a passagem de ar entre a rinofaringe e a orelha média, possibilitando a equalização da pressão de ar entre esses segmentos e, consequentemente, entre as partes interna e externa da MT. A abertura da tuba auditiva é feita pela contração dos músculos tensor e elevador do palato e está relacionada com a deglutição e o bocejo. Essa é uma estrutura determinante na fisiopatologia das doenças da orelha, principalmente na criança, em que disfunções tubárias são comuns e responsáveis pela maioria das otites na infância.

O sistema pneumático do osso temporal (mastoide) tem importância clínica por estar envolvido nos processos crônicos da orelha (otite média crônica). É repleto de células aeradas e comunicantes, que são pneumatizadas por meio do ar contido na orelha média. O grau de aeração das células

CAPÍTULO 25 • Orelhas

mastóideas depende do funcionamento normal da tuba auditiva e da integridade da mucosa de revestimento da orelha média e é variável entre os indivíduos, completando-se na puberdade.

A orelha interna é formada pela cóclea, responsável pela função neurossensorial da audição, pelo vestíbulo e canais semicirculares, responsáveis pelo equilíbrio corporal. A perilinfa e a endolinfa são líquidos que circulam na orelha interna e têm papel importante na fisiologia da audição e do equilíbrio.

❑ PROBLEMAS DA ORELHA NA INFÂNCIA E SUAS MANIFESTAÇÕES CLÍNICAS MAIS COMUNS

Otalgia ou "dor de ouvido"

Caracteriza-se por dor na orelha. É manifestação comum e frequente na pediatria. As crianças menores, entre 12 e 36 meses, costumam apresentar dificuldade na caracterização da dor. É primária, quando tem origem na própria orelha (infecções, traumatismos, tumores etc.), ou secundária ou reflexa, quando se origina em outro sítio ou órgão (distúrbios na ATM, nas nevralgias faciais e dentárias, nas parotidites etc.). Pode se apresentar isoladamente ou associada a outros sinais e sintomas. Os mais comuns são prurido, sensação de plenitude auricular ("ouvido cheio"), purgações (otorreia), edemas, eritemas, furunculoses, alterações auditivas, paralisias faciais, coriza e congestão nasal. Na otalgia sem sinais maiores de acometimento da orelha, suspeita-se de que a dor seja reflexa, originada em outros sítios.

Otorreia ("purgação")

Caracteriza-se pelo fluido que escorre da orelha pelo conduto auditivo externo. Pode se apresentar como líquido (otoliquorreia), sanguinolento (otorragia), purulento, piossanguinolento (purulento e sanguinolento), fibrinoso, mucoso, seroso ou seromucoso. Pode ser consequência de traumatismo craniano, otite externa, otite média aguda, otite média com efusão e otite crônica.

Queixas auditivas

São manifestações frequentes na infância. A perda auditiva associada com as otites é a princi-

pal causa de déficit auditivo em crianças, podendo comprometer as habilidades comunicativas e o desempenho escolar. Os problemas auditivos podem ser objetos de queixa, suspeição ou mesmo de achados casuais ao exame clínico e/ou complementar. Em geral, as crianças com menos de 4 anos de idade não percebem com nitidez essas alterações. As observações e suspeitas desses distúrbios são comumente reportadas por pais, parentes e professores. É importante observar a associação com doenças infecciosas, metabólicas e distúrbios genéticos que comprometem a audição e podem passar despercebidos pela família e pelo pediatra.

Alterações da fala e audição

Muitas vezes as alterações da fala são indicativas de distúrbios auditivos na criança e merecem atenção. As disacusias (denominação dada a qualquer distúrbio da capacidade auditiva) relacionadas com a perda auditiva podem ser classificadas em: (a) hipoacusia – deficiência auditiva considerada leve ou moderada; (b) surdez – perda auditiva socialmente incapacitante que, em geral, necessita de intervenções ou uso de aparelhos auditivos; (c) anacusia ou cofose – ausência da audição mesmo com uso de aparelhos auditivos; (d) autofonia – a impressão de que a própria voz está saindo pela orelha acometida, pode estar acompanhada da sensação de água dentro dessa orelha ou até mesmo a sensação de "cabeça oca", borbulhamento e estalidos. É sintoma característico do acometimento das orelhas externa e média, como, por exemplo, rolha de cerúmen e corpo estranho, disfunção da tuba auditiva e efusão na orelha média. Constitui uma queixa clínica habitualmente relatada por crianças com mais de 5 anos de idade.

Vertigem na criança

Não é comum. Quando presente, deve ser obrigatoriamente investigada e se caracteriza pela sensação do movimento do ambiente ao redor da criança ou da criança ao redor do ambiente. Em geral, o paciente pediátrico apresenta dificuldade para descrevê-la, o que compromete a sua identificação. É frequentemente inaparente e se traduz por irritabilidade, quedas sem motivos óbvios, insegurança ao caminhar, andar de bicicleta, andar em escada rolante ou elevador e por alguns distúrbios do comportamento (ansiedade, medo de altura, irritabilidade, déficit de concentração e aprendizado, entre outros). Suspeita-se também do sintoma quando a criança prefere ficar na cama ou no chão a permanecer no colo da mãe. A presença de nistagmo (movimentos conjugados e involuntários dos olhos) pode ser um sinal clínico associado.

❑ SISTEMATIZAÇÃO DO EXAME OTOLÓGICO DA CRIANÇA

Sempre que possível, deve ser criada uma atmosfera agradável para que a criança fique tranquila e confortavelmente sentada de frente para o examinador, de pernas abertas e, preferencialmente, no colo da mãe ou do acompanhante. Nessa posição, a mãe abraça o filho, envolvendo-o com firmeza pelos braços e tórax com uma das mãos e, com a outra, firmando a cabeça da criança para a direita ou para a esquerda, dependendo do lado a ser examinado. As pernas da criança não devem ser contidas, o que impedirá um ponto de apoio para ela não debater, evitando traumas acidentais durante o exame (Fig. 25-1).

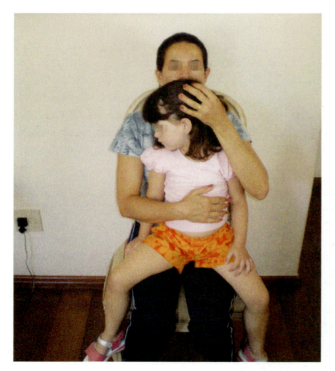

Fig. 25-1. Criança posicionada para exame otológico.

Em primeiro lugar é examinada a orelha que não é motivo da queixa principal, e em seguida a orelha afetada. O exame é constituído por inspeção visual, palpação do pavilhão auricular e adjacências e, finalmente, pela otoscopia.

Inspeção

A inspeção visual e a palpação englobam o pavilhão auricular, o trágus, o conduto auditivo externo, a região retroauricular da mastoide e os linfonodos regionais, procurando identificar a presença de edema, rubor, calor e dor.

Otoscopia

Na otoscopia, exame primordial no diagnóstico das otites, utiliza-se um otoscópio, aparelho dotado de lente, espéculos auriculares e luz apropriada, e que tem a capacidade de aumentar em até duas vezes a imagem. A iluminação é muito importante para um exame adequado, proporcionando acertos diagnósticos. Por isso, a manutenção do aparelho deve ser sistemática, com a troca regular de pilhas, baterias e lâmpadas.

O espéculo ideal para o exame é aquele com o maior diâmetro possível, respeitando as dimensões do conduto auditivo a ser examinado e garantindo uma visão abrangente e um exame confortável para a criança.

Ao exame, o pavilhão é tracionado posterossuperiormente nas crianças maiores e inferiormente nos recém-nascidos, o que retifica o conduto externo, facilita a introdução do espéculo e promove boa visualização do conduto e da membrana timpânica (MT). Deve-se sempre evitar a pressão do espéculo contra a parede do conduto auditivo externo, principalmente na sua porção óssea, região de maior sensibilidade à dor. É comum a presença de cerúmen, o que impede a boa visualização do conduto e da MT, sendo necessária a sua remoção com cuidado, técnica e treinamento (em ambulatórios universitários e da rede pública) para evitar traumatismos e sofrimento ao pequeno paciente.

Dentre os vários tipos e marcas de otoscópio existentes, a escolha recai sobre aqueles que oferecem excelente iluminação e visibilidade sem distorções. O pneumo-otoscópio é uma boa escolha para ser empregada no pequeno paciente. Além da visualização, oferece informações adicionais

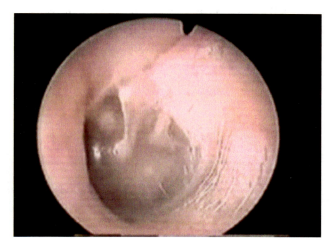

Fig. 25-2 Otoscopia normal.

Algumas alterações na integridade, forma, cor, mobilidade e vascularização podem caracterizar doenças ou disfunções das orelhas externa, média e interna. O Quadro 25-1 correlaciona algumas dessas alterações com doenças da orelha, colaborando para a identificação e o diagnóstico.

❏ SÍNDROMES CLÍNICAS MAIS CLÁSSICAS DA ORELHA

Malformações congênitas da orelha

As orelhas média e externa derivam dos mesmos segmentos embrionários, primeiro e segundo arcos branquiais, e a orelha interna se origina do placódio ótico ectodérmico. Em geral, as malformações das orelhas externa e interna (microtia, alterações da implantação da orelha, estenose e agenesia de conduto externo, ossículos ausentes ou deformados etc.) se manifestam concomitantemente e podem se expressar de maneira isolada ou associada a outras síndromes genéticas (Treacher-Collins, Pierre Robin). O fato de a orelha interna ter origem em outro sítio embrionário não exclui a possibilidade da ocorrência de anomalias envolvendo conjuntamente os três segmentos da orelha (externo, médio e interno). A presença de

sobre a mobilidade da MT e sobre a presença de líquido na orelha média. Não é um aparelho de difícil manuseio, mas necessita de treinamento especial. Atualmente, existem otoscópios que utilizam tecnologia em vídeo (vídeo-otoscópio), proporcionando visão amplificada da MT.

Na otoscopia, a MT no seu estado normal é moderadamente translúcida, de superfície lisa e reflete, à luz do otoscópio, uma pequena área triangular no seu quadrante anteroinferior, facilitando a identificação da MT ao exame (Fig. 25-2).

Quadro 25-1. Alterações da membrana timpânica

Alterações da membrana timpânica	Observadas em
Hiperemia vascular	Otite externa, miringite e otite média
Flictenas (bolhas) + hiperemia	Miringite bolhosa (coxsáckie, herpesvírus e mixovírus)
Abaulamento (pars flaccida e/ou pars tensa)	Otite média aguda
Espessamento, opacificação	Otite crônica
Vesículas hemorrágicas	Otite (H. influenzae)
Atrofia	Otite crônica, disfunção tubária
Retração, bolsas de retração	Otite crônica, disfunção tubária
Cicatrizes, miringosclerose	Otite crônica
Perfuração	Otite crônica, otite média aguda supurada
Alterações da coloração devido à secreção na OM (amarelada, azulada). Podem ser vistas bolhas de ar na OM	Otite média com efusão

SEÇÃO IV • Cabeça, Olhos, Orelhas, Nariz, Cavidade Bucal, Garganta e Pescoço

malformações da orelha é motivo de atenção na investigação clínica da criança, merecendo avaliação criteriosa das alterações conjugadas e, em especial, dos distúrbios auditivos.

Perdas auditivas na infância

Um em cada 1.000 recém-nascidos vivos apresenta perda auditiva significativa, e nos recém-nascidos de alto risco é maior a probabilidade de acometimento. O diagnóstico precoce da perda auditiva (congênita ou não) nos primeiros meses de vida é fundamental para prevenção e intervenção terapêutica nos distúrbios das linguagens oral e escrita e para o desenvolvimento psicossocial da criança (aproveitamento escolar e inclusão social, entre outros).

A perda auditiva é classificada em: genética ou não genética, de acordo com a origem; pré-lingual e pós-lingual, quanto ao seu surgimento; neurossensorial (acometimento da orelha interna), condutiva (acometimento das orelhas externa e média) e mista (acometimento dos três segmentos da orelha), quanto ao tipo; em leve, moderada, grave e severa, em relação à gravidade e medida em decibéis.

A perda auditiva na infância pode estar relacionada com doenças infecciosas (toxoplasmose, rubéola, sífilis, citomegalovirose, herpes, sepse, caxumba, sarampo, meningite, otite média), doenças genéticas, doenças metabólicas, doenças imunomediadas, ototoxicidade e traumatismo. As principais causas de perda auditiva profunda em nosso meio são rubéola e citomegalovirose congênitas, meningite bacteriana, internação acompanhada do uso de agentes ototóxicos e causas genéticas.

Considerando a incidência e a prevalência da perda auditiva na infância e o risco de déficits permanentes associados, a avaliação auditiva da criança (audiometria, imitanciometria, audiometria de tronco cerebral, emissões otoacústicas) é imprescindível e deve ser obrigatória, abrangendo não somente aquelas crianças com suspeita de perda auditiva, mas também crianças assintomáticas, que podem desenvolver déficits auditivos durante a infância. Atualmente, existem programas de triagem auditiva universal para recém-nascidos (TANU) e triagem auditiva para lactentes e escolares, visando à prevenção e às intervenções terapêuticas adequadas.

Otites

São afecções que acometem os segmentos externo e médio da orelha. As causas mais comuns são provocadas por bactérias, fungos, vírus, traumatismos e pelas alterações na fisiologia do aparelho auditivo.

Otite externa (OE)

Os critérios para o diagnóstico da otite externa incluem a presença de dor à pressão do trágus ou à tração do pavilhão auricular, prurido, hiperemia e edema do conduto, que muitas vezes vem acompanhada por corrimento exsudativo. Habitualmente, na otite externa, a MT está íntegra e tem aspecto normal, porém pode se apresentar hiperemiada ou até mesmo recoberta por exsudato. As afecções que afetam a orelha externa estão relacionadas com os tecidos formadores de sua estrutura, as cartilagens, os ossos e, notadamente, a pele e seus anexos, cuja integridade é essencial para a prevenção de doenças.

Entre as otites externas que acometem as crianças destacam-se as formas alérgicas, as traumáticas e, principalmente, as infecciosas (bacterianas, viróticas, fúngicas e parasitárias).

Em geral, as *formas alérgicas* são desencadeadas pelo contato direto ou indireto de alérgenos, medicamentos, gotas tópicas, tampões, moldes de próteses auditivas e, notadamente, pelo uso de brincos e *piercings* (comuns nos adolescentes). A dermatite tipo eczematosa é a manifestação mais comum dessa forma, acometendo de maneira localizada ou difusa, podendo ser seca ou úmida, acompanhada de prurido local e de descamação excessiva, com ou sem hiperemia.

Nas *formas infecciosas*, a otalgia é mais intensa, constante e progressiva, podendo ser acompanhada da sensação de ouvido tampado (hipoacusia), prurido. É classificada em:

1. **Aguda localizada:** origina-se pela infecção de um folículo pilossebáceo. Ao exame, observa-se tumefação circunscrita, geralmente à entrada do conduto, com ou sem hiperemia. O aspecto da MT é normal, e o agente principal é o *Staphylococcus aureus*.
2. **Aguda difusa:** caracteriza-se por prurido, seguido de dor local e piora à mastigação e ao to-

que. É comum a presença de sensação de plenitude auricular, hipoacusia, edema e hiperemia, com ou sem purgação. Observa-se aumento da incidência no verão, devido ao maior contato com a água, favorecendo a alcalinização do pH do conduto e facilitando o crescimento de germes patogênicos. Os agentes infecciosos mais comuns são o *Staphylococcus*, o *Streptococcus*, o *Proteus mirabilis*, a *Pseudomonas aeruginosa* e a *Klebsiella pneumoniae*.

3. **Otite externa fúngica (otomicose):** o prurido é intenso e, quando associada a processos inflamatórios, observam-se dor, edema e hiperemia local com ou sem secreção no conduto. A retenção de cerume, a umidade e o calor contribuem para o crescimento fúngico. Na otoscopia, a presença de filamentos brancos (*Aspergillus albicans*) ou de secreção escura (*Aspergillus niger*), brancacenta e grumosa (*Candida albicans*), nas paredes do conduto auditivo, confirma a suspeita diagnóstica. Os agentes mais comuns são os dos gêneros *Candida* e *Aspergillus* (Fig. 25-3).

Outras formas infecciosas também acometem as crianças, porém com frequência menor:

1. **Otite maligna ou necrosante:** acomete, principalmente, as crianças diabéticas descompensadas e as imunossuprimidas. O quadro clínico é grave e apresenta caráter necrosante e neurotóxico, podendo invadir e destruir estruturas vizinhas (articulação temporomandibular, orelha média, mastoide, parótidas e base do crânio).

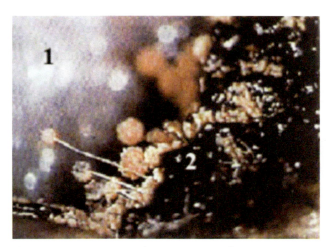

Fig. 25-3. Otite externa fúngica (*1*: membrana timpânica; *2*: colônia fúngica).

Os sintomas iniciais se assemelham aos da otite externa difusa, podendo evoluir com paralisia facial. Toda otite externa em imunossuprimidos deve ser cuidadosamente acompanhada. A *Pseudomonas aeruginosa* é o patógeno responsável pelo quadro.

2. **Otite externa herpética:** geralmente unilateral e autolimitada, não é comum na infância e acomete mais frequentemente as crianças imunossuprimidas. Manifesta-se com dor paroxística da orelha e pela presença de erupção vesicular dentro do CAE e em suas proximidades. Na síndrome de Ramsay-Hunt, associa-se com paralisia facial, hipoacusia e distúrbios do equilíbrio.

3. **Otite externa parasitária:** unilateral, é acompanhada por dor em pontadas, podendo apresentar exsudato e até mesmo larvas emergindo do conduto. Na forma primária, é provocada pela penetração direta das larvas da *Dermatobia hominis* na pele sadia da orelha externa, onde se desenvolve e forma o berne. A forma secundária ocorre quando a mosca *Callitroga macellaria* (mosca varejeira) deposita seus ovos em orelhas com secreção purulenta fétida.

Nas *formas traumáticas*, o processo infeccioso é secundário a traumatismos na orelha externa (uso de cotonetes, grampos etc.), podendo ser de causa física, química ou térmica. Os agentes mais comuns são *Streptococcus*, *Staphylococcus* e *Pseudomonas* sp. A *pericondrite* é uma das manifestações provocadas por traumatismos e pelo uso de *piercing*. A necrose da cartilagem é uma complicação e pode provocar deformidades permanentes no pavilhão auricular.

A presença de *corpo estranho* na orelha externa é muito comum na infância, o qual tanto pode ser líquido como sólido (origem animal, vegetal ou sintética). Essa urgência clínica pode ocluir o conduto externo, provocar otalgia ou, às vezes, até mesmo vertigem. Tosse e soluços podem ocorrer por estímulo vagal e desaparecer após a sua remoção.

Otite média

Define-se otite média como uma inflamação da orelha média sem se referir à sua etiopatogenia. Classifica-se em otite média aguda (OMA), otite média aguda recorrente (OMR), otite média com efusão e otite média crônica (OMC).

A OMA, uma das doenças mais comuns na infância (até os 3 anos de idade, 80% das crianças apresentam pelo menos um episódio de OMA), é considerada a principal causa de deficiência auditiva na infância. As crianças acometidas frequentemente por otite média, nesse período da vida, têm maior risco de apresentar distúrbios na aquisição da linguagem, no comportamento e, futuramente, no aprendizado escolar.

A incidência de OMA tem aumentado consideravelmente nos últimos 20 anos, respondendo diretamente pelo uso crescente, e muitas vezes desnecessário, de antibióticos para seu tratamento.

Os critérios para diagnóstico da OMA se baseiam na associação de sinais e sintomas clínicos e têm como características primordiais: (1) início agudo, geralmente acompanhado por febre e ou irritabilidade e/ou otalgia; (2) presença de efusão (líquido) em orelha média, representada por alguma das seguintes alterações: (a) abaulamento da MT (sinal mais importante no diagnóstico da OMA); (b) ausência ou limitação de mobilidade da MT; (c) presença de nível hidroaéreo; (3) sinais de inflamação da orelha média, evidenciando alteração na coloração ou na transparência da MT (hiperemia, opacificação e vascularização radial da membrana), perfuração da MT e purgação da orelha média (Fig. 25-4). A etiologia pode ser bacteriana (*Streptococcus pneumoniae, Haemophilus influenzae, Moraxella catarrhalis, Staphylococcus aureus*) ou virótica (sincicial respiratório, adenovírus, rinovírus, coxsáckie e outros) e envolve a caixa timpânica (orelha média), a tuba auditiva e as células da mastoide.

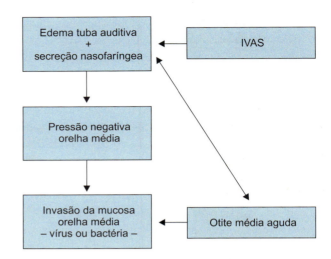

Fig. 25-5. Fisiopatologia da otite média aguda. (IVAS: infecção de vias aéreas superiores)

Na OMA é observada uma sucessão de acontecimentos, tendo início no curso de uma infecção (virótica ou bacteriana) das vias aéreas superiores (IVAS), que provoca edema da tuba auditiva, tornando a pressão de ar negativa na cavidade média, proporcionando a aspiração de vírus ou bactéria para a orelha média, invadindo a mucosa e instalando o processo infeccioso (Fig. 25-5).

A OMR é definida pela recorrência de pelo menos três ou mais episódios recentes de OMA em 6 meses ou quatro ou mais episódios durante os últimos 12 meses.

Após um episódio de OMA, a efusão na orelha média (Fig. 25-6) pode persistir por até 2 semanas em 70% das crianças, por 1 mês em 50%, por 2 meses em 20% e até por 3 meses em 10% dos casos, independentemente de tratamento antimicrobiano adequado. Por isso, a persistência de líquido na orelha média após crise de OMA pode ser normal e não caracterizar uma recorrência da otite.

Vários fatores são considerados de risco e estão envolvidos na fisiopatologia das otites recorrentes. Os mais importantes são: IVAS, disfunção da tuba auditiva, alergia respiratória, permanência da criança em creche ou escola, tabagismo passivo, imaturidade e deficiência imunológica, ausência de aleitamento materno, hipertrofia de

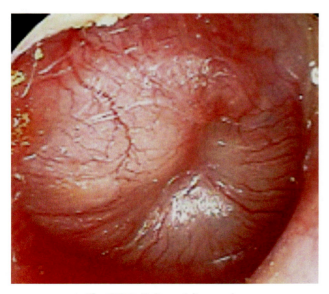

Fig. 25-4. Otite média aguda.

CAPÍTULO 25 • Orelhas

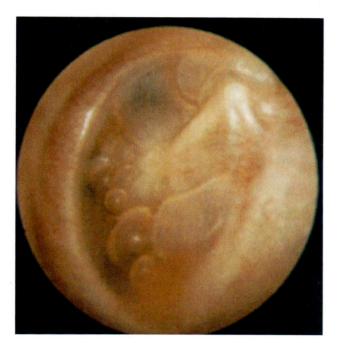

Fig. 25-6. Otite média com efusão.

adenoides, uso de chupeta, refluxo gastroesofágico, presença de anomalias craniofaciais (fissuras palatinas) e síndrome de Down. O diagnóstico é baseado, principalmente, na história clínica e na evolução da doença, tendo em vista que a membrana timpânica pode estar aparentemente normal ao exame otoscópico.

A OMC tem incidência significativa na infância. É definida como processo inflamatório, infeccioso ou não da mucosa da orelha média, que pode se estender aos ossículos, com ou sem supuração, que se prolonga por mais de 8 semanas. As perfurações da MT são frequentes, mas a destruição óssea da mastoide não é marcante. Os principais agentes infecciosos são: *H. influenzae*, *M. catarrhalis* e *S. pneumoniae*. Os anaeróbios (bacteroides, peptoestreptococos e *Fusobacterium*) estão presentes em cerca de 50% dos casos.

Considerando-se os aspectos clínicos e histopatológicos, a OMC é classificada como com efusão, não colesteatomatosa (simples ou supurada) ou colesteatomatosa.

A OMC com efusão é caracterizada pelo acúmulo de fluido na orelha média por um período prolongado (> 3 meses) e geralmente sem sinais ou sintomas de infecção aguda. A persistência da efusão na orelha média, acompanhada de pressão negativa, provoca alterações estruturais irreversíveis na membrana timpânica, promovendo a formação de bolsas de retração, atelectasias, perfurações e fibroses cicatriciais, que são visíveis ao exame otoscópico e responsáveis pela cronificação do processo, principalmente na formação da otite média colesteatomatosa.

Na OMC colesteatomatosa ocorre destruição progressiva das estruturas ósseas da orelha média e da mastoide. Os principais fatores etiológicos estão relacionados com distúrbios crônicos de ventilação do sistema pneumático do osso temporal, presença de células mesenquimais na orelha média ou ação enzimática das células do epitélio escamoso do conduto auditivo externo, que invadem a mucosa inflamada da orelha média. O exame otoscópico pode revelar uma MT aparentemente normal ou a presença de bolsas de retração da MT, crostas recobrindo a membrana, pólipo emergente da orelha média, secreção fétida (sinal característico) e até desabamento da parede posterossuperior do CAE. É classificada em primária (formada pelas bolsas de retração), secundária (formada pelas perfurações timpânicas marginais ou epitimpânicas) ou congênita (formada pelos restos embrionários do neuroectoderma da orelha interna) (Fig. 25-7).

As várias formas da otite média podem ser consideradas estágios diferentes da mesma do-

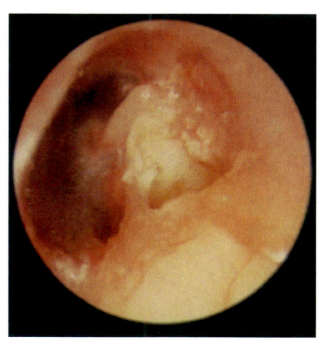

Fig. 25-7. Otite média crônica colesteatomatosa.

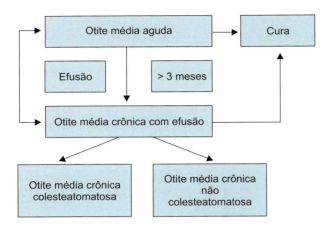

Fig. 25-8. Fisiopatologia das otites.

ença, envolvendo uma série contínua de eventos relacionados com alterações estruturais e funcionais da orelha média. O processo é dinâmico e alvo de fatores que podem prejudicar a sua resolução, favorecendo a evolução para outras formas da otite média. Nesse sentido, o diagnóstico e o tratamento adequado de uma simples otite média na criança previnem a evolução e complicações futuras (Fig. 25-8).

❏ EXAMES COMPLEMENTARES

Os exames complementares mais utilizados na propedêutica da orelha na clínica pediátrica são:

1. Na avaliação da audição, a *audiometria* (comportamental, tonal e vocal) é o exame primordial, e a escolha do tipo a ser feito levará em conta a faixa etária e a capacidade da criança para a execução do exame. A *imitanciometria*, composta por *timpanometria* e *reflexo estapédio*, não é um teste de medida da audição, mas avalia objetivamente os mecanismos auditivos periféricos. A timpanometria mede a mobilidade da membrana timpânica e os valores pressóricos do ar dentro da caixa timpânica, avalia a integridade da condução sonora (via orelhas externa e média) e a permeabilidade da tuba auditiva. O reflexo estapédio é útil no topodiagnóstico das lesões no sistema auditivo e também é um mecanismo de proteção da audição. Evita a lesão das células cocleares na presença de estímulos sonoros de alta intensidade, contraindo o músculo estapediano, enrijecendo a cadeia ossicular e diminuindo a intensidade do som a ser transmitido para a cóclea. A cóclea, o VIII nervo, o núcleo coclear ventral, o complexo olivar superior, o núcleo motor do facial e o ramo motor do nervo facial (VII par) estão envolvidos no processo.

A *audiometria de tronco cerebral* (BERA) é um dos parâmetros para registrar e analisar a integridade eletrofisiológica da orelha e do tronco cerebral (cóclea, nervo coclear, núcleos cocleares, complexo olivar superior, lemnisco lateral e colículo inferior), envolvidos nas perdas auditivas neurossensoriais. As *emissões otoacústicas* (EOA) são sinais sonoros detectados no conduto auditivo externo, gerados pelas células ciliadas externas da cóclea, sensíveis aos pequenos distúrbios auditivos. Possibilitam a avaliação sensorial objetiva do sistema coclear. O teste de EOA é referência para iniciar a *Triagem Auditiva Neonatal Universal* (TANU) pela facilidade e rapidez na sua aplicação, mas não tem poder diagnóstico. A ausência de emissões otoacústicas ao teste neonatal pode representar distúrbio auditivo, merecendo atenção especial do profissional médico e aprofundamento na avaliação auditiva do recém-nascido.

2. Nos exames de imagem da orelha, a tomografia computadorizada (TC), a ressonância magnética (RM) e a ultrassonografia (US) são utilizadas para avaliar malformações, tumores, calcificações e rarefações ósseas das orelhas média e interna e complicações de otites agudas e crônicas (mastoidites, colesteatomas e abscessos).

3. Os exames laboratoriais mais solicitados são: hemograma completo, glicemia de jejum, coagulograma, proteína C reativa (PCR), cultura de urina para citomegalovírus em recém-nascidos, sorologia específica (citomegalovírus, rubéola, toxoplasmose, HIV, VDRL e FTA-ABS), hormônios tireoidianos, cultura e antibiograma de secreções da orelha.

❏ BIBLIOGRAFIA

Blomgren K, Pitkäranta A. Current challenges in diagnosis of acute otitis media. *Int J Ped Otorhinolaryngol*, 2005; 69:295-9.

Bluestone DC, Casselbrant ML, Dohar J E, Sih T. Complexo otite média. *In:* Sih T (ed.). *III Manual de otorrinolaringologia da IAPO*. São Paulo: Quebecor, 2003: 202-12.

Costa OAF, Lewis DR. Surdez no recém-nascido. *In:* Campos CAH, Costa HOO (eds.). *Tratado de otorrinolaringologia*. São Paulo: Roca, 2003: 367-78.

Godinho RN, Sih T, Ramos SR. Avaliação auditiva na infância. *In:* Sih (ed.). *IV Manual de otorrinolaringologia da IAPO*. São Paulo: Lis Editora, 2006: 254-63.

Graham J, Scadding G, Bull P. *Pediatric ENT*. Berlin: Springer, 2007.

Rosenfeld RM, Kay D. Natural history of untreated otitis media. *Laryngoscope*, 2003; 113(10):1645-57.

Rosenfeld RM, Culpepper L, Doyle KJ *et al*. Clinical practice guideline: otitis media with effusion. *Otolaryngol Head Neck Sug*, 2004; 130(5):95-18.

Saffer M. Otoscopia. *In:* Caldas N, Caldas Neto S, Sih T (eds.). *Otologia e audiologia em pediatria*. Rio de Janeiro: Revinter, 1999: 31-6.

Saffer M, Miura MS. Otite externa. *In:* Sih T (ed.). *V Manual de otorrinolaringologia da IAPO*, São Paulo: Lis Gráfica e Editora, 2006: 222-5.

CAPÍTULO 26

Nariz

Márcio Silva Fortini
Ricardo Neves Godinho
Ângela Francisca Marques Guerra
Giancarlo Cherobin

❑ DISFUNÇÃO NASAL NA INFÂNCIA E SUAS MANIFESTAÇÕES CLÍNICAS MAIS COMUNS

No momento da primeira consulta da criança com problemas nasais, os pais ou cuidadores podem ter dificuldade em classificar os problemas nasais, sendo comum observar diferentes informações sobre o quadro clínico em questão. Faz-se necessária uma orientação médica inicial, seguida de um novo período de observação do padrão respiratório durante o sono e a vigília, para aumentar a confiabilidade e a coerência dessas observações.

As manifestações clínicas da disfunção nasal na infância podem ser agrupadas com base na época em que mais frequentemente começam a ser observadas; no entanto, aquelas descritas em determinada fase podem se estender às idades seguintes. O Quadro 26-1 lista o impacto da disfunção nasal na qualidade de vida em diferentes fases da infância e da adolescência.

Obstrução nasal

Uma queixa muito frequente no consultório pediátrico é a diminuição do fluxo aéreo respiratório pelas fossas nasais associada a fatores locais.

A obstrução pode ser completa ou incompleta, bilateral ou unilateral, contínua ou intermiten-

Quadro 26-1. Evolução das manifestações clínicas relacionadas à disfunção nasal na infância

0 a 2 anos
Respiração ruidosa e ofegante, ronqueira nasal, "nariz de porquinho", roncos noturnos, apneia obstrutiva do sono, sono agitado, dificuldade para mamar, ronqueira ao se alimentar, rinorreia frequente, déficit de ganho ponderal

2 a 4 anos
Lábios entreabertos, hábito de babar, palato ogival ou atrésico, mordida aberta, mordida cruzada, problemas com a linguagem oral, voz hiponasal, voz rouca, enurese noturna, atraso do crescimento

4 a 6 anos
Alterações significativas da estética facial, face alongada e inexpressiva, alterações posturais (projeção anterior da cabeça e dos ombros), acorda durante a noite para beber água, cefaleia ao acordar, irritabilidade, sonolência diurna, falta de atenção na escolinha, inapetência, hábito de mastigar com a boca aberta, falta de entusiasmo para a prática esportiva

7 anos e adolescência
Problemas com a linguagem escrita e com o desempenho escolar, boca seca, hiperplasia gengival, gengivite, halitose, lábios ressecados, baixo rendimento esportivo, obesidade, sonolência diurna. Especialmente na adolescência observam-se queixas relacionadas com halitose e dificuldade para beijar devido ao nariz entupido e aos lábios ressecados

te. Esse sintoma causa desconforto considerável à criança e pode levar à hiponasalidade (rinolalia fechada), uma alteração da voz relacionada com o abafamento dos sons. Quando ocorre em caráter crônico durante a infância, pode levar a deformidades orofaciais, como flacidez da musculatura perioral e da língua, palato em ogiva, alterações dentárias e da estética facial e, até mesmo, alteração cardiopulmonar, caracterizando a síndrome do respirador oral. A obstrução nasal severa pode, em casos extremos, causar *cor pulmonale*.

As alterações estruturais da cavidade nasal constituem causa importante de obstrução nasal. Em recém-nascido com dificuldade respiratória significativa, que piora às mamadas, deve-se suspeitar, dentre outras causas, de imperfuração coanal. Os traumatismos nasais, incluindo aqueles associados ao parto, são causas de deformidades que provocam obstrução (Fig. 26-1). Existem, ainda, aquelas deformidades que se formam durante o desenvolvimento nasofacial, como os desvios de septo e a concha média bolhosa (concha que ocupa grande volume na cavidade nasal).

A maioria das formas de rinite apresenta o potencial de desenvolver obstrução nasal severa em decorrência da hipertrofia das conchas nasais. A hipertrofia das vegetações adenoides é uma causa frequente de obstrução nasal nos primeiros anos de vida. Imunodeficiências, fibrose cística e hipotireoidismo podem provocar reações vasomotoras com disfunção nasal significativa. A presença de corpo estranho causa obstrução unilateral, geralmente acompanhada de rinorreia unilateral.

Rinorreia e hábito de fungar

Consistem em corrimento de secreção através das cavidades nasais. As secreções podem deixar a cavidade nasal através das narinas ou das coanas. Neste último caso, pode ocorrer sensação de incômodo na faringe ou de gotejamento nasal posterior, além de pigarro ou tosse seca. Em crianças, a rinorreia geralmente se associa ao hábito de fungar.

A secreção pode ter os aspectos aquoso, seroso, mucoso, purulento, seromucoso, mucopurulento, seropurulento ou piossanguinolento, podendo ainda se associar à formação de crostas.

A secreção serosa, denominada coriza, é o resultado de uma atividade glandular exagerada, assim como de uma transudação da rede capilar nasal. Secreção serosa, fluida e clara está presente na rinite alérgica ou na rinite vasomotora, em fases iniciais do resfriado comum, e pode estar relacionada ao efeito direto de substâncias irritativas sobre a mucosa nasal. Nas doenças alérgicas, a rinorreia aquosa pode estar associada a lacrimejamento, espirros e sensação pruriginosa no nariz, nos olhos, no canal auditivo externo, na faringe e na laringe.

As secreções purulentas e suas variações (mucopurulenta, seropurulenta), de aspecto viscoso e de cor amarelada, representam uma resposta flogística da mucosa nasal. São frequentes nas fases finais do resfriado comum e nas sinusites bacterianas agudas. Somente a presença de secreção purulenta não indica necessariamente um quadro de sinusite bacteriana aguda ou crônica. Quando a secreção é unilateral, geralmente associada com odor fétido, deve-se suspeitar de corpo estranho. A imperfuração coanal unilateral, a sinusite odontogênica e a sinusite fúngica também podem se manifestar com secreção unilateral.

Crianças com sondas nasais (gástrica ou respiratória) podem apresentar secreção piossanguinolenta (Fig. 26-2).

Em neonatos, secreção de aspecto verde-amarelado, acompanhada de exulcerações da pele do lábio superior e da mucosa nasal, levanta a suspeita de rinite gonocócica. Neonatos que a partir da terceira semana começam a apresentar secreção purulenta ou piossanguinolenta, com mães que estão em grupo de risco para doenças sexualmente transmissíveis, devem ser investigados para sífilis congênita. A rinite gonocócica também deve ser investigada. Rinorreia purulenta acompanhada de conjuntivite sugere infecção por clamídia.

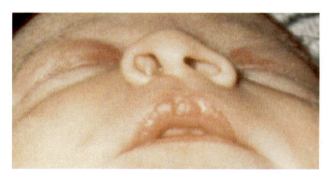

Fig. 26-1. Luxação septal em recém-nascido.

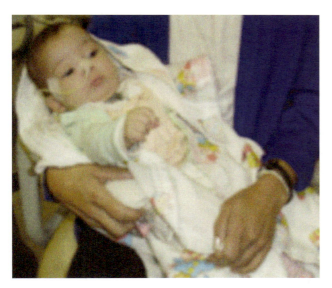

Fig. 26-2. Criança com sequência de Robin com sonda nasogástrica.

A secreção com formação de crostas se associa à atrofia da mucosa e também pode estar presente na rinite ou sinusite bacteriana e nas malformações do palato.

Epistaxe

Consiste na hemorragia que se origina na cavidade nasal. Assim como a rinorreia, pode deixar a cavidade através das narinas ou das coanas. O escoamento pelas coanas é induzido pela manobra de hiperestender a cabeça durante a epistaxe. Nesse caso, o sangue pode ser deglutido sem ser percebido e, em caso de regurgitação ou vômito, essa hemorragia pode erroneamente ser atribuída a causas digestivas. O sangue pode ser aspirado e, ao ser expectorado, estar associado a causas pulmonares.

A epistaxe é um sinal muito presente na prática médica. A grande riqueza vascular da cavidade nasal associada à fragilidade de seus vasos, assim como a exposição a traumatismos e infecções, justifica sua frequência elevada. O local de origem mais comum das epistaxes é o septo nasal anterior – área de Kisselbach –, onde se observam inúmeras anastomoses vasculares e vasos superficiais. Em crianças, pode ser espontânea ou associada a pequenos traumatismos. A epistaxe, nessas situações, costuma ser de pequena intensidade e ceder espontaneamente. Nessa faixa etária observa-se epistaxe de pequena intensidade associada a episódios de rinite alérgica ou infecciosa. O uso contínuo de corticoide nasal e o clima seco e frio podem favorecer a ocorrência de pequenos sangramentos nasais.

Em jovens do sexo masculino acometidos por angiofibroma originado na fossa nasal posterior podem ser observadas epistaxes frequentes, muitas vezes levando à anemia. Uma obstrução nasal progressiva está associada ao quadro, além de sintomas da orelha média ipsilateral ao tumor, decorrentes da obstrução do óstio nasal da tuba auditiva.

Espirros

A crise de espirros (crise esternutatória) é um reflexo, mediado pela excitação do nervo trigêmeo, no qual ocorre expiração violenta e ruidosa, predominantemente pelo nariz, causando a expulsão de secreção nasal. É uma reação normal quando associada a exposições ocasionais a agentes irritantes da mucosa nasal.

Recém-nascidos apresentam espirros frequentes sem significar alteração, os quais também são muito frequentes nos casos de rinite alérgica, vasomotora, nos resfriados e na gripe. Nos casos alérgicos, podem se apresentar em salvas. A crise esternutatória é, geralmente, acompanhada de prurido ocular, do nariz, do palato e da faringe. As crianças podem tentar amenizar o prurido faríngeo movimentando o palato e produzindo um som característico (nariz de porquinho).

Distúrbios do olfato e hiporexia

Olfato e paladar estão associados e favorecem o hábito alimentar adequado na infância. Os odores chegam até a porção olfatória das fossas nasais através das narinas, e alguns deles, liberados durante a mastigação, chegam através da rinofaringe. Portanto, os quadros obstrutivos nasais dificultam a chegada dessas partículas à mucosa olfatória nasal.

Os distúrbios do olfato podem ser classificados como quantitativos (hiposmia, anosmia e hiperosmia) e qualitativos (cacosmia e parosmia). A hiposmia, a diminuição da capacidade olfativa, pode ser dividida em condutiva e de percepção. A hiposmia condutiva ocorre quando há secreção e/ou obstrução nasal. O estímulo não consegue chegar de maneira adequada às terminações sensitivas do nervo olfatório localizadas na parte superior da cavidade nasal. Essa é a causa mais comum de hiposmia e anosmia na infância, geralmente associada à rinite alérgica e à hipertrofia adenoidiana. A hiposmia de percepção ocorre quando há alteração no nervo olfatório. A anosmia é a perda completa da capacidade olfativa, apresentando as mesmas causas da hiposmia, e a cacosmia é um distúrbio qualitativo do olfato caracterizado por uma sensação de odor desagradável proveniente do nariz e, na infância, geralmente se associa a corpos estranhos e sinusite crônica.

Além das questões relacionadas ao olfato, a obstrução nasal pode causar significativo desconforto durante a mastigação, tornando as refeições menos prazerosas para as crianças.

Cefaleia e dor na cavidade nasal

A cefaleia que se origina das afecções nos seios paranasais e na cavidade nasal é causada pela estimulação das fibras do nervo trigêmeo. Essa estimulação pode ocorrer devido à pressão direta, causada pela inflamação e secreção sobre as fibras trigeminais.

A cefaleia de origem sinusal na infância pode ocorrer nas sinusites agudas. Nas sinusites crônicas, os fenômenos dolorosos são de baixa intensidade e, na maioria dos casos, estão ausentes. Contudo, em casos de agudização ou retenção de secreção, pode-se observar dor mais severa. Nesse caso, a dor pode cessar subitamente quando há alívio da obstrução, o que é acompanhado de drenagem de secreção na fossa nasal correspondente. As dores causadas por afecções dos seios paranasais podem apresentar um caráter periódico durante o passar do dia, sendo pior ao acordar. Devido à grande riqueza da inervação local, não podemos afirmar com absoluta certeza qual é o seio acometido.

Além das sinusites, existem outras causas de cefaleia relacionadas à otorrinolaringologia.

A barossinusite decorre de uma incapacidade de se equalizar a pressão intrassinusal durante mudanças drásticas da pressão atmosférica (viagem de avião, mergulho etc.) devido à obstrução de drenagem do seio acometido. Os seios maxilares e frontais são mais comumente acometidos por essa afecção. O sintoma pode variar desde uma sensação de pressão até dor intensa que aparece subitamente, na área de projeção do seio, durante as mudanças de pressão. Pode durar horas ou até mesmo dias. Neste último caso, uma investigação se faz necessária para verificar a presença de infecção secundária ou hematoma.

A sinusite *ex vacuum* (*vacuum sinus*) ocorre devido a uma obstrução do óstio de drenagem dos seios faciais, normalmente causada por desvio de septo, cavidade nasal estreita ou corneto médio aumentado de tamanho. Ocorre absorção do ar da cavidade sinusal, causando pressão negativa, com subsequente edema da mucosa. A criança pode apresentar dor nas mesmas áreas referidas durante um episódio de sinusite; no entanto, não há periodicidade da dor nem os outros sinais de sinusite, como a presença de secreção na cavidade nasal.

Quando as fossas nasais são estreitas, qualquer processo que leve ao inchaço da mucosa pode gerar sintomatologia dolorosa devido à pressão causada sobre as fibras do trigêmeo. A presença de esporão do septo nasal pode causar pressão na mucosa da parede lateral das fossas nasais acompanhada de dor. A agenesia dos seios (das quais a mais comum é a do seio frontal) também pode ser causa de dor.

O furúnculo causa dor intensa, localizada em um dos vestíbulos nasais (única área com folículos pilosos no nariz). A criança, frequentemente, não suporta nem mesmo o leve toque na área acometida. Observam-se hiperemia e edema do vestíbulo nasal acometido. O furúnculo, se não tratado, pode evoluir para um abscesso nasal. O cisto nasoalveolar infectado pode causar quadro semelhante.

Rágades são o mesmo que fissura ou rachadura. A dor, de intensidade leve a moderada, está localizada no vestíbulo nasal. O quadro é comum no inverno, quando as infecções de vias aéreas superiores são mais frequentes. Quando há rinorreia frequente, a criança costuma levar repetidas vezes a mão ou um lenço à área do vestíbulo nasal para limpar a secreção, o que acaba por lesar a pele local, causando as fissuras.

Miíase nasal consiste na presença de larvas de moscas na cavidade nasal, e a dor pode estar associada. O quadro pode ser acompanhado de corrimento nasal de odor fétido. Ao se fazer a inspeção, nota-se movimento das larvas no interior da cavidade nasal. Em geral, acomete crianças com problemas mentais.

SISTEMATIZAÇÃO DO EXAME NASAL DA CRIANÇA

Inspeção

As principais manifestações associadas à disfunção nasal na infância são a presença de secreção nos vestíbulos nasais das crianças, espirros e o hábito de assoar, fungar e coçar o nariz. A presença de hiperemia da ponta nasal e de rágades no vestíbulo se associa aos quadros de rinite. A rinite alérgica pode produzir a marca alérgica nasal (pequena prega cutânea na ponta da pirâmide nasal), causada pelo hábito de coçar.

A observação cuidadosa do terço médio da face pode indicar a presença de sinais relacionados com complicações das sinusites. Edema e hiperemia da região malar, em crianças febris, apontam para complicação regional da sinusite. Pálpebras edemaciadas e hiperemiadas podem estar presentes nas complicações das sinusites frontais e etmoidais.

Prurido ocular, acompanhado de hiperemia conjuntival, está presente nas crianças alérgicas. Edema palpebral uni ou bilateralmente, acompanhado ou não de edema labial ou facial, aponta para quadros alérgicos mais graves.

A face inexpressiva e os lábios entreabertos, que podem se associar a alterações da oclusão (mordida aberta e projeção dos dentes incisivos superiores), são observados nas crianças que respiram predominantemente pela boca.

Alterações da pirâmide nasal podem sugerir malformações faciais (Fig. 26-3). Tumores nasais congênitos são observados mediante a inspeção realizada ao nascimento ou nos primeiros meses de vida.

Percussão e palpação

Na sinusite, a pressão digital na área de saída do nervo infraorbitário, assim como a pressão na região geniana, pode ser dolorosa. A pressão digital pode ser dolorosa na área de saída do nervo supraorbitário (sinal de Grunwald) e no ângulo interno da órbita (sinal de Ewing). A pressão digital da área interocular também pode ser dolorosa. Quando a percussão e a palpação desencadeiam considerável desconforto nas crianças, deve-se pensar em quadros infecciosos sinusais mais severos.

Rinoscopia anterior

No consultório pediátrico é possível avaliar o vestíbulo nasal, o septo nasal anterior e a cabeça das conchas inferiores. O otoscópio pode ser usado com esse objetivo. Com a criança sentada, introduz-se a ponta adequada do otoscópio no vestíbulo nasal simultaneamente à elevação da ponta do nariz e ao afastamento lateral da asa nasal do lado a ser examinado.

No vestíbulo nasal pode-se observar a presença de dermatoses e foliculite, além da presença de secreções ou crostas. O septo nasal anterior cartilaginoso pode se encontrar desviado no recém-nascido (luxação septal), em consequência de traumatismo no canal do parto. Nos lactentes e pré-escolares também pode ser observado esse desvio do bordo anterior, que nem sempre é acompanhado de desvio da pirâmide nasal. Entretanto, a maioria dos desvios septais se encontra mais posteriormente.

A cabeça das conchas nasais inferiores se encontra na porção mais estreita das narinas, denominada válvula nasal. Essa região pode estar completamente obstruída pela hipertrofia da mucosa da concha. O uso de gotas vasoconstritoras, que podem ser aplicadas no consultório pediátrico, causa retração do volume das conchas, possibilitando melhor visualização das fossas nasais. Em algumas crianças a cabeça da concha média e o processo unciforme podem ser visualizados, além de alterações inflamatórias e infecciosas. A muco-

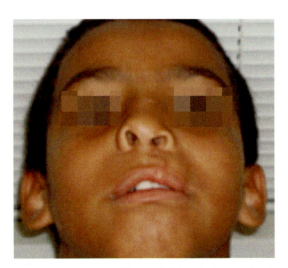

Fig. 26-3. Criança com fissura labiopalatina e desvio da pirâmide nasal.

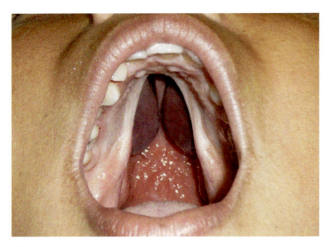

Fig. 26-4. Conchas nasais inferiores e adenoides visualizadas através de fenda palatina em adolescente.

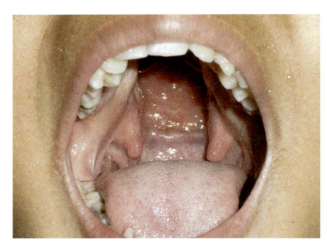

Fig. 26-5. *Cavum*, adenoides e anel de Passavant visualizados através de fenda palatina em adolescente.

sa pálida sugere processos inflamatórios alérgicos e a hiperemia se associa com processos infecciosos (Figs. 26-4 e 26-5).

A presença de rinorreia mucopurulenta no assoalho nasal é vista na sinusite ou está associada à estase da secreção do nariz congestionado. Rinorreia mucopurulenta ou francamente purulenta entre a cabeça da concha média e o processo unciforme sugere, juntamente com a história clínica, sinusite bacteriana.

Os corpos estranhos geralmente se localizam no vestíbulo e na válvula nasal. A retirada dos corpos estranhos nasais é realizada com iluminação de fotóforo (equipamento de iluminação posicionado na cabeça do médico) e com a utilização de ganchos especiais.

O exame das fossas nasais, com a criança sentada sozinha ou no colo da mãe, também é realizado com espéculos de tamanho especial (rinoscópios pediátricos) e com o auxílio da iluminação proporcionada pelo fotóforo. A endoscopia nasal pode complementar a rinoscopia anterior.

❑ SÍNDROMES CLÍNICAS NASAIS MAIS CLÁSSICAS

Rinite alérgica

Causa frequente de comprometimento da qualidade de vida das crianças, é uma doença inflamatória da mucosa respiratória devida a um estado patológico do sistema imune caracterizado pela reação exagerada contra os aeroalérgenos, macromoléculas existentes no meio ambiente. É uma reação alérgica do tipo 1, segundo Gell e Coombs, caracterizada por espirros, prurido e congestão nasal (Quadro 26-2).

Quadro 26-2. Classificação da rinite alérgica

Intermitente Sintomas < 4 dias por semana ou < 4 semanas	Persistente Sintomas ≥ 4 dias por semana ou ≥ 4 semanas
Leve Sono normal Atividades diárias normais (escola, trabalho e lazer) Sem sintomas incômodos	Moderada a grave Um ou mais itens Sono anormal Interferência nas atividades diárias (escola, trabalho e lazer) Sintomas incômodos

Rinite vasomotora, rinite do lactente e rinite medicamentosa

A rinite vasomotora apresenta a peculiaridade, em alguns casos, de a obstrução se manifestar em báscula, ou seja, alterna-se periodicamente a narina obstruída. No entanto, para se firmar o diagnóstico de rinite vasomotora é preciso verificar a intensidade desse fenômeno, assim como outros sinais e sintomas, uma vez que uma leve obstrução nasal que apresenta esse comportamento de báscula faz parte da fisiologia nasal, constituindo o ciclo nasal.

Trata-se de uma disfunção do sistema nervoso autônomo (SNA), provavelmente associada à hipotonia do SNA simpático, desencadeada por alterações da temperatura e umidade, além de situações de estresse. Pode ser classificada como obstrução fisiológica do lactente devido às dimensões reduzidas das fossas nasais e à imaturidade do SNA.

Os recém-nascidos cujas mães utilizaram medicamentos anti-hipertensivos, antidepressivos e betabloqueadores durante a gestação podem apresentar obstrução nasal. Lactentes com síndrome alcoólica fetal podem apresentar congestão nasal de difícil tratamento.

Rinite viral aguda: resfriado e gripe

Caracteriza-se por obstrução nasal e coriza, acompanhadas de febre, de início súbito. Tosse e hiporexia estão presentes. O sono e as mamadas ficam consideravelmente prejudicados. Os quadros gripais são mais severos e as possibilidades de complicação são maiores. A socialização precoce (escolinhas e creches) tem aumentado a frequência de episódios virais. A criança pode apresentar de seis a oito episódios por ano.

Sinusite bacteriana

Pode ser uma complicação das rinites virais ou da rinite alérgica não controlada (Quadro 26-3).

A sinusite aguda é a doença infecciosa dos seios paranasais com até 3 meses de evolução e se caracteriza por disfunção nasal persistente por mais de 10 ou 14 dias ou que se manifesta de maneira severa (febre alta ou persistente, prostração, edema facial).

Quadro 26-3. Fisiopatologia das sinusites na infância

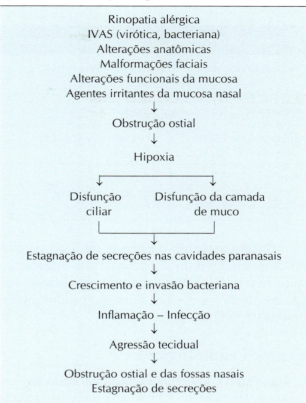

A sinusite crônica evolui com disfunção nasal com mais de 3 meses de evolução ou se manifesta por subsequentes episódios agudos. Em geral, as infecções sinusais são polimicrobianas, com predominância de um micro-organismo. Nas sinusites crônicas, aumenta a participação dos anaeróbios.

❏ EXAMES COMPLEMENTARES

Endoscopia nasal – Fibronasofaringoscopia

O uso do endoscópio flexível para o exame de recém-nascidos e lactentes tem trazido importantes contribuições para o entendimento da fisiopatologia dos problemas nasais nessa faixa etária. Pré-escolares, escolares e adolescentes necessitam da endoscopia nasal para o diagnóstico diferencial de patologias refratárias ao tratamento clínico e na disfunção nasal crônica. Também é fundamental na avaliação pré-operatória das cirurgias nasais na infância.

Quadro 26-4. Estudo radiológico das cavidades paranasais

Incidência da radiografia	Seios paranasais avaliados
Frontonaso (Caldwell)	Frontais e etmoidais anteriores
Mento-naso (Waters)	Maxilares
Submento-vértex (Hirtz)	Esfenoidais e etmoidais posteriores
Perfil	Todos os seios (especialmente frontais e esfenoidais)

A documentação detalhada da fossa nasal e do *cavum*, sobretudo a avaliação das adenoides, compensa o desconforto causado pelo exame. Vasoconstritor e anestésico tópico são usados para o preparo da criança.

Exames radiológicos

1. **Tomografia dos seios da face:** indicada nos casos de sinusopatia na infância refratária ao tratamento clínico, na presença de complicações e no planejamento cirúrgico. O estudo tomográfico é feito nas incidências axial e coronal e, geralmente, sem contraste.

2. **Radiografia simples de seios da face:** a avaliação das radiografias das cavidades paranasais na pediatria nos fornece cerca de 50% de resultados falso-positivos ou falso-negativos, sobretudo em lactentes (Quadro 26-4). São consideradas alterações significativas: presença de nível hidraéreo, hipoplasia maxilar e presença de cisto de retenção.

3. **Radiografia de *cavum*:** o volume adenoidiano é mais bem avaliado fora das crises alérgicas ou crises de resfriado. O posicionamento correto da criança e o palato mole relaxado são essenciais para a interpretação adequada.

❏ BIBLIOGRAFIA

Almeida W, Kiertsman B, Araújo E, Heinichen J, Haetinger R. Sinusite: dificuldades diagnósticas e diagnostic diferencial. *In:* Sih T (ed.). *IV Manual de otorrinolaringologia pediátrica da IAPO*. Guarulhos: Lis Gráfica & Editora, 2006: 140-4.

Anselmo-Lima W (ed.). *Otorrinolaringologia para o pediatra*. São Paulo: Atheneu, 2006.

Bellussi L, Passàli GC, Passàli D. Obstrução nasal e cefaléia: uma associação real? *In:* Sih T (ed.). *IV Manual de otorrinolaringologia pediátrica da IAPO*. Guarulhos: Lis Gráfica & Editora, 2006: 176-9.

Cedin AC, Carvalho GD, Krakauer L, Rosário Filho NA, Araújo PS. Respirador bucal. *In:* Sih T (ed.). *V Manual de otorrinolaringologia pediátrica da IAPO*. São Paulo: Lis Gráfica & Editora, 2006: 190-3.

Fortini M, Godinho R. Faringotonsilite aguda e crônica. *In:* Freire L (ed.). *Diagnóstico diferencial em pediatria*. Brasil: Guanabara Koogan, 2008.

Goldstein NA, Fatima M, Campbell TF, Rosenfeld RM. Child behavior and quality of life before and after tonsillectomy and adenoidectomy. *Arch Otolaryngol Head Neck Surg*, 2002; 128:770-5.

Graham J, Scadding G, Bull P. *Pediatric ENT*. Berlin: Springer, 2007.

Hotaling A. Tosse. *In:* Sih T (ed.). *V Manual de otorrinolaringologia pediátrica da IAPO*. São Paulo: Lis Gráfica & Editora, 2006: 46-9.

Jones KS. *Padrões reconhecíveis de malformações congênitas*. 5ª ed., Brasil: Manole, 1998.

Lotufo JPB. Tabagismo e doenças respiratórias. *In:* Sih T (ed.). *IV Manual de otorrinolaringologia pediátrica da IAPO*. Guarulhos: Lis Gráfica & Editora, 2006: 117-9.

Manning SC, Neto LB. Sinusite em pediatria. *In:* Sih T (ed.). *VI Manual de otorrinolaringologia pediátrica da IAPO*. São Paulo: Gráfica e Editora RR Dounelley, 2007: 117-22.

Manoukian J. Higiene nasal em pediatria. *In:* Sih T (ed.). *V Manual de otorrinolaringologia pediátrica da IAPO*. São Paulo: Lis Gráfica & Editora, 2006: 158-62.

Marchesan IQ. *Fundamentos em fonoaudiologia: aspectos clínicos da motricidade oral*. São Paulo: Guanabara Koogan, 1998.

Morales TM, Regalado ME. Rinossinusite crônica. *In:* Sih T (ed.). *IV Manual de otorrinolaringologia pediátrica da IAPO*. Guarulhos: Lis Gráfica & Editora, 2006: 172-5.

Murahovshi J. Diagnóstico diferencial entre adenoidite, sinusite e rinofaringite. *In:* Sih T (ed.). *V Manual de otorrinolaringologia pediátrica da IAPO*. São Paulo: Lis Gráfica & Editora, 2006: 151-2.

Murillo-González F. Vídeo caseiro para avaliação da criança que ronca. *In:* Sih T (ed.). *V Manual de otorrinolaringologia pediátrica da IAPO*. São Paulo: Lis Gráfica & Editora, 2006: 197-201.

Naspitz C. Papel do imunologista na rinossinusite. *In:* Sih T (ed.). *IV Manual de otorrinolaringologia pediátrica da IAPO*. Guarulhos: Lis Gráfica & Editora, 2006: 161-3.

Online Mendelian Inheritance in Man, OMIMTM. McKusick-Nathans Institute for Genetic Medicine, Johns Hopkins Univ (Baltimore) and NCBI, NLM (Bethesda, MD); 2008. (Accessed at http://www.ncbi.nlm.nih.gov/omim/).

Passàli D, Passàli FM, Bellussi L. Alterações físicas e psicológicas relacionadas com a obstrução nasal. *In:* Sih T (ed.). *IV Manual de otorrinolaringologia pediátrica da IAPO*. Guarulhos: Lis Gráfica & Editora, 2006: 164-7.

Patrocínio JA, Patrocínio LG. Nasofibroscopia na infância: dificuldades e como facilitar sua realização. *In:* Sih T (ed.). *IV Manual de otorrinolaringologia pediátrica da IAPO*. Guarulhos: Lis Gráfica & Editora, 2006: 134-9.

Piltcher O. Infecção viral ou bacteriana? Diferença entre teoria e prática. *In:* Sih T (ed.). *IV Manual de otorrinolaringologia pediátrica da IAPO.* Guarulhos: Lis Gráfica & Editora, 2006: 113-6.

Sakano E, Araújo E, Azuara E, Haetinger R, Almeida W. Sinusites: dificuldades diagnósticas e diagnóstico diferencial. *In:* Sih T (ed.). *V Manual de otorrinolaringologia pediátrica da IAPO.* São Paulo: Lis Gráfica & Editora, 2006: 184-9.

Scadding G. Atualizações em rinossinusites. *In:* Sih T (ed.). *V Manual de otorrinolaringologia pediátrica da IAPO.* São Paulo: Lis Gráfica & Editora, 2006: 153-7.

Scadding G. Rinite, sinusite e asma – "as vias aéreas unidas". *In:* Sih T (ed.). *V Manual de otorrinolaringologia pediátrica da IAPO.* São Paulo: Lis Gráfica & Editora, 2006: 170-3.

Scadding G. Rinossinusite crônica em pediatria – A criança catarral. *In:* Sih T (ed.). *V Manual de otorrinolaringologia pediátrica da IAPO.* São Paulo: Lis Gráfica & Editora, 2006: 174-83.

Sih T. Alergia nasal em crianças. *In:* Sih T (ed.). *IV Manual de otorrinolaringologia pediátrica da IAPO.* Guarulhos: Lis Gráfica & Editora, 2006: 120-3.

www.iapo.org.br

www.otorrinopediatria.com.br

CAPÍTULO 27

Cavidade Bucal

Daniela Goursand
Ênio Lacerda Vilaça
Patrícia Maria Pereira de Araújo Zarzar
Efigênia Ferreira e Ferreira

❑ SEMIOLOGIA DA CAVIDADE BUCAL

A cavidade bucal do indivíduo deve ser examinada pela inspeção e palpação dos lábios, gengiva, rebordo alveolar, ductos de glândulas salivares, mucosa e dentes.

No bebê, a boca apresenta freios labiais nos lábios superior e inferior. São pregas de tecido conjuntivo que servem para firmar os lábios durante a amamentação, com inserções amplas e ricamente vascularizadas. Os freios labiais (superior e inferior) que apresentam sua inserção alguns milímetros acima da margem gengival são considerados normais. O freio lingual é uma faixa de tecido conjuntivo que se insere na face ventral da língua e auxilia esse músculo no selamento necessário durante a deglutição.

O lábio superior apresenta projeções a fim de aumentar de volume quando em contato com o seio materno, sendo de grande auxílio durante a amamentação por servir de "pega" para o aleitamento, promovendo maior selamento labial. A gestante deve ser encorajada a realizar a amamentação e a posterior higienização da cavidade bucal do bebê. Além do estreitamento do laço materno, da imunização natural e de outras vantagens, a amamentação torna possível o desenvolvimento da musculatura peribucal e o crescimento facial, além do desenvolvimento de funções vitais, como a respiração nasal e a deglutição normal, devido ao trabalho de sucção. O selamento labial e a postura lingual são importantes para que esse padrão de normalidade seja alcançado. O peito possibilita um desenvolvimento fisioterápico necessário para o desenvolvimento do sistema estomatognático do bebê. Durante a amamentação, a mandíbula é estimulada no seu sentido anteroposterior, o que proporciona o esforço conjunto dos músculos mastigatórios e da língua e reforça o circuito neurofisiológico da respiração. Segundo Serra-Negra, Pordeus e Rocha Jr. (1997), há associação do aleitamento natural com a não instalação de hábitos bucais viciosos, pois 86,1% das crianças que não apresentaram hábitos deletérios foram aleitadas por, no mínimo, 6 meses. A associação de hábitos bucais com maloclusões foi significativa, sendo a mordida cruzada posterior e a aberta anterior as mais prevalentes.

Internamente, observa-se na cavidade bucal dos bebês a presença dos roletes gengivais, que são cordões gengivais que recobrem toda a área dos dentes não erupcionados. Na porção vestibular podem ser observadas segmentações verticais que coincidem com os germes dos dentes incisivos e caninos. A maxila se apresenta de forma arredondada. A mandíbula tem o formato da letra U.

A partir dos 6 meses de idade, aproximadamente, tem início a erupção dos dentes decíduos (popularmente conhecidos como dentes de leite), e a conformação da cavidade bucal começa a so-

Quadro 27-1. Sequência eruptiva dos dentes decíduos (idade em meses)

Dentes	Maxila	Mandíbula
Incisivo central	7,5	6
Incisivo lateral	9	7
Canino	18	16
Primeiro molar	14	12
Segundo molar	24	20

Fonte: Walter LRF, Ferelle A, Issao M (1996).

frer mudanças. O Quadro 27-1 apresenta a sequência de erupção dos dentes decíduos. O primeiro dente a irromper é o incisivo central inferior, e o último é o segundo molar decíduo superior. No total, a dentição decídua completa é formada por 20 dentes (oito incisivos, quatro caninos e oito molares).

Além dos dentes, deve-se observar a gengiva nas crianças com dentição decídua, que é mais avermelhada e menos firme quando comparada à gengiva dos adolescentes (Fig. 27-1).

As papilas interdentais são mais planas, o que facilita a higienização. O palato duro deve se apresentar íntegro, de coloração avermelhada, assim como o palato mole, localizado posteriormente. A língua contém as papilas gustativas que lhe são características, cor avermelhada, e deve apresentar também movimentação adequada. Finalmen-te, a mucosa que recobre toda a parte interna da boca deve ser avermelhada, íntegra e com certa mobilidade à manipulação.

Aos 6 anos de idade, irrompe o primeiro molar permanente, primeiro na mandíbula e depois na maxila. Começa então a fase da dentição mista, em que coexistem dentes decíduos e permanentes. É preciso ter atenção na fase de erupção do primeiro molar permanente, pois ela passa, muitas vezes, despercebida, e os responsáveis tendem a supor que seja mais um dente decíduo. Nessa fase, o dente permanente está no início da erupção e a face oclusal ainda não está sujeita às forças mecânicas da mastigação. Isso pode levar ao acúmulo de placa e à dificuldade de higienização, aumentando o risco de desenvolvimento de cárie.

A dentição permanente completa-se por volta dos 17 aos 21 anos, quando ocorre a erupção do terceiro molar ou dente do siso. A dentição permanente é formada por 32 dentes no total (oito incisivos, quatro caninos, oito pré-molares e 12 molares). O Quadro 27-2 mostra a cronologia de erupção dos dentes permanentes.

A gengiva dos adolescentes é semelhante à do adulto. A coloração é rosa-pálida, com aspecto característico de casca de laranja. A papila interdentária se torna mais definida e afilada (Fig. 27-2). O palato, a mucosa e a língua seguem os mesmos padrões descritos para as crianças.

Durante o crescimento do indivíduo observam-se alguns fenômenos relacionados ao de-

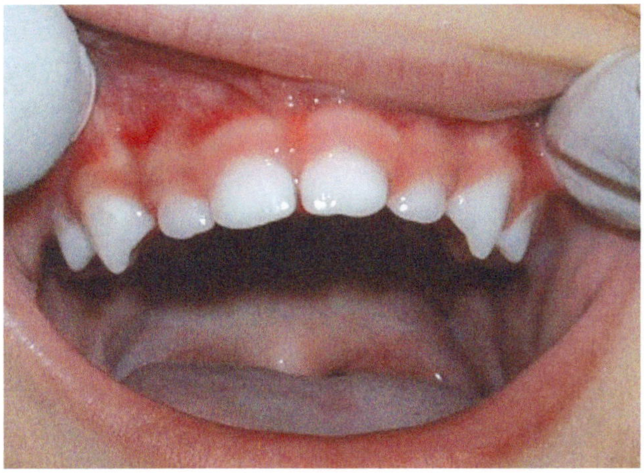

Fig. 27-1. Gengiva normal na dentição decídua. (Cortesia da Profª Fernanda Bartolomeo Freire Maia.)

Quadro 27-2. Sequência eruptiva dos dentes permanentes (em anos)

Dentes	Maxila	Mandíbula
Incisivo central	7 a 8	6 a 7
Incisivo lateral	8 a 9	7 a 8
Canino	11 a 13	10 a 11
Primeiro pré-molar	9 a 11	10 a 11
Segundo pré-molar	11 a 13	11 a 13
Primeiro molar	6 a 7	6
Segundo molar	12 a 13	11 a 12
Terceiro molar	17 a 21	17 a 21

Fonte: Toledo OA (1996).

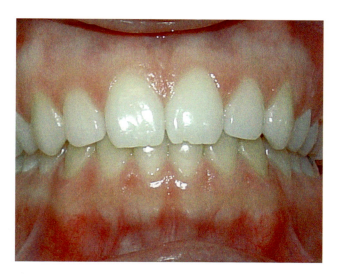

Fig. 27-2. Gengiva normal do adolescente/adulto. (Cortesia do acadêmico Daniel Santos Fonseca Figueiredo.)

senvolvimento da cavidade bucal e que podem acarretar transtornos, como febre, irritação, inapetência, coriza e diarreia, relatos muito comuns quando da erupção dentária em crianças. Sintomas como dor e desconforto poderão causar alteração nesse período, o que se pode observar no comportamento irritadiço e nas alterações do sono, por exemplo.

Algumas alterações gengivais podem ocorrer na dentição mista. No adolescente pode ser marcante a presença da linha de mordedura, que é uma elevação linear hiperplásica e hiperceratinizada, sendo normal da mucosa interna da bochecha devido a pressão, irritação ou sucção da mucosa contra as superfícies vestibulares dos dentes. No entanto, esses são eventos fisiológicos e desaparecerão no tempo previsto ou permanecerão sem maiores comprometimentos para o indivíduo (Corrêa, 2002).

❏ PATOLOGIAS BUCAIS MAIS PREVALENTES NO LACTENTE, NA INFÂNCIA E NA ADOLESCÊNCIA

Depois de conhecidas as estruturas e componentes anatômicos normais da boca faz-se necessário descrever algumas alterações patológicas bucais mais frequentes encontradas na infância e na adolescência.

Transtornos de erupção
Dentes natais e neonatais

Os dentes natais estão presentes na boca do bebê já ao nascimento. Já os neonatais aparecem na cavidade bucal logo após o nascimento, até 30 dias depois. A prevalência é baixa, variando entre 1:2.000 e 1:3.500 (Yared e Yared, 2002). Sua ocorrência é mais comum nos incisivos inferiores (85%), seguidos dos incisivos superiores (11%), e o restante ocorre em dentes posteriores (4%). Eles têm causas diversas, como influência genética, hipovitaminoses e/ou associação com síndromes (p. ex., a displasia condroectodérmica). Esses dentes podem ser da série normal ou supranumerários. Se for um dente supranumerário sem uma boa implantação óssea, procede-se à extração com 1 semana de vida devido ao risco de aspiração. Se o dente for da série normal e está firme, é realizado polimento para arredondamento das margens e aplicação tópica de flúor. Com isso, evita-se que machuque o seio da mãe ou cause feridas na mucosa bucal do recém-nascido.

Nódulos de Bohn, pérola de Epstein e cisto da lâmina dentária

São cistos epiteliais circunscritos e de coloração branca frequentemente encontrados nos recém-nascidos. Ocorrem em 65% a 85% dos recém-nascidos e tendem a desaparecer do primeiro ao quarto mês de vida.

Denominam-se nódulos de Bohn quando localizados nas porções vestibulares e linguais do rebordo alveolar, ou seja, na parte visível e interna da gengiva. São chamados de pérola de Epstein quando encontrados na rafe palatina e cistos da lâmina dentária quando localizados na crista alveolar – região onde irão se situar os dentes.

Hematoma de erupção

Esta tumefação da mucosa gengival recobre a coroa de um dente decíduo ou permanente em erupção. Traumatismos na região podem dar a ele uma coloração purpúrea ou castanha. Pode causar retardo do irrompimento dentário por formação de uma cicatrização fibrosa e, geralmente, é assintomático.

Epúlide congênita do recém-nascido

Tumor benigno, raro, acomete os tecidos moles bucais do recém-nascido. Pode ser um nódulo único ou múltiplo, localizado na região de caninos superiores, e acomete mais as meninas do que os meninos. O tamanho pode variar de alguns milímetros até 9cm. A etiologia ainda é controversa. Acredita-se que a causa seja de origem odontogênica, endócrina ou neurogênica, entre outras. O tratamento consiste na remoção cirúrgica. Lesões pequenas podem regredir e desaparecer com o tempo.

Alterações de mucosa

Mucocele

Trata-se de uma lesão de mucosa devido ao extravasamento da saliva dos ductos salivares menores para os tecidos bucais ou por obliteração do ducto glandular (Fig. 27-3). Ocorre predominantemente no lábio inferior (75%), seguido de mucosa jugal, superfície ventral da língua e assoalho bucal. A duração pode ser de alguns dias a vários meses, com média de algumas semanas. Muitos pacientes apresentam história de tumefação recorrente que se rompe periodicamente e libera seu conteúdo fluido.

Gengivoestomatite herpética aguda

É a primoinfecção do vírus herpes simples (HSV) em crianças, comum na primeira infância. Somente 1% apresenta manifestações da doença, enquanto 99% possuem o vírus na forma latente. Caracteriza-se pela presença de

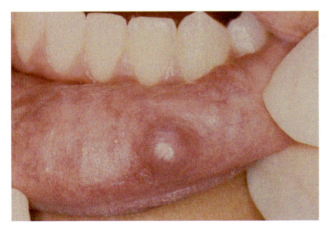

Fig. 27-3. Mucocele. (Cortesia do Prof. Dr. Ricardo Alves Mesquita.)

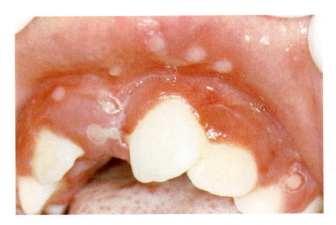

Fig. 27-4. Gengivoestomatite herpética aguda. (Cortesia da Profª Drª Maria Auxiliadora Vieira do Carmo.)

vesículas e/ou úlceras dolorosas nos lábios, na gengiva e na língua, acometendo crianças de 2 a 4 anos (Fig. 27-4). Causa eritema, edema e ulceração gengival em decorrência da presença do HSV. Eritema gengival, mal-estar, irritabilidade, inapetência, prostração, cefaleia, febre e dor ao alimentar-se são sintomas comuns. A doença é autolimitante, e sua fase aguda dura de 7 a 11 dias, sendo o tratamento paliativo, com controle dos sintomas.

Herpes simples

Ocorre com frequência em crianças de 3 a 6 anos de idade. Após a primoinfecção, o vírus migra para o gânglio trigeminal e se instala em estágio de latência. A transmissão ocorre pelo contato direto com o exsudato da lesão ou indiretamente, por meio de objetos e superfície contaminados. As lesões recidivantes se iniciam com ardor local e surgimento de pequenas vesículas que coalescem, originando lesões maiores (úlceras). A recorrência se deve a fatores desencadeantes, como estresse, sol, frio, trauma, febre, distúrbios gástricos, ansiedade, entre outros.

Glossite migratória benigna ou língua geográfica

A etiologia da glossite migratória benigna é desconhecida. Entretanto, a genética tem sido sugerida como provável causadora dessa alteração. Sua prevalência é de 1% a 3% da população, com incidência de 1,1%, tendendo a diminuir com a idade. Consiste na presença de múltiplas áreas na

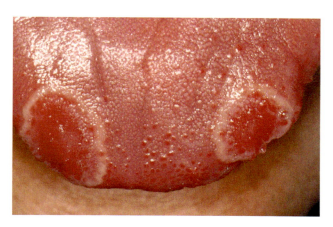

Fig. 27-5. Língua geográfica. (Cortesia do Prof. Dr. Ricardo Alves Mesquita.)

língua com perda das papilas filiformes, podendo causar queimação, perda da sensação gustativa e sensibilidade lingual a comidas quentes e apimentadas (Fig. 27-5). As lesões aparecem rapidamente e se resolvem dentro de poucos dias ou semanas e, em seguida, instalam-se em uma área completamente diferente.

Defeitos do esmalte dentário

São distúrbios que ocorrem durante os processos de secreção da matriz orgânica, deposição e mineralização do esmalte dentário, podendo expressar-se por meio de hipoplasias de esmalte ou opacidades, como, por exemplo, a fluorose. Na cidade de João Pessoa, em estudo epidemiológico, foi observada uma prevalência de 78,9% de crianças com 36 meses de idade com pelo menos um dente com defeito de esmalte. Essas alterações no esmalte dentário aumentam a susceptibilidade da criança para o desenvolvimento da doença cárie. Filhos de mães desnutridas têm maiores chances de apresentar hipoplasia de esmalte, e essas crianças têm 9,6 vezes mais chance de desenvolver cárie.

As hipoplasias podem ser resultado de alterações, como febre nos primeiros anos de vida, e sofrem influência de características socioeconômicas, patologias da infância, inclusive a infecção pelo HIV, e desnutrição.

A fluorose é provocada pela dosagem continuada excessiva de flúor, no período de 0 a 6 anos de vida. A ingestão concomitante do flúor presente na água potável e proveniente de outras fontes, como comprimidos, soluções para bochecho, dentifrícios e até da própria alimentação, aumenta a frequência e a gravidade das lesões.

Segundo dados do Ministério da Saúde, a prevalência de fluorose no Brasil é de 9% em crianças até 12 anos e de 5% em adolescentes de 15 a 19 anos (Ministério da Saúde, 2004).

Cárie dentária

A cárie é a doença bucal mais prevalente. Dados do projeto SB Brasil 2003 – condições de saúde bucal da população brasileira 2002-2003 (SB 2003), último levantamento de abrangência nacional realizado no Brasil, apontam uma prevalência de 70% das crianças brasileiras aos 12 anos e 90% dos adolescentes de 15 a 19 anos com pelo menos um dente permanente cariado (Ministério da Saúde). Além disso, 54% das crianças com até 5 anos precisam de tratamento odontológico. A cárie dentária está relacionada com baixo nível educacional, baixa condição socioeconômica familiar, hábito dietético inadequado e dificuldade de acesso a alguma forma de flúor, o que predispõe crianças, adolescentes e adultos ao risco de desenvolvimento da doença (Antunes et al., 2006). A cárie comumente evolui, quando não tratada, para a inflamação pulpar (pulpite) e pode levar a polpa dentária à necrose.

Na primeira infância pode ser observado o fenômeno conhecido como cárie precoce da infância. Essa doença de progressão rápida afeta os dentes decíduos assim que erupcionam, principalmente os incisivos superiores (Fig. 27-6). A prevalência, segundo dados do SB 2003, é de 27% das crianças de 18 a 36 meses de idade com pelo menos um dente decíduo acometido (Ministério da Saúde). É agravada por quantidade de açúcar adicionada à mamadeira, alimentação açucarada em excesso, mamadeira noturna e higiene bucal precária.

Gengivite e periodontite

A gengivite se refere à inflamação limitada aos tecidos moles que circundam os dentes, sem afetar o osso circundante. A etiologia é, princi-

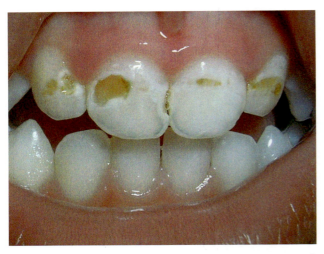

Fig. 27-6. Cárie precoce na infância. (Cortesia da Prof.ª Fernanda Bartolomeo Freire Maia.)

palmente, a inadequada higiene bucal, ou seja, acúmulo de placa bacteriana. Afeta mais de 90% da população, independentemente de idade, sexo e raça (Neville *et al.*, 1998; Salgado *et al.*, 2006). A periodontite acomete os tecidos moles circundantes, assim como os tecidos de sustentação, o ligamento periodontal e o osso alveolar. A perda progressiva do tecido ósseo leva a uma mobilidade dentária intensa, culminando, muitas vezes, com a perda do dente. Crianças imunocompetentes (imunossuprimidas, portadoras do vírus da imunodeficiência humana – HIV/AIDS, transplantadas, portadoras de neutropenia congênita) e com história familiar de doença periodontal apresentam maior predisposição para desenvolvimento da periodontite (Barrêtto, Costa e Pordeus, 2202; Mendes *et al.* 2001). A prevalência em indivíduos de 13 a 20 anos é de menos de 1%.

Traumatismos dentários

Os traumatismos em dentes decíduos ocorrem, em sua maioria, em crianças com 1 a 2 anos e meio de idade, quando elas adquirem independência e mobilidade. Em estudo desenvolvido por Jorge e cols. (2009), a prevalência de traumatismos na dentição decídua encontrada em crianças de Belo Horizonte foi de 41,6%. Por ser um evento comum, os pais devem ser alertados sobre as consequências e a possibilidade de danos aos dentes permanentes sucessores e ao desenvolvimento da oclusão, bem como sobre a importância do acompanhamento odontológico a fim de evitar e tratar possíveis lesões nos dentes sucessores permanentes.

A descoloração de dentes decíduos após o trauma é um achado comum e pode variar desde mancha rósea ou marrom até coloração amarelada (Fig. 27-7).

Essas alterações de cor podem desaparecer ou não. No caso de haver patologias periapicais associadas, procede-se ao encaminhamento da criança com trauma e descoloração dentária para avaliação pelo cirurgião-dentista, para que este possa verificar a permanência ou não do elemento dentário e seu tratamento.

Independentemente do tipo de trauma (fraturas, extrusão, intrusão e avulsão), o atendimento odontológico deve ocorrer o mais rápido possível, pois o prognóstico favorável irá depender do tempo decorrido desde o trauma. Em casos de intrusão (deslocamento do dente para dentro do alvéolo) de dentes decíduos, a reerupção pode ocorrer de 2 semanas a 6 meses após o trauma.

Tratando-se de avulsão (saída do dente para fora do alvéolo) na dentição decídua, o reimplante dentário está contraindicado, porque pode vir a causar danos ao sucessor permanente. Caso ocorra na dentição permanente, o dente deve ser armazenado em solução fisiológica, leite ou, em último caso, água, e o paciente deve dirigir-se imediatamente ao dentista para reimplantá-lo. O sucesso irá depender do estado do dente, do tempo decorrido e da cooperação do paciente.

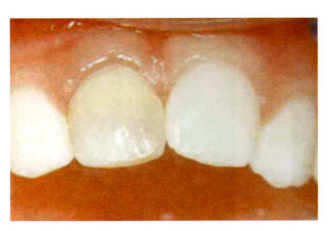

Fig. 27-7. Dente com coloração marrom em decorrência de traumatismo dentário.

Abscesso periapical

O abscesso periapical é uma infecção dentária provocada por bactérias aeróbias e anaeróbias que atingiram a polpa do dente, causando necrose pulpar, o que pode levar a uma infecção dos tecidos perirradiculares. Pode apresentar manifestações clínicas como dor severa (associada ou não a um dente cariado ou com restauração inadequada, dente com história de trauma), febre, dor de cabeça e linfadenopatia, podendo levar a edema dos tecidos adjacentes. A causa mais frequente de abscesso periapical é a necrose pulpar (Pereira, 2001).

Oclusopatias

São alterações na oclusão dentária das crianças e dos adolescentes, causando alterações na fisiologia do sistema estomatognático, com impacto na vida social e na qualidade de vida. Entre os tipos destacam-se: apinhamento, diástemas, mordida cruzada, mordida aberta, sobressaliência maxilar e/ou mandibular, entre outros. Marques e cols. (2005), em estudo realizado com adolescentes residentes em Belo Horizonte, encontraram como principais oclusopatias o apinhamento (com prevalência de 37,8%) e a sobressaliência maxilar anterior maior do que 4mm (com 37,5% de prevalência). Os autores concluíram que os adolescentes pesquisados procuraram atendimento ortodôntico devido, principalmente, à alteração estética causada pelo apinhamento dentário.

❑ CONSIDERAÇÕES FINAIS

Os problemas de saúde bucal podem afetar a saúde geral e causar dor e desconforto para a criança, o adolescente e toda a família. Esses problemas, na maioria das vezes, envolvem vários aspectos da vida das pessoas, como níveis educacional, cultural e socioeconômico, além dos fatores biológicos. O trabalho multidisciplinar, envolvendo pediatras, hebiatras e cirurgiões-dentistas, é de fundamental importância para a promoção da saúde, pois diferentes setores, agindo conjuntamente, podem influenciar os determinantes da saúde e orientar a respeito da tomada de decisões saudáveis.

❑ BIBLIOGRAFIA

Antunes JLF, Peres MA, Mello TRC. Determinantes individuais e contextuais da necessidade de tratamento odontológico na dentição decídua no Brasil. *Ciência e Saúde Coletiva*, 2006; 11:79-87.

Antunes JLF, Peres MA, Mello TRC *et al*. Multilevel assessment of determinants of dental caries experience in Brazil. *Community Dent Oral Epidemiol*, 2006; 34:146-52.

Barrêtto EPR, Costa FO, Pordeus IA. Periodontites agressivas em crianças e adolescentes: existe um padrão intrafamiliar? *JBP*, 2002; 5:201-8.

Campos JADB, Zuanon ACC, Pansani CA. Traumatismo na dentição decídua e suas consequências na dentição permanente: revisão de literatura. *ROBRAC*, 2001; 10:26-8.

Casamassimo PS. Considerações periodontais. *In:* Pinkham JR (ed.). *Odontopediatria da infância à adolescência*. São Paulo: Artes Médicas, 1996: 386-91a.

Casamassimo PS. Doença periodontal. In: Pinkham JR. *Odontopediatria da infância à adolescência*. São Paulo: Artes Médicas, 1996; 644-51b.

Corrêa MSNP. *Odontopediatria na 1ª infância*. São Paulo: Santos Livraria Editora, 1998, 679p.

Corrêa MSNP. *Sucesso no atendimento odontopediátrico – aspectos psicológicos*. São Paulo: Santos Livraria Editora, 2002, 659p.

Corrêa MSM, Sarmiento Villena R, Frascino SMV. Características da cavidade bucal e ocorrência de anomalias em recém-nascidos. *Rev Paul Odontol*, 1997; 19:34-40.

Coser RM, Flório FM, Melo BP *et al*. Características clínicas do cisto de erupção. RGO, 2004; 52:180-3.

Cunha LF, Tomita NE. Dentária fluorosis in Brazil: a systematic review from 1993 to 2004. *Cad Saúde Pública*, 2006; 22:1.809-16.

Fonseca FBD, Kanaan DDM, Silva VO *et al*. Levantamento sobre a erupção precoce dos primeiros molares permanentes em crianças abaixo de 6 anos de idade e sua prevalência de cárie. *Rev Inst Cienc Saúde*, 2001; 19:35-40.

Freitas AD, Moliterno LFM. Evidências clínicas em bebês relacionadas aos transtornos durante a erupção dentária. *Rev Bras Odontol*, 2001; 58:52-5.

Holan G. Long-term effect of different treatment modalities for traumatized primary incisors presenting dark coronal discoloration with no other signs of injury. *Dent Traumatol*, 2006; 22:14-7.

Jorge KO, Moysés SM, Ferreira EF *et al*. Prevalence and factors associated to dental trauma in infants 1-3 years of age. *Dent Traumatol*, 2009; 25:185-9.

Kramer PF, Zembruski C, Ferreira SH *et al*. Traumatic dental injuries in Brazilian preschool children. Dent Traumatol, 2003; 19:299-303.

Kramer PF, Feldens CA. *Traumatismos na dentição decídua: prevenção, diagnóstico e tratamento*. São Paulo: Santos Livraria Editora, 2005: 311p.

Marques LS, Barbosa CC, Ramos-Jorge ML *et al*. Prevalência de maloclusão e necessidade de tratamento ortodôntico em escolares de 10 a 14 anos de idade em Belo Horizonte, Minas Gerais, Brasil: enfoque psicossocial. *Cad Saúde Pública*, 2005; 21:1.099-106.

Mendes FM, Benedeto MS, Veronesi A *et al*. Doenbças periodontais destrutivas na dentadura decídua: I. Periodontite associada à neutropenia. *JBP*, 2001; 4:132-6.

Menèndez OR. Saúde e doença em estomatologia pediátrica. In: Tommasi AF. Diagnóstico em patologia bucal. São Paulo: Pancast, 2002; 495-526.

Meira R, Barcelos R, Primo LG. Respostas do complexo dentino-pulpar aos traumatismos em dentes decíduos. JBP, 2003; 6:50-5.

Milgron P, Riedy CA, Weinstein P *et al*. Dental caries and its relationships to bacterial infection, hypoplasia, diet, end oral hygiene in 6 to 36 month – old children. *Community Dent Oral Epidemiol*, 2000; 28:295-306.

Ministério da Saúde. *Projeto SB Brasil 2003: condições de saúde bucal da população brasileira 2002-2003: resultados principais*. Ministério da Saúde, Secretaria de Atenção à Saúde, Departamento de Atenção Básica. Brasília: 2004, 67p.

Neville BW, Damm DD, Allen CM *et al*. *Patologia oral & maxilofacial*. Rio de Janeiro: Guanabara Koogan, 1998, 705p.

Nogueira AJS, Athayde Neto MD, Hoshino *et al*. Comprometimento do primeiro molar permanente após 1 ano de sua erupção. *Rev Odontopedatr*, 1995; 4:135-45.

Oliveira AFB, Chaves AMB, Rosenblatt A. The influence of enamel defects on the development of early childhood caries in a population with low socioeconomic status: a longitudinal study. *Caries Res*, 2006; 40:296-302.

Pereira MBB. *Urgências e emergências em odontopediatria – primeiros anos de vida*. Curitiba: Editora Maio, 2001, 166p.

Sakai VT, Oliveira TM, Silva TC *et al*. Complete spontaneous regression of congenital epulis in a baby by 8 months of age. *Int J Paediatr Dent*, 2007; 17:309-12.

Salgado ADY, Maia JL, Pereira SLS *et al*. Antiplaque and antigingivitis effects of a gel containing Punica granatum Linn extract. A double-blind clinical study in humans. J Appl Oral Sci, 2006; 14:162-6.

Santos MESM, Spinelli AAM, Silva Neto JC *et al*. Mucocele, em criança, envolvendo a superfície ventral da língua. Odontol Clin Cient, 2002; 1:135-40.

Serra-Negra JMC, Pordeus IA, Rocha Jr JF. Estudo da associação entre aleitamento, hábitos bucais e maloclusões. *Rev de Pós-Graduação da Faculdade de Odontologia Universidade de São Paulo*, 1997; 11:79-86.

Silva C, Cardoso M, Rocha MJC. Sequelas diagnosticadas em dentes decíduos traumatizados. *Rev Paul Odontol*, 2005; 27:32-5.

Silva SR, Deboni MCZ, Neclério-Homem MG. Herpes simples – aspectos clínicos, métodos de diagnósticos e tratamento. JBC, 2004; 8: 266-70.

Toledo OA. Crescimento e desenvolvimento. Noções de interesse odontopediátrico. *In: Odontopediatria – fundamentos para a prática clínica*. São Paulo: Editorial Premier, 1996, 344p.

Tommasi AF. Semiologia da boca. *In:* Tommasi AF (ed.). *Diagnóstico em patologia bucal*. São Paulo: Pancast Editora, 2002: 81-93.

Van Waes HJM, Stöckli PW. *Odontopediatria*. Porto Alegre: Artmed Editora, 2002, 385p.

Varandas ET. Gengivoestomatite herpética aguda primária. Revista da APCD, 1997; 51:42-4.

Walter LRF, Ferelle A, Issao M. *Odontologia para o bebê*. São Paulo: Artes Médicas, 1996, 246p.

Yared FNFG, Yared KFG. Dentes natais e neonatais: diagnóstico, decisões de tratamento e atenção ao traumatismo dentária precoce. *JBP*, 2002; 5:21-7.

CAPÍTULO 28

Garganta

Márcio Silva Fortini
Ângela Francisca Marques Guerra
Ricardo Neves Godinho

❑ MANIFESTAÇÕES CLÍNICAS MAIS COMUNS

As manifestações clínicas de comprometimentos da boca e da orofaringe nas crianças podem ser divididas em sintomas referidos e sinais observados. Crianças maiores conseguem referir sintomas como *dor na boca ou na garganta*, espontânea ou à deglutição, sensação de corpo estranho e, até mesmo, otalgia reflexa ao deglutir. As crianças menores, que não conseguem se expressar com clareza, manifestam sinais como *sialorreia, dificuldades na deglutição* e *hiporexia*, remetendo à possibilidade de comprometimento orofaríngeo.

Esses sinais e sintomas, quando acompanhados de manifestações como febre, halitose, apatia e irritabilidade, em quadros agudos, são indicativos de processos infecciosos virais ou bacterianos na boca (gengivoestomatite) ou faringe (faringotonsilites). Quando se associa à rouquidão ou tosse metálica ("tosse de cachorro"), a laringite é uma possibilidade diagnóstica.

A presença de *dor em processos crônicos* ou recorrentes, acompanhada de manifestações como *sangramentos gengivais, rachaduras nos lábios ou na comissura labial (queilite)*, fadiga, anorexia e nervosismo, é observada em quadros carenciais *(deficiência de riboflavina, niacina, vitamina B_{12}, vitamina C, ferro e ácido fólico)*.

Dor aguda à deglutição (odinofagia) associada à *salivação* excessiva, tendo iniciado com a ingestão de alimentos como aves (osso) ou peixes (espinha), sugere a possibilidade de corpo estranho na garganta ou hipofaringe.

Prurido em orofaringe e palato, muitas vezes referido pelos pais como "raspação de garganta" ou "barulho de porquinho", geralmente acompanhado de espirros, "fungueira", prurido no nariz e nos olhos, caracteriza uma manifestação alérgica.

Roncos noturnos, respiração ruidosa ou oral e relato de infecção das vias aéreas superiores (IVAS) de repetição estão presentes, frequentemente, em quadros de hipertrofia obstrutiva das tonsilas faríngeas e/ou palatinas ou nas disfunções nasais.

Choro rouco e estridor (ruído) inspiratório ou *expiratório* em neonatos e lactentes se referem a comprometimentos laríngeos que vão desde quadros infecciosos agudos, acompanhados de febre e tosse, até malformações congênitas ou adquiridas (laringomalacia, membrana laríngea, estenoses, paralisias laríngeas) e tumorais (papilomatose laríngea).

❑ ANATOMOFISIOLOGIA APLICADA

A boca é órgão que participa da digestão, da fonação e, juntamente com o nariz, da respiração.

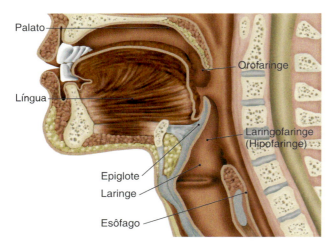

Fig. 28-1. Divisão anatômica da faringe. (*Atlas das vias aéreas*, p.7.)

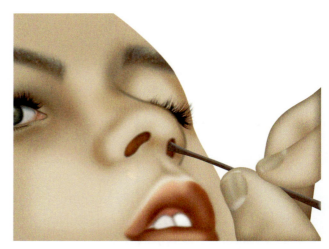

Fig. 28-3. Exame endoscópico da cavidade nasal.

A faringe, anatomicamente, serve tanto ao trato digestório como ao trato respiratório. É dotada de tecido linfoide, denominado anel linfático de Waldeyer, composto pelas tonsilas palatinas, faríngeas (adenoides), linguais e peritubárias e pelos folículos de tecido linfoide, espalhados por toda a mucosa. Divide-se em três segmentos (Fig. 28-1):

- **Nasofaringe:** onde se localizam as adenoides. Sua inspeção clínica é possível somente por meio da rinoscopia posterior (Fig. 28-2) ou de exame endoscópico com fibra óptica flexível (Fig. 28-3).
- **Orofaringe:** região que se estende do palato mole até a borda da epiglote, onde a tonsila palatina (amígdala) é facilmente visível ao exame clínico.
- **Laringo-faringe (ou hipofaringe):** região inferior da faringe, apresentando anteriormente a laringe e posteriormente a transição faringe-esôfago (esôfago cervical). A inspeção clínica é possível por meio da laringoscopia indireta (Fig. 28-4) ou de exame endoscópico com fibra óptica flexível ou rígida.

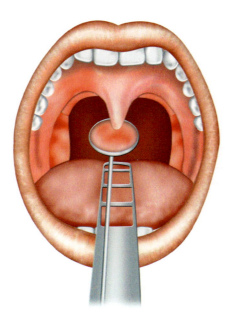

Fig. 28-2. Rinoscopia posterior. (Adaptada de Anselmo-Lima WT, Oliveira JAA. Semiologia otorrinolaringológica. *Medicina Ribeirão Preto*, 1996; 29:62.)

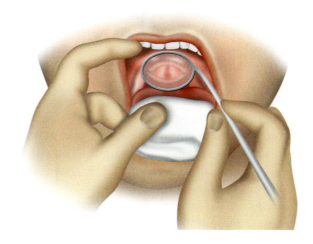

Fig. 28-4. Laringoscopia indireta. (Groeves J, Clarke SW. Methods of examining the larynnx and tracheobronchial tree. *In:* Scott-Brown WG. *Scott-Brown's diseases of the ear, nose and throat – The pharynx and larynnx*, 4ª ed., London: Butterworth, 1979: 270, vol. 4.)

SISTEMATIZAÇÃO DO EXAME DA CAVIDADE ORAL NA CRIANÇA

A observação clínica da criança começa no momento em que ela é convidada a entrar no consultório. Nesse primeiro contato, conseguimos observar o estado geral da criança, a qualidade da voz, assimetrias faciais, distúrbios de fala, respiração e deglutição.

Inspeção da boca e da faringe

A inspeção da boca e da faringe da criança exige habilidade, delicadeza e uma boa interação médico-paciente. A criança geralmente mostra resistência em abrir a boca e permitir o toque da espátula em sua língua. É o momento do exame em que devemos usar artifícios e brincadeiras, evitando manobras violentas. Como pode trazer algum desconforto e choro, a inspeção da boca e da faringe deve ser realizada ao final, evitando-se assim o comprometimento da avaliação das orelhas e do nariz.

Todas as estruturas devem ser avaliadas (lábios, bochechas, dentes, gengivas, língua, palato, assoalho e glândulas salivares) com a criança sentada e iluminação adequada, a qual pode ser realizada com lanternas comuns. Inicia-se pelos lábios, pesquisando-se sua integridade ou presença de deformidades congênitas (fissura labial) ou adquiridas (infecção e trauma).

Lábios entreabertos, hipotônicos e ressecados com interposição de língua mediante a pronúncia de alguns fonemas, associados ou não a problemas oclusivos, sugerem quadros de respiração predominantemente oral (síndrome do respirador oral – SRO) devido a fatores obstrutivos nasais.

As bochechas, as gengivas e a língua são avaliadas com o auxílio da espátula. O assoalho da boca deve ser verificado solicitando-se à criança, quando possível, que eleve a língua até o palato duro. O palato deve ser avaliado fletindo-se a cabeça e solicitando a emissão da vogal *a*, a fim de possibilitar a visualização da mucosa do palato, bem como a simetria dos movimentos. Observar a úvula e, quando bífida, realizar o toque do palato com abaixador de língua à procura de possível fenda submucosa, importante na etiologia das otites recorrentes e na produção da voz hipernasal.

A mucosa oral pode se apresentar normocorada, hipocorada (anemia), hiperemiada com ou sem sangramento (estomatite ou gengivite), ou ictérica (icterícia colestática). A presença de pigmentação marrom-escura em estrias do tipo melânico é um dos sinais da doença de Addison, correspondente à maior concentração do hormônio melanocítico (MHS) da hipófise anterior.

Eritemas localizados (enantemas) estão presentes nas doenças infecciosas exantemáticas. Pequenas pápulas brancas com 1 a 2mm de diâmetro sobre um fundo avermelhado, localizadas na região da mucosa jugal (manchas de Koplick), estão presentes no sarampo.

Placas esbranquiçadas facilmente removíveis com área de hiperemia subjacente à lesão em lactentes ou em crianças em corticoterapia oral ou inalatória corroboram o diagnóstico de candidose oral.

A hiperplasia gengival está frequentemente associada com uso da fenitoína da SRO e de aparelho ortodôntico em algumas crianças.

Os dentes devem ser avaliados quanto à erupção, a qual, quando tardia, pode representar alteração endócrina relacionada com o metabolismo do cálcio. Alterações no posicionamento e no tamanho dos dentes (macrodontia ou microdontia) podem interferir no vedamento natural da boca, na mastigação e na articulação das palavras.

A língua geográfica, uma variação constitucional, apresenta regiões irregulares em sua superfície, derivadas de áreas de atrofia ou hipertrofia das papilas, podendo ser migratórias. A língua de aspecto *liso e pálido* pode ocorrer na anemia ferropriva e na hipovitaminose B (B_{12}, riboflavina e ácido nicotínico). A língua *magenta*, de aspecto vermelho-escuro devido à vasodilatação permanente, refere-se a processos carenciais provocados pela deficiência do ácido nicotínico e da riboflavina, geralmente acompanhada de ardência local e queilite labial. A língua *saburrosa* está presente no jejum prolongado, na SRO e nos déficits de mastigação e movimentação do bolo alimentar na boca. A língua em *framboesa* apresenta aspecto avermelhado, papilas hipertrofiadas e é característica das infecções estreptocócicas, geralmente acompanhando quadros de faringotonsilites (escarlatina).

A *macroglossia* (aumento de volume da língua) está presente na síndrome de Down, na síndrome de Beckwith-Wiedemann, no hipotireoidismo e na sequência de Pierre Robin.

O assoalho da boca pode apresentar tumor cístico translúcido (*rânula*), decorrente da obstrução do ducto das glândulas salivares sublinguais e geralmente localizado medialmente, ou tumor cístico opaco (*cisto dermoide sublingual*), localizado na face lateral ou mediana do assoalho da boca.

O palato duro tem forma levemente arqueada. O arqueamento acentuado está presente na SRO. Tanto o *palato ogival* (aspecto em cúpula de igreja) como o palato atrésico podem ser congênitos ou acompanhados de outras malformações.

Alteração na motricidade do palato mole se refere a lesões em qualquer nível do nervo acessório ou a quadros de faringotonsilites e abscessos amigdalianos.

O *exame da orofaringe* não depende de recursos endoscópicos, representando a continuidade do exame da cavidade bucal.

Solicita-se ao pequeno paciente que mantenha a boca aberta, com a língua dentro da cavidade oral, e respire tranquilamente. Posiciona-se a espátula no terço médio da língua, evitando reflexo do vômito. Examinam-se a parede faríngea, os pilares amigdalianos, a úvula, a base da língua e as tonsilas palatinas quanto a tamanho, implantação e aspecto (Fig. 28-5).

A presença de folículos faríngeos hipertrofiados e hiperemiados, com ou sem vesículas ou lesões ulceradas (aftas) na parede faríngea, nos pilares amigdalianos, na úvula e nas tonsilas, associados a quadros de dor à deglutição, indica processo infeccioso viral.

A hiperemia faríngea com exsudato purulento amigdaliano (puntiforme, em placas ou pseudomembranoso), associada ou não a petéquias no palato, febre e dor à deglutição, sugere infecção bacteriana.

A *palpação cervical* é rotina no exame físico e visa, principalmente, à cadeia ganglionar superficial, onde a drenagem linfática é predominantemente eferente, procedente de todas as estruturas do pescoço e da face (olhos, nariz, boca, língua, amígdalas, faringe etc.).

Os linfonodos cervicais superficiais são divididos em:

- **Linfonodos submentais:** drenam ambos os lados do mento, lábio inferior, o assoalho da cavidade bucal, o ápice da língua, e os incisivos inferiores.
- **Linfonodos submandibulares:** drenam a parede lateral da boca (bochechas), o palato duro (porção anterior), o lábio superior, o corpo da língua, os dentes incisivos da mandíbula e os terceiros molares da maxila.
- **Linfonodos cervicais laterais e anteriores:** localizados ao longo da veia jugular, constituem os gânglios linfáticos da cadeia jugular (gânglio jugulodigástrico) e da cadeia cervical profunda, frequentemente envolvidos nas adenotonsilites.

❑ SÍNDROMES CLÍNICAS MAIS CLÁSSICAS DA BOCA E DA FARINGE

Faringotonsilites agudas

As manifestações se caracterizam por dor de garganta, odinofagia, otalgia reflexa, linfadenomegalia da cadeia jugular, febre alta e comprometimento do estado geral (astenia, dor muscular, cefaleia e artralgia).

A sintomatologia pode variar de acordo com o sítio faríngeo acometido; na tonsilite faríngea (adenoidite) predominam os sintomas nasais (ron-

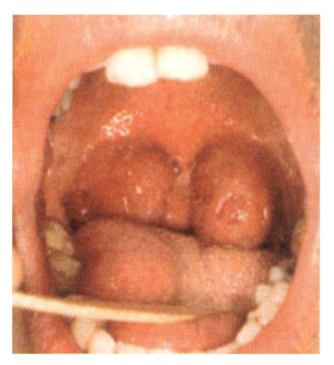

Fig. 28-5. Técnica de inspeção da orofaringe.

cos, respiração oral), associados ou não a sintomas otológicos (hipoacusia, otalgia, estalidos), devido à sua proximidade ao tórus da tuba auditiva. No acometimento da orofaringe, a disfagia associada à dor de garganta é queixa frequentemente presente. No envolvimento laringofaríngeo são comuns a sensação de corpo estranho retido na hipofaringe, disfagia, sinais e sintomas de refluxo gastroesofágico e rouquidão.

Faringotonsilites agudas virais

Manifestam-se com hiperemia difusa da orofaringe, com ou sem a presença de exsudato esbranquiçado, frequentemente interpretada como infecção bacteriana. A congestão nasal é uma manifestação comumente associada, e o quadro clínico persiste por 3 a 7 dias. Os agentes mais comuns são os vírus *influenza*, *adenovirus*, *parainfluenza* e *rhinovirus*.

Herpes simples (herpesvírus)

Infecção comum da cavidade oral e da faringe, principalmente em crianças entre 1 e 5 anos, manifesta-se com hiperemia e congestão de toda a mucosa faríngea, seguidas de ulcerações superficiais semelhantes a aftas. Acomete, principalmente, gengivas, língua e orofaringe. O quadro clínico tem duração de 7 a 10 dias.

Herpangina (coxsackievírus do tipo A, B3 e outros)

Quadro febril agudo, caracteriza-se pela presença de vesículas muito dolorosas, localizadas no véu palatino e nos pilares amigdalianos. Evolui com exulcerações após ruptura das vesículas.

Síndrome mão-pé-boca (coxsackievírus e enterovírus)

Presença de erupções nas mãos, nos pés e na boca, simultaneamente.

Sarampo (paramixovírus)

Pode associar amigdalite eritematosa com a presença de pequenas pápulas brancas (manchas de Koplick) na mucosa jugal (bochecha) precedendo o exantema.

Mononucleose (vírus Epstein-Barr)

Mais frequente em adolescentes, manifesta-se como faringotonsilite eritematosa ou eritematopultácea ou como enantema no palato. Apresenta intensa adenopatia bilateral, hipertrofia das tonsilas palatinas e hepatoesplenomegalia. O uso equivocado de amoxicilina nesses pacientes poderá desencadear o aparecimento de *rash* cutâneo.

Faringotonsilites agudas bacterianas

Mais comuns nas crianças entre 3 e 12 anos de idade, manifesta-se com febre alta, dor de garganta, odinofagia e formação de exsudato purulento puntiforme, em placas ou pseudomembranoso. Tem início relativamente súbito, com prostração, cefaleia, calafrios, vômitos e dor abdominal. Na inspeção observam-se congestão intensa e aumento das tonsilas faríngeas, com presença de exsudato purulento e petéquias no palato. A presença de adenite cervical bilateral é frequentemente observada.

Os patógenos mais comuns são o *Streptococcus* beta-hemolítico do grupo A (*Streptococcus pyogenes*), o *Haemophilus influenzae*, o *Staphylococcus aureus* e a *Moraxella catarrhalis*.

Algumas bactérias determinam quadros específicos, como difteria, angina de Plaut-Vincent, febre tifoide, escarlatina e tuberculose.

Streptococcus pyogenes

A identificação precoce do *Streptococcus pyogenes* nos processos infecciosos da faringe é importante na prevenção das possíveis complicações (abscessos, febre reumática, glomerulonefrite difusa aguda). É o agente infeccioso mais comumente encontrado em crianças na idade escolar, contribuindo com 20% a 40% de todos os casos de faringites exsudativas na infância. O risco de apresentar febre reumática aguda pós-faringite pelo *Streptococcus pyogenes* varia de 0,3% a 3%, independentemente do nível socioeconômico da população sob risco, predominando na faixa etária de 5 a 15 anos de idade.

Escarlatina (Streptococcus beta-hemolítico do grupo A)

A toxina produzida pelo patógeno apresenta características eritrogênicas, ocasiona vasculite sistêmica e se manifesta como enantema, língua em framboesa e exantema escarlatiniforme.

Difteria (*Corynebacterium diphtheriae*)

Caracteriza-se pela formação de pseudo-membrana branco-acinzentada, fortemente aderida à mucosa, recobrindo inteiramente a amígdala, os pilares amigdalianos, o palato mole e a úvula. Apresenta sangramento ao se tentar remover a pseudomembrana, diferentemente das outras formas de tonsilites, cuja remoção não provoca sangramento. É acompanhada por importante adenomegalia cervical. As complicações causadas pela toxina diftérica podem acarretar miocardiopatia, insuficiência renal aguda, paralisia dos membros inferiores, véu palatino e músculos respiratórios, quadro de toxemia intensa e dissociação pulso-temperatura. O diagnóstico é firmado pela cultura específica para o bacilo diftérico. A sua incidência tornou-se mais rara em função da alta cobertura vacinal praticada atualmente.

Angina de Plaut-Vincent

Infecção motivada pela associação entre um bacilo fusiforme e um espirilo. A tonsila palatina se apresenta ulcerada, geralmente unilateral, muito dolorosa e com hálito fétido.

Febre tifoide (*Salmonella typhi*)

Pode provocar tonsilite ulcerada superficial. Em 20% dos casos, forma-se úlcera oval em pilar amigdaliano anterior.

Tuberculose

O *Mycobacterium tuberculosis* pode ocasionar amigdalite ulcerada de aspecto múltiplo, tendo como principal característica o fato de ser muito dolorosa.

Faringotonsilites crônicas

As faringotonsilites crônicas podem ser classificadas, conforme sua manifestação clínica, em tonsilite aguda recorrente, tonsilite crônica hipertrófica, tonsilite críptica.

Tonsilite aguda recorrente

Caracteriza-se pela ocorrência de cinco a sete infecções no mesmo ano ou quatro episódios por ano em 2 anos consecutivos ou ainda três infecções ao ano por 3 anos consecutivos. A presença de micro-organismos produtores de betalactamase, envolvidos nas tonsilites, tende a ser maior nas crianças com quadros recorrentes do que naquelas que apresentam episódios eventuais.

Tonsilite crônica hipertrófica

As tonsilas palatinas (amígdalas palatinas) geralmente estão contidas na loja amigdaliana, mas podem aumentar de tamanho (hipertrofia), invadindo o espaço nasofaríngeo e hipofaríngeo. Do mesmo modo, a tonsila faríngea (adenoide), localizada na nasofaringe, pode se hipertrofiar, obstruindo total ou parcialmente a respiração nasal.

A repercussão clínica mais importante da hipertrofia adenotonsilar é o comprometimento do padrão respiratório nasal, obrigando a criança a trocar a respiração nasal fisiológica pela respiração oral.

Essas crianças, em maior ou menor intensidade, e na dependência do tempo de evolução do quadro, desenvolvem a síndrome do respirador oral, com repercussões sistêmicas, orofaciais, ortodônticas, ortopédicas e na qualidade de vida. A respiração oral é manifestação clínica de outros processos, como rinite alérgica, desvio de septo, sinusite, pólipos nasais e atresia das coanas, os quais fazem parte do diagnóstico diferencial.

Com relação ao tamanho, as tonsilas palatinas são classificadas de acordo com o grau de obstrução que promovem na orofaringe. Convencionou-se como: grau I, obstruções amigdalianas de até 25%; grau II, obstrução de 25% a 50%; grau III, obstrução de 50% a 75%; grau IV, obstrução maior que 75% da luz da orofaringe. Consideram-se como hipertrofiadas as tonsilas de graus III e IV (Fig. 28-6).

Tonsilite críptica (ou caseosa)

As criptas amigdalianas mais alargadas e mais profundas favorecem a formação de *caseum* (acúmulo de restos alimentares, descamação epitelial, leucócitos e bactérias), formando uma "massa" es-

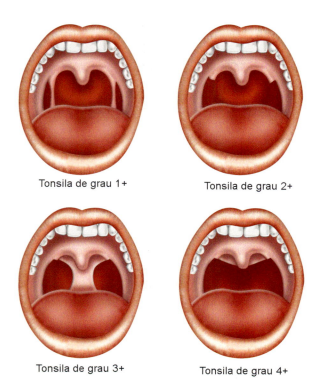

Fig. 28-6. Classificação do tamanho das amígdalas em diferentes graus, baseada no grau de obstrução proporcionado na orofaringe, proposto por Brodsky. (Dell'Aringa et al., 2005)

branquiçada de odor extremamente fétido. Não é acompanhada de manifestações inflamatórias ou infecciosas. Com frequência, é interpretada como infecção bacteriana das tonsilas palatinas.

❏ EXAMES COMPLEMENTARES

Os testes para detecção rápida do *Streptococcus* beta-hemolítico do grupo A (EBHA) são baseados na detecção do antígeno bacteriano por meio de reação com anticorpo e verificação de aglutinação (teste +). A leitura é realizada entre 5 e 10 minutos, com altas sensibilidade (78%) e especificidade (90%). Apresentam o inconveniente de não serem capazes de detectar pequenas quantidades do estreptococo. É alta a relação custo/benefício.

Na cultura do *Streptococcus* beta-hemolítico do grupo A, a presença do EBHA em material de orofaringe deve ser avaliada com critério. Uma única cultura tem sensibilidade de 90% a 97% para detecção dessa bactéria. A ocorrência de resultados falso-negativos se deve ao pequeno número dessas bactérias na orofaringe, como nos portadores crônicos.

O leucograma pode cursar com leucocitose, especialmente em crianças de pouca idade, com desvio para a esquerda tanto nas manifestações bacterianas como viróticas.

A velocidade de hemossedimentação e a dosagem quantitativa de proteína C reativa também têm valor limitado no diagnóstico diferencial das faringotonsilites, pois também se encontram alteradas nas infecções viróticas febris.

A presença de linfócitos atípicos é observada na mononucleose infecciosa, exceto em menores de 4 anos de idade, que também podem apresentar neutropenia moderada ou grave.

O Monotest é de pouca sensibilidade em crianças de pouca idade, devido à incapacidade de formação de anticorpos frente a antígenos heterófilos, devendo-se pesquisar anticorpos dirigidos a antígenos específicos do vírus Epstein-Barr.

O isolamento do *C. diphtheriae* por meio de cultura e a demonstração de sua toxicidade (prova de Elek) estabelecem o diagnóstico de difteria.

A bacterioscopia no material de orofaringe é de grande valor para o diagnóstico da angina de Plaut-Vincent.

❏ BIBLIOGRAFIA

Americam Academy of Pediatrics (AAP). Infecção pelo Vírus Epstein-Barr. *In:* Pickering LK (ed.). *Red Book: Report of the committee on infeccious diseases*. 26ª ed., Elke Grove Village, IL: AAP, 2003: 692-94.

Americam Academy of Pediatrics (AAP). Infecções estreptocócicas do grupo A. *In:* Pickering LK (ed.). *Red Book: Report of the committee on infeccious diseases*. 26ª ed., Elke Grove Village, IL: AAP, 2003: 419-30.

Avelino MAG, Valera FCP, Weckx LLM. Tonsilites. *Revista Brasileira de Medicin*, 2002; 58 (1):13-6.

Bisno AL, Gerber MA, Gwaltney Jr JMG, Kaplan EL, Schwartz RH. Diagnosis and management of group A streptococcal pharyngitis: a practice guideline. *Clinical Infectious Disease*, 2002; 35:113-25.

Blustone CD. Current indications for tonsillectomy and adenoidectomy. *Ann Otol Rhinol Laryngol*, 1992; 155:58-64.

Brodsky L. Adenotonsilar disease in children. *In:* Cotton RT, Meyer CM (eds.). *Practical pediatric otolaryngology*. Philadelphia – New York: Lippincott-Raven Publishers, 1999: 15-39.

Carvalho MRMS. Faringites. *In:* Campos CAH, Costa HOO (eds.). *Tratado de otorrinolaringologia*. São Paulo: Rocca, 2003; 3:235-41.

Crespo A, Melendez A, Montovani J, Cavinato JN, Odone Filho V. Adenopatias cervicais. *In:* Sih T (ed.). *IV Manual de otorrinolaringologia pediátrica da IAPO*. Guarulhos: Lis Gráfica & Editora, 2006: 93-01.

Dell'Aringa AR, Juares AJC, Melo C *et al*. Análise histopatológica de produtos de adenotonsilectomia de janeiro de 2001 a maio de 2003. *Rev Bras Otorrinolaringol*, 2005; 71[1]: 4.

Discolo MC, Darrrrow DH, Koltai PJ. Indicações de tonsilectomia decorrentes de causas infecciosas. *In:* Sih T (ed.). *III Manual de otorrinolaringologia pediátrica – IAPO*. São Paulo: Quebecor, 2003: 114-28.

Duabili APFF, Carlini D, Avelino MG, Weckx LLM. Faringotonsilites – como diagnosticar e tratar. *Revista Brasileira de Medicina*, 2004; 61(12):6-10.

Ejzemberg B, Nascimento SL, Gilio AE, Lotufo JP, Okay Y. Faringoamigdalites episódicas e recorrentes. *Pediatria*, 1998; 20 (1):191-10.

Ejzemberg B. Diagnóstico e conduta na tonsilite crônica. *In:* Sih T (ed.). IV Manual de otorrinolaringologia pediátrica da IAPO. Guarulhos: Lis Gráfica & Editora, 2006: 89-92.

Ejzemberg B. A conduta frente ao paciente com faringite aguda. *J Pediatr*, 2005; 81 (1):1-2.

Ejzemberg B. Diagnóstico e conduta na tonsilite crônica. *Pediatria*, 2005; 27(4):267-73.

Fortini M, Godinho R. Faringotonsilite aguda e crônica. *In:* Freire L (ed.). *Diagnóstico diferencial em pediatria*. Brasil: Guanabara Koogan, 2008.

Gwaltney Jr JMG, Bisno AL. Pharingitis. *In:* Mandell GL, Bennett JE, Dolin R (eds.). *Mandell, Douglas and Bennett's Principles and practice of infectious diseases*, 5ª ed., New York: Churchill Livingstone, 2000: 556-62.

Pichichero ME. Group A beta-hemolytic streptococcal infections. *Pediatr Rev*, 1998; 19 (9):291-2.

Pignatari SSN, Figueiredo CR. Faringotonsilites na infância. *Pediatria Moderna*, 2001; 39 (11):428-31.

Sih T. Dúvidas mais frequentes na otorrinopediatria. Um verdadeiro "passeio" pela especialidade. *In:* Sih T (ed.). *III Manual de otorrinolaringologia pediátrica da IAPO*. São Paulo: IAPO 2003: 16-37.

Teixeira MS, Wecky LLM. Faringoamigdalites. *Revista Brasileira de Medicina*, 2000; 57 (3):342-6.

CAPÍTULO 29

Pescoço

Maria Aparecida Martins
Clécio Piçarro
Paulo Custódio Furtado Cruzeiro

Na abordagem semiológica de um paciente, o pescoço é parte do organismo humano frequentemente negligenciada durante o exame físico, a não ser na procura de gânglios cervicais palpáveis. No entanto, trata-se de estrutura de ligação importante entre a cabeça e o tronco e é sede de lesões congênitas, inflamatórias e neoplásicas, além de poder apresentar manifestações sistêmicas de muitas doenças.

No exame do pescoço recomenda-se que sejam examinadas todas as estruturas que o compõem, além de conhecer os dados semiológicos e formular os principais diagnósticos diferenciais. Para isso, primeiramente, deve-se estudar a anatomia do pescoço e procurar seguir um roteiro preestabelecido para o exame clínico.

❑ ANATOMIA DO PESCOÇO

O pescoço situa-se entre a cabeça e o tronco, por onde passam vasos e nervos, e encontram-se vísceras como laringe, esôfago cervical, traqueia cervical, glândulas tireoide e paratireoides, além de linfonodos (ver Capítulo 22, *Linfonodos*).

Em sua topografia superficial, o pescoço apresenta como limite inferior a clavícula e superior, a mandíbula. Superficialmente destacam-se: anteriormente, na linha média, ficam proeminentes a cartilagem cricoide e, inferiormente a ela, a traqueia; lateralmente, os músculos esternocleidomastóideos, com seus ventres medial e lateral, além da veia jugular externa; e posteriormente está o músculo trapézio. Por meio das impressões dos músculos esternocleidomastóideos é possível dividir a região do pescoço em trígonos anterior, lateral e posterior (Fig. 29-1*A*). A anatomia do pescoço com as estruturas que o compõem são mostradas na Fig. 29-1*B*.

As estruturas situadas no pescoço e nas adjacências que devem ser examinadas rotineiramente são: vasos sanguíneos, linfonodos, traqueia e tireoide. Verifica-se, também, a presença de lesões congênitas ou adquiridas e de tumores benignos ou malignos.

❑ ROTEIRO PARA O EXAME DO PESCOÇO

Inspeção

Analisam-se a posição, a forma, o volume e a mobilidade do pescoço, a pele sobrejacente e as pulsações dos vasos sanguíneos:

- **Posição:** mediana, acompanha o grande eixo da coluna. Pode apresentar alterações causadas por distúrbios dos elementos de sustentação.
- **Forma e volume do pescoço:** o pescoço pode apresentar variações fisiológicas da forma e do volume, mas normalmente é cilíndrico e de contorno regular, sem abaulamentos ou retrações. Nos brevilíneos, mostra-se curto e grosso, sendo alongado e fino nos longilíneos.

263

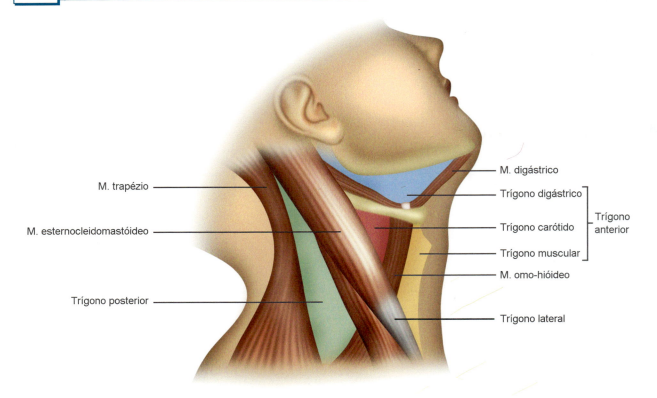

Fig. 29-1A. Região do pescoço dividida em trígonos. Adaptado de Ellis H, 1999.

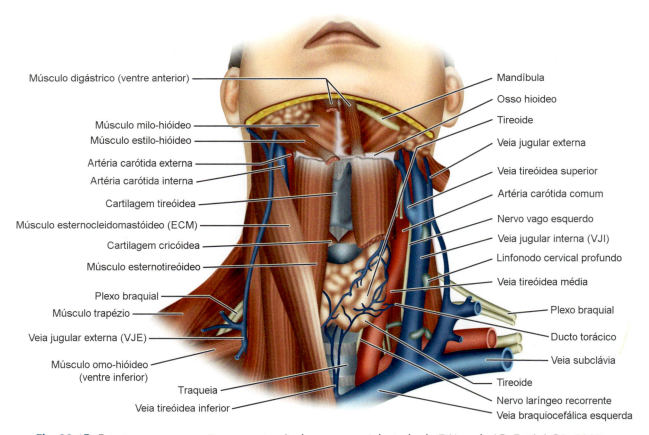

Fig. 29-1B. Estruturas que compõem a anatomia do pescoço. Adaptado de D'Angelo JG, Fattini CA, 2007.

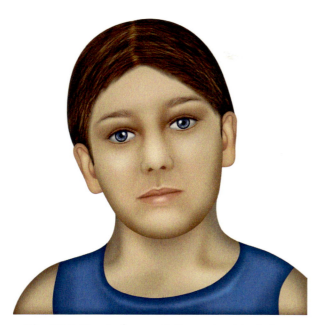

Fig. 29-2. Torcicolo congênito: assimetria da face.

O volume do pescoço pode ser modificado por edema, tumores e enfisema subcutâneo. Na síndrome de Turner, observam-se pregas laterais, configurando o pescoço alado (*pterygium colli*).

- **Mobilidade:** pode ser ativa ou passiva e deve ser livre e indolor. Na *mobilidade ativa*, pede-se ao paciente para realizar movimentos de rotação, lateralidade, extensão e flexão, o que possibilita avaliar a força dos músculos responsáveis pelo movimento do pescoço. Na mobilidade passiva, os movimentos são realizados pelo examinador.
- **Pele:** observar sinais flogísticos e fistulizações.
- **Pulsações arteriais e venosas:** procurar visualizar as pulsações arteriais, geralmente oriundas das carótidas. São batimentos fortes, rítmicos, amplos, com movimentos de expansão e retração. Os batimentos venosos são mais discretos, apresentam-se como um movimento ondulatório e são mais frequentemente visualizados com o paciente em apneia. As veias jugulares devem ser inspecionadas com o paciente em decúbito dorsal, a 45 graus.

No caso de torcicolo, que pode ser congênito ou adquirido, verificam-se a inclinação permanente da cabeça para um dos lados e leve rotação para o lado oposto. O torcicolo congênito depende do encurtamento do músculo esternocleidomastóideo, no qual se visualiza, em seu terço distal, massa fusiforme bem delimitada, endurecida, que aparece geralmente na segunda ou terceira semana de vida. A cabeça permanece inclinada para o lado acometido, em rotação para o lado oposto (o pavilhão da orelha aproxima-se da clavícula). Posteriormente, a face vai se tornando assimétrica em virtude da atrofia da metade do músculo contraído (Fig. 29-2).

Há casos em que o diagnóstico é feito mais tardiamente, e a assimetria só é percebida pelos familiares em fotografias da criança.

O torcicolo adquirido pode ser decorrente do acometimento das vértebras cervicais, como ocorre nos deslocamentos traumáticos, nas fraturas, na artrite reumatoide, na osteomielite, em afecções musculares (espasticidade, distonias), na escoliose acentuada (como mecanismo compensador), como manifestação de tumor infratentorial (cerebelo) e até mesmo de origem psicogênica ("tique nervoso").

A forma e o volume do pescoço podem ser alterados em doenças que acometem os gânglios submandibulares e cervicais, como na tuberculose ganglionar e na paracoccidioidomicose (Fig. 29-3).

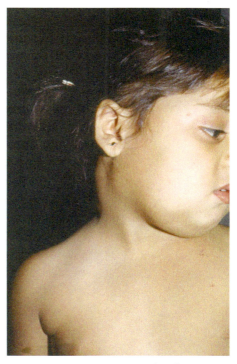

Fig. 29-3. Criança com paracoccidioidomicose ganglionar; acometimento de gânglios submandibulares e cervicais, alterando a forma e o volume do pescoço.

Ausculta

Auscultam-se os vasos sanguíneos e a tireoide. Nos vasos sanguíneos podem ser escutados sopros vasculares, nas jugulares (sopro venoso inocente, contínuo), e os sopros irradiados dos focos cardíacos (ver Capítulo 31A, *Semiologia do Sistema Cardiovascular*). Na tireoide, normalmente não se escutam sopros. Nas situações em que ocorre aumento de fluxo arterial para a glândula, ouve-se um sopro sistólico, por exemplo, nos bócios tóxicos difusos.

Palpação

São examinados a pele, a musculatura, as glândulas salivares, a traqueia, a laringe, os vasos sanguíneos, a tireoide e os linfonodos (os quais foram abordados no Capítulo 22, *Linfonodos*).

Músculos e tecido subcutâneo

Procura-se palpar os músculos e tenta-se identificar contratura ou hipertonia muscular. Em caso de torcicolo, palpa-se o esternocleidomastóideo contraído, e na suspeita de irritação meníngea, verifica-se se há hipertonia muscular cervical posterior.

Glândulas salivares

Consistem nas glândulas parótidas e submandibulares, sendo as últimas facilmente palpáveis. Em crianças sadias, a glândula parótida não é palpável e localiza-se entre o lóbulo da orelha e o músculo masseter (Fig. 29-4*A*). Quando edemaciada, situa-se abaixo e à frente do lóbulo da orelha, entre a mandíbula e o músculo esternocleidomastóideo, deslocando o lóbulo da orelha para cima e para fora (Fig. 29-4*B*). Isso pode ser facilmente observado quando o examinador se coloca atrás do paciente para o exame das glândulas.

As parótidas podem ser palpadas quando seu volume aumenta devido a diversos processos infecciosos, como no caso de caxumba, parotidite bacteriana, tuberculose, infecção pelo HIV (vírus da imunodeficiência humana) e doença da arranhadura do gato (ver Capítulo 22, *Linfonodos*), ou por processos não infecciosos, como desnutrição, neoplasias, ingestão crônica de chumbo, iodetos, na síndrome de Mickulicz e na obstrução do canal de Stenon por estenose de ducto ou por cálculos. O aumento das glândulas submandibulares e sublinguais também pode ocorrer na caxumba e na síndrome de Mickulicz.

Laringe e traqueia

Habitualmente, a laringe não é examinada ao exame clínico comum, a não ser por via endoscópica, exames de imagem ou outros.

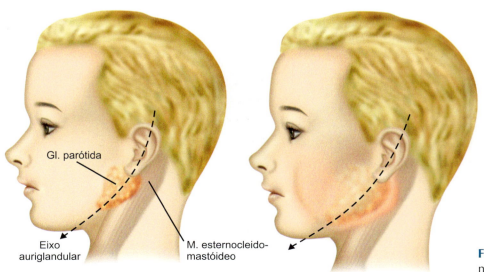

Fig. 29-4A. Glândula parótida normal. **B.** Glândula parótida aumentada.

A traqueia é facilmente palpada em função de sua localização extratorácica, devendo ser examinadas suas posição e forma. É um órgão mediano e central que pode apresentar desvio lateral, causado por derrame pleural volumoso, pneumotórax hipertensivo, retração pulmonar com fibrose, aneurisma de vasos do pescoço e tumores de mediastino superior. As alterações na forma da traqueia são mais bem visualizadas por via endoscópica e, geralmente, estão relacionadas com tumores.

Tireoide

Semiologicamente, a tireoide é dividida em região do istmo e regiões dos lobos, esquerdo e direito, com polos superior e inferior.

A tireoide normal não é visível, mas pode ser palpada em indivíduos sadios. Quando palpável, é lisa, elástica, móvel, indolor, com temperatura de pele normal e ausência de frêmitos.

O exame da tireoide deve fornecer as seguintes informações sobre a glândula: volume, consistência, mobilidade, sensibilidade, temperatura e frêmitos. Pode-se sistematizar o exame da seguinte maneira:

1. **Inspeção estática:** observação visual (anterior e lateral) do pescoço do paciente, em posição neutra, em extensão, flexão e em rotações direita e esquerda. Esses movimentos melhoram a exposição do campo a ser examinado, ajudam no relaxamento do paciente e aumentam a eficácia do exame.
2. **Mensuração da circunferência cervical:** mede-se com a fita métrica, registrando-se como referência o nível do pescoço em que foi feita a medida, o que pode ser útil para comparações futuras.
3. **Palpação superficial:** verificam-se as alterações da temperatura e da sensibilidade dolorosa e a presença de frêmito tireóideo. Percebe-se aumento de temperatura nos casos de inflamação aguda ou crônica da tireoide. O frêmito vascular é perceptível no bócio difuso com hiperatividade secretória.
4. **Ausculta:** o estetoscópio é colocado sobre a tireoide, com o cuidado de não posicioná-lo sobre as carótidas. Normalmente, não se ausculta nenhum som; no bócio difuso hiperfuncionante pode ser ouvido um sopro.

5. **Palpação propriamente dita:** fornece informações, principalmente, sobre a consistência e a mobilidade da glândula. Normalmente, a consistência da tireoide é comparável à da carne crua. O aumento da consistência – dureza pétrea – sugere carcinoma; a consistência diminuída e difusamente dolorosa faz suspeitar de tireoidites agudas e subagudas.

Quanto à mobilidade, é uma glândula móvel em bloco com as estruturas anatômicas profundas. A diminuição dessa mobilidade sugere a ocorrência de um processo inflamatório ou neoplásico.

Duas técnicas podem ser usadas para a palpação da tireoide: uma com acesso posterior do paciente (geralmente a mais usada) e a outra, abordando-o pela via anterior. O paciente deve ficar sentado e com o pescoço em leve extensão. Se for criança, ela deve ficar, preferencialmente, no colo da mãe (ou acompanhante) ou com esta em seu ângulo de visão, de modo a proporcionar-lhe apoio.

- **Técnica 1** – Acesso posterior (Fig. 29-5*A*). O paciente fica sentado e o examinador de pé, atrás dele. A palpação pode ser estática ou dinâmica:
  - *Estática:* o examinador, posicionado atrás do paciente sentado, firma a glândula por um de seus lobos com os dedos de uma das mãos estendidos, enquanto palpa, com a outra mão, o lobo contralateral.
  - *Dinâmica:* nas mesmas posições, repetem-se os mesmos movimentos anteriores, mas durante a deglutição de algum líquido pelo paciente.
- **Técnica 2** – Acesso por via anterior (Fig. 29-5*B*). O examinador fica de frente para o paciente, que está sentado:
  - *Estática:* com leve extensão do pescoço, produz-se delicada luxação lateral da tireoide com o polegar de uma das mãos, enquanto se procura palpar o lobo contralateral da glândula com os dedos indicador, anular e médio da outra mão estendidos.
  - *Dinâmica:* repetem-se os mesmos movimentos da palpação anterior, mas enquanto o paciente deglute líquido.

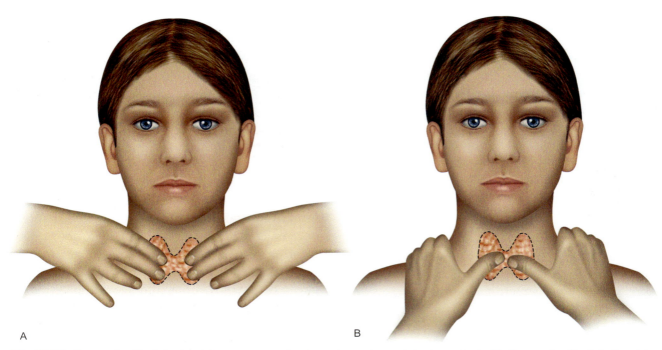

Fig. 29-5A. Exame da glândula tireoide com o examinador colocando-se atrás do paciente. **B.** Exame da glândula tireoide com o examinador colocando-se à frente do paciente.

❏ DIAGNÓSTICO DIFERENCIAL DAS LESÕES DO PESCOÇO

As lesões do pescoço na criança podem ocorrer em qualquer idade, porém algumas afecções são mais prevalentes em algumas faixas etárias específicas. Os principais diagnósticos diferenciais das lesões do pescoço estão descritos no Quadro 29-1.

No Quadro 29-1, observa-se que são várias as afecções que podem acometer o pescoço, e algumas delas, consideradas as principais, serão descritas a seguir.

Convém lembrar que as linfadenopatias e doenças relacionadas estão relatadas em capítulo específico (Capítulo 22, *Linfonodos*).

Quadro 29-1. Diagnóstico diferencial das lesões do pescoço na criança

Lesões congênitas	Lesões inflamatórias	Neoplasias
Cisto tireoglosso	Linfadenopatia reacional	Benignas: lipomas, fibromas, neurofibromas, nódulo tireoidiano
Cisto e seio branquial	Adenites bacterianas e viróticas	Malignas: linfomas de Hodgkin e não Hodgkin, rabdomiossarcoma, neuroblastoma, carcinoma tireoidiano e lesões metastáticas
Anomalias vasculares (hemangiomas e linfangiomas)	Doenças granulomatosas	
Cisto dermoide	Tuberculose e outras micobacterioses atípicas	
Teratoma	Histoplasmose	
Cisto broncogênico	Sarcoidose	
	Doença da arranhadura do gato	

Cisto tireoglosso

O cisto tireoglosso constitui a lesão cervical anterior mais comum na criança. É uma lesão congênita, e sua etiologia está relacionada com a embriologia da língua, da glândula tireoide e do ducto tireoglosso. Normalmente, o ducto tireoglosso se oblitera por volta da quinta semana de gestação, mas a falha nessa obliteração pode repercutir na formação do seio ou do cisto do ducto tireoglosso, que ocorre antes da formação do osso hioide.

Em virtude de sua embriologia, o cisto tireoglosso pode ocorrer da base da língua até a altura do osso hioide, sempre na linha média do pescoço. Na maioria dos casos manifesta-se nos primeiros 5 anos de vida e apresenta-se como lesão cística na linha média do pescoço, indolor, que se movimenta com a protrusão da língua (Fig. 29-6). Eventualmente, pode ocorrer infecção secundária, com sinais inflamatórios. Cisto dermoide cervical (Fig. 29.7) e tireoide ectópica são diagnósticos diferenciais do cisto tireoglosso, e também ocorrem na linha média do pescoço.

Cisto e fístula branquial

Consistem na segunda causa mais comum de lesão congênita do pescoço na criança. Constituem um grupo de lesões decorrentes do não fechamento dos arcos branquiais durante a embriogênese. A maioria das lesões está relacionada com anomalias do primeiro e segundo arcos branquiais. A fístula braquial caracteriza-se por um orifício que pode ocorrer na região lateral do pescoço, na borda lateral do músculo esternocleidomastóideo, desde a mandíbula até a região inferior do pescoço. Pode haver a drenagem intermitente de saliva, pois a fístula se comunica com a faringe. Eventualmente, ocorrem infecção secundária e saída de secreção purulenta.

Os cistos são mais comuns em adolescentes e adultos e formam-se na porção distal da fístula branquial.

O diagnóstico da fístula é estabelecido pelo exame clínico, durante a ectoscopia. Eventualmente, é necessária a exploração por meio da introdução de pequeno cateter, no qual se injeta contraste, faz-se o exame radiológico e, assim, confirma-se o trajeto da fístula até a faringe (Fig. 29-8).

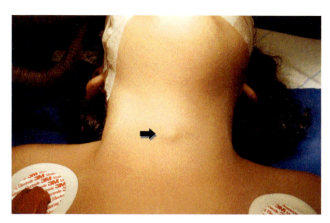

Fig. 29-7. Cisto dermoide na linha média cervical (*seta*).

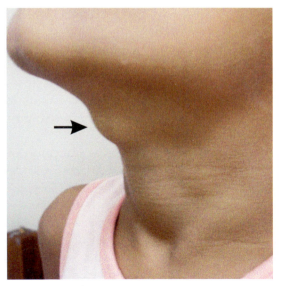

Fig. 29-6. Cisto tireoglosso na linha média do pescoço (*seta*).

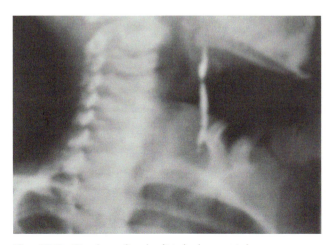

Fig. 29-8. Fistulografia de fístula branquial no pescoço. Notar comunicação com a faringe.

Teratomas cervicais

São tumores congênitos que apresentam elementos das três linhagens embrionárias, em graus variados de diferenciação. Os teratomas cervicais correspondem por 10% dos teratomas na criança. A maioria das lesões é benigna, porém pode haver componentes imaturos e até mesmo lesões malignas.

Nos casos de grandes lesões, o diagnóstico de teratoma pode ser realizado ainda no período pré-natal, por meio de ultrassonografia obstétrica. Ao nascimento, o diagnóstico é evidente, notando-se lesão irregular e de tamanho e localização variados no pescoço (Fig. 29.9). Pode apresentar-se como grande massa, inclusive com possibilidade de compressão das vias aéreas. Deve-se realizar o diagnóstico diferencial com linfangioma cervical.

Hemangiomas

Lesões vasculares comuns na criança, em 60% dos casos os hemangiomas acometem a região da cabeça e do pescoço (Fig. 29-10). A maioria dos hemangiomas surge por volta da segunda à quarta semana após o nascimento, aumenta de volume dos 6 aos 8 primeiros meses de vida e permanece com tamanho estável por longo período. Posteriormente, as lesões tendem a involuir

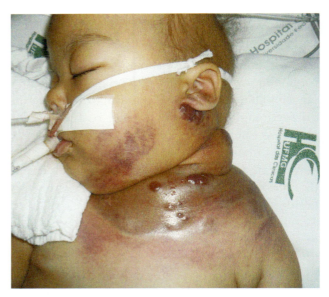

Fig. 29-10. Grande hemangioma na região da cabeça e do pescoço em lactente.

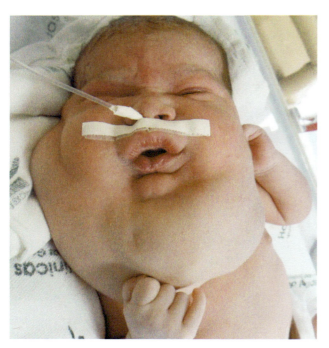

Fig. 29-9. Grande teratoma cervical em recém-nascido.

e, por volta do quinto ano de vida, 50% delas já regrediram e, aos 9 anos de idade, 90% já regrediram. Apresentam-se como lesões superficiais ou profundas, com consistência esponjosa, depressíveis e de coloração violácea. Podem também se apresentar como lesões planas, de coloração mais escura, ou como massas profundas mais firmes com telangiectasias em sua superfície, podendo, eventualmente, envolver estruturas mais profundas, como a traqueia.

Linfangiomas e higroma cístico

São lesões linfáticas congênitas e benignas, que ocorrem por falha na embriogênese do sistema linfático. A região do pescoço é o local mais frequente dessas lesões. Ao exame físico, apresentam-se, na maioria dos casos, como grande lesão cística na região lateral e denominam-se higromas císticos (Fig. 29-11).

Além disso, podem se apresentar como lesões mais profundas, difusas e irregulares, com deformação superficial da pele ("casca de laranja"), e às vezes acometem estruturas nobres mais profundas. Não é rara a extensão para o mediastino. Em geral, essas lesões podem ser notadas desde o nascimento até os 2 anos de vida. São lesões sem tendência à regressão espontânea. O diagnóstico pode ser feito ainda no pré-natal, por meio de ultrassonografia.

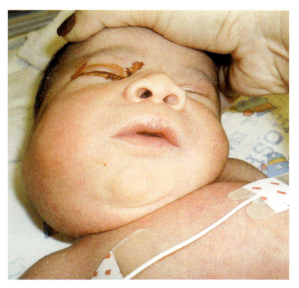

Fig. 29-11. Linfangioma (higroma cístico), em região lateral do pescoço em recém-nascido.

❑ BIBLIOGRAFIA

Dangelo JG, Fattini CA. *Anatomia humana sistêmica e segmentar*. 3 ed., São Paulo: Editora Atheneu, 2007.

Ellis H. *Anatomia clínica. Uma revisão e anatomia aplicada para estudantes de medicina*. Rio de Janeiro: Guanabara Koogan, 1999.

Lampert JB. *Orientação semiotécnica para o exame clínico*. Santa Maria: Editora da UFSM, 1996.

Lewis AB. *Manual de diagnóstico físico pediátrico*. Rio de Janeiro: McGraw Hill Interamericana do Brasil, 2000.

López M, Laurentys-Medeiros. *Semiologia médica. As bases do diagnóstico clínico*. Rio de Janeiro: Revinter, 2004.

Martins MA. Caxumba. *In*: Leão E et al. *Pediatria ambulatorial*. Belo Horizonte: Coopmed, 2005;513-16.

Moore KL et al. *Anatomia orientada para na clínica*. Rio de Janeiro: Guanabara Koogan, 2007.

Pernetta C. *Semiologia pediátrica*. Rio de Janeiro: Editora Guanabara, 1990.

Tracy FT, Muratore CS. Management of common head and neck masses. *Seminars in Pediatric Surgery* 2007; 16:3-13.

SEÇÃO V

ABORDAGEM DOS

SISTEMAS

Capítulo 30 Sistema Respiratório, 275

Capítulo 31 Sistema Cardiovascular, 289
    Parte A Semiologia do Sistema Cardiovascular, 289
    Parte B Cardiopatias Congênitas: Abordagem Fetal e Neonatal, 304

Capítulo 32 Sistema Digestório – Abdome, 315

Capítulo 33 Regiões Inguinal, Anorretal e Sacrococcígea, 329

Capítulo 34 Sistema Urinário, 337

Capítulo 35 Genitália, 353

Capítulo 36 Exame Ginecológico da Adolescente, 371

Capítulo 37 Sistema Locomotor, 379

Capítulo 38 Sistema Nervoso, 401
    Parte A Exame Neurológico, 401
    Parte B Exame Neurológico do Recém-Nascido, 416

CAPÍTULO 30

Sistema Respiratório

Maria Jussara Fernandes Fontes
Maria Teresa Mohallem Fonseca

O exame do sistema respiratório da criança solicita do médico, além do conhecimento de peculiaridades fisiológicas e anatômicas, sensibilidade para captar questões muitas vezes inerentes ao desenvolvimento e que podem influenciar os achados semiológicos, questões inclusive de ordem emocional e que precisam ser respeitadas. A percepção de aspectos emocionais possibilita ao médico determinar, por exemplo, a sequência do exame, se vai auscultar primeiro, antes que o paciente inicie o choro, ou seguir a ordem inspeção-palpação-percussão-ausculta. Há ocasiões em que o medo da criança de ser examinada provoca agitação em intensidade que limita o exame à inspeção. Todavia, muito pode ser captado pela observação, como a forma do tórax, o padrão e o esforço respiratório, a frequência e o ritmo da respiração. Ambiente silencioso, com boa luminosidade, e paciente em situação confortável são de grande auxílio.

Entendemos o exame do sistema respiratório como parte do exame clínico da criança, devendo ser precedido por uma avaliação clínica mais ampla, ou seja, a percepção do estado geral e do estado nutricional, como sinais de anemia, um agravante da hipoxia em uma criança asmática. Nesse contexto, todos os órgãos do sentido estão envolvidos. O olfato permite perceber uma respiração com odor fétido, particularmente se o processo for crônico. Halitose pode indicar infecções na cavidade nasal ou na cavidade oral, como sinusite, corpo estranho, abscesso dentário ou infecções intratorácicas, abscesso pulmonar e bronquiectasia. Na fibrose cística, por vezes, a mãe facilita o diagnóstico ao relatar a percepção gustatória de suor salgado.

Com relação aos aspectos fisiológicos, observam-se trocas contínuas mesmo após o nascimento. Exemplificando: existem 24 milhões de alvéolos ao nascimento; este número cresce até cerca de 8 anos de idade, quando a criança, então, atinge aproximadamente 300 milhões de alvéolos. Por outro lado, comparando as vias aéreas condutoras e as unidades pulmonares respiratórias na criança e no adulto, constata-se que as vias condutoras na criança são proporcionalmente maiores do que as respiratórias. Esse fato, associado à menor espessura da parede torácica, faz com que o som vesicular seja ouvido mais facilmente, mais rude e de tonalidade mais alta do que no adulto. Outro aspecto importante a ser lembrado é a unicidade do sistema respiratório. Asma e rinite alérgica exemplificam as estreitas relações entre o sistema respiratório superior e o inferior; expressões da inflamação e hiper-responsividade, que ora se mostram localizadas em um segmento da via aérea, ora acometendo a via aérea como um todo. Portanto, diagnóstico e terapêutica precoces das rinossinusites nos asmáticos podem trazer benefícios que transcendem o alívio do desconforto nasal. Está bem estabelecido na literatura médica que o controle clínico da asma torna-se difícil diante de rinite alérgica não tratada. Enfim, o nariz precisa ser considerado uma verdadeira sentinela do sistema respiratório.

❑ INSPEÇÃO

Pela inspeção verificam-se as condições respiratórias da criança e suas eventuais anormalidades, como taquipneia, dispneia, gemido expiratório, batimentos das asas do nariz, cianose e retração supra ou infraesternal. A presença de ronco nasal e estridor laríngeo das laringomalacias e laringotraqueomalacias e a verificação do tipo de tosse (coqueluchoide, rouca etc.) são exemplos de observações feitas antes de qualquer manipulação e que podem ser úteis para o diagnóstico. Entretanto, a inspeção não deve ser limitada ao tórax, pois achados extratorácicos podem contribuir para a elaboração do diagnóstico em caso de patologias respiratórias. O pediatra deve verificar o tamanho da cicatriz de BCG; a presença de obstrução e secreção nasal, o aspecto e a cor da secreção, se mucoide ou purulenta; se há edema periorbitário, voz anasalada, desvio de septo, prurido nasal, eczema atópico, linhas transversas na parte superior do nariz ou abaixo dos olhos; se os cornetos estão hipertrofiados, pálidos ou hiperemiados, e a presença de pólipos nasais; se as amígdalas estão aumentadas, hiperemiadas, com exsudato, se o palato é em ogiva, se há hipertrofia de tecido linfoide na parede posterior da orofaringe; se a forma das unhas é em vidro de relógio; se palidez ou cianose estão presentes.

Forma do tórax

Não é raro a criança apresentar deformações torácicas, pois a grande flexibilidade da caixa torácica nos primeiros anos de vida facilita sua deformação. Essa flexibilidade está aumentada na presença de prematuridade e raquitismo. Crianças prematuras, que permanecem deitadas na mesma posição por muito tempo, podem apresentar assimetria cefálica e torácica. Essas estruturas, devido à pressão contínua, tornam-se achatadas do lado comprimido; essas deformações são, entretanto, corrigíveis com mudanças de decúbito.

O *tórax infundibular*, que se caracteriza por depressão esternal, quase sempre é uma anomalia congênita sem repercussão clínica. Pode também ser consequente à hipertrofia adenoidiana.

O tórax em *quilha* ou *peito de pomba*, proeminência anterior do esterno, pode ser congênito ou adquirido. Em geral sem significação clínica, por vezes acompanha algumas cardiopatias congênitas, tipo comunicação interatrial ou interventricular, ou a doença de Morquio (mucopolissacaridose tipo IV), mas em nosso meio é mais associado ao raquitismo. No raquitismo, concomitantemente, pode ser observado o *rosário costal*, isto é, a presença de nódulos proeminentes, escalonados, no ponto das uniões condrocostais; o *sulco de Harrison, ou cintura diafragmática*, pode ser notado na parte inferior do tórax. O *sulco de Harrison* é mais visualizado na inspiração, pouco acima do rebordo costal, decorrente da tração exercida pelo diafragma. Em relação ao rosário costal clínico, ele pode ser encontrado também em pacientes portadores de desnutrição proteico-calórica, pela diminuição da massa muscular e do subcutâneo, porém é mais nítido no raquitismo e no escorbuto, por ser devido a alterações ósseas da extremidade da costela.

O *tórax enfisematoso* pode indicar patologia pulmonar obstrutiva ou cardiopatia com hipertensão pulmonar.

Tanto a dimensão como a forma do tórax sofrem influência de fatores étnicos e geográficos. Crianças que vivem em grandes altitudes, como nos Andes, submetidas a menor saturação de oxigênio, apresentam dimensões torácicas maiores, em comparação com a estatura, do que crianças que vivem no nível do mar. O *perímetro torácico* (PT) deve ser anotado, pois esse dado, além de refletir o crescimento da criança, pode ser útil em algumas circunstâncias, como na evolução de patologias pulmonares (p. ex., na hiperinsuflação crônica), por vezes responsáveis pela manutenção de diâmetro anteroposterior aumentado e de um tórax com formato de barril. O perímetro torácico é medido com a fita passando pelos mamilos, após inspiração e expiração, e o valor médio é registrado.

A *simetria* dos movimentos respiratórios deve ser investigada, já que patologias que afetam pulmões, pleura, parede torácica ou diafragma, como atelectasia, fibrose pulmonar, derrame pleural, pneumotórax, cifoescoliose e hérnia diafragmática, podem levar a movimentos respiratórios assimétricos. Na paralisia do diafragma, a assimetria dos movimentos respiratórios pode ser acentuada com o paciente em decúbito lateral do lado afetado.

Padrão respiratório

O *padrão respiratório* revela muito do funcionamento do sistema respiratório, principalmente se observado durante o sono, em especial quando se trata de lactentes e pré-escolares. Para melhor entendimento da diversificação no padrão respiratório, devem ser recordados aspectos anatômicos da respiração externa.

As bases anatômicas da respiração externa, que difere da respiração interna das células e dos tecidos, apontam para alterações rítmicas de aumento e de diminuição do volume do tórax e, consequentemente, do volume dos pulmões. Os pulmões ficam como que "aderidos" à parede da cavidade pleural devido à força de capilaridade no espaço pleural. Por isso, eles são compelidos a seguir as alterações de volume do tórax. O aumento do volume pulmonar leva à redução da pressão nos pulmões – o ar é inspirado –, e a redução do volume pulmonar leva ao aumento da pressão nos pulmões – e o ar é, então, expirado. Passando a analisar as fases da respiração em detalhes, pode-se observar que, na inspiração, as costelas se tornam elevadas pelos músculos intercostais, principalmente os intercostais externos, e pelos músculos escalenos; consequentemente, o tórax expande para os lados e para a frente (Fig. 30-1*A* e *B*). Simultaneamente, as cúpulas diafragmáticas são abaixadas por meio da contração, alargando o tórax para baixo (Fig. 30-1*A*). Observa-se, também, aumento do ângulo infraesternal (Fig. 30-1*D*). Durante a expiração, o tórax é reduzido em todas as direções, e o volume torácico é diminuído (Fig. 30-1*A* e *C*). Os músculos ativados durante a inspiração relaxam e os pulmões se retraem, de modo que as numerosas fibras elásticas do tecido conjuntivo pulmonar que foram distendidas durante a inspiração liberam energia de distensão nelas arma-

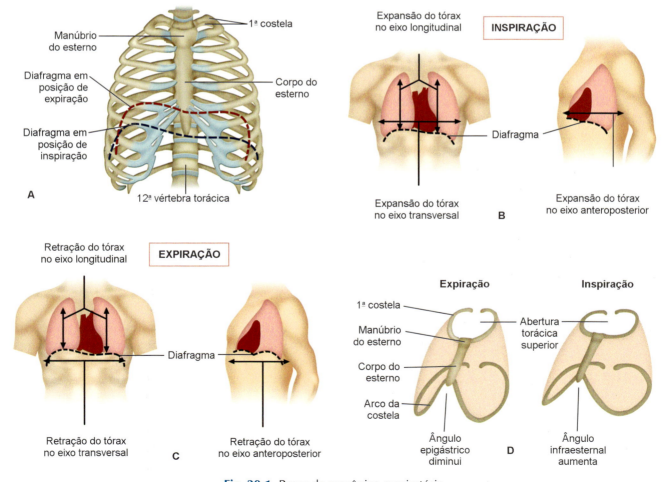

Fig. 30-1. Bases da mecânica respiratória.

Quadro 30-1. Músculos da respiração

Musculatura inspiratória	Musculatura expiratória
Escalenos Intercostais externos Intercartilagíneos Serráteis posteriores superiores e inferiores Diafragma	Intercostais internos Transverso do tórax Subcostal

zenada. Durante expiração forçada, os músculos que atuam na expiração, principalmente os intercostais internos, abaixam ativamente a estrutura torácica óssea de modo mais rápido e em maior amplitude do que as fibras elásticas isoladamente seriam capazes de fazer. O Quadro 30-1 mostra os músculos que atuam na respiração.

Na primeira infância, a parede anterior do abdome se eleva na inspiração e se deprime na expiração (*padrão abdominal*). Nessa etapa da vida, a distensão dos pulmões depende acentuadamente do movimento do diafragma, já que o tórax, tendo as costelas quase horizontalizadas, pouco pode se expandir. Inferiormente no tórax, no local de inserção do diafragma, observa-se leve retração das costelas, acompanhando a contração desse músculo. Essas retrações são ainda mais acentuadas em prematuros.

No início do terceiro ano de vida, em decorrência das mudanças anatômicas descritas, já se nota o início da respiração torácica. Os componentes respiratórios *toracoabdominais* persistem no período compreendido entre os 3 e os 7 anos, e somente após os 7 anos é instalado o *padrão torácico*, como no adulto. No sexo masculino, a instalação do padrão torácico acontece um pouco mais cedo do que no feminino.

Portanto, fica claro que a variação anatômica inerente à faixa etária influencia diretamente o padrão respiratório. Nos recém-nascidos, as costelas são quase perpendiculares à coluna vertebral; consequentemente, o tórax é arredondado, o ângulo epigástrico obtuso e os diâmetros anteroposterior e transversal praticamente iguais. Com o crescimento esta conformação vai se alterando, e as costelas ficam oblíquas e se dirigem para baixo e para a frente. Já no final do primeiro ano, o diâmetro anteroposterior (esternovertebral) se mostra menor do que o diâmetro transversal, e o tórax se apresenta achatado na frente e atrás. Essa tendên-

cia vai se pronunciando com a idade, e aos 7 anos a conformação torácica é semelhante à do adulto.

Ritmo respiratório

Com relação ao *ritmo*, mudanças significativas são registradas durante os primeiros meses de vida. Pausas respiratórias menores do que 10 segundos podem estar presentes até os 3 meses de idade. Se elas ocorrerem em grupos de três ou mais e forem separadas por intervalos de pelo menos 20 segundos, a respiração é denominada periódica. Esse padrão é muito comum no prematuro após os primeiros dias de vida. Nas crianças a termo, o padrão periódico é geralmente observado entre 1 semana e 2 meses de idade, e não após os 6 meses. Apneia com duração maior do que 15 segundos em geral é patológica e pode vir acompanhada de bradicardia e cianose.

A síndrome da apneia do sono pode ser observada na criança que apresenta obstrução respiratória alta, como, por exemplo, na hipertrofia adenoamigdaliana. Com frequência, essa criança se mostra sonolenta durante o dia, resultado desse sono entrecortado e insuficiente. A apneia é acompanhada de hipercapnia e hipoxemia transitórias, o que determina vasoconstrição reflexa na circulação pulmonar e, consequentemente, pode levar à hipertensão pulmonar. Os pais de crianças com respiração bucal, ruidosa ou que se mostram sonolentas durante o dia devem ser solicitados a observar a ocorrência de "pausas respiratórias" durante o sono.

Esforço respiratório

Sinais objetivos, como retrações da parede torácica, uso da musculatura acessória, batimentos das aletas nasais, ortopneia e movimentos respiratórios paroxísticos, refletem o esforço respiratório e a intensidade da dispneia.

Entretanto, visando a um melhor entendimento do esforço respiratório, é imperativo relembrar aspectos anatômicos e conceitos relativos à dinâmica das vias aéreas. A divisão anatômica da via aérea delimita duas regiões: uma intratorácia e outra extratorácica. A intratorácica tem dois segmentos: o intrapulmonar, localizado dentro do pulmão, e o extrapulmonar, localizado dentro do tórax, mas fora do pulmão. A entrada e a saída de ar dos pulmões exigem gradiente suficiente de

CAPÍTULO 30 • Sistema Respiratório

pressão entre o alvéolo e a atmosfera. Parte desse gradiente de pressão é requerida para vencer a elastância do pulmão e da caixa torácica; uma outra parte é necessária para superar a resistência das vias aéreas. Elastância é a propriedade de se opor à deformação ou ao estiramento. Já a complacência é o oposto da elastância, ou seja, a propriedade de distensibilidade dos pulmões e da caixa torácica. Um pulmão mais complacente é aquele que se deixa distender mais facilmente ao ser submetido a uma determinada pressão de insuflação. A complacência tem suas vantagens (p. ex., um tórax mais complacente facilita a passagem da criança pelo canal do parto e torna possível o crescimento pulmonar futuro). A resistência é calculada como a quantidade de pressão necessária para gerar fluxo de gás através das vias aéreas. A implicação prática da relação fluxo-pressão decorre do fato de a resistência ser inversamente proporcional ao raio aumentado à quarta potência.

Exemplificando, se a luz da via aérea é diminuída à metade, a resistência aumentará 16 vezes. Portanto, recém-nascidos e lactentes, com suas pequenas vias aéreas, são especialmente propensos ao aumento acentuado da resistência ante alterações inflamatórias e secretórias da mucosa brônquica. Esse fato representa um dos motivos pelos quais doenças como a bronquiolite, em uma criança com poucos meses de idade, exigem observação contínua. Outro sinal sensível do esforço respiratório é a protuberância das aletas nasais, que pode estar presente quando a inspiração é anormalmente curta (p. ex., na dor torácica). O alargamento das aletas nasais aumenta a passagem nasal anterior, reduzindo assim a resistência da via aérea superior; concomitantemente, ajuda a estabilizar a via aérea superior, evitando o aumento da pressão faríngea negativa durante a inspiração.

Na respiração normal, constata-se expansão das vias aéreas intratorácicas à medida que a pressão intrapleural se torna mais negativa; entretanto, as trocas ocorridas no diâmetro das vias aéreas são de pequena significância. Já na presença de doenças caracterizadas por obstrução aérea, modificações mais intensas na pressão intrapleural são necessárias para gerar um fluxo adequado, o que pode determinar alterações significativas na luz do brônquio. Quanto mais nova a criança, mais acentuadas são essas trocas devido à maior complacência das vias aéreas. Outro ponto importante é a relação entre o local da obstrução na árvore brônquica e a repercussão clínica, como assim especificado:

1. **Obstrução da via aérea em segmento extratorácico – fase inspiratória:** nesse tipo de obstrução (atresia de coanas, abscesso retrofaríngeo, laringotraqueobronquite), a alta pressão negativa criada durante a inspiração é transmitida até o sítio da obstrução. Portanto, logo abaixo da obstrução vai ocorrer acentuado aumento interno da pressão negativa. Isso resulta em colapso da via extratorácica nesse local, o que piora a obstrução durante a inspiração, levando ao prolongamento da inspiração e ao estridor inspiratório (Fig. 30-2A). Observa-se, logo após a obstrução uma abrupta diminuição da pressão.

2. **Obstrução da via aérea em segmento extratorácico – fase expiratória:** há aumento da pressão intrapleural, que se torna positiva e é também transmitida ao local da obstrução. Esse fato ocasiona distensão da árvore brônquica extratorácica imediatamente abaixo do sítio obstruído e, consequentemente, há alívio dos sintomas (Fig. 30-2B). Entretanto, o aumento da pressão intrapleural positiva e a consequente expansão da parede torácica produzem a clássica respiração paradoxal, na qual o tórax se retrai durante a inspiração e se expande durante a expiração. Diante da alta complacência da parede torácica da criança mais jovem, a respiração paradoxal decorrente da obstrução da via aérea extratorácica é mais acentuada. Um padrão de balanço respiratório pode ser evidente em recém-nascidos e em lactentes, à medida que a alta complacência da parede torácica permite que esta seja sugada e o abdome expandido durante a inspiração, com o inverso acontecendo durante a expiração.

3. **Obstrução da via aérea em segmento intratorácico-extrapulmonar (anel vascular e tumor do mediastino) e intrapulmonar (asma e bronquiolite) – fase inspiratória:** o aumento negativo da pressão intrapleural resulta na distensão da via aérea intratorácica durante a inspiração, determinando, assim, algum grau de alívio da obstrução (Figs. 30-3A e 30-4A).

4. **Obstrução da via aérea em segmento intratorácico-extrapulmonar e intrapulmonar – fase expiratória:** o aumento da pressão intratorácica positiva é transmitido até o sítio da

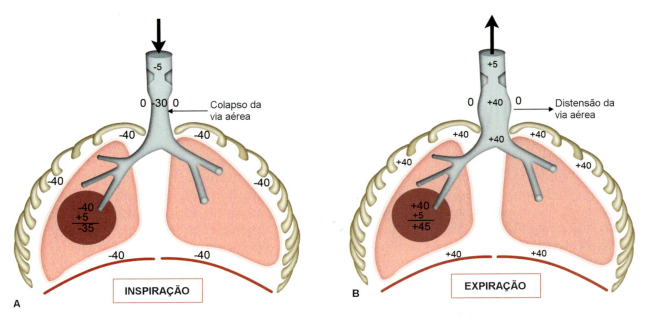

Fig. 30-2. Obstrução da via aérea em segmento extratorácico.

obstrução, após o que esta se dissipa. Consequentemente, essa pressão positiva interna se torna diminuída acima da obstrução, não sendo suficiente para neutralizar a pressão intrapleural externa, resultando em colapso dessa região (Fig. 30-3B).

5. Obstruções da via aérea intrapulmonar, até mesmo em porções mais centrais, levam a oscilações pressóricas durante a inspiração e a expiração (Fig. 30-4A e B). Obstruções da via aérea intratorácica, sejam extrapulmonares ou intrapulmonares, determinam dificuldades durante a expiração, resultando em prolongamento da expiração e sibilos expiratórios. Importante frisar que qualquer obstrução da via aérea dentro do tórax resulta em sibilância expiratória.

As pressões são comparadas com a pressão atmosférica, que é tradicionalmente representada como 0cm. A pressão da via terminal é calculada como pressão intrapleural mais pressão de recolhimento pulmonar. A pressão de recolhimento pulmonar é arbitrariamente escolhida como 5 para efeitos de simplicidade (Figs. 30-2A e B, 30-3A e B e 30-4A e B). O recolhimento pulmonar ocorre na expiração até que a capacidade residual funcional seja obtida, ou seja, até que seja atingida a quantidade de ar que permanece nos pulmões após a expiração fisiológica.

Em síntese, a dispneia pode ser inspiratória e expiratória. A dispneia inspiratória traduz acometimento das vias aéreas superiores, ocasionando tiragens altas e um tempo inspiratório prolongado. Já a dispneia expiratória indica agressão de vias intratorácicas, levando, principalmente, a tiragens intercostais e aumento do tempo expiratório.

Frequência respiratória

O diafragma é o maior músculo da respiração. Quando é necessário trabalho respiratório adicional, os músculos intercostais e outros músculos respiratórios são acionados. O volume tidal, que é a quantidade de ar que entra e sai dos pulmões durante cada respiração, e a frequência respiratória são ajustados para manter volume/minuto com menor gasto de energia. Como visto anteriormente, o total do trabalho necessário para criar gradiente de pressão para mover o ar é dividido em duas partes: a primeira vence a elastância do pulmão e da parede torácica e é referida como $W_{elast.}$; a segunda supera a resistência da via aérea e é referida como W_{resist}. O W_{elast} é diretamente proporcional ao volume tidal, enquanto o W_{resist} é determinado pela frequência respiratória. O trabalho respiratório é menor em neonatos, a uma frequência de 35 a 40 incursões respiratórias por minuto (irpm), e em crianças maiores e adultos,

CAPÍTULO 30 • Sistema Respiratório

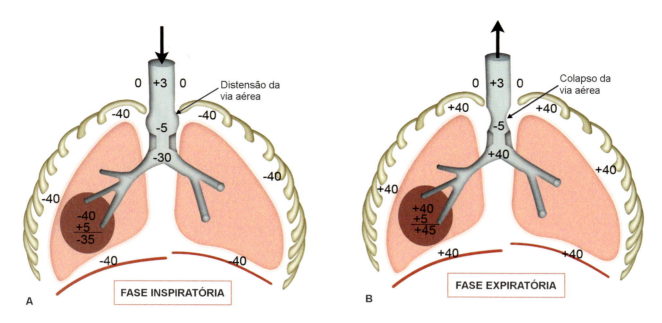

Fig. 30-3. Obstrução da via aérea em segmento intratorácico extrapulmonar.

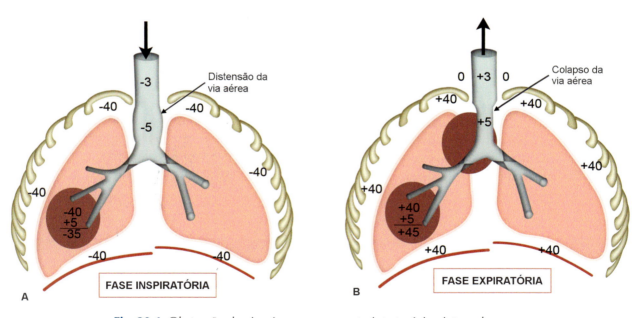

Fig. 30-4. Obstrução da via aérea em segmento intratorácico intrapulmonar.

a uma frequência de 14 a 16irpm (Quadro 30-2). Portanto, é maior ao nascimento e diminui com a idade, mostrando uma grande variação durante os primeiros 2 anos de vida. A frequência respiratória não apresenta diferença significativa em relação aos sexos. Em situações normais, a relação entre o número de movimentos respiratórios e o de pulsações cardíacas é de 1 para 4.

A taquipneia, frequência respiratória anormalmente alta, além de aparecer nas patologias pleuropulmonares, pode ser observada em condições como acidose metabólica, febre, anemia, atividade física, intoxicação por salicilatos, ansiedade e hiperventilação psicogênica. Já a bradipneia pode ocorrer na alcalose metabólica ou na depressão do sistema nervoso central.

Quadro 30-2. Parâmetros normais

Como parâmetros normais, segundo a faixa etária, pode-se considerar:	
< 2 meses:	<60irpm
2 a 12 meses:	< 50irpm
1 a 5 anos:	< 40irpm
6 a 8 anos:	< 30irpm
Puberdade:	16 a 20irpm

Fluxo expiratório máximo

A intensidade da obstrução brônquica aguda, como é o caso da asma aguda, traduzida clinicamente por dificuldade respiratória, pode ser quantificada por meio da medida do "pico de fluxo expiratório" (PFE), possibilitando rápida e objetiva avaliação da gravidade da obstrução brônquica. A medida do PFE deve fazer parte da consulta médica do paciente portador de hiper-reatividade brônquica, assemelhando-se a outras medidas quantitativas, como, por exemplo, o uso do esfigmomanômetro para a pressão arterial. O aparelho de medida de pico de fluxo não é de custo elevado e é facilmente usado no consultório; entretanto, depende da colaboração do paciente, ficando reservado, em geral, para crianças com mais de 5 anos de idade.

Medida do PFE

Após inspiração profunda, a criança é solicitada a fazer uma expiração forte e rápida, por 1 segundo, utilizando o bocal do aparelho. O aparelho registrará a quantidade de ar liberada durante aquele segundo. Esse procedimento é repetido três vezes, e considera-se a maior medida obtida como a referência do paciente naquele momento. O paciente não pode tossir, o que pode acarretar valores falsamente elevados.

Avaliação do PFE

Para avaliar se o PFE está normal ou não, compara-se a medida obtida com os seguintes parâmetros:

a. Maior pico de fluxo conseguido em consultas anteriores, quando a criança se apresentava assintomática. Este é o melhor parâmetro, o dado histórico do próprio paciente.
b. Na ausência do parâmetro anterior, a maior medida obtida deve ser comparada com o valor esperado para a estatura do paciente (Quadro 30-3).

O resultado do PFE torna possível classificar o episódio de obstrução expiratória aguda em leve, moderado ou grave (Quadro 30-4). Por meio do PFE pode-se também quantificar a resposta terapêutica aos broncodilatadores. PFE ≥60% do previsto é indicativo para alta. Por outro lado, o

Quadro 30-3. Valores de PFE (L/min) previstos para crianças normais

Estatura	Valor	Estatura	Valor	Estatura	Valor
109	145	130	265	152	381
112	169	135	291	155	397
114	180	137	302	157	407
117	196	140	318	160	423
119	207	142	328	163	439
122	222	145	344	165	450
124	233	147	355	168	466
127	249	150	370	170	476

CAPÍTULO 30 • Sistema Respiratório

283

Quadro 30-4. Classificação do episódio de obstrução expiratória aguda segundo a gravidade

	Leve	Moderado	Grave	Muito grave
Dispneia	Andando e consegue ficar deitado	Falando, choro curto, dificuldade para alimentar, prefere sentar-se	Repouso, não consegue alimentar, prefere se sentar	
Fala	Sentenças	Frases	Palavras	
Consciência	Às vezes agitado	Geralmente agitado	Geralmente agitado	Sonolento e confuso
Frequência respiratória de acordo com a idade	Aumentada	Aumentada (+)	Aumentada (+ +)	
Usa músculo acessório	Geralmente ausente	Geralmente presente	Geralmente presente	Movimento toracoabdominal paradoxal
Sibilância	Moderada, geralmente sibilos no final da expiração	Sibilos altos	Sibilos geralmente altos expiratórios e inspiratórios	Sibilos ausentes
Frequência cardíaca* (corrigir para a idade)	< 100	100 a 120	> 120	Bradicardia
PFE – pico de fluxo expiratório	$> 80\%$	De 60% a 80%	$< 60\%$	
SaO_2	$> 95\%$	91% a 95%	$\leq 90\%$	
PaO_2	Normal (não é indicado)	$> 60mmHg$ (não é indicado)	$< 60mmHg$ (possível cianose)	
$PaCO_2$	$< 45mmHg$	$< 45mmHg$	$> 45mmHg$	

* Frequência cardíaca normal de acordo com a idade: 2 a 12 meses: 160/min; 1 a 2 anos: < 120/min; 2 a 8 anos: < 110/min.
Modificado de Global Initiative for Asthma Global strategy for asthma management and prevention, 1995; Highlights of the expert panel report – Guidelines for the diagnosis and management of asthma, 1997.

risco de hospitalização deve ser considerado com PFE <25% no pré-tratamento ou igual a 40% no pós-tratamento. Aumento no valor do PFE de 60 L/min ou de pelo menos 20% após broncodilatador é sugestivo de asma.

Além do resultado do pico de fluxo, outros parâmetros clínicos e laboratoriais possibilitam a classificação do episódio de obstrução expiratória aguda – crise de asma – em leve, moderado, grave e muito grave, como evidenciado no Quadro 30-4.

Classificação das infecções respiratórias a partir dos sinais clínicos

As infecções respiratórias agudas (IRA) representam um grave problema de saúde em nosso país, não só por se constituírem em uma das

principais causas de óbito, mas por atingirem um segmento prioritário da população sob o ponto de vista da saúde pública, que é o da criança com menos de 5 anos, e mostram-se particularmente graves no menor de 1 ano.

As IRA compreendem uma série de patologias, cuja principal etiologia é viral, em geral de curso benigno e autolimitado. Na década de 1980, o Ministério da Saúde, inserido no Programa de Assistência Integral à Saúde da Criança, propôs a classificação das IRA em crianças com até 7 dias de doença conforme o grau crescente de gravidade, em leves, moderadas e graves (Quadro 30-5). A implantação dessa estratégia melhorou a qualidade do atendimento das IRA no país.

Quadro 30-5. Classificação das IRA de acordo com o grau de gravidade

Leve	Moderada	Grave
Obstrução nasal	Otalgia e/ou secreção purulenta (otite)	Batimentos das aletas nasais
Secreção nasal clara ou purulenta	Garganta vermelha ou com placa purulenta e febre em maiores de 2 anos	Garganta com membrana
Dor de garganta – Garganta hiperemiada	Tosse com secreção purulenta	Retração subesternal ou intercostal
Rouquidão Tosse Roncos	Mais de 50irpm* em menores de 1 ano e mais de 40 irpm em crianças de 1 a 4 anos	Gemido respiratório Aspecto toxêmico com agitação e/ou prostração e/ou palidez acentuada

Caso leve: um ou mais itens da coluna I. *Caso moderado:* um ou mais itens da coluna II associados ou não à coluna I. *Caso grave:* um ou mais itens da coluna III associados ou não às colunas I e II.
*irpm: incursões respiratórias por minuto.

□ PALPAÇÃO

A palpação do tórax pode representar o primeiro contato físico do médico com o paciente; por isso, alguns cuidados, como o aquecimento das mãos, não devem ser esquecidos. Por meio da palpação é possível identificar aumento e mobilidade de linfonodos e o tecido mamário. Na palpação investigam-se, também, edema e sensibilidade de áreas como na fratura de clavículas.

A facilidade de transmissão dos ruídos faz com que o acúmulo de secreções nas vias altas seja percebido pela palpação do tórax, o que motiva muitas queixas, por parte da mãe, de "peito cheio".

Vibrações produzidas pela voz na parede torácica – frêmito toracovocal (FTV) – são mais sentidas pelas palmas das mãos junto à base dos dedos. O paciente é solicitado a produzir sons de baixa frequência, como 33, ou dizer seu nome, e, em lactentes, um momento de choro ou gemido pode ser aproveitado para essa finalidade. A transmissão estará diminuída ou ausente se houver acúmulo significativo de ar ou fluido no espaço pleural (pneumotórax ou derrame pleural), na hiperinsuflação pulmonar e na atelectasia maciça. Já a consolidação pulmonar decorrente de pneumonia é causa de aumento do FTV. No entanto, a palpação é um recurso imperfeito para diferenciar pneumonia de atelectasia.

Colocando as mãos lateralmente, em ambos os lados da caixa torácica, durante os movimentos respiratórios regulares e profundos, pode-se perceber se a expansibilidade do tórax está simétrica. A ocorrência de abaulamento de espaços intercostais durante a expiração indica obstrução de via aérea.

□ PERCUSSÃO

A percussão deve ser feita do ápice para a base, nas faces anterior, lateral e posterior, bilateralmente, comparando os dois hemitórax. Vibrações produzidas na parede torácica são transmitidas aos órgãos e tecidos subjacentes, produzindo diferentes sons:

- *Som claro pulmonar* traduz relação normal entre ar e tecido.
- *Hipersonoridade* indica aumento de ar. Encontrada em patologias como pneumotórax, cistos, hérnia diafragmática, abscessos, enfisema.
- *Macicez* ocorre quando a relação entre ar e tecido está reduzida, como na pneumonia, no derrame pleural, no edema pulmonar e no colapso pulmonar.

Áreas normais de macicez podem ser observadas na região do diafragma, na face posterior do tórax situada entre a oitava e a décima costela, dependendo do ciclo respiratório; na região correspondente ao fígado, cujo limite superior se situa na sexta costela, entre a linha hemiaxilar direita e

CAPÍTULO 30 • Sistema Respiratório

o esterno; e nas regiões das escápulas, do coração e do mediastino. A descida dos limites inferiores pulmonares pode indicar hiperinsuflação, como na asma e na bronquiolite.

A percussão é feita pelo método digitodigital, mas algumas vezes, especialmente em recém-nascidos e prematuros, usa-se a percussão direta, isto é, o dedo percursor toca diretamente a parede torácica. Para um examinador experiente, o método direto pode fornecer sensações táteis mais úteis do que o indireto. A parede torácica mais fina da criança faz com que o som claro pulmonar pareça mais ressonante que no adulto e, se a percussão é realizada com mais força, torna-se difícil observar leves variações do som.

❑ AUSCULTA RESPIRATÓRIA

In our times of highly sophisticated diagnostic technology essential clinical skills, particularly the practice of chest auscultation, a time-honoured art and the very symbol of physical diagnosis have eroded*
Russi EW

A ausculta respiratória é parte muito importante no exame do tórax, sendo realizada com o auxílio do estetoscópio (introduzido por Laënnec, 1781-1826). Idealmente, deve ser realizada em ambiente calmo e silencioso, embora isso nem sempre seja possível na rotina pediátrica. A criança deve estar bem posicionada, em posição supina na mesa de exame, ou no colo dos pais, evitando-se rotações no tórax, que podem gerar sons assimétricos. Crianças maiores podem ser examinadas sentadas ou em pé. O início da ausculta pelo dorso costuma causar menos ansiedade nas crianças. O estetoscópio deve ser de boa qualidade e previamente aquecido com as mãos, pois o frio pode assustar o pequeno paciente. Os sons respiratórios são mais audíveis com o diafragma.

Como a intensidade dos sons depende do fluxo aéreo, deve-se pedir ao paciente que realize inspirações lentas e profundas, o que, obviamente,

não é possível com as crianças menores. Para uma avaliação completa, devem ser auscultados um ou mais ciclos respiratórios em cada um dos segmentos pulmonares. A ausculta deve ser sempre relacionada com a anatomia broncopulmonar. O número de locais que devem ser auscultados depende da situação clínica e da idade do paciente. No adulto, distâncias de 10cm tornam possível a obtenção de sons de segmentos distintos, mas esse dado não se encontra disponível na pediatria. É importante fazer a ausculta comparando regiões simétricas nos dois hemitórax.

A ausculta dos sons respiratórios é influenciada tanto pelo local onde o som é produzido como pelas modificações que ele sofre (filtração e atenuação) na sua passagem através do pulmão, da parede torácica e do estetoscópio. No indivíduo normal, independentemente da idade, os sons auscultados nos ápices são de tonalidade mais alta do que os auscultados nas bases, e são sempre mais baixos e mais suaves que aqueles audíveis na traqueia. Em geral, os sons respiratórios nos adultos são mais baixos que nas crianças, devido ao maior número de alvéolos, que os atenuam. Os sons respiratórios incluem os normais e os patológicos (adventícios).

Sons respiratórios normais

Durante a respiração, o fluxo aéreo pode apresentar dois padrões: laminar ou turbulento. Pode ser laminar, quando o gás segue um trajeto paralelo ao da parede brônquica. Não ocorrem mudanças súbitas de direção nem oscilações de pressão capazes de gerar ondas de som. É o fluxo que ocorre nas vias aéreas terminais e nos alvéolos.

Quando o fluxo atinge uma determinada velocidade, as partículas começam a se movimentar em direções diferentes da direção geral do fluxo. Nesse caso, a transferência de energia entre as partículas que colidem entre si é associada a variações transitórias de pressão, produzindo sons de amplitude variável. Normalmente, o fluxo é turbulento na traqueia e nas primeiras gerações dos brônquios.

Os sons respiratórios são produzidos tanto pela oscilação dos tecidos sólidos como pela modificação rápida da pressão dos gases.

O som transmitido ao diafragma do estetoscópio através da parede torácica é o do fluxo turbulento nas vias aéreas. Não existe ruído no nível das pequenas vias aéreas e do parênquima, onde

---

*"A ausculta respiratória é um dos métodos mais importantes e de maior praticidade na detecção de doenças. Porém, nestes nossos tempos de tecnologia diagnóstica altamente sofisticada, habilidades clínicas essenciais, como a prática da ausculta respiratória, arte consagrada pelo tempo e símbolo do diagnóstico clínico, se perderam."

o fluxo é laminar. Os sons *respiratórios fisiológicos* compreendem os sons bronquial, broncovesicular e vesicular. O fluxo nas grandes vias aéreas é mais turbulento e, portanto, mais ruidoso que nas vias aéreas mais distais. O *som bronquial* é audível na traqueia, sendo mais alto na expiração que na inspiração. Já o *som vesicular* corresponde ao movimento do ar nas vias aéreas mais distais. É formado por sons de baixa frequência, por causa do filtro acústico do parênquima. Caracteriza-se por intensidade e duração maiores na inspiração, sendo a expiração curta e pouco audível. Predomina em quase todo o tórax. O *som broncovesicular* é mais alto e mais turbulento que o vesicular, tendo a mesma intensidade na inspiração e na expiração. É mais audível nas regiões apicais, até o nível da escápula. É um som intermediário entre o bronquial e o vesicular.

Sons respiratórios são considerados normais quando se referem ao encontro dos sons fisiológicos em seus locais habituais, de intensidade normal e simétrica. Por exemplo, o encontro de som bronquial, que é habitual na traqueia, em outro lugar do tórax traduz consolidação dos espaços aéreos, sendo então considerado anormal. Nesse caso, o parênquima consolidado não atua mais como filtro acústico, havendo maior transmissão dos sons.

A redução dos sons respiratórios ocorre geralmente quando há diminuição do fluxo aéreo em alguma região, como nas atelectasias e nas doenças obstrutivas crônicas. Outras causas de redução dos sons respiratórios são obesidade, em que o espessamento da parede torácica reduz a transmissão dos sons, derrames pleurais ou pneumotórax, que também funcionam como barreiras para a transmissão dos sons. Nas fases iniciais da pneumonia lobar, a diminuição localizada dos sons respiratórios pode ser a primeira alteração da ausculta.

Sons adventícios (sons anormais)

A presença de sons *adventícios* indica anormalidade nas vias aéreas, sendo importante observar a fase da respiração em que ocorrem. Como a tosse pode mobilizar secreções, deve-se proceder à ausculta antes e depois da tosse. Se houver modificação dos sons, provavelmente eles são decorrentes de secreções nas vias aéreas proximais.

Os *sibilos* são sons musicais, contínuos, produzidos por oscilações nas paredes aéreas estreitadas. Estreitamento difuso das vias aéreas, como ocorre na asma, produz sibilos de tonalidades variadas, ao passo que uma obstrução fixa nas grandes vias aéreas produz um sibilo monofônico. As crianças apresentam sibilos mais facilmente que os adultos, por terem vias aéreas mais estreitas e mais complacentes.

Crepitações são sons não musicais, descontínuos, decorrentes do movimento do ar através de secreções ou da equalização da pressão dos gases, na abertura ou no fechamento súbito das vias aéreas.

As crepitações podem ser finas e grosseiras, dependendo da duração e da frequência. Em geral, são repetitivas, ou seja, ocorrem no mesmo momento e na mesma fase da respiração. Crepitações finas (semelhantes ao ruído do velcro) ocorrem no final da inspiração, porque a descontinuidade da interface fluido-ar ocorre somente durante a abertura das vias aéreas, e são comuns nas doenças restritivas e na insuficiência cardíaca. As crepitações grosseiras usualmente são indicativas da presença de fluido nas grandes vias aéreas e são frequentes nas doenças respiratórias crônicas.

Atrito pleural é audível quando ocorre acometimento da pleura, causando vibração e podendo ser audível tanto na inspiração como na expiração.

Estridor é um som musical causado por oscilações de vias aéreas extratorácicas estreitadas e geralmente ocorre durante a inspiração.

Quadro 30-6. Percussão, palpação e ausculta em caso de pneumotórax, derrame pleural e pneumonia

	Percussão	Palpação	Ausculta
Pneumotórax	Hipersonoridade	FTV diminuído ou abolido	SV diminuído ou abolido
Derrame pleural	Macicez	FTV diminuído ou abolido	SV diminuído ou abolido
Pneumonia	Macicez	FTV pode estar aumentado em comparação com o lado normal; não é tão diminuído como no derrame pleural	SV diminuído; crepitações; som bronquial intenso = sopro tubário

FTV: frêmito toracovocal; SV: som vesicular.

CAPÍTULO 30 • Sistema Respiratório

Gemidos são sons expiratórios, geralmente de baixa tonalidade e com qualidades musicais, produzidos pela adução das cordas vocais, com o objetivo de gerar pressão positiva ao final da respiração e limitar o colapso alveolar, como ocorre em prematuros com deficiência de surfactante. São classicamente observados na doença da membrana hialina, mas podem estar presentes também em outras doenças com comprometimento alveolar, como em pneumonias extensas.

❑ EXAMES DE IMAGEM

Radiografia de tórax

A radiografia de tórax persiste como o exame de imagem básico na avaliação das patologias torácicas, e é a partir do seu resultado que serão solicitados os outros exames. É importante lembrar que não se realiza uma radiografia do pulmão e sim uma radiografia do tórax, onde são avaliados: parede e caixa torácica, mediastino, estruturas ósseas e vasculares, além dos campos pulmonares propriamente ditos. Idealmente, ela deve ser realizada em duas incidências: posteroanterior (ou anteroposterior, em crianças menores de 7 anos ou acamadas) e perfil. Alguns autores questionem o real custo-benefício da radiografia em perfil, em exames rotineiros, recomendando o seu uso apenas quando é necessária a localização topográfica de uma lesão ou para avaliação de linfonodos mediastinais ou do grau de hiperinsuflação pulmonar. A radiografia em expiração deverá ser solicitada quando houver suspeita de aspiração de corpo estranho ou de pneumotórax ou quando for necessário determinar o lado patológico perante uma assimetria de volume pulmonar. O exame em decúbito lateral deve ser solicitado para avaliar a presença de derrame pleural.

A análise da radiografia de tórax deve ser feita de maneira sistematizada, avaliando-se a qualidade técnica, as possíveis variações anatômicas, artefatos e patologias. Na avaliação da técnica observam-se o posicionamento (simetria das clavículas e escápulas, projeção simétrica das bordas anteriores das costelas) e o grau de inspiração (cúpulas diafragmáticas devem projetar-se sob o arco anterior da sexta costela) na criança e adolescente e sob o quinto arco no lactente. A traqueia é um

dos pontos essenciais para avaliação do mediastino. Na inspiração, ela é retilínea, discretamente desviada para a direita na sua parte inferior. Na expiração, ela apresenta um ligeiro desvio para a direita. Todo desvio da traqueia para a esquerda, ou na sua parte mediana, é patológico.

O timo se apresenta como um alargamento do mediastino anterossuperior e é visível desde o nascimento, diminuindo no segundo ano de vida e desaparecendo após os 3 anos. Pode apresentar redução de volume na vigência de infecções agudas ou do uso de corticoides, retornando ao tamanho anterior após melhora ou interrupção do medicamento.

O mediastino normal ultrapassa a coluna vertebral pouco à direita e um pouco mais à esquerda. Se ultrapassar igualmente os dois lados, ele está desviado para a direita, e se não ultrapassar a direita, está desviado para a esquerda.

Diante de uma imagem radiográfica, algumas questões devem ser respondidas:

- É uma imagem normal ou patológica?
- Qual é a natureza?
- Quais os possíveis diagnósticos?
- A imagem é compatível com o quadro clínico do paciente?

Ultrassonografia

Trata-se de método não invasivo em que não há exposição do paciente à radiação e não requer administração de material de contraste nem sedação. Apesar de o ar no pulmão sadio e o cálcio nas estruturas ósseas dificultarem a transmissão do feixe de ultrassom, as lesões torácicas que envolvem os pulmões, o mediastino e a pleura podem ser estudadas e acompanhadas através de janelas acústicas. A ultrassonografia é indicada na avaliação e no acompanhamento das doenças pleurais, lesões mediastinais ou próximas do diafragma. Pela pouca transmissão do som através de estruturas ósseas ou gasosas, é pouco indicada para avaliação do parênquima pulmonar.

Tomografia computadorizada (TC)

Está indicada quando há necessidade de estudos mais detalhados do parênquima, da pleura e do mediastino. Em crianças, as indicações mais importantes são a avaliação de nódulos pulmonares e massas torácicas, lesões localizadas em áreas de difícil avaliação (cervicotorácicas, parede torácica, diafragma), vias aéreas centrais e a definição de anatomia vascular. A TC de alta resolução está indicada na avaliação de patologias intersticiais, bronquiectasias e vias aéreas distais.

O uso de contraste é útil na avaliação do mediastino, dos grandes vasos e hilos pulmonares, podendo ser dispensado na avaliação do parênquima pulmonar e das vias respiratórias.

Pelo fato de expor o paciente a doses altas de radiação, deve ser utilizada apenas quando houver indicação precisa, devendo sempre ser avaliado o custo-benefício do exame.

Cintilografia

A indicação principal para a cintilografia do pulmão é a avaliação da perfusão pulmonar, além da quantificação da perfusão relativa de cada pulmão. A cintilografia ventilatória auxilia a avaliação das vias aéreas e bronquiectasias. Atualmente, a tomografia computadorizada suplantou em grande parte suas indicações.

Ressonância magnética

Este exame de imagem se baseia na excitação dos átomos de hidrogênio. Como esses átomos são escassos no ar, o exame é pouco útil na avaliação das doenças pulmonares. Sua principal indicação é na avaliação de massas do mediastino posterior e parede torácica.

❑ BIBLIOGRAFIA

Barness L. *Exploration clínica en pediatría*. 5ª ed., Buenos Aires: Panamericana, 1984.

Baunin C. Examens paracliniques en pneumologie: imagerie. *In:* Labbé A, Dutau G (eds.). *Pneumologie de l'enfant*. Paris: Arnette, 2003: 47-58.

Enriquez G, Serres X. US do tórax. *In:* Lucaya J, Strife JL (eds.). *Diagnóstico por imagem do tórax em pediatria e neonatologia*. Rio de Janeiro: Revinter, 2003: 1-25.

Gilday DL. Contribuição da medicina nuclear para as imagens pulmonares. *In:* Lucaya J, Strife JL (eds.). *Diagnóstico por imagem do tórax em pediatria e neonatologia*. Rio de Janeiro: Revinter, 2003: 27-32.

Global Initiative for Asthma – Global strategy for asthma management and prevention NHBLI/Who workshop report – National Institutes of Health National Heart, Lung, and Blood Institute Publication number 95-3659 January, 1995.

Groskin AS (ed.). *Heitzman's. O pulmão – correlações radiológicas e patológicas*. 3ª ed., Rio de Janeiro: Medsi, 1977.

Highlights of the expert panel report – Guidelines for the diagnosis and management of asthma – National Institutes of Health National Heart, Lung, and Blood Institute. February, 1997.

Hilman BC. Clinical assessment of pulmonary disease in infants and children. In: Hilman BC (ed.). *Pediatric respiratoy disease: diagnosis and treatment*. WB Saunders Company, 1996: 57-66.

Leão E, Norton RC. Vitaminas C e D – Escorbuto e raquitismo. *In:* Leão E, Corrêa EJ, Viana MB, Mota JAC (eds.). *Pediatria ambulatorial*. 3ª ed., Belo Horizonte: COOPMED, 1998: 193-9.

Lierl MB. Allergy of the upper respiratory tract. *In:* Lawlor GJ Jr, Fischer TJ, Adelman DC (eds.). *Manual of allergy and immunology*. 3ª ed., Boston: Little Brown, 1994: 94-111.

Ministério da Saúde: SAMPES/DINSAMI. Programa de assistência integral à saúde da criança. Assistência e controle das infecções respiratórias agudas (IRA).

Obertson AJ, Coope R. Before our time, râles, rhonchi, and Laennec. *The Lancet*, Aug 1957: 417-22.

Pernetta C. *Semiologia pediátrica*. 4ª ed., Rio de Janeiro: Interamericana, 1980.

Pasterkamp H. The history and physical examination. *In:* Chernick and Boat (eds.). *Kendig's Disorders of the respiratory tract in children*. WB Saunders Company, 1998: 85-105.

Russi EW. Lung auscultation – a useless ritual? *Swiss Med Wkly*, 2005; 135:513-4.

Sarnaik AP, Heidemann SM. Respiratory pathophysiology and regulation. *In:* Kliegman, Behrman, Jenson, Stanton. *Nelson Textbook of pediatrics*. 18 ed., Philadelphia: Saunders, 2007: 1.719-31.

Sly PD, Collins RA. Physiological basis of respiratory signs and symptoms. *Paediatr Respir Rev*, 2006; 7: 84-8.

Welsby PD, Parry G, Smith D. The stethoscope: some preliminary investigations. *Postgrad Med J*, 2003; 79:695-8.

West JB. *Fisiologia respiratória moderna*. 3ª ed., São Paulo: Manole, 1990.

CAPÍTULO 31
Sistema Cardiovascular

PARTE A
SEMIOLOGIA DO SISTEMA CARDIOVASCULAR

Zilda Maria Alves Meira • Edmundo Clarindo Oliveira

Cerca de 8 a 10/1.000 nascidos vivos, excluindo a persistência do canal arterial (PCA) do prematuro, apresentam cardiopatia, com grande chance de serem atendidos em um Serviço de Pediatria ou de Cardiologia Pediátrica. Cardiopatia congênita é a malformação isolada mais comum, determinando a morte de 3% a 5% dos recém-nascidos (RN). No período neonatal, o reconhecimento e tratamento precoces são fundamentais na evolução e sobrevida das crianças com cardiopatia cianogênica. Entretanto, em todas as idades, crianças assintomáticas podem ter cardiopatia inicialmente suspeitada por meio de anamnese e exame físico adequados. Cardiopatia de *shunt*, principalmente nas crianças portadoras de síndrome de Down, poderá não determinar sinais e sintomas de insuficiência cardíaca congestiva (ICC) em função da manutenção do padrão fetal de hipertensão pulmonar. Por esta razão, o diagnóstico de cardiopatia poderá ser realizado em uma fase tardia, já com instalação da doença vascular pulmonar obstrutiva irreversível.

Nos países desenvolvidos, as cardiopatias congênitas sobressaem entre as doenças cardíacas na faixa etária pediátrica, e a doença de Kawasaki (DK) é a mais frequente causa de cardiopatia adquirida na infância. Entretanto, nos países em desenvolvimento, a febre reumática é a principal responsável pelas mortes de origem cardiovascular nas primeiras décadas de vida. História anterior de poliartrite, coreia e/ou cardite, além da ausculta de sopros de insuficiência mitral (mais frequente) e/ou de insuficiência aórtica e/ou ruflar diastólico mitral em escolares e jovens, alertam para o diagnóstico de cardiopatia reumática. Entre as outras causas de envolvimento cardíaco nas crianças estão as miocardites, as doenças neurometabólicas, as doenças sistêmicas com repercussões cardíacas e a miocardiopatia secundária ao uso de quimioterápicos cardiotóxicos (doxorrubicina, daunoblastina). Felizmente, grande parcela dos pacientes pediátricos com suspeita de cardiopatia é de crianças normais, cuja ausculta evidencia um sopro cardíaco inocente, presente em até 60% delas. O grande desafio para o médico é o diagnóstico diferencial entre sopro inocente e sopro decorrente de alguma cardiopatia.

Deve ser lembrado que idade, doenças, hábitos de vida e vícios maternos poderão aumentar a incidência de cardiopatias congênitas, principalmente quando esses fatores estão presentes no primeiro trimestre de gestação, devendo a história incluir as seguintes informações:

- **Idade materna:** mulheres com mais de 34 anos de idade têm maior probabilidade de terem filhos com síndrome de Down, e nessas crianças há maior incidência de cardiopatia, que ocorre em cerca de 40% delas.
- **História obstétrica de morte:** indagar a causa de morte atribuída pelos médicos em relato anterior de abortos, natimortos e de filhos falecidos.
- **História pré-natal de infecção materna:** sabe-se que rubéola no primeiro trimestre de gravidez predispõe mais frequentemente a cardiopatias como PCA e estenose periférica de artéria pulmonar. Outras infecções virais, como herpesvírus, citomegalovírus e coxsáckie B, também podem ocasionar malformação cardíaca e, quando acometem a mãe no final da gravidez, podem ser causa de miocardite.
- **Outras doenças maternas:** diabetes mal controlado pode predispor a cardiopatias como a síndrome do coração esquerdo hipoplásico (SCEH) e a transposição de grandes artérias. Cerca de 40% dos filhos de mães com diabetes apresentam hipertrofia miocárdica septal assimétrica, de evolução benigna, sem repercussão hemodinâmica, que tem resolução espontânea em 3 a 6 meses. O lúpus eritematoso materno e outras colagenoses predispõem a bloqueio atrioventricular total.
- **Exposição materna a fatores teratogênicos:** o uso de álcool (síndrome fetal alcoólica) predispõe ao desenvolvimento de defeitos septais atriais e/ou ventriculares, principalmente. A exposição a radiações e a substâncias químicas como agentes anticonvulsivantes, lítio, entre outras, também aumenta a incidência de cardiopatia.
- **História familiar de cardiopatia congênita:** a incidência geral de cardiopatia aumenta três a quatro vezes quando um parente de primeiro grau (pais, irmãos) é portador de uma cardio-

patia congênita, aumentando para 10% quando dois parentes do primeiro grau são afetados. Entretanto, história familiar de febre reumática (FR) é mais frequentemente positiva que a de cardiopatia congênita.

Com grande frequência, o pediatra encaminha ao cardiologista a criança na qual é detectada alteração no exame cardiovascular, como achados diferentes na ausculta cardíaca (p. ex., sopro, estalido, segunda bulha desdobrada anormalmente ou alteração de sua fonese), atrito pericárdico e arritmia cardíaca. Sopro é a causa mais comum de encaminhamento, muitas vezes em virtude da dificuldade do médico em caracterizá-lo como inocente. Todo sopro sistólico regurgitativo, diastólico ou contínuo, mesmo de grau discreto, deve ser investigado, exceto o zumbido venoso. Se a criança está bem, o médico deve tentar chegar próximo a um diagnóstico clínico por meio de técnicas básicas, constituídas por história, exame físico com ausculta cardíaca adequada, eletrocardiograma (ECG) e radiografias de tórax. Com isso, poderá evitar o encaminhamento da maioria das crianças, considerando-se a grande frequência de sopro inocente. Outros motivos de encaminhamento incluem:

- Crianças portadoras de alguma síndrome, miopatia genética ou doença metabólica, mesmo com exame cardiovascular normal, para afastar a associação com cardiopatia congênita e disfunção valvar ou miocárdica.
- Lactentes com quadro de asma de difícil controle, em função da possibilidade de haver alguma cardiopatia associada, além de crianças com quadro clínico de broncoespasmo, mas apresentando cardiomegalia na radiografia de tórax, quando o "broncoespasmo" na verdade é secundário à congestão pulmonar em razão da insuficiência cardíaca congestiva (ICC), seja por cardiopatia de *shunt*, conexão venosa pulmonar anômala, cardiopatia obstrutiva do coração esquerdo ou por miocardiopatias.
- Crianças com exame cardiovascular normal, mas evidenciando cardiomegalia na radiografia de tórax. Esses casos geralmente se referem a radiografias realizadas com técnicas inadequadas: em expiração, em posição anteroposterior (AP) ou em decúbito dorsal. Deve ser lem-

brado que o aumento envolvendo o mediastino anterossuperior visto na radiografia em perfil sugere a presença de timo. Nesses casos, as radiografias de tórax deveriam ser repetidas e apenas os pacientes com confirmação da cardiomegalia seriam encaminhados. O aumento da área cardíaca na radiografia de tórax, às vezes obtida em caso de suspeita de processo pneumônico, pode ser a primeira indicação da presença de cardiopatia.

- Presença de cianose, mesmo sem alterações evidentes na ausculta cardíaca, pode ser indicativa de cardiopatia. A cianose periférica decorre da extração exagerada de O_2 dos capilares secundariamente a um débito cardíaco diminuído (ICC) ou à vasoconstrição periférica (policitemia, hipotermia, fenômeno de Raynaud, ICC). A cianose central, caracterizada por diminuição do oxigênio arterial por *shunt* direita-esquerda ou por alterações da função pulmonar, é mais frequentemente de origem cardíaca. A coloração azulada da pele só fica evidente quando a saturação sistêmica de O_2 está <85% e se houver pelo menos 5g de hemoglobina reduzida por 100mL de sangue no leito capilar. Quando a cianose está associada a cardiopatias de hiperfluxo pulmonar, com grande mistura das duas circulações, ela costuma ser discreta. Em casos de dúvida quanto à etiologia da cianose, após análise dos dados clínicos, principalmente no neonato, o teste de hiperóxia é de grande ajuda. Inicialmente, é feita uma gasometria arterial em ar ambiente. A seguir, aplica-se O_2 a 100% por 10 minutos e nova gasometria arterial é realizada. Se a PaO_2 não se alterar e ficar <75mmHg, ou entre 75 e 150mmHg, o teste é indicativo de cardiopatia congênita cianogênica. Se a PaO_2 for maior que 150mmHg, a cianose provavelmente não é de origem cardíaca (Fig. 31-1).

- Déficit de crescimento, quando já foram afastadas as principais causas, como desnutrição primária, causas endócrinas, síndromes genéticas ou doenças crônicas. O retardo do crescimento ocorre nas cardiopatias que ocasionam diminuição do débito cardíaco, mais frequentemente, ou hipoxemia importante. Deve-se quantificar a contribuição real da cardiopatia na gênese do déficit de crescimento, afastando-se outros fatores.

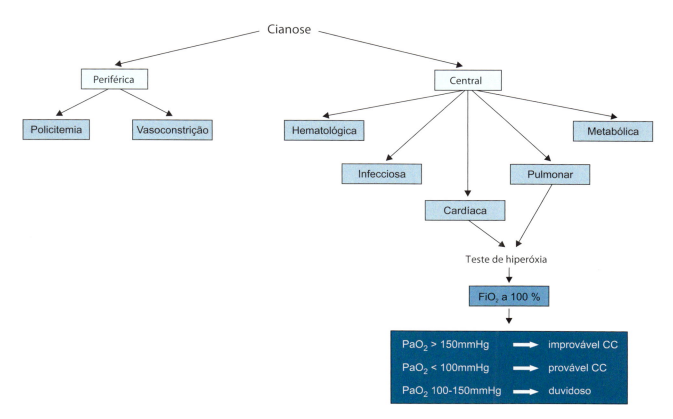

Fig. 31-1. Classificação da cianose e teste de hiperóxia.

- História de palpitação pode estar associada à presença de taquiarritmia. Nesses casos, a taquicardia paroxística supraventricular (TPSV) e as extrassístoles são as causas mais frequentes. Devem ser bem caracterizados o início, os sintomas associados, a duração e a interferência com as atividades habituais, pois a maioria das arritmias é benigna e nem sempre há alterações reais, mas apenas uma falsa sensação de arritmia. A história de morte súbita na família ou a associação com síncope, precordialgia ou sintomas de baixo débito sugerem maior gravidade.
- Dor precordial representa 3% a 5% dos atendimentos nos consultórios de cardiopediatria, mas apenas 5% dos casos são de origem cardíaca. A dor relacionada com o esforço, principalmente se associada com cansaço, síncope, pré-síncope e alteração no exame do sistema cardiovascular, sugere etiologia cardíaca. Nesses casos, cardiopatias obstrutivas de coração esquerdo e anomalias de artérias coronárias devem ser afastadas, principalmente se houver alterações eletrocardiográficas sugestivas de isquemia. A dor torácica sem relação com esforço, de curta duração e localizada em um ponto preciso, associada a um exame cardiovascular normal, provavelmente é de etiologia extracardíaca.
- Síncope consiste na perda súbita e rápida da consciência e do tônus postural, e podem ocorrer manifestações prodrômicas, tendo como causa um baixo fluxo sanguíneo cerebral, e não provoca sequelas neurológicas. Nas crianças, a síncope é incomum, e a arritmia cardíaca deverá ser pesquisada. Já nos adolescentes sem cardiopatia estrutural, a síncope neurocardiogênica é a mais frequente. Nesta, a crise é provavelmente desencadeada por diminuição do retorno venoso, causando queda na pressão arterial média, que é compensada pela resposta simpática (aumento da contratilidade miocárdica, volume sistólico reduzido), levando à estimulação dos mecanorreceptores, que iniciam uma reação vagal, resultando em bradicardia, assistolia e vasodilatação, com consequente hipotensão. Entre as causas cardiovasculares de síncope estão incluídas as lesões obstrutivas de coração esquerdo (estenose aórtica grave, miocardiopatia hipertrófica), isquemia, que na criança pode ser devida a anomalias de artérias coronárias, e arritmias cardíacas, incluindo a síndrome do QT longo, principalmente se houver história familiar positiva. A síncope pode também ser de causa endócrina, em virtude da diminuição do aporte sanguíneo de glicose ao sistema nervoso central. A avaliação de um paciente com síncope inclui abordagem clínica adequada e realização de ECG em todos os casos. A solicitação dos demais exames irá depender da hipótese clínica com base na história e no exame físico. Nos casos indicativos de síncope neurocardiogênica, o teste de inclinação (*tilt test*) é importante para confirmação do diagnóstico em alguns casos.
- Quadro clínico compatível com FR (poliartrite migratória e/ou coreia e/ou sopro de regurgitação mitral e/ou aórtico), DK e ICC de etiologia a esclarecer.

Em alguns casos, a história pode não trazer contribuição para a orientação do diagnóstico, e a suspeita clínica de cardiopatia será dada pelos achados dos exames geral e cardiovascular da criança. A avaliação de uma criança com suspeita de cardiopatia segue as normas de anamnese e exame físico em pediatria. A criança deverá ser avaliada globalmente, não se esquecendo inclusive das abordagens a respeito de alimentação, vacinação, desenvolvimento e crescimento, comparando-se o peso e a estatura da criança com os das curvas de crescimento padrão.

Didaticamente, as cardiopatias congênitas podem ser classificadas em acianogênicas (cardiopatias que evoluem mais frequentemente sem cianose) e cianogênicas (tetralogia de Fallot, transposição de grandes artérias, atresia das valvas tricúspide e/ou pulmonar, entre outras). O primeiro grupo é o mais frequente, englobando as lesões de *shunt*: comunicação interventricular (CIV), a mais comum das cardiopatias congênitas, quando se exclui a valva aórtica bivalvulada, comunicação interatrial (CIA), PCA e defeito do septo atrioventricular (DSAV). No grupo das acianogênicas, encontram-se também as lesões obstrutivas do coração direito – estenose pulmonar – e do coração esquerdo – estenose aórtica e coarctação de aorta (CoAo). Estes últimos defeitos congênitos poderão cursar sem sintomas, sendo identificados apenas pelo exame físico, ou se apresentar com manifestações de ICC e de baixo débito sistêmico no período neonatal.

Abordagens sobre as condições de nascimento e evolução no período neonatal são muito importantes no diagnóstico e tratamento clínico das cardiopatias. Em muitas cardiopatias cianogênicas, o aparecimento da cianose é precoce e o RN é inicialmente tratado de acordo a classificação funcional, independentemente do diagnóstico anatômico. É importante saber que a resistência pulmonar (RP) é próxima da resistência sistêmica (RS) na primeira semana de vida. Desse modo, nesse período não haverá *shunt* significativo nas cardiopatias com comunicações anômalas entre câmaras cardíacas e/ou grandes artérias. O *shunt* ocorrerá após queda significativa da RP, habitualmente depois da primeira ou segunda semana, e será tanto maior quanto maior for a diferença RS – RP. ICC que se manifesta na primeira semana geralmente não é resultante de cardiopatia com *shunt*. Quadro de ICC precoce, geralmente antes do final da primeira semana, alerta para a presença de conexão venosa pulmonar anômala total, obstrução importante do fluxo sistêmico (síndrome de hipoplasia do coração esquerdo [SHCE], estenose Ao grave, CoAo ou interrupção do arco aórtico). Nesses casos, o fluxo sistêmico depende também do fluxo invertido através do canal arterial. A cianose de aparecimento precoce comumente decorre de cardiopatias com circulação em paralelo – transposição de grandes artérias (TGA) – ou cardiopatias com grave obstrução do fluxo pulmonar, sendo a circulação pulmonar dependente de fluxo através do canal arterial (as assim chamadas "cardiopatias canal-dependentes"). Resumindo, as cardiopatias congênitas cianogênicas podem manifestar-se por intermédio dos seguintes quadros clínicos:

- **Cianose precoce com hipoxemia importante:** lesões que acarretam obstrução importante do fluxo do coração direito, incluindo as estenoses críticas ou atresia das valvas tricúspide e/ou pulmonar, anomalia de Ebstein (forma grave) e TGA.
- **ICC precoce:** lesões obstrutivas do coração esquerdo (SHCE, CoAo ou interrupção do arco aórtico), conexão venosa pulmonar anômala total com obstrução venosa pulmonar.
- **ICC após a primeira semana de vida (cianose geralmente leve):** TGA e cardiopatias de *shunt* cujas manifestações clínicas dependem da queda da RP: DSAV total, dupla via de saída de

ventrículo direito (DVSVD), coração univentricular, trúncus, entre outras.

Sintomas de ICC devem também ser pesquisados na criança com suspeita de cardiopatias adquiridas (FR, miocardite ou miocardiopatia) e congênita, especialmente naquelas com defeitos que proporcionam o aumento do fluxo sanguíneo pulmonar em virtude de defeitos septais (CIV, DSAV, DVSVD) ou comunicação entre grandes artérias (PCA). Nessas crianças, os sintomas surgem após a primeira semana de vida e dependerão da diminuição da RP. É importante lembrar que a RP cai cerca de 50% ao nascimento e continua caindo progressivamente até valores normais, ou seja, igual a um sexto da resistência sistêmica. Essa diminuição da pressão no ventrículo direito e na artéria pulmonar promoverá o desvio do fluxo sanguíneo (*shunt*) através de defeitos como os septais ou PCA, com aumento do fluxo pulmonar e hipertensão venocapilar pulmonar. A ICC poderá se instalar, dependendo da magnitude do *shunt*. Como mecanismo de compensação da ICC haverá aumento do tônus adrenérgico e ativação do sistema renina-angiotensina-aldosterona (SRAA). Ocorrerá então aumento da volemia: congestão hepática, aumento rápido do peso e, mais raramente, edema e ascite; sintomas de ativação adrenérgica: taquicardia, sudorese, palidez cutânea, extremidades frias, irritabilidade; e dificuldade para ganhar peso: gasto energético aumentado, menor ingestão calórica e menor absorção dos nutrientes em função da congestão da mucosa intestinal. Os RN e lactentes manifestam primeiramente cansaço às mamadas e taquipneia, em decorrência da congestão pulmonar, antes das manifestações sistêmicas. Essas crianças são mais propensas a apresentar quadros de broncoespasmo, crepitações ou até mesmo pneumonias em função da congestão peribrônquica, intersticial e alveolar. Nas lesões obstrutivas de coração esquerdo, as manifestações de ICC ocorrem mais precocemente, antes do final da primeira semana de vida, porque não são dependentes de *shunt*, mas da congestão venocapilar pulmonar e do baixo débito sistêmico.

Em crianças previamente saudáveis, com bom crescimento ponderoestatural, que desenvolvem quadro súbito de ICC, deve-se pensar em miocardite pós-quadro infeccioso agudo por adenovírus e enterovírus (coxsackievírus A e B). Lactentes e pré-escolares com quadro de febre prolongada (mais de 5 dias), sem causa aparente, com manifestações oculares (conjuntivite) e de mucosa oral (faringite, lesões de mucosa oral), alterações de extremidades, *rash* e adenomegalia cervical, a DK deverá ser lembrada. Nos lactentes com menos de 6 meses de vida com febre por mais de 7 dias, mesmo na ausência da maioria dos critérios, havendo evidência de inflamação sistêmica, o ecocardiograma deverá ser realizado para avaliar se há alterações das artérias coronárias. Se houver dilatação e/ou aneurisma de coronárias, o diagnóstico dessa doença deve ser estabelecido mesmo na ausência de todos os critérios. Sintomas e sinais de ICC geralmente não fazem parte do quadro da DK. O diagnóstico precoce de DK é importante para o tratamento imediato com infusão de imunoglobulina, que atua na prevenção de formação de aneurismas coronarianos.

O exame físico começa com a inspeção do aspecto geral da criança, avaliando fácies e presença de defeitos congênitos. A identificação de dismorfismos genéticos ou de malformações congênitas alerta para a grande frequência de associação desses achados com cardiopatia congênita. Na síndrome de Down, a mais comum das síndromes congênitas, há risco de ocorrência de cardiopatia em cerca de 40% a 50% dos casos, geralmente com frequência maior de DSAV e CIV. Nas trissomias 13 e 18, a ocorrência de cardiopatia chega a quase 100%; na síndrome de Turner (X0), a cerca de 25% a 30% (CoAo e estenose valvar aórtica), e na síndrome de Klinefelter (XXY), a cerca de 15%. Outras síndromes, como a de Noonan, têm alta frequência (até 85%) de associação com cardiopatia congênita (CIA, EPV, miocardiopatia hipertrófica), assim como as síndromes de Williams (estenose supravalvar aórtica, estenose pulmonar periférica), Marfan (dilatação de aorta ascendente e prolapso mitral), Holt-Oram e Ellis-Van Creveld (CIA), as mucopolissacaridoses (espessamento valvar com estenose e/ou insuficiência e miocardiopatia) e as distrofias musculares (miocardiopatia).

Avaliação da coloração da pele, se pálida ou cianótica, é importante na caracterização de baixa perfusão sistêmica (cianose periférica) ou de cianose por baixa saturação arterial sistêmica de oxigênio (cianose central). A cianose periférica poderá ocorrer em situações benignas, como hipotermia do RN, e em situações graves, em consequência de baixo débito importante, fazendo-se acompanhar de outros sinais e sintomas de ICC. A cianose leve poderá passar despercebida para o médico não habituado na avaliação de crianças cianóticas.

Na prática, o grau de insaturação é mais bem avaliado pela mensuração dos níveis de saturação arterial de hemoglobina por meio da oximetria de pulso. Os níveis de hemoglobina reduzida dependem do grau da saturação de oxigênio da hemoglobina (hipoxemia) e dos níveis séricos de hemoglobina. Clinicamente, a cianose é detectada se houver pelo menos 5g/dL de hemoglobina (Hb) reduzida no leito capilar, independentemente do valor de hemoglobina total da criança. A anemia e a policitemia têm importância na atenuação ou na acentuação da cianose, respectivamente. Um paciente com saturação periférica de 70% com 20g/dL de Hb tem 30% de Hb insaturada (6g/dL de Hb insaturada – cianótico), enquanto outro com a mesma saturação periférica (70%) e 9g/dL de Hb tem 30% de Hb insaturada (2,7g/dL de Hb insaturada – acianótico). A cianose crônica estimula os rins a produzirem eritropoetina, causando aumento do hematócrito proporcional à insaturação sanguínea. Níveis elevados de hematócrito ou de hemácias deficientes em ferro colocam os indivíduos cianóticos em risco de acidente vascular encefálico (AVE). O exame das extremidades poderá evidenciar, nas crianças mais velhas com quadro de hipoxemia crônica, unhas em "vidro de relógio" (com maior convexidade) ou alargamento da falange distal (baqueteamento digital), que acontece provavelmente pela neoformação vascular local, como mostrado na Fig. 31-2.

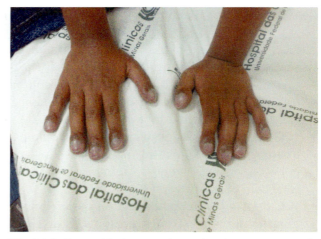

Fig. 31-2. Extremidades superiores de criança com atresia pulmonar e baqueteamento digital.

CAPÍTULO 31 • Sistema Cardiovascular

A posição de cócoras é frequentemente observada em crianças pré-escolares ou maiores portadoras de tetralogia de Fallot. Essa posição proporciona aumento da resistência vascular periférica e, consequentemente, da pressão em câmara ventricular esquerda, o que dificulta o *shunt* do ventrículo direito para o esquerdo através da CIV. Haverá aumento do fluxo para a artéria pulmonar, diminuindo o grau da hipoxemia. A definição da época de aparecimento da cianose é importante na caracterização da gravidade da cardiopatia. Cianose precoce traduz a presença de lesões graves geralmente associadas a estenose crítica ou atresia de valvas do coração direito, com hipofluxo pulmonar ou circulação em paralelo (transposição de grandes artérias). Já a cianose tardia, por volta do terceiro mês de vida, é mais frequentemente observada nos pacientes com tetralogia de Fallot, cujo aparecimento se relaciona com o agravamento progressivo da estenose infundibular, que irá determinar a magnitude do *shunt* da direita para a esquerda. Cianose de aparecimento ainda mais tardio, geralmente após o segundo ano de vida, relaciona-se com o aumento da resistência vascular pulmonar secundário ao hiperfluxo pulmonar, levando ao aumento da pressão na artéria pulmonar para níveis acima da pressão sistêmica (cardiopatias de *shunt* não corrigidas: DSAV forma total, CIV, PCA, trúncus arterioso etc.). Nesta última situação, ocorre a inversão do *shunt*, que passa a ocorrer também da direita para a esquerda, com insaturação do sangue arterial, caracterizando a síndrome de Eisenmenger, que é de ocorrência mais precoce nas crianças com síndrome de Down.

Os mecanismos de compensação da ICC são iguais em qualquer idade, variando as causas e as manifestações clínicas de acordo com a idade. Aumento da volemia faz parte do mecanismo renal de compensação do baixo débito sistêmico (ICC). Essas crianças irão apresentar aumento do volume intravascular como os pacientes adultos, mas o edema periférico é raramente observado nos pequenos pacientes. Nestes, o aumento da volemia é identificado pelo ganho rápido de peso ou pelo aumento do volume hepático, já que a cápsula de Glisson tem maior distensibilidade.

A taquipneia, manifestação mais precoce de ICC nos RN e lactentes, geralmente se deve à congestão pulmonar, com diminuição da complacência pulmonar. O cansaço aos esforços na criança também está presente como manifestação do DC fixo, incapaz de satisfazer o aumento da demanda imposta pela atividade física, mas deverá ser quantificado de acordo com o esforço próprio de cada idade. O conceito de cansaço aos grandes, médios e pequenos esforços varia com a idade da criança. Para um RN ou lactente, a própria alimentação pode representar o maior esforço. Observar a respiração do RN ou lactente ao mamar ou após o choro é importante para definir a presença e o grau do cansaço. Nos pré-escolares, o cansaço deverá ser observado em relação às atividades das crianças de idade semelhante, como "brincar com colegas", "andar de bicicleta", "jogar futebol" etc. Já para as crianças escolares e adolescentes, a quantificação do cansaço é semelhante à dos adultos.

Os pulsos arteriais dos segmentos superiores (braquiais e/ou radiais) e inferiores (femoral, tibial posterior e dorsal do pé) devem ser examinados de acordo com a forma, o que indica como é a ejeção do ventrículo esquerdo – demorado (pulso *parvus* e *tardus* nas obstruções graves) e rápido nos estados hipercinéticos –, e de acordo com a amplitude, que fornece informação a respeito do volume ejetado, sendo amplo nos grandes volumes (insuficiência aórtica, PCA) e estreito, podendo ser filiforme, nos pequenos volumes, como acontece nos casos de baixo débito e de choque de uma maneira geral. A simples palpação dos pulsos periféricos e a medida da pressão arterial, com identificação de pulsos diminuídos nos membros inferiores e hipertensão nos membros superiores, indicam o diagnóstico de CoAo. Pulsos amplos sugerem lesões de escape aórtico – menor pressão diastólica, maior pressão sistólica e maior pressão diferencial –, incluindo PCA e insuficiência aórtica, mas também podem estar presentes nos quadros de anemia e tireotoxicidade. Pulso paradoxal, definido como diminuição da amplitude do pulso maior que 10mmHg na inspiração, pode ser encontrado no tamponamento cardíaco, na pericardite constritiva e em quadros de asma grave e derrame pleural.

A mensuração da pressão na perna deve ser realizada quando se identifica hipertensão no braço, já que a presença de pulso femoral não afasta a presença de CoAo. Lembrar ainda que a pressão sistólica na perna é, pelo menos, 10mmHg maior que a do braço.

É frequente o diagnóstico de hipertensão arterial devido a erro na medida inicial: "manguito pequeno pode criar falsa hipertensão arterial". Para que a medida seja confiável, a pressão deve ser medida com a criança quieta e com manguito de tamanho adequado, o que vai depender da circunferência do braço: a largura da bolsa de borracha inflável do manguito deve corresponder a pelo menos 40% da circunferência do braço e o comprimento dessa borracha deve envolver 80% a 100% da circunferência do braço. Na determinação do tamanho do manguito, é importante observar também que sua largura deve representar cerca de dois terços da distância do cotovelo ao acrômio. Nas crianças com menos de 10 anos de idade, raramente a hipertensão é essencial, sendo na maioria dos casos secundária a doença do parênquima renal, doença vascular renal e CoAo. Crianças maiores e adolescentes têm maior possibilidade de apresentar hipertensão arterial primária ou essencial.

O exame físico do sistema cardiovascular normalmente é iniciado da maneira convencional: inspeção, palpação precordial e, por último, ausculta cardíaca, excluindo a percussão, que é um método pouco útil no exame cardiovascular. Nos primeiros 3 anos de vida, a criança colabora pouco. Como é mais fácil a palpação que a ausculta em uma criança chorando, sugere-se iniciar o exame pela ausculta, se a criança estiver tranquila, seja no colo dos pais ou responsáveis, seja mamando, sentada ou dormindo. Nas crianças que permitem melhor contato e compreendem o exame, seguem-se as normas clássicas, com a explicação sobre cada etapa do exame.

O precórdio pode mostrar-se normal, sem nenhum batimento visível, ou hiperativo, como nas cardiopatias que levam a significativa sobrecarga de volume (PCA, CIV ou regurgitações valvares). Poderá apresentar abaulamento, se a cardiopatia de base provocar alterações hemodinâmicas significativas, com dilatação de câmaras, e se foi originada cedo na vida (cardiopatias congênitas). Na palpação do precórdio, procura-se a impulsão sistólica que, quando houver predominância de envolvimento do ventrículo direito, estará presente na borda esternal inferior esquerda ou na região do apêndice xifoide.

A localização da impulsão cardíaca apical (ICA ou *ictus cordis*) é importante, pois por meio dela se pode deduzir se o coração tem tamanho normal ou aumentado. Os RN e lactentes têm o coração mais horizontalizado, localizando-se o *ictus* em posição mais alta, no terceiro ou quarto espaço intercostal esquerdo (EIE), ligeiramente para fora da linha hemiclavicular esquerda (LHCE) e, progressivamente, a ICA irá se localizar entre o quarto e o quinto EIE para dentro da LHCE. Ainda na palpação, a detecção de frêmito, que pode ser sistólico ou diastólico, corresponderá à presença de sopro pelo menos de grau IV/6.

Para realização de uma ausculta cardíaca adequada são necessários o uso de um bom estetoscópio, um ambiente silencioso, uma criança cooperativa e o examinador posicionado de modo confortável e sem pressa. Manobras como mudança de posição supina para ortostática, decúbito lateral esquerdo e alteração dos sons cardíacos com os movimentos respiratórios (inspiração e expiração, manobra de Valsalva) são valiosas para identificação adequada dos sons e da mudança de sua intensidade.

A percepção de sons de baixa frequência (B_3, ruflar diastólico mitral) é obtida com a aplicação suave da campânula sobre o precórdio. Deve-se iniciar a ausculta com o diafragma do estetoscópio e, posteriormente, com a campânula, aplicados no segundo espaço intercostal direito (área aórtica), movendo-o lentamente para as demais áreas de ausculta: borda esternal esquerda superior (área pulmonar), média (área aórtica acessória) e inferior (área tricúspide) e região apical (área mitral) (Fig. 31-3).

Para o entendimento adequado da ausculta cardíaca devem ser acompanhados os eventos que ocorrem a cada batimento, identificando a posição dos sons cardíacos no ciclo cardíaco. Com a ausculta das bulhas identificam-se a sístole (B_1), com as fases de contração isovolumétrica, ejeção ventricular rápida e ejeção ventricular lenta, e a diástole (B_2), com as fases de relaxamento ventricular isovolumétrico, enchimento ventricular rápido, enchimento ventricular lento e contração atrial (Fig. 31-4). Alterações de bulhas cardíacas, como desdobramento fixo ou hiperfonese de segunda bulha, B_3, B_4 e ruídos acessórios, como estalidos e atritos, também contribuem para a suspeita de cardiopatia (Fig. 31-5).

A gênese da primeira bulha (B_1) é complexa, reproduzindo o som resultante de vibrações da

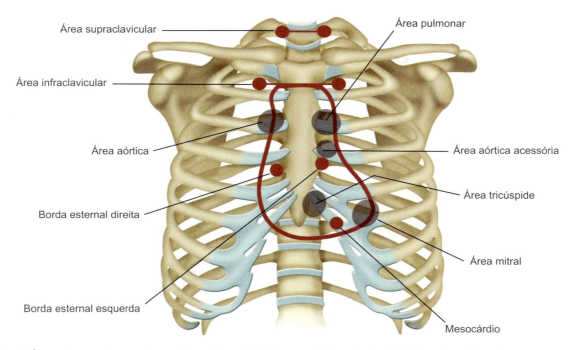

Fig. 31-3. Áreas de ausculta cardíaca. (Fonte: Porto CC. *Exame clínico*. 2. ed. Rio de Janeiro: Guanabara Koogan, 1992.)

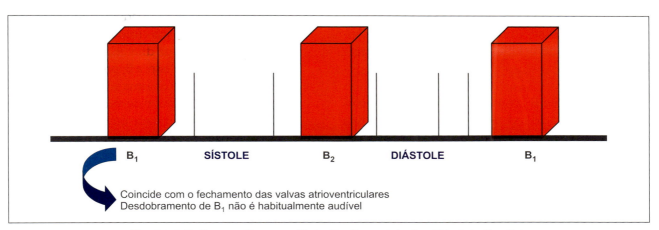

Fig. 31-4. Bulhas cardíacas no Ciclo Cardíaco: 1ª bulha (B$_1$); 2ª bulha (B$_2$).

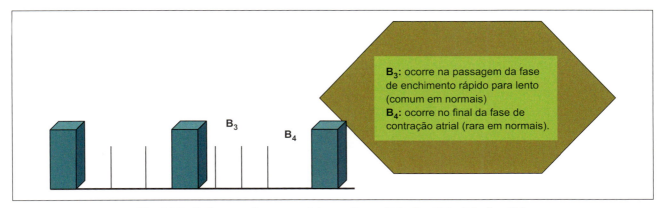

Fig. 31-5. Bulhas cardíacas no ciclo cardíaco: 3ª bulha (B$_3$); 4ª bulha (B$_4$).

parede ventricular, do septo, das cordas tendíneas, dos folhetos das valvas mitral e tricúspide após o fechamento valvar, com aceleração e desaceleração do volume sanguíneo. A primeira bulha encontra-se hiperfonética em situações nas quais há forte contração ventricular, em caso de diminuição do volume ventricular esquerdo ou quando a sístole ventricular se inicia com as valvas atrioventriculares abertas, como na presença de taquicardia, estenose mitral e PR curto. Sua intensidade é reduzida em situações opostas: PR prolongado, disfunção ventricular e insuficiência mitral. A B_1 pode ser desdobrada em crianças normais, na borda esternal esquerda (BEE) baixa, na região correspondente à localização do ventrículo direito. A ausculta de B_1 simulando desdobramento amplo poderá indicar a presença de estalido protossistólico ("clique ou ruído" de ejeção) ou mesossistólico, mais bem audível com o diafragma, ou uma quarta bulha, com a campânula do estetoscópio.

A caracterização da segunda bulha (B_2) é, isoladamente, o dado mais importante da ausculta cardíaca. Deve-se auscultá-la detalhadamente, iniciando-se no segundo EIE, próximo à clavícula, procurando estabelecer as seguintes características:

- **Intensidade:** a B_2, constituída pelos ruídos correspondentes ao fechamento das valvas aórtica (primeiro componente) e pulmonar (segundo componente), pode ser normo, hipo ou hiperfonética, geralmente se referindo, na criança, ao componente pulmonar, exceto quando este for ausente ou inaudível, como na atresia pulmonar ou na tetralogia de Fallot. Hiperfonese de B_2 é importante na identificação de hipertensão pulmonar, preocupação constante nas crianças portadoras de cardiopatia de *shunt* com hiperfluxo pulmonar.

- **Desdobramento** (Fig. 31-6): pode ser fisiológico (normal), quando audível na inspiração, relacionando-se com o aumento do retorno venoso para o coração direito, com atraso no fechamento da valva pulmonar, e antecipação do componente aórtico. Este último fato decorre do menor afluxo de sangue às câmaras esquerdas, em virtude do maior represamento do sangue no território pulmonar durante a inspiração. O desdobramento é constante quando se mantém tanto na inspiração como na expiração, mas com maior duração na inspiração, podendo ser encontrado nos pacientes com bloqueio de ramo direito, CIA sem hipertensão pulmonar e na estenose pulmonar valvar. O desdobramento fixo é definido quando a B_2 apresenta desdobramento com a mesma duração tanto na inspiração como na expiração (achado típico da CIA e da conexão venosa pulmonar anômala). É paradoxal quando o desdobramento é percebido na expiração (bloqueio de ramo esquerdo, miocardiopatia dilatada de VE, estenose aórtica grave). Além disso, a B_2 pode ser única, significando a existência de uma só valva semilunar (atresia ou estenose grave de valva pulmonar ou aórtica), ou pela dificuldade em se ouvir um dos componentes, como, por exemplo, na tetralogia de Fallot, quando se ouve bem o componente aórtico, sendo o componente pulmonar hipofonético. Também na hipertensão pulmonar e na estenose aórtica grave, a B_2 poderá ser audível como única, em razão da antecipação do fecha-

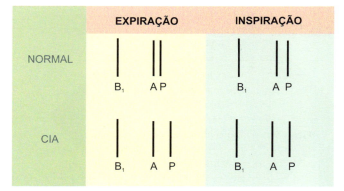
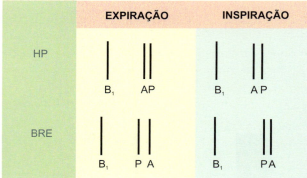

Fig. 31-6. Desdobramento da segunda bulha. (**A:** componente aórtico de B_2; **P:** componente pulmonar de B2; **B_1:** primeira bulha; **CIA:** comunicação interatrial; **HP:** hipertensão pulmonar; **BRE:** bloqueio do ramo esquerdo [desdobramento paradoxal].)

CAPÍTULO 31 • Sistema Cardiovascular

mento da valva pulmonar ou do atraso no fechamento aórtico, respectivamente.

A terceira bulha (B_3) pode ser auscultada em crianças, adolescentes e mesmo em adultos jovens normais. É produzida pelas vibrações da parede ventricular na fase de enchimento ventricular rápido, podendo ser auscultada em pacientes com sobrecarga de volume, como CIV, PCA e insuficiência mitral, mas não necessariamente em ICC. O galope protodiastólico (B_3 não fisiológica) é acompanhado de outros sinais e sintomas de ICC.

A quarta bulha (B_4), ou bulha pré-sistólica (antes da primeira bulha), raramente é auscultada em crianças normais. Poderá aparecer em condições nas quais é necessária uma forte contração atrial em virtude da diminuição da complacência ventricular (estenose aórtica e miocardiopatia hipertrófica ou restritiva). Tanto a B_3 como a B_4 são ruídos de baixa frequência, devendo ser auscultadas com a campânula do estetoscópio, exercendo-se pouca pressão deste sobre a pele. Em geral, a B_4 é mais facilmente percebida à palpação do que à ausculta.

Sons cardíacos adicionais podem ser auscultados tanto na sístole como na diástole. Os estalidos são ruídos de alta frequência, sendo mais bem auscultados com o diafragma do estetoscópio e com forte pressão (suficiente para deixar a marca do estetoscópio na pele). Em geral, o som sistólico de ejeção ou estalido (clique) protossistólico é audível com valvas aórtica ou pulmonar bicúspides, nas estenoses dessas valvas, com valvas ainda móveis, e nas artérias aórtica ou pulmonar dilatadas (dilatação pós-estenótica, por hiperfluxo ou idiopáticas).

Assim, o "clique" de ejeção pode ser audível nas dilatações de artéria pulmonar (dilatação idiopática) ou de aorta (tetralogia de Fallot) e na valva aórtica bivalvulada, mesmo na ausência de estenose valvar anatômica. O estalido de ejeção pulmonar caracteristicamente varia com a respiração, sendo menos intenso na inspiração em função do maior enchimento do átrio direito nessa fase respiratória. Haverá uma contração atrial mais vigorosa, provocando uma onda de enchimento ventricular direito que se transmite para a valva pulmonar, fazendo com que esta se mova para uma posição de abertura antes da contração ventricular. Dessa maneira, na fase de ejeção ventricular haverá menor vigor na abertura valvar, reduzindo a intensidade do estalido.

Já o estalido mesossistólico, audível na ponta, é achado característico do prolapso da valva mitral. Este som se deve, provavelmente, às vibrações das cordas tendíneas ou dos folhetos valvares mixomatosos no momento em que estes se movimentam posteriormente em direção ao átrio esquerdo.

O som diastólico acessório ou estalido protodiastólico (pode simular B_2 desdobrada) é mais bem audível em BEE inferior e/ou área mitral, sendo um som de alta frequência. É constituído basicamente pela forte e limitada abertura de uma valva atrioventricular estenosada e está presente nas estenoses das valvas mitral ou tricúspide, sendo constantemente denominado estalido de abertura mitral em função do maior frequência da estenose mitral. Na grande maioria das vezes, tem como causa a FR. A estenose mitral congênita, evento raro, não produz estalido de abertura.

Os sopros resultam de um fluxo de alta velocidade ao transpor orifícios valvares normais ou estenóticos, valvas insuficientes ou defeitos septais ventriculares. Os sopros sistólicos e diastólicos de alta fequência são classificados em escalas de 1 a 6 de acordo com a intensidade (Quadro 31-1), e os diastólicos de baixa frequência (estenose de valvas atrioventriculares) podem ser classificados em escalas de 1 a 4.

Quadro 31-1. Classificação dos sopros de acordo com a intensidade

Grau I	Sopro audível apenas com máxima atenção, em ambiente silencioso
Grau II	Sopro audível com facilidade, mas não intenso
Grau III	Sopro mais intenso que o anterior, mas não há frêmito
Grau IV	Sopro intenso, com frêmito, mas há necessidade de contato total do estetoscópio com o precórdio
Grau V	Sopro intenso, com frêmito, mas há necessidade de contato apenas parcial do estetoscópio com o precórdio
Grau VI	Sopro intenso, com frêmito, auscultado com o estetoscópio próximo à parede torácica, sem contato

De acordo com a fase do ciclo cardíaco em que ocorrem, os sopros são inicialmente classificados em sistólicos, diastólicos, sistodiastólicos e contínuos (Fig. 31-7). Os sopros sistólicos precoces ou de regurgitação iniciam-se com a primeira bulha ainda no período de contração isovolumétrica, antes da abertura das valvas semilunares, e não mudam de intensidade (sopro em platô). Podem ocupar toda a sístole (holossistólico), a proto ou protomesossístole, ou serem mesotelessistólicos, quando decorrem do prolapso da valva mitral. Já os de ejeção iniciam-se após o período de contração isovolumétrica, na fase de ejeção ventricular, após a abertura das valvas semilunares e, portanto, não encobrem a primeira bulha. Apresentam caráter em crescendo, com intensidade máxima no meio da sístole, decrescendo até a segunda bulha (mesossistólicos). O representante mais comum desse tipo de sopro na criança é o inocente, decorrente do fluxo na via de saída ventricular.

Os sopros podem ser ainda sistodiastólicos e contínuos. No primeiro caso são identificados com nitidez o componente sistólico, a segunda bulha e o componente diastólico do sopro. São encontrados em situações distintas como, por exemplo, na estenose e na insuficiência das valvas aórtica ou pulmonar. Os contínuos estendem-se da sístole à diástole, abafando as bulhas, o que indica um fluxo contínuo. Decorrem de condições extracardíacas:

- **Sopro contínuo inocente (zumbido venoso):** é o mais comum, audível em quase toda criança em posição sentada, sendo ocasionado pela turbulência do fluxo venoso jugular na entrada da veia cava superior. Caracteristicamente, é audível em posição ortostática, principalmente na região cervical direita, com acentuação na mesodiástole, atenuando-se com a compressão da jugular e a rotação da cabeça para a direita.
- **Persistência do canal arterial:** o sopro é mais áspero que o zumbido venoso, sendo crescente até B_2 e decrescente na diástole, mais audível no segundo espaço intercostal esquerdo e na fúrcula supraesternal.
- **Fístula coronário-câmara:** trata-se de um sopro contínuo de intensidade geralmente menor que III/6, não tão suave quanto um zumbido venoso nem tão áspero quanto o sopro em "maquinaria" do PCA. Localiza-se no trajeto da fístula. Grande fluxo da fístula para um dos átrios pode gerar sopro mesodiastólico em virtude do maior volume de enchimento ventricular, na fase de enchimento ventricular rápido.
- **Fístulas arteriovenosas:** sopro contínuo suave em várias regiões do tórax pode ser audível na presença de fístulas arteriovenosas pulmonares que ocorrem na atresia da valva pulmonar, na síndrome hepatopulmonar (cirrose hepática) e em outras causas de fístulas arteriovenosas pulmonares. Deve ser lembrado que ICC de início precoce no RN pode resultar de fístulas arteriovenosas cerebrais identificadas pela ausculta de sopro contínuo sobre a cabeça.

A caracterização adequada do sopro é importante para a identificação da provável etiologia (Fig. 31-8). Deve ser lembrado que os sopros inocentes são de ejeção, e nunca apenas diastólicos ou sistólicos de regurgitação, mesmo que discretos, podendo, entretanto, ser contínuos (zumbidos venoso e mamário durante a gravidez e/ou a lactação). Também no recém-nascido

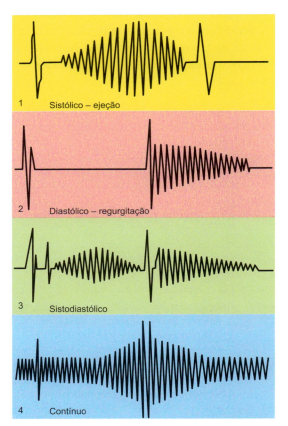

Fig. 31-7. Tipos de sopro segundo as fases do ciclo cardíaco.
Fonte: Serro Azul, Pileggi, Tranchesi, 1977.

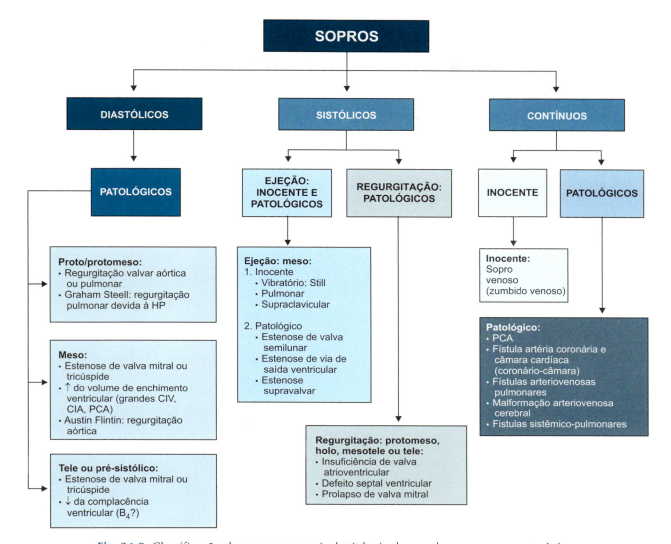

Fig. 31-8. Classificação dos sopros e possível etiologia de acordo com suas características.

o sopro inocente é comum (Fig. 31-9), lembrando que a ausência de sopro nessa faixa etária não exclui a presença de cardiopatia congênita. O sopro inocente, por si só, não difere dos sopros encontrados na comunicação interatrial, nas estenoses pulmonar e aórtica leves e na miocardiopatia hipertrófica.

❑ SOPROS INOCENTES

Em virtude da grande frequência, os sopros inocentes merecem menção especial, pois ocorrem em cerca de 60% das crianças e adolescentes assintomáticos, com sistema cardiovascular normal, apresentando características clínicas comuns que frequentemente permitem diferenciá-los de sopros decorrentes de alteração cardiovascular, que são:

- São sistólicos em crescendo-decrescendo (de ejeção) ou contínuos; nunca de regurgitação ou só diastólicos.
- Apresentam curta duração (proto ou protomesossistólicos) e/ou baixa intensidade (graus I a III/VI, segundo classificação de Levine; ausência de frêmito).
- Ausência de ruídos acessórios (estalidos) ou alterações das bulhas cardíacas, especialmente da B_2.
- Localização bem definida, com pequena ou nenhuma irradiação.
- Modificam-se com a posição do paciente, com a fase respiratória e alterações da freqüência cardíaca.

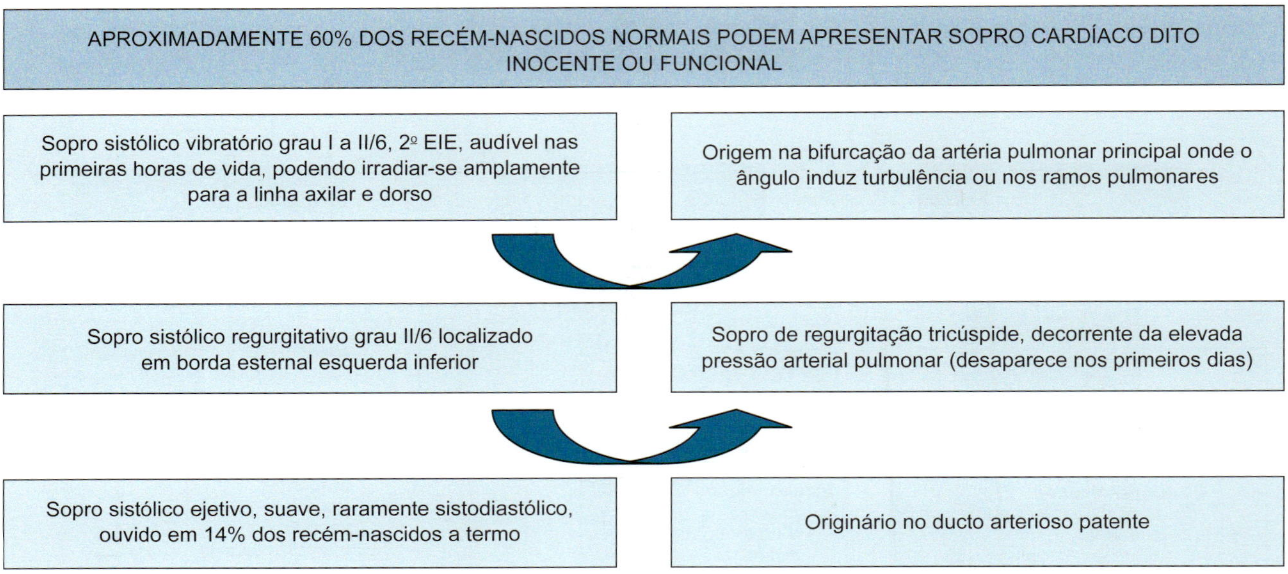

| APROXIMADAMENTE 60% DOS RECÉM-NASCIDOS NORMAIS PODEM APRESENTAR SOPRO CARDÍACO DITO INOCENTE OU FUNCIONAL |

| Sopro sistólico vibratório grau I a II/6, 2º EIE, audível nas primeiras horas de vida, podendo irradiar-se amplamente para a linha axilar e dorso | Origem na bifurcação da artéria pulmonar principal onde o ângulo induz turbulência ou nos ramos pulmonares |

| Sopro sistólico regurgitativo grau II/6 localizado em borda esternal esquerda inferior | Sopro de regurgitação tricúspide, decorrente da elevada pressão arterial pulmonar (desaparece nos primeiros dias) |

| Sopro sistólico ejetivo, suave, raramente sistodiastólico, ouvido em 14% dos recém-nascidos a termo | Originário no ducto arterioso patente |

Fig. 31-9. Sopros mais comuns no período neonatal.

Os sopros inocentes mais comuns são o sopro vibratório de Still e o zumbido venoso (sopro contínuo), seguidos pelos sopros de ejeção pulmonar, de ramos pulmonares (no recém-nascido) e pelo supraclavicular (Quadro 31.2). O sopro de estenose pulmonar periférica é encontrado no recém-nascido devido ao menor calibre dos ramos pulmonares em relação ao tronco ou ao ângulo mais fechado entre o tronco e a bifurcação dos ramos pulmonares.

Na maioria dos casos, a presença de sopro na criança não requer nenhuma propedêutica complementar, como ECG e radiografias de tórax, se a anamnese, exame físico global e ausculta cardíaca não evidenciarem alteração, exceto a presença do sopro com as características listadas acima. Mesmo assim, os sopros inocentes representam um grande dilema para os pediatras, que acabam optando pelo encaminhamento do paciente ao car-

Quadro 31-2. Sopros inocentes mais comuns na criança e no adolescente

Tipos	Mecanismo provável	Características	Diagnóstico Diferencial
Sopro de Still: audível desde a idade pré-escolar até adolescência	Turbulência do fluxo no trato de saída do VE	Sopro sistólico, meso, vibratório, sendo mais audível na BEE baixa. É de mais baixa frequência, melhor audível com campânula, em decúbito dorsal e na expiração e em situações de aumento do débito cardíaco	Estenose subaórtica Pequeno defeito septal ventricular
Sopro de ejeção pulmonar: pode ser audível no RN	Fluxo turbulento no tronco e ramos pulmonares	É mais áspero, melhor audível com o diafragma, no 2º e 3º EIE. Também é mais audível em situações de aumento do débito cardíaco. Diminui na posição sentada e na inspiração	Estenose trivial de valva semilunar Defeito septal atrial
Sopro supraclavicular: pode ser audível até no adulto jovem	Turbulência do fluxo no tronco braquiocefálico	É um sopro sistólico ejetivo de grau II até III, mais audível sob a clavícula direita, irradiando-se para o pescoço. Diminui na posição sentada, com extensão forçada dos ombros	Valva aórtica bivalvulada Estenose trivial de valva semilunar Coarctação de aorta
Sopro contínuo inocente ou zumbido venoso	Turbulência do fluxo de grandes veias na veia cava superior	Localiza-se na junção esternoclavicular direita e é ouvido com o paciente sentado ou de pé. Diminui com compressão da veia jugular e rotação do pescoço para a direita	Persistência do canal arterial Fístula arteriovenosa

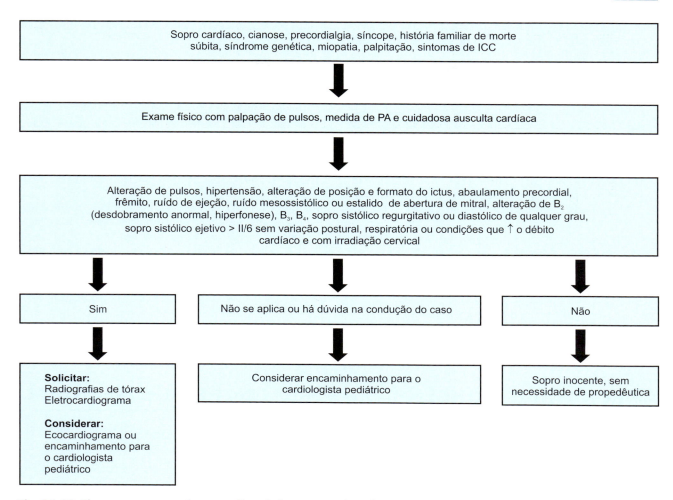

Fig. 31-10. Fluxograma para orientar o diagnóstico e a conduta diante de uma alteração cardiológica na criança e no adolescente.

diologista. Sua alta prevalência e a dificuldade no diagnóstico diferencial com lesões cardíacas, que depende de achados semiológicos e auscultatórios às vezes sutis, nem sempre de fácil avaliação, justificam essa conduta. Para melhor definição da necessidade do encaminhamento da criança ao cardiologista, o pediatra deverá completar a avaliação inicial, solicitando ECG e radiografias de tórax. Após análise cuidadosa desses exames, se ainda houver dúvida quanto à "benignidade" do sopro, ou na avaliação de outros achados da ausculta cardíaca, deve-se continuar a propedêutica ou encaminhar a criança para o cardiologista pediátrico. Este profissional, muitas vezes em função de maior experiência e preparo, poderá conseguir definir o diagnóstico apenas com aquela avaliação inicial, mas poderá solicitar estudo Doppler ecocardiográfico com mapeamento de fluxo a cores ou outros exames específicos para definição e conduta terapêutica adequada, em caso de dúvida quanto a qualquer aspecto da avaliação clínica ou dos exames complementares iniciais.

Para orientar o diagnóstico e a conduta diante de uma alteração cardiológica na criança e adolescente, foi construído o fluxograma demonstrado na Fig. 31-10.

❏ BIBLIOGRAFIA

Allen HD, Driscoll DJ, Shaddy RE, Feltes TF (eds.). *Moss and Adam's Heart disease in infants, children, and adolescents – including the fetus and young adults*. Philadelphia: Lippincott Williams &Wilkins, 2008. 1524p.

Amaral FTV, Granzotti JA, Dantas BG, Balestra DC. Perfil ambulatorial em cardiologia pediátrica na cidade de Ribeirão Preto, SP. *Arq Bras Cardiol*, 2005; 84 (2):147-51.

Amaral FTV, Granzotti JA, Nunes MA. Abordagem da criança com sopro cardíaco – Importância diagnóstica dos exames complementares não-invasivos. *Arq Bras Cardiol*, 1994; 64(3):195-9.

Fyler DC. Prevalence. *In:* Fyler DC (ed.). *Nadas' pediatric cardiology*. Philadelphia: Hanley & Belfus, INC, 1992: 273-84.

Gessner IH, Victorica BE. *Pediatric cardiology: a problem oriented approach*. Saunders, 1996.

Laursen HB. Some epidemiologic aspects of congenital heart disease in Denmark. *Acta Pediatr Scand*, 1980; 69:619-24.

Meira ZMA, Barros MVL, Capanema FD, Castilho SRT, Mota CCC. Importância do exame clínico no diagnóstico de sopro inocente em adolescentes. *J Pediatr*, 1996; 72:324-8.

Meira ZMA, Castilho SRT, Barros MVL *et al*. Prevalência da febre reumática em crianças de uma escola da rede pública de Belo Horizonte. *Arq Bras Cardiol*, 1995; 65 (4):331-4.

Newburger JW, Takahashi M, Gerber MA *et al*. Diagnosis, treatment, and long-term management of Kawasaki disease: a statement for health professionals from the Committee on Rheumatic Fever, Endocarditis, and Kawasaki Disease, Council on Cardiovascular Disease in the Young, American Heart Association. *Pediatrics*, 2004 Dec; 114(6):1.708-33.

Oliveira EC. A semiologia cardiopediátrica. *In:* Machado ELG (ed.). *Propedêutica e semiologia em cardiologia*. Atheneu, 2004: 177-85.

Porto, CC. Exame clínico 2ª ed. Rio de Janeiro: Guanabara Koogan, 1992.

Rosenthal A. How to distinguish between innocent and pathologic murmurs in childhood. *Pediatr Clin North Am*, 1984; 31:1.229-41.

Serro Azul, Pileggi, Tranchesi. *Propedêutica cardiológica: bases fisiopatológicas*. Rio de Janeiro: Guanabara Koogan, 1977.

Simonini G, Rose CD, Vierucci A, Falcini F, Athereya BH. Diagnosing Kawasaki syndrome: the need for a new clinical tool. *Rheumatology*, 2005; 44:959-61.

Veasy LG. Innocent heart murmurs in children. *In:* Emmanouilides GC, Riemenschneider TA, Allen HD *et al*. (eds.). *Moss and Adams. Heart disease in infants, children, and adolescents*. 5ª ed. Baltimore: Williams & Wilkins, 1995: 650-3.

PARTE B
CARDIOPATIAS CONGÊNITAS: ABORDAGEM FETAL E NEONATAL

Cleonice de Carvalho Coelho Mota • Lícia Campos Valadares

❑ INTRODUÇÃO

O conhecimento sobre as cardiopatias congênitas remonta a Aristóteles, no século IV. Estudos ilustrativos de Da Vinci, por volta de 1513, abordavam a anatomia do coração e dos vasos. Desde a introdução do estetoscópio, por Laennec (1761-1826), no início do século XIX, o avanço tecnológico e a incorporação de novos métodos propedêuticos modificaram as perspectivas de abordagem das doenças cardíacas. Nesse cenário, e seguindo o advento de outras subdivisões da área cardiológica, inicialmente foram criados, na American Heart Association (AHA), o Conselho de Febre Reumática (1945) – posteriormente expandido para também acolher as Doenças Cardíacas Congênitas (1950) – e, na American Academy of Pediatrics, a Seção de Cardiologia (1957). Entretanto, a cardiologia pediátrica foi formalmente estabelecida em 1961, quando o primeiro exame de qualificação foi instituído nos EUA pelo Sub-Board of Pediatric Cardiology/American Board of Pediatrics.

Embora outros registros isolados tenham sido apresentados por observadores independentes e as descrições tenham sido tema de vários estudos, a apreciação sistematizada dos aspectos anatomopatológicos das cardiopatias congênitas foi introduzida em 1936, pela patologista canadense Maude Abbott (1869-1940), com a publicação do *Atlas das Doenças Congênitas do Coração* (1936, 2006). Esta obra constituiu a base do diagnóstico morfológico e da classificação das anomalias cardiovasculares congênitas. A partir da primeira cirurgia de um defeito cardíaco congênito, realizada em 1938 por Robert Gross, registraram-se vários progressos na década seguinte, e foi outra mulher, Helen Taussig (1898-1986), quem delineou a base clínica da especialidade com a abordagem dos aspectos fisiopatológicos e clínicos das cardiopatias congênitas.

Em 1947, ela detalhou sua experiência com a publicação do livro *Congenital Malformations of the Heart*. A primeira cirurgia paliativa foi idealizada e realizada em 1944 com a contribuição de Blalock, Taussig e Thomas. A construção do *shunt* sistêmico-pulmonar revolucionou o manejo das crianças com cianose e sua sobrevida. A utilização de circulação extracorpórea, iniciada por Gibbon em 1953, da hipotermia profunda e dos oxigenadores na década de 1960 permitiu a correção dos defeitos cardíacos mais complexos. Nesse contexto, foi considerável o papel desempenhado por Lillehei e Kirklin, entre outros, para a evolução das técnicas de correção total das cardiopatias congênitas.

Procedimentos como a atriosseptostomia por balão de Raskind e o uso de prostaglandina E_1 para tratamento das cardiopatias com circulação sistêmica ou pulmonar canal-dependente promoveram novas condições terapêuticas com significativa redução da mortalidade neonatal. A introdução da ecoDopplercardiografia, método não invasivo e de alta sensibilidade, foi um marco que revolucionou a abordagem diagnóstica e o manejo das crianças com doença cardiovascular, incluindo as cardiopatias congênitas complexas. A sua rápida incorporação e o processamento de imagens de alta resolução tornaram possível a extensão do método ao feto e abriram novas perspectivas para a abordagem diagnóstica e terapêutica na fase pré-natal com realização de terapia cardiovascular de caráter invasivo durante a gestação. Como consequência, a possibilidade de interferir na história natural das doenças cardíacas fetais modificou os padrões de evolução e o prognóstico. O planejamento antecipado das ações expandiu as fronteiras da terapia pós-natal, introduzindo à prática clínica uma nova subespecialidade: a cardiologia fetal. Na investigação pós-natal, o cateterismo cardíaco teve sua função diagnóstica amplamente substituída pela ecoDopplercardiografia e hoje, como método complementar, é utilizado principalmente na investigação das cardiopatias complexas. Entretanto, o cateterismo cardíaco, que no início foi utilizado exclusivamente para o diagnóstico, vem expandindo as fronteiras do tratamento com a realização dos estudos eletrofisiológicos e ablação, além da intervenção percutânea para o tratamento de lesões valvares, vasculares e septais, até a terapêutica mais recentemente instituída, a substituição percutânea de valvas semilunares.

O crescimento contínuo do conhecimento, alicerçado na experiência clínica e na investigação científica, tem sido a base para a introdução de novas técnicas diagnósticas, para os avanços no tratamento clínico e cirúrgico e para a consequente redução da morbimortalidade das crianças portadoras de defeitos congênitos do coração.

A abordagem das cardiopatias congênitas abrange um amplo espectro de lesões estruturais e fundamenta-se, com frequência, na atuação de uma equipe multidisciplinar, em que é importante o papel desempenhado por cada profissional envolvido. Além do diagnóstico e dos cuidados gerais e terapêuticos específicos, inclui as referências de etiologia, incidência/prevalência, recorrência e morbidade distinta para cada malformação e suas associações, relacionando-se também com os aspectos éticos, sociais e econômicos. A frequência dos distúrbios cardíacos na infância geralmente é uma indagação comum dos familiares, os quais desejam saber se a criança é portadora de uma doença rara ou comum na sua faixa etária. Os riscos de recorrência familiar constituem outra preocupação frequente. São de difícil precisão, visto que existem diferentes formas de herança envolvidas e variados graus de recorrência para os diversos defeitos estruturais.

De modo geral, o risco de recorrência para todos os tipos de cardiopatia congênita é de 2% a 4%, quando os pais ou um dos irmãos também são afetados. Há observações de que o risco aumenta quando a mãe ou mais de um irmão são afetados. No aconselhamento, devem ser considerados o tipo específico do defeito cardíaco, a existência de outros membros afetados e os fatores de risco de síndromes genéticas. Outra questão comumente apresentada pelos pais refere-se aos fatores etiológicos, genéticos ou mesmo ambientais, principalmente quando um dos pais é portador de doença cardíaca ou a mãe fez uso de medicamentos durante o período gestacional, considerando-se que o coração fetal é vulnerável em fase muito precoce da gestação, quando a maioria das mulheres ainda desconhece a sua gravidez.

❑ EPIDEMIOLOGIA DAS CARDIOPATIAS CONGÊNITAS

O desenvolvimento anatômico do coração, primeiro órgão a ser formado, resulta da integração de eventos morfogênicos contínuos e complexos, iniciados em fase precoce, a partir da terceira semana de gestação.

Conhecer a frequência das cardiopatias congênitas e suas causas tem papel importante na sua prevenção, tratamento e implementação da qualidade de vida, principalmente diante da perspectiva de aumento do número de afetados. Por um lado, a prevalência das cardiopatias congênitas demonstra a tendência de aumentar rapidamente com a maior sobrevida dos pacientes, em virtude dos avanços terapêuticos. Por outro lado, a incidência pode demonstrar o mesmo potencial de crescimento em razão dos avanços diagnósticos, considerando-se a sensibilidade e a sofisticação crescentes dos métodos propedêuticos. Nesse contexto, sobressai o domínio do diagnóstico por imagem, tornando possível, inclusive, o tratamento pré-natal das anormalidades cardíacas fetais. Nessa análise, outros aspectos que ainda se contrapõem a essa tendência incluem o óbito precoce sem diagnóstico nos portadores de cardiopatias graves, a realização de aborto em decorrência da presença de cardiopatias complexas nos países em que a prática é permitida ou a ausência de diagnóstico de lesões discretas em pacientes assintomáticos e sem alterações ao exame físico, como a valva aórtica bivalvular ou bicúspide.

As cardiopatias cardíacas congênitas estruturais representam a malformação mais frequente entre os nascidos vivos. A estimativa é de 9 por 1.000 (1 em 110 nascimentos), com registro anual de 1,2 milhão de casos novos no mundo, dos quais 400 mil são representados por cardiopatias graves. Desde o registro inicial de 4 a 5:1.000 nascidos vivos nos primeiros estudos sobre a incidência das cardiopatias congênitas, vem ocorrendo aumento progressivo de até 14:1.000, quando analisados os estudos mais recentes com inclusão da avaliação ecoDopplercardiográfica. A estimativa atinge 19:1.000 nascidos vivos, quando é considerado o diagnóstico de valva aórtica bicúspide, e aumenta até 75:1.000, quando são também incluídas na investigação outras lesões estruturais triviais, como comunicação interventricular mínima (AHA, 2008).

Em 2002, a estimativa de prevalência de cardiopatias congênitas nos EUA, incluindo crianças e adultos, foi de 1,3 milhão de pacientes, dos quais 750 mil tinham lesões complexas e 180 mil lesões simples, exceto valva aórtica bicúspide. Essa malformação estava presente em 3 milhões de indivíduos, o que representa aproximadamente 2% da população. A prevalência estimada de cardio-

patias congênitas na população adulta foi de 1:300 indivíduos (AHA, 2008).

Os defeitos cardíacos congênitos podem ser classificados em lesões cardíacas isoladas ou múltiplas, em malformações únicas ou associadas a anomalias extracardíacas e, ainda, como componentes ou não de uma síndrome cromossômica ou genética. Três situações se apresentam quando ocorre associação da cardiopatia com anomalia de outros órgãos e sistemas: integram uma síndrome, são determinadas por fatores ambientais descritos como rupturas, como, por exemplo, a rubéola congênita e os efeitos do uso de lítio, ou fazem parte do espectro de associações conhecidas como VACTERL (*vertebral malformation, anal atresia, cardiac abnormalities, tracheo-esophageal fistula with esophageal atresia e renal and limb defects*) e CHARGE (*Coloboma, heart defect, atresia choanae, retarded growth and development and/or central nervous system anomalies, genital anomalies and/or hypogonadism, and ear anomalies and/or deafness*). Em 70% a 85% dos casos, as malformações cardíacas constituem lesões isoladas.

Observações sugerem que as cardiopatias congênitas resultam de interações complexas de fatores genéticos e ambientais. As causas genéticas abrangem três categorias: anomalias cromossômicas, doenças monogênicas e herança multifatorial. Considerando-se a heterogeneidade dos fatores etiológicos, várias causas podem determinar uma cardiopatia, e diversas cardiopatias podem ser determinadas por uma mesma causa.

Com a expansão das áreas de biologia molecular e citogenética, a herança genética das cardiopatias congênitas tem sido progressivamente reconhecida. Estudos em nascidos vivos revelam que 5% a 10% das cardiopatias congênitas fazem parte de uma síndrome cromossômica, que 3% a 5% são parte de uma síndrome gênica e que em 1% a 2% o dano é produzido por um teratógeno. Em 80% a 85%, a etiologia é multifatorial, causada pela interação entre genes e o ambiente. Cerca de 15% das crianças com cardiopatia congênita associada a defeitos extracardíacos têm uma síndrome. O Quadro 31-3 apresenta a relação das síndromes mais frequentemente associadas às cardiopatias estruturais.

Quanto à distribuição das cardiopatias congênitas por gravidade, aproximadamente 3:1.000 são categorizadas como defeitos graves e 6:1.000

CAPÍTULO 31 • Sistema Cardiovascular

Quadro 31-3. Malformações cardíacas associadas às síndromes

Síndrome	Frequência de cardiopatia	Malformações cardíacas	Outras manifestações
Alagille	90%	Comunicação interatrial, comunicação interventricular, coarctação de aorta, tetralogia de Fallot, estenose pulmonar	Escassez de ductos biliares, colestase crônica, vértebra em borboleta, embriotóxon posterior
Apert	60%	Comunicação interventricular, persistência do canal arterial, comunicação interatrial, coarctação de aorta	Sindactilia, craniossinostose, hipertelorismo, exoftalmia, fendas palpebrais oblíquas, palato ogival, prognatismo, ponte nasal deprimida
Carpenter	?	Persistência do canal arterial, comunicação interatrial	Assimetria craniana, ponte nasal achatada, micrognatia, prega epicântica, polissindactilia, palato ogival
CHARGE (sequência de)	90%	Persistência do canal arterial, comunicação interatrial, tetralogia de Fallot, defeitos do septo atrioventricular	Coloboma, atresia de coanas, anomalias genitais, anomalias de pavilhão auricular, assimetria facial, lábio leporino/fenda palatina
Costellos	75%	Estenose pulmonar e outras displasias valvares, taquicardia atrial	Frouxidão de pele e articulações, cabelos curtos e finos, desvio ulnar
Cri du chat	50%	Comunicação interventricular, persistência do canal arterial	Face arredondada, microcefalia, estrabismo, hipertelorismo, fendas palpebrais com inclinação para baixo, base do nariz alargada, baixa implantação das orelhas, alterações dermatológicas
Deleção 8p23	65% a 80%	Estenose pulmonar, comunicação interatrial tipo *ostium secundum*, defeitos do septo atrioventricular, comunicação interventricular	Anomalias do trato geniturinário, anomalias do pavilhão auricular, anomalias nas mãos
DiGeorge	75% a 85%	Anomalias do arco aórtico, comunicação interatrial, tetralogia de Fallot, persistência do canal arterial, *truncus arteriosus*	Hipertelorismo, sulco nasolabial mediano curto, malformações da orelha externa, agenesia ou hipotrofia do timo e paratireoides
Down	40%	Defeito do septo atrioventricular, persistência do canal arterial, comunicação interventricular, tetralogia de Fallot	Braquicefalia, fendas palpebrais oblíquas, hipertelorismo, nariz pequeno ou achatamento de base, defeitos de implantação e rotação das orelhas, flexibilidade exagerada das articulações, hipotonia muscular, defeitos de implantação e forma dos dentes, falanges curtas, alterações dermatológicas
Edwards (trissomia do 18)	95%	Comunicação interventricular, persistência do canal arterial, comunicação interatrial, tetralogia de Fallot, dupla via de saída do ventrículo direito, defeitos do septo atrioventricular	Dolicocefalia, micrognatia, malformação e implantação baixa das orelhas, palato ogival, criptorquidia, hérnia, malformação renal, punhos cerrados, esterno curto
Ellis-Van Creveld	60%	Comunicação interatrial, átrio comum	Nanismo condrodistrófico, dentes neonatais, lábio superior curto, polidactilia, pé torto, *genu valgum*
Ehlers-Danlos		Prolapso de valva mitral, dilatação de raiz de aorta	Articulações exageradamente frouxas, elasticidade anormal da pele, maxilar superior estreito, orelhas pêndulas, pé plano
Heterotaxia	95%	Dextrocardia, transposição de grandes artérias, transposição corrigida de grandes artérias, defeitos do septo atrioventricular, veia cava superior esquerda persistente, drenagem anômala total de veias pulmonares, interrupção de veia cava inferior	Anomalias de *situs* visceral, anomalias de lobos pulmonares, lábio leporino, fenda palatina, anomalias geniturinárias, anomalias cerebrais, atresia biliar, má rotação intestinal, anomalias de baço

(continua)

Quadro 31-3. Malformações cardíacas associadas às síndromes (*continuação*)

Síndrome	Frequência de cardiopatia	Malformações cardíacas	Outras manifestações
Holt-Oram	75%	Comunicações interatrial e interventricular	Anomalias dos membros superiores com hipoplasia ou ausência de rádio e polegar, ombros estreitos, hipertelorismo
Hurler	?	Malformações valvares	Traços fisionômicos grosseiros, macrocefalia, nariz em sela, epicanto interno, rigidez articular, turvação da córnea, língua volumosa, hirsutismo, hipodesenvolvimento físico e mental
Jacobsen	55%	Comunicação interventricular, síndrome do coração esquerdo hipoplásico	Trombocitopenia ou anormalidades plaquetárias, anomalias renais
Kartagener		*Situs inversus*, defeitos septais	Surdez de condução, sinusite, bronquiectasia
Leopard	70% a 100%	Estenose pulmonar, defeitos no sistema de condução	Lentiginose múltipla, hipertelorismo, surdez, orelhas em abano, atraso do crescimento, tórax em quilha, manchas café com leite
Marfan	80% a 100%	Defeitos valvares, dilatação de aorta ascendente, prolapso da valva mitral	Estatura elevada, membros longos, cifoescoliose, aracnodactilia, dolicocefalia, face longa e estreita, palato ogival, hipoplasia muscular, subluxação do cristalino
Noonan	85%	Estenose pulmonar, cardiopatia congênita complexa, cardiomiopatia hipertrófica, comunicação interatrial, defeitos do septo atrioventricular, coarctação de aorta	Baixa estatura, retardamento mental, epicanto, ptose palpebral, hipertelorismo, malformação e implantação baixa das orelhas, micrognatia, palato ogival, implantação baixa de cabelos na nuca, pterígio da nuca, criptorquidia
Patau (trissomia do 13)	50% a 80%	Comunicação interventricular, persistência do canal arterial, comunicação interatrial, coarctação de aorta, dupla via de saída do ventrículo direito, defeitos do septo atrioventricular	Fronte inclinada, hipertelorismo, malformação e implantação baixa das orelhas, microcefalia, microftalmia, lábio leporino, polidactilia, pele frouxa na nuca, micrognatia, prega epicântica, prega simiesca, unhas estreitas
Síndrome cardiofasciocutânea	75%	Estenose pulmonar, outras displasias valvares, comunicação interatrial tipo *ostium secundum*, miocardiopatia hipertrófica	Cabelos ralos e encaracolados, orelhas de implantação baixa, hiperceratose
Turner	25%	Coarctação de aorta, valva aórtica bicúspide, estenose aórtica, anomalias de valva mitral, prolapso mitral	Baixa estatura, caixa torácica larga com hipertelorismo mamilar, orelhas em abano, maxilar estreito, implantação baixa dos cabelos na nuca, pterígio da nuca, cúbito valgo, unhas hiperconvexas, alterações dermatológicas
Vater (anomalia de)	50%	Vários defeitos cardíacos, artéria umbilical única	Anomalias de vértebras, anomalias anorretais, anomalias renais, anomalias do rádio, fístula traqueoesofágica
Wolff	?	Comunicação interventricular	Micrognatia, microcefalia, hipertelorismo, malformação do pavilhão auricular, estrabismo, criptorquidia, hipospádia, pé torto, hipoplasia de linhas dermatoglíficas
Williams	75%	Estenose aórtica supravalvar, estenose pulmonar periférica, comunicação interventricular e/ou interatrial	Microcefalia, abertura anormal do arco interno das sobrancelhas, base do nariz achatada, epicanto, olhos azuis, íris com desenho de estrela, lábios grossos, boca entreaberta, hipoplasia de unhas, abundância de tecido subcutâneo nos olhos

CAPÍTULO 31 • Sistema Cardiovascular

como defeitos moderados, registrando-se índice de até 20:1.000 para cardiopatias leves e discretas.

Os defeitos estruturais do coração permanecem como a causa principal dos óbitos atribuídos às malformações congênitas. Quanto ao impacto nos índices de mortalidade, as anomalias do coração e do sistema nervoso central são responsáveis por quase metade desses óbitos. Entre as possíveis causas, a maior sensibilidade do coração pode ser atribuída à precocidade e à complexidade dos eventos morfogenéticos envolvidos na formação desse órgão.

Desse modo, as lesões estruturais cardíacas são observadas em 10% dos fetos em abortos espontâneos, e a frequência das cardiopatias congênitas no período pós-natal imediato aumenta até dez vezes, quando são também considerados os natimortos. Na análise da morbimortalidade nos EUA em 2004, as cardiopatias congênitas estruturais foram responsáveis por 29% dos pacientes falecidos com defeitos congênitos. O cálculo do índice DALY (*Disability Adjusted Life Years* – anos potenciais de vida perdidos ajustados para incapacidade) registrou taxas de 195 mil anos de vida perdidos antes dos 65 anos de vida (AHA, 2008).

A mortalidade cirúrgica apresenta grande variação na dependência do tipo de defeito e da complexidade das associações, do grau de repercussão hemodinâmica, da presença de comorbidades e da experiência das equipes de assistência, entre outros fatores de risco. Mesmo nos grandes centros cirúrgicos, como registrado nos EUA, a mortalidade tem expressiva variação, com índices que oscilam entre 0,4% para defeitos mais simples, como comunicação interatrial, e 25,4% na cirurgia de Norwood para hipoplasia de ventrículo esquerdo (AHA, 2008). Mesmo considerando a maior mortalidade no primeiro ano, principalmente no período neonatal, as séries cirúrgicas têm demonstrado significativa queda da mortalidade nas últimas décadas, com redução dos óbitos de 40% entre 1979 e 1997 e de 31,6% entre 1994 e 2004 (AHA, 2008). Internações em decorrência de cardiopatia congênita têm aumentado na última década entre pacientes de faixa etária mais elevada, resultando em aumento da sobrevivência, dados que são condizentes com o aumento progressivo da prevalência de adultos com cardiopatia congênita.

❑ CIRCULAÇÃO FETAL E MODIFICAÇÕES APÓS O NASCIMENTO

O conhecimento da dinâmica da circulação fetal e das modificações no período pós-natal é importante para a correta interpretação das alterações induzidas por condições patológicas, interpretação dos mecanismos fisiopatológicos e caracterização da apresentação clínica das lesões congênitas. A placenta, circuito de baixa resistência vascular, é a principal via de trocas gasosas do feto. A parede espessa e a luz estreita das arteríolas pulmonares promovem elevada resistência vascular pulmonar, com fluxo sanguíneo mínimo para irrigação local em torno de 8%. Ao contrário do arranjo em série após o nascimento, o arranjo em paralelo das duas principais circulações arteriais com dois grandes curtos-circuitos – o canal arterial e o forame oval – na circulação fetal resulta em pressão de ejeção semelhante em ambos os ventrículos. Entretanto, o débito ventricular não é necessariamente igual, registrando-se débito cardíaco fetal direito cerca de 30% maior do que o esquerdo.

Em virtude da elevada pressão em território pulmonar e da adaptação fetal ao padrão de hipoxia, o sentido do fluxo sanguíneo nas comunicações existentes na circulação fetal ocorre com *shunt* da direita para a esquerda. O fluxo da veia cava inferior abrange o retorno venoso dos membros inferiores e o sangue oxigenado que retorna da placenta, via veia umbilical. Por causa das relações anatômicas entre estruturas do átrio direito e as veias sistêmicas ocorre separação entre esses dois fluxos da veia cava inferior: há fluxo preferencial do sangue oriundo da placenta para o átrio esquerdo através do forame oval e consequente irrigação das artérias coronárias e do cérebro com alto teor de oxigênio. O retorno venoso dos membros inferiores em conjunto com o sangue venoso de veia cava superior alcança o ventrículo direito e posteriormente a aorta descendente pelo canal arterial (Fig. 31-11). Após o nascimento, os dois ventrículos assumem débitos semelhantes com circulação sanguínea em série. Há expansão dos pulmões e queda da pressão pulmonar, e o fluxo sanguíneo pulmonar aumenta seis vezes. Simultaneamente, com a eliminação da placenta da circulação, ocorre aumento da resistência vascular periférica, iniciando-se uma série de modificações. Há diminuição progressiva e gra-

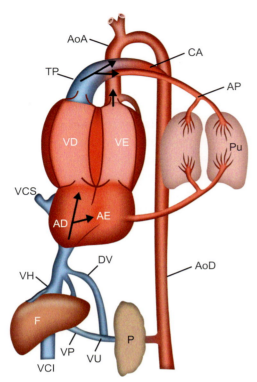

Fig. 31-11. Circulação fetal. (P: placenta, VU: veia umbilical, DV: ducto venoso, VP: veia porta, VCI: veia cava inferior, F: fígado, VH: veia hepática, VCS: veia cava superior, AD: átrio direito, AE: átrio esquerdo, VD: ventrículo direito, VE: ventrículo esquerdo, TP: tronco da pulmonar, AoA: aorta ascendente, CA: canal arterial, AP: artéria pulmonar, Pu: pulmão, AoD: aorta descendente.)

dual da resistência e pressão arterial pulmonares, o que se torna mais evidente após a primeira semana de vida, e ocorre o fechamento funcional do forame oval e do canal arterial, seguido de fechamento anatômico. No entanto, registra-se que, em 25% a 30% da população, o forame oval pode manter-se permeável, porém sem *shunt*. Com o início da respiração, ocorre aumento imediato da saturação de oxigênio na circulação sistêmica, já não sendo mais tolerado o padrão de hipoxia, característico da vida intrauterina.

❑ APRESENTAÇÃO DAS CARDIOPATIAS CONGÊNITAS NA FASE PRÉ-NATAL

Além do diagnóstico das cardiopatias congênitas estruturais, distúrbios do ritmo cardíaco fetal podem ser identificados e tratados durante a vida intrauterina. Considerando-se as formas de apresentação das cardiopatias na fase pré-natal e as modificações ao longo do curso da gestação, independentemente do momento do estudo inicial, o importante é a necessidade de exames seriados para análise evolutiva adequada.

Os distúrbios do coração fetal podem ser passivos, ativos ou progressivos. As cardiopatias passivas são as que evoluem sem modificações e sem repercussões funcionais importantes durante a vida intrauterina, como a transposição das grandes artérias com septo interventricular íntegro, coarctação aórtica e drenagem venosa anômala de veias pulmonares. A repercussão hemodinâmica nesse grupo ocorre após o nascimento, em decorrência das modificações próprias do período pós-natal, como o fechamento do canal arterial e a queda da resistência vascular pulmonar.

As cardiopatias ativas são aquelas que contêm componente de alteração funcional, como arritmias, regurgitações valvares, insuficiência cardíaca e gradientes em lesões obstrutivas, podendo, na evolução, apresentar caráter progressivo. O terceiro grupo é constituído por defeitos que, além da característica progressiva com alteração da função, tendem a modificar também sua morfologia no decorrer da gestação, muitas vezes transformando-se em cardiopatia diversa da que foi inicialmente detectada.

Exemplos de cardiopatias progressivas são as estenoses valvares aórtica ou pulmonar e o fechamento precoce do forame oval. A estenose valvar aórtica diagnosticada no segundo trimestre pode evoluir, no final da gravidez, para atresia aórtica, atresia mitral e hipoplasia do ventrículo esquerdo; o fechamento progressivo do forame oval com redução do fluxo em câmaras esquerdas e aorta resulta na síndrome do coração esquerdo hipoplásico; do mesmo modo, na tetralogia de Fallot, o fechamento progressivo da via de saída do ventrículo direito, pode transformar a estenose em atresia pulmonar com comunicação interventricular ou ainda a estenose valvar pulmonar com evolução para atresia pulmonar com septo interventricular íntegro e com hipoplasia do ventrículo direito (Mota e cols., 2002).

O ventrículo esquerdo, ao nascimento, está despreparado para trabalhar com a pós-carga aumentada. Dessa maneira, a estenose valvar aórtica e a coarctação da aorta com obstrução importante manifestam-se precocemente e independem das modificações na resistência pulmonar. Ao contrá-

CAPÍTULO 31 • Sistema Cardiovascular

rio, as lesões de *shunt* esquerda-direita, como a comunicação interventricular, manifestam-se em fase mais tardia, após a primeira semana de vida, quando há queda significativa da resistência vascular e pressão pulmonares.

❑ ASPECTOS SEMIOLÓGICOS DAS CARDIOPATIAS CONGÊNITAS NO PERÍODO NEONATAL

A investigação diagnóstica tem sido significativamente modificada com o surgimento de novas técnicas, principalmente com o domínio do diagnóstico por imagem. Apesar da inegável contribuição, esses métodos são complementares ao exame clínico e não substitutos. O exame físico detalhado permanece como a principal ferramenta para orientação diagnóstica e planejamento terapêutico inicial dos pacientes. A coleta de dados na anamnese, o exame físico cardiovascular detalhado e sua interpretação no contexto do exame geral do paciente, além de fundamentarem o diagnóstico, orientam a conduta e estabelecem a relação médico-família-paciente.

O exame clínico cardiovascular do neonato, da criança e do adolescente envolve técnicas e dinâmica comuns ao exame do adulto, mas apresenta particularidades relacionadas com as diversas faixas etárias. Por apresentarem caráter aditivo na construção da hipótese diagnóstica da cardiopatia congênita, o exame dos pulsos periféricos, a inspeção e palpação precordiais fornecem informações tão valiosas quanto a ausculta cardíaca. Apesar do grande avanço tecnológico, o exame radiológico do tórax e o eletrocardiograma fornecem subsídios importantes ao diagnóstico e complementam a análise prévia à avaliação ecoDopplercardiográfica, quando indicada, além de criar a base de dados para futuras avaliações comparativas. A maioria dos defeitos cardiovasculares é diagnosticada de maneira não invasiva. A interpretação conjunta dos dados clínicos, radiológicos e eletrocardiográficos torna possível o diagnóstico funcional da cardiopatia e a definição da terapêutica inicial, a qual independe do diagnóstico anatômico das malformações.

O diagnóstico anatômico posterior, invasivo ou não, possibilita o delineamento da abordagem terapêutica clínica complementar e a indicação de tratamento por cateterismo ou cirurgia. Nos casos graves, a sobrevida dos recém-nascidos ainda depende do reconhecimento precoce da cardiopatia e da conscientização da gravidade e urgência com que eles devem ser abordados. Portanto, é importante, por meio da avaliação criteriosa dos dados semiológicos, identificar os pacientes de risco com o objetivo de implementar o prognóstico e limitar a morbimortalidade.

Em cerca de 85% dos casos, as cardiopatias congênitas estruturais são representadas pelos oito defeitos mais comuns, listados no Quadro 31-4, registrando-se, portanto, lesões complexas em 10% a 15% dos pacientes. Excluído o quarto padrão de apresentação clínica das cardiopatias congênitas, representado pelo grupo de pacientes assintomáticos, três síndromes clínicas encaminham o diagnóstico: insuficiência cardíaca, hipoxemia e baixo débito. No período neonatal, os sinais e sintomas que sinalizam o envolvimento do sistema cardiovascular incluem principalmente a presença de sopro, cianose, distúrbios do ritmo e da frequência cardíaca, além de achados predominantemente respiratórios como taquipneia e tiragem intercostal.

Embora sejam causas menos comuns de encaminhamento, a presença de insuficiência cardíaca e/ou cianose indica alta probabilidade de cardiopatia. Na infância, o sopro é um dos sinais mais comuns de encaminhamento ao cardiologista pediátrico, mas, considerando-se a elevada prevalência de sopros inocentes, a maioria das crianças com sopro tem o coração normal. Portanto, a presença de sopro não confirma o diagnóstico, mas, por outro lado, a sua ausência não exclui a presença de defeitos estruturais, inclusive os graves, como a transposição das grandes artérias.

Quadro 31-4. Distribuição das cardiopatias congênitas estruturais mais frequentes

Acianogênicas	Comunicação interventricular (20% a 32%) Persistência do canal arterial (5% a 10%) Estenose pulmonar (8% a 10%) Coarctação de aorta (5% a 8%) Comunicação interatrial (6% a 10%) Estenose aórtica (3% a 6%)
Cianogênicas	Tetralogia de Fallot (4% a 9%) Transposição das grandes artérias (5% a 7%)

Com exceção da valva aórtica bivalvular ou bicúspide, presente em até 2% da população geral, a *comunicação interventricular* é o defeito estrutural mais comum e é classificado como cardiopatia congênita acianogênica com hiperfluxo pulmonar. Apresenta sopro sistólico na borda esternal esquerda média e inferior com irradiação para a direita, detectado entre 1 e 6 semanas de vida, mais comumente na segunda semana de vida. A intensidade é inversamente proporcional ao tamanho do defeito. Desse modo, grandes defeitos com equalização das pressões ventriculares cursam com sopros discretos ou sem sopros, porém com alterações significativas à inspeção precordial e alto risco de insuficiência cardíaca e hipertensão pulmonar. Pequenos defeitos têm excelente prognóstico e, em torno de 70% a 80% dos casos, evoluem com fechamento espontâneo, geralmente nos primeiros anos de vida. Apesar do fechamento espontâneo em grande número de pacientes, esse defeito estrutural ainda é responsável por 14% a 16% das cardiopatias congênitas, que demandam procedimento terapêutico invasivo no primeiro ano de vida (AHA, 2008).

Na *comunicação interatrial*, o sopro geralmente é discreto e resulta da estenose pulmonar funcional em virtude do hiperfluxo através da valva pulmonar. A maioria dos pacientes é assintomática, sem distúrbios do crescimento somático, e os defeitos reconhecidos na infância, com dimensões de até 5mm, geralmente evoluem com fechamento espontâneo, e aqueles com dimensões em torno de 8mm geralmente evoluem com redução das dimensões. A manutenção da permeabilidade do canal arterial após o nascimento envolve duas condições distintas. Na primeira – *canal arterial patente do recém-nascido prematuro* – não existe anormalidade anatômica da estrutura ductal. Embora possam ocorrer repercussões clínicas importantes, o fator determinante da permeabilidade do canal arterial é o atraso do seu fechamento habitual em decorrência da antecipação do nascimento. Comumente a frequência de canal arterial patente é inversamente proporcional à idade gestacional e ao peso de nascimento. Cerca de 80% dos recém-nascidos pré-termo com menos de 1.200g têm canal arterial pérvio.

A *persistência do canal arterial* é uma cardiopatia congênita que envolve uma anomalia morfológica da estrutura da parede do canal, o que impossibilita seu fechamento sem abordagem cirúrgica. Embora, em caso de grandes *shunts*, a insuficiência cardíaca seja a apresentação clínica característica em ambas as condições, a presença de sopro contínuo, em maquinaria, característico das crianças maiores, muito raramente é detectada nos prematuros com canal arterial patente, nos quais se registra ausência de sopros em 20% dos casos.

O *defeito do septo atrioventricular* é a cardiopatia mais comumente encontrada na síndrome de Down, que apresenta associação com cardiopatia estrutural em torno de 50% dos casos. Essa cardiopatia é responsável por quadros graves de insuficiência cardíaca, além de hipertensão e hiper-resistência pulmonares precoces. O atraso no diagnóstico pode resultar em contraindicação de correção cirúrgica. Quanto aos dados semiológicos, a ausência de sopros significativos, em virtude das grandes dimensões da comunicação interventricular, bem como a não distinção, ao exame radiológico, entre o importante hiperfluxo pulmonar e as infecções pulmonares difusas, contrapõem-se a magnitude das anormalidades encontradas à inspeção e à palpação do precórdio, resultantes da cardiomegalia e da hipertensão pulmonar.

As lesões obstrutivas das vias de saída dos ventrículos direito e esquerdo são lesões progressivas, e as estenoses valvares aórtica e pulmonar são mais frequentemente reconhecidas devido ao timbre áspero dos sopros que são localizados na base do precórdio. Ambos os sopros irradiam para a área cervical, mas caracteristicamente o sopro da estenose pulmonar também é ouvido no dorso. Um pequeno número de neonatos apresenta estenoses críticas e com circulação pulmonar ou aórtica dependente do fluxo do canal arterial, constituindo quadros de grande gravidade.

Na coarctação da aorta, dois tipos de apresentação devem ser considerados. No primeiro, há manifestação precoce no período neonatal, em associação com outros defeitos cardíacos estruturais, exteriorizando-se com quadro de insuficiência cardíaca grave e choque. O segundo tipo envolve crianças maiores e adolescentes, a maioria assintomática, com hipertensão arterial, sopro na região interescapular, pulsos periféricos ausentes ou com amplitude e intensidade reduzidas nos membros inferiores, além de retardo do pulso à palpação em relação aos pulsos dos membros superiores (pulsos assimétricos e assincrônicos).

Entre as cardiopatias cianogênicas destacam-se, pela maior frequência, a tetralogia de Fallot e a transposição das grandes artérias. Na tetralogia de Fallot, em concordância com a gravidade da estenose pulmonar ou mesmo atresia valvar, os recém-nascidos apresentam hipoxemia importante e circulação pulmonar dependente do fluxo do canal arterial no período neonatal precoce. Entretanto, a maioria das crianças tem confirmação diagnóstica mais tardia, nos primeiros 3 meses, em razão da presença de sopro e do aparecimento de cianose crescente. Com a obstrução progressiva da via de saída do ventrículo direito podem aparecer as crises de hipoxia, caracterizadas pela gravidade e pelo risco de óbito. Na transposição das grandes artérias, as conexões ventriculoarteriais são discordantes, o que significa posicionamento invertido da artéria pulmonar e da aorta com relação aos seus respectivos ventrículos. A cianose é proeminente, progressiva, e pode ser o único achado ao exame clínico, considerando-se que, na ausência de defeitos associados, não se registram sopros ou outros achados anormais ao exame cardiovascular. O exame radiológico de tórax, de maneira mais característica, pode evidenciar mediastino superior estreito e coração com aparência de "ovo deitado" e hiperfluxo pulmonar.

❑ PREVENÇÃO E PERSPECTIVAS

Desde as descrições iniciais de Abbott e Taussig até as investigações recentes sobre os determinantes moleculares do desenvolvimento cardíaco, muitos avanços foram incorporados. Os progressos na abordagem diagnóstica e terapêutica das cardiopatias congênitas, clínica e cirúrgica, têm proporcionado aumento crescente da qualidade de vida, inclusive nos pacientes com lesões graves. Os avanços tecnológicos têm propiciado aumento da sobrevida até a vida adulta, e 80% dos pacientes atingem a idade reprodutiva. Atualmente, a estimativa de prevalência de cardiopatias congênitas na população adulta dos EUA é de 1:300 indivíduos.

Com esses novos fatos, novas questões se apresentam, principalmente aquelas relacionadas com a época da intervenção e riscos *versus* prognóstico, manuseio clínico *versus* intervenção invasiva, diagnóstico *versus* tratamento pré ou pós-natal e decisões sobre nova gestação com base nos riscos de recorrência da cardiopatia.

A necessidade de ir além do diagnóstico e da terapêutica tem como alvo principal a prevenção. Uma das descobertas mais recentes foi a possibilidade do uso periconcepcional de ácido fólico para reduzir o risco da cardiopatia congênita. Do mesmo modo, a expansão do conhecimento sobre o papel dos genes e dos mecanismos genéticos nas doenças cardiovasculares tem revolucionado a abordagem diagnóstica e aumentado as opções de tratamento.

O maior conhecimento dos fatores de risco vem contribuindo para o melhor delineamento da prevenção primária. Considerando-se essa possibilidade, tem aumentado o esforço no sentido de identificar os fatores relacionados, como a exposição materna a doenças, medicamentos, drogas e danos provocados pelo ambiente, antes ou durante a gestação. Mais recentemente, a busca de fatores de risco também tem envolvido a participação paterna.

❑ BIBLIOGRAFIA

Acierno LJ. *The history of cardiology*. London: Parthenon Publishing Group, 1994. 758p.

Allen HD, Driscoll DJ, Shaddy RE, Feltes TF (eds.). *Moss and Adam's Heart disease in infants, children, and adolescents – including the fetus and young adults*. Philadelphia: Lippincott Williams &Wilkins, 2008. 1524p.

American Heart Association – AHA. Statistical Fact Sheet-Miscellanous/Disease 2008 Update Congenital Cardiovascular Defects – Statistics 2008 Update(ICD/10 Q20-Q28) (ICD/9 745-747).

Amorim LFP, Pires CAB, Lana AMA, Campos AS, Aguiar RALP, Tibúrcio JD, Siqueira AL, Mota CCC, Aguiar MJB. Apresentação das cardiopatias congênitas diagnosticadas ao nascimento: análise de 29.770 recém-nascidos. *J Pediatr* 2008; 84:83-90.

Aracena M. Cardiopatias congênitas y síndrome smalformativos –genéticos. *Rev Clin Pediatr* 2003; 74:426-31.

Billett J, Majeed A, Gatzoulis M, Cowie M. Trends in hospital admissions, in-hospital case fatality and population mortality from congenital heart disease in England, 1994 to 2004. *Heart* 2008; 94:342-8.

Botto LD, Correa A, Erickson JD. Racial and temporal variations in the prevalence of heart defects. *Pediatrics* 2001; 107:E32.

Brennan P, Young ID. Congenital heart malformations: aetiology and associations. *Semin Neonatol* 2001; 6:17-25.

Cernack MCSP. Genética das cardiopatias congênitas. In: Croti UA, Mattos SS, Pinto Jr VC, Aiello VD (eds.). *Cardiologia e cirurgia cardiovascular pediátrica*. São Paulo: Roca, 2009: 45-50.

Freedom RM, Lock J, Bricker JT. Pediatric cardiology and cardiovascular surgery: 1950–2000. *Circulation* 2000; 102:IV-58.

Freedom RM, Yoo SJ, Mikailian H, Williams WJ. *The natural and modified history of congenital heart disease*. New York: Blackwell Publishing, 2004: 1-7.

Hoffman JIE, Kaplan S. The incidence of congenital heart disease. JACC; 2002; 39:1890-1900.

Jenkins KJ, Correa A, Feinstein JA *et al*. Nonintegrated risk factors and congenital cardiovascular defects: current knowledge. A scientific statement from the American Heart Association, Council on Cardiovascular Disease in the Young. Endorsed by the American Academy of Pediatrics. *Circulation* 2007; 115:2.995-3.014.

Mota CCC, Tonelli HAF. Avaliação clínica dos distúrbios cardiovasculares. In: Silva ACS, Norton, RC, Mota JAC, Penna FJ (eds.). *Manual de urgências em pediatria*. Belo Horizonte: Medsi, 2003: 505-15.

Mota CCC, Zielinski P, Mota JAC. Ecodopplercardiografia fetal. *Clin Perinatol* 2002; 2:217-28.

Noonan J. A history of pediatric specialties: the development of pediatric cardiology. *Pediatr research* 2004; 56:298-306.

Rosano A, Botto LD, Botting B, Mastroiacovo P. Infant mortality and congenital anomalies from 1950 to 1994: an international perspective. *J Epidemiol Community Health* 2000; 54:660-6.

Whittemore R, Wells JA, Castellsague X. A second-generation study of 427 probands with congenital heart defects and their 837 children. Am Coll Cardiol 1994; 23:1459-67.

Yang Q, Khoury MJ, Mannino D. Trends and patterns of mortality associated with birth defects and genetic diseases in the United States, 1979-1992: an analysis of multiple-cause mortality data. *Genet Epidemiol* 1997; 14:493-505.

CAPÍTULO 32

Sistema Digestório* – Abdome

Mariza Leitão Valadares Roquete
Maria Aparecida Martins

A abordagem para o exame do abdome, em especial na criança, exige paciência, delicadeza e apurado senso de observação, em especial de sua expressão facial no decorrer do exame. Em pediatria, de modo geral, a presença da mãe (ou pai, ou um acompanhante) é fundamental para o sucesso do exame (ver Capítulos 13 e 14).

Dependendo da idade, o abdome pode ser examinado primeiro, uma vez que não exige o emprego de instrumentos que possam atemorizar o paciente. O exame pode ser dificultado pelo medo, choro, ou pela tensão da parede abdominal, bem como pela sensação de cócegas que a mão do examinador pode ocasionar. A princípio, pode ser impossível o exame completo do abdome; nessa situação, o exame poderá ser retomado quando a criança se encontrar mais tranquila e segura com o examinador. É indispensável que o médico aqueça as mãos antes de examinar o abdome e se posicione à direita do paciente que, por sua vez, deve estar em decúbito dorsal em situação confortável com um travesseiro pequeno sob a cabeça e os ombros; os joelhos fletidos promovem o relaxamento da parede anterior do abdome.

Para o exame completo do abdome, é necessário expor a região inguinal e a parte inferior do tórax, pois o fígado, a vesícula biliar e o baço estão protegidos pelas costelas inferiores, tendo-se o cuidado de preservar a privacidade do paciente, sobretudo das crianças maiores e dos adolescentes. Recomenda-se o uso de um lençol para cobrir as regiões que não serão examinadas, deixando o paciente "protegido" e mais à vontade.

❑ TOPOGRAFIA DO ABDOME

A divisão topográfica do abdome em nove regiões tem como objetivo o emprego de uma linguagem universal para a localização dos sinais e sintomas abdominais: hipocôndrio direito, epigástrio, hipocôndrio esquerdo, flanco direito, mesogástrio ou umbilical, flanco esquerdo, fossa ilíaca direita, hipogástrio ou suprapúbica e fossa ilíaca esquerda (Fig. 32-1).

❑ ROTEIRO DO EXAME DO ABDOME

Desde que seja possível, recomenda-se que o abdome seja examinado na seguinte ordem: inspeção, ausculta, palpação superficial, percussão e palpação profunda.

Inspeção

O abdome, no adulto sadio, está no mesmo nível do tórax. Além da musculatura abdominal mais delgada que a do adulto, a criança tem, até a

---
*Cavidade bucal (ver Capítulo 27). Regiões inguinal, anorretal e sacrococcígea (ver Capítulo 33).

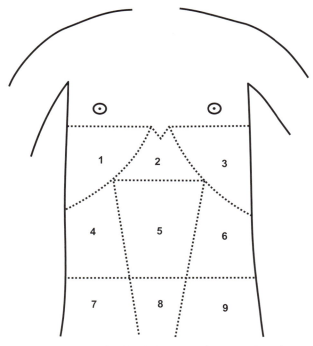

Fig. 32-1. Topografia do abdome: **(1)** hipocôndrio direito; **(2)** epigástrio; **(3)** hipocôndrio esquerdo; **(4)** flanco direito; **(5)** mesogástrio ou umbilical; **(6)** flanco esquerdo; **(7)** fossa ilíaca direita; **(8)** hipogástrio ou suprapúbica; **(9)** fossa ilíaca esquerda.

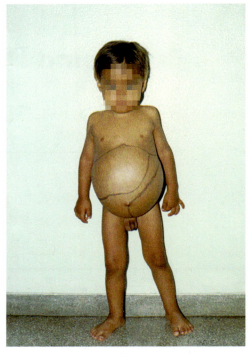

Fig. 32-2. Criança com leishmaniose visceral com hepatosplenomegalia e abdome globoso.

puberdade, a postura lordótica, o que confere ao abdome o aspecto saliente. A aparência do abdome também varia de acordo com o gênero, o estado nutricional e as condições da musculatura da parede abdominal.

Pela inspeção, há quatro tipos de conformação do abdome: plano, globoso, escavado e assimétrico.

O *abdome globoso* é caracterizado pelo crescimento uniforme com predomínio do aumento do diâmetro anteroposterior. A distensão do abdome pode ser provocada pela presença de excesso de ar, líquido ou fezes dentro das alças intestinais; hipotonia, atonia ou a paralisia da parede abdominal. A existência de ar ou líquido na cavidade abdominal também aumenta o volume abdominal. São, portanto, causas de abdome globoso: obesidade, edema da parede, ascite, peritonite, pneumoperitônio, meteorismo, aumento do volume dos órgãos abdominais (megacólon, esplenomegalia, hepatomegalia), duplicação intestinal, tumores ou cistos intra-abdominais, fibrose cística, hipopotassemia, raquitismo, hipotireoidismo, obstrução intestinal, constipação intestinal e íleo adinâmico. A

Fig. 32-2 exibe uma criança com o diagnóstico de leishmaniose visceral, apresentando um abdome globoso devido ao aumento acentuado do fígado e do baço.

O *abdome em batráquio* ocorre quando o paciente, em decúbito dorsal, exibe aumento exagerado dos flancos. O abdome em avental é observado na obesidade (acúmulo exagerado de tecido adiposo no subcutâneo da parede abdominal); há queda da parede abdominal sobre as coxas do indivíduo na posição de pé. O abdome pendular resulta da fraqueza da musculatura da parede ou da agenesia muscular, assim como ocorre na síndrome de *prune-belly* (abdome em ameixa, em razão de seu aspecto rugoso).

O *abdome escavado* (retraído ou côncavo) evidencia os rebordos costais, as espinhas ilíacas e a sínfise púbica. Está relacionado com desnutrição grave, desidratação acentuada ou anomalias congênitas em que determinados órgãos intra-abdominais estão deslocados ou sem conteúdo em decorrência de um processo obstrutivo do tubo digestório (p. ex., hérnia diafragmática, atresia de esôfago sem fístula). A distensão do tórax provocada por pneumotórax pode dar a falsa impressão de que o abdome está escavado.

No *abdome assimétrico*, a suspeita diagnóstica varia conforme o sítio da distensão localizada. Se há distensão do andar superior do abdome acompanhada de vômitos, a obstrução do duodeno é o diagnóstico provável. O abaulamento localizado ou tumor abdominal pode ser provocado pelas seguintes condições: distensão da bexiga, abscesso de parede, atrofia muscular circunscrita e hérnia incisional. A paralisia de músculo abdominal pode ocasionar tumefação localizada da parede abdominal.

Se o abaulamento é difuso, a atresia intestinal baixa tem que ser considerada.

O aumento súbito e intenso do abdome está relacionado com o pneumoperitônio resultante do íleo meconial ou da enterocolite necrosante no recém-nascido.

A transiluminação do abdome com uma fonte de luz forte pode diferenciar a massa cística da sólida, bem como evidenciar a distensão da bexiga, a ascite e os rins hidronefróticos ou policísticos.

A hérnia umbilical é comum nas crianças até os 2 anos de idade, podendo permanecer até os 7 anos na raça negra. Quando a criança chora ou tosse, pode ser evidenciada em associação com a diástase dos retos abdominais. Pode ser observada nas condições em que ocorre o aumento do conteúdo abdominal, no hipotireoidismo, na síndrome de Down e nas condrodistrofias.

A diástase dos retos consiste na protrusão da parede abdominal na linha mediana do abdome entre o apêndice xifoide e o umbigo, e raramente se estende até a sínfise púbica. Muitas vezes, é uma variante normal, mas pode estar relacionada com musculatura débil ou distensão abdominal crônica.

A respiração é predominantemente abdominal até os 7 anos de idade. No entanto, após essa idade, ainda mantém o padrão abdominal quando na posição de decúbito dorsal. A imobilidade da parede abdominal durante a respiração está relacionada com peritonite, apendicite, íleo paralítico, paralisia diafragmática ou distensão abdominal acentuada por ascite ou gases. Se, ao contrário, a respiração é exclusivamente abdominal na criança menor ou predominantemente abdominal na criança maior, devem ser consideradas as condições que envolvem o comprometimento respiratório, como o enfisema e a pneumonia, entre outras.

A respiração paradoxal (uni ou bilateral) está relacionada com paralisia diafragmática. A restri-ção dos movimentos respiratórios ou a imobilidade completa ocorre nas afecções dolorosas, em especial na peritonite.

As pulsações epigástricas podem ser normais ou resultantes da transmissão, pelo diafragma, das pulsações da hipertrofia ventricular direita.

As ondas peristálticas podem ser desencadeadas por um leve atrito no epigástrio. A peristalse é observada quando o olho do examinador está no mesmo nível do abdome com a iluminação perpendicular à parede abdominal. Embora o peristaltismo visível possa ser normal nos prematuros, em geral está relacionado com obstrução. As ondas gástricas – da esquerda para a direita – representam sinal de estenose pilórica nos lactentes jovens.

Na pele da parede abdominal, é importante observar a presença de cicatrizes cirúrgicas ou não, estrias, erupções e equimoses. No umbigo, deve ser verificada a presença de hérnia ou de inflamação. Ademais, as tumorações, a diástase dos retos abdominais e as hérnias incisional e epigástrica devem ser consideradas.

A posição antálgica (flexão da coxa sobre o quadril) é observada na apendicite aguda e na doença inflamatória pélvica. A imobilidade do paciente sem movimentos espontâneos é sinal de peritonite difusa decorrente da perfuração de uma víscera oca. Em contrapartida, o paciente com pancreatite aguda mostra-se agitado e inquieto no leito, sem que a movimentação piore a dor.

Circulação colateral superficial

A evidência de dilatação e tortuosidade das veias da parede abdominal caracteriza a circulação colateral. Ao se comprimir um vaso dilatado a ponto de esvaziar seu conteúdo, observa-se um sulco correspondente a seu trajeto. É possível definir o sentido do fluxo do sangue ao se proceder à compressão com os dois dedos; com o esvaziamento compressivo do conteúdo do vaso, ao se soltar um dedo, observa-se se o fluxo sanguíneo é ascendente ou descendente. No entanto, quando a dilatação venosa é extrema, o fluxo pode ser bidirecional em virtude da insuficência das valvas venosas, dificultando o estabelecimento do fluxo dominante.

Interessa definir três tipos de circulação colateral: porta, cava inferior e portocava. A *circulação colateral tipo porta* pode ter disposição superior (veias dilatadas no andar superior, em especial na região epigástrica, com o fluxo de sangue no sentido habitual: do umbigo para cima), disposição inferior (veias dilatadas no andar inferior com o fluxo usual: do umbigo para baixo) e misto (associação das duas primeiras, denominada cabeça de medusa). Na *circulação colateral tipo cava inferior*, os vasos dilatados situam-se no andar inferior e nas regiões laterais com o fluxo sanguíneo ascendente. A *circulação colateral tipo portocava* caracteriza-se pela dilatação das veias supra e infraumbilicais com fluxo ascendente em todas; pode ocorrer na doença hepática crônica, quando a veia cava inferior sofre compressão em razão da ascite volumosa ou da hipertrofia do lobo caudado.

O umbigo tem importância especial quando se trata de exame do recém-nascido: artéria umbilical única relacionada com malformações congênitas; granuloma umbilical; anomalias do canal onfalomesentérico; persistência do úraco; umbigo cutâneo e amniótico; hérnia umbilical; onfalocele (recoberta por peritônio e âmnio).

Ausculta

A ausculta do abdome deve preceder a palpação porque a manipulação pode afetar os sons peristálticos. O estetoscópio deve ser aplicado firmemente sobre a parede abdominal nos quatro quadrantes e, em especial, na área central do abdome, por cerca de 2 a 3 minutos, se os ruídos não estão evidentes. Os sons do peristaltismo, denominados ruídos hidroaéreos, de baixa intensidade, são ouvidos a cada 10 a 30 segundos. Para que sejam auscultados, é indispensável que haja ar na luz das vísceras ocas, pois os sons resultam do turbilhonamento da mistura de líquido e gás.

Denomina-se *borborigmo* o borbulhamento prolongado e intenso resultante da hiperperistalse ou do aumento do conteúdo das alças intestinais.

O peristaltismo está acentuado e frequente na diarreia, na presença de sangue no interior das alças em decorrência de hemorragia digestiva alta, na obstrução intestinal e na fase inicial da peritonite. A ausência de sons peristálticos é observada no íleo paralítico e, também, no início da peritonite.

Um som venoso pode ser auscultado na obstrução da veia porta. Na coarctação da aorta, é possível ouvir sopro abdominal. Com a campânula do estetoscópio, um sopro renal pode ser auscultado quando há estenose de artéria renal.

Os sopros abdominais podem ser sistólicos ou contínuos. Os sopros sistólicos são originários das artérias (aneurisma da aorta abdominal, artérias hepática ou esplênica). Os sopros contínuos são venosos; a circulação colateral periumbilical resultante da hipertensão porta é o exemplo mais conhecido.

Palpação superficial

Durante a palpação abdominal, é recomendável que o paciente seja distraído pelo examinador e que seja observada sua expressão facial. Na vigência de abdome agudo, se possível, a palpação seria melhor se executada durante o sono da criança. Se o paciente é cooperativo, o exame pode ser feito durante inspiração e expiração profundas; os joelhos devem ficar flexionados. Em caso de dor, a palpação deve ser iniciada no lado oposto ao sítio doloroso.

A *palpação superficial* começa pelo quadrante inferior esquerdo; em seguida, sucessivamente, são palpados os quadrantes superior esquerdo, superior direito e inferior direito. É importante verificar se o abdome se encontra flácido ou tenso (rigidez ou resistência à pressão). Se o paciente demonstra ter uma área sensível, recomenda-se que o examinador observe a expressão facial e a mudança de tonalidade do choro enquanto palpa o sítio suspeito. Para distinguir a dor da parede abdominal da dor intra-abdominal basta realizar a palpação com a cabeça da criança elevada; com essa manobra, a sensibilidade diminui em caso de acometimento intra-abdominal e aumenta quando se trata de sensibilidade superficial. A hiperestesia cutânea está relacionada com o reflexo viscerossensitivo, que projeta na pele o sítio de um processo inflamatório visceral. A rigidez da parede abdominal ou a defesa muscular, por sua vez, decorre do reflexo visceromotor do peritônio parietal próximo ao local do órgão inflamado. Para diferenciar a defesa voluntária do espasmo muscular involuntário recomenda-se palpar a parede abdominal durante a expiração pela boca. Com essa manobra desaparece a defesa voluntária.

Percussão

No abdome pratica-se, a exemplo do exame do tórax, a percussão indireta. O timpanismo acentuado é detectado na aerofagia, na obstrução intestinal baixa, no pneumoperitônio e no íleo paralítico.

O *espaço de Traube* (limite medial: lobo esquerdo do fígado; limite superior: diafragma; limite lateral: linha axilar anterior esquerda; limite inferior: rebordo costal esquerdo), ao ser percutido, exibe timpanismo, exceto quando há esplenomegalia ou o espaço é ocupado por tumor peritoneal, retroperitoneal, pseudocisto ou tumor pancreático. No entanto, a evidência desse espaço ocupado ou livre tem pouca importância semiológica.

A presença de líquido livre na cavidade abdominal – *ascite* – é observada na cirrose hepática descompensada, nas hipoproteinemias, nas doenças do peritônio (tuberculose, implante de células malignas etc.), nas hipoproteinemias, na congestão hepática (insuficiência cardíaca congestiva, pericardite constritiva e síndrome de Budd-Chiari), no extravasamento do suco pancreático e em afecções que acometem os vasos linfáticos (ascite quilosa) e em algumas doenças infecciosas (esquistossomose mansoni, forma crônica; paracoccidioidomicose, forma disseminada; leishmaniose visceral, forma grave). A Fig. 32-3 mostra um paciente com paracoccidioidomicose, forma disseminada, com ascite e hepatosplenomegalia.

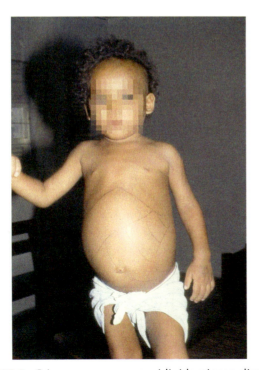

Fig. 32-3. Criança com paracoccidioidomicose disseminada com ascite e hepatosplenomegalia.

Quadro 32-1. Hepatimetria de acordo com a idade (macicez hepática ao nível da linha hemiclavicular direita)

Idade	Hepatimetria (cm)
Recém-nascido	5,6 a 5,9
1 ano	6,0
2 anos	6,5
3 anos	7,0
4 anos	7,5
5 anos	8,0
12 anos	9,0
Adulto	12,0 a 15,0

Fonte: Navert Y, Berantt M, 1984.

Partindo do princípio de que o líquido livre na cavidade abdominal se desloca para as áreas de maior declive, a ascite, com o paciente em decúbito dorsal, é detectada pela macicez ou submacicez dos flancos ou pelos semicírculos de Skoda, em que a macicez do abdome tem o desenho de uma curva com concavidade para cima. A macicez móvel revela o deslocamento do líquido ascítico dentro da cavidade. O sinal do piparote só aparece nas ascites volumosas, quando a ectoscopia já se encarregou de definir a presença da ascite pela distensão abdominal.

A percussão do fígado na altura da linha hemiclavicular direita (hepatimetria) ou na linha mamilar direita permite precisar o tamanho do órgão, que varia de acordo com a idade do paciente (Quadro 32-1).

Delimita-se a borda superior do fígado na transição do som claro pulmonar com a macicez do órgão, enquanto a borda inferior deve ser localizada pela palpação. Não é incomum rotular como hepatomegalia um fígado palpável abaixo do rebordo costal quando, na realidade, trata-se de rebaixamento da víscera resultante de hiperinsuflação pulmonar. A macicez hepática pode não ser identificada em algumas situações: interposição de alça intestinal (interposição colônica ou síndrome de Chilaiditi), meteorismo, hiperinsuflação pulmonar e pneumoperitônio. No abdome agudo, o desaparecimento da macicez hepática – sinal de Jobert – pode ser indício de perfuração de uma víscera oca na cavidade abdominal.

Palpação profunda

A palpação profunda deve ser feita logo após a percussão, uma vez que é por ela orientada. Executa-se a *palpação profunda* com as mãos sobrepostas (superfícies palmares dos dedos, exercendo pressão com a mão superior e sentindo com a inferior) no intuito de identificar massas (localização, tamanho, forma, consistência, sensibilidade, pulsações e mobilidade), vísceras, vasos e hérnias.

O *sinal de Blumberg* consiste no desencadeamento ou na intensificação da dor à descompressão súbita da parede abdominal. Indica diagnóstico de peritonite. Pode ser localizado ou difuso, dependendo da extensão do processo inflamatório.

A apendicite aguda pode ser diagnosticada, também, por meio de outros sinais: dor no *ponto de McBurney* (dor à pressão do local de união entre o terço externo e o terço médio da linha que une o umbigo à espinha ilíaca anteroposterior); sinal de Rovsing; sinal do psoas; sinal do obturador. O *sinal de Rovsing* consiste no desencadeamento de dor na fossa ilíaca direita resultante do deslocamento de gases para o apêndice inflamado, quando se comprime a fossa ilíaca esquerda no sentido do cólon ascendente. A contração do psoas ocasionada pela elevação da coxa direita sobre o joelho contido pela mão do examinador provoca dor no apêndice (*sinal do psoas*). A rotação interna da coxa direita na altura do quadril com o joelho flexionado provoca estiramento doloroso do músculo obturador interno na vigência de apendicite (*sinal do obturador*).

A tumoração da estenose hipertrófica do piloro é identificada à palpação profunda, após um episódio de vômito ou do esvaziamento gástrico por meio da aspiração do conteúdo gástrico através de uma sonda nasogástrica.

Na *invaginação intestinal*, palpa-se uma tumoração firme, cilíndrica e indolor, situada em algum sítio do cólon, sobretudo no quadrante superior direito.

O bolo de *Ascaris lumbricoides* é palpado na parte média do abdome, próximo ao umbigo, sob a forma de um ou mais tumores duros, móveis e indolores.

Fígado

O fígado da criança é relativamente maior que o do adulto. Durante o primeiro ano de vida, é palpável como uma massa superficial de borda fina entre 1 e 2cm abaixo do rebordo costal direito, na linha hemiclavicular direita. No recém-nascido normal, pode alcançar até 3cm e no lactente, de 2 a 3cm.

Convém lembrar que na criança, como forma de facilitar o exame, pode-se usar a linha mamilar (LM) como parâmetro, pois esta equivale à linha hemiclavicular.

Pelo *método de Lemos Torres* para palpação hepática, o examinador pressiona com a mão esquerda o ângulo lombossacro direito para cima, enquanto a mão direita, com os dedos paralelos ao abdome a 90 graus do rebordo costal, pressiona a parede no final da expiração; a borda inferior do fígado vai ao encontro dos dedos do examinador durante a inspiração. Na criança sem condições de colaborar, não é possível sintonizar a palpação do fígado com as fases da respiração. O *método de Mathieu* (com os dedos em garra) é menos empregado que o primeiro.

O fígado normal tem borda fina, superfície lisa, consistência elástica, é indolor e não causa refluxo hepatojugular.

O rebaixamento do fígado, sem aumento do órgão, ocorre por elevação da pressão intratorácica (derrame pleural direito, pneumotórax direito, enfisema e asma). A elevação do fígado pode ser ocasionada pela presença de tumor abdominal, ascite, ou por paralisia diafragmática.

O aumento súbito do tamanho do fígado é indício precoce de insuficiência cardíaca direita, enquanto a redução brusca de tamanho do órgão está relacionada com hepatite fulminante. A evidência de pulsação do fígado pode decorrer da transmissão do impulso da aorta ou, mais raramente, da regurgitação ou estenose da valva tricúspide ou de pericardite constritiva.

É indispensável definir os limites do fígado em relação aos dois pontos de referência: a linha hemiclavicular direita (lobo direito) e o apêndice xifoide (lobo esquerdo). Há condições em que apenas o lobo esquerdo está aumentado, como fibrose hepática congênita, esquistossomose hepatosplênica e diversas hepatopatias crônicas.

A hepatomegalia representa o aumento do fígado decorrente de causas diversas:

- **Congestão venosa:** insuficiência cardíaca congestiva, pericardite constritiva.

CAPÍTULO 32 • Sistema Digestório – Abdome

- **Obstrução do fluxo venoso de saída do fígado:** síndrome de Budd-Chiari.
- **Acúmulo de células inflamatórias:** infecciosas e não infecciosas (p. ex., hepatite autoimune).
- **Acúmulo de substâncias nos hepatócitos:** esteatose, hemocromatose, doença de Gaucher, doença de Niemann-Pick.
- **Ação de substâncias tóxicas:** hepatite aguda por álcool ou fármacos.
- **Neoplasias:** benignas ou malignas primárias do fígado ou metástases.
- **Miscelânea:** cirrose hepática, fibrose hepática congênita, histiocitose de células de Langerhans.

O *sinal de Murphy*, observado na colecistite aguda, é pesquisado durante a inspiração profunda, quando o examinador, ao tocar o fundo da vesícula biliar, provoca contratura de defesa.

Baço

O baço é palpado como uma massa superficial no quadrante superior esquerdo, com a mão esquerda do examinador exercendo pressão para cima sob a face posterior do hemotórax esquerdo. Só se torna palpável quando está aumentado em duas vezes. Nas primeiras semanas de vida, pode ser palpado a 1 ou 2cm do rebordo costal esquerdo (RCE) em razão da eritropoese extramedular. Após essa fase, normalmente não é palpável, mas, em crianças sadias até o primeiro ano de vida, pode-se palpar uma ponta de baço, mole, indolor, sem outras alterações. Pode ser confundido com costela flutuante.

Pela classificação de Boyd, pouco empregada em pediatria, há quatro tipos de baço de acordo com o local em que sua borda foi palpada: Boyd I (sob o RCE); II (abaixo do RCE); III (até o plano horizontal na cicatriz umbilical); IV (abaixo da linha horizontal que passa pelo umbigo).

A palpação do baço pode ser facilitada pela posição intermediária de Schuster, que promove relaxamento da parede do hipocôndrio esquerdo: com as coxas e pernas do paciente ligeiramente flexionadas, entre os decúbitos lateral direito e dorsal, e a mão esquerda sob a nuca, o baço é deslocado para a direita sob ação da gravidade. O examinador, com a mão esquerda, pressiona para frente a região inferior do hemitórax esquerdo e palpa com a mão direita, a exemplo do que se faz na palpação do fígado.

❑ PARTICULARIDADES DO EXAME DO ABDOME

Colestase neonatal

A colestase neonatal representa um grande desafio diagnóstico. Observada sob a forma de icterícia do recém-nascido que se prolonga além da idade de 14 dias, tem como característica, além da icterícia, a presença de fezes hipocólicas ou acólicas e colúria. A bioquímica revela hiperbilirrubinemia direta, ou seja, a bilirrubina direta representa 20% ou mais da bilirrubina total ou é superior a 2mg/dL.

Sua importância está relacionada com as diferentes entidades responsáveis pela colestase. Algumas afecções colestáticas exigem tratamento específico em tempo hábil, o que é o caso da atresia biliar (icterícia, acolia fecal persistente, colúria e fígado grande de consistência aumentada), que exige correção cirúrgica antes dos 60 dias de vida. Determinadas infecções (p. ex., sepse, infecção do trato urinário, sífilis etc.) e erros inatos do metabolismo (galactosemia, frutosemia, tirosinemia etc.) têm o prognóstico definido pelo tratamento clínico adequado.

Cirrose hepática

A cirrose hepática pode apresentar-se de várias maneiras na criança e no adolescente, de acordo com a causa, a duração e a gravidade do quadro: atraso ponderoestatural, hepatomegalia (o fígado pode também ter tamanho normal ou reduzido), hepatosplenomegalia, hemorragia digestiva alta, ascite, encefalopatia hepática, prurido (nas cirroses biliares), circulação colateral da parede abdominal, telangiectasias de face ou sinal do papel-moeda (dilatações venulares na face ou em outros sítios), eritema palmar (em forma de manchas vermelhas nas regiões tenar, hipotenar e nas falanges distais) e aranhas vasculares nas regiões de drenagem da veia cava superior (arteríola no centro da lesão com pequenos prolongamentos semelhantes às patas de aranha).

A gravidade da doença hepática crônica é avaliada pela nota de Child-Pugh, que pontua, de

Quadro 32-2. Classificação de Child-Pugh* para gravidade da doença hepática

Parâmetros	1 ponto	2 pontos	3 pontos
Ascite	Ausente	Discreta/moderada	Grave/refratária
Encefalopatia hepática	Ausente	Discreta	Grave

Bilirrubina total (mg/dL)
  Não colestática
  Colestática
	<2
	1 a 4
		2 a 3
		4 a 10
			>3
			>10

1	>3,5	2,8 a 3,5	<2,8
Protrombina (prolongamento em segundos)	<4	4 a 6	>6

Fonte: Pugh e cols., 1973.
*Child-Pugh A: 5 a 7 pontos.
Child-Pugh B: 8 a 9 pontos.
Child-Pugh C: 10 a 15 pontos.

acordo com o grau da ascite e da encefalopatia hepática, o tempo de protrombina, a albumina sérica e a bilirrubina total. A nota de Child-Pugh varia de 5 a 15. O transplante hepático está indicado quando o escore é igual ou superior a 7 (Quadro 32-2).

Hepatosplenomegalia*

A hepatosplenomegalia não constitui uma queixa habitual na prática pediátrica, mas é um achado relativamente frequente ao exame clínico.

Constatado o aumento do fígado ou do baço, deve-se verificar se as demais características dessas vísceras (consistência, superfície etc.) preenchem os critérios de normalidade. Se a criança encontra-se bem, sem outros sinais, como linfadenomegalia, palidez ou febre, pode-se dizer que a visceromegalia é um achado isolado, "fisiológico", e a conduta poderá ser expectante.

A presença da esplenomegalia associada à hepatomegalia habitualmente se explica por aumento da pressão venosa portal, processos infiltrativos e hiperplasia reticuloendotelial. Convém observar se ambas as vísceras estão igualmente aumentadas, como geralmente ocorre na leishmaniose visceral, em que pode haver um baço e um fígado bem aumentados (Fig. 32-4), ou se apenas uma delas apresenta aumento bem mais pronunciado, como no caso da trombose de veia porta, na qual há acentuada esplenomegalia e hepatomegalia mais discreta (Fig. 32-5).

*Alguns autores usam o termo "hepatoesplenomegalia".

Outro aspecto a ser considerado refere-se à direção do crescimento da víscera, como ocorre na leishmaniose visceral, em que o baço cresce em direção à cicatriz umbilical, podendo até mesmo ultrapassá-la (Fig. 32-4).

Caso fique definido um quadro de hepatosplenomegalia, deve ser investigado se vem acompanhado de febre ou não (hepatosplenomegalias febris e não febris) e de outros sinais/sintomas, como palidez, icterícia, exantema, sangramentos, linfadenomegalia e ascite. A idade de início da hepatosplenomegalia oferece pistas importantes,

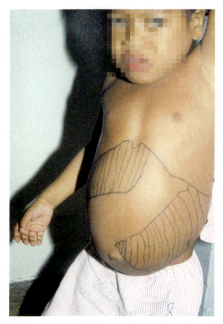

Fig. 32-4. Criança com leishmaniose visceral crônica com aumento do fígado e do baço (este aumentado em direção à cicatriz umbilical).

CAPÍTULO 32 • Sistema Digestório – Abdome

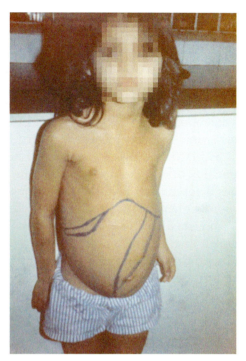

Fig. 32-5. Criança com diagnóstico de trombose de veia porta com esplenomegalia acentuada e hepatomegalia discreta.

uma vez que certas doenças se manifestam já no período neonatal: incompatibilidade sanguínea materno-fetal, hepatite neonatal, atresia biliar e as infecções congênitas.

A formulação das hipóteses diagnósticas deve ser fundamentada em dados familiares, epidemiológicos, clínicos e exames complementares.

Dados familiares e epidemiológicos

Doença semelhante na família pode sugerir doenças hereditárias ligadas ao cromossomo X, como a deficiência de G-6-PD (glicose-6-fosfato desidrogenase), doença granulomatosa crônica e doença de Hunter, entre outras. Procedência de áreas endêmicas de esquistossomose, leishmaniose, paracoccidioidomicose; contato domiciliar ou na comunidade com doenças infecto-contagiosas (tuberculose, hepatite); contato com gatos (toxoplasmose); presença de ratos (leptospirose); presença de cães doentes ou eliminados pela Vigilância Epidemiológica (leishmaniose) são informações epidemiológicas importantes para o diagnóstico. Além disso, deve-se investigar nos pais e no paciente o uso prévio de hemoderivados (hepatite B ou C, infecção pelo HIV [vírus da imunodeficiência humana], citomegalovirose e doença de Chagas).

Dados clínicos

- **Febre:** a presença de febre (temperatura axilar igual ou maior que 37,5°C) constitui um dos mais importantes sinais na abordagem das hepatosplenomegalias, apesar de não ter valor absoluto. Algumas doenças, como fibrose cística, leucemias, doença granulomatosa crônica e imunodeficiências congênitas ou adquiridas, não cursam habitualmente com febre, mas alguns pacientes podem manifestá-la, pois são mais suscetíveis às infecções provocadas pela própria moléstia ou pelo tratamento imunossupressor recebido. Por outro lado, há situações em que a doença geralmente se manifesta com febre, mas, dependendo da idade (recém-nascidos), do acometimento do estado geral (pacientes muito graves) ou mesmo da forma de apresentação da doença (formas oligossintomáticas do calazar), pode haver normotermia ou mesmo hipotermia. Em geral, as hepatosplenomegalias febris são de origem infecciosa.
- **Adenomegalia:** na infância, é um achado relativamente comum, muitas vezes sem significado clínico, ou associada a outros sinais. Entretanto, seu papel pode ser mais proeminente em doenças como: mononucleose infecciosa, toxoplasmose adquirida, tuberculose, infecção pelo HIV, paracoccidioidomicose, leucemias, linfoma de Hodgkin, artrite reumatoide juvenil (ARJ), doença granulomatosa e na histiocitose ganglionar.
- **Anemia:** costuma fazer parte das seguintes entidades: eritroblastose fetal, anemias hemolíticas, leucemias, linfomas, doença de Gaucher, doença de Niemann-Pick, doença de Wilson, osteopetrose, leishmaniose visceral e malária.
- **Icterícia:** pode estar presente em casos de eritroblastose fetal, anemias hemolíticas, atresia biliar, nas infecções congênitas do grupo TORCHS (toxoplasmose, rubéola, citomegalovirose, herpes, sífilis e outras), infecção urinária no lactente, sepse, hepatites, leptospirose, leishmaniose visceral (quando o parasitismo do fígado é intenso), cirrose e galactosemia.

- **Retardo do desenvolvimento neuropsicomotor:** presente em casos de galactosemia, doença de Gaucher (forma infantil), doença de Niemann-Pick (forma neuropática), mucopolissacaridose e nas infecções congênitas do grupo TORCHS.
- **Macrocefalia/microcefalia:** infecções congênitas (toxoplasmose, rubéola, citomegalovirose), doenças metabólicas e osteopetrose.
- **Manifestações oculares:** toxocaríase, infecções congênitas (TORCHS), doenças metabólicas (catarata na galactosemia; anel de Kayser-Fleischer na doença de Wilson), lúpus eritematoso sistêmico (LES) e ARJ.
- **Sangramentos:** leucemias, leishmaniose visceral, hepatopatias descompensadas e hiperesplenismo (forma hepatosplênica da esquistossomose).
- **Pele:** entre as manifestações cutâneas associadas à hepatosplenomegalia, o exantema é uma alteração relativamente comum, principalmente nas doenças de origem infecciosa, como mononucleose infecciosa, toxoplasmose e esquistossomose aguda. No LES, é característico o exantema na face, do tipo "asa de borboleta", que se acentua com a exposição ao sol; na histiocitose, ocorre eczema seborreico petequial.
- **Sistema locomotor:** dores ósseas, artralgias e artrites podem aparecer nos casos de LES, ARJ, leucemias, anemia falciforme e osteopetrose. Alterações musculares podem ser identificadas nas leptospiroses.
- **Sistema cardiovascular:** sintomas evidenciando alteração cardíaca aparecem na doença de Chagas, na infecção pelo HIV, na rubéola congênita, na citomegalovirose congênita, nas miocardites virais, na leishmaniose (mais raramente), nas doenças metabólicas, como nas mucopolissacaridoses, e no LES.
- **Sistema respiratório:** acometimento pulmonar acontece, principalmente, em infecções como tuberculose, toxocaríase, esquistossomose, paracoccidioidomicose, mononucleose e infecção pelo HIV. Doenças como fibrose cística, Niemann-Pick e LES também apresentam sintomas pulmonares concomitantes à hepatosplenomegalia.
- **Trato gastrointestinal:** os sintomas são representados, principalmente, por vômitos e diarreia, comuns nas doenças metabólicas (galactosemia).
- **Sistema geniturinário:** ocorrem em infecções como tuberculose (hematúria), leptospirose, leishmaniose (nefrite), malária, LES (nefrite, nefrose) e nas hepatopatias graves.

Diante da variedade de doenças que acometem os diversos sistemas do organismo humano, acompanhadas de um quadro de hepatosplenomegalia, elaborou-se um quadro com os principais sintomas e sinais dessas doenças (Quadro 32-3).

Na avaliação de uma criança com hepatosplenomegalia, a idade é um dos fatores mais importantes a serem considerados, visto que certas doenças só se manifestam em determinadas faixas etárias. Em vista disso, as doenças que cursam com hepatosplenomegalia foram agrupadas por faixa etária, de acordo com a etiologia (Quadro 32-4).

Conforme exposto nos Quadros 32-3 e 32-4, são várias as doenças que cursam com aumento concomitante do fígado e do baço. No entanto, poucos trabalhos na literatura abordam o tema hepatosplenomegalia ou hepatoesplenomegalia.

Convém ressaltar que, em nosso meio, as causas infecciosas e parasitárias (leishmaniose, esquistossomose), junto às hematológicas (incluindo leucemias e linfomas), seguidas das hepatopatias, são as mais frequentes, segundo um estudo de Martins e cols. (1992).

Diante da complexidade da abordagem diagnóstica da hepatosplenomegalia e com a finalidade de direcionar a propedêutica, foi elaborado um quadro com os exames que primeiramente devem ser solicitados e os que serão realizados em uma etapa posterior da investigação diagnóstica (Quadro 32-5).

O espectro das condições que podem acometer concomitantemente o baço e o fígado é bastante amplo e, muitas vezes, exige procedimentos propedêuticos complexos e invasivos. Há casos em que os exames complementares não são suficientes para esclarecer o diagnóstico, sendo indicada a videolaparoscopia ou a laparotomia exploratória como último recurso.

Dor abdominal

Existem dois tipos de dor abdominal: visceral e parietal.

A *dor visceral* decorre da distensão ou da inflamação de um órgão muscular oco – intestinos, vesícula biliar, ducto biliar, ureteres e útero. Sua localização, em geral próximo à linha média, não

CAPÍTULO 32 • Sistema Digestório – Abdome

Quadro 32-3. Sintomas e sinais de doenças que cursam com hepatosplenomegalia (Adaptado de Wolf e Lavine, 2000)

Sinais e sintomas	Diagnósticos possíveis
Febre	*Doenças infecciosas:* esquistossomose aguda, leishmaniose visceral, tuberculose, mononucleose, infecção pelo HIV, malária, dengue, febre amarela, leptospirose, doença de Chagas, endocardites, toxocaríase, citomegalovirose, paracoccidioidomicose *Doenças hemato-oncológicas:* leucemias, linfomas, neuroblastose e histiocitose X *Colagenoses:* artrite reumatoide juvenil, lúpus eritematoso sistêmico
Adenomegalia	Tuberculose, toxoplasmose, mononucleose, infecção pelo HIV, paracoccidioidomicose, leucemias, linfomas, artrite reumatoide juvenil, doença granulomatosa, histiocitose
Anemia	Eritroblastose fetal, anemias hemolíticas, leucemias, linfomas, doença de Gaucher, doença de Niemann-Pick, doença de Wilson, osteopetrose, leishmaniose visceral, malária
Icterícia	Eritroblastose fetal, anemias hemolíticas, atresia de vias biliares, infecções congênitas do grupo TORCHS (toxoplasmose, rubéola, citomegalovirose, herpes, sífilis e outros), infecção urinária no lactente, sepse, hepatites, leptospirose, leishmaniose visceral, cirrose, galactosemia
Sangramentos	Leucemias, leishmaniose visceral, hepatopatias descompensadas, hiperesplenismo
Macrocefalia e microcefalia	Infecções congênitas (toxoplasmose, rubéola, citomegalovirose), doenças metabólicas, osteopetrose
Atraso no desenvolvimento psicomotor	TORCHS, galactosemia, doença de Gaucher (forma infantil), doença de Niemann-Pick (forma neuropática), mucopolissacaridoses, glicogenoses
Manifestações oculares	TORCHS, toxocaríase, doenças metabólicas como galactosemia, doença de Wilson (anel de Kayser-Fleischer), lúpus eritematoso sistêmico, artrite reumatoide juvenil
Manifestações cutâneas	Mononucleose infecciosa, toxoplasmose, esquistossomose aguda, lúpus eritematoso sistêmico (exantema em face do tipo "asa de borboleta"), histiocitose (eczema seborreico petequial)
Manifestações osteoarticulares	Lúpus eritematoso sistêmico, artrite reumatoide juvenil, leucemias, anemia falciforme, osteopetrose
Manifestações nos diversos sistemas	*Cardiovascular:* endocardites, doença de Chagas, infecção pelo HIV, TORCHS, lúpus eritematoso sistêmico, mucopolissacaridoses, glicogenoses *Respiratório:* tuberculose, paracoccidioidomicose, toxocariose, fibrose cística, histiocitose X *Gastrointestinal:* fibrose cística (diarreia), doenças metabólicas (vômitos, diarreia), insuficiência hepática fulminante (vômitos) *Geniturinário:* tuberculose (hematúria), malária, leptospirose, leishmaniose (nefrite), lúpus eritematoso sistêmico (nefrite, nefrose), hepatopatias graves
Odores diferentes	Acidemias orgânicas, insuficiência hepática
Dismorfismos	Doenças metabólicas e de depósito, síndrome de Alagille

Fonte: Martins MA, Carvalho AL (2005).

Quadro 32-4. Distribuição das doenças que cursam com hepatosplenomegalia de acordo com a faixa etária do paciente e a etiologia da doença

Grupos de doenças	0 a 3 meses	3 meses a 2 anos	2 anos a 6 anos	Maiores de 6 anos

Infecciosas	TORCHS
	Septicemias
	Infecção pelo HIV
	Doença de Chagas
		TORCHS
		Septicemias
		Infecção pelo HIV
		Doença de Chagas
		Viroses
		Pneumonias
		Tuberculose
			Mononucleose
			Toxoplasmose aguda
			Esquistossomose
			  mansoni aguda
			Leishmaniose visceral
			Doença de Chagas
			  aguda
			Infecção pelo HIV
			Toxocaríase
			Tuberculose
				Mononucleose
				Toxoplasmose aguda
				Esquistossomose aguda
				  e crônica
				Salmonelose
				  septicêmica
				  prolongada
				Leishmaniose visceral
				Paracoccidioidomicose
				Histoplasmose
				Tuberculose

Hemato-oncológicas	Incompatibilidade ABO, Rh Histiocitose	Leucemias Linfomas não Hodgkin Neuroblastoma Anemias hemolíticas Histiocitose	Anemias Leucemias Linfomas não Hodgkin Neuroblastoma Histiocitose	Leucemias Linfomas Hodgkin Tumores hepáticos

Doenças metabólicas	Galactosemia
	Glicogenose tipo IV
	Mucopolissacaridoses
		Glicogenose tipo IV
		Doença de Gaucher
		Doença de
		  Niemann-Pick
		Galactosemia
		Deficiência de
		  alfa-1-antitripsina
			Glicogenose tipo IV
			Mucopolissacaridoses
				Doença de Gaucher
				Doença de
				  Niemann-Pick
				Deficiência de
				  alfa-1-antitripsina
				Doença de Wilson

Hepatopatias	Atresia de vias biliares
	Hepatite neonatal
	  idiopática
	Cisto de colédoco
	Fibrose hepática
	  congênita
		Hepatite neonatal
		Fibrose hepática
		  congênita
			Cirrose pós-hepatite
			Trombose de veia
			  porta
			Síndrome de
			  Budd-Chiari
				Trombose de veia
				  porta
				Síndrome de
				  Budd-Chiari
				Cirrose hepática
				  pós-hepatite

Colagenoses			Artrite reumatoide
			  juvenil
				Artrite reumatoide
				  juvenil
				Lúpus eritematoso
				  sistêmico

Miscelânea		Osteopetrose	Doença granulomatosa
			  crônica
				Doença granulomatosa
				  crônica
				Fibrose cística

Fonte: Martins MA, Carvalho AL (2005).

está relacionada com o órgão acometido. No entanto, é possível inferir a localização da dor tendo em vista a origem embrionária dos órgãos intra-abdominais. A *dor epigástrica* é manifestação dos órgãos derivados do intestino anterior: fígado, estômago, terço distal do esôfago e parte inicial do duodeno. Na *dor periumbilical*, um dos órgãos originários do intestino médio pode ser o responsável pelo sintoma: duodeno distal, intestino delgado, ceco, cólon ascendente e transverso com exclusão da flexura esplênica. Denomina-se *dor suprapúbica*, a dor oriunda dos órgãos que têm origem no intestino posterior (flexura esplênica, cólon descendente, sigmoide e reto) e localiza-se na região suprapúbica. Ao contrário do que ocorre na dor parietal, a *dor visceral* não se acentua com a movi-

CAPÍTULO 32 • Sistema Digestório – Abdome

Quadro 32-5. Abordagem propedêutica das hepatosplenomegalias na infância

Testes diagnósticos	Propedêutica inicial	Propedêutica avançada

Laboratoriais	Hemograma completo
	Contagem de reticulócitos
	Rotina de urina
	Aminotransferases
	Bilirrubinas fracionadas
	Fosfatase alcalina
	Tempo de protrombina
	Proteínas: total e
	  fracionadas
	Ionograma
	Glicemia
	Culturas (se febril)
		Hemossedimentação
		Fibrinogênio
		Ferritina
		Triglicérides
		Exame parasitológico de fezes
		PPD
		Testes sorológicos
		Teste do suor
		Anticorpo antinuclear
		Anticorpo antimúsculo liso
		Anticorpo microssomal
		Ceruloplasmina
		Cobre em urina de 24h
		Alfa-1-antitripsina
		Alfafetoproteína
		Pesquisa de substâncias redutoras no
		  sangue e na urina

Métodos de imagem	Ultrassonografia abdominal	Ultrassonografia abdominal
		  com Doppler
		Ecocardiograma
		Tomografia computadorizada de
		  abdome
		Ressonância magnética
		Colangiografia
		Cintilografia hepatobiliar

Anatomopatológicos	Biópsia de linfonodo Biópsia hepática	Biópsia de medula óssea

Fonte: Martins MA, Carvalho AL (2005).

mentação do paciente. De acordo com sua origem, pode ser irradiada para a ponta da escápula, no caso da dor da vesícula biliar, para o ombro, se originária do diafragma, e para a região inguinal, se a dor é uterina. Costuma estar acompanhada de anorexia, náusea, palidez e sudorese.

A dor visceral pode manifestar-se sob a forma de *cólicas*, que consiste na contração vigorosa e excessiva da musculatura lisa em determinadas situações, como na obstrução intestinal, da vesícula biliar, dos ductos biliares ou dos ureteres. Há um pico máximo de dor, que depois desaparece. Contudo, os órgãos menores (ureter, vesícula biliar e ductos biliares) obstruídos por cálculo podem apresentar dor visceral contínua em virtude de processo inflamatório ou infecção secundária.

A *dor parietal* é bem localizada. Situa-se na região do abdome suprajacente ao sítio que está inflamado ou irritado e piora com a distensão ou com o movimento da membrana peritoneal. A palpação é muito dolorosa, o que ocasiona a contra-

ção dos músculos da parede abdominal (defesa). O paciente fica imóvel e sente dor à descompressão do abdome (rebote ou sinal de Blumberg).

Em pediatria, o exemplo clássico é a apendicite, que se manifesta na fase inicial como dor visceral e evolui para dor parietal.

A dor abdominal mal localizada pode estar relacionada com pneumonia, infecção das vias aéreas superiores, adenite mesentérica, peritonite, doença reumática, crise álgica da doença falciforme, leucemia, alergia, acidose, dor abdominal funcional, infecções e ruptura de vísceras.

Pode-se inferir acerca da origem da dor abdominal conforme a área de sensibilidade da parede abdominal observada pelo examinador, como demonstrado no Quadro 32-6.

Além do exposto, o exame do abdome compreende ainda o exame dos rins (ver Capítulo 34), e se estende até as regiões inguinal, anorretal e sacrococcígea (ver Capítulo 33).

Quadro 32-6. Afecções de acordo com as áreas de sensibilidade abdominal

Sítio	Suspeitas diagnósticas
Quadrantes inferiores	Gastroenterite, fezes impactadas, obstrução intestinal, tumor, divertículo de Meckel ulcerado, torção de ovário, torção de testículo, infecção pélvica (após período menstrual)
Quadrante inferior direito	Apendicite, abscesso
Quadrante superior direito	Hepatomegalia aguda, hepatite, invaginação intestinal
Quadrante superior esquerdo	Esplenomegalia aguda, invaginação intestinal, ruptura esplênica
Linha média do andar superior	Gastroenterite, tosse, vômitos, úlcera gástrica ou duodenal
Linha média do andar inferior	Cistite, aorta abdominal (normal na palpação profunda)

❑ BIBLIOGRAFIA

Castell DO, O'Brien KD, Muench H *et al*. Estimation of liver size by percussion in normal individuals. *Ann Intern Med* 1969; 70:1183-9.

Epstein O, Perkin GD, Cookson J, Bono DP. *Exame clínico*. Rio de Janeiro: Elsevier, 2004, 429p.

Loredo-Abdala A *et al*. Hepatoesplenomegalia de etiologia desconecida: abordaje clínico para su diagnóstico em 57 casos. *Bol Med Hosp Infant Mex* 1989; 46:41-6.

Mc Nicholl B. Palpability of the liver and spleen in infants and children. *Arch Dis Child* 1957; 32:438-40.

Martins MA *et al*. Abordagem de hepatosplenomegalia na infância – análise de 30 casos. Anais do V Congresso Mineiro de Pediatria, 1992:66.

Martins MA. Diagnóstico diferencial das hepatosplenomegalias. In: Tonelli E, Freire LMS. *In: Doenças infecciosas na infância e na criança e adolescência*. Rio de Janeiro: Medsi, 2000:1868-80.

Martins MA, Carvalho AL. Diagnóstico diferencial das hepatoesplenomegalias. *In:* Leão E *et al. Pediatria ambulatorial*. Belo Horizonte: Coopmed, 2005:267-3.

Meneghelli UG, Martinelli ALC. Princípios de semiotécnica e de interpretação do exame clínico do abdômen. *Medicina (Ribeirão Preto)* 2004; 37:267-85.

Navet Y, Berant M. Assessment of liver size in normal infants and children. *J Pediatr Gastroenteral Nutr*. 1984, 3:346-48.

Pernetta C. Esplenomegalia. *In:* Pernetta C. *Diagnóstico diferencial em pediatria*. São Paulo: Sarvier, 1985:333-55.

Pernetta C. Hepatomegalia. *In:* Pernetta C. *Diagnóstico diferencial em pediatria*. São Paulo: Sarvier, 1985:423-38.

Pernetta C. Fígado, baço e pâncreas. *In:* Pernetta C. *Semiologia pediátrica*. Rio de Janeiro: Guanabara Koogan, 1990:238-50.

Petlick MEI. Hepatoesplenomegalias. *In:* Marcondes E (ed.). Roteiros diagnósticos em pediatria; monografias médicas. Série "Pediatria". São Paulo: Sarvier, 1987:226-42.

Pimentel AM, Régis Filho JM. Hepatoesplenomegalias. *In:* Freire LMS. *Diagnóstico diferencial em pediatria*. Rio de Janeiro: Guanabara Koogan, 2008:580-91.

Pugh RN et al. Transection of the oesophagus of bleeding oesophageal varices. *Br J Surg*, 1973; 60:646-9.

Remington JS, Klein JO. *Infectious diseases of the fetus newborn infant*. Philadelphia: W.B. Saunders, 1995.

Stockman III JA. Splenomegaly. *In:* Stockman III JA. *Difficult diagnosis in pediatrics*. Philadelphia: W.B. Saunders, 1990:301-13.

Surós J. Aparato digestivo. *In:* Surós J. *Semiologia medica y tecnica exploratoria*. Barcelona: Salvat Editores, 1978:341-526.

Wolf AD, Lavine JE. Hepatomegaly in neonates and children. *Pediatric Rev*, 2000; 21:303-10.

CAPÍTULO 33

Regiões Inguinal, Anorretal e Sacrococcígea

Edson Samesima Tatsuo
Bernardo Almeida Campos

O exame físico das regiões inguinal, anorretal e sacrococcígea é realizado em conjunto com o exame do abdome, do dorso e do sistema geniturinário da criança. A semiologia do abdome, das vias urinárias e da genitália será abordada em outros capítulos desta obra. Os pais ou os responsáveis devem ser orientados a respeito dos objetivos do exame e de como ele será realizado, principalmente se estão indicados procedimentos invasivos (p. ex., toque retal). Os pais também devem estar presentes no momento do exame para tranquilizar a criança, com ganho de sua confiança e de seus familiares. O exame deve ser realizado em ambiente reservado e tranquilo, evitando-se sempre expor, assustar ou traumatizar a criança. Neste capítulo serão descritos os diagnósticos clínico (sinais, sintomas e exame físico) e diferencial das principais afecções que acometem as regiões inguinal, anorretal e sacrococcígea da criança. Os exames complementares pertinentes serão apenas citados em seus aspectos relevantes, pois uma descrição mais detalhada não é o objetivo desta obra.

❏ REGIÃO INGUINAL

Na criança que já deambula, o exame da região inguinal se inicia com a inspeção e a palpação em ortostatismo. Com a criança em repouso devem ser identificados abaulamentos, massas, alterações inflamatórias e assimetrias. Em segui-

da, ainda com a criança em ortostatismo, pede-se a ela que realize manobras de Valsalva (soprar a mão, soprar um balão ou fazer força abdominal). Na criança que não coopera, aproveita-se o choro, que também aumenta a pressão intra-abdominal, para realizar a inspeção e a palpação. A inspeção e a palpação da região inguinal são repetidas com a criança em decúbito dorsal, em repouso e com manobras de Valsalva.

A hérnia inguinal, uma das afecções cirúrgicas mais frequentes da criança, é tão prevalente que é comum a história de casos pregressos na família. É causada pela persistência do conduto peritoniovaginal, que comunica a cavidade abdominal com a região inguinoescrotal, possibilitando a passagem de vísceras como alças intestinais, epíplon e ovário. A hérnia inguinal é mais comum em prematuros, em meninos e à direita. Fatores predisponentes devem ser identificados, como ascite, cateter de diálise peritoneal, cateter de derivação ventriculoperitoneal, defeitos congênitos da parede abdominal (onfalocele e gastrosquise) e distúrbios do colágeno (síndrome de Marfan e síndrome de Ehlers-Danlos).

A hérnia inguinal é suspeitada quando há história de protrusão localizada na região inguinal ou inguinoescrotal, que surge principalmente em situações de aumento da pressão intra-abdominal (choro, tosse, defecação, prática de esportes, esforço físico). Os pais costumam observar a tumefação

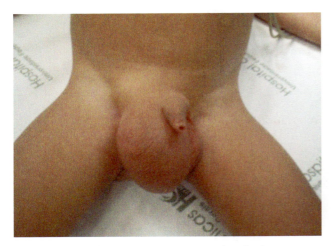

Fig. 33-1. Abaulamento inguinoescrotal à direita, característico da hérnia inguinal.

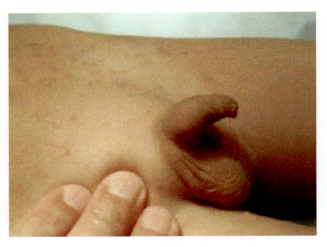

Fig. 33-2. Pesquisa do "sinal da seda" (ver descrição no texto).

ao despir a criança no banho ou quando ela chega da escola, após deambulação durante o dia. À inspeção da região inguinal nota-se um abaulamento, que pode se estender ao escroto, nos meninos, e aos grandes lábios, nas meninas, e que aumenta com as manobras de Valsalva e desaparece quando a criança está deitada ou em repouso (Fig. 33-1).

A palpação deve ser realizada de maneira delicada e com as mãos aquecidas para não provocar o choro. A redução do abaulamento inguinal confirma o diagnóstico de hérnia. Caso não haja abaulamento inguinal, pesquisa-se o "sinal da seda": primeiro, traciona-se o testículo do lado examinado para retificar o cordão espermático; posicionam-se então os dedos indicador e médio da mão espalmada do examinador perpendicularmente ao trajeto do cordão; a seguir, deslizam-se esses dedos suave e repetidamente sobre o cordão; se houver saco herniário, o cordão espermático estará espessado e a sensação será semelhante ao roçar de duas folhas de seda (Fig. 33-2).

Uma história clínica fortemente sugestiva associada a um sinal da seda positivo e espessamento do cordão espermático é suficiente para confirmação do diagnóstico da hérnia inguinal, mesmo que não se palpe o abaulamento herniário. Portanto, o diagnóstico é clínico, e não há necessidade de propedêutica complementar. Em caso de dúvida, procede-se a exames físicos periódicos, orientando os pais a observarem a criança no domicílio.

A criança maior pode se queixar de desconforto local. A dor não é comum na hérnia não complicada, mas, quando presente, se torna um sinal de alerta que pode indicar encarceramento. A hérnia encarcerada se manifesta por um abaulamento irredutível, doloroso, associado a distensão abdominal e vômitos. A criança chora de forma intensa. Quando há estrangulamento com isquemia e perfuração de alça intestinal, o quadro clínico é de peritonite, com prostração, taquipneia, taquicardia, vômitos biliosos ou fecaloides, distensão abdominal e redução ou abolição do peristaltismo. No encarceramento ou estrangulamento da hérnia ocorrem edema e hiperemia no local da tumefação. A presença de uma tumefação inguinal irredutível impõe o diagnóstico diferencial com hidrocele, criptorquia canalicular e linfadenites. Às vezes, o encarceramento é a primeira manifestação da hérnia inguinal.

A hidrocele do recém-nascido e do lactente também decorre da persistência do conduto peritoniovaginal, mas este é estreito, permitindo apenas a entrada de líquido. A hidrocele se manifesta por abaulamento indolor, inguinal, escrotal ou inguinoescrotal. Ela não se altera com as manobras de Valsalva, mas pode aumentar de tamanho após a criança permanecer algum tempo na posição ortostática, devido à passagem gradual de líquido peritoneal. A hidrocele pode se apresentar como um cisto palpável no canal inguinal, devido à obliteração proximal e distal do conduto peritoniovaginal (cisto de cordão). Nas meninas, o cisto de cordão é chamado de cisto de Nuck. À palpação, o abaulamento da hidrocele é irredutível, mas, ao contrário da hérnia inguinal encarcerada, é indolor. Nos casos em que o conduto se oblitera, mas persiste uma hidrocele escrotal, o cordão espermático não está espessado e o sinal da seda é negativo, o que o diferencia da hérnia inguinoescrotal. A transiluminação da tumefação é um procedimento útil para diferenciar o conteúdo líquido, presente na hidrocele, das alças intestinais, na hérnia inguinal. Deve ser realizada com uma boa fonte de luz e em ambiente escuro (Fig. 33-3).

O diagnóstico diferencial entre hérnia inguinal e hidrocele é importante, pois a conduta é diferente. Na hérnia indica-se o tratamento cirúrgico na idade em que o diagnóstico é feito para se evitar o encarceramento. A maioria das hidroceles regride espontaneamente no primeiro ano de vida, podendo-se, em certos casos, aguardar até os 2 anos de idade para indicar a operação. No adolescente, a hidrocele geralmente é escrotal, e a etiologia é igual à do adulto: orquiepididimites, traumatismo local, torção testicular, ascites e tumores testiculares.

No exame da região inguinal deve-se determinar a posição dos testículos. Na criptorquia, o testículo pode estar situado na topografia da região inguinal em quatro localizações: próximo ao púbis (pubiano), dentro do canal inguinal (canalicular), próximo ao anel inguinal profundo e no subcutâneo da região inguinal, acima da aponeurose do músculo oblíquo externo. A criptorquia pode estar associada a uma hérnia inguinal ipsilateral. Um testículo retrátil pode ser palpado na região inguinal e é facilmente posicionado, por leve tração, na bolsa escrotal, o que o diferencia do testículo não descido.

Linfonodos inguinais de pequeno tamanho podem ser palpados em recém-nascidos e lactentes, e por si só não indicam sinal anormal, não justificando investigação etiológica. As áreas de drenagem linfática dos linfonodos inguinais abrangem: escroto, pênis, vulva, mucosa vaginal, pele do abdome inferior, períneo, região glútea, parte inferior do canal anal e membros inferiores. Linfadenomegalia é o aumento de volume do linfonodo. Linfadenite é a associação da linfadenomegalia com sinais inflamatórios: dor, edema, hiperemia e calor. As causas mais comuns de linfadenomegalia e linfadenite inguinal são processos infecciosos bacterianos em seu território de drenagem. Os diagnósticos diferenciais incluem: hérnia inguinal, cisto de cordão, lipoma e criptorquia canalicular. À palpação devem ser avaliados: tamanho dos linfonodos, número, consistência, sensibilidade, mobilidade, presença de sinais inflamatórios, simetria e supuração. Nas crianças com adenomegalia localizada, a presença de processo infeccioso na região de drenagem confirma o diagnóstico de linfadenomegalia reacional secundária, não havendo necessidade de exame complementar. Quando há acometimento de outras cadeias linfáticas e associação de sinais e sintomas sistêmicos (febre, icterícia e hepatosplenomegalia), deve-se suspeitar de uma etiologia infecciosa, imunológica ou neoplásica específica, e os exames complementares pertinentes devem ser solicitados. A semiologia das linfadenomegalias foi abordada no Capítulo 22.

❑ REGIÃO ANORRETAL

Em recém-nascidos e lactentes, o exame da região anorretal é realizado com a criança em decúbito dorsal, com o acompanhante ou auxiliar segurando os membros inferiores da criança em flexão (posição de litotomia). Na criança maior, o exame é feito na posição de Sims: decúbito lateral esquerdo, com o membro inferior esquerdo estendido e o direito fletido. A inspeção é realizada inicialmente em repouso. A seguir, repete-se a inspeção com a criança realizando manobras de Valsalva (chorando ou fazendo força para evacuar). A palpação da região perianal é importante quando há algum processo infeccioso local, procurando-se identificar flutuações, orifícios de drenagem, hiperemia e enfisema do subcutâneo. Na criança com criptorquia, raramente se pode palpar um testículo ectópico na região perineal.

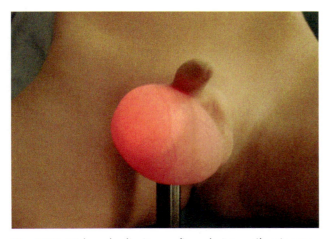

Fig. 33-3. Hidrocele direita confirmada à transiluminação.

O toque retal é reservado para o final do exame físico. Deve-se orientar os pais e/ou acompanhantes de que o exame é importante, rápido e não causa dor. Em recém-nascidos muito pequenos, o toque retal é substituído por passagem de sondas, retais ou uretrais, de calibre 10 ou 12Fr, devidamente lubrificadas. O uso de termômetros de vidro para essa finalidade não é aconselhável devido ao risco de lesão iatrogênica do reto. Em lactentes, utiliza-se o dedo mínimo e, em crianças maiores, o indicador. No toque retal são pesquisadas a tonicidade do esfíncter, a dimensão da ampola retal, a presença de fezes e sua característica, e também a presença de sangue, muco, pus, material necrótico, enfisema, pólipos e outras lesões intrínsecas e extrínsecas do reto (massas, coleções). A próstata pode ser palpada e avaliada nos meninos. O toque retal é obrigatório nos casos de abdome agudo obstrutivo. Na obstrução intestinal, a ampola retal pode estar vazia, sem fezes.

A presença de diarreia com muco e sangue (aspecto de "geleia de morango"), em lactente com dor abdominal em cólica e vômitos, compõe a tríade sintomática clássica da invaginação intestinal. Nas formas baixas da doença de Hirschsprung, se a zona de transição entre o segmento aganglônico distal e o cólon normal for ultrapassada pelo dedo do examinador, o toque retal é seguido por eliminação explosiva de gases e fezes, muito sugestiva da doença. Na criança, a realização de exame endoscópico anorretal necessita de anestesia geral em centro cirúrgico e, portanto, tem indicações precisas: hemorragia digestiva baixa, suspeita de pólipos e corpos estranhos e realização de biópsia retal. Em geral, não há necessidade de limpeza do cólon antes do exame.

As anomalias anorretais constituem um espectro de malformações em que o ânus e a porção distal do reto não se desenvolvem. O reto termina em fundo cego a uma distância variável do períneo e o ânus é imperfurado. As formas mais comuns se associam a uma fístula entre o reto e a uretra nos meninos e entre o reto e o vestíbulo vaginal nas meninas. Outras formas menos comuns da anomalia são a membrana anal, a estenose anal e o ânus imperfurado sem fístula ou associado a fístula retoperineal ou retovaginal. Um extremo da anomalia em meninas é a cloaca, na qual o reto, a vagina e a uretra terminam em um canal único, denominado seio urogenital, que se exterioriza no

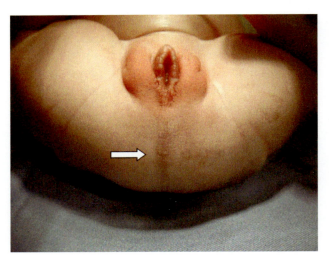

Fig. 33-4. Recém-nascido do sexo feminino com ânus imperfurado (seta).

períneo. O diagnóstico é feito pela inspeção cuidadosa do períneo do recém-nascido, quando se evidencia a ausência do ânus (Figs. 33-4 e 33-5).

Às vezes, a presença de um ânus aparentemente bem formado (ou nítida impressão anal) pode confundir o examinador. Nesses casos, a tentativa ineficaz de cateterizar o ânus confirma o diagnóstico de imperfuração (Fig. 33-6).

Quando se diagnostica o ânus imperfurado, devem ser aguardadas 24 a 48 horas para verificar se a criança elimina mecônio através de uma fístula. A eliminação de mecônio na urina confirma a fístula retouretral nos meninos, e a presença de mecônio na vagina é um indicativo de fístula retovestibular nas meninas. A presença desses ti-

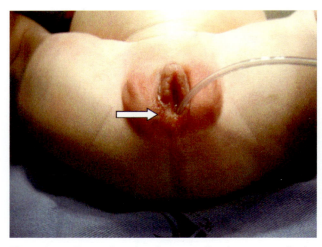

Fig. 33-5. Cateterização de uma fístula retovestibular (seta) em menina com ânus imperfurado.

CAPÍTULO 33 • Regiões Inguinal, Anorretal e Sacrococcígea

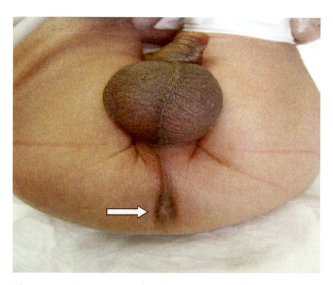

Fig. 33-6. Recém-nascido do sexo masculino: apesar da impressão anal (*seta*), o ânus está imperfurado.

pos de fístula identifica uma anomalia alta, sendo necessária a realização de colostomia, sem necessidade de exames radiológicos complementares (Fig. 33-7).

Se a criança não elimina mecônio nesse período, deve-se realizar o estudo radiográfico (invertograma) e medir a distância entre o fundo cego do reto e o períneo e, assim, determinar a conduta cirúrgica adequada. A associação com outras anomalias (cardíacas, urinárias e vertebrais) é comum e deve ser investigada. A presença de anomalia sacral, observada na radiografia, determina pior prognóstico quanto à continência fecal e urinária.

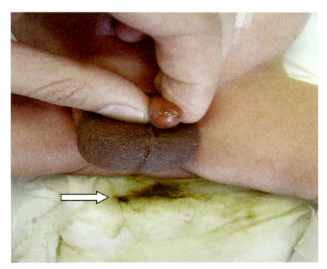

Fig. 33-7. Eliminação de mecônio na urina (*seta*) após 24 horas de vida: ânus imperfurado com fístula retouretral.

A doença hemorroidária é uma afecção rara abaixo dos 16 anos, devendo-se excluir constipação intestinal crônica ou hipertensão porta associada. Manifesta-se por hematoquezia, caracterizada pelo sangramento na passagem das fezes. Pode haver também disquezia, que consiste em dificuldade e dor à evacuação. O aspecto do mamilo hemorroidário é típico, mas a retossigmoidoscopia é importante para descartar outras causas de sangramento.

A fissura anal pode ser aguda ou crônica. A fissura anal aguda é caracterizada por uma úlcera dolorosa localizada na junção cutaneomucosa do ânus e pode provocar hematoquezia e/ou disquezia. É comum em crianças constipadas e com fezes ressecadas. A passagem das fezes provoca dor e causa hipertonia do esfíncter, resultando em círculo vicioso que agrava a constipação e mantém a fissura ativa. Diarreias graves e dermatites perianais podem ser fatores predisponentes. Nas crianças até 2 anos de idade, a fissura anal pode ter localização variada, sendo mais comum nas comissuras anterior e posterior. Em crianças maiores, a comissura posterior é o local de acometimento mais comum. A tríade composta por fissura anal, hipertrofia de papila e plicoma de pele é característica da fissura anal crônica. A história clínica e o aspecto da fissura são típicos e suficientes para o diagnóstico definitivo. O toque retal pode identificar a hipertonia do esfíncter, mas deve ser evitado, pois é doloroso na fase aguda, não traz subsídios adicionais ao diagnóstico e traumatiza a criança, piorando o círculo vicioso de constipação e fissura. Deve ser realizado após melhora da fase aguda.

O abscesso perianal é caracterizado por uma tumefação dura, avermelhada, dolorosa e bem definida, situada nas margens do ânus, com pus em seu interior. A presença de enfisema subcutâneo associado é um sinal de alerta, pois indica infecção polimicrobiana com participação de anaeróbios, sugerindo o diagnóstico de fasciite necrosante, afecção grave que pode acarretar um quadro séptico fulminante.

Em crianças, as fístulas perianais adquiridas geralmente são secundárias a abscessos perianais. Quase sempre são superficiais, com trajeto subcutâneo, e raramente atravessam os esfíncteres. Podem ser completas, se há comunicação com o reto, ou incompletas, se não há essa comunicação.

Caracterizam-se pela presença de um orifício perianal indolor, com descarga de secreção mucoide ou purulenta. A presença de infecção crônica é comum, podendo haver episódios recorrentes de celulite ou abscessos no local, quando sobrevêm dor, hiperemia e calor. O toque retal é um exame desnecessário para o diagnóstico da fístula perianal. A história clínica e o exame físico são característicos. Fístulas de localização atípica e de difícil cicatrização sugerem outras etiologias menos comuns: tuberculose, sífilis, actinomicose, doença de Crohn e retocolite ulcerativa.

O pólipo retal da criança, também chamado pólipo juvenil, incide mais comumente dos 2 aos 6 anos de idade, é raro em crianças acima dessa faixa etária e é benigno. O sinal mais comum é a presença de hematoquezia. O sangramento é vivo e autolimitado, cessando logo após a evacuação. A inspeção da região perianal pode ser normal ou possibilitar a visualização do pólipo exteriorizado através do ânus. Pólipos menores se reduzem espontaneamente, e os maiores precisam de redução digital. A maioria dos pólipos se situa no reto e é acessível ao toque retal. Pólipos juvenis no sigmoide e no cólon são raros. A retossigmoidoscopia tem indicação precisa, sendo diagnóstica e terapêutica, tornando possível a ressecção do pólipo. Em 75% das vezes, o pólipo é isolado e o seu achado cessa a propedêutica, indicando-se a colonoscopia apenas se a retossigmoidoscopia é normal. O pólipo juvenil é arredondado, ovalar ou piriforme, de superfície lisa ou irregular e de cor vermelha brilhante. O pseudopedículo geralmente é curto. O pólipo pode ser eliminado espontaneamente nas fezes e, nesse caso, o exame endoscópico é normal. Se a criança não apresentar novos episódios de sangramento, não há necessidade de exames adicionais. Se houver recorrência, deve-se pensar em outra etiologia.

O prolapso retal consiste na exteriorização anal da mucosa do reto que desliza sobre a camada muscular (prolapso mucoso). Deve-se diferenciá-lo da procidência retal, na qual todas as camadas do reto são exteriorizadas através do ânus. A procidência também é chamada de prolapso completo. O prolapso mucoso geralmente é menor, com 2 a 3cm de comprimento, apresentando estrias radiais e superfície irregular com coloração rósea. A procidência é maior, com até 15cm de comprimento, e tem o aspecto de cone com vértice amputado, apresentando pregas circulares e coloração avermelhada ou vinhosa. Na procidência se identifica a linha pectínea exteriorizada e é possível a introdução de um dedo entre a borda anal e a massa exteriorizada. As causas mais comuns de prolapso retal são: desnutrição, perda de sustentação da musculatura e tecido adiposo isquiorretal; pólipos retais e mamilos hemorroidários que funcionam como "cabeças" do prolapso; diarreias e disenterias graves com tenesmo intenso; constipação crônica grave; lesões medulares com denervação e paralisia dos músculos do assoalho pélvico e dos esfíncteres (espinha bífida, meningomieloceles, traumatismo raquimedular); anomalias sacrais com perda da curvatura anterior do sacro; fibrose cística; infestação por *Trichuris trichiura*; doença pulmonar obstrutiva crônica; coqueluche devido à tosse intensa.

O prolapso retal é mais comum entre 1 e 3 anos de idade, e habitualmente ocorre cura espontânea até os 5 anos. No prolapso pode haver eliminação de muco e ocorrer sangramento discreto, com a presença de hematoquezia sugerindo a existência de lesão predisponente (p. ex., um pólipo). O toque retal deve ser realizado após a redução do prolapso para se avaliar a tonicidade do esfíncter e palpar eventuais pólipos. A retossigmoidoscopia deve ser indicada na suspeita de pólipo.

As duas principais causas de prurido anal em crianças são diagnosticadas pela inspeção local: oxiuríase e dermatite de fraldas. Outras causas menos comuns são: escabiose, diarreias, uso de antibióticos de largo espectro, fístulas, fissuras, hemorroidas, prolapsos, papilites, criptites, plicomas, corrimento vaginal, icterícia, diabetes, psicogênica e idiopática.

❑ REGIÃO SACROCOCCÍGEA

A inspeção e a palpação da região sacrococcígea constituem etapas importantes do exame físico da criança e devem ser realizadas de rotina. A presença de alterações cutâneas, como manchas hipercrômicas, pelos, seios, fístulas e tumores (lipomas, hemangiomas, teratomas etc.), pode estar associada a anomalias vertebrais e medulares. Na meningocele, a meninge se hernia por meio de uma fenda na coluna vertebral. O aspecto é o de uma tumefação de consistência amolecida que, quando comprimida, abaula a fontanela. A pele

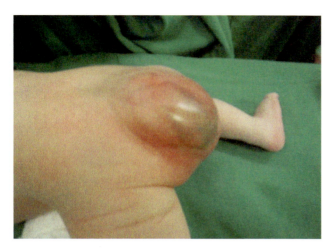

Fig. 33-8. Teratoma sacrococcígeo em recém-nascido. (Cortesia do Dr. Clécio Piçarro.)

adjacente pode ter ou não as alterações já descritas; a tumefação pode estar coberta apenas pela meninge, que pode se ulcerar e ocorrer a ruptura. Na mielomeningocele, a medula acompanha a meninge no saco herniário. A associação com pé torto congênito, incontinência fecal e urinária é comum.

O teratoma sacrococcígeo é um tumor composto por elementos derivados dos três folhetos embrionários: ectoderma, mesoderma e endoderma. Em geral, apresenta-se exteriorizado na região sacrococcígea, revestido por pele íntegra, mas pode ter uma porção intrapélvica. Mais raramente, ele pode ser totalmente interno, de localização pré-sacral, porém é acessível ao toque retal. É um tumor arredondado ou ovalado, com áreas císticas e/ou sólidas, podendo atingir grandes volumes. A presença de estruturas calcificadas, ósseas ou dentárias em seu interior, demonstradas nos exames de imagem e anatomopatológico, é uma característica observada no teratoma (Fig. 33-8).

❑ BIBLIOGRAFIA

Conceição AS, Filho AL, Paula HO. Cirurgia proctológica. *In:* Fonseca FP, Savassi-Rocha PR (eds.). *Cirurgia ambulatorial*. Rio de Janeiro: Guanabara Koogan, 1999: 446-87.

Filho NA. Exame do recém-nascido. *In:* López M, Laurentys-Medeiros J (eds.). *Semiologia médica: as bases do diagnóstico clínico*. Rio de Janeiro: Revinter, 2001: 1.373-87.

Freire LMS, Júnior JFT, Vasconcellos MC. Diagnóstico diferencial das adenomegalias. *In:* Leão E, Corrêa EJ, Viana MB, Mota JAC (eds.). *Pediatria ambulatorial*. Belo Horizonte: COOPMED, 2005: 256-66.

Lanna JCBD, Lanna Sobrinho JMD, Miranda ME, Almeida S. Cirurgia ambulatorial na criança. *In:* Fonseca FP, Savassi-Rocha PR (eds.). *Cirurgia ambulatorial*. Rio de Janeiro: Guanabara Koogan, 1999: 571-87.

Leão E, Mota CCC, Monteiro JL. Abdome, genitália e períneo. *In:* López M, Laurentys-Medeiros J (eds.). *Semiologia médica: as bases do diagnóstico clínico*. Rio de Janeiro: Revinter, 2001: 1.345-8.

Miranda ME, Brito MA, Paixão RM, Lanna JCBD. Afecções cirúrgicas de superfície. *In:* Leão E, Corrêa EJ, Viana MB, Mota JAC (eds.). *Pediatria ambulatorial*. Belo Horizonte: COOPMED, 2005: 763-73.

Pena A (ed.). *Atlas of surgical management of anorectal malformations*. New York: Springer-Verlag, 1990, 104p.

Pernetta C (ed.). *Semiologia pediátrica*. Rio de Janeiro: Editora Interamericana, 1980, 310p.

CAPÍTULO 34

Sistema Urinário

José Maria Penido Silva
Luiz Sérgio Bahia Cardoso

As doenças nefrourológicas podem se manifestar de diversas maneiras, dependendo de vários fatores, como idade de início, tempo de evolução, tipo, localização e gravidade da doença. Algumas delas se manifestam de maneira muito clara, o que nos remete ao diagnóstico imediato de doença renal ou urológica, facilitando o tratamento e a definição do prognóstico. Entretanto, em muitas outras doenças as manifestações não são tão evidentes, sendo às vezes inespecíficas, o que torna extremamente importantes uma anamnese minuciosa e um exame físico detalhado. Existem também situações em que a doença somente é diagnosticada a partir de alterações laboratoriais em exames de rotina. Assim, é fundamental o reconhecimento dos sinais e sintomas das doenças do trato urinário, muitos deles característicos de determinados grupos de doenças, e, posteriormente, a complementação do raciocínio clínico com exames complementares em busca do correto diagnóstico, possibilitando o tratamento mais preciso e a avaliação do prognóstico.

❑ SINAIS E SINTOMAS DE DOENÇA DO TRATO URINÁRIO

Edema

O edema de origem renal caracteristicamente se inicia na face, sendo bipalpebral e bilateral, matutino, influenciado pela gravidade e atingindo os membros inferiores no decorrer do dia. É esse edema facial bipalpebral que confere ao paciente a chamada *fácies renal* (Fig. 34-1).

Edema consiste no acúmulo de líquido no espaço intersticial, existindo dois principais mecanismos para sua formação nas doenças renais. Um deles se deve à retenção de sódio e água, com consequente expansão do volume intravascular (hipervolemia), que pode ocorrer na insuficiência renal aguda de qualquer etiologia, como na glomerulonefrite difusa aguda. Esse é um edema mais duro, menos depressível, mais congestivo, geralmente acompanhado de hipertensão arterial e, às vezes, de edema pulmonar. O outro tipo de edema é decorrente da diminuição da pressão oncótica plasmática, secundária à hipo-

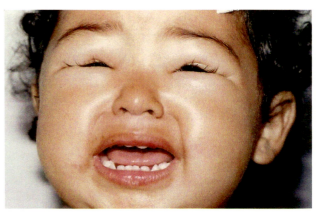

Fig. 34-1. Síndrome nefrótica: edema facial característico.

337

proteinemia causada pela proteinúria maciça da síndrome nefrótica. Como existe um grande acúmulo de líquidos no interstício, esse edema é mais perceptível, mais mole, formando cacifo (depressão quando comprimido), e mais volumoso, podendo alcançar proporções de anasarca, ou seja, o edema generalizado. Podem ocorrer derrames cavitários, como ascite e derrame pleural.

Hipertensão arterial

Caracteriza-se como a manutenção de valores de pressão arterial (PA) acima dos definidos como limites de normalidade para as várias faixas etárias, sexo e percentis de estatura.*

Além de ser causada por inúmeras doenças renais, a hipertensão arterial sistêmica *per se* é um dos principais fatores de progressão da doença renal. As situações que lesam o parênquima renal, como as glomerulopatias e as cicatrizes, são as principais causas de hipertensão secundária na infância.

Hematúria macroscópica

A presença de uma pequena quantidade de sangue pode mudar a cor da urina, desde um aspecto castanho até bem evidente, como "caldo de carne". Quando o exame de urina feito sob microscopia de fase evidencia hemácias dismórficas, principalmente na forma de codócitos e/ou acantócitos, ou se existirem cilindros hemáticos, provavelmente a hematúria é de origem glomerular, secundária a glomerulopatia. Por outro lado, quando não existe esse dismorfismo evidente, sendo as hemácias isomórficas, a hematúria certamente não tem origem glomerular, sendo originada de tumores, doenças císticas, nefrolitíases, distúrbios metabólicos (hipercalciúria e hiperuricosúria) e infecções urinárias. Hematúria macroscópica com coágulos é indicativo de hematúria não glomerular.

Urina fétida

A urina tem um cheiro característico, *sui generis*, mas em certas ocasiões pode apresentar

---

*Os valores normais da pressão arterial se encontram descritos na Seção VIII – Anexo C. (National High Blood Pressure in Children and Adolescents. The fourth report on diagnosis, evaluation, and treatment of high blood pressure in children and adolescents. *Pediatrics*, 2004; 114:555-76.)

um odor fétido, mais comumente encontrado em crianças pequenas, pela manhã, devido à fermentação da urina na fralda durante a madrugada, não tendo significado patológico. Entretanto, a urina fresca com odor fétido sugere infecção urinária.

Disúria

Caracteriza-se pela dificuldade em conseguir urinar, podendo ou não estar associada com dor ao urinar. Sintoma comum na infecção do trato urinário inferior, pode estar presente em casos de balanopostite, vulvovaginite e traumatismos. Obstruções do trato urinário inferior, como fimose, e principalmente da válvula de uretra posterior podem se manifestar como disúria, alterações do jato e gotejamento urinário.

Algúria

Este termo, rejeitado por alguns autores, é frequentemente usado, significando dor à micção. Infecção do trato urinário e traumatismos são as principais causas de algúria.

Polaciúria

Consiste em micções frequentes, geralmente com pequenos volumes urinários, denotando uma capacidade vesical reduzida e podendo ser devida a infecções, traumatismos, irritação química e bexiga neurogênica ou ter causas psicogênicas.

Poliúria

Aumento significativo do volume urinário de 24 horas, pode se seguir a uma maior ingestão hídrica, mas pode significar doenças importantes, como diabetes melito, diabetes insípido, insuficiência renal crônica, e também à resolução de edemas.

Oligúria

Consiste na redução do volume urinário abaixo de 300mL/m^2 da superfície corpórea/dia, o que corresponde a um volume urinário igual ou abaixo de 1mL/kg/h para o recém-nascido e abaixo de 0,5mL/kg/h para a criança. Muitas doenças cursam com oligúria: insuficiência renal aguda, algumas fases da insuficiência renal crônica, glomerulonefrite aguda, síndrome nefrótica, desidratação e choque. Contudo, a oligúria pode ser devida a situações simples, como baixa ingestão hídrica, febre de qualquer etiologia e sudorese excessiva.

Anúria ou oligoanúria

Significa ausência de diurese ou volume inferior a 1mL/kg/dia. É necessário verificar se não está havendo retenção urinária na bexiga, porém a insuficiência renal aguda é a situação mais grave a ser diagnosticada.

Noctúria

Consiste no ato de urinar durante a noite, com interrupção do sono. Pode significar diminuição da capacidade vesical por infecção, irritação química ou física ou estados poliúricos, mas também pode ser devida simplesmente a uma maior ingestão hídrica antes de dormir.

Nictúria

Termo pouco usado, significa uma inversão do ritmo normal da diurese, isto é, ocorre uma diurese maior durante o período noturno do que durante o dia. O uso de diuréticos, a resolução de edemas, o diabetes melito, o diabetes insípido e os transtornos emocionais são algumas das causas de nictúria.

Uremia

Corresponde ao quadro clínico e metabólico decorrente das alterações da homeostase corporal, devido à queda da função renal. A principal característica laboratorial é a elevação dos níveis séricos de ureia. Entretanto, esse aumento pode ser consequência de desidratação, dieta hiperproteica, medicamentos antianabólicos, hormônios (principalmente glicocorticoides), ingestão calórica reduzida, cirurgias, traumatismos, infecções, queimaduras, febre e sangramento do trato gastrointestinal.

Dor abdominal

Algumas doenças do trato urinário causam dor abdominal, que pode se originar dos rins, das vias urinárias e da bexiga. O mecanismo pode ser a distensão da cápsula renal, a dilatação das vias coletoras ou o edema inflamatório da infecção urinária. A dor pode ser aguda, como na nefrolitía-

se e na infecção urinária; intermitente, como nos distúrbios metabólicos e na nefrolitíase; ou crônica, como nas obstruções do trato urinário e nos tumores.

Dor lombar

Dor na região do ângulo costovertebral ou nos flancos geralmente sugere alguma doença que curse com distensão da cápsula renal, como tumores, pielonefrites e obstruções do trato urinário que levam à hidronefrose (estenose da junção ureteropélvica ou litíase).

Cólica nefrética

Consiste em uma dor intensa, aguda, que se origina na região lombar e se irradia para o hipocôndrio, a virilha e a região genital, causando grande sofrimento e desconforto à criança. A maior causa é o deslocamento de cálculo nas vias urinárias, mas esse sintoma não é frequente na infância, ocorrendo em cerca de 10% a 14% das crianças com litíase. Outra causa possível é a presença de coágulos nas vias urinárias, secundária a traumatismos.

Dor vesical

Dor devida à inflamação ou distensão da bexiga, costuma se manifestar por desconforto suprapúbico, geralmente não muito intenso.

Disfunção miccional

Certas alterações do controle miccional estão presentes em algumas doenças do trato urinário inferior, sendo a bexiga neurogênica a causa mais importante. As situações descritas a seguir são características de crianças com disfunção miccional ou a também chamada disfunção do trato urinário inferior:

- **Incontinência:** consiste em qualquer forma de perda urinária involuntária. Em geral, o termo é usado para perdas contínuas sem períodos secos.
  - *Incontinência do esforço:* perdas urinárias quando a criança faz esforço físico.
  - *Incontinência do riso:* quando apresenta micção completa e involuntária durante ou logo após uma gargalhada.

- *Perdas involuntárias:* pequenas perdas de urina na roupa sem percepção do fato.
- *Urgência e urgeincontinência:* é a necessidade súbita e urgente de urinar, muitas vezes com perdas antes de a criança se sentar no vaso.
- **Enurese:** é o esvaziamento completo da bexiga de maneira involuntária. Se ocorrer durante o sono, é chamada de enurese noturna; com a criança acordada, é chamada de enurese diurna. Embora normal durante os primeiros anos de vida, devemos estar atentos às disfunções miccionais após os 5 anos. A enurese é denominada *primária*, quando a criança nunca apresentou períodos de controle miccional, ou *secundária*, quando ela foi durante algum tempo continente e voltou a apresentar enurese.
- **Retenção urinária:** incapacidade de esvaziar a bexiga. Pode ser aguda, em razão de algum processo obstrutivo e inflamatório ou por causa de lesões traumáticas da coluna lombossacral, ou de evolução crônica, como na bexiga neurogênica.
- **Adiamento da micção:** quando a criança adia as micções mesmo com a bexiga repleta. Em geral, é uma situação comum em crianças sadias, que estão ocupadas com atividades mais importantes para elas do que esvaziar a bexiga ou que estão impedidas temporariamente de chegar ao vaso sanitário. Porém, as situações de desconforto miccional podem levar a criança a adiar as micções o máximo de tempo tolerável.
- **Bexiga hipocontrátil:** baixa frequência de micções e necessidade de pressões abdominais elevadas para iniciar a micção.
- **Manobras de contenção:** manobras na tentativa de evitar a perda urinária, como agachar, cruzar as pernas, segurar o pênis ou colocar a mão na vulva, fazendo compressão, "dançando" ou pulando. As meninas utilizam a posição de cócoras para pressionar o períneo – a chamada posição de Vincent.

❑ ASPECTOS SEMIOLÓGICOS DAS PRINCIPAIS DOENÇAS OU SÍNDROMES QUE ACOMETEM O TRATO URINÁRIO

Alguns sinais, sintomas e alterações laboratoriais, agrupados, são característicos de certos tipos de doenças do sistema urinário. O reconhecimento desse perfil clínico e laboratorial facilita a propedêutica a ser seguida, economizando tempo e gastos. Os principais tipos são: infecção do trato urinário, alterações anatômicas do trato urinário, enurese e disfunções miccionais, litíase e distúrbios metabólicos, glomerulonefrite, síndrome nefrótica, insuficiência renal aguda, insuficiência renal crônica, tubulopatias e as apresentações assintomáticas do trato urinário.

Infecção do trato urinário (ITU)

Caracteriza-se pela proliferação de bactérias no trato urinário. Sua apresentação clínica é heterogênea, variando de acordo com o grupo etário, a localização da infecção, o estado nutricional, a presença de alterações anatômicas do trato urinário, o número de infecções anteriores e o intervalo de tempo desde o último episódio infeccioso. Em recém-nascidos ela se apresenta como um quadro séptico, predominando as manifestações gerais, como vômitos, dificuldade de sucção, irritabilidade, hipoatividade, convulsões, pele acinzentada, icterícia, febre ou hipotermia. Nos lactentes, a febre é a principal manifestação, muitas vezes o único sinal de ITU. Raramente apresentam sinais ou sintomas ligados ao trato urinário, mas podem ocorrer manifestações não específicas, como ganho ponderoestatural insatisfatório, hiporexia, diarreia, vômitos, dor abdominal e outras.

Nos pré-escolares, escolares e mesmo nos adolescentes, a febre é também um sinal muito frequente, mas predominam os sinais e sintomas relacionados ao trato urinário, como urina fétida, disúria, algúria, polaciúria, alterações do jato urinário e dor lombar. Os quadros de febre, calafrios, abatimento e dor lombar sugerem pielonefrite aguda, que consiste no acometimento infeccioso do parênquima renal. Sintomas como polaciúria, disúria, algúria, enurese, urgência, incontinência e/ou retenção urinária com urina fétida e turva são sugestivos de cistite e infecção vesical.

A percussão lombar (punho-percussão) pode evidenciar forte reação dolorosa (Giordano positivo) (Fig. 34-2). A palpação abdominal das lojas renais pode demonstrar aumento do volume renal (hidronefrose ou outra causa). A persistência de bexiga palpável após a micção pode se dever a

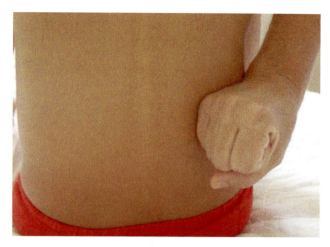

Fig. 34-2. Manobra de punho-percussão lombar.

processos obstrutivos ou disfunção vesical. É importante a observação do jato urinário durante o exame físico, procurando-se caracterizar a continuidade, o volume e a força da sua expulsão. O jato fraco e fino ou o gotejamento urinário são indícios de obstrução baixa: disfunção vesical em ambos os sexos, fimose ou válvula de uretra posterior nos meninos. É importante descartar a presença de vulvovaginite ou de balanopostite, que, alterando os exames de urina, podem levar a um quadro laboratorial falso-positivo de ITU. A perda constante e incontrolável de urina, principalmente quando observada durante o exame físico, sugere ureter ectópico.

Alterações anatômicas do trato urinário

A ITU deve ser adequadamente diagnosticada e tratada, mas a grande preocupação do pediatra deve ser a procura de algum fator que tenha facilitado a instalação do processo infeccioso no trato urinário, sendo as alterações anatômicas as causas mais importantes. As mais comuns são o refluxo vesicoureteral (RVU), as obstruções pieloureteral e ureterovesical, as ureteroceles, a válvula de uretra posterior e as duplicações completas do sistema excretor, com implantações anômalas dos ureteres. Outras alterações anatômicas podem cursar com perda da função renal e hipertensão arterial, como as doenças policísticas. O diagnóstico geralmente é realizado por meio dos exames de imagem, principalmente a ultrassonografia.

Enurese e disfunções do trato urinário inferior

Os distúrbios miccionais são muito frequentes na infância, principalmente a enurese, que normalmente evolui bem, com resolução espontânea com a idade, na maioria dos casos. Por outro lado, a bexiga neurogênica exige muito mais atenção e cuidados, devido ao seu difícil controle e ao possível comprometimento do trato urinário superior. A anamnese é fundamental para o diagnóstico das disfunções miccionais: verificar os antecedentes familiares, o relato dos sintomas diurnos, incontinência, urgência miccional, micção infrequente, manobras de contenção para evitar a perda urinária, as alterações do jato urinário e a presença de disúria, polaciúria e desconforto suprapúbico. Deve-se avaliar o hábito intestinal e dietético, principalmente a ingestão de líquidos à noite e o consumo de cafeína (chocolate, chás, refrigerantes contendo cola), potente estimulante das contrações do detrusor.

Antecedentes de infecção urinária de repetição, incontinência urinária, constipação intestinal, encoprese ou escapes fecais sugerem a presença de um distúrbio funcional do trato urinário inferior mais complexo que necessita investigação e tratamento diferenciados. É importante verificar alguns aspectos que possibilitem a diferenciação com a bexiga neurogênica e com problemas estruturais do trato urinário inferior. A região genital deve ser examinada cuidadosamente em busca de alterações, como epispádia, hipospádia e sinéquia labial; verificar a aparência e a localização dos meatos uretral e himenal e observar se existem perdas urinárias durante o exame. A coluna lombossacra deve ser inspecionada à procura de sinais neurocutâneos, como lipoma, pigmentação anormal, *nevus*, aumento de pilosidade e assimetria de sulco interglúteo, que poderiam estar associados com espinha bífida e doença neurológica. Devem ser pesquisados a sensibilidade de reflexos perineais de área inervada pelos segmentos sacrais S1-S4 e o tônus do esfíncter anal e observadas alterações na marcha.

Litíase e distúrbios metabólicos

A incidência da doença litiásica na população adulta é estimada em cerca de 5% a 10%, sendo provavelmente um pouco menor na faixa pediátrica. A recorrência é uma característica marcante dessa doença, podendo atingir 44% dos pacientes pediátricos. O quadro clínico na infância é geralmente inespecífico, predominando a dor abdominal com hematúria ou hematúria isolada. A cólica nefrética clássica aparece em torno de 10% a 14% dos casos. Sintomas gerais, como náuseas, vômitos, dor abdominal inespecífica, anorexia e mal-estar, podem estar presentes. A infecção do trato urinário pode ser causa ou consequência da litíase. O diagnóstico de litíase é realizado por meio da ultrassonografia.

Os distúrbios metabólicos mais importantes são a hipercalciúria idiopática e a hiperuricosúria idiopática, que podem cursar com dor abdominal recidivante inespecífica e hematúria, mesmo na ausência de cálculos. A hipercalciúria idiopática significa hiperexcreção urinária de cálcio na ausência de estados hipercalcêmicos ou de qualquer outra enfermidade primária. É definida como excreção urinária de cálcio igual ou maior que 4mg/kg/24h. A hiperuricosúria idiopática consiste no aumento da excreção urinária de ácido úrico, decorrente da elevada produção endógena desse ácido e/ou excessiva ingestão de alimentos ricos em purinas. Cristais de ácido úrico podem agir como núcleo heterogêneo para promover cristalização de sais de cálcio ou podem precipitar a formação de cálculo puro de ácido úrico, o que ocorre em 5% a 8% dos casos. A hiperuricosúria é definida como uma excreção de ácido úrico em urina de 24 horas maior ou igual a 300mg para os pré-escolares, 450mg para os escolares e 600mg para os adolescentes.

Glomerulonefrite

A glomerulonefrite (GN) caracteriza-se pelo aparecimento de edema, oligúria, hipertensão arterial, hematúria com cilindros hemáticos e, algumas vezes, graus variados de insuficiência renal. Com frequência, a GN pode se manifestar com poucos sinais e sintomas, sendo a hematúria microscópica o modo mais comum de apresentação oligossintomática da doença na infância. A maioria das GN tem início agudo em uma criança previamente sadia, sem nenhuma história de doença renal anterior. A forma mais frequente (80% dos casos) da GN aguda na infância é a glomerulonefrite difusa aguda pós-estreptocócica, que acomete, principalmente, escolares, com pico de incidência aos 8 anos de idade.

Os casos típicos se caracterizam pelo aparecimento de hematúria, edema (hipervolêmico, congestivo, duro, pouco depressível) e hipertensão arterial, cerca de 2 semanas após um episódio de estreptococcia de vias aéreas ou, mais comumente no nosso meio, de piodermite. Ocorre diminuição dos níveis do complemento sérico C_3, os quais se normalizam após 6 a 8 semanas. O prognóstico é excelente para o caso não complicado, ocorrendo normalização do edema, da hipertensão e da hematúria macroscópica cerca de 2 semanas após o início da doença. A hematúria microscópica pode permanecer por alguns meses, às vezes por mais de 1 ano, sem outras manifestações clinicolaboratoriais e sem afetar o prognóstico.

Síndrome nefrótica

A síndrome nefrótica é uma manifestação clínica e laboratorial de inúmeras glomerulopatias, sendo a síndrome nefrótica por lesões mínimas (SNLM) dos glomérulos a forma da doença primária mais comum na infância. Caracteriza-se por proteinúria maciça, hipoproteinemia e graus variados de edema. Hiperlipidemia e lipidúria quase sempre estão presentes. Consideram-se como limites quantitativos das alterações bioquímicas: proteinúria superior a 50mg/kg/24h e albuminemia inferior a 2,5g/dL. A expressão clínica mais importante da síndrome nefrótica é o edema matutino bipalpebral, bilateral, que tende a evoluir lenta ou rapidamente para o edema generalizado, que se mostra frio, móvel e depressível. Pode estar presente derrame nas cavidades abdominal (ascite) e torácica (derrame pleural), e alguns pacientes podem mostrar algum desconforto respiratório. Dependendo do grau de anasarca, a criança adquire um aspecto grotesco, sendo motivo de apreensão e angústia para os pais e para o próprio paciente (Fig. 34-3).

Em alguns pacientes, o edema atinge a vulva ou o pênis e a bolsa escrotal (Fig. 34-4).

Com frequência, os pais observam volume urinário diminuído com urina mais amarelada e espumosa. Na SNLM, a pressão arterial está normal, não existe hematúria, o complemento sérico está normal, a função renal não se altera, não exis-

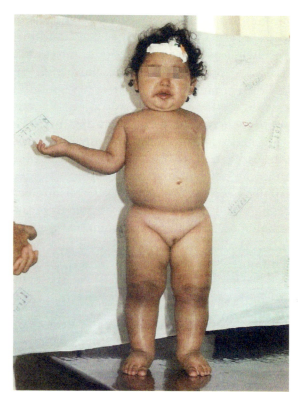

Fig. 34-3. Criança em anasarca devido à síndrome nefrótica.

tem sinais, sintomas ou exames sugestivos de doença sistêmica, e uma característica marcante é a sensibilidade ao tratamento com os corticosteroides. Por outro lado, nas doenças com lesões mais complexas dos glomérulos podem estar presentes: hipertensão arterial, hematúria, hipocomplementenemia, função renal comprometida, e na maioria dos casos a resposta ao tratamento com corticosteroides não é satisfatória.

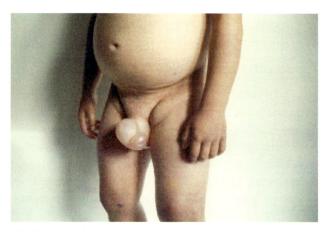

Fig. 34-4. Detalhe de edema escrotal e peniano em criança com síndrome nefrótica.

Insuficiência renal aguda

A insuficiência renal aguda (IRA) é definida como um declínio abrupto da função renal, resultando em retenção de nitrogênio, hidrogênio e dos produtos finais do metabolismo. A redução do ritmo de filtração glomerular (RFG) se manifesta pelo aumento da concentração de ureia e creatinina e, frequentemente, diminuição do volume urinário. Na infância, entretanto, a IRA pode se apresentar com anúria, olígúria ou volume urinário normal. Classifica-se a IRA em três principais grupos conforme os mecanismos envolvidos na sua gênese:

1. **IRA pré-renal:** corresponde a cerca de 60% a 70% das causas de IRA e é uma resposta funcional dos rins estruturalmente normais à hipoperfusão. A principal causa da hipoperfusão é a hipovolemia desencadeada por perda aguda de líquidos ou hemorragias profusas. São também fatores importantes a insuficiência cardíaca, a hipotensão sistêmica, a hipoxia e a acidose.
2. **IRA renal, parenquimatosa ou necrose tubular aguda (NTA):** ocorre quando a agressão ao parênquima renal é persistente ou grave, levando a dano anatômico-funcional. Na IRA isquêmica ou nefrotóxica, a lesão principal consiste no dano tubular com consequências graves sobre o epitélio, levando à NTA. Os eventos agressores variam de intensidade, com diversos graus de lesão celular, e o caráter reversível da lesão depende do tipo e da duração do agente agressor, podendo culminar com a morte celular.
3. **IRA pós-renal:** nessa situação existe obstrução ao fluxo urinário, intrínseca ou extrínseca, que, quando não aliviada, leva à lesão definitiva do parênquima, transformando-se em IRA renal.

Na anamnese, as observações sobre a modificação quantitativa do volume urinário devem ser criteriosamente esclarecidas. É importante investigar uma depleção prévia de volume associada a perdas gastrointestinais (diarreia e vômitos), desidratação, hemorragia ou sequestração no terceiro espaço. Deve ser realizada uma revisão cuidadosa da função renal prévia, perdas urinárias involuntárias, sintomas sugestivos de infecção do trato urinário, poliúria, noctúria (sugerindo uma doença renal crônica), características do jato urinário e eliminação de cálculos (que auxiliam o diagnóstico de uma causa pós-renal).

Devem ser investigadas doenças cardíacas, hepáticas ou de sistemas múltiplos, como lúpus eritematoso e diabetes melito, assim como cirurgia, traumatismo e uso recente de medicamentos. O exame físico deve ser cuidadoso, avaliando o estado de hidratação e a presença de edema e verificando o ritmo cardíaco, a pressão arterial e o estado nutricional. Em geral, a dor está presente nas obstruções agudas do trato urinário, mas pode estar ausente nas obstruções subagudas ou crônicas. A presença de bexiga palpável, rins aumentados e dor na região costovertebral sugere causa obstrutiva. Quando a IRA é secundária a uma causa renal intrínseca, a hipertensão arterial e o edema indicam alguma doença glomerular. O *rash* cutâneo e artralgias sugerem uma vasculite ou nefrite intersticial por drogas.

Insuficiência renal crônica

A insuficiência renal crônica (IRC) representa uma entidade clínica decorrente da deterioração progressiva da estrutura anatômica e funcional dos rins por fatores lesivos ao parênquima renal ou por alterações congênitas que impedem o crescimento e o desenvolvimento funcional das estruturas renais. É necessário que haja perda de mais da metade da massa renal para que os níveis séricos de creatinina se elevem acima do normal e que o RFG se reduza a níveis inferiores a 80% do valor normal. Os sintomas da IRC na fase inicial se relacionam com os da doença básica. As glomerulopatias crônicas se apresentam geralmente com hematúria e/ou proteinúria persistentes, edema variável, hipertensão arterial e uremia progressiva. No caso das uropatias, com exceção daquelas diagnosticadas no feto e prontamente abordadas logo ao nascimento, a apresentação clínica predominante é a de surtos recidivantes de ITU. A IRC pode apresentar sintomas inespecíficos, como febre, palidez, náuseas, vômitos e inapetência. Na IRC em evolução aparecem, progressivamente, desnutrição calórico-proteica (devida a anorexia e/ou vômitos), retardo no crescimento ponderoestatural, retardo no desenvolvimento puberal, anemia (em razão da redução da produção de eritropoetina pelos rins e a fatores nutricionais) e acidose metabólica. A osteodistrofia renal, secundária à diminuição da produção de calcitriol pelos rins, manifesta-se por fraqueza muscular, deformidades esqueléticas (alargamento dos punhos, rosário costal, deslizamento epifisário, *craniotabes*, geno valgo, desvio ulnar das mãos, pés varos e outras), alterações dentárias, calcificação de partes moles e retardo de crescimento. Alterações neurológicas (encefalopatia urêmica) geralmente ocorrem nas fases avançadas da doença e compreendem diminuição da atenção e da memória, sonolência, câimbras e convulsões. Podem ocorrer alterações da coagulação, como equimoses, gengivorragias e hematêmese, por alterações plaquetárias, e também alterações dermatológicas pruriginosas que provocam escoriações da pele, e que podem se infectar. As alterações digestivas são frequentes, como anorexia, anemia, gastrite, úlceras e hemorragia do trato digestório.

Tubulopatias

Correspondem às acidoses tubulares renais e às doenças do grupo da síndrome de Bartter e da síndrome de Fanconi. As acidoses tubulares renais são caracterizadas por acidose metabólica secundária a um defeito na reabsorção tubular renal de bicarbonato e/ou na excreção urinária de hidrogênio. A síndrome de Bartter está relacionada com alterações tubulares na alça de Henle que levam a quadros de alcalose. A síndrome de Fanconi caracteriza-se por tubulopatia complexa com várias alterações da função tubular. Em geral, não existe acometimento glomerular. As crianças podem apresentar quadro importante de desnutrição, com déficit de crescimento e desenvolvimento, episódios de desidratação e febre de origem indeterminada, litíase e nefrocalcinose.

Apresentações assintomáticas

São as doenças nefrourológicas assintomáticas ou aquelas descobertas antes das manifestações clínicas. A hematúria assintomática, encontrada em exame de urina rotina, é uma das situações mais frequentes na clínica pediátrica. A proteinúria assintomática não é tão comum, mas pode ser a manifestação inicial de uma síndrome nefrótica. As anormalidades anatômicas do trato urinário podem ser detectadas intraútero, por meio da ultrassonografia fetal, e podem também ser diagnosticadas no período neonatal, pela palpação de massas abdominais e bexiga palpada após a micção. Algumas alterações dismórficas do recém-nascido, como hipertelorismo, nariz largo, epicanto, implantação baixa de orelhas, mamilos desnivelados e/ou supranumerários, entre outras, podem estar associadas com nefrouropatias.

❏ ANAMNESE NEFROLÓGICA

A anamnese nefrológica deve contemplar as questões referentes ao funcionamento renal e da bexiga. Os pais, e sempre que possível a própria criança, devem informar sobre a diurese, o padrão miccional, a pressão arterial e edemas. A partir da queixa principal segue-se a orientação geral das anamneses, ou seja, inquirir época do início da queixa, sinais e sintomas iniciais, sua evolução, as condutas prescritas, como medicamentos e dietas, o resultado obtido e a situação no momento da consulta. O hábito intestinal faz parte do contexto das disfunções das eliminações, devendo ser investigados o aspecto, a consistência, o formato e a espessura das fezes, quando cilíndricas, e a frequência das evacuações. Questionar a presença de dores abdominais e lombares e dificuldades na micção.

Na história pregressa, deve-se iniciar pelo período gestacional, verificando intercorrências como infecções e hipertensão e o uso de medicamentos. Devem ser verificados os resultados de possíveis avaliações ultrassonográficas, conferindo o número de artérias umbilicais, características dos rins e da bexiga, presença de dilatações do sistema excretor e sua evolução durante a gravidez, além dos volumes do líquido amniótico. Devem ser investigadas as características da micção no período neonatal.

Na história familiar é muito importante conferir se há quadros semelhantes nos familiares, se existem parentes que têm doenças renais, qual o tipo de doença, se algum parente se submeteu a tratamento dialítico ou a transplante renal e qual foi o diagnóstico informado na época.

❏ EXAME FÍSICO

O exame físico deve ser completo, com avaliação de possíveis sinais referentes a problemas renais, como baixa estatura e hipodesenvolvimento somático, palidez e hipertensão arterial e, especificamente, a inspeção, a palpação, a percussão e a ausculta da área renal do abdome e do dorso, além do exame da genitália externa.

Inspeção

Inicia-se pela observação do aspecto da criança, seu estado geral, sua fácies, que pode ser característica de alguma síndrome, e a presença de palidez, edema e lesões de pele. Os rins normalmente não são vistos à inspeção, mas em algumas situações (tumores, cistos, abscessos) podem ser observados abaulamentos nas regiões das lojas renais e/ou lombar, com ou sem hiperemia. A inspeção da região hipogástrica pode mostrar a bexiga distendida, como abaulamento globoso suprapúbico. A genitália externa deve ser examinada quanto à presença de malformações e quanto ao grau de desenvolvimento puberal. É obrigatória a inspeção da região lombossacra para verificação de sinais de disrafias da coluna vertebral, local de saída da inervação da bexiga, como deformidades do sulco interglúteo, tumefações, tufos capilares e hemangiomas.

Palpação

Verifica-se a presença de edema, caracterizando-o como duro ou mole, formando ou não cacifo, sua localização, e se existem anasarca e derrames cavitários. As lojas renais devem ser examinadas com a criança deitada, palpando-se o abdome profundamente com uma das mãos abaixo do rebordo costal e a outra na região lombar, no ângulo costovertebral, fazendo compressão moderada para cima (Fig. 34-5), ou fazendo-se uma pinça com o polegar e o indicador, se a tensão abdominal permitir (Fig. 34-6).

Nos recém-nascidos e crianças menores, a palpação pode ser realizada da mesma maneira, fazendo-se uma pinça com o polegar e o indicador, porém com um ângulo de aproximadamente 90 graus entre o membro inferior e o abdome, como mostrado na Fig. 34-7.

O achado de um rim palpável pode significar aumento de volume renal, como na hidronefrose, nas doenças císticas e nos tumores, devendo ser investigado com exames complementares de imagem. Nos recém-nascidos e crianças menores

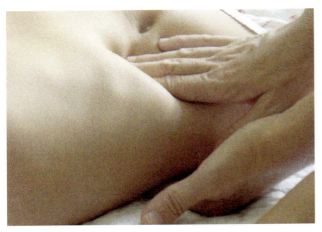

Fig. 34-5. Palpação de loja renal: com a mão direita palpa-se profundamente e com a mão esquerda fazendo compressão na região lombar para cima.

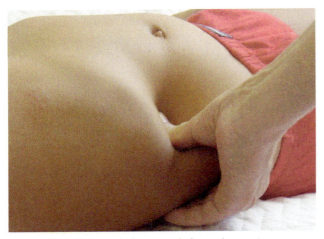

Fig. 34-6. Palpação da loja renal, fazendo-se pinça com o polegar e o indicador.

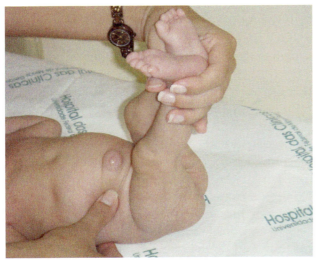

Fig. 34-7. Palpação de loja renal em recém-nascido, fazendo-se pinça com o polegar e o indicador e com a perna do recém-nascido elevada em 90 graus, aproximadamente.

pode-se palpar normalmente o polo inferior dos rins, notadamente o direito, porque a parede abdominal é mais delgada e flexível. Os ureteres sadios não costumam ser palpados. No trajeto dos ureteres em direção à bexiga existem os pontos ureterais superiores (na origem do ureter), médios (onde os ureteres cruzam os vasos ilíacos) e inferiores (inserção do ureter na bexiga), que podem estar dolorosos nos processos infecciosos e obstrutivos, mas são de difíceis acesso e percepção à palpação. A bexiga, quando repleta, é facilmente palpável na região suprapúbica, globosa e firme, geralmente apresentando dolorimento ou desconforto à palpação. Se após a micção a bexiga continuar palpável, deve-se suspeitar de processos obstrutivos, anatômicos ou funcionais, sendo necessária a complementação propedêutica.

Na avaliação da genitália externa masculina, a verificação do orifício da uretra, fazendo-se a retração do prepúcio, mostrará a presença de hipospádias ou epispádias (orifício na parte ventral ou dorsal do pênis, respectivamente). As hipospádias apresentam um excesso de prepúcio na parte dorsal, semelhante a um capuz, podendo ser classificadas em distais ou balânicas, mediais ou do corpo do pênis e proximais ou escrotais ou perineais. Quando o prepúcio está aderido à glande, situação fisiológica até os 5 anos, muitas vezes não se consegue visualizar o orifício uretral; nesses casos, observa-se somente o jato urinário. A presença de criptorquidismo (ausência de testículo na bolsa escrotal), que pode ser uni ou bilateral, sugere malformações do trato urinário, e se é bilateral, com hipoplasia da musculatura abdominal, a síndrome de *prune belly* é um diagnóstico provável.

Nas meninas deve ser verificada a presença de secreções ou corrimentos na genitália externa e conferido o aspecto do hímen, observando se há perfuração. A imperfuração himenal, além de impedir a eliminação dos fluidos vaginais e menstruais (hidrometrocolpos), está geralmente associada com malformações do trato urinário, sendo necessária uma avaliação morfológica com ultrassonografia.

Percussão

Deve ser realizada na região lombar, próximo ao ângulo costovertebral, com o punho (punho-percussão – Fig. 34-2) nas crianças e adolescentes

CAPÍTULO 34 • Sistema Urinário

e digitodigital nos lactentes, com o dedo médio percutindo o dedo médio da outra mão, espalmada sobre aquela região. A presença de dor ou desconforto (sinal de Giordano) sugere processo inflamatório, como na pielonefrite. É interessante que essa percussão seja iniciada em outros locais da região lombar para uma referência de sensibilidade dolorosa, uma vez que pode haver confusão e supervalorização da dor em uma criança tensa e assustada.

Ausculta

O principal objetivo da ausculta abdominal nas doenças do trato urinário é evidenciar a possível presença de sopros sistólicos causados por estenose ou aneurisma da artéria renal ou da aorta abdominal.

Medida da pressão arterial (PA)

A PA deve ser medida no braço direito, com a criança sentada confortavelmente e relaxada, após repouso de 3 a 5 minutos. O braço deve estar apoiado na mão do examinador ou em encosto, no nível do coração. A largura do manguito (parte de borracha que fica dentro da braçadeira) deve ser de cerca de dois terços a distância do cotovelo ao acrômio, circundando o braço o mais completamente possível, sem superposição. Quando não se dispõe de manguito com essas características, usa-se o maior manguito que deixe livre a fossa antecubital. O estetoscópio deve ser colocado na fossa antecubital, sobre a artéria braquial, sem compressão forte, e não pode ficar sob o manguito. A pressão deve ser aferida pelo menos duas vezes em cada exame, usando-se a média das duas medidas como referência.

Na primeira medida, insufla-se o manguito até 20mmHg acima do ponto em que desaparece o pulso radial e, na segunda vez, até cerca de 20mmHg acima da pressão sistólica encontrada na primeira medida (ponto de percepção do reinício do pulso ou fase I de Korotkoff). A desinsuflação deve ser lenta, 2 a 3mmHg por segundo, e se define a pressão diastólica com o desaparecimento dos sons de Korotkoff (fase V) em todas as idades. Em algumas crianças, os sons de Korotkoff não desaparecem; nesses casos, usamos a fase IV, abafamento dos sons, como definição da pressão diastólica. Em recém-nascidos e lactentes, a medida da PA pode ser feita com a criança deitada, colocando-se o esfigmomanômetro no braço direito e utilizando-se de preferência, quando disponível, um aparelho com Doppler ou aparelhos com princípios oscilométricos (monitores de pressão) com medidas seriadas. Do contrário, usa-se equipamento convencional, tendo-se em mente as diversas limitações das medidas de PA obtidas dessa maneira.

Alguns fatores interferem na qualidade da medida:

- Manguito inadequado: se pequeno, a pressão será superestimada; se grande, subestimada.
- Situações inadequadas, como ambiente agressivo e criança chorando, mamando ou com medo do procedimento.
- Pressão excessiva do estetoscópio sobre a artéria braquial.
- Erros de técnica, como medidas seriadas da PA sem a completa desinsuflação do manguito entre elas e aferições sequenciais da PA sem um intervalo de 2 a 3 minutos entre as medidas.

Define-se como hipertensa a criança ou adolescente que apresenta níveis de PA iguais ou superiores ao percentil 95 para idade, sexo e estatura em três medidas sucessivas de PA, feitas pelo mesmo examinador, em dias diferentes, utilizando equipamento e técnica adequados. Com base no valor encontrado, a criança será classificada em percentis:

- **Normotensão:** PA inferior ao percentil 90.
- **Pré-hipertensão arterial:** PA entre os percentis 90 e 95.
- **Hipertensão arterial estágio I:** PA entre os percentis 95 e 99 mais 5mmHg.
- **Hipertensão arterial estágio II:** PA acima do percentil 99 mais 5mmHg.

❑ EXAMES COMPLEMENTARES DO TRATO URINÁRIO

Os exames complementares podem ser divididos em exames funcionais, pesquisa de infecções, exames de imagens (anatômicos ou anatomofuncionais) e exames histopatológicos.

Exame de urina rotina

A análise da amostra urinária, chamada urina rotina, urinálise ou EAS (exame de elementos anormais e sedimentoscopia), proporciona inúmeras informações para a avaliação do trato urinário. Para se conseguir uma amostra adequada de urina, alguns cuidados são necessários, como avaliar as condições de higiene e normalidade da genitália e coletar a amostra no laboratório, procedendo à limpeza da genitália com água, sem antissépticos. Se for necessário o uso de sabão, a genitália deve ser limpa com uma quantidade de água suficiente para remover qualquer resíduo.

Nas crianças com controle de esfíncter vesical, a coleta deve ser feita com intervalo mínimo de 2 horas após a última micção, coletando-se o jato médio da micção. Nas crianças ainda sem controle esfincteriano, a coleta será realizada por saco coletor afixado na genitália, com permanência máxima de 30 minutos. Caso não ocorra micção nesse período, o coletor será removido, feita nova limpeza e colocado novo saco coletor. Em condições especiais, como genitálias malformadas e infecções locais, a coleta será feita por punção suprapúbica. Se a urina for coletada em domicílio, deverá ser encaminhada rapidamente ao laboratório para o processamento adequado. Esse exame de urina rotina é composto de caracteres gerais, exame químico e sedimento urinário:

- **Caracteres gerais:** avaliação de aspecto, cor, odor e densidade.
- **Exame químico:** geralmente realizado por meio de fitas reativas que pesquisam pH e elementos que usualmente não estão presentes na urina, como glicose, corpos cetônicos, urobilinogênio, bilirrubina, proteína, compostos heme, nitrito e esterase leucocitária.
- **Sedimentoscopia:** é o exame microscópico do sedimento urinário que poderá mostrar a presença de leucócitos, hemácias, células epiteliais, cilindros, cristais, flora bacteriana e muco.

Algumas alterações importantes no exame de urina rotina são frequentes e nos orientam para o diagnóstico de doença nefrourológica. O pH urinário varia de 5 a 8, mas o pH persistentemente alcalino sugere defeito na acidificação urinária, como nas tubulopatias. A densidade urinária reflete a capacidade de concentração, variando de 1,001 a 1,040, com densidades acima de 1,020 indicando uma adequada capacidade de concentração urinária. Densidades persistentemente baixas podem sugerir defeitos tubulares, como no diabetes insípido e também na IRC. A presença de proteinúria na fita reativa deve ser seguida pela sua quantificação em urina de 24 horas ou mediante relação entre a concentração de proteínas e creatinina, em mg/dL, em amostra única de urina, para um possível diagnóstico de síndrome nefrótica. Compostos heme podem significar hemoglobina ou mioglobina. O achado de cinco ou mais hemácias por campo microscópico sob grande aumento (400×) na sedimentoscopia define a presença de hematúria.

Do mesmo modo, a reação positiva da esterase leucocitária detecta a presença de leucócitos, que será confirmada na sedimentoscopia, com a presença de cinco ou mais leucócitos por campo, sugerindo algum processo inflamatório no trato urinário.

A piúria, com mais de cinco piócitos (leucócitos alterados) em campo microscópico de 400×, grumos de piócitos, cilindros leucocitários e reação do nitrito positiva, sugere o diagnóstico de ITU. Entretanto, cerca de 20% das ITU não apresentam piúria no sedimento urinário. Flora bacteriana aumentada em urina fresca pode significar ITU, que será diagnosticada por meio dos exames para bacteriúria.

Bacteriúria

É diagnosticada por meio da pesquisa de bactérias em gota de urina fresca não centrifugada (Gram de gota), com a presença de uma ou mais bactérias gram-negativas correlacionando-se fortemente com bacteriúria significativa demonstrada pela urocultura. A urocultura consiste na identificação e contagem de bactérias, e o diagnóstico de ITU é confirmado pela "bacteriúria significativa", que é a presença na urina de um número maior ou igual a 100.000UFC (unidades formadoras de colônias) de uma única bactéria. Achado menor que 10.000UFC é considerado negativo, representando a flora ou população bacteriana usual da uretra anterior, e entre 10.000 e 100.000UFC, um exame duvidoso, devendo ser repetido. A identificação de duas ou mais cepas de bactérias diferentes em

CAPÍTULO 34 • Sistema Urinário

uma mesma amostra deve ser considerada como contaminação da urina durante a coleta ou no procedimento do exame. Entretanto, essa situação pode ser encontrada em pacientes após manipulação cirúrgica, sondagens prolongadas e exames invasivos. A demonstração de bactérias na urina, por meio da urocultura, é o método de certeza para o diagnóstico de ITU.

Avaliação da função renal

As dosagens dos níveis séricos de ureia e creatinina mostram a capacidade renal de depuração de modo bem aproximado da realidade. As medidas diretas de depuração ou *clearance* de creatinina são geralmente falhas em pediatria, visto que necessitam de coleta rigorosa de todo o volume urinário de 24 horas, o que é muito difícil de se conseguir nas crianças. É aceito por toda a literatura que as fórmulas que estimam a depuração a partir da dosagem de creatinina sérica e da estatura têm ótima correlação com o *clearance* medido. Emprega-se a seguinte fórmula:

RFG (mL/min/1,73m^2 de superfície corpórea)
= K × estatura(cm)/creatinina plasmática

O valor da constante K depende da idade e do sexo da criança. Entretanto, entre os 2 e os 13 anos, o valor de K = 0,55 pode ser usado para ambos os sexos. Para o método de dosagem de creatinina com cromógenos, a constante K varia conforme o grupo etário, como mostrado no Quadro 34-1.

Quadro 34-1. Valor da constante K em crianças e adolescentes de acordo com a faixa etária

Faixa etária	Valor de K
Prematuros < 1 ano	0,33
Recém-nascidos a termo < 1 ano	0,45
2 a 12 anos (ambos os sexos)	0,55
13 a 21 anos (sexo feminino)	0,55
13 a 21 anos (sexo masculino)	0,70

Fonte: Schwartz GJ, Brion LP, Spitzer A. The use of plasma creatinine concentration for estimating glomerular filtration rate in infants, children and adolescents. *Pediatr Clin North Am*, 1987; 34:571-90.

As medidas dos íons sódio, potássio, cálcio e fósforo são muito úteis para a avaliação das repercussões da função renal. A avaliação do equilíbrio ácido-básico, mediante a aferição da gasometria venosa, possibilita uma visão das repercussões da perda da função renal e também é um dos principais exames para o diagnóstico das doenças tubulares renais (tubulopatias, como acidose tubular renal distal ou proximal, síndrome de Fanconi e síndrome de Bartter).

Exames de imagens

Os rins e as vias urinárias não costumam ser bem avaliados durante o exame físico, morfológica e funcionalmente, devido à localização de difícil acesso. Assim, os métodos propedêuticos por imagens desempenham papel fundamental na avaliação morfofuncional do trato urinário, facilitando muito o diagnóstico das patologias nefrourológicas, como tumores, cistos, displasias, litíase e, principalmente, das uropatias e das disfunções miccionais. A propedêutica morfofuncional se constitui de exames ultrassonográficos, radiológicos, cintilográficos, urodinâmicos e urológicos. Não há um método único que possibilite a avaliação do trato urinário de maneira completa, devendo-se, portanto, conjugá-los enquanto métodos complementares e que variam a cada caso.

Ultrassonografia do trato urinário

Esse método seguro, não invasivo, sem efeitos colaterais, de baixo custo, com capacidade de rastreamento do trato urinário superior e inferior, é o exame de escolha para o início da investigação da morfologia do trato urinário. Entretanto, é um método observador-dependente, sendo a qualidade do exame intrinsecamente associada com a experiência e o zelo do examinador. A ultrassonografia avalia o volume, o tamanho e o parênquima renal, a espessura cortical e medular e a sua diferenciação, a presença de retrações cicatriciais, as características das pirâmides, o aspecto da pelve, com seus diâmetros e volume, os cálices, a presença de cistos no parênquima e a ecogenicidade. Determina o crescimento do parênquima renal, as anomalias de posição e localização renais e a presença de hidronefrose, cálculos, abscessos e tumores. Avalia também o trato urinário inferior quanto ao diâmetro dos ureteres próximo à pelve e próximo à sua inserção na bexiga, a determinação do ângulo de inserção dos ureteres na bexiga e os seus meatos e a espessura da parede vesical.

Para ser completa, a ultrassonografia deverá incluir a investigação funcional da bexiga e a dinâmica da micção. Essa técnica permite determinar a capacidade vesical, a presença de contrações do detrusor e de perdas urinárias associadas, além de quantificar o resíduo pós-miccional, o que auxilia muito a abordagem das disfunções vesicais. Possibilita o estudo miccional da maneira mais fisiológica possível, sem a introdução de sondas ou de material potencialmente irritante para a bexiga. A ultrassonografia identifica, com muita precisão, a hidronefrose fetal, propiciando condições de se atuar no período pré-natal ou no pós-natal imediato, minimizando significativamente a morbimortalidade.

Exames radiológicos

Consistem em radiografia simples do abdome, uretrocistografia miccional e urografia excretora.

Radiografia simples do abdome

Torna possível verificar a presença de cálculos radiopacos e, quando com preparo adequado e incidências corretas, permite avaliar a coluna lombossacra , o que é muito importante nos distúrbios da função vesical.

Uretrocistografia miccional (UCM)

Esse é o método que melhor define a morfologia do trato urinário inferior, com avaliação da uretra, da bexiga e dos ureteres (quando há RVU). Possibilita a identificação de anomalias na forma e espessura da parede vesical (divertículos, ureteroceles), na uretra (estenoses ou válvula de uretra posterior – VUP) e a presença de RVU, identificando o grau do acometimento (I a V) e se primário ou secundário. Trata-se, porém, de método invasivo que exige orientações para a família quanto à sua realização e o preparo emocional da criança de maior idade, para que ela colabore de maneira efetiva durante o exame. A UCM deve ser realizada 2 semanas após o final do tratamento erradicador de infecção urinária e com a criança em

uso do tratamento profilático, devido aos riscos de traumatismos de uma mucosa ainda inflamada e de disseminação da infecção ainda presente no trato urinário.

Urografia excretora (UE)

Com a melhora da eficiência dos exames ultrassonográficos e cintilográficos, a UE deixou de ser método rotineiro na abordagem propedêutica do trato urinário, restringindo-se aos casos suspeitos de alterações ureterais, como duplicação, implantação anômala e ureter ectópico. Além disso, é útil nos casos de obstrução do trato urinário de indicação cirúrgica que necessitam de maior detalhamento anatômico. Apresenta riscos com o uso de contraste iodado, com carga elevada de radiação, e exige o preparo do paciente para sua realização. Deve ser evitada na insuficiência renal crônica, nos pacientes com alergia aos contrastes iodados e nos recém-nascidos e lactentes muito jovens.

Exames de medicina nuclear

São menos agressivos do que os exames radiológicos e mais precisos na determinação de lesões do parênquima renal e na avaliação da função renal individualizada. Também são de valor na avaliação das obstruções ureterais, como nas estenoses da junção ureteropélvica (JUP).

Cintilografia renal estática com DMSA

O ácido dimercaptossuccínico (DMSA), ligado ao tecnécio-99m (isótopo radioativo), é um marcador cortical renal que possibilita a avaliação morfológica e funcional quantitativa (captação relativa ou absoluta), mediante a detecção da radiação por aparelhos de gamacâmara. Esse método seguro não exige o uso de contraste iodado, e a dose de radiação equivalente é de cerca de 1/8 da envolvida na urografia excretora convencional. É um exame extremamente sensível para o diagnóstico precoce das lesões cicatriciais corticais (sensibilidade de 98% e especificidade de 100%). Não é adequado para avaliar o tamanho do rim nem, portanto, o crescimento renal, exige punção venosa e seu custo é relativamente mais elevado.

Cintilografia renal dinâmica com DTPA

Denomina-se cintilografia dinâmica porque emprega o ácido dietilenotriaminopentacético (DTPA) que, ligado ao tecnécio-99m, vai sofrer filtração e excreção renal, possibilitando a aquisição de imagens sequenciais desde a sua captação pelos rins até sua eliminação para a bexiga. Avalia se o sistema excretor urinário está pérvio, diferenciando os processos obstrutivos funcionais dos anatômicos, os quais geralmente exigem procedimentos cirúrgicos. Está, portanto, indicada nos casos de hidronefrose isolada com suspeita de obstrução e na ITU associada a hidronefrose, desde que afastada a presença de RVU.

Cistografia radioisotópica direta

Outro método da medicina nuclear empregado para a avaliação da presença do RVU, consiste na infusão de pertecnetato ($99mTcO_4^-$) através de sonda vesical, de maneira semelhante à UCM, porém a aquisição das imagens é feita de maneira dinâmica e sequencial, detectando-se a radiação do paciente nas fases de enchimento e micção, o que possibilita a identificação de refluxos, mesmo que leves, em qualquer uma das fases. A dose de radiação equivalente para o ser humano (cerca de 0,15mSv) é bem mais baixa que a da UCM (2mSv). Não está indicada na primeira abordagem da ITU (a não ser em pacientes que apresentem alergia ao composto iodado), pois não fornece dados anatômicos da bexiga, da uretra e da coluna lombossacra e não possibilita a avaliação do grau do RVU, embora possa quantificar o volume de urina refluído. Está indicada no controle da evolução do RVU.

Estudo urodinâmico

Consiste na avaliação urológica da função vesical com a finalidade de se estudarem a capacidade, a pressão vesical, a atividade do detrusor e da musculatura do assoalho pélvico, durante o enchimento e o ato miccional. Está indicado nos casos de ITU associado à bexiga neurogênica e em alguns casos de distúrbios miccionais. Esses dados são obtidos por meio da sondagem vesical e do uso de eletrodos no abdome e no períneo. É também exame de indicação excepcional, pois é invasivo e testa uma situação não fisiológica, pois usa cateteres vesicais. A ultrassonografia dinâmica do trato urinário pode suprir grande parte das informações fornecidas por esse exame.

Estudo endoscópico

A uretrocistoscopia é um procedimento de indicação específica em alguns casos, principalmente nas ectopias ureterais e, em geral, precede a correção cirúrgica, preliminarmente indicada.

Exames histopatológicos

Em algumas doenças, principalmente nas glomerulopatias, é necessária a avaliação histológica do tecido renal para se definir o tipo de acometimento, fazer o diagnóstico e traçar o prognóstico. Muitas vezes, esse exame histopatológico deve ser realizado de imediato para mudanças na terapêutica, como nas glomerulonefrites rapidamente progressivas ou nos episódios de rejeição de enxerto renal no período pós-transplante. Em geral, o fragmento renal é obtido por meio de punção-biópsia com agulha específica e guiada por ultrassonografia. Também é necessário o exame histológico de todo o tecido do trato urinário retirado durante procedimentos cirúrgicos, uma vez que podem auxiliar o esclarecimento do diagnóstico e o tratamento.

❑ BIBLIOGRAFIA

Avner ED (eds.). *Pediatric nephrology*. Williams & Wilkins, 2004.

Barness LA (ed.). *Handbook of pediatric physical diagnosis*. Lippincott Williams & Wilkins Inc., 1998: 124-39.

Leão E (ed.). *Pediatria ambulatorial*. COOPMED Editora Médica, 2005: 600-81.

National High Blood Pressure Education Program Working Group on High Blood Pressure in Children and Adolescents. Pediatrics 2004; 114(2):555-76.

Pernetta C (ed.). *Semiologia pediátrica*. Editora Interamericana Ltda., 1980: 201-12.

Postlethwaite RJ (ed.). *Clinical paediatric nephrology*. Oxford University Press, 2003.

Suros J (ed.). *Semiologia médica y técnica exploratória*. Salvat Editores, S.A., 1981: 483-518.

CAPÍTULO 35

Genitália

Rafael Machado Mantovani
Antônio José das Chagas

O exame do sistema genital deve ser feito com naturalidade pelo médico, sempre como parte do exame físico da criança. Para isso, é necessário avaliar a criança ou o adolescente em um ambiente tranquilo e reservado, com vestimentas que preservem a intimidade. O uso de luvas pode ser necessário, principalmente nos adolescentes e/ou nos casos em que há secreções genitais.

A determinação embrionária do sexo é um processo complexo e que sofre influência de vários estímulos sobre as estruturas embrionárias, com uma ordem cronológica fundamental. Envolve a determinação gonadal, que consiste na transformação da gônada bipotencial (indiferenciada) em testículo ou ovário e, posteriormente, na diferenciação sexual, que leva o indivíduo a seu fenótipo final, incluindo a genitália interna e a externa. O embrião, até a sexta semana de gestação, apresenta gônada indiferenciada e estruturas primordiais bipotenciais, ou seja, capazes de se diferenciar tanto em genitália masculina como feminina. A diferenciação para o sexo masculino exige a atuação de vários fatores genéticos e hormonais sobre as gônadas e estruturas internas e externas. Na ausência desses fatores ou dessa influência positiva para o sexo masculino há, então, a tendência de se seguir um caminho natural para o sexo feminino.

Dentre os fatores genéticos, destaca-se o SRY (*sex-determining region on the Y chromosome*), situado no braço curto do cromossomo Y, e que contém a sequência sinalizadora para a gônada indiferenciada evoluir para testículo. Outros genes, como DAX-1 (no cromossomo X), WT-1 e LIM-1 (autossômicos), têm sido relacionados ao processo de determinação gonadal.

A partir da diferenciação da gônada bipotencial em testículo, seus produtos hormonais comandam o processo subsequente de diferenciação sexual masculina: a testosterona e o hormônio antimülleriano (AMH). Sem o SRY agindo no momento certo na gônada primitiva, haverá evolução para ovário.

O AMH é produzido pelas células de Sertoli, a partir de 7,5 semanas de vida intrauterina. Leva à regressão das estruturas chamadas müllerianas, que iriam levar ao desenvolvimento das tubas uterinas, do útero e do terço superior da vagina. A testosterona, produzida pelas células de Leydig após 8,5 semanas de gestação, leva à formação da genitália interna masculina (epidídimo, ductos deferentes, vesícula seminal e ductos ejaculatórios), por ação nos ductos de Wolff. Perifericamente, por ação da enzima 5α-redutase, há a conversão da testosterona em di-hidrotestosterona (DHT), que é responsável pela virilização da genitália externa masculina, com o desenvolvimento da uretra peniana e da próstata (Fig. 35-1).

O conhecimento desses processos é de grande valia para o entendimento das anormalidades

353

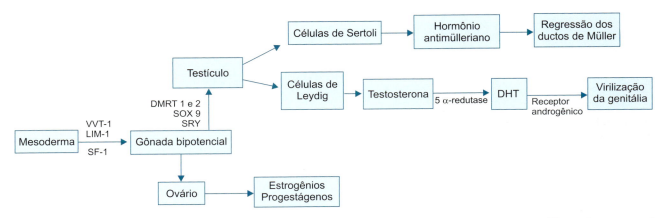

Fig. 35-1. Sequência da determinação gonadal, o envolvimento de alguns genes no processo e a diferenciação sexual masculina.

genitais masculinas e femininas, além da avaliação diagnóstica da ambiguidade genital.

❑ SISTEMA GENITAL MASCULINO

Anamnese

A anamnese do sistema geniturinário deve englobar as informações da gestação, as complicações perinatais, o uso de medicamentos pela mãe e/ou pela criança e, ainda, os dados relevantes dos outros sistemas.

Se há relato de anormalidades na genitália, informações como época de aparecimento, tratamentos realizados, sensibilidade local, história familiar e consanguinidade são essenciais para o diagnóstico.

Exame Físico

Inspeção

A inspeção da genitália masculina inclui a observação do pênis, da bolsa escrotal e da região inguinal.

Pênis

Deve-se observar a forma, o tamanho, a presença de tumorações e de pelos e o freio balanoprepucial. O pênis normal tem o meato uretral em sua extremidade distal; apresenta textura homogênea, sem nódulos; o prepúcio recobre a glande. O comprimento peniano varia pouco na infância, e na adolescência seu crescimento segue as características genéticas do indivíduo, dentro dos limites considerados normais.

O freio balanoprepucial consiste em um espessamento da pele do prepúcio em contato com a face ventral da glande. Os freios curtos podem causar uma curvatura ventral do pênis, em graus variados. Nesses casos, nos adolescentes e adultos, a ereção pode ser dolorosa, necessitando, muitas vezes, a frenulotomia.

Uma alteração da forma do pênis refere-se à implantação anormal do meato uretral. A epispádia é caracterizada pelo deslocamento dorsal do meato uretral, sendo classificada como balaniana (da glande), peniana e completa. O pênis frequentemente apresenta-se achatado e recurvado dorsalmente. A hipospádia (Fig. 35-2), anomalia congênita mais comum da uretra, caracteriza-se pela abertura do meato urinário na face ventral do pênis, podendo acometer desde a glande até a região mais inferior do escroto (Fig. 35-3). Em associação, frequentemente, notam-se uma curvatura peniana ventral, causada pela presença de um cordão fibroso e curto (*chordée*), e excesso de prepúcio na face dorsal do pênis, com sua relativa falta na face ventral. Desse modo, a associação de hipospádia, criptorquidia uni ou bilateral e micropênis deve ser considerada um distúrbio de diferenciação sexual (genitália ambígua), necessitando estudo hormonal, genético e ultrassonográfico.

Escroto

Observa-se que, ao nascimento, é mais escurecido, muitas vezes violáceo, com superfície lisa ou enrugada. O escroto contém as gônadas mas-

CAPÍTULO 35 • Genitália

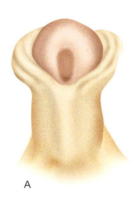
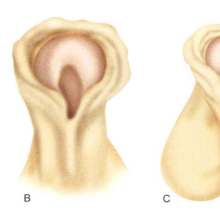

Fig. 35-2. Desenho esquemático das posições do meato uretral ectópico na hipospádia. **A.** Distal. **B.** Peniana. **C.** Proximal. (Braga LHP & Alberti LR, 2005.)

culinas e seus anexos, porém muitas vezes, à ectoscopia, não se visualizam essas estruturas, que deverão ser localizadas pela palpação. Na puberdade ocorre o desenvolvimento de pelos, geralmente após os 9 anos de idade.

Região inguinal

Deve ser observada a cor da pele, se há protuberância/tumorações ou a presença de vasos sanguíneos visíveis.

Palpação

A palpação deve complementar dados do exame ectoscópico, como, por exemplo, confirmar se um prepúcio com abertura estreita permite ou não a exposição completa da glande, nos casos de suspeita de fimose, ou completar a avaliação nos casos em que se notam tumorações ou escroto vazio.

Pênis

A palpação do pênis deve ser feita para avaliação de sua consistência, da presença de tumorações e de possíveis alterações sob o prepúcio. Dessa maneira, deve-se expor toda a glande (quando possível), de modo a promover a visualização de detalhes como presença de secreções, edemas, alterações do freio balanoprepucial etc.

O pênis deve ser medido nas situações em que há anormalidades evidentes, utilizando-se régua rígida. Deve-se fazer a medição em sua face dorsal, desde a origem do pênis, com discreta compressão das partes moles (Fig. 35-4). Tabelas com valores de referência para o comprimento peniano são de grande valia para os casos duvidosos (Quadro 35-1).

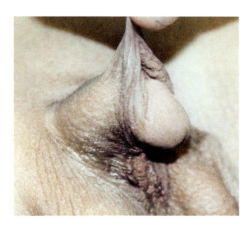
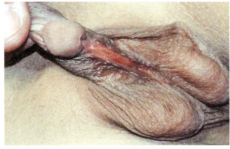

Fig. 35-3. Hipospádia peniana: abertura do meato uretral na face ventral do pênis associada à curvatura peniana ventral e excesso de prepúcio na sua face dorsal. (Cortesia do Prof. Marcelo Eller – UFMG.)

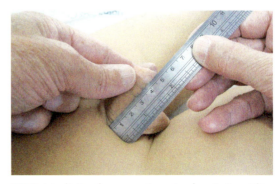

Fig. 35-4. Medição do comprimento do pênis, utilizando régua rígida.

Quadro 35-1. Referências para a média do comprimento do pênis e o comprimento considerado micropênis para cada faixa etária

Idade	Média (mm)	± DP (mm)	Micropênis (mm) (média −2,5DP)
0 a 12 meses	47	8	27
1 ano	51	8	31
2 anos	55	8	35
3 anos	61	9	38
4 anos	63	9	40
5 anos	67	9	44
6 anos	67	9	44
7 anos	69	10	44
8 anos	70	10	45
9 anos	70	10	45
10 anos	74	11	46
11 anos	78	12	48
12 anos	86	12	56
13 anos	101	12	71
14 anos	115	13	82
15 anos	129	15	91
16 anos	133	15	95
17 anos	143	16	103
18 anos	145	16	105

Fonte: Gabrich, 2007.

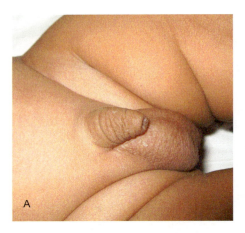
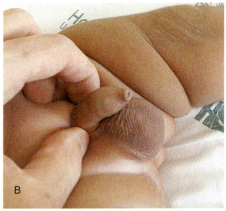

Fig. 35-5. Exame do pênis de lactente. **A.** Ectoscopia. **B.** Póstração de gordura pré-pubiana.

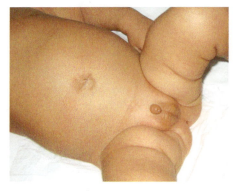

Fig. 35-6. Recém-nascido com pan-hipopituitarismo, mostrando micropênis ao exame clínico.

Em crianças com sobrepeso pode haver acúmulo de gordura suprapúbica, conferindo a falsa impressão de um pênis de dimensões reduzidas. Com a compressão dessa gordura, nota-se facilmente a verdadeira dimensão do pênis (Fig. 35-5).

O micropênis, definido como comprimento peniano inferior a −2,5 desvios-padrão, é uma condição rara. Pode ser visto nos casos de disgenesia gonadal, deficiência grave da síntese de testosterona, resistência parcial a andrógenos e nos casos de pan-hipopituitarismo congênito, doença que pode envolver sinais e sintomas relacionados ao hipotireoidismo congênito, à insuficiência adrenal e à deficiência do hormônio do crescimento (Fig. 35-6).

O aumento do comprimento e do calibre do pênis pode ser causado por doenças que cursam com quadros de virilização precoce, sendo a mais frequente a hiperplasia adrenal congênita (Fig. 35-7). Outra causa é a puberdade precoce dependente de gonadotrofinas, que se acompanha do aumento do volume testicular bilateralmente, além de aceleração da velocidade de crescimento e da maturação óssea. Tumores adrenais (muito frequentes) e testiculares devem ser suspeitados quando há evolução rápida dos sinais de viriliza-

CAPÍTULO 35 • Genitália

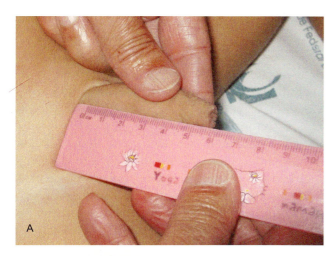

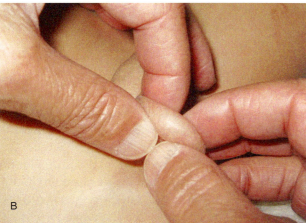

Fig. 35-7. Criança com 2 anos de idade e diagnóstico de hiperplasia adrenal congênita. **A.** Aumento do comprimento peniano para a idade (6,5cm). **B.** Testículo prépúbere (volume inferior a 4mL).

ção, além de massas palpáveis (p. ex., aumento testicular unilateral, indolor, com consistência endurecida) (Fig. 35-8).

A balanopostite é uma infecção que acomete a glande (balanite) e o prepúcio (postite). Pode ser acompanhada de secreção purulenta, edema, hiperemia e dor e causar dificuldade miccional (Fig. 35-9).

A palpação do prepúcio – a pele que recobre a glande – pressupõe a avaliação do grau de exposição desta. Em geral, consegue-se expor a glande após as 2 primeiras semanas de vida, ao menos parcialmente. É normal a não exposição completa da glande nos recém-nascidos e nos primeiros anos de vida.

A fimose, estreitamento do orifício do prepúcio, dificultando a exposição da glande, é um

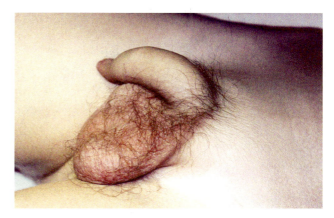

Fig. 35-8. Criança de 6 anos com tumor testicular esquerdo e sinais de virilização precoce. (Cortesia do Prof. Marcelo Eller – UFMG.)

achado não muito raro (Fig. 35-10). Ao nascimento, é considerada fisiológica. Nos meses seguintes, há um enfraquecimento das aderências entre o prepúcio e o sulco da glande, e também no anel prepucial distal. Desse modo, cerca de 90% dos casos apresentam resolução espontânea (retratilidade total do prepúcio) até os 3 anos de idade. É comum verificar o acúmulo de uma substância caseosa brancacenta – o esmegma – debaixo do prepúcio, dificultando a limpeza local. A fimose pode ser congênita ou adquirida. A forma adquirida geralmente ocorre em virtude de processos infecciosos locais (balanopostite) ou por meio de repetidas fissuras causadas por tentativas de exposição da glande, que se apresentam fibrosadas durante o processo de cicatrização, estenosando o orifício prepucial.

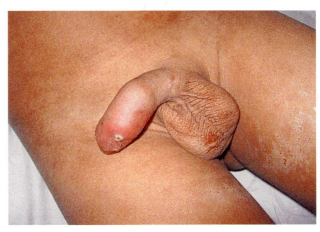

Fig. 35-9. Balanopostite complicada em criança de 6 anos.

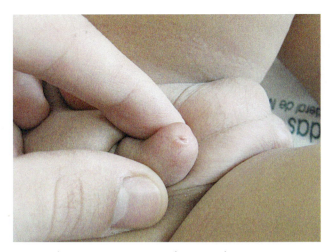

Fig. 35-10. Fimose em lactente de 2 meses.

Outra complicação relacionada à fimose ocorre quando a abertura do prepúcio é muito estreita e tenta-se repetidamente fazer a tração, o que acaba prendendo o pênis atrás do sulco da coroa, sem poder retorná-lo a sua posição habitual. Forma-se então um anel constritor, a parafimose (Fig. 35-11). A situação pode evoluir com edema progressivo, dor intensa e isquemia do tecido local, caso não se resolva em tempo hábil a complicação. Além disso, pode haver ainda dificuldade miccional.

Testículo

A localização e palpação testicular é parte obrigatória do exame do sistema genital masculino, assim como a avaliação do conteúdo escrotal. A presença de massas pode ser indicativa de tumor testicular, e o exame deve ser complementado por métodos de imagens.

O exame físico deve ser cuidadoso, realizado em ambiente calmo e aquecido. As mãos do examinador também devem ser aquecidas previamente à palpação, para evitar a contração do músculo cremáster.

A localização dos testículos deve ser feita mediante palpação de todo o trajeto do canal inguinal até o escroto, especialmente na suspeita de ausência na bolsa escrotal. É comum a utilização de talcos, sabão ou óleos que facilitem o deslizamento dos dedos no trajeto pesquisado. O examinador deve usar o polegar e o indicador da mão esquerda para empurrar as partes moles no sentido proximal-distal, desde a região mais alta do canal inguinal até as bolsas escrotais e aí, com todos os dedos da mão direita, englobar todo o escroto, isolar e apalpar cada um dos testículos, observando volume, consistência etc. Caso a gônada não seja localizada com essas manobras, pode-se solicitar à criança que se posicione de cócoras e proceder novamente à palpação testicular. Pacientes obesos podem oferecer maior dificuldade para a localização testicular, já que possuem maior tecido adiposo inguinal e pubiano. Nesses casos, a ultrassonografia é um exame complementar de grande valia.

A distopia testicular é definida como testículo fora do escroto e engloba a criptorquidia, a ectopia testicular e o testículo retrátil.

A criptorquidia (do grego: *Kroto* [escondido] + *Ortiz* [testículo] + *Edson* [menor]), também chamada criptorquia, caracteriza-se pelo testículo fora do escroto (Fig. 35-12). Quando localizado no trajeto normal de descida durante a embriogênese, pode ser classificada como intra-abdominal, canalicular (no canal inguinal, entre os anéis profundo e superficial) ou pubiana (na região pré-escrotal). Com frequência, é encontrada nos prematuros (mais de 30%). Nos recém-nascidos a termo, tem incidência de 1% a 3%, sendo o lado direito o mais comumente acometido. Em geral, a resolução, com a descida testicular espontânea ao escroto, ocorre com 6 a 12 meses de vida, principalmente nos casos em que o testículo é de localização mais baixa. A partir de 1 ano de idade é necessária correção cirúrgica (orquiopexia), pois podem ser encontradas alterações histológicas locais. Como consequências da não correção, po-

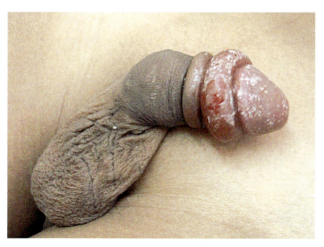

Fig. 35-11. Parafimose. (Cortesia do Prof. Marcelo Eller – UFMG.)

CAPÍTULO 35 • Genitália

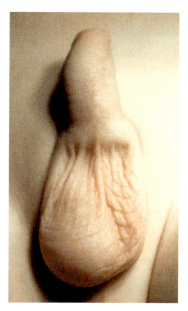

Fig. 35-12. Lactente com criptorquidia esquerda. (Cortesia do Prof. Marcelo Eller – UFMG.)

dem ser citados a redução de fertilidade, o risco aumentado de malignização testicular e o maior risco de torção do testículo.

A ectopia testicular é definida quando a gônada está localizada em qualquer ponto fora de seu trajeto normal de descida, como nas regiões inguinocrural e perineal. A função testicular pode estar comprometida, assim como na criptorquia, dependendo da localização e do tempo de evolução. A correção cirúrgica deve ser precoce, particularmente no testículo perineal, muito sujeito a traumatismos.

O testículo migratório, ou retrátil, uni ou bilateral é uma condição variante da normalidade. A gônada varia de localização, ora no escroto, ora no canal inguinal. O diagnóstico é feito quando não se palpa o testículo na bolsa, mas se consegue trazê-lo até esta por meio da manobra de colocar a criança na posição de cócoras (ou sentada, quando se examinam lactentes) e proceder à palpação cuidadosa, de cima para baixo. Muitas vezes, com o paciente relaxado, consegue-se visualizar a gônada em sua posição normal. Com o avançar da idade, geralmente o testículo se fixa de maneira espontânea no escroto, sem consequências, motivo pelo qual nenhum tratamento deve ser indicado.

Para avaliação do volume testicular é usado o orquidômetro de Prader (Fig. 35-13), exame que deve ser encorajado na avaliação de ro-

tina das crianças, principalmente para observar a evolução da puberdade (precoce, atrasada ou com evolução anormal). A forma correta de mensuração do volume testicular envolve a individualização da gônada, com auxílio de ambas as mãos, excluindo do volume medido as partes moles do conteúdo escrotal (Fig. 35-14). Tabelas com percentis de volume testicular por idade podem ser de grande utilidade, como a publicada por Zachmann (1974) (Quadro 35-2). De acordo com os critérios de Tanner*, quando o volume testicular é maior ou igual a 4mL (uni ou bilateral), a criança já se encontra em puberdade. Se uma das gônadas está aumentada (e frequentemente mais firme) e a outra normal, é importante suspeitar de tumor testicular. Ao contrário, quando um está bem menor, pode haver atrofia testicular.

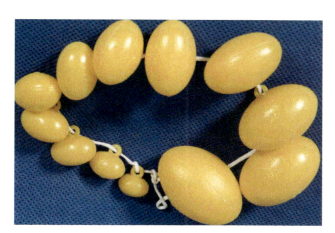

Fig. 35-13. Orquidômetro de Prader.

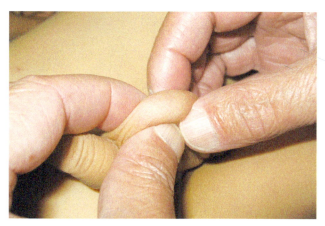

Fig. 35-14. Manobra semiológica correta para a avaliação do volume testicular.

---

*Ver Anexo A, Critério de Tanner.

Quadro 35-2. Valores normais do volume testicular segundo a faixa etária

Idade	Volume (mL)
Abaixo de 1 ano	0,6
1 a 2 anos	0,7
3 a 8 anos	0,8
9 a 10 anos	0,9
11 anos	1,5
12 anos	2,0
13 anos	5,0
14 anos	8,0
15 anos	12
16 anos	13
17 anos	15
18 a 25 anos	16 a 20

Fonte: Zachmann, 1974.

Região inguinal

Normalmente a região inguinal não deve conter gônadas (criptorquidia) ou tumorações, que podem indicar hérnia inguinal. A palpação muitas vezes revela linfonodos pequenos, móveis, fibroelásticos e indolores, o que, na maioria das vezes, é um achado normal. A palpação do pulso femoral faz parte do exame cardiológico e deve ser sempre encorajada, principalmente nos recém-nascidos, na exclusão da coarctação de aorta.

A hérnia inguinal (Figs. 35-15 e 35-16) é conceituada como a saída de uma víscera coberta por peritônio através de um ponto naturalmente fraco da região inguinal. Na infância, tem maior incidência no sexo masculino. Caracteriza-se como direta quando há enfraquecimento da parede posterior do canal inguinal, o que permite que o conteúdo herniário saia pelo anel inguinal superficial e chegue até o escroto. As hérnias inguinais indiretas (cerca de 99% das hérnias inguinais na faixa etária pediátrica) são decorrentes da exteriorização do saco herniário através do anel inguinal profundo (em função da persistência do conduto peritoniovaginal). Cerca de 10% são bilaterais.

O diagnóstico das hérnias inguinais é feito por visualização e palpação de massa inguinal redutível (ou seja, que volta ao escroto), variando de localização desde o anel inguinal profundo até o escroto. Muitas vezes, a percepção da anormalidade é maior quando a criança chora ou durante o banho. Nas crianças maiores, a manobra de Valsalva, com aumento da pressão intra-abdominal, pode evidenciar a presença da tumoração inguinal. Essa manobra, descrita pela primeira vez no século XVII, por Antônio Maria Valsalva, médico italiano, é realizada ao se exalar forçadamente o ar contra os lábios fechados e com o nariz tapado, forçando o ar em direção à orelha média, se a tuba auditiva estiver aberta. Sua execução aumenta as pressões intratorácica e intra-abdominal, diminui o retorno venoso ao coração e aumenta a pressão arterial.

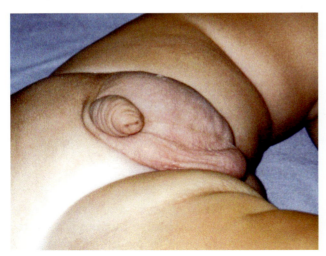

Fig. 35-15. Hérnia inguinal esquerda em lactente. (Cortesia do Prof. Marcello Eller – UFMG.)

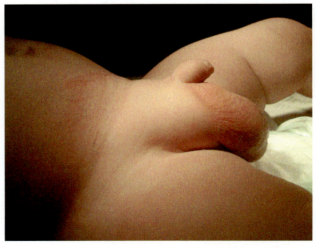

Fig. 35-16. Hérnia inguinoescrotal direita em lactente. (Cortesia do Prof. Marcelo Eller – UFMG.)

A hérnia encarcerada ocorre quando não se consegue reduzir manualmente o conteúdo do saco herniário, e as crianças encontram-se muitas vezes irritadas e com dor abdominal. Convém evitar as manobras intempestivas no intuito de reduzir a hérnia; idealmente, manobras suaves, de preferência sob sedação, devem ser preferidas. Em geral, opta-se pelo tratamento cirúrgico em virtude do risco de acometimento visceral e necrose tecidual.

A hidrocele é caracterizada pela presença de líquido peritoneal dentro do conduto peritoniovaginal (Figs. 35-17 e 35-18).

O diagnóstico pode ser facilitado pela transiluminação da região avaliada, com o uso de uma lanterna, sendo positivo quando há passagem de luz. Idealmente, essa manobra deve ser realizada em sala escura, com lanterna fina e potente. Tipicamente, há um abaulamento escrotal, que se prolonga na direção cranial, afilando-se ao se aproximar do anel inguinal profundo.

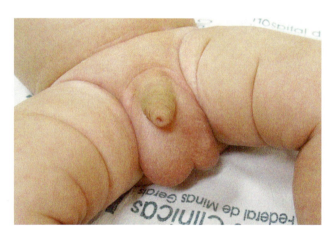

Fig. 35-17. Hidrocele à direita em lactente.

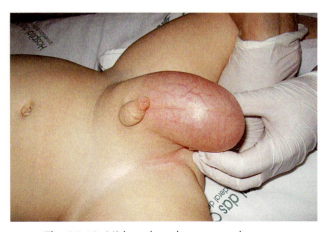

Fig. 35-18. Hidrocele volumosa em lactente.

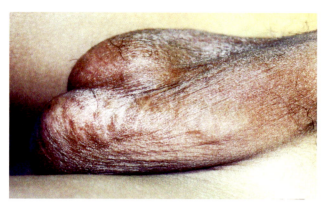

Fig. 35-19. Varicocele à esquerda em adolescente de 14 anos.

Varicocele consiste na dilatação varicosa das veias testiculares do plexo pampiniforme (Fig. 35-19). Em geral, é detectada nas crianças pré-púberes, mas também tem prevalência razoável nos adolescentes e adultos (cerca de 15% nos estudos de necropsia). O diagnóstico é realizado por palpação escrotal, devendo o paciente estar em ortostatismo. Após a inspeção e a palpação iniciais, solicita-se ao paciente a realização da manobra de Valsalva. Nota-se aumento do volume escrotal no lado acometido (há predomínio da alteração à esquerda em 80% a 95% dos casos). Costuma haver um novelo de veias paratesticulares no local.

A torção de testículo consiste na rotação da gônada em torno de seu eixo longitudinal (cordão espermático), com o bloqueio da circulação local (Figs. 35-20 e 35-21). Em consequência, caso não tratada precocemente (até 6 horas após o início dos sintomas) ocorrem infarto hemorrágico e necrose testicular. Os sintomas iniciais incluem dor local súbita, de forte intensidade, náuseas, vômitos, sudorese e palidez. Com a evolução do quadro, há aumento do volume testicular e coloração arroxeada da pele escrotal. O diagnóstico diferencial inclui a hérnia inguinal estrangulada e, principalmente, a orquiepididimite.

Infecções do testículo (orquites) e do epidídimo (epididimites) são mais comuns na adolescência. Em geral de etiologia virótica, manifestam-se por dor leve, que aumenta de intensidade com a evolução do quadro. Muitas vezes há febre, aumento do volume testicular e hiperemia escrotal. O sinal de Prehn é positivo: melhora da dor com a elevação da gônada (ao contrário do que se observa na torção de testículo).

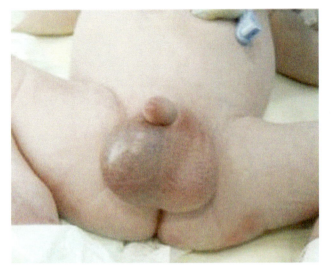

Fig. 35-20. Recém-nascido com torção congênita de testículo direito congênito, apresentando edema, hiperemia e intensa dor no hemiescroto direito. (Cuervo JL et al., 2007.)

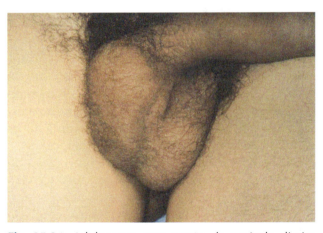

Fig. 35-21. Adolescente com torção de testículo direito com 24 horas de evolução, apresentando massa escrotal muito dolorosa à direita. (Cortesia do Prof. Marcelo Eller – UFMG.)

❏ SISTEMA GENITAL FEMININO

A anamnese e o exame físico relacionados ao sistema genital feminino devem ser direcionados conforme a idade e o estadiamento puberal da criança ou adolescente. O médico deve assumir uma postura natural ao lidar com o tema, principalmente ao examinar a paciente, já que em geral a exposição da genitália é cercada de pudor e incômodo para a criança. A família, especialmente a mãe, deve acompanhar o exame. Ocasionalmente, as adolescentes podem comparecer sozinhas para a consulta; deve-se, nesses casos, solicitar a presença de uma profissional de saúde para acompanhar o exame físico.

Anamnese

A anamnese deve incluir as histórias gestacional e perinatal, além do uso de medicamentos pela mãe e/ou criança. Deve-se perguntar sobre corrimentos vaginais, traumas, prurido e lesões de pele e obter informações sobre a menstruação, quando cabíveis. Em caso de alguma queixa específica, deve-se procurar identificar a época de aparecimento, os sinais e sintomas associados e tratamentos já realizados.

Na história clínica, é necessária a obtenção de informações como presença de corrimento, disúria, eritema e prurido vulvar e anal, assim como sobre hábitos de higiene e uso recente de antibióticos. Se presente o corrimento, avaliar a cor, o odor, a quantidade e a duração. Nos casos em que há suspeita de abuso sexual, este deve ser investigado, idealmente com a participação de psicólogo e assistente social.

Considera-se vulvovaginite toda manifestação inflamatória e/ou infecciosa do trato genital feminino inferior, ou seja, vulva, vagina e epitélio escamoso do colo uterino (ectocérvice). De modo geral, traduz-se por corrimento (leucorreia), sensação de desconforto hipogástrico, prurido de intensidade variável, dor ao urinar (disúria) e dor ou dificuldade para relações sexuais (dispareunia). Esses sintomas podem aparecer isolados ou associados.

As vulvovaginites na infância são comuns pelas características próprias das crianças, como pH vaginal básico, proximidade do ânus e da vagina, ausência de pelos pubianos e higiene inadequada. São causadas, na maioria das vezes, por patógenos inespecíficos. No entanto, organismos como *Neisseria gonorrhoeae*, *Chlamydia trachomatis* e *Trichomonas vaginalis* sugerem a ocorrência de abuso sexual. A vaginose bacteriana causa um corrimento fétido e irritação vulvar. Nas crianças diabéticas malcontroladas e naquelas que fizeram uso recente de antibiótico, é comum o acometimento por *Candida albicans*.

O exame ginecológico da adolescente será abordado no Capítulo 36.

Exame físico

Inspeção

A criança deve ficar em decúbito dorsal com os membros inferiores fletidos e em abdução. O acompanhante pode permanecer ao lado para prestar apoio à criança e para que seja mostrado e explicado como são a genitália e as alterações percebidas.

Os órgãos genitais externos são constituídos pela vulva e suas formações. O monte de Vênus é uma região rica em gordura, que recobre a região pubiana, coberta de pelos após a puberdade. Logo abaixo, visualiza-se o clitóris, situado na junção dos pequenos lábios, o qual é recoberto por delicada prega de tecido róseo, o prepúcio. Acima do introito vaginal encontra-se o meato uretral, com 1 a 3mm de diâmetro. A entrada do canal vaginal é recoberta parcialmente pela membrana himenal, que apresenta variações anatômicas diversas, como hímen franjado, semilunar, redondo etc. A fúrcula é o ponto de união entre o períneo e a parede posterior da vagina (ângulo inferior da vulva).

Lateralmente à vulva, outras estruturas compõem a genitália externa feminina:

- Grandes lábios: pregas cutâneas, que se iniciam no monte de Vênus e se inserem no períneo.
- Pequenos lábios: delicadas pregas cutâneas, internas aos grandes lábios, originadas do prepúcio do clitóris e com fusão aos grandes lábios em sua porção inferior, abaixo do introito vaginal.

Deve-se observar se há presença de pelos pubianos. Uma fina pelugem, ou velo (pelos finos e não pigmentados), muitas vezes presente, não reflete nenhuma anormalidade endocrinológica. Em caso de presença de pelos terminais (Fig. 35-22) mais grossos e escuros, dependentes de esteroides sexuais, antes dos 8 anos de idade, especialmente antes dos 6-7 anos (pubarca precoce), devem ser investigadas doenças como hiperplasia adrenal congênita forma não clássica. Se a evolução é rápida, acompanhada de hirsutismo de outras áreas andrógenas, além de acne e seborreia, suspeita-se de tumores virilizantes (adrenais ou ovarianos) (Fig. 35-23).

A recém-nascida, especialmente a pré-termo, pode apresentar saliência dos pequenos

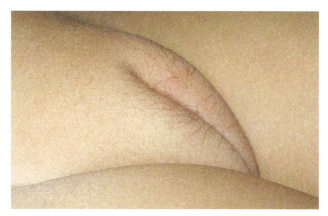

Fig. 35-22. Criança de 5 anos com pubarca precoce (presença de pelos terminais em grandes lábios).

lábios em função do hipodesenvolvimento dos grandes lábios e do não fechamento do vestíbulo. Além disso, é comum a presença de edema genital, aumento relativo do clitóris (o que, às vezes, levanta a suspeita de genitália ambígua), assim como de secreção vaginal mucosa ou sanguinolenta. Essas alterações são fisiológicas e refletem a passagem transplacentária de hormônios maternos (estrogênios), desaparecendo até o fim do primeiro mês.

O clitóris é usualmente pequeno, róseo e não aumenta de volume até a puberdade. Nos casos em que está aumentando, mesmo sem outras alterações, deve ser descartada a hiperplasia adrenal congênita.

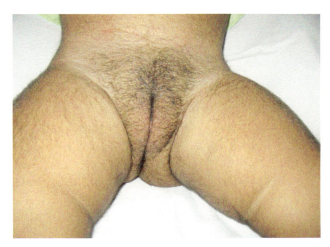

Fig. 35-23. Criança de 2 anos com hirsutismo de rápida evolução e diagnóstico de carcinoma adrenal.

Quando se observa a presença de alguma secreção ou sangue na região, estes devem ser caracterizados quanto a volume, cor e odor.

O corrimento não sanguinolento (leucorreia), quando discreto, no primeiro mês de vida e no início da puberdade, é considerado fisiológico. Fora dessas épocas, indica vulvovaginite.

As vulvovaginites (Fig. 35-24) são diagnosticadas ao exame físico pela presença de corrimento, prurido vulvar, hiperemia e edema locais e, ocasionalmente, disúria.

O sangramento genital na infância geralmente se deve a condições benignas, como vulvovaginites, corpo estranho vaginal, prolapso de uretra, líquen escleroso, mas também pode ser causado por problemas graves, como puberdade precoce, tumores e abuso sexual. Nas vulvovaginites, o prurido pode levar a escoriações e provocar sangramento local.

A presença de corpo estranho vaginal é suspeitada pela história clínica e exame físico, que pode mostrar também corrimento sanguinolento, purulento e fétido. Na maioria das vezes, apenas com o afastamento dos grandes lábios consegue-se visualizar o corpo estranho, que pode ser retirado com o auxílio de cotonete ou pinça.

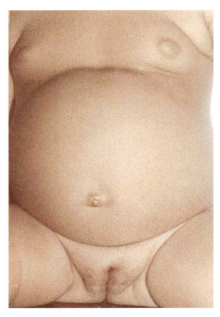

Fig. 35-25. Lactente com o diagnóstico de puberdade precoce dependente de gonadotrofinas de causa idiopática. Notar o desenvolvimento mamário bilateral e a presença de pelos terminais em grandes lábios.

O prolapso de uretra consiste na inversão da mucosa (parcial ou total) do meato uretral externo e ocorre mais frequentemente na idade de 5 a 8 anos, sendo mais comum na raça negra. Além do sangramento, pode haver disúria e dor local. Ao exame físico, pode ser encontrada uma massa avermelhada anular na região do meato uretral.

O líquen escleroso e atrófico vulvar, caracterizado pela presença de placas brancas, salientes e secas, muitas vezes estendendo-se ao períneo, pode provocar intenso prurido e escoriações e sangramentos locais.

Meninas com puberdade precoce, classicamente definida como aparecimento dos caracteres sexuais secundários antes dos 8 anos de idade (Fig. 35-25), podem apresentar sinais de estimulação estrogênica na genitália externa, como coloração avermelhada dos pequenos lábios, corrimento vaginal (semelhante à clara de ovo) e pelos pubianos. Essas alterações acompanham-se de desenvolvimento mamário e aumento da velocidade de crescimento. Nos casos cuja evolução é rápida, a menarca pode ocorrer precocemente, antes dos 9 anos de idade. Em alguns casos, a menarca pode ocorrer como manifestação isolada, sem comprometimento do desenvolvimento genital ou somático posterior, em resposta a uma produção estrogênica ovariana

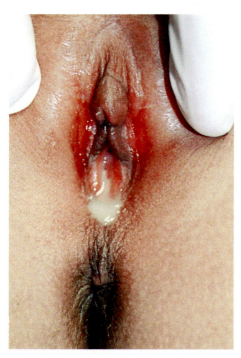

Fig. 35-24. Criança de 6 anos com vulvovaginite, apresentando corrimento vaginal. (Cortesia do Prof. Marcelo Eller – UFMG.)

esporádica e isolada (p. ex., em virtude da rotura de um cisto ovariano) ou à ingestão acidental de medicamentos que contenham estrogênios. Nesses casos, o sangramento cessa espontaneamente e não se deve instituir nenhuma terapia. De qualquer modo, este é um diagnóstico de exclusão e deve ser firmado após a propedêutica específica para puberdade precoce ter sido negativa.

Como principais causas de puberdade precoce central, citam-se tumores, traumatismos cranioencefálicos, malformações e infecções do sistema nervoso central. Em grande parte dos casos, nenhuma causa é identificada, sendo então denominada puberdade precoce central idiopática.

Nos casos de precocidade sexual não central, também chamada pseudopuberdade precoce ou puberdade precoce periférica, os quadros clínicos podem ser isossexual (desenvolvimento dos caracteres sexuais secundários femininos) ou heterossexual (estado hiperandrogênico, com acne, hirsutismo, voz grossa, hipertrofia muscular etc.), dependendo da fonte hormonal, seja nos ovários (feminização) ou adrenais (virilização), respectivamente com possíveis inversões desses quadros, muito raramente (p. ex., um tumor ovariano virilizante). Deve-se também afastar a possibilidade de uso de medicamentos e/ou cosméticos contendo estrogênios. No exame físico, é importante procurar por manchas "café-com-leite" ou alterações ósseas, sinais que podem sugerir a síndrome de McCune-Albright.

Nas crianças com sangramento vaginal volumoso, acompanhado de odor fétido e massa vaginal, com a eliminação de vesículas, deve-se suspeitar de tumor. O sarcoma botrioide, ou rabdomiossarcoma (tumor maligno mesodérmico misto) atinge o pico de incidência aos 2 anos de idade, e em geral o diagnóstico é realizado tardiamente, o que piora muito o prognóstico.

Palpação

Deve-se fazer a palpação com muito cuidado, pois se trata de uma região muito sensível ao toque. Se necessário, luvas podem ser usadas.

Na palpação, deve-se procurar evidenciar a consistência dos grandes e pequenos lábios, identificar a localização do meato uretral e do introito vaginal, pesquisar a presença de tumorações e da membrana himenal e caracterizar, se presente, o tipo de pelo (grosso, fino).

Afastando-se bem os lábios maiores e exercendo pressão sobre suas faces internas, expõem-se os lábios menores, o clitóris, o meato uretral, a membrana himenal e o introito vaginal.

A sinéquia de pequenos lábios consiste na oclusão parcial ou total do vestíbulo vaginal, que geralmente ocorre nos primeiros meses de vida (usualmente de 3 a 6 meses) (Fig. 35-26). Observa-se uma linha de fusão vertical no exame vulvar. Na maioria das vezes, as aderências se rompem espontaneamente, até a puberdade, motivo pelo qual nenhum tratamento é necessário na maioria das vezes.

O condiloma acuminado consiste na infecção causada por um grupo de vírus (HPV – *Human Papilloma Virus*), que determinam lesões papilares e, ao se fundirem, formam massas vegetantes de tamanhos variáveis, com aspecto de couve-flor (verrugas) (Fig. 35-27). O recém-

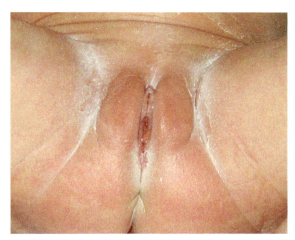

Fig. 35-26. Lactente apresentando sinéquia de pequenos lábios na sua porção superior. (Cortesia do Prof. Reynaldo Gomes de Oliveira – UFMG.)

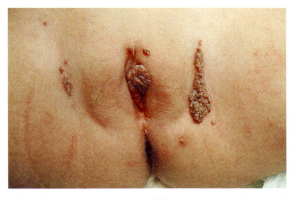

Fig. 35-27. Criança com condiloma acuminado em área genital. (Cortesia do Prof. Marcelo Eller – UFMG.)

nascido pode ser infectado pela mãe doente durante o parto. Outra fonte de transmissão é por contato sexual, motivo pelo qual deve ser investigado um possível abuso sexual nas crianças doentes.

❑ GENITÁLIA AMBÍGUA

Uma criança com genitália ambígua, em qualquer idade, especialmente no recém-nascido, deve ter diagnóstico etiológico e conduta estabelecidos o mais rapidamente possível, não só em função dos graves problemas emocionais causados na família, mas também em razão da grande possibilidade de a criança ter o diagnóstico de hiperplasia adrenal congênita na forma perdedora de sal, uma situação emergencial. Uma definição sexual equivocada pode levar a prejuízos irreparáveis ao bem-estar psicossocial do paciente e de sua família.

Segundo os critérios de Danish, a definição de genitália ambígua ocorre quando a criança apresenta qualquer uma das manifestações listadas no Quadro 35-3.

A hiperplasia adrenal congênita tem uma incidência de 1 para 14.500 nascidos vivos. A deficiência enzimática (em 95% das vezes a CYP21) causa diminuição da síntese do cortisol, elevação do hormônio adrenocorticotrófico (ACTH) e, então, hiperplasia das glândulas adrenais. Assim, há elevação dos hormônios precursores do cortisol (progesterona e 17-OH-progesterona), que são desviados para a produção dos androgênios (deidroepiandrosterona [DHEA], androstenediona e testosterona). Cerca de 75% das crianças afetadas apresentam a forma perdedora de sal por deficiência da CYP21 (Fig. 35-28). No sexo feminino, as formas graves cursam com a virilização da genitália (Figs. 35-29), enquanto raramente se observam alterações genitais no sexo masculino.

Em 1954, Prader classificou as genitálias de crianças com hiperplasia adrenal congênita de acordo com o grau de virilização sofrida: do mais leve (Prader I) até o mais virilizado (Prader V) (Quadro 35-4). Apesar de ser inicialmente aplicada somente à hiperplasia adrenal congênita, essa classificação é amplamente utilizada, inclusive nas crianças com outros distúrbios de diferen-

Quadro 35-3. Definição de genitália ambígua segundo os critérios de Danish (1982)

Genitália de aspecto masculino	Gônadas não palpáveis Gônadas com diâmetro máximo < 8mm Tamanho peniano inferior a –2,5DP da média para a idade (Quadro 35-1) Hipospádia Presença de massa inguinal (pode corresponder ao útero, trompas rudimentares)
Genitália de aspecto feminino	Diâmetro clitoriano > 6mm Gônada palpável em bolsa labioescrotal ou no canal inguinal Fusão labial posterior Massa inguinal que possa corresponder aos testículos

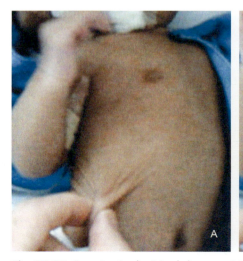 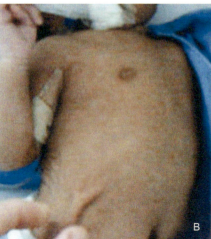 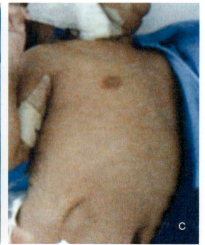

Fig. 35-28. Sequência do "sinal da prega" (diminuição do turgor e da elasticidade da pele) em recém-nascido com desidratação grave e diagnóstico de hiperplasia adrenal congênita, forma clássica perdedora de sal.

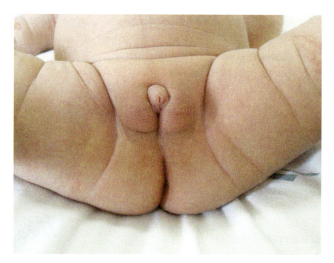

Fig. 35-29. Lactente do sexo feminino com diagnóstico de hiperplasia adrenal congênita, apresentando genitália ambígua (clitoromegalia).

ciação sexual, por ser simples e muito conhecida. Deve ser lembrado, no entanto, que o aspecto clínico da genitália externa não é suficiente para promover um diagnóstico etiológico. Para isso, são mandatórios os exames laboratoriais e de imagem.

Anamnese

Na primeira abordagem deve ser levada em consideração a extrema angústia dos pais. A anamnese não deve ser focada apenas nas condições médicas e cirúrgicas, mas também na psicológica, por isso a importância da atuação de uma equipe multiprofissional experiente, que deve incluir o trabalho do pediatra, do endocrinologista pediátrico, do cirurgião pediátrico e do psicólogo. Na

Quadro 35-4. Critérios de Prader para classificação da genitália externa

Prader I	Aumento isolado do clitóris (virilização após 20 semanas de vida intrauterina [VIU])	
Prader II	Aumento do clitóris associado a um introito vaginal em forma de funil, podendo ser visualizadas, ao exame clínico ou de imagem contrastada, as aberturas uretral e vaginal distintas (virilização iniciada com 19 semanas de VIU)	
Prader III	Aumento do clitóris associado a um introito vaginal profundo, em forma de funil, com a uretra esvaziando-se na vagina, como um pseudosseio urogenital. Há vários graus de fusão labioescrotal (virilização ocorrida com 14 a 15 semanas de VIU)	
Prader IV	Clitóris fálico com abertura urogenital em forma de fenda, na base do falo (virilização ocorrida com 12 a 13 semanas de VIU) (ver Figs. 35-29 e 35-30)	
Prader V	Fusão labioescrotal completa e uretra peniana (virilização ocorrida com 11 semanas de VIU)	

consulta inicial de uma criança com distúrbio da diferenciação sexual é recomendável a presença do psicólogo, quando informações importantes em relação à definição diagnóstica são passadas à família. Assim, o psicólogo tem a oportunidade de observar a reação dos pais, saber quais são suas preferências quanto ao gênero da criança e também quais informações foram transmitidas à família, para uma melhor participação no processo.

Ao se referir à criança, deve-se evitar chamá-la de menino ou menina. Os termos "criança" e "bebê" são mais adequados, já que não especificam o gênero do paciente. O período em que se aguardam os exames para o diagnóstico é de grande ansiedade para os pais, que devem ser orientados a não registrar a criança até uma completa definição do quadro. Além disso, deve ser evitada a exposição desnecessária da criança, de modo a resguardá-la de situações embaraçosas. O simples boato sobre uma criança com o "sexo trocado" ou "hermafrodita" em uma comunidade pode trazer grandes prejuízos psicossociais para a criança e a família.

A história gestacional deve incluir informações como o uso de medicamentos, especialmente aqueles potencialmente virilizantes ou feminizantes pela gestante, no período entre 8 e 12 semanas de gestação, que é crítico para a embriogênese. Além disso, deve-se perguntar sobre processos virilizantes da mãe durante a gestação (hirsutismo, acne), mesmo sem o uso de medicações, os quais podem sugerir o diagnóstico de tumores ou deficiência de aromatase placentária.

A consanguinidade deve ser investigada, além da história familiar para transtorno de diferenciação sexual (se alguma outra criança apresentou uma genitália diferente, difícil de caracterizar como masculina ou feminina). Verificar se houve algum caso de morte inexplicável nas primeiras semanas de vida, ou causada por desidratação, principalmente no sexo masculino (o que pode sugerir hiperplasia adrenal congênita), e também casos de mulheres adultas com hirsutismo (pelos nas áreas andrógenas), acne etc.

Exame físico

Novamente, destaca-se a necessidade de um ambiente reservado para o exame de uma criança com genitália ambígua, de modo a preservar a intimidade da criança e diminuir o desconforto da família com a exposição da anomalia.

Observa-se, inicialmente, o estado de hidratação da criança. Nos casos de hiperplasia adrenal congênita, na forma clássica perdedora de sal, nota-se uma criança emagrecida, que não vem ganhando peso adequadamente, hipotônica, com história de vômitos frequentes, prostração, hipoglicemia e desidratação. Fontanelas deprimidas, enoftalmia, mucosas secas, pele seca e áspera, diminuição do turgor e da elasticidade da pele* são sinais que compõem o quadro. A pressão arterial também deve ser aferida, quando possível, já que pode estar baixa nessas situações.

É importante descartar a possibilidade de malformações associadas, como as de coluna lom-

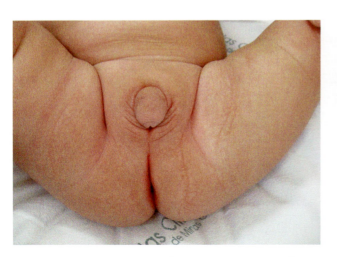
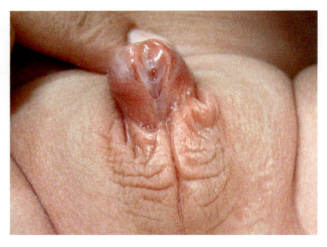

Fig. 35-30. Lactente do sexo feminino (46XX) com diagnóstico de hiperplasia adrenal congênita, apresentando genitália ambígua: clitóris fálico com abertura urogenital em forma de fenda, na base do falo (Prader IV).

bossacra, anorretais e urinárias. A genitália ambígua pode ser mais uma manifestação de um quadro clínico, às vezes associada a síndromes genéticas, sem causa hormonal. O exame físico, na maioria das vezes, não leva diretamente ao diagnóstico, mas pode orientar a propedêutica complementar.

No exame da genitália devem ser observados os seguintes aspectos: pigmentação, presença e localização das gônadas, falo (comprimento e calibre), posição do meato uretral, escroto (com fusão completa ou parcial da rafe mediana), grandes e pequenos lábios, presença de abertura himenal (verificar se o introito vaginal está separado do meato uretral em uma genitália com aparência predominantemente feminina).

O tamanho do falo, a posição do meato uretral e o grau de fechamento posterior dos pequenos e grandes lábios dependem do nível de estimulação androgênica, ou seja, do grau de deficiência enzimática (ver Quadro 35-4).

Quando uma criança com genitália ambígua é avaliada, a solicitação dos exames laboratoriais e de imagem deve ser guiada pela presença ou ausência de gônadas, daí a importância de um exame físico cuidadoso.

As gônadas, se presentes, devem ser localizadas e medidas (utilizando-se o orquidômetro de Prader). É possível sua localização desde a região inguinal até a bolsa labioescrotal. Se palpáveis, sugerem um quadro de pseudo-hermafroditismo masculino, não se podendo excluir, no entanto, hermafroditismo verdadeiro (presença de tecidos testicular e ovariano em qualquer combinação) ou disgenesia gonadal mista. Quando há apenas uma gônada palpável, pode tratar-se de disgenesia gonadal mista, hermafroditismo verdadeiro ou pseudo-hermafroditismo masculino.

Quanto à consistência da gônada, a palpação de um polo mais macio e um mais rígido pode levantar a suspeita de tecidos ovariano e testicular presentes e, portanto, hermafroditismo verdadeiro.

O falo deve sempre ser medido com régua rígida. A posição do meato urinário é de extrema importância para a definição do prognóstico cirúrgico e do sexo social da criança, caso este ainda não esteja estabelecido. Os pequenos e os grandes lábios, de acordo com o grau de virilização, apre-

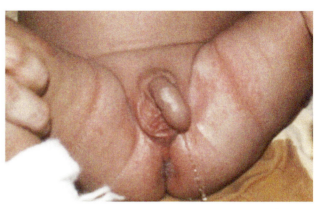

Fig. 35-31. Genitália de lactente do sexo feminino (46XX) com diagnóstico de hiperplasia adrenal congênita e intensa virilização – Prader V (clitóris fálico, uretra peniana, fusão labioescrotal completa e ausência de testículos).

sentam-se com graus variados de fusão posterior. Nos casos mais graves, quando ocorre virilização intensa, há fusão labioescrotal total (Fig. 35-31).

Quanto à definição do sexo de criação, nenhuma decisão é fácil, e é imprescindível a participação da família e da equipe multiprofissional. Quando o diagnóstico é realizado no início da vida da criança, o prognóstico costuma ser melhor, pois o sexo social ainda não foi definido. As decisões tomadas devem visar ao bem-estar da criança (e de sua família), procurando o melhor possível, com funções sexual e reprodutiva normais na idade adulta. Deve-se, para isso, considerar o sexo genético, assim como o gonádico e, principalmente, o gênero predominante da genitália externa, com seu potencial de desenvolvimento anatômico posterior, bem como as possibilidades de correção cirúrgica.

❑ BIBLIOGRAFIA

Braga LHP, Alberti LR. Hipospádia. *In*: Pereira RM, Simões e Silva AC, Pinheiro PF. *Cirurgia pediátrica: condutas clínicas e cirúrgicas*. Rio de Janeiro: Guanabara Koogan, 2005:532-6.

Canning DA, Nguyen MT. Evaluation of the pediatric urology patient. *In*: Wein, Kavoussi, Novick, Partin, Peters. *Campbell-Walsh urology*. 9 ed., Philadelphia: Saunders, 2007:3198-217.

Chagas AJ, Silva IN. Distúrbios da diferenciação e maturação sexual. *In*: Leão E, Corrêa EJ, Mota JAC, Viana MB. *Pediatria ambulatorial*. 4 ed., Belo Horizonte: COOPMED, 2005:806-13.

Cuervo JL, Grillo A, Vecchiarelli C, Osio C, Prudent L. Perinatal testicular torsion: a unique strategy. J Pediatr Surg 2007 Apr; 42(4): 699-703.

---
*Ver Capítulo 21, *Estado de Hidratação e Nutrição*.

Damiani D, Setian N. Anomalias do desenvolvimento do sexo. *In*: Maksoud JG. *Cirurgia pediátrica*. Rio de Janeiro: Revinter, 1998:1118-33.

Damiani D *et al*. Genitália ambígua: diagnóstico diferencial e conduta. Arq Bras Endocrinol Metab 2001; 45/1:36-48

Danish RK. Intersex problems in the neonate. *Indian J Pediatr* 1982; 49:555-75.

Dantes L. Hérnia inguinal e hidrocele. *In*: Pereira RM, Simões e Silva AC, Pinheiro PF. *Cirurgia pediátrica: condutas clínicas e cirúrgicas*. Rio de Janeiro: Guanabara Koogan, 2005:260-266.

Elder JS. Abnormalities of the genitalia in boys and their surgical management. *In*: Wein, Kavoussi, Novick, Partin, Peters. *Campbell-Walsh urology*. 9 ed., Philadelphia: Saunders, 2007:3645-760.

Gabrich PN, Vasconcelos JS, Damião R, da Silva EA. Avaliação das medidas do comprimento peniano de crianças e adolescentes. *J Pediatr* (Rio J). 2007 Set-Out; 83(5):441-6.

Hiort O, Holterhus PM. The molecular basis of male sexual differentiation. *Eur J Endocrinol* 2000; 142:101-10.

Hughes IA, Houk C, Ahmed SF, Lee PA and LWPES/ESPE Consensus Group. Consensus statement on management of intersex disorders. *Arch Dis Child* 2006; 91:554-63.

Lanna JCBD, Sobrinho JMDL. Distopias testiculares. *In*: Maksoud JG. *Cirurgia pediátrica*. Rio de Janeiro: Revinter, 1998:689-105.

Miranda ME *et al*. Afecções cirúrgicas de superfície. *In*: Leão E, Corrêa EJ, Mota JAC, Viana MB. *Pediatria ambulatorial*. 4 ed., Belo Horizonte: COOPMED, 2005:763-73.

Prader A. Der genitalbefund beim pseudo-hermaphroditismus femininus des kongenitalen adrenogenitalen syndrome. *Helv Paediat Acta* 1954; 9:231.36-48.

Salgado FAZ. Varicocele. *In*: Pereira RM, Simões e Silva AC, Pinheiro PF. *Cirurgia pediátrica: condutas clínicas e cirúrgicas*. Rio de Janeiro: Guanabara Koogan, 2005:273-274.

Salgado PPCA, Braga LHP. Genitália ambígua. *In*: Pereira RM, Simões e Silva AC, Pinheiro PF. *Cirurgia pediátrica: condutas clínicas e cirúrgicas*. Rio de Janeiro: Guanabara Koogan, 2005:542-551.

Tibúrcio MA, Tibúrcio AEL. Afecções agudas do escroto. *In*: Pereira RM, Simões e Silva AC, Pinheiro PF. *Cirurgia pediátrica: condutas clínicas e cirúrgicas*. Rio de Janeiro: Guanabara Koogan, 2005:275-280.

Tibúrcio MA, Tibúrcio AEL. Distopias testiculares. *In*: Pereira RM, Simões e Silva AC, Pinheiro PF. *Cirurgia pediátrica: condutas clínicas e cirúrgicas*. Rio de Janeiro: Guanabara Koogan, 2005:267-272.

Tibúrcio MA, Tibúrcio AEL. Patologias prepuciais. *In*: Pereira RM, Simões e Silva AC, Pinheiro PF. *Cirurgia pediátrica: condutas clínicas e cirúrgicas*. Rio de Janeiro: Guanabara Koogan, 2005:536-541.

Zachmann M, Prader A, Kind HP, Häfliger H, Budliger H. Testicular volume during adolescence. Cross-sectional and longitudinal studies. *Helv Paediatr Acta* 1974 Apr; 29(1):61-72.

CAPÍTULO 36

Exame Ginecológico da Adolescente

Jacy Bastos Görgens

A primeira consulta ginecológica é uma experiência marcante na vida de uma mulher. Quando realizada na adolescência, exige uma responsabilidade especial do ginecologista e/ou obstetra, pois dessa primeira impressão depende a boa aceitação da paciente ao ato médico. Em geral, esse primeiro contato determinará de que forma a paciente se relacionará no futuro com seu médico. Por isso, simpatia e delicadeza na acolhida da paciente contribuirão, certamente, para a facilitação e a excelência do convívio médico-paciente.

Diante da importância desse procedimento nessa faixa etária, este capítulo pretende abordar algumas técnicas que podem orientar o profissional em relação à recepção da jovem, à postura em relação à consulta e aos exames; enfim, até o encerramento da consulta. O texto será dividido em partes, por meio das quais será feita uma exposição mais didática, visando a melhor compreensão e sedimentação das normas que orientam um bom exame médico.

❑ A ADOLESCENTE BUSCANDO AJUDA MÉDICA

No momento em que uma adolescente decide ou é convencida a se submeter a uma consulta ginecológica, principalmente quando isso é feito pela primeira vez, ela se vê diante do desconhecido, e por isso dúvidas, medos e fantasias preenchem a sua imaginação. Com o objetivo de diminuir essa ansiedade, todas as técnicas possíveis devem ser utilizadas para tranquilizá-la e aumentar seu bem-estar e consequente confiança no profissional.

De maneira preventiva, o acompanhamento ginecológico a partir do início da puberdade proporciona controle do desenvolvimento das mamas, da vulva, dos pelos e de eventual alteração endócrina dessa fase: anovulações, ovários policísticos, tumores anexiais etc. É de grande valor a orientação ginecológica à iniciação sexual da adolescente, principalmente visando à prevenção de doenças sexualmente transmissíveis e da gravidez. A existência de namorado ou o relato de "já estar ficando" é uma boa justificativa para uma abordagem ginecológica.

❑ A RECEPÇÃO DA PACIENTE

Recepcionar é uma arte, e como tal pode ser sempre aprimorada. Quando esse procedimento está relacionado à consulta médica, torna-se ainda mais importante. Nesse sentido, pode-se perceber que existem formas de abordagens que tornam a recepção da jovem paciente mais agradável e eficiente. Algumas delas serão relacionadas a seguir.

A preocupação com o bem-estar da paciente deve ter início na portaria das instituições que se propõem a cuidar de adolescentes. Ela deve ser atendida por porteiros educados, gentis, eficientes e habilidosos que sejam capazes de lidar de modo respeitoso com jovens. O mesmo se aplica aos consultórios particulares. A secretária deve ser uma profissional dotada das qualidades supracitadas e ter a capacidade de transformar o tempo de espera em um momento de descontração.

A sala de espera, tanto de ambulatórios como de consultórios, deve ser clara, limpa, arejada e jovial. As cadeiras devem ser confortáveis, e sobre as mesinhas, à vista das jovens, devem estar folhetos informativos sobre assuntos de interesse dessa faixa etária. Porta-revista que contenha publicações para elas direcionadas pode ajudar a descontrair o ambiente. Se possível, devem ser utilizados sistemas de multimídia informativo, educativo e/ou de recreação. Jogos, como jogo-da-velha ou resta-um, devem estar disponíveis em lugares acessíveis. Além disso, devem estar também à disposição água potável e demais recursos para que a paciente se sinta bem.

É importante evitar esperas muito prolongadas. Salas tumultuadas por grande número de pacientes aumentam a ansiedade, o descontentamento e a intolerância que já é peculiar a essa faixa etária. Isso pode interferir na qualidade da consulta ou até mesmo estimular a jovem a desistir dela, prejudicando o ato médico.

❏ A IDENTIFICAÇÃO DA PACIENTE

A identificação da paciente é também uma etapa que merece atenção. Ela pode ser feita pela secretária ou pelo próprio médico. Alguns ginecologistas e/ou obstetras reservam para si essa tarefa. Para isso, pode-se ou não usar computador. Ela deve preencher os seguintes itens:

- Nome
- Data de nascimento
- Cor (leucoderma, feoderma e melanoderma)
- Naturalidade
- Procedência
- Endereço, telefones, *e-mail*
- Profissão (se estudante, informar a instituição de ensino e a série cursada)
- Estado civil
- Convênio
- Filiação

Após o preenchimento de todos esses dados, a paciente será encaminhada à sala de espera ou ao ginecologista, se já estiver no seu tempo de consulta.

❏ ENCONTRO MÉDICO-PACIENTE

A recepção da paciente pelo médico deve também cumprir um ritual. O cumprimento inicial à paciente pode ser um bom-dia ou boa-tarde, acrescido do nome dela. Quando os dois ainda não se conhecem, ele se apresenta revelando seu nome e lhe estendendo a mão em um cumprimento firme e caloroso. Essa atitude transmite segurança e respeito ao encontro. Em seguida, convida-se a paciente para entrar e se sentar, indicando sua cadeira.

Ao recepcionar a paciente, o médico não deve usar frases como "Está tudo bem?" ou "Como vai?", pois isso será um pretexto para que a paciente inicie o relato de suas queixas ainda na sala de recepção. Assim, "Bom dia, Lúcia. Eu sou o Dr. Roberto. Vamos entrar? Pode sentar-se" seria um tipo de abordagem adequada.

Caso a paciente esteja acompanhada pela mãe e/ou pelo pai, o ginecologista deverá cumprimentá-los. Se os pais perguntarem se devem ou não estar presentes durante a anamnese da filha, solicita-se dela sua opinião. Assim, procede-se à consulta de acordo com o desejo da jovem. Se os pais insistirem em presenciar a consulta, deve-se permiti-lo, deixando para outra oportunidade a obtenção de dados íntimos ou que possam constrangê-la pela presença dos pais. Caso a adolescente relate espontaneamente fatos de sua vida íntima na frente dos pais e não se observe surpresa ou desaprovação deles, continua-se com a obtenção das informações de maneira descontraída.

❏ A ANAMNESE DA ADOLESCENTE

A história da paciente deve ser coletada de maneira tranquila e clara, evitando-se criar constrangimento para ela. A anamnese deve ser obtida de modo suave e espontâneo, evitando-se induções, julgamentos e observações desconcertantes e trejeitos faciais que indiquem impaciência ou julgamento.

Quando os pais estiverem presentes e interferirem de modo constante e/ou grosseiro no relato feito pela filha, o médico pode gentilmente demonstrar que prefere as informações cedidas por ela. Para isso, o médico deve fazer as perguntas olhando para a adolescente e não para os pais. Há casos em que, durante a consulta, a mãe pede para sair e deixar a filha à vontade. Com amabilidade, agradece-se à mãe e prossegue-se com a anamnese.

Queixa principal e história da moléstia atual

Para a investigação da queixa principal, pergunta-se qual o motivo da consulta. A história da moléstia que leva a jovem a buscar a ajuda médica é obtida por meio de questões que envolvem o momento em que os sintomas se iniciaram, a maneira como têm evoluído, os fatores intervenientes e o tipo de exames e tratamentos já realizados. Caso a consulta seja de rotina, só para controle, pode ser iniciada pela investigação da história ginecológica.

História gineco-obstétrica

Para compor a história gineco-obstétrica é necessário perguntar sobre a idade da menarca – idade em que ocorre a primeira menstruação na vida de uma mulher – e a frequência com que as menstruações aconteceram no primeiro ano pós-menárquico. A ocorrência de menstruações irregulares ou pouco frequentes nessa fase indica imaturidade do eixo hipotálamo-hipófise-ovário e tendência a ovários policísticos, principalmente se houver sinais de acne e pelos excessivos que podem ser percebidos no exame físico.

Investigam-se também as menstruações ocorridas no período anterior à consulta. Devem ser considerados intervalos, duração, quantidade de fluxo, dores em cólica na pelve (dismenorreia), dores nas mamas, tenham ocorrido no período pré-menstrual ou não, e edema, principalmente do abdome e das mamas. Observa-se a ocorrência de irritabilidade, mau humor, choro e tristeza. Registra-se a data da última ou das últimas menstruações em caso de suspeita de gravidez ectópica, oligomenorreia e amenorreia.

História sexual

A obtenção de dados sobre a vida sexual de uma jovem é tarefa delicada em uma consulta gi-necológica. Por isso, é preciso abordar o assunto e fazê-lo da maneira mais natural possível. Uma boa estratégia para se iniciar essa investigação é perguntar se a paciente já fez uso de algum medicamento hormonal feminino. Diante de uma resposta positiva, perguntar o nome do composto, em que época ele foi utilizado, o motivo de seu uso e quais os efeitos adversos experimentados.

Diante de uma resposta negativa, perguntar se a paciente já precisou fazer a anticoncepção ou mesmo, se houver abertura, se ela já se iniciou sexualmente. A proposta "fale alguma coisa sobre sua vida sexual" é outra opção de abordagem do tema. Caso a paciente seja receptiva, pergunta-se sobre a sua satisfação e a do parceiro nas relações sexuais.

A presença de pais que não estejam cientes da vida sexual da filha impossibilita essa investigação. Além disso, para conhecer a história obstétrica da jovem é preciso questionar acerca do número de gestações, abortamentos, intercorrências obstétricas, tipos de parto e amamentação.

Hábitos de vida

Sabe-se que os hábitos alimentares e costumes sociais interferem na manutenção de um organismo saudável. Por isso, deve-se investigá-los durante a consulta. Estrategicamente, a investigação dos hábitos de uma adolescente deverá ser feita após o levantamento da história gineco-obstétrica e sexual. Após alguns minutos de conversa, o profissional será capaz de avaliar o grau de facilidade com que a adolescente verbaliza suas emoções.

É importante indagar sobre tabagismo, alcoolismo e uso de substâncias ilícitas. Se a paciente é fumante, pergunta-se acerca da época em que iniciou e sobre a quantidade de cigarros fumados por dia. Deve-se questionar também se houve alguma tentativa de abandonar o vício e quanto tempo teria permanecido sem fumar. É importante obter informações sobre outros fumantes na família, fato que implicará uma maior dificuldade para o abandono do vício.

Sabe-se que é cada vez maior o uso de bebidas alcoólicas pelos adolescentes, e a propensão ao alcoolismo predispõe a adolescente a um maior risco de vida (acidentes esportivos, automobilísticos e com armas) e a deixa mais vulnerável a doenças sexualmente transmissíveis. Para avaliar esse aspecto, o médico deve ser cauteloso. Sugerem-se perguntas como: "Das bebidas, qual a que você mais gosta?". Se a paciente não entender, reformula-se a pergunta, especificando quais as bebidas. Muitas vezes, a maneira como a adolescente responde a essa pergunta permite ao médico saber como ela se posiciona em relação ao alcoolismo e até mesmo avaliar a veracidade da resposta.

Se a paciente admite o uso de bebidas alcoólicas, indaga-se sobre a preferência e a quantidade máxima ingerida em situações como festas e churrascos. Questiona-se também sobre a frequência a bares e a respeito dos efeitos vivenciados por excesso de etilismo.

O mesmo procedimento deve ocorrer com relação às drogas ilícitas. Em geral, a resposta negativa prevalece. De acordo com o tipo de reação, de comportamento, e a partir do semblante da paciente, o médico pode fortalecer as suas suspeitas. Se necessário, indaga-se sobre o uso no passado, detalhando-se época, frequência, tipo e quantidade das drogas utilizadas. Se a paciente faz uso frequente, não se deve deixar de perguntar se ela se sente prejudicada pelo uso dessas substâncias, tanto em relação à sua vida quanto à sua saúde, e se gostaria de receber ajuda para combater o vício.

O profissional que trabalha com adolescentes que apresentam dependência em relação ao tabaco, ao álcool e/ou às drogas ilícitas jamais deverá assumir uma postura julgadora, repressora ou delatora frente às informações obtidas. Se necessário, deve-se assegurar à adolescente o sigilo com relação a essas informações. É importante que ela saiba que somente com sua permissão o médico poderá compartilhá-las com os seus pais. Além disso, dramatizar a situação não é uma atitude adequada para um profissional que se propõe a cuidar de adolescentes, mesmo daqueles considerados dependentes químicos.

História pregressa (ou pessoal)

Para atender seus objetivos profissionais, o médico precisa conhecer a história pregressa de seus pacientes. Para isso, pergunta-se sobre doenças, cirurgias e tratamentos vivenciados no passado. Em alguns casos, deve-se inquirir sobre as intercorrências durante a gravidez da mãe e sobre o tipo de parto. Se possível, deve-se perguntar sobre o peso e a nota de Apgar da paciente ao nascer.

História familiar

A história familiar segue os padrões de uma anamnese pediátrica: idade, saúde e escolaridade dos pais, número de irmãos e a saúde deles. É importante saber sobre doenças comuns à família. Em alguns casos, deve-se estender a investigação aos avós, principalmente no que diz respeito à idade e à saúde. Se falecidos, pergunta-se acerca da idade e da causa da morte. Se necessário, deve-se estender a anamnese à saúde dos tios paternos e maternos.

História social

Este item envolve as informações sobre a moradia e o relacionamento com pais, irmãos e familiares. Pergunta-se sobre o desempenho escolar da adolescente, assim como sobre o seu relacionamento com diretores, professores e colegas. Indaga-se sobre amizades. Se pertinente, inquirir sobre a renda da família e se a paciente contribui com ela.

Há ocasiões em que a paciente se sente incomodada com o processo e começa a chorar. Nesse caso, deve-se oferecer uma caixa de lenços de papel para que ela enxugue as lágrimas. Pergunta-se em seguida o motivo do seu choro. Com empatia e segurança, ouve-se o que a paciente tem a dizer, evitando palavras de compaixão, como *coitadinha*, ou atitudes de surpresa, indignação e julgamento. Tranquilizada a paciente, prossegue-se com a anamnese.

❑ O EXAME FÍSICO

Ao terminar a coleta da história da paciente, realiza-se o exame físico. Deve-se assegurar à paciente que é um exame tranquilo, fácil de ser feito e que não a machucará. Todo procedimento realizado será anteriormente comunicado. Nessa etapa, a atitude médica assume importância extrema na aquiescência da jovem ao exame. Devem ser demonstradas paciência, docilidade, delicadeza e firmeza.

Ainda sentados na sala de anamnese, pede-se à paciente para ir ao banheiro, retirar toda a sua roupa, vestir a camisola e esvaziar a bexiga. Se a paciente demonstrar constrangimento, tenta-se, pacientemente, convencê-la de que o exame é importante para que se possa realizar um bom diagnóstico. Delicadamente, argumenta-se que meninas da sua idade e até mais novas são submetidas a esse exame sem maiores dificuldades. Se a paciente insistir em não fazê-lo e não for possível convencê-la, pode-se sugerir a sua realização em outro dia, quando ela estiver mais calma.

O exame ginecológico se inicia com as medidas de altura, peso, pulso, frequência respiratória, temperatura e pressão arterial. Procede-se à ausculta pulmonar e cardíaca. Examinam-se a pele, os fâneros, a boca, o pescoço e a tireoide.

Exame das mamas

Ainda com a paciente sentada, com as mãos sobre as coxas, retira-se a camisola, deixando a região torácica descoberta para que se possa realizar a inspeção da mama: estática e dinâmica. Na inspeção estática, com o tórax descoberto, analisam-se a forma, o volume, a pele, os vasos sanguíneos, a aréola, os mamilos, as retrações, as assimetrias e as lesões das mamas. Determina-se o grau de desenvolvimento das mamas a partir da classificação de Tanner.

Os graus de Tanner norteiam as fases de desenvolvimento puberal e facilitam a identificação de alterações hormonais possíveis: atraso puberal, assimetrias, hipoplasias, gigantismo mamário, entre outras.

Na *inspeção dinâmica das mamas* pede-se à paciente para elevar os braços e as mãos o mais alto possível e lateralmente à cabeça. Observam-se a movimentação, as retrações das mamas e a região axilar. Essa manobra indica alterações nos ligamentos suspensórios da mama, também chamados ligamentos de Cooper. A presença de nódulos, hiperemia, retrações ou desvios dos mamilos pode indicar processos neoplásicos (mastite, fibroadenomas, doença de Mondor).

Na próxima manobra, pede-se à paciente para colocar as mãos nos quadris, apertando-os e, ao mesmo tempo, dirigindo os cotovelos para a frente. É mais uma maneira de conferir a integridade dos ligamentos suspensórios da mama e a livre contração dos músculos peitorais.

Ainda com a paciente sentada, pede-se que ela apoie seu braço direito sobre o braço direito do examinador, que leva sua mão esquerda, em posição de garra, por baixo do braço da paciente, palpando-se a axila correspondente. Com a ponta dos dedos, o examinador faz movimentos para cima e para baixo e laterolaterais na axila, à procura de nódulos que, na maioria das vezes, são linfonodos, cistos sebáceos ou mamas acessórias. Não se deve esquecer de palpar, ainda nessa manobra, a região retropeitoral (atrás do músculo peitoral maior), pois aí estão localizados os linfonodos retropeitorais. O mesmo procedimento deve ser realizado com a axila esquerda. Nesse caso, apoia-se o braço esquerdo da paciente no esquerdo do médico e apalpa-se com a mão direita.

A paciente é colocada na posição ginecológica, também chamada litotômica. Deita-se a paciente com a borda da nádega atingindo a borda inferior da mesa ginecológica, colocando-se a dobra dos joelhos nas perneiras correspondentes (região poplítea direita sobre a perneira direita e a esquerda sobre a perneira esquerda). Cobre-se a paciente com lençol para que ela se sinta bem e protegida.

Procede-se então às manobras de *palpação da mama*. Pede-se à paciente para colocar as mãos

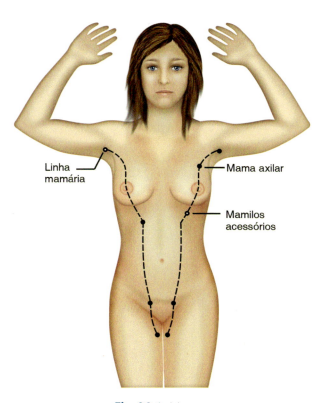

Fig. 36-1. Mamas.

atrás do pescoço com os cotovelos relaxados sobre a mesa. Tem-se daí toda a visão da região mamária. Com a mão que é dotada de maior destreza, utilizando-se a região palmar dos dedos, fazem-se movimentos circulares em trajetória horária. Deve-se perfazer todos os quadrantes mamários, inclusive a região central da mama (aréola e mamilo).

A segunda manobra de palpação corresponde a um *dedilhar*. Usando-se a ponta dos dedos de uma mão, seguida pela ponta dos dedos da outra mão, abrange-se toda a região mamária também em movimento horário. O objetivo dessa manobra é tentar palpar nódulos pequeninos que porventura não tenham sido palpados na primeira manobra, por ser esta menos detalhista.

A terceira manobra consta de um *deslizamento* da região formada pela face palmar dos dedos indicador e médio, unidos sobre as regiões da mama, da parte distal à central, à procura de regiões de espessamento do parênquima mamário.

Por fim, procede-se à *expressão da mama*. Comprimindo-se a região do complexo areolopapilar em direção ao mamilo, observa-se a presença de secreção láctea, serosa ou sanguinolenta, que pode indicar processo tumoral mamário, ou alterações endócrinas (hiperprolactinemia, uso de hormônios femininos e psicotrópicos). A expressão é feita da aréola em direção ao mamilo nos sentidos craniocaudal e mediolateral. É prudente avisar à paciente que a manobra de expressão das mamas causará um pequeno desconforto, mas passageiro.

Exame do abdome

A palpação abdominal segue as manobras utilizadas pelo pediatra ou pelo médico clínico. Ela é realizada com a paciente em decúbito dorsal ou na posição litotômica, de maneira superficial, em todas as regiões do abdome, a fim de se detectar área de tensão, resistência ou dolorimento. Faz-se a palpação profunda para a avaliação das vísceras. Palpam-se também as lojas renais, nos flancos, observando se há expressão facial de dor à manobra.

Especial atenção deve ser dedicada à região suprapúbica e às fossas ilíacas, pois elas estão relacionadas com a genitália interna feminina. Presença de massas e dolorimentos indica necessidade de aprofundamento da propedêutica. Palpam-se os linfonodos inguinais, pois eles refletem alterações tumorais inflamatórias ou neoplásicas do terço inferior da vagina, vulva, reto e ânus, caracterizando-se a adenopatia quanto ao número, tamanho, forma, dolorimento e mobilidade. Se necessário, procede-se à ausculta e à percussão abdominal.

Exame da genitália

Para o exame da genitália é importante observar a região pubiana (pele e pelos, estes segundo o grau de Tanner), a região do clitóris, os grandes e pequenos lábios, o sulco interlabial, o introito, o hímen, a comissura labial posterior, a fossa navicular, a região perineal e a região anal.

Nas adolescentes já iniciadas sexualmente deve-se fazer o *exame especular*. Utiliza-se o espéculo número 1, pequeno, lubrificado com óleo mineral ou gel à base de água, para que a paciente tenha maior conforto e aceite melhor o exame. Quando se realiza a citologia oncótica do colo uterino, não se usa lubrificante no espéculo vaginal.

A manobra de fazer força para baixo, pressionando os músculos pélvicos para fora, como na micção e na defecação, dilata o introito vaginal, ampliando a sua abertura e facilitando a introdução especular. Assim que o espéculo atravessa o introito, pede-se à paciente para relaxar os músculos perineais e completa-se a manobra introduzindo-o até o fundo da vagina.

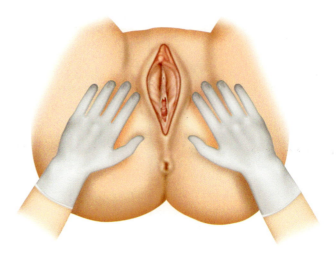

Fig 36-2. Manobra de exposição da vulva.

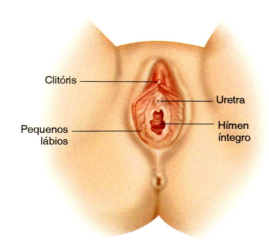

Fig 36-3. Vulva com hímen íntegro.

Com o espéculo bem posicionado, a linha entre as válvulas ficará na posição horizontal. Abre-se o espéculo, rodando-se sua borboleta parafusada até que se consiga posicionar o colo uterino entre as extremidades distais das válvulas especulares. Por vezes, faz-se necessário o movimento de báscula para que o colo uterino se posicione adequadamente entre as válvulas.

Com o *colo uterino* bem exposto, observam-se o tipo, a quantidade e o aspecto da secreção aí presente. Se excessiva, retira-se parte dela com algodão seco e esterilizado. Coleta-se com espátula e escovinha material da ectocérvice e da endocérvice, respectivamente. Em seguida, limpa-se o colo uterino com pequenos chumaços de algodão embebidos em ácido acético a 2% ou 3%, fazendo-se movimentos delicados e compressivos sobre a superfície do colo. Observam-se alterações como: espículas, áreas esbranquiçadas, elevações, erosões, pólipos, vegetações, irregularidades, lacerações, hiperemia, secreções aderentes e cistos de Naboth.

Inspeciona-se o orifício externo do *colo uterino* para detectar pólipos, mucorreia, secreção purulenta, sangramentos e outras alterações. Depois, faz-se o teste de Schiller para determinar a presença de áreas iodo-negativas, ou seja, áreas que não se coram por essa solução e que têm limite preciso. Essas áreas precisam ser bem analisadas, pois podem ser causadas por HPV. Dispondo-se de colposcópio, a análise dessas áreas e da zona de transformação (junção escamocolunar) será feita com detalhes para que se decida sobre a necessidade de biópsia do colo uterino.

Por fim, realiza-se o *toque vaginal*, com a avaliação da elasticidade e permeabilidade vaginais, posicionamento e consistência cervicais, palpação dos fundos de sacos vaginais e determinação da posição, tamanho, consistência e mobilidade do útero. Avaliam-se o tamanho e a sensibilidade dos anexos nas fossas ilíacas correspondentes. Desvios uterinos podem ser indícios de endometriose, processos inflamatórios e aderências pélvicas. O toque retal é feito em caso de queixas retais ou em suspeita de endometriose do septo retovaginal, após permissão da jovem.

Concluído o exame físico, a paciente veste a sua roupa e volta à sala de anamnese.

❑ IMPRESSÃO DIAGNÓSTICA E CONDUTA

Após a conclusão da anamnese e do exame físico, elabora-se a hipótese diagnóstica, determinando-se os exames complementares a serem solicitados. Com segurança e calma, são relatados à paciente os achados, a hipótese diagnóstica e quais os exames necessários para a completa elucidação do seu quadro. Certifica-se de que ela e seu acompanhante compreenderam todas as colocações apresentadas e reserva-se um tempo para possíveis perguntas. O importante é que a paciente e seus familiares não saiam com dúvidas ao final da consulta médica.

Caso a adolescente não esteja sob risco, ela poderá optar se o acompanhante ou seus pais serão informados sobre o seu diagnóstico. Tal afirmação está amparada no artigo 103 do Código de Ética Médica: "É vedado ao médico: revelar segredo profissional referente à paciente menor de idade, inclusive a seus pais ou responsáveis legais, desde que o menor tenha capacidade de avaliar seu problema e de conduzir-se por seus próprios meios para solucioná-lo, salvo quando a não-revelação possa acarretar danos ao paciente" (Resolução CFM 1.246/88, Código de Ética Médica).

Agenda-se o retorno da paciente com o resultado dos exames. Preventivamente, a consulta ginecológica deve ser feita, no máximo, entre 13 e 15 anos de idade. A cada ano ou em intervalo estipulado pelo profissional, a jovem deve realizar o seu exame ginecológico de rotina, com acompanhamento do seu processo de desenvolvimento físico, sexual, emocional e social.

DESPEDINDO-SE DA PACIENTE

Com a paciente segura da resolução do seu quadro e de posse do pedido dos exames complementares que ajudarão a confirmar a hipótese diagnóstica, torna-se mais simples o ato de despedir-se da paciente e de seus familiares. Sorriso, carinho, firmeza, otimismo e, às vezes, até um abraço são gestos valiosos na conclusão de um ato médico tão importante como é a consulta de uma adolescente.

BIBLIOGRAFIA

Alves CRL, Viana MRA. *Saúde da família: cuidando de crianças e adolescentes*. Belo Horizonte: COOPMED, 2002.

Brasil. Conselho Federal de Medicina. Resolução CFM 1.246/88. Código de Ética Médica. Brasília: CFM, 1996.

Heller DS. Diseases manifesting in the upper genital tract in children and adolescents: a review. *J Pediatr Adolesc Gynecol*, 2006; 19:3-9.

Hewitt G, Breech L. The "well girl" exam. *J Pediatr Adolesc Gynecol*, 2005; 18:289-91.

Mc Pherson A. Adolescents in primary care. *BMJ*, 2002; 330:466-7.

Rimsza ME. An illustrated guide to adolescent gynecology. *Pediatr Clin North Am*, 1989; 36:639.

Sheldon CA. The pediatric genitourinary examination. inguinal, urethral, and genital diseases. *Pediatr Clin North Am*, 2001; 48:339.

CAPÍTULO 37

Sistema Locomotor

Flávia Patrícia Sena Teixeira Santos
Eduardo Vasconcelos Novaes

A semiologia do sistema locomotor é bem específica, mas a avaliação de outros sistemas é fundamental para que seja feito um diagnóstico correto; a abordagem deve então seguir os passos tradicionais da anamnese e do exame físico.

❑ ANAMNESE

A consulta começa com a entrada do paciente e seu(s) acompanhante(s) na sala de exame, que deve ser, assim como a sala de espera, a mais descontraída possível, com decoração que faça a criança/adolescente sentir-se à vontade. A observação da postura familiar na sala de espera e da marcha do paciente em direção à sala de exame dá início à consulta médica.

No contato inicial deve ficar claro, tanto para a família como para o paciente, o interesse do médico em resolver a questão que motivou a consulta, estimulando a cooperação e permitindo uma comunicação ampla entre todos. A observação do paciente e de suas relações com seus acompanhantes representa importante contribuição não verbal ao raciocínio clínico. Deve-se estimular a criança (dependendo da idade) ou o adolescente a relatar e caracterizar seus sintomas e somente interrogar o acompanhante quando for necessário: o paciente é a criança ou o adolescente, não seu acompanhante.

❑ HISTÓRIA DA MOLÉSTIA ATUAL

A coleta da "história da moléstia atual" inicia-se com um convite como, por exemplo: "Digam-me o que os traz aqui!" ou "Em que posso ajudá-los?". A resposta a tal pergunta deve ser pacientemente ouvida, com o mínimo de interferência possível, sem demonstrar pressa ou descontentamento por não se obterem de pronto as respostas esperadas. Após o relato espontâneo, devem seguir-se as perguntas, muitas vezes dirigidas para determinado assunto julgado relevante, para que o médico possa organizar seu raciocínio e elaborar as hipóteses diagnósticas.

Dor

Um dos sintomas mais relatados é a dor, que deve ser investigada com muita atenção e detalhadamente. A dor musculoesquelética, sintoma fundamental para a identificação de doenças do sistema locomotor, é queixa comum entre crianças e adolescentes. Na maior parte dos casos, ela é decorrente de processos banais, mas algumas vezes pode ser o sinalizador de condições graves, debilitantes, que colocam em risco a vida do paciente.

Há uma tendência da família e do próprio médico em relacionar a dor nos membros a trau-

379

matismos. Fraturas, luxações, torções articulares, contusões e hemorragias de tecidos moles causam dores agudas e relacionadas aos traumatismos, e quase sempre não oferecem dificuldades diagnósticas. A artrite traumática ocorre com maior frequência em crianças maiores. O aumento do volume, um dos sinais inflamatórios articulares, surge, quase sempre, logo após a lesão.

As síndromes dolorosas por excesso de uso de determinados segmentos e os traumatismos repetitivos subagudos geralmente estão associados a atividades esportivas e entre suas principais causas estão o treinamento sem orientação especializada, a utilização não apropriada de equipamentos, como ocorre em muitas salas de musculação, o desequilíbrio do desenvolvimento musculotendinoso e o alinhamento anatômico vicioso (geralmente presente ao nascimento).

O diagnóstico diferencial das múltiplas possibilidades diante de uma criança ou adolescente com dor osteoarticular baseia-se fundamentalmente em entrevista médica e exame físico cuidadosos, que incluem não só o sistema locomotor, mas todos os sistemas, seguidos, quando necessário, de exames complementares.

Uma vez que em mais de 90% dos atendimentos a queixa é de dor, deve-se caracterizá-la adequadamente, perguntando:

- **Onde dói?** Se possível, pedir ao paciente para apontar o local exato da dor que o incomoda. A dor acomete alguma outra região? Ela é localizada ou difusa? Há evidências de irradiação ou de comprometimento de raiz nervosa? Lembrar que nas doenças do quadril a dor pode ser localizada na virilha, na face anterior da coxa ou no joelho, de acordo com o padrão de distribuição do nervo obturador. A possibilidade da dor dita "referida", ou seja, identificada em determinada região mas com real acometimento em outro local, não deve ser ignorada.

- **Como é a dor?** A avaliação da qualidade da dor é sempre difícil, mas deve-se solicitar sua descrição pela criança ou adolescente. Assim, uma sensação de queimação ou formigamento pode indicar uma causa neurológica. Já a dor óssea é descrita como dor "profunda".

Uma maneira prática de se quantificar a dor é com a utilização de uma escala visual analógica, como a ilustrada na Fig. 37-1. Pede-se ao paciente que aponte na escala apresentada o quanto de dor ele sente.

- **Há quanto tempo dói?** Determinar se o sintoma é agudo (duração menor que 6 semanas) ou crônico (duração maior que 6 semanas). Entre as causas mais comuns de dor aguda estão as infecções, os traumatismos e as doenças malignas. Já os processos articulares ou periarticulares inflamatórios crônicos podem sugerir o diagnóstico de doenças como a artrite idiopática juvenil (AIJ), as espondiloartropatias, o lúpus eritematoso sistêmico (LES) e a osteomielite.

- **Qual o ritmo da dor?** Sugere causa inflamatória ou mecânica? Quando há inflamação articular, como nas artrites crônicas, a dor é pior pela manhã e à noite. Após períodos de repouso, o paciente normalmente se queixa de sensação de rigidez, quando há dificuldade de movimentar-se, que pode ter duração maior que 30 minutos. A dor de origem mecânica, típica de causas traumato-ortopédicas e dos processos degenerativos, piora no decorrer do dia. Nesses casos, pode haver também queixa de rigidez matinal, mas esta é, geralmente, de curta duração (menor que 30 minutos).

- **Há sinais inflamatórios locais?** Perguntar sobre a presença de calor, aumento de volume, dolorimento e vermelhidão local. Nas doenças inflamatórias há calor, aumento de volume articular ou periarticular, dolorimento e dificuldade de movimentação nos sítios acometidos. A hiperemia intensa não é comum, mas se presente, a possibilidade de artrite séptica deve ser suspeitada. Nas condições não inflamatórias, ao contrário, geralmente não há aumento de volume nem alteração da temperatura e da cor do local doloroso.

- **Qual é o padrão de acometimento articular?** Há simetria, como ocorre na artrite reumatoide? As articulações afetadas são as grandes, como nas espondiloartropatias, ou as pequenas,

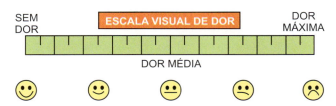

Fig. 37-1. Escala analógica da dor.

como ocorre no lúpus eritematoso sistêmico e na artrite reumatoide? Quantas articulações estão afetadas? O comprometimento é monoarticular (apenas uma articulação), oligoarticular (até quatro articulações) ou poliarticular (mais de quatro articulações)? Há comprometimento do esqueleto axial (coluna vertebral, articulações costocondrais anteriores, articulações sacroilíacas)?

De maneira geral, as crianças com enfermidades orgânicas são capazes de localizar precisamente a dor, que ocorre tanto durante o dia como durante a noite, e que está associada a recusa para andar ou claudicação, febre, exantema, perda de peso, diarreia e outras alterações objetivas ao exame físico. Nas crianças com enfermidades funcionais (não orgânicas), a dor tem, usualmente, localização imprecisa, é predominantemente noturna, e o exame físico é normal, exceto quando alterações neurovasculares são encontradas. Dor relatada como intolerável, que não interfere com atividades da vida diária, sugere a possibilidade de dor com forte componente psicogênico.

Sinais gerais

A interrogação sobre a presença de sinais constitucionais, como febre, lesões cutâneas, redução do peso, astenia, hiporexia e linfadenomegalias, é muito importante no diagnóstico de doenças sistêmicas. Estas são manifestações quase sempre presentes em doenças como a febre reumática (FR), a artrite idiopática juvenil (AIJ), o lúpus eritematoso sistêmico juvenil (LESJ), a dermatopolimiosite juvenil (DPMJ), a esclerodermia juvenil (ESPJ) e as vasculites juvenis, entre outras doenças.

Lesões cutâneas

O relato da presença atual ou prévia de lesões cutaneomucosas deve ser investigado. A presença de *rash* facial piorado pela exposição solar pode sugerir a possibilidade de LESJ, enquanto a presença de *rash* difuso, que se acentua durante episódios febris ou ao banho, sugere a possibilidade da forma sistêmica da AIJ. Lesões discoides, atróficas, são típicas do LESJ, e lesões ulceradas podem ser manifestações de vasculites. À observação de lesões psoriasiformes, associadas a quadro articular inflamatório, a hipótese de artrite psoriásica deve ser considerada. Ao relato de nódulos em superfície extensora das articulações, principalmente se associados a *rash* rendilhado, róseo em tronco e região proximal dos membros e taquidispneia, deve-se pensar no diagnóstico de febre reumática. Nódulos cutâneos também podem ser sinal de vasculites.

Sistemas cardiovascular e respiratório

O comprometimento dos sistemas cardiovascular e respiratório também pode estar presente na FR, no LESJ, na ESPJ, na DPMJ, nas vasculites e, menos frequentemente, na AIJ, exceto sob sua forma sistêmica, quando pode haver derrame pericárdico. O relato de tosse seca ou úmida, dispneia aos pequenos esforços, edema periférico ou aumento do volume abdominal pode ser associado ao comprometimento desses órgãos ou sistemas.

Sistema gastrintestinal

As queixas referentes ao sistema gastrointestinal são comuns. Podem ser citadas, entre elas, o ressecamento da mucosa oral e o aumento das glândulas salivares, presentes na síndrome de Sjögren primária ou secundária; a disfagia, ou sinais sugestivos de refluxo gastroesofágico, que podem alertar para os diagnósticos de DPMJ e ESPJ; a diarreia ou constipação intestinal, que podem ocorrer em doenças infecciosas ou parasitárias com repercussão musculoarticular; a hepatosplenomegalia, referida por aumento do volume abdominal, que pode indicar processo inflamatório inespecífico ou até mesmo insuficiência cardíaca congestiva na infância, sinal de alerta para a FR. Diante de queixa de ulcerações dolorosas em mucosa oral ou nasal, a possibilidade de LESJ ou doença de Behçet deve ser levantada. A referência de limitação da abertura bucal pode ser a chave inicial para o diagnóstico inicial da esclerose sistêmica juvenil.

Sistema geniturinário

Os sintomas associados ao sistema geniturinário são frequentes nas vasculites de um modo geral e no LESJ. O comprometimento renal é traduzido clinicamente por hipertensão, edema periférico, hematúria, cilindrúria e proteinúria (suspeitados a partir da informação de alteração da coloração da urina e sua espuma abundante), os quais podem ser interpretados como sinais de gravidade da doença instalada. A ulceração genital é comum na doença de Behçet e nas espondiloartropatias.

Sistema nervoso

A presença de histórico de crises convulsivas focais ou generalizadas e a referência às deficiências motoras focais com comprometimento definido de dermátomos levantam a suspeita de comprometimento neurológico associado às vasculites ou ao LESJ. A diminuição da força muscular pode levar à suspeita de doença com comprometimento neurológico ou comprometimento muscular, como ocorre na DPMJ, em especial se há lesões cutâneas associadas, ou nas miopatias congênitas. O comprometimento ocular, com inflamação do trato uveal, anterior, posterior ou total, pode ser a chave para o esclarecimento diagnóstico da AIJ, das espondiloartropatias ou de vasculites. A coreia é manifestação da febre reumática ou das vasculites do sistema nervoso central, incluindo o LESJ.

Um sumário da coleta dos dados sobre as repercussões sistêmicas das doenças do sistema locomotor encontra-se no Quadro 37-1.

❑ HISTÓRIA PREGRESSA

Na coleta da história de doenças pregressas, deve ser investigado o relato de doenças infecciosas prévias que poderiam manifestar-se tardiamente por comprometimento do sistema locomotor e possíveis complicações do uso de medicamentos e vacinas. A história gestacional, do período neonatal, do desenvolvimento, de alergias, defeitos de postura notados pelos pais ou colegas, internações hospitalares clínicas e/ou cirúrgicas não devem ser esquecidos. A história mórbida prévia é de fundamental importância, uma vez que as manifestações das doenças reumáticas podem acontecer durante anos até que o diagnóstico seja feito. Por exemplo, uma criança que hoje apresenta *rash* malar e anemia hemolítica pode ter apresentado no ano anterior artrite de pequenas articulações de mãos e pu-

Quadro 37-1. Alterações clínicas possíveis em paciente com doença do sistema locomotor

Articulações	Dor ou dolorimento à mobilização Aumento de volume Limitação do movimento Rigidez matinal
Músculos	Atrofia Diminuição da força proximal
Pele	*Rash* ou anormalidades ungueais Nódulos Alopecia Esclerodermia Fenômeno de Raynaud Hiperpigmentação Ulceração digital ou periungueal Telangiectasias Calcinose
Gastrointestinal	Disfagia Refluxo Dor abdominal Constipação ou diarreia Ressecamento da mucosa oral Aumento das glândulas salivares Hepatosplenomegalia
Ocular	Ressecamento da mucosa ocular Visão borrada/uveíte Conjuntivite Blefarite
Urinário	Ulceração genital Disúria Hematúria Presença de espuma na urina Hipertensão arterial
Cardiorrespiratório	Dispneia Ortopneia Dor pleurítica ou pericárdica Tosse seca
Neurológico	Parestesias, paresias e paralisias Crises convulsivas

nhos e 3 anos antes derrame pericárdico, tornando mais forte a possibilidade diagnóstica de LESJ. A FR aparece, em média, 4 semanas após episódio de infecção bacteriana das vias aéreas superiores, e a síndrome de Reiter, após semanas de diarreia ou doença genital infecciosa aguda.

❑ HISTÓRIA FAMILIAR

A história familiar deve incluir qualquer história mórbida dos pais, irmãos e avós, incluindo a presença de artrites ou outras doenças reumáticas e/ou ortopédicas, lombalgia inflamatória, psoríase, doenças inflamatórias intestinais e comprometimento ocular. Deve-se investigar a história ocupacional dos pais e o efeito da doença da criança em questão na estrutura familiar, ou vice-versa. O número de habitantes na residência e a presença ou não de itens de infraestrutura básica, como água encanada, rede pública de esgoto, luz elétrica e coleta de lixo, devem ser pesquisados, assim como a vida escolar do paciente.

❏ EXAME FÍSICO

O diagnóstico das doenças do sistema locomotor exige, além da anamnese cuidadosa, a realização de um exame físico completo, com ênfase na pele, nas mucosas e no sistema musculoesquelético.

Inicialmente, deve-se avaliar a aparência geral do paciente, suas respostas emocionais, seu estado nutricional e sua interação com seus familiares e o meio ambiente.

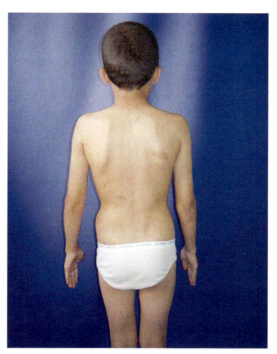

Fig. 37-2. Paciente portador de neurofibromatose tipo I. Observa-se a presença de máculas hipercrômicas, conhecidas como manchas *cafe au lait*.

Pele, pelos e mucosas

A avaliação de lesões cutâneas deve ser cuidadosamente realizada. As mais frequentes são a hiperemia localizada na face ou regiões sujeitas à exposição solar, a dermatografia, o livedo reticular, os nódulos subcutâneos, o edema, as alterações na espessura cutânea, as contraturas, as hipo ou hiperpigmentações (Fig. 37-2), as telangiectasias, as alterações ungueais, orais, genitais, a alopecia, as ulcerações cutâneas ou mucosas (Fig. 37-3) e o ressecamento das mucosas oral ou ocular. As alterações cutaneomucosas mais frequentemente associadas às doenças do sistema locomotor são listadas no Quadro 37-2.

Sistema cardiovascular

Devem ser avaliadas a simetria dos pulsos periféricos (a alteração sugere obstrução por processo trombótico ou inflamatório), como ocorre na arterite de Takayasu, também chamada *pulseless disease*, a presença de sopros cardíacos ou periféricos (comprometimento valvar da FR ou aneurismas vasculares), as manifestações cutâneas sugestivas de vasculites, assim como os sinais sugestivos de insuficiência cardíaca.

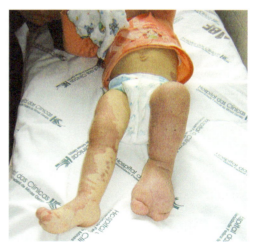

Fig. 37-3. Paciente de 2 anos de idade portadora de síndrome de Klippel-Trenaunay. Nota-se o grave acometimento dos membros inferiores com aumento de volume dos pés e alterações cutâneas vasculares típicas.

Sistema respiratório

A simetria da ausculta pulmonar, afastando-se a presença de derrame pleural de grandes proporções, e a presença de crepitações pulmonares que sugerem a possibilidade de comprometimento pulmonar intersticial são pontos que não devem ser esquecidos no exame.

Quadro 37-2. Sinais cutâneos e mucosos associados a doenças do sistema locomotor

Rash	Asa de borboleta (vespertílio)
	Vasculite
	Púrpura
	Evanescente róseo
	Dermatografia
	Psoríase
	Edema
	Livedo reticular
	Ceratodermia blenorrágica
	Heliotropo na pálpebras (arroxeadas)
	Gottron, nas superfícies extensoras das articulações
	Úlceras ou cicatrizes em polpas digitais
	Telangiectasias
	Fenômeno de Raynaud
Pele/subcutâneo	Espessamento
	Redução da espessura
	Contraturas
	Calcinose
	Nódulos
Cabelos	Alopecia
	Fratura capilar
Mucosas	Ulcerações orais (inclusive na língua) e genitais
	Ressecamento das mucosas oral e ocular
Unhas	Onicólise
	Pitting
	Telangiectasias

Sistema digestório

A presença de úlceras orais, o ressecamento da mucosa oral e a hepatosplenomegalia devem ser sempre investigados, assim como a presença ou não de ruídos hidroaéreos, distensão abdominal e ascite.

Sistema nervoso

O estado de consciência, a orientação do paciente, os reflexos, a sensibilidade, o padrão da marcha e a força muscular fazem parte do exame neurológico complementar ao exame do sistema locomotor.

Sistema musculoesquelético

Músculos

À ectoscopia, os músculos devem ser avaliados no que diz respeito à agenesia, ao trofismo, à simetria e às contraturas e quanto à presença de movimentos anormais ou involuntários.

O trofismo muscular pode ser definido como o estado de higidez do músculo, podendo ser eutrófico, atrófico ou hipotrófico, os quais ocorrem na desnutrição, na falta de trabalho muscular, nas doenças neurológicas e nas distrofias musculares. Pode apresentar-se também como hipertrófico, pseudo-hipertrófico (o aumento muscular deve-se a aumento do diâmetro das fibras musculares à custa de sarcoplasma e não de miofibrilas, além de hipertrofia do tecido conjuntivo presente entre as fibras musculares) (Fig. 37-4).

A observação durante o exame físico de crianças/adolescentes sem alterações nos músculos facilita o entendimento do que se entende por trofismo, pois, quando alterado, será rapidamente identificado.

A simetria muscular entre os dimídios direito e esquerdo e os segmentos corporais superior e inferior deve ser observada, assim como a possível presença de contrações de feixes musculares isola-

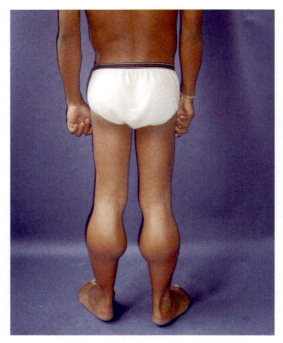

Fig. 37-4. Aspecto típico de pseudo-hipertrofia da musculatura da panturrilha em paciente portador de distrofia muscular de Duchenne.

das (fasciculações) em repouso que se acentuam com os movimentos ou com pressão sobre o músculo, as quais aparecem, em geral, nas lesões do neurônio motor inferior.

A palpação muscular complementa o estudo do trofismo muscular e orienta quanto ao tônus e à força muscular.

O tônus é um estado de semicontratura da musculatura que oferece certo grau de resistência aos movimentos passivos das articulações, e é assim que deve ser pesquisado. Está diminuído em crianças com debilidade geral, desnutrição e distrofias e nas lesões do neurônio motor inferior. Está aumentado em situações de traumatismos medulares e em muitas doenças do sistema extrapiramidal, como na síndrome de Parkinson.

A força muscular deve ser testada em cada um dos grupos musculares e a sua redução deve ser avaliada para ser graduada, como mostra o Quadro 37-3. A pesquisa deve ser feita com a mão do examinador sobre a região que vai ser investigada e solicitando ao paciente que faça força para empurrar a mão (portanto contra a gravidade).

Contraturas são deformidades fixas dos músculos e/ou articulações que levam à limitação dos movimentos, podendo ser acompanhadas de atrofia muscular. São consequências de deformidades congênitas, como pés tortos, de infecções arti-

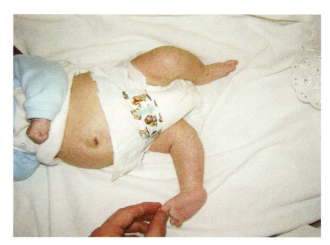

Fig. 37-5. Paciente de 1 mês de idade com contratura em extensão do joelho direito em consequência da luxação congênita do joelho.

culares, da artrite crônica e da contratura muscular isquêmica (Fig. 37-5). São observadas, à inspeção, pela alteração (diminuição) da abertura (extensão) dos membros.

Articulações

O exame das articulações é de fundamental importância para o diagnóstico e o manejo da criança com doença do sistema locomotor. Não há exame de imagem ou laboratorial que o substitua.

A melhor maneira de identificar o que está alterado é conhecendo o "normal". Portanto, o médico deve observar seus próprios movimentos e sua amplitude e iniciar, em crianças normais, para efeito de aprendizagem, a realização sistemática do exame. A partir do conhecimento do "normal", o alterado "saltará aos olhos" quando encontrado.

O exame articular consiste em inspeção geral, palpação, percussão e determinação da mobilidade em cada uma das articulações.

À inspeção, devem-se observar a simetria, a perda de contornos habituais, o aumento do volume articular ou de partes moles, a coloração sobrejacente às articulações, atrofias, as hipertrofias musculares, deformidades, contraturas ou angulações ósseas e a discrepância do tamanho dos membros inferiores (Fig. 37-6).

À inspeção, segue-se a palpação, investigando-se locais dolorosos e aumentos de volume ou

Quadro 37-3. Avaliação da gradação da força muscular no exame físico

	Gradação	Descrição
5	Normal	Movimento contra a gravidade, com resistência total
4	Boa	Movimento contra a gravidade, com alguma resistência
3	Regular	Movimento contra a gravidade
2	Fraca	Movimentos quando a força da gravidade é eliminada
1	Traços	Evidências de leves contrações musculares
0	Ausente	Ausência de contrações musculares

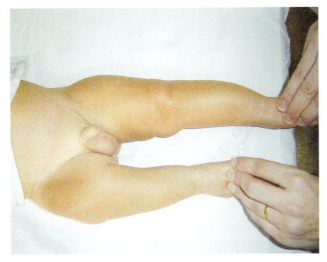

Fig. 37-6. Discrepância dos membros inferiores em paciente portador de deficiência longitudinal congênita do fêmur direito.

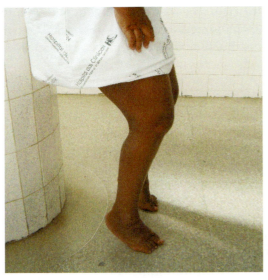

Fig. 37-7. Contratura em flexão dos joelhos de paciente com artrite idiopática juvenil.

temperatura articulares ou musculares. A palpação óssea deve ser realizada com a articulação em diversas posições, tornando possível determinar se a dor é difusa ou localizada. A presença de alodinia, ou dor exacerbada ao toque, pode sugerir a possibilidade de fibromialgia, síndrome de fadiga crônica ou síndrome miofascial, situações em que há dolorimento corporal difuso sem evidência clínica ou laboratorial de processo inflamatório associada, muitas vezes, a quadros depressivos. Articulações inflamadas e quentes ocorrem em caso de artrite reumatoide, febre reumática, artrite alérgica tóxica e infecciosa, entre outras. O derrame articular, sinal de inflamação, é determinado por meio da percussão de um lado e percepção da onda líquida do outro.

Determina-se, então, a mobilidade articular, que deve ser testada, para cada articulação, em todos os planos possíveis, com a avaliação simultânea da força e da estabilidade. Se a mobilização ativa (executada pelo paciente) está limitada, a mobilização passiva deve ser avaliada de modo assistido (com ajuda do clínico) e forçado contra resistência (executado pelo clínico). É extremamente importante que todas as articulações sejam avaliadas, e não apenas as referidas como dolorosas. É comum, ao se examinar uma criança com artrite, identificar comprometimento de articulações não mencionadas antes, exemplificadas pelas queixas álgicas em joelhos, quando o processo patológico se dá nos quadris.

As contraturas em flexão são a marca registrada das artrites, uma vez que desde os artrópodes a musculatura flexora é mais forte que a extensora (Fig. 37-7). A hipermobilidade articular pode estar associada a síndromes genéticas, como as síndromes de Ehler-Danlos e Marfan, osteogênese imperfeita, homocistinúria, hiperlisinemia, doenças reumáticas e neuromusculares e de forma idiopática.

Os graus de mobilidade das articulações mais importantes estão descritos no Quadro 37-4.

Exame das mãos e punhos

Um dos tópicos mais importantes na semiologia do sistema locomotor é o exame das mãos, que muitas vezes pode oferecer o diagnóstico definitivo já à ectoscopia. À inspeção, pode-se determinar o diagnóstico de AIJ, pela presença de limitação da mobilidade, hipertrofia sinovial à compressão, desvios do eixo articular, deformidades típicas dos dedos; de esclerose sistêmica juvenil, pela presença do fenômeno de Raynaud (alteração vascular na qual palidez, seguida de cianose, é acompanhada por hiperemia) (Fig. 37-8), além de ulcerações em polpas digitais e afilamento dos dedos; e de DPMJ, quando se observam as vasculites periungueais e o sinal de Gottron (placas eritematosas em superfície extensora das articulações). Investiga-se o baqueteamento digital, cujas alterações anatô-

Quadro 37-4. Avaliação do grau de mobilidade articular

	Flexão	Extensão	Rotação interna	Rotação externa	Abdução	Adução
Quadril	120	30	35	45	45 a 50	20 a 30
Joelho	135	2 a 10	10	10	0	0
Tornozelo	50	20	5 (inversão)	5 (eversão)	10	20
Primeiro metatarsofalangiano (MTF)	45	70 a 90				
Punho	80	70			20 (radial)	30 (ulnar)
Cotovelo	135	0 a 5	90	90		
Ombros	90	45	55	40 a 45	180	45
Metacarpofalangianos (MCF)	90	30 a 45			20	0
Polegar	70 (palmar)	0				
Pescoço	45	50	80 (para a direita)	80 (para a esquerda)	40 (inclinação lateral)	40 (inclinação lateral)

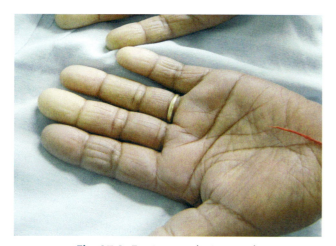

Fig. 37-8. Fenômeno de Raynaud.

micas básicas são o aumento de tecido conjuntivo vascularizado e o edema intersticial na região subungueal de mãos e pés. Este aumento empurra a base da unha para cima e aumenta o volume da extremidade distal dos dedos, que adquirem o aspecto de baqueta de tambor, alteração indolor que pode estar associada a situações como cardiopatias congênitas cianóticas, hepatopatias crônicas, endocardite bacteriana subaguda e fibrose cística, entre outras.

O exame das mãos e dos punhos é fundamental ainda para avaliação das doenças congênitas, que muitas vezes podem manifestar-se como síndromes que acometem, entre outros órgãos, o sistema locomotor. Nesse sentido, podem ocorrer malformações com dedos extranumerários, ausência congênita de dedos e sindactilia (fusão entre um ou mais dedos) (Fig. 37-9).

Os planos de movimentação das mãos (neutro, adução e abdução) e dos punhos (flexão, extensão) estão ilustrados nas Figs. 37-10 e 37-11.

O punho e as mãos são comumente acometidos quando uma criança sofre uma queda e tenta se proteger. Como consequência, pode ocorrer uma fratura do terço distal do rádio. Nesse caso, a criança se queixa de dor aguda e apresenta deformidade clássica, que pode facilmente ser percebida (Fig. 37-12).

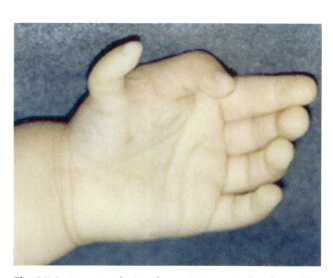

Fig. 37-9. Aspecto clínico de paciente portador de malformação congênita do polegar.

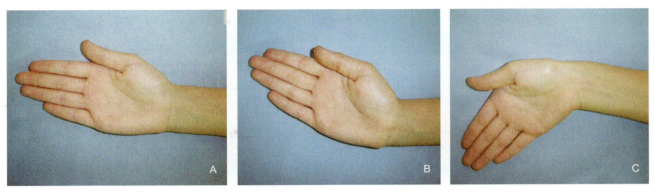

Fig. 37-10. Exame das mãos. **A.** Neutro. **B.** Abdução. **C.** Adução.

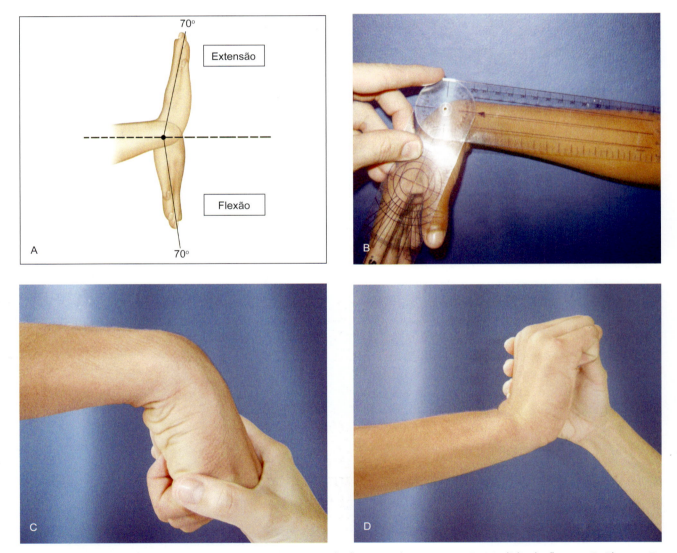

Fig 37-11. Exame do punho. **A.** Esquema para o exame da flexão e da extensão. **B.** Medida da flexão. **C.** Flexão. **D.** Extensão.

CAPÍTULO 37 • Sistema Locomotor

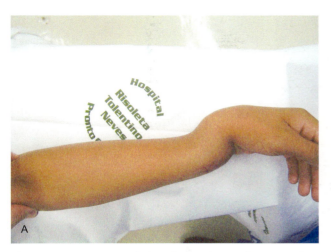 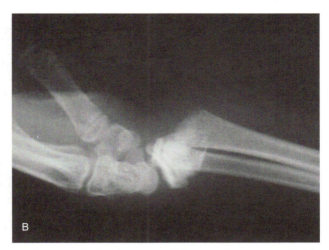

Fig. 37-12A. Aspecto clínico do antebraço de um paciente que sofreu queda de *skate* e evoluiu com fratura metafisária do rádio distal. **B.** Aspecto radiográfico.

Exame dos cotovelos

À inspeção, observam-se inicialmente o alinhamento da articulação e sua simetria com a articulação contralateral. O aumento de volume da bursite do olécrano é facilmente distinguível do aumento de volume difuso do cotovelo. À palpação, o calor e o dolorimento são investigados, assim como nódulos reumatoides, percebidos na superfície extensora do antebraço. Os planos de movimento dos cotovelos e do antebraço (flexão/extensão e supinação/pronação) estão ilustrados na Fig. 37-13.

O cotovelo é local comum de traumatismo durante a infância. Das fraturas que acometem o cotovelo, a fratura supracondiliana do úmero é a mais comum e deve ser prontamente suspeitada na presença de dor e deformidade do cotovelo em uma criança com história de queda (Fig. 37-14).

Exame dos ombros

Os ombros raramente são acometidos nas doenças reumáticas da infância, todavia malformações congênitas, infecções e traumatismos podem ocorrer com maior frequência. Em geral, não se observa aumento de volume ou hiperemia, mas o aumento da temperatura e a limitação da amplitude dos movimentos – flexão/extensão, abdução/adução, rotação interna e externa, representados na Fig. 37-15 – são alterações comuns.

Entre as doenças mais comuns que acometem a cintura escapular destacam-se a paralisia braquial obstétrica (PBO) e a doença de Sprengel, ou escápula alta congênita (Fig. 37-16).

Exame das articulações temporomandibulares

As articulações temporomandibulares são articulações utilizadas cerca de 1.500 a 2.000 vezes por dia, durante os vários movimentos de abrir e fechar a boca para falar ou mastigar. Seu acometimento é bastante comum na artrite reumatoide juvenil poliarticular, provocando alterações ortodônticas frequentes (Fig. 37-17). As articulações podem ser palpadas com a boca fechada e durante sua abertura e fechamento, não apresentando nenhuma alteração na criança sem alterações do sistema musculoesquelético. Dor e crepitações podem ser facilmente percebidas. É uma boa ocasião para se examinarem a harmonia do crescimento da mandíbula, a má oclusão dentária e o volume das parótidas e das submandibulares.

Exame das articulações coxofemorais

O quadril, ou articulação coxofemoral, é uma fonte frequente de queixa de dor em crianças e adolescentes. Várias doenças podem se manifestar inicialmente com queixa de dor no quadril, como é o caso de AIJ, espondiloartropatias juvenis, deslizamento epifisário proximal do fêmur, infecções, sinovite transitória do quadril e traumatismos.

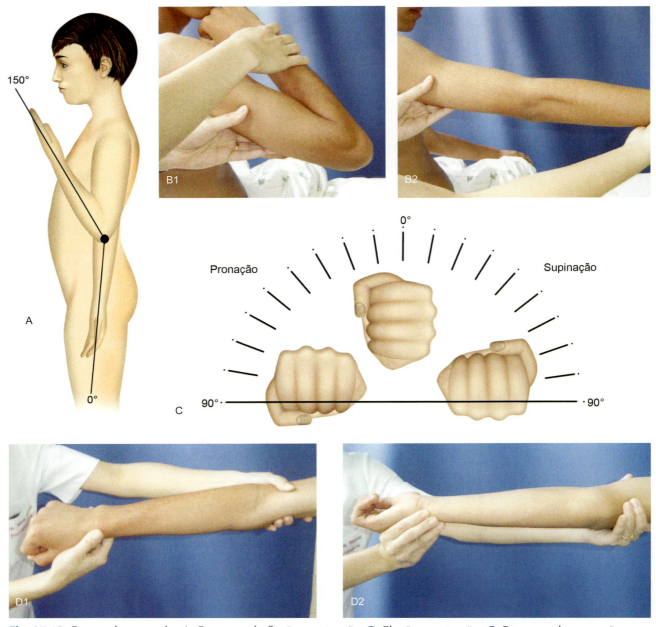

Fig. 37-13. Exame do cotovelo. **A.** Esquema de flexão e extensão. **B.** Flexão e extensão. **C.** Esquema de pronação e supinação. **D.** Pronação e supinação.

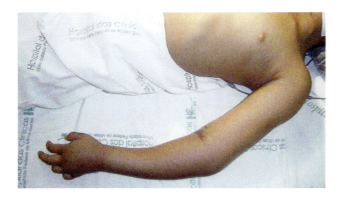

Fig. 37-14. Paciente vítima de queda de altura com dor e deformidade do cotovelo. Notam-se acentuado aumento de volume e equimose no cotovelo em consequência de fratura supracondiliana do úmero.

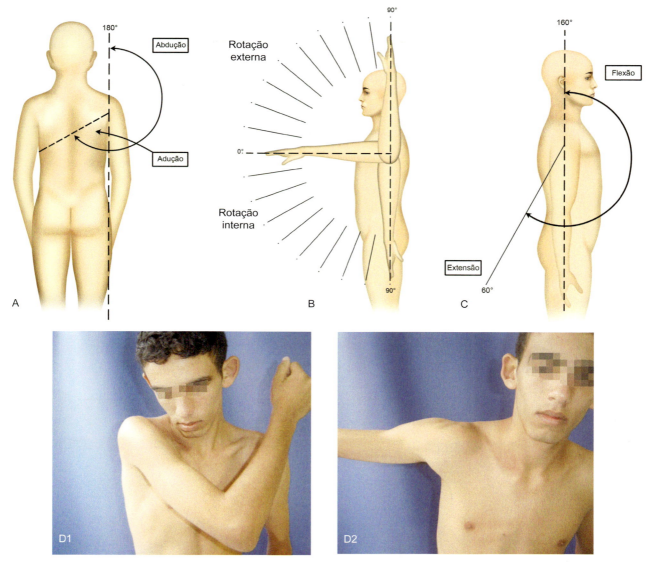

Fig. 37-15. Exame do ombro. **A.** Esquema de abdução e adução. **B.** Esquema das rotações interna e externa. **C.** Esquema de flexão e extensão. **D.** Adução e abdução.

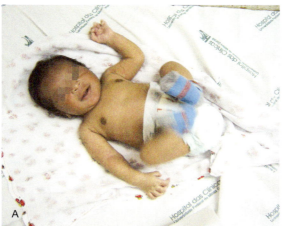 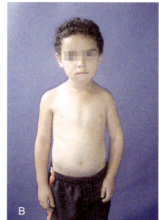

Fig. 37-16A. Recém-nascido com paralisia braquial obstétrica total. Nota-se a postura típica do membro superior direito ao lado do corpo em rotação interna do ombro, pronação do antebraço e flexão dos dedos da mão. **B.** Paciente de 7 anos de idade com sequela de PBO à esquerda: nota-se a postura em flexão do cotovelo e abdução e rotação interna do ombro.

SEÇÃO V • Abordagem dos Sistemas

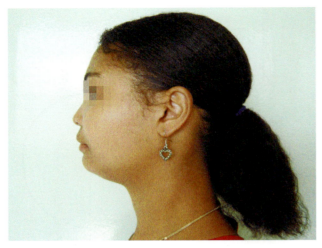

Fig. 37-17. Micrognatia em paciente com artrite idiopática juvenil.

Um dos mais importantes passos no exame físico das articulações coxofemorais (ACF) é a avaliação de sua amplitude de movimentos. Os movimentos de rotação externa e externa, flexão e extensão, abdução e adução devem ser testados em conjunto com a força muscular, e estão ilustrados na Fig. 37-18. Deve-se levar em conta os dados coletados na anamnese, quanto à deficiência congênita de forma ou adaptação dos fêmures à cavidade acetabular. Deve ser lembrado que, às vezes, uma dor do quadril pode ser devida a doenças das articulações sacroilíacas ou mesmo da coluna lombar.

A investigação do quadril é importante para detecção de qualquer anormalidade da relação anatômica entre o fêmur e o acetábulo, reconheci-

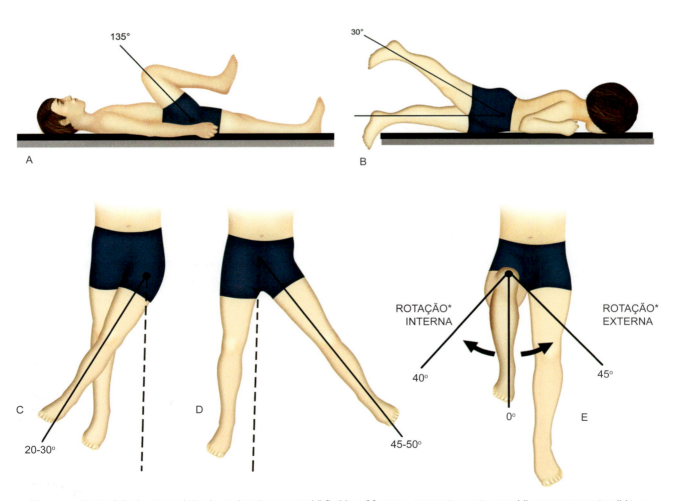

*Com o paciente deitado em posição de supinação e o quadril fletido a 90 graus, enquanto o outro quadril permanece estendido, o examinador gira o pé para dentro, para avaliar a rotação externa, e para fora, para avaliar a rotação interna.

Fig. 37-18. Exame das articulações coxofemorais. **A.** Esquema da flexão. **B.** Extensão. **C.** Abdução. **D.** Adução. **E.** Rotações interna e externa.

da como displasia do desenvolvimento do quadril (DDQ). Os achados clínicos da DDQ variam com a idade da criança e refletirão a anatomia patológica. O diagnóstico precoce no período neonatal é fundamentado nas manobras clássicas descritas por Ortolani e Barlow. A manobra de Ortolani foi descrita na década de 1930. O teste deve ser feito com abdução da articulação coxofemoral fletida, leve tração e empurrando o grande trocanter com o intuito de detectar a redução da cabeça femoral no acetábulo. A redução do quadril causa um ressalto que pode ser facilmente percebido e eventualmente ouvido como um ruído grosseiro, caracterizado como um *clanque*. Não se deve confundir o ressalto da redução articular com eventuais ressaltos miotendinosos (tensor da fáscia lata e iliopsoas) que podem gerar sensação de *click* discreto durante a manobra de Ortolani. Na década de 1960, Barlow descreveu uma manobra que provocava luxação com o objetivo de detectar o potencial de deslocamento da cabeça femoral. Com a articulação coxofemoral fletida, aplica-se uma força de compressão no sentido longitudinal posterior, fazendo simultaneamente adução; se positivo, será possível sentir o quadril luxando.

No lactente de alguns meses de idade, aparecem outros sinais mais expressivos (limitação da abdução do quadril e assimetria das pregas de flexão), como o sinal de Galeazzi. Especialmente na DDQ com quadril irredutível unilateral, esses achados tornam-se mais evidentes na criança entre 6 e 18 meses de idade. A limitação da abdução surge em decorrência da contratura dos adutores. O sinal de Galeazzi corresponde ao encurtamento aparente da coxa do lado do quadril luxado. Com a criança em decúbito dorsal, os quadris e os joelhos são fletidos em 90 graus e a altura correspondente dos joelhos é então comparada (Fig. 37-19). A assimetria de pregas, apesar de popular, é um achado de baixa especificidade.

Na criança que deambula, o quadril luxado unilateralmente pode ser evidenciado pelos achados comuns do exame do lactente (assimetria do quadril, Galeazzi, limitação da abdução) e pelo exame dinâmico, que mostra marcha claudicante e sinal de Trendelenburg. O sinal de Trendelenburg é pesquisado com a criança apoiando-se somente sobre um membro, mantendo o outro membro inferior sem apoio com flexão do joelho. Do lado normal observa-se nivelamento da pelve, enquanto no quadril afetado observa-se queda da pelve para o lado contralateral, o que corresponde à insuficiência da musculatura abdutora (Fig. 37-20). Quando ambos os quadris estão luxados, os achados tendem a ser simétricos: lordose aumentada secundária a certo grau de contratura em flexão do quadril, a marcha apresenta tendência a Trendelenburg bilateral e rotação do quadril aumentada.

O quadril, juntamente com o joelho, é a principal articulação acometida em processos infecciosos. O diagnóstico diferencial da ar-

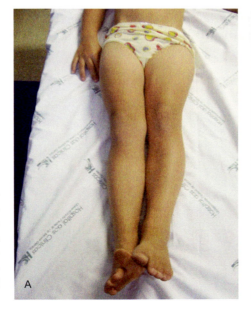
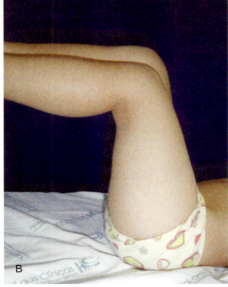

Fig. 37-19A. Criança com luxação congênita do quadril esquerdo. Nota-se a discrepância de comprimento dos membros com encurtamento aparente do membro inferior esquerdo. **B.** Sinal de Galeazi positivo à esquerda.

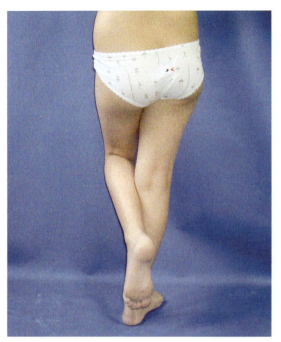

Fig. 37-20. Sinal de Trendelenburg positivo à direita. Nota-se a queda da pelve para o lado contralateral.

e do volume de hemossedimentação (VHS) nos quadros infecciosos. A diferenciação entre artrite séptica e sinovite transitória é fundamental, pois o tratamento da artrite séptica é cirúrgico, enquanto o da sinovite é clínico.

Exame dos joelhos

Os joelhos são as articulações mais frequentemente acometidas nas artrites da infância. Além disso, podem ser locais frequentes de traumatismos e infecções. Ressalte-se ainda que é comum a queixa de dor nos joelhos, que pode ser originada de doenças que acometem a articulação coxofemoral, a chamada dor referida. Nesse sentido, é mandatório que toda criança com queixa de dor articular na região do joelho seja avaliada minuciosamente, com atenção para o quadril. O deslizamento epifisário proximal do fêmur e a doença de Legg-Calvé-Perthes podem manifestar-se inicialmente com dor na região do joelho, mas são doenças típicas do quadril.

O exame físico dos joelhos tem início com a inspeção estática, em que se observa o alinhamento destes, o que pode denotar a presença de anomalias congênitas ou adquiridas. O arqueamento lateral da tíbia, geno varo, é observado quando existe um espaço maior que 2cm entre as superfícies internas dos joelhos, quando a criança é colocada de pé, com os maléolos mediais próximos. O geno varo importante pode ser devido a anomalias congênitas ou adquiridas, como o raquitismo e a doença de Blount (Fig. 37-21). O geno valgo é determinado quando, mantendo-se os joelhos juntos, os maléolos internos estão mais de 2cm separados. O geno valgo pode

trite séptica do quadril é amplo; no entanto, é fundamental diferenciá-la da sinovite transitória do quadril. A artrite séptica normalmente apresenta-se com limitação da capacidade de marcha e incapacidade da criança em apoiar o membro acometido. Além disso, na maioria das vezes, a criança apresenta febre com temperatura corporal acima de 38,5°C. Exames de imagem, como ultrassonografia e ressonância magnética, podem ser utilizados, além de exames laboratoriais, que tendem a mostrar leucocitose acima de 12 mil e aumento da proteína C reativa (PCR)

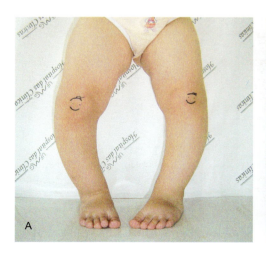
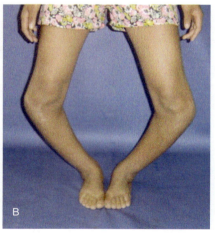

Fig. 37-21A. Geno varo: criança portadora de raquitismo hipofosfatêmico. **B.** Geno varo: sequela de doença de Blount.

ser normal em crianças de 2 a 3 anos, em média. Em situações patológicas pode ser observado nas doenças osteometabólicas ou em casos de sequela de traumatismo ou infecções (Fig. 37-22).

Durante o exame físico, deve-se pesquisar aumento de volume dos joelhos, que pode ser localizado, como resultado do acúmulo de líquidos em uma de suas bursas (suprapatelar, pré-patelar, infrapatelar, pata de ganso ou gastrocnêmia-semimembranosa – o cisto de Baker), ou generalizado, em virtude da presença de fluido intra-articular. A pesquisa de derrames intra-articulares se faz com o paciente em decúbito dorsal e com o joelho estendido. Uma das mãos do examinador comprime a bursa suprapatelar enquanto o dedo indicador da outra mão exerce pressão sobre a patela. Caso haja derrame, este será revelado pela flutuação patelar.

A amplitude de mobilidade dos joelhos deve ser testada de modo passivo e ativo por meio de flexão e extensão. Dor no joelho é queixa comum em crianças e adolescentes, e o diagnóstico diferencial é amplo. Entre as inúmeras causas de dor no joelho, destaca-se a síndrome de Osgood-Schlatter, reconhecida como uma epifisite da tuberosidade anterior da tíbia. Nessa doença, a criança queixa-se tipicamente de dor localizada anteriormente no joelho, no local de inserção do tendão patelar, exacerbada pela palpação. Nesses casos, o exame clínico, associado com radiografias do joelho, torna possível o diagnóstico apropriado.

A integridade da estrutura ligamentar dos joelhos deve ser sempre avaliada. Os ligamentos colaterais, grosso modo, impedem o movimento de pêndulo da perna com relação ao fêmur e são testados com o joelho em extensão, exercendo força de valgização e varização da perna. Já os ligamentos cruzado anterior (LCA) e cruzado posterior (LCP) impedem o movimento de anteriorização e posteriorização da tíbia com relação ao fêmur. A integridade ligamentar é testada por meio do teste da gaveta anterior, do teste de Lachman para o LCA e do teste da gaveta posterior para o LCP. O diagnóstico clínico da lesão do LCA depende da demonstração da subluxação anterior da tíbia. O teste de Lachman é excelente para testar o limite anterior dessa subluxação. Para realizá-lo, o joelho é posicionado entre 20 e 30 graus de flexão, usando-se as duas mãos (uma para estabilizar o fêmur e outra para anteriorizar a tíbia); o examinador, ao trazer a tíbia anteriormente, percebe o deslocamento tibial anormal e a firmeza do limite dessa manobra. Esse limite pode ser firme (chamado parada dura – joelho normal – teste de Lachman negativo) ou macio (parada mole – joelho com lesão do LCA – teste de Lachman positivo). O teste da gaveta anterior deve ser realizado com o examinador posicionando o joelho do paciente em 90 graus com estabilização do pé sobre a mesa de exame. O examinador aplica uma força de anteriorização sobre a tíbia. Em um joelho normal, a anteriorização da tíbia sobre o fêmur é mínima; no entanto, na presença de lesão do LCA, a tíbia desloca-se anteriormente em relação ao fêmur. Apesar de seu valor histórico, o teste da gaveta anterior é pouco fidedigno, pois não isola adequadamente o LCA, podendo resultar em falso-positivos ou negativos, de acordo com a co-

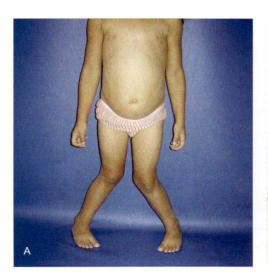
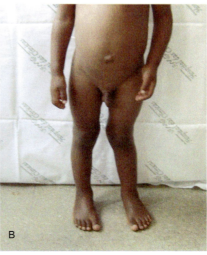

Fig. 37-22A. Geno valgo: criança portadora de raquitismo hipofosfatêmico. **B.** Geno valgo: paciente com geno valgo do membro inferior esquerdo devido a tumor ósseo no terço distal do fêmur esquerdo.

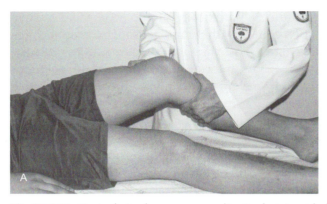 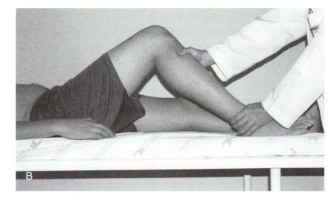

Fig. 37-23A. Teste de Lachman para avaliação da integridade do ligamento cruzado anterior. **B.** Teste da gaveta posterior para avaliação da integridade do ligamento cruzado posterior.

existência ou não de lesões dos ligamentos colaterais. No teste da gaveta posterior, o examinador aplica uma força em sentido posterior, causando deslizamento posterior da tíbia sobre o fêmur na presença de lesão do LCP (Fig. 37-23). A presença de crepitações ou "rangidos" com a movimentação do joelho indica a degeneração ou irregularidade traumática da superfície articular da patela ou da tróclea femoral. Os estalidos não têm valor semiológico.

Exame dos tornozelos e pés

A presença de pés aplanados ou cavos, anomalias numerárias ou morfológicas dos dedos, aumento de volume dos tornozelos e das articulações dos pés ou cistos sinoviais pode ser visível à inspeção. Os movimentos do tornozelo envolvem dorsiflexão, flexão plantar e, na articulação subtalar, inversão e eversão do pé. Os artelhos apresentam flexão e extensão, tendo como base as metatarsofalangianas.

O pé e o tornozelo são alvos frequentes de traumatismos e podem estar acometidos nas doenças reumáticas, como a artrite idiopática juvenil poliarticular ou pauciarticular, e nas espondiloartropatias juvenis. São comuns as variações da normalidade do pé durante o crescimento e o desenvolvimento da criança. Desse modo, o pé plano valgo flexível é extremamente comum na criança no início da marcha, acentuando-se com o alinhamento em valgo dos membros inferiores típico da criança com idade próxima de 4 anos. A avaliação do pé plano tem início com a inspeção, que mostra redução da altura do arco plantar com apoio do pé em sua borda medial. Além disso, observa-se normalmente abdução dos metatarsos, que é mais bem visualizada pela inspeção dos pés pela vista posterior. No pé normal, a inspeção posterior do pé possibilita observar apenas o quinto ou, eventualmente, o quarto e quinto artelhos. No pé plano encontramos o "sinal dos muitos dedos", que se caracteriza pela

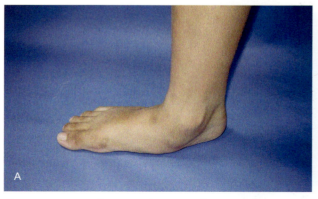 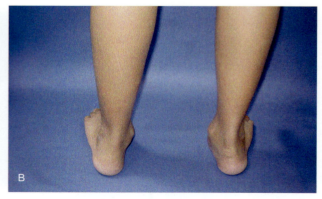

Fig. 37-24A. Pé plano patológico: achatamento do arco longitudinal plantar. **B.** Pé plano patológico: presença do sinal de vários dedos na inspeção posterior do pé.

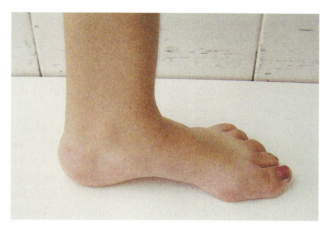

Fig. 37-25. Pé cavo. Notam-se aumento do arco longitudinal plantar e deformidade associada dos artelhos em garra.

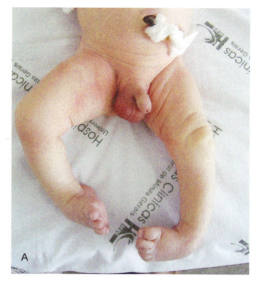

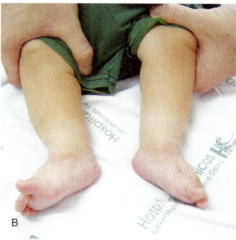

Fig. 37-26A. Pé torto congênito: apresentação típica com 10 dias de vida. **B.** Pé torto congênito: aos 2 meses de idade, os pés estão adequadamente corrigidos após aplicação do método de Ponseti.

observação de maior número de artelhos. Em crianças mais velhas e adolescentes, a presença de pés planos deve levar à suspeita de um processo patológico presente, principalmente a coalizão tarsal (Fig. 37-24) A presença de aumento do arco plantar caracteriza o pé tipo cavo, que exige sempre investigação minuciosa, pois em cerca de 60% das vezes está associado com doenças neuromusculares (Fig. 37-25).

Entre as deformidades congênitas dos pés, destaca-se o pé torto congênito (PTC), em que o pé tem deformidade típica em equino, varismo e adução (Fig. 37-26). O pé em *talus verticalis* é caracterizado pela deformidade em mata-borrão, na qual a face plantar do pé é convexa, além de apresentar contratura em equino do retropé e contratura dos tendões tibial anterior e fibulares. É menos comum que o PTC e pode estar associado a síndromes como artrogripose e mielomeningocele (Fig. 37-27).

Exame da coluna vertebral

A coluna vertebral, formada por vértebras, discos e ligamentos, constitui a parte subcranial mais importante do esqueleto axial. Tem como funções a proteção da medula espinal e de nervos e a sustentação firme, porém flexível, do tronco e de seus apêndices.

Apresenta quatro curvaturas fisiológicas no sentido anteroposterior: as convexas para trás, que recebem o nome de cifose (dorsal e sacra), e as côncavas, no mesmo sentido, que recebem o nome de lordoses (cervical e lombar). A lordose lombar

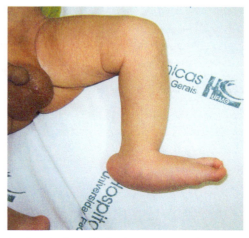

Fig. 37-27. Deformidade dos pés em *talus verticalis*.

exagerada pode ser uma consequência de raquitismo, distrofia muscular e debilidade da parede abdominal.

As escolioses, ou curvaturas laterais da coluna, são reconhecidas com o paciente de pé, observado de frente e de trás. O examinador compara ambos os lados da região torácica e lombossacra (Fig. 37-28).

A avaliação da escoliose inicia-se com a inspeção do dorso do paciente. Pela vista anterior, observam-se discrepância da altura dos ombros e alteração do quadril com assimetria da pelve. O teste de Adams é realizado pela observação do alinhamento da coluna e da região torácica, enquanto o paciente realiza a flexão da coluna. Na escoliose observa-se assimetria da caixa torácica. A escoliose é, por definição, uma deformidade tridimensional da coluna e não deve ser confundida com assimetrias do tórax. A avaliação radiográfica da coluna em PA distingue as duas entidades. O ângulo de inclinação acima de 10 graus entre as vértebras caracteriza a escoliose. A escoliose pode ser causada por inúmeras doenças da coluna vertebral, mas pode ser secundária a discrepância de comprimento de membros inferiores, por isso é fundamental uma avaliação global do paciente.

Exame da coluna cervical

As articulações da coluna cervical são frequentemente acometidas por alterações congênitas. Estão presentes na síndrome de Klippel-Feil, que se manifesta por pescoço curto, baixa implantação do couro cabeludo e limitação dos movimentos da coluna cervical, ou no torcicolo congênito, do desenvolvimento, como o que ocorre nas osteocondrodisplasias, nos traumatismos e nos processos inflamatórios, como na artrite reumatoide juvenil, quando há dor inflamatória associada à redução progressiva da mobilidade. Nesses pacientes, deve-se atentar para a possibilidade de instabilidade com luxação da articulação atlanto-axial, potencialmente muito grave. Os planos de movimento que devem ser pesquisados de rotina são a flexão/extensão, as inclinações laterais direita e esquerda e as rotações para a direita e para a esquerda (Fig. 37-29 A a D).

Exame da coluna dorsal

A inspeção do tórax e da coluna dorsal pode revelar escoriações, movimentos paradoxais e alterações da curvatura fisiológica da coluna, como a escoliose (curvatura lateral da coluna vertebral acompanhada por rotação das vérte-

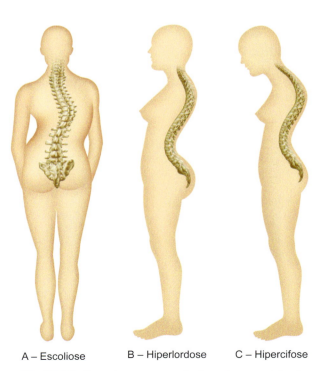

A – Escoliose   B – Hiperlordose   C – Hipercifose

Fig. 37-28. Curvaturas anormais da coluna vertebral.

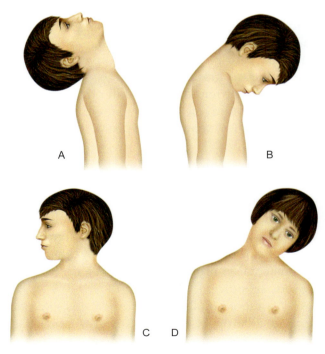

Fig. 37-29. Movimentos da coluna cervical. **A.** Flexão. **B.** Extensão. **C.** Inclinação lateral. **D.** Rotação lateral.

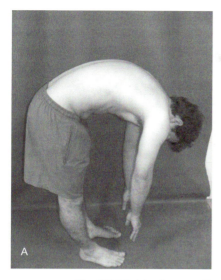 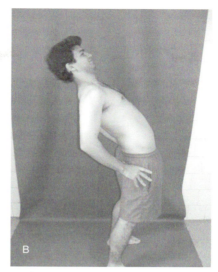 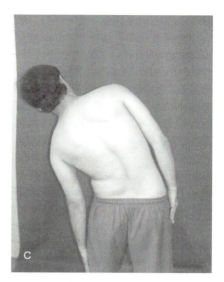

Fig. 37-30. Movimentação ativa da coluna lombar. **A.** Flexão. **B.** Extensão. **C.** Inclinação lateral.

bras). A escoliose é muitas vezes congênita e associada a outras malformações ou cifose (curvatura anterior acentuada, que pode incluir, como na cifose de Scheuermann, alteração na morfologia das vértebras e dos discos intervertebrais).

A palpação poderá reproduzir sintomas de dor no paciente, oriundos das articulações, músculos ou ligamentos. Os movimentos mais significativos da região são as rotações. A limitação da mobilidade costal, avaliada pela expansibilidade torácica, é consequência tardia das espondiloartropatias juvenis.

Exame da coluna lombar

Inicialmente, deve ser testada sua mobilização ativa. Observa-se, a seguir, a pele do dorso, à procura de neurofibromatose, anormalidades na coloração, tufos de pelo que sugiram a presença de alterações neurológicas, bem como sinais inflamatórios superficiais. A palpação dos pontos dolorosos é muito importante pois, além do valor semiológico, orienta quanto à solicitação de exames de imagem. A coluna lombar tem os seguintes movimentos básicos que devem ser pesquisados de rotina: flexão, extensão, inclinação lateral direita e esquerda (Fig. 37-30A a C).

❏ BIBLIOGRAFIA

Cassidy JT, Petty RE. *Textbook of pediatric rheumatology*. 2ª ed., New York: Churchill Livingstone, 1990.
Ensworth S. Rheumatology – 1. Is it arthritis? *CMAJ*, 2000; 162(7).
Jacobs JC. *Pediatric rheumatology for the practitioner*. 2ª ed., New York: Springer-Verlag, 1993.
Lopez M, Laurentys J. *Semiologia médica*. 2ª ed., Rio de Janeiro: Livraria Atheneu, 1988.
Lovell WW, Winter RB. *Ortopedia pediátrica*. 2ª ed., Buenos Aires: Médica Panamericana, 1988.
Malleson P, Beauchamp R. Rheumatology – 16. Diagnosing musculoskeletal pain in children. *CMAJ*, 2001; 165(2).
Moreira C, Carvalho MAP. *Reumatologia: diagnóstico e tratamento*. 2ª ed., Rio de Janeiro: Medsi, 2001.
Oliveira SKF, Azevedo ECL. *Reumatologia pediátrica*. Rio de Janeiro: Medsi, 1991.
Salter RB. *Distúrbios e lesões do sistema músculo-esquelético*. 2ª ed., Rio de Janeiro, Medsi, 1985.

CAPÍTULO 38

Sistema Nervoso

PARTE A
EXAME NEUROLÓGICO

Luiz Roberto de Oliveira

Anatomicamente, o sistema nervoso (SN) humano é dividido em sistema nervoso central (SNC), que engloba o encéfalo, constituído por cérebro, cerebelo e tronco encefálico e a medula espinal, e em sistema nervoso periférico (SNP), constituído pelos nervos cranianos e espinais, pelos gânglios sensitivos e viscerais e pelas terminações nervosas sensitivas e motoras. Os termos "central" e "periférico" são usados para indicar alterações referentes a cada um desses sistemas, respectivamente.

Associado à anamnese, o exame neurológico fornece dados que promoverão o raciocínio clínico para responder as seguintes questões: "Existe comprometimento de sistema nervoso?", "Onde está a lesão?" e "Qual a sua causa?".

Uma anamnese cuidadosamente obtida e bem analisada destaca os pontos do exame neurológico que devem merecer especial atenção por parte do médico. Na pediatria, a história, em geral, é relatada pelo acompanhante, mas pode ser obtida do próprio paciente, se este for capaz de fornecê-la, devendo ser complementada pelos familiares. Os dados devem estar em ordem cronológica, pois informações sobre o início e o curso subsequente da doença podem ser cruciais para o diagnóstico. Nos casos agudos, o momento exato de início pode ser bem determinado, mas nos crônicos nem sempre isso é possível. A ordem de aparecimento dos sintomas e sua forma de instalação (aguda, subaguda ou crônica) e evolução (melhora, piora ou estática) são essenciais para o raciocínio clínico.

A história também fornece dados para o médico julgar se o problema é difuso (nesse caso não há um ponto do SN como sede da lesão) ou focal (pode se atribuir a uma parte do SN a sede da lesão). Assim, a atrofia de um músculo e uma hemiparesia são sinais focais. Já a atrofia generalizada e a perda da função cognitiva são distúrbios generalizados. Esses dados devem ser complementados com análise dos fatores associados à doença, sejam eles precipitantes, agravantes ou de melhora, bem como tratamentos realizados e, se possível, com os nomes dos medicamentos, as dosagens e o tempo de uso, além dos exames complementares realizados e seus resultados.

401

As histórias pregressa e familiar são relevantes, pois existem doenças neurológicas heredofamiliares e sequelas de agressões pregressas do SNC, assim como a idade e o sexo (p. ex., a distrofia muscular progressiva, forma Duchenne, é genossômica recessiva; o prognóstico da atrofia muscular espinal depende da idade de início dos sintomas).

Estabelecidos a forma de instalação, o curso e a natureza focal ou difusa do problema, podemos caracterizar as categorias de diagnósticos principais. Assim, uma doença de instalação abrupta, seja focal, seja difusa, que evolui para melhora sugere acidente vascular encefálico (AVE), enquanto uma que evolui em episódios sugere epilepsia. Doença crônica, de evolução progressiva e comprometimento focal sugere lesão expansiva; se o comprometimento é difuso, trata-se de doença degenerativa.

Em geral, os processos toxicometabólicos, as infecções e as inflamações são de instalação aguda e evoluem com melhora, com comprometimento difuso.

Os distúrbios vasculares e traumáticos têm instalação abrupta e geralmente evoluem com melhora, podendo o comprometimento ser focal ou difuso nos traumáticos e focal nos vasculares. Nas crianças, os problemas derivados de malformações do SN são, muitas vezes, estáticos, e o comprometimento pode ser focal ou difuso.

O exame neurológico deve ser precedido pelo exame físico geral do paciente. Uma avaliação detalhada da pele e anexos é essencial, pois o SNC e a pele são derivados do ectoderma, de modo que várias doenças que comprometem o SNC também têm reflexo na pele, como a neurofibromatose, a esclerose tuberosa e a doença de Sturge-Weber. A presença de máculas esbranquiçadas, manchas café com leite e hemangioma na face ou sobre a coluna vertebral pode, mesmo na ausência de sintomas referentes ao SN, levar à hipótese de problema neurológico associado. A importância do exame do crânio, da face e da coluna vertebral para avaliação neurológica foi enfatizada em outros capítulos deste livro. Distúrbios em outros órgãos podem ter reflexo no SN, como a insuficiência renal, a insuficiência hepática e as cardiopatias cianosantes.

O exame neurológico deve ser cuidadoso e completo, sempre que possível. Não há um roteiro ideal, principalmente na criança. Como nos outros sistemas, é um exame de oportunidades, fazendo-se o que for possível. Muitas vezes, a maioria dos dados é obtida a partir da observação da criança. Quando possível, entretanto, um exame bem esquematizado facilita muito. Não há norma fixa, e cada médico tem seu próprio roteiro, de modo que o aqui proposto não é obrigatório. As técnicas aqui descritas visam mostrar testes neurológicos específicos e de fácil realização no consultório pelo pediatra.

A avaliação neurológica do recém-nascido será abordada no Capítulo 38-B e a avaliação do desenvolvimento neuropsicomotor, no Capítulo 40.

Propõe-se a avaliação na seguinte ordem de exame: estado mental; motricidade voluntária; força muscular; tônus muscular; coordenação motora; equilíbrios estático e dinâmico; reflexos superficiais e profundos; nervos cranianos; sensibilidades.

❑ ESTADO MENTAL

O exame neurológico começa sempre pela avaliação do nível de consciência e do estado mental do paciente. Na criança, é realizado pela observação e por meio de conversa. O paciente alerta encontra-se consciente e interage de maneira adequada com o examinador e com o ambiente. Quando o paciente tende a adormecer na ausência de estímulos, acredita-se que está letárgico. Quando ele só permanece acordado mediante estímulo físico contínuo (p. ex., voz), está torporoso. Quando nem assim responde, está comatoso. Em geral, esses dados devem ser complementados: se o estímulo deve ser intenso ou leve, se responde só à voz ou a estímulo doloroso e, além disso, como foi a resposta – normal, movimentos propositais ou não propositais, se houve ou não abertura ocular. Atualmente, a escala de Glasgow* é a preferida para caracterizar o nível de consciência. No paciente alerta deve ser determinado se existe inquietude, agitação, baixo limiar de atenção ou alucinação.

O próximo passo na avaliação do estado mental consiste em verificar se o paciente está orientado no tempo e no espaço. Pergunta-se onde ele está (local, cidade, estado, país), o dia da semana, o mês, o ano e a hora do dia (manhã, tarde, noite). Deve ser levado em consideração o nível educacional e mental da criança.

---

*Ver Capítulo 12, *Particularidades do Atendimento da Criança*.

Os testes da memória constituem outros componentes da avaliação do estado mental. A memória geralmente é testada por meio da conversa com a criança. De maneira incisiva, mas formal, pede-se que sejam repetidas imediatamente três palavras, de preferência sem conexão, como, por exemplo, bola, casa, avião, ou números (memória imediata). A criança é distraída por algum tempo e, a seguir, solicitada a repetir novamente o que foi dito (memória a curto prazo) e lembrar de fatos de natureza pessoal ou histórica, como endereço, data de nascimento e nome dos pais (memória remota).

Nos testes de linguagem, avalia-se a capacidade de compreensão, repetição e expressão. O paciente deverá atender a comandos simples, como ficar de pé, piscar os olhos, coçar a orelha, ou qualquer outro, a critério do examinador, nomear objetos, como cadeira, mesa e sapato, repetir frases e, se alfabetizado, ler alguma frase e escrevê-la em seguida.

A incapacidade de compreender ou expressar-se na própria língua sem que haja déficit sensitivo ou motor recebe o nome de afasia – quando somente na compreensão, afasia de recepção; quando só na expressão, afasia de expressão; quando nas duas, afasia mista. Quando o distúrbio neurológico ou muscular leva a dificuldade ou incapacidade de articulação da fala, ocorre uma disartria ou anartria, respectivamente. Na dislalia há erro na pronúncia, como, por exemplo, fala-se "tlêis" ou "tês" e não três, em geral, em função da pouca idade (dislalia de evolução) ou por atraso na aquisição da fala, sem lesão neurológica. Jargão local não é considerado dislalia. A dificuldade para ler é chamada dislexia; para calcular, discalculia; e para escrever, disgrafia.

A capacidade de fixar a atenção do paciente é testada pedindo-lhe para executar tarefas que exijam concentração, como, por exemplo, contar de dois em dois, de cinco em cinco ou de sete em sete, de trás para frente, conforme o grau de escolaridade.

As funções cognitivas superiores referem-se ao nível mais alto de funcionamento intelectual da criança. Assim, é muito importante conhecer seu nível de educação. Solicita-se ao paciente que responda a perguntas com progressivos graus de dificuldade, como quantos dias tem a semana, até questões mais difíceis, como o "nome de quem escreveu a primeira carta no Brasil", e, se possível, que conte uma pequena história com alguns dados fornecidos pelo examinador. Os testes de cálculos também são aplicados com dificuldades progressivas (adição, subtração, multiplicação, divisão).

As alterações do estado mental e da consciência podem decorrer de processos infecciosos, inflamatórios, traumáticos, expansivos ou degenerativos do SN. Em geral, o comprometimento da aquisição das funções, na criança, se deve a malformações congênitas ou sequelas de agressões pregressas do SN. Não confundir retardo mental (RM) com demência, pois esta se caracteriza pela perda adquirida das funções cognitivas por comprometimento cerebral. Lembrar que pacientes tímidos ou deprimidos podem aparentar ter RM.

❑ MOVIMENTOS VOLUNTÁRIOS

O exame é feito pela observação da criança e solicitando a ela que execute movimentos com os diversos segmentos corporais, como flexão, extensão, abdução e adução dos membros superiores e inferiores, inclinação, rotação, flexão e extensão da cabeça e do tronco. Pedir que a criança sente-se e levante-se sem apoio, ou deite-se e levante-se. Essa parte do exame pode ser realizada em conjunto com a avaliação da compreensão da linguagem falada.

Quando há dificuldade para realização de movimentos voluntários, diz-se que ocorre uma "paresia", e quando há incapacidade de movimentação está presente uma paralisia ou plegia:

- **Monoparesia ou monoplegia:** comprometimento de um só membro.
- **Hemiparesia ou hemiplegia:** comprometimento de um hemicorpo ou dimídio.
- **Tetraparesia ou tetraplegia:** comprometimento dos quatro membros.
- **Paraparesia ou paraplegia:** comprometimento dos membros inferiores.

O termo diplegia significa comprometimento de estruturas simétricas (p. ex., diplegia facial significa paralisia facial bilateral).

Às vezes, a criança não movimenta um segmento corpóreo não por distúrbio neurológico, mas em virtude da dor. Nesse caso, diz-se que há uma pseudoparalisia, como pode ocorrer na sífilis, no escorbuto, na osteomielite e nas fraturas.

As paresias ou plegias podem ser consequentes a qualquer tipo de comprometimento do neurônio motor inferior ou motoneurônio (NMI), do neurônio motor superior (NMS), dos nervos periféricos, da junção mioneural e do músculo. Podem ser transitórias, como na paralisia de Todd (paralisia pós-convulsão), ou permanentes (sequelas de lesão neurológica).

❑ FORÇA MUSCULAR

Para avaliação da força muscular, tenta-se desfazer uma postura contra resistência do paciente, ou impedindo que ele execute determinado movimento, ou por meio de algumas manobras deficitárias. Na manobra de Mingazzini, em decúbito dorsal, a criança deve manter os membros inferiores em dupla flexão (perna sobre a coxa e coxa sobre a bacia em ângulo reto) por algum tempo. Quando há diminuição da força muscular em algum membro, este cai antes ou, no caso de diminuição bilateral, os membros inferiores não serão mantidos no ar. A manobra de Barré (da perna) é executada com o paciente em decúbito ventral e as pernas fletidas sobre a coxa. O paciente normal mantém facilmente essa posição. Quando há fraqueza, ocorrem oscilações ou queda da perna. Em decúbito ventral ou de pé, pode-se fazer a manobra dos braços estendidos. Após alguns momentos, o membro comprometido cai ou oscila. Em decúbito dorsal, com os membros inferiores estendidos apoiados no leito, os pés se desviam para fora quando há comprometimento dos rotadores mediais.

A perda da força muscular pode ser avaliada e a capacidade contrátil dos membros graduada como mostrado no Quadro 38-1.

As causas de diminuição da força muscular são as mesmas da diminuição dos movimentos voluntários. Usualmente, a redução da força muscular leva à diminuição da velocidade de movimento.

❑ TÔNUS MUSCULAR

A avaliação do tônus muscular é feita pela palpação do músculo, em que se deve pegar toda a massa muscular, e não só o subcutâneo, avaliando a consistência muscular; pela movimentação

Quadro 38-1. Avaliação da força muscular

| 0 – ausência de contração muscular |
| 1 – esboço de contração, mas sem movimento articular (10% de força muscular preservada) |
| 2 – movimento executado parcialmente, mas não vence a gravidade (25% de força muscular) |
| 3 – movimento executado, vence a gravidade sem resistência oposta pelo examinador (50% de força muscular) |
| 4 – movimento vence a gravidade e resistência oposta pelo examinador (75% de força muscular) |
| 5 – força muscular normal |

passiva das articulações, verificando o grau de alongamento atingido, e pelo balanço passivo das articulações, em que, com o paciente relaxado, balançam-se os segmentos distais dos membros e observa-se a amplitude dos movimentos (ADM). Normalmente, encontra-se leve resistência à movimentação passiva, a ADM é normal e nota-se semicontração à palpação.

Nas doenças neurológicas, o tônus muscular, quando alterado, está aumentado ou diminuído. Quando aumentado, ocorre espasticidade ou rigidez. Na espasticidade, há comprometimento desigual dos músculos, com hipertonia maior dos flexores dos membros superiores e dos extensores dos membros inferiores, adquirindo o paciente em repouso uma postura típica de flexão dos superiores e extensão dos inferiores. Diz-se que é uma hipertonia do tipo seletiva; ao tentar desfazer a postura em flexão ou em extensão, há uma resistência inicial que desaparece em seguida, o que é denominado fenômeno da lâmina de canivete. Depois que o segmento é solto, ele retorna à posição inicial (hipertonia elástica). A espasticidade é mais percebida com a movimentação rápida dos membros e decorre da lesão do NMS.

Na rigidez, não há seletividade, e a hipertonia é uniforme, com resistência igual à movimentação rápida ou lenta; o segmento examinado, depois de solto, não retorna à posição inicial (hipertonia plástica ou cérea) e, ao se estender ou fletir um segmento, a resistência oferecida pode ocorrer em saltos, o chamado fenômeno da roda denteada. A rigidez é característica de lesão extrapiramidal, como no parkinsonismo.

CAPÍTULO 38 • Sistema Nervoso

Há outros tipos de hipertonia, como a que ocorre no tétano, nas convulsões, nas intoxicações medicamentosas, na tetania, nos processos dolorosos e nas câimbras. Em geral, são transitórios e podem ser localizados.

Na hipotonia, os músculos estão flácidos à palpação, com a consistência diminuída e aumento evidente da ADM. Pode ou não estar associada à hipotrofia muscular. Ocorre em numerosas doenças, como nas miopatias, polineurites, doença degenerativa do sistema nervoso (DDSN), coreia *minor* e doenças cerebelares, entre outras. É achado clássico nas lesões do NMI, como na atrofia muscular espinal e na poliomielite, ou em doenças não neurológicas, como hipotireoidismo, desnutrição, raquitismo e hipopotassemia, entre outras. Pode ser também constitucional, como na hipotonia fisiológica do lactente.

❏ COORDENAÇÃO (CEREBELO)

Basicamente, o cerebelo exerce uma função motora, atuando como centro de controle da motricidade. Mantém o equilíbrio e o tônus muscular e coordena os movimentos. Para isso, recebe impulsos do córtex cerebral, da medula espinal e dos órgãos vestibulares e os integra, auxiliando a organização dos movimentos, como velocidade, amplitude, direção e força, de modo que eles sejam executados de maneira acurada e harmônica.

O exame da coordenação é feito, no lactente ou no paciente não cooperativo, observando-se a criança no consultório ou (quando ela está) brincar. No paciente que coopera, solicita-se que toque a ponta de um objeto ou do nariz com a ponta do indicador (manobras índex-objeto e índex-nariz). Nesses casos, o membro superior deve estender-se completamente.

Solicita-se também que realize movimentos rápidos e alternados, como pronar e supinar as mãos, tocar o polegar com as pontas dos outros dedos, abrir e fechar as mãos, flexionar e estender os pés, batendo-os no chão, colocar o calcanhar no joelho e deslizá-lo pela canela (manobra calcanhar-joelho) e tocar um objeto com o hálux (manobra hálux-objeto). Na criança normal, esses movimentos devem são realizados de maneira rápida, sinérgica, sem dificuldade. Observar também a marcha e a fala do paciente.

A lesão cerebelar não altera a sensibilidade nem a força muscular. Manifesta-se como dificuldade na execução dos movimentos, incoordenação, alteração do tônus, em geral hipotonia, e nistagmo.

A incoordenação motora ou ataxia é evidenciada pela dificuldade ou incapacidade de realizar movimentos rápidos e alternados (disdiadococinesia ou adiadococinesia), pela dismetria, pelo tremor terminal no final dos movimentos, por alteração da marcha, denominada ebriosa ou atáxica, e pela decomposição dos movimentos, em que cada componente de um ato motor complexo é realizado isoladamente, como um robô ou boneco de mola. Disartria pode ocorrer em virtude da disdiadococinesia da língua. A disfunção nos membros é homolateral à lesão cerebelar.

Alterações funcionais do cerebelo decorrem de infecções (encefalite virótica, tuberculose), inflamações (pós-varicela), autoimune (síndrome de Müller-Fischer), traumatismo e doenças metabólicas. Ocorrem também nas malformações congênitas (Arnold-Chiari, Dandy-Walker) e nas intoxicações (anticonvulsivantes e metais pesados, como chumbo e mercúrio). No adolescente, deve ser lembrado o uso de bebida alcoólica. Tumores distantes, como neuroblastoma, podem provocar ataxia nas chamadas síndromes paraneoplásicas.

❏ EQUILÍBRIO

Dinâmico

No exame da marcha, observa-se a criança andar em linha reta da maneira usual, nas pontas dos pés, nos calcanhares, encostando o calcanhar de um pé na ponta do outro (marcha calcanhar-ponta), pulando em duas pernas e em uma só perna e, se preciso, correr, sentar-se e levantar-se sem auxílio e andar com os olhos fechados. Deve ser observado se ocorrem desvios, pulsões ou posturas anômalas e os movimentos dos membros superiores durante a marcha.

Alterações podem ser produzidas por disfunção de qualquer nível do sistema nervoso. Alguns tipos de marcha são mais comuns e característicos.

Na lesão unilateral do neurônio motor superior ocorre marcha espástica ou ceifante, em que, ao trocar passos, a criança, no lado afetado, realiza movimento semicircular com membro inferior, com o pé em equinovarismo.

Na diplegia espástica congênita, há hipertonia dos adutores e dos extensores dos membros inferiores, de modo que a marcha consiste em passos curtos, com joelhos juntos, cruzando as pernas ao caminhar, sendo denominada marcha em tesoura.

Já na marcha atáxica ou ebriosa, que ocorre em caso de comprometimento cerebelar ou do funículo posterior da medula, o paciente oscila, anda com base larga, com pulsões (latero, antero ou retropulsões) e não consegue caminhar em linha reta. Quando unilateral, desvia para o lado da lesão.

Nos casos em que existe fraqueza da cintura pélvica, como na distrofia muscular progressiva (DMP), nas miosites, na poliomielite e nas polineuropatias, ocorre oscilação da bacia ao andar, com aumento da lordose lombar e inclinação do tronco ora para um lado ora para o outro e apoio nas pontas dos pés. Trata-se da marcha anserina ou de pato (Fig. 38-1).

Na doença de Charcot-Marie-Tooth, em virtude do comprometimento dos músculos flexores dorsais do pé, a criança flexiona muito o membro inferior ao andar, para evitar que o pé esbarre no chão, o que caracteriza a escarvante.

Existem outros tipos de marcha, porém mais raros.

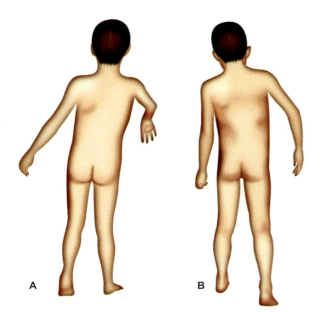

Fig. 38-1A e B. Marcha anserina ou de "pato".

Denomina-se abasia a incapacidade de a criança andar e astasia, a incapacidade de ficar de pé.

Estático

O sinal de Romberg é o indicado para testar o equilíbrio estático: o paciente deve ficar ereto, parado, com os pés juntos, olhos abertos e depois fechados. Em condições normais, essa postura é facilmente mantida, imóvel, sem oscilações.

Considera-se a prova positiva quando, ao fechar os olhos, o paciente oscila ou cai, o que ocorre nas lesões do funículo posterior da medula e nas lesões radiculares posteriores, pois a criança perde a sensibilidade posicional. A queda é rápida e não tem lado preferencial.

Nas disfunções do labirinto, os desvios ocorrem após latência e são sempre para o mesmo lado (Romberg labiríntico). Convém lembrar que a prova de Romberg não testa a função cerebelar.

❑ REFLEXOS

Por reflexo, compreende-se uma resposta estereotipada e involuntária a um estímulo. Os reflexos são muito úteis, principalmente no exame do paciente torporoso ou comatoso.

Rotineiramente, são pesquisados alguns reflexos motores, os quais são divididos em dois grupos, de acordo com as posições dos receptores: superficiais e profundos.

Reflexos superficiais

Nos reflexos superficiais, a musculatura se contrai após estímulo sensitivo da pele. Nos cutâneos abdominais (RCP), com a excitação da pele da região abdominal, a contração muscular provoca o desvio do umbigo e da linha alba para o lado estimulado. A resposta se restringe aos grupos musculares da área estimulada. A pele da parede abdominal, em pontos superiores, médio e inferior (acima, no nível e abaixo do umbigo), é estimulada de maneira rápida e no sentido latero-medial com um objeto com ponta (Fig. 38-2).

Esses reflexos estão diminuídos nas lesões piramidais, medulares e dos nervos periféricos. Distensão abdominal, flacidez, tensão muscular e obesidade podem dificultar sua obtenção.

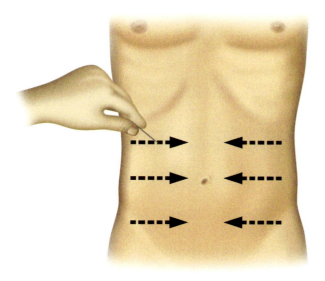

Fig. 38-2. Pesquisa dos reflexos cutâneos abdominais.

- **Reflexo cremasteriano:** a estimulação cutânea do terço superior da região medial da coxa provoca contração do cremaster e elevação do testículo do lado estimulado. Tem o mesmo significado dos reflexos cutâneos abdominais.
- **Reflexo cutâneo plantar:** é pesquisado estimulando-se a margem lateral da planta de trás para frente com a perna em extensão, com um objeto de ponta romba. Em resposta, ocorre contração dos flexores dos artelhos, com flexão destes. A resposta anormal consiste na extensão do hálux, acompanhada ou não da extensão dos outros artelhos, sendo denominada sinal de Babinski, que indica lesão piramidal. O reflexo cutâneo plantar (RCP) está ausente nas lesões periféricas ou do NMI.

A extensão dos artelhos à estimulação da planta do pé em crianças normais, que ainda não andam, não deve ser denominada sinal de Babinski, pois se constitui em um achado normal para a idade. Diz-se RCP com resposta em extensão. Respostas assimétricas devem ser analisadas com atenção, mesmo nessas crianças (Fig. 38-3).

Reflexos profundos

Usualmente pesquisam-se os reflexos bicipital, tricipital e estilorradial nos membros superiores e os reflexos patelar e aquileu nos membros inferiores.

Esses reflexos, também chamados osteotendinosos (ROT), são obtidos pela percussão do tendão distal dos músculos, tendo como resposta a contração destes e deslocamentos do segmento examinado.

- **Reflexo bicipital:** com o martelo de reflexo, percute-se o polegar colocado sobre o tendão do músculo bíceps braquial. A resposta normal é a flexão do antebraço.
- **Reflexo tricipital:** percute-se a tensão do tríceps braquial com o braço abduzido, sustentado pela mão do examinador. O antebraço deve estar fletido em ângulo reto com o braço. A resposta normal consiste na extensão do antebraço.
- **Reflexo estilorradial:** percute-se a extremidade distal do rádio, com o antebraço apoiado na mão do examinador, em semiflexão e punho em leve pronação. A resposta normal é a flexão e, às vezes, pronação do antebraço.
- **Reflexo patelar:** percute-se o tendão do quadríceps, abaixo da patela, com o paciente sentado. A resposta normal é a extensão da perna (Fig. 38-4).
- **Reflexo aquileu:** percute-se o tendão de Aquiles, com o paciente em decúbito dorsal, decúbito ventral ou sentado e as pernas fletidas; o examinador deve sustentar o pé em leve flexão dorsal. A resposta normal é a extensão do pé.

Os reflexos osteotendinosos estão aumentados nas lesões piramidais e diminuídos nas lesões do neurônio motor inferior, dos nervos periféricos e miopatias. Deve ser lembrado que existe uma

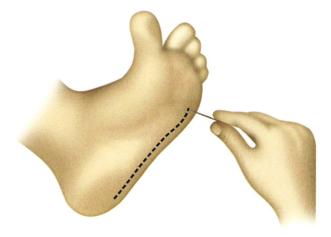

Fig. 38-3. Reflexo cutâneo plantar em extensão.

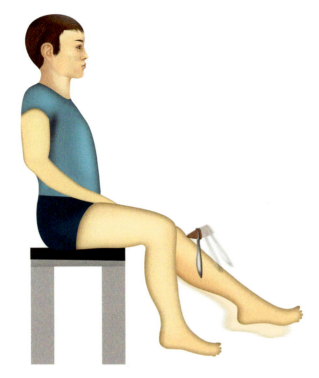

Fig. 38-4. Pesquisa do reflexo patelar com extensão da perna estimulada.

grande variação de resposta entre pessoas normais e que alguns desses reflexos são mais facilmente obtidos que outros.

Valoriza-se mais a simetricidade das respostas e não se deve comparar respostas entre reflexos diferentes: compara-se patelar com patelar, bicipital com bicipital etc. Hiper-reflexia, hiporreflexia e arreflexia profundas, simétricas, generalizadas, na ausência de outras alterações neurológicas, costumam ser destituídas de significado patológico.

Quando a distensão abrupta de um tendão provoca contrações clônicas repetidas, sequenciais, involuntárias, durante o período de manutenção da distensão, denomina-se clônus ou clôni e indica hiper-reflexia profunda. Pode ser uni ou bilateral. Os clôni mais facilmente obtidos são o do pé, da patela e da mandíbula.

❑ MOVIMENTOS INVOLUNTÁRIOS (EXTRAPIRAMIDAIS)

O exame é feito pela observação do paciente ou solicitando que ele execute movimentos voluntários. Embora anatomicamente já não se considere um sistema extrapiramidal, clinicamente ainda a ele se refere. Os distúrbios extrapiramidais podem manifestar-se com alterações do tônus (hipertonia ou hipotonia) e dos movimentos (hipocinesia ou hipercinesia). As alterações do tônus já foram relatadas.

A hipocinesia manifesta-se pela diminuição na velocidade e na espontaneidade dos movimentos, ocorrendo redução da atividade motora. Essa pobreza de movimento é denominada bradicinesia ou, se acentuada, acinesia. O paciente, em geral, permanece imóvel, com expressão facial diminuída (face em máscara) e redução no piscar. Ocorre no parkinsonismo.

As manifestações hipercinéticas são movimentos involuntários, sem finalidade, que ocorrem independentemente da vontade do paciente. São de vários tipos e nem sempre possibilitam de maneira isolada a localização da lesão. As mais comuns são coreia, atetose, tremores e balismos. Podem estar associadas, por exemplo, na corioatetose.

Os *movimentos coreicos* são rápidos, desordenados, arrítmicos, variando de forma a todo momento. Podem acometer qualquer segmento corporal: face, tronco ou membros; quando intensos, são incapacitantes. Ocorrem na coreia de Sydenham da febre reumática, nas intoxicações medicamentosas, no hipertireoidismo e nas paralisias cerebrais discinéticas.

Tremores são oscilações resultantes de contrações rítmicas e alternadas de grupos musculares opostos. Mais comuns nas extremidades, podem ocorrer em repouso (tremor estático ou postural), comumente observados no parkinsonismo, e ao movimento (tremor de ação, cinético ou intencional), surgindo à movimentação voluntária nas disfunções cerebelares. Os tremores podem ser fisiológicos (ansiedade, medo), essenciais (em geral, familiar) ou decorrentes de encefalopatias metabólicas, intoxicação medicamentosa ou doença de Wilson.

O balismo consiste em contrações grosseiras da musculatura proximal das extremidades, provocando movimentos amplos, rápidos e contínuos. Em geral, é unilateral (hemibalismo) e provocado por lesão do núcleo subtalâmico contralateral.

A *atetose* é caracterizada por movimentos lentos, em torção, mais prolongados que os coreicos, localizados nas porções distais dos membros.

São arrítmicos e, em geral, contínuos, envolvendo mais comumente os dedos. Na criança, uma causa comum é a sequela de kernicterus.

A *distonia* representa um movimento involuntário, no qual o pico do movimento é mantido por tempo mais prolongado: segundos, minutos ou mais. Manifesta-se em contrações simultâneas da musculatura agonista e antagonista, levando a posturas bizarras por torção ou rotação do segmento envolvido (cabeça, tronco, membros). Pode ser generalizado, segmentar ou focal. Ocorre na intoxicação por anticonvulsivantes ou neurolépticos, na doença de Hallervorden-Spatz e na distonia muscular deformante. Formas clássicas incluem a câimbra dos escritores, o torcicolo espasmódico e o blefaroespasmo.

❏ NERVOS CRANIANOS

São 12 os pares de nervos cranianos. Os dois primeiros pares localizam-se na fossa anterior e os demais, no tronco encefálico. O Quadro 38-2 descreve os nervos cranianos, suas funções e como devem ser avaliados.

A seguir, são descritos os nervos cranianos com mais detalhes:

- **I par (olfatório):** o olfato é testado solicitando-se ao paciente para reconhecer odores comuns, como goma de mascar, frutas ou café, com os olhos fechados. Testa-se cada narina isoladamente. Anosmia consiste na ausência do olfato. A causa mais frequente, na criança, é o resfriado comum. Fratura da lâmina crivosa do etmoide e tumores da goteira olfatória (raros na infância) constituem outras causas.
- **II par (óptico):** avaliam-se a acuidade visual, os campos visuais, a visão para cores e o fundo de olho, em cada olho separadamente. Para testar a acuidade visual, pede-se à criança para contar dedos a distância ou, de modo mais preciso, pela tabela de Snellen (ver Capítulo 24) ou suas modificações, em que o paciente reconhece letras ou figuras a distância.

  A perda total da visão, denominada amaurose, pode ser congênita ou consequente a neurite óptica, tumor, compressão ou isquemia do nervo óptico, doença degenerativa do SNC e sequela de processo inflamatório ou traumatismo com comprometimento do olho.

Testam-se os campos visuais pelo teste de confrontação, em que se compara o campo do paciente com o do observador. O examinador coloca-se em frente ao paciente, com um olho fechado, a uma distância de aproximadamente 30cm. O paciente cobre um olho, com a mão ou com um pedaço de papel, e fixa o outro olho no nariz do examinador. Olhos opostos são ocluídos, isto é, se o olho direito do examinador é o fechado, o olho esquerdo do paciente é o ocluído. Um dedo, um lápis, um abaixador de língua ou outro objeto usado como teste é trazido, de fora para dentro, até o campo de visão em vários meridianos do campo visual. O objeto deve ficar equidistante do paciente e do examinador. Cada olho é testado individualmente. O paciente deve informar quando vir o objeto ou o movimento pela primeira vez. Compara-se com a observação do examinador. Pode-se também pedir que sejam contados dedos ou indicados movimentos de dedos colocados nos vários quadrantes do campo visual.

Qualquer falha no campo visual é denominada escotoma. A amaurose caracteriza o escotoma máximo.

A mancha cega, área do campo visual correspondente ao nervo óptico onde não há visão por não existirem cones ou bastonetes, é também denominada escotoma fisiológico.

A perda da visão em um hemicampo consiste na hemianopsia, que pode ser nasal (perda do campo nasal de visão) ou temporal (perda do campo temporal). Quando bitemporal ou binasal, é chamada hemianopsia heterônima. Quando temporal de um lado e nasal do mesmo lado num outro olho, é denominada hemianopsia homônima, direita ou esquerda, conforme o lado comprometido.

Lesões do quiasma óptico levam à hemianopsia bitemporal, da radiação óptica ou do lobo occipital à hemianopsia homônima contralateral. A hemianopsia binasal ocorre excepcionalmente.

A visão para cores é avaliada mostrando-se à criança cartões coloridos com cores simples, como azul, verde, vermelho, amarelo etc. Para uma avaliação mais detalhada pode ser usado o livro de Ishihara, no qual gravuras pseudo-isocromáticas são usadas para determinar se existe ou não deficiência no reconhecimento das cores. Na discromatopsia, o paciente con-

SEÇÃO V • Abordagem dos Sistemas

Quadro 38-2. Nervos cranianos

Nervos	Funções	Como avaliar
I – Olfatório	Sensitiva: olfato (recepção e interpretação)	Utilizar substâncias não voláteis e não irritantes
II – Óptico	Sensitiva: acuidade visual e campos visuais	Usar a tabela de Snellen (ver Capítulo 24) Fundoscopia: usar o oftalmoscópio
III – Oculomotor	Motora: elevação das pálpebras; responsável pela maioria dos movimentos extraoculares Parassimpática: constrição da pupila, alteração na forma do cristalino	Avaliar presença de ptose completa ou incompleta Observar movimentação do globo ocular (testar junto com IV e VI) Avaliar diâmetro das pupilas Incidir feixe luminoso e observar resposta das pupilas
IV – Troclear	Motora: movimentos dos olhos para baixo e para dentro	Observar movimentação do globo ocular (testar junto com III e VI)
V – Trigêmeo	Motora: movimento de abrir e fechar a mandíbula Sensitiva: sensibidade da córnea, íris, glândulas lacrimais, conjuntiva, pálpebras, testa, nariz, mucosas nasal e bucal, dentes, língua, orelha e na superfície cutânea da face Reflexo corneano	Avaliar mastigação Avaliar sensibilidade no território dos três ramos do trigêmeo Estimular a córnea com algodão e observar o piscamento
VI – Abducentes	Motora: movimento lateral dos olhos	Observar movimentação do globo ocular (testar junto com III e IV)
VII – Facial	Motora: movimento dos músculos da expressão facial, exceto mandíbula, fechamento dos olhos, sons vocálicos labiais: b, m, w e as vogais a, o, e, u Sensorial: gustação dos dois terços anteriores da língua, sensibilidade da faringe	Avaliar a mímica facial (rima labial e testa) Fechar os olhos com força Assobiar
VIII – Auditivo/ vestibular	Sensitiva: acuidade auditiva e equilíbrio	Observar resposta aos sons Avaliar reflexo cocleopalpebral Avaliar presença de nistagmo
IX – Glossofaríngeo	Motora: movimento dos músculos voluntários da deglutição e fonação Sensitiva: sensibilidade faríngea, reflexo de engasgamento ou nauseoso (mais usado); gustação no terço posterior da língua	Avaliar movimentação do palato Estimular úvula com espátula (reflexo nauseoso) Avaliar deglutição Avaliar padrão respiratório e a voz
X – Vago	Motora: movimento dos músculos voluntários da fonação (sons guturais) e deglutição Sensitiva: sensibilidade atrás da orelha e em parte do canal auditivo externo Parassimpática: secreção das enzimas digestórias, peristalse, reflexo carotídeo, ação involuntária do coração, pulmões e sistema digestório	*Obs.*: as funções sensitivas e parassimpáticas dos nervos IX e X não são examinadas de rotina. O exame desses nervos é feito de maneira simultânea
XI – Acessório (espinal)	Motora: rotação da cabeça, levantar os ombros, algumas ações para a fonação	Elevar ombros Fazer rotação lateral da cabeça
XII – Hipoglosso	Motora: movimentar a língua para articulação dos sons vocálicos l, t, n Deglutição	Movimentar a língua

Adaptado de Seidel HM e cols. (1995).

CAPÍTULO 38 • Sistema Nervoso

funde cores por não distingui-las, como no daltonismo, que confunde o verde e o vermelho. A ausência total de visão para cores é denominada acromatopsia. O paciente vê o mundo em preto e branco e em tons de cinza, como na TV em preto e branco. Em geral, a discromatopsia é congênita, mas pode ser provocada por medicamentos, como os tuberculostáticos.

O fundo de olho (FO) é examinado com o oftalmoscópio. O paciente deve olhar para uma fonte distante, para evitar miose, mantendo os olhos fixos. O examinador usa o olho direito para examinar o olho direito do paciente e o olho esquerdo para examinar o olho esquerdo do paciente, segurando o aparelho com a mão correspondente. A uma distância de cerca de 25cm, reconhece-se primeiramente o reflexo rubro que, quando normal, indica meios transparentes oculares normais e ausência de descolamento de retina. Mantendo o reflexo sob visão, o examinador se aproxima do paciente até sua testa quase encostar na do paciente. A papila óptica será avistada e examinada, verificandose seus limites, coloração, relação artéria/veia e presença ou não de pulso venoso, da lâmina crivosa (LC) e da depressão fisiológica (DF).

A pupila normal tem coloração rósea, podendo ser um pouco acinzentada no lactente (não confundir com atrofia). Os limites são precisos, embora a borda temporal possa ser menos nítida e levemente mais pálida. No papiledema, os limites estão borrados e as veias mais ingurgitadas, alterando a relação veia/artéria. O pulso venoso, a depressão fisiológica e a lâmina crivosa desaparecem e podem ocorrer hemorragias peripapilares, o que indica hipertensão intracraniana, independente da causa, em geral de duração maior (patognomônico). Deve-se diferenciar do pseudopapiledema e de outros tipos de edema de papila, como oclusão da veia central da retina e neurite óptica.

Na atrofia óptica, a papila mostra-se pálida, branca ou acinzentada, a lâmina crivosa visível (atrofia primária) ou não (atrofia secundária), o calibre dos vasos reduzido (atrofia primária), ou as artérias estão finas e as veias ingurgitadas (atrofia secundária). A atrofia primária pode ser provocada por compressão do nervo óptico e por papilite. A secundária é decorrente do papiledema.

Avalia-se também a retina, para verificar a presença de coriorretinite, pigmentação anômala ou hemorragia. Coriorretinite pode ser provocada por infecção congênita, como na toxoplasmose. Pigmentação anômala, em geral, é vista na retinite pigmentar e na sífilis. Os facomas são encontrados nas facomatoses e as hemorragias, no hematoma subdural, no papiledema e nas hemorragias subaracnóideas, entre outras.

- **III par (oculomotor), IV par (troclear) e VI par (abducente):** têm suas funções examinadas simultaneamente, por serem responsáveis pelos movimentos extrínsecos dos olhos (MEO). Na avaliação do oculomotor também são examinados o levantamento das pálpebras e os movimentos intrínsecos dos olhos (MIO).

A musculatura extrínseca dos olhos é examinada solicitando-se ao paciente, com a cabeça imóvel, para acompanhar com os olhos a mão ou um objeto segurado pelo examinador, observando-se a abdução, a adução e os movimentos verticais e de rotação dos olhos. Lesão do oculomotor (III par) provoca oftalmoparesia, mantendo a abdução e o movimento para baixo e para dentro dos olhos. Em repouso, o olho mantém-se em abdução e desviado para baixo. Na lesão do troclear (IV par), observa-se discreto desvio para cima do olho comprometido, que se acentua com o olhar para o lado oposto. Nas lesões do abducente (VI par), não há abdução do olho que, em repouso, desvia-se para dentro. O primeiro sintoma de comprometimento da musculatura ocular extrínseca é a diplopia, ou seja, a visão duplicada.

A musculatura intrínseca dos olhos é avaliada examinando-se as pupilas e sua reação à luz. Em condições normais, as pupilas são isocóricas, isto é, têm o mesmo tamanho e a mesma forma. Um feixe luminoso incidindo sobre a pupila provoca sua contração, constituindo o reflexo fotomotor direto, e sobre a pupila contralateral, o reflexo fotomotor indireto ou consensual. Ao olhar para perto, o paciente apresenta constrição pupilar, e para longe, dilatação e reflexo de acomodação. Pupilas de tamanhos diferentes são chamadas anisocóricas; quando de formatos diferentes, são discóricas; quando dilatadas, midriáticas, e quando contraídas, mióticas. Pupilas anisocóricas podem decorrer da presença de midríase unilateral, como na lesão do nervo oculomotor, por miose de uma delas, como na síndrome de Horner, ou ser fisiológica. Neste último caso, os reflexos pupilares estão normais. Na lesão do oculomotor, ocorre também ptose palpebral (este nervo também é responsável pela inervação do músculo levantador da pálpebra).

- **V par (nervo trigêmeo):** tem uma raiz sensitiva e uma motora. A sensitiva é responsável pela sensibilidade facial, exceto do ângulo da mandíbula e do pavilhão da orelha. Examina-se por meio de toques nas diversas áreas da face com algodão e alfinete. O reflexo corneano ou corneopalpebral é pesquisado tocando-se a córnea com a ponta de um chumaço de algodão. O paciente deve olhar para o lado oposto para evitar o piscar de defesa. Ao tocar a córnea, o paciente pisca. Na criança, em geral, esse exame só é feito quando ela se encontra em estado comatoso. O reflexo está alterado nas lesões do V e VII (facial) nervos cranianos. A raiz motora inerva os músculos da mastigação. Pede-se ao paciente para abrir e fechar a boca e mastigar contra resistência. Nas lesões unilaterais, ao abrir a boca, a mandíbula desvia-se para o lado comprometido.

- **VII par (nervo facial):** também tem uma raiz motora e uma raiz sensitiva. A sensitiva é responsável pela sensibilidade gustativa dos dois terços anteriores da língua. Pesquisa-se a função pedindo ao paciente para reconhecer o gosto do açúcar, do sal, do vinagre, do limão e do tanino colocados em cada hemilíngua. A redução do paladar é denominada hipogeusia e a ausência, ageusia. Ocorrem nas lesões do nervo facial proximal à corda do tímpano e na deficiência de zinco. A raiz motora inerva a musculatura da mímica. Ao paciente é solicitado sorrir, fechar os olhos e enrugar a testa. Na lesão do nervo facial unilateral, quando completa (paralisia facial periférica ou prosopoplegia), o paciente não enruga a testa e não fecha os olhos (lagoftalmia), e o sulco nasolabial desaparece. Podem ocorrer diminuição do lacrimejamento e hiperacusia. Na paralisia facial central, o paciente consegue enrugar a testa. Nesses casos, o déficit é contralateral à sede da lesão, que se situa no córtex ou no trato corticonuclear. Na periférica, o déficit é homolateral e a lesão situa-se no núcleo do facial ou no nervo. A prosopoplegia pode ser provocada por neurite do

facial, traumatismo por fórceps, hipertensão arterial, otite média aguda, osteopetrose, ou ser idiopática. A paralisia central ocorre em lesão expansiva intracraniana, encefalite e no acidente vascular cerebral – AVC, entre outros.

- **VIII par (nervo vestibulococlear):** divide-se em dois ramos – coclear (acuidade auditiva) e vestibular (função labiríntica) – os quais devem ser avaliados separadamente. O sentido da audição pode ser examinado no consultório pela escuta de voz sussurrada ou do tique-taque de um relógio colocado a distância ou pelo roçar de dedos. Cada orelha é examinada separadamente, ocluindo-se a outra e comparando a audição entre elas. Pode-se também usar um estetoscópio, verificando se os sons são mais ouvidos em um dos lados. Para avaliação mais apurada, recomenda-se uma audiometria. O teste de Rinne compara a condução aérea e a óssea. Com um diapasão em vibração colocado na mastoide, o paciente deve indicar quando não sente mais as vibrações (condução óssea). Coloca-se então, imediatamente, o diapasão ao lado do meato acústico externo (condução aérea). A resposta normal é a condução aérea maior que a óssea. No teste de Weber, coloca-se o diapasão vibrando no vértex do crânio. Normalmente, o som deve ser escutado igualmente em ambas as orelhas. Nos casos de otite média ou obstrução do canal auditivo, o som é mais bem escutado no lado afetado, e se houver disfunção do nervo coclear, ouve-se melhor no lado são. A ausência de audição caracteriza a surdez ou anacusia; a redução, hipoacusia. A audição encontra-se prejudicada nas doenças da orelha média, da externa e no comprometimento do VIII par que, por ser muito vulnerável no lactente, frequentemente está afetado nas meningites e no kernicterus. Pode também ser afetada por medicamentos, como aminoglicosídeos e diuréticos. A função vestibular é aferida pelo teste de Romberg, comentado anteriormente. Para avaliação mais detalhada deve ser feito o exame otoneurológico.

Nistagmos são movimentos oculares involuntários, oscilatórios, rítmicos, horizontais, verticais ou rotatórios. Quando as oscilações têm as mesmas frequência e amplitude tanto para um lado quanto para o outro, denomina-se nistagmo pendular. Quando existe movimento lento

CAPÍTULO 38 • Sistema Nervoso

para um lado e rápido para o outro, o movimento rápido é o que determina a direção do nistagmo. Este pode ser fisiológico ou patológico.

O nistagmo fisiológico engloba: o *nistagmo à mirada extrema,* que consiste em oscilações que surgem ao olhar conjugado horizontal extremo, sendo transitórias e mais acentuadas no olho abduzido; o *nistagmo optocinético,* que surge à estimulação visual por movimentos repetitivos, normalmente produzidos por um tambor com listras verticais claras e escuras alternadas, girando diante dos olhos. O componente rápido tem sentido contrário ao movimento do tambor. A ausência de nistagmo optocinético é sempre patológica e pode ocorrer na apraxia oculomotora congênita, na redução acentuada de visão e em lesões dos hemisférios cerebrais. O *nistagmo vestibular* é produzido a partir da estimulação da orelha com água fria e quente. Com água fria, o componente rápido ocorre no sentido oposto ao lado examinado, e com a água quente ocorre o contrário. Está alterado ou ausente nas disfunções do labirinto e do tronco encefálico (TE).

O nistagmo patológico pode ser de fixação, por distúrbio dos mecanismos de fixação ocular, como ocorre nos casos de redução acentuada da visão que surgem nos primeiros anos de vida, ou congênito, e pode ocorrer no *spasmus nutans,* nesse caso podendo ser uni ou bilateral. Distúrbios vestibulares e cerebelares, paresias oculares e problemas do TE também produzem nistagmo.

- **IX par (glossofaríngeo) e X par (vago):** são examinados juntos porque estão intimamente relacionados. Em geral, avalia-se somente o componente motor dos nervos. Solicita-se ao paciente para abrir a boca e falar "ah" ou "eh", observando-se a elevação do palato mole e a posição da úvula. Além disso, o reflexo do vômito pode ser provocado, utilizando-se de um abaixador de língua, o que é muito incômodo para a criança. Na resposta normal, a úvula se eleva, sem desvio; nas lesões unilaterais, desvia-se para o lado sadio. No comprometimento desses nervos, há também alteração da voz (disfonia) por modificação dos movimentos das cordas vocais, e pode ocorrer refluxo nasal de líquidos e alimentos à deglutição. Antigamente, costumava-se observar a disfunção do palato na difteria, doença rara nos dias de hoje.

- **XI par (nervo acessório):** é testado verificando-se a força de rotação da cabeça pelos músculos esternocleidomastóideos e a força da elevação dos ombros pelos trapézios. Nas lesões unilaterais, a cabeça, em repouso, desvia-se para o lado fraco e não consegue rodar para o lado contralateral à lesão. O ombro do lado afetado encontra-se mais baixo. Distúrbio do nervo acessório na criança é comumente encontrado nos casos de paralisia cerebral.

- **XII par (nervo hipoglosso):** é examinado observando-se a língua em repouso e à movimentação. O paciente deve movimentá-la na boca e fazer sua protrusão. Em repouso, nas lesões unilaterais, a língua desvia-se para o lado sadio e, em movimento, para o lado lesado. Disfunção do hipoglosso pode ser provocada por infecção, traumatismo, processo degenerativo ou lesão iatrogênica do nervo.

❑ SENSIBILIDADE

A interpretação do exame da sensibilidade depende das informações do paciente. A avaliação da sensibilidade, em seus diversos aspectos, constitui a parte mais difícil, demorada e menos confiável do exame neurológico da criança e até mesmo do adolescente. Portanto, não é realizada de maneira detalhada, a menos que haja suspeita de alteração. A observação da reação do paciente, principalmente do pré-escolar e do escolar, é importante, e deve-se evitar sugestionar a resposta, não utilizando frases como "dói mais aqui?". Caso necessário, o exame deve ser repetido. A criança deve manter os olhos fechados e as áreas homólogas devem ser sempre comparadas. Avalia-se também a rapidez das respostas.

Rotineiramente, pesquisam-se os seguintes tipos de sensibilidades:

- exteroceptivas ou superficiais, compreendendo a tátil, a dolorosa e a térmica;
- proprioceptivas ou profundas, que englobam a posicional, a vibratória ou palestésica;
- corticais ou combinadas, que são a grafestesia, a esterognosia e a discriminação de dois pontos.

A sensibilidade barestésica, a dor profunda e a sensibilidade visceral não são examinadas, a não ser em condições especiais.

A sensibilidade tátil é avaliada utilizando-se um chumaço de algodão ou de gaze ou um pincel que roçará a superfície cutânea da criança. Deve ser evitado exercer pressão.

Na sensibilidade dolorosa, utiliza-se uma agulha ou um alfinete, manuseando com cuidado para não ferir. A térmica é investigada por meio de frascos contendo água fria e quente (50°C). O paciente deve informar se sente o estímulo e se a sensação é igual nos dois lados do corpo e, no caso da temperatura, se o líquido está quente ou frio.

Pesquisa-se a sensibilidade posicional, rotineiramente, nos dedos e artelhos. Se necessário, outros segmentos, como membros superiores e inferiores, são avaliados. Questiona-se em qual posição foram colocados. Ao mesmo tempo, é pesquisada a noção de movimentos passivos, movimentando lentamente as articulações. Pinçar a superfície lateral das falanges distais no caso dos artelhos e dedos. O paciente informará se existe movimentação, sua duração, quando há interrupção e a posição do segmento examinado ao parar (p. ex., para cima ou para baixo). Pode-se também solicitar que sejam imitados, com o segmento livre, os movimentos ou a posição que o examinador realizar com o outro lado ou que o paciente aponte com o indicador ou com o hálux segmentos corporais especificados pelo examinador. Os olhos, durante essas manobras, devem permanecer fechados.

A sensibilidade vibratória é pesquisada por meio de um diapasão colocado em uma saliência óssea. A criança informará sentir as vibrações ou não, sua intensidade e interrupção, quando então, imediatamente, se passa para o outro lado, verificando se ela ainda sente.

A estereognosia consiste na capacidade de identificar objetos pelo tato, por meio da palpação. É avaliada por meio de colocação de objetos conhecidos, como moeda, botão ou bola de gude, em cada uma das mãos do paciente.

A grafestesia é o reconhecimento de letras ou números escritos na pele. Utiliza-se um objeto de ponta romba e, de preferência, escreve-se no antebraço ou nas costas do paciente, que deverá identificar o que foi escrito. Lembrar sempre de considerar o nível de instrução da criança.

Na avaliação da discriminação de dois pontos, devem ser estimulados, simultaneamente, dois locais próximos na pele, variando a distância entre eles. Anota-se a distância mínima em que o paciente foi capaz de sentir o estímulo como duplo. A distância aferida varia com as regiões corporais examinadas, sendo de um ou poucos milímetros nas pontas dos dedos, lábios ou língua e de até alguns centímetros no antebraço e nas costas.

Os diversos tipos de sensibilidade podem estar diminuídos, ausentes ou exacerbados. Diz-se então que ocorre hipoestesia, anestesia ou hiperestesia, respectivamente. Esses distúrbios podem ser localizados ou difusos e envolver uma ou mais formas de sensibilidade. Ocorrem mais comumente nas mielopatias, radiculopatias e polineuropatias periféricas. Analgesia (ausência de dor) pode ser congênita. A asteriognosia e a grafianestesia ocorrem em lesões do lobo parietal contralateral.

❑ SINAIS MENÍNGEOS

Os sinais de irritação meníngea são: rigidez de nuca, sinal de Brudzinski e sinal de Kernig. Constituem reações de defesa contra a dor provocada pelo estiramento das raízes nervosas.

A *rigidez de nuca* consiste na resistência à flexão passiva da cabeça e se deve à hipertonia dos músculos cervicais posteriores. É pesquisada com a criança em decúbito dorsal tentando-se, de maneira não brusca, com a mão na nuca ou na parte posterior da cabeça, fletir a cabeça de modo que o queixo encoste no tronco. A criança deve estar calma e sem oferecer resistência voluntária à manobra. No escolar, é mais bem pesquisada com o paciente sentado. Normalmente, essa manobra é facilmente realizada. Na resposta anormal há resistência à anteflexão e forte reação por parte do paciente. Nas crianças com menos de 3 meses de vida ou naquelas em coma, geralmente não ocorre rigidez de nuca, mesmo na presença de meningite (Fig. 38-5).

No *sinal de Brudzinski* ocorre flexão involuntária dos membros inferiores quando se pesquisa a rigidez de nuca. Pode ser investigado concomitantemente à pesquisa de rigidez de nuca (Fig. 38-6).

No *sinal de Kernig*, com a criança em decúbito dorsal e membros inferiores em extensão, ocorre flexão dos joelhos à tentativa de flexão do tronco, mesmo contra resistência oposta pelo examinador. Outra maneira de pesquisá-lo consiste, com o paciente na mesma posição anterior, na flexão da coxa sobre a bacia e, em seguida, na extensão do joelho sobre a coxa de modo delicado. Quando positivo, o paciente se queixa de dor e flete o joelho ipsilateral e às vezes também o contralateral (Fig. 38-7).

CAPÍTULO 38 • Sistema Nervoso

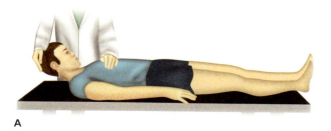

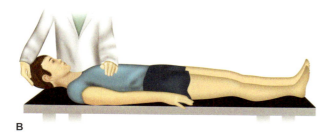

Fig. 38-5A. Resposta normal à anteflexão da cabeça. **B.** Sinal de rigidez da nuca. Ocorre resistência à anteflexão da cabeça.

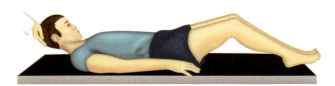

Fig. 38-6. Sinal de Brudzinski. Ocorre flexão involuntária dos membros inferiores quando se tenta fazer a anteflexão da cabeça do paciente.

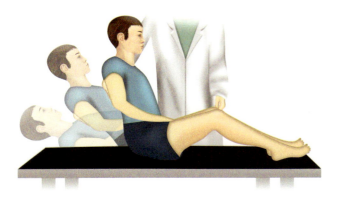

Fig. 38-7. Sinal de Kernig com a criança em decúbito dorsal e os membros inferiores estendidos; com a tentativa de flexão do tronco, ocorre a flexão dos joelhos.

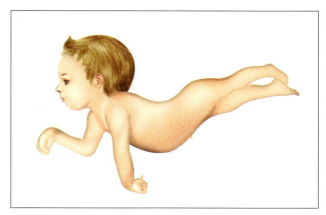

Fig. 38-8. Criança em opistótono.

Nas meningites, pode surgir a atitude em opistótono, caracterizada por hipertonia acentuada e sustentada da musculatura extensora antigravitária, com retração do pescoço, ficando o tronco arqueado para trás com retroflexão cefálica. Essa atitude acontece também nas convulsões, na hérnia de tonsilas cerebelares, no tétano e em intoxicações por determinados medicamentos, como metoclopramida e neurolépticos (Fig. 38.8).

Os sinais de irritação meníngea podem estar presentes na meningite, na meningoencefalite, na hemorragia subaracnóidea e nas hérnias de amígdalas cerebelares. Em caso de suspeita desta última, a pesquisa de rigidez de nuca deve ser evitada em função do risco de compressão do bulbo, levando à parada respiratória. A ocorrência dos sinais de irritação meníngea na ausência de meningite denomina-se meningismo. Podem ser encontrados em casos de pneumonia de lobo superior, nos abscessos retroamigdalianos, nas infecções urinárias e na otite média aguda, entre outros.

❑ BIBLIOGRAFIA

Baird HW, Gordon EC. *Neurological evaluation of infants and children*. London: William Heinemann Medical Books Ltd, 1983.
De Jong RN. *The neurologic examination*. 4 ed., Maryland: Harper and Row Publishers, 1979.
Paine RS, Oppé TE. *Neurological examination of children*. London: William Heinemann Medical Books Ltd, 1966.
Pernetta C. *Semiologia pediátrica*. Rio de Janeiro: Guanabara Koogan, 1990.
Seidel HM *et al. Moby's guide to physical examination*. S. Louis: Mosby, 1995.

PARTE B
EXAME NEUROLÓGICO DO RECÉM-NASCIDO

José Mariano da Cunha Filho

O exame neurológico do recém-nascido (RN) deve fornecer dados adequados para identificação de transtornos dos sistemas nervosos central e periférico, assim como determinar a intensidade dessas alterações. Crises convulsivas, hipotonia e estados de hiperexcitabilidade e de depressão da atividade espontânea ou provocada são os principais sinais clínicos que demandam avaliação neurológica no período neonatal. Anamnese detalhada, extensiva aos períodos pré, peri e pós-natal imediato, e exames complementares específicos são fundamentais para a excelência dos diagnósticos e das previsões de evolução a curto e longo prazo.

A estimativa da idade gestacional do neonato (mediante a data da última menstruação da mãe ou a partir de critérios somáticos e de maturação neurológica do RN) é crucial para a adequada interpretação dos achados neurológicos, visto que os prematuros apresentam características particulares de desenvolvimento do sistema nervoso, que não permitem a utilização da mesma sistemática aplicada no exame neurológico do RN a termo. Oportunamente, neste capítulo, serão descritas as principais peculiaridades semiológicas dos neonatos com 28, 30, 32, 35, 37 e 40 semanas de idade gestacional, didaticamente sistematizadas por Saint-Anne Dargassies. Atualmente, com os contínuos aprimoramentos da assistência neonatal especializada, prematuros de 24 semanas de idade gestacional tornaram-se viáveis. Esse novo panorama está gerando a necessidade de desenvolvimento de novos métodos de avaliação e aprimoramento dos atualmente disponíveis (Dubowitz, Amiel-Tison, Ballard, Sarnat, Prechtl, Brazelton, entre outros).

Com frequência, no período neonatal, ocorrem situações de urgência e instabilidade clínica que impedem a manipulação do RN, especialmente dos prematuros em unidades de terapia intensiva. O exame neurológico, nessas circunstâncias, torna-se muito limitado, restringindo-se à observação da atividade e da reatividade, à avaliação da sucção/deglutição e ao exame das fontanelas e das pupilas. A anamnese e os exames complementares tornam-se prioritários para o diagnóstico nesses casos.

❑ AVALIAÇÃO DOS ESTADOS COMPORTAMENTAIS (CICLOS DE VIGÍLIA/SONO)

A avaliação ideal do RN deve ser feita em estado de vigília calma, ou seja, com ele acordado, quieto, sem movimentos grosseiros e sem choro. Se o RN estiver dormindo no momento inicial do exame, ele deve ser acordado com estímulos nociceptivos leves, como acariciamento da pele do tronco. Raramente há necessidade de estímulos de pressão sobre a planta do pé ou pinçamento leve do lóbulo da orelha. Neonatos de 25 a 27 semanas de idade gestacional necessitam de estímulos frequentes para se manterem despertos. Neonatos de 28 a 33 semanas de idade gestacional apresentam dificuldade em manter o estado de alerta por longos períodos de tempo. Uma vez acordado, o RN a termo e com idade gestacional acima de 34 semanas consegue ficar em vigília durante o exame neurológico. O Quadro 38-3 mostra os estados do ciclo de vigília/sono descritos por Prechtl e Beintema.

Alguns termos usados em faixas etárias maiores para descrever estados de alteração da consciência podem ser aplicados aos neonatos. A *letargia* aplica-se à situação em que o despertar é conseguido, porém com dificuldade em ser mantido. A *obnubilação* ocorre quando há despertar sem estímulos dolorosos, porém com latência alta para a resposta, que é sempre incompleta e difícil de ser sustentada. O *estupor* caracteriza-se por despertar apenas após estímulos dolorosos. O *coma* ocorre quando não se elicita o estado de vigília mesmo com estímulos dolorosos. Torna-se importante ressaltar que a resposta de retirada do pé após estímulo doloroso é apenas um reflexo espinal e

Quadro 38-3. Estados do ciclo vigília/sono do RN (Prechtl e Beintema)

Estado	Características
Estado 1 (sono quieto)	Olhos fechados, respiração regular e ausência de movimentos
Estado 2 (sono ativo)	Olhos fechados, respiração irregular e movimentos escassos
Estado 3 (vigília quieta)	Olhos abertos, com movimentos escassos e pouco amplos
Estado 4 (vigília ativa)	Olhos abertos, movimentos mais frequentes e amplos, sem choro
Estado 5 (choro)	Olhos abertos ou cerrados em função do choro

não pode ser considerada uma resposta cerebral se não houver alteração da mímica facial e outros movimentos generalizados. Outra peculiaridade do período neonatal é o chamado *estado hiperalerta*, frequentemente visto em neonatos asfixiados e que se caracteriza por períodos prolongados de vigília, com tremores de queixo e membros e limiar baixo para o reflexo de Moro.

❑ INSPECÇÃO E MEDIDAS DA CABEÇA

As medidas da cabeça são fundamentais para a identificação das microcefalias e macrocefalias, além das craniossinostoses precoces. O perímetro cefálico (PC) é a medida da maior circunferência do crânio, mensurada com a fita passando pelas proeminências frontais e pela protuberância occipital externa. A microcefalia ocorre quando a medida do PC está abaixo de dois desvios padrões da média ou percentil 50. A macrocrania é identificada quando o PC está acima de dois desvios padrões da média. Muitas vezes, é necessário confrontar esses achados com as medidas dos perímetros cefálicos dos pais, pois características genéticas influem nos limites da normalidade.

A craniossinostose – fechamento precoce de sutura craniana – pode afetar uma ou mais suturas. O fechamento da sutura sagital ocasiona aumento do diâmetro anteroposterior do crânio (dolicocefalia ou escafocefalia). O aumento do diâmetro biparietal (braquicefalia) ocorre quando há fechamento das suturas coronais (Fig. 38-9).

O fechamento unilateral de uma sutura coronal ou de uma sutura lambdoide acarreta assimetrias cranianas denominadas plagiocefalias. A sinostose precoce da sutura metópica torna proeminente a linha média da fronte (trigonocefalia). O fechamento concomitante das suturas sagital, coronal e lambdoide faz com que o crânio apresente um formato de torre (turricefalia ou acrocefalia).

A palpação das fontanelas anterior e posterior oferece informações importantes. Tamanho exagerado e abaulamento com aumento de tensão podem estar relacionados com ventriculomegalias, coleções subdurais e outras situações de hipertensão intracraniana. O cavalgamento dos ossos do crânio nos 3 primeiros dias após o parto pode ocasionar redução transitória das dimensões das fontanelas, especialmente dos prematuros.

Tumefações no crânio podem ser identificadas por inspeção e palpação. O cefalematoma (coleção sanguínea subperiosteal) é mais comum em topografia parietal e não ultrapassa nenhuma sutura ou fontanela. Já a bossa serossanguínea (*caput succedaneum*), em que o sangue e o edema se localizam no tecido subcutâneo, apresenta limites amplos e imprecisos e transpõe as suturas.

❑ EXAME DOS NERVOS CRANIANOS

O exame dos nervos cranianos, no período neonatal, é realizado mediante avaliação da discriminação visual, fundoscopia, reatividade pupilar, movimentos extraoculares, sensibilidade facial, função dos músculos mastigatórios, mímica facial, respos-

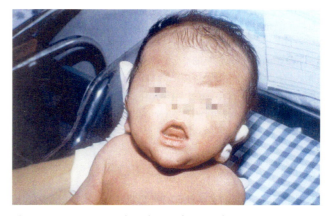

Fig. 38-9. RN portador de síndrome de Apert com braquicefalia (aumento do diâmetro biparietal) secundária a fechamento precoce das suturas coronais.

Quadro 38-4 Avaliação dos nervos cranianos

Avaliação	Nervos cranianos	Principais alterações encontradas
Fundoscopia	Nervo óptico (II)	Atrofia do nervo óptico, hipoplasia congênita do nervo óptico, retinopatia da prematuridade, coriorretinites, hemorragias retinianas, retinoblastoma
Visão	Nervo óptico (II)	Incapacidade de fixação visual pelo RN a termo
Reatividade pupilar	Nervo oculomotor (III)	Midríase bilateral (encefalopatia hipóxico-isquêmica), miose bilateral (encefalopatia hipóxico-isquêmica), miose unilateral (síndrome de Horner), midríase unilateral (hematoma subdural da convexidade, paralisia congênita do III nervo, encefalopatia hipóxico-isquêmica)
Movimentos extraoculares	Nervos oculomotor (III), troclear (IV) e abducente (VI)	Alguns olhares desconjugados (horizontais) e desviados (verticais) podem ser normais no RN; atitudes francamente desviadas (especialmente verticais – Fig. 38-10) e paralisias do olhar horizontal geralmente são achados anormais
Sensibilidade facial e função dos músculos mastigatórios	Nervo trigêmeo (V)	Distúrbio da sensibilidade facial raramente é verificado no período neonatal. Distúrbio da força dos músculos mastigatórios geralmente está associado aos distúrbios de sucção e deglutição
Mímica facial	Nervo facial (VII)	Paresia facial periférica – comprometimento de toda a musculatura de um lado da face (lesão do nervo facial homolateral, por compressão intraútero ou no trabalho de parto), paresia facial bilateral (comprometimento nuclear dos nervos faciais na síndrome de Möebius e na encefalopatia hipóxico-isquêmica), paresia facial central (comprometimento dos músculos inferiores da hemiface contralateral à lesão cerebral)
Audição	Nervo vestibulococlear (VIII)	Anormalidades auditivas menores não são detectadas pelo exame clínico; déficits auditivos mais graves podem ser suspeitados pela ausência de susto e piscamento após exposição a estímulo sonoro alto
Sucção e deglutição	Nervos trigêmeo (V), facial (VII), glossofaríngeo (IX), vago (X), hipoglosso (XII)	Distúrbios da sucção/deglutição por: encefalopatia bilateral, comprometendo a função corticobulbar; distúrbio nos núcleos dos nervos cranianos (hipoxia, síndrome de Möebius, doença de Werdnig-Hoffmann, malformação de Arnold-Chiari), lesão dos nervos (neuropatia facial traumática, hematoma ou tumor de fossa posterior, paralisia laringeal bilateral), comprometimento da junção neuromuscular (miastenia grave) ou miopatias
Ação do músculo esternocleidomastóideo	Nervo acessório (XI)	Distúrbio da flexão e da rotação lateral da cabeça (torcicolo congênito)
Motricidade, tônus e tamanho da língua	Nervo hipoglosso (XII)	Atrofia e fasciculações da língua (distúrbios hipóxico-isquêmicos, síndromes de Werdnig-Hoffmann e de Möebius)

ta auditiva, sucção/deglutição e ação do músculo esternocleidomastóideo. Avaliações do olfato e da gustação não são prioritárias nessa faixa etária. O Quadro 38-4 descreve os nervos envolvidos nessas avaliações e suas principais disfunções.

❑ AVALIAÇÃO DO TÔNUS ATIVO

O tônus ativo refere-se a uma série de atitudes motoras assumidas pelo RN quando submetido a determinadas manobras. Esse tônus pode ser observado por meio das respostas de endireitamento de membros inferiores e pela avaliação dos tônus flexor e extensor do pescoço (endireitamento da cabeça). O RN a termo consegue manter o equilíbrio da cabeça momentaneamente, quando colocado sentado, em virtude da equivalência dos tônus dos seus músculos flexores e extensores do pescoço.

Reação de endireitamento dos membros inferiores

Para provocar essa reação, o examinador coloca o RN em posição ortostática, com os pés sobre

CAPÍTULO 38 • Sistema Nervoso

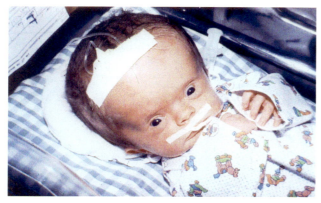

Fig. 38-10. RN portador de hidranencefalia, apresentando desvio de olhar para baixo (sinal de Parinaud, ou sinal do "sol poente").

uma superfície horizontal, enquanto apoia o tronco com uma das mãos. A resposta normal do neonato a termo consiste em contração dos músculos extensores das pernas e do tronco, possibilitando que suporte seu próprio peso.

Avaliação do tônus flexor cervical

O examinador segura o tronco do RN com as mãos sob as axilas, elevando-o do decúbito dorsal para a posição sentada. A resposta consiste na contração dos músculos flexores do pescoço, possibilitando a elevação da cabeça para uma posição vertical.

Avaliação do tônus extensor cervical

O examinador segura o RN em posição sentada com a cabeça e o tronco inclinados discretamente para frente. Em seguida, move o tronco suavemente para trás, observando a reação dos músculos extensores. A reação normal consiste na ação dos músculos extensores do pescoço, elevando a cabeça antes que o tronco alcance a posição vertical.

Por meio das manobras descritas, podem ser detectadas as seguintes anormalidades: fraqueza global das respostas flexora e extensora, fraqueza isolada da musculatura flexora e hipertonia da musculatura extensora.

❑ AVALIAÇÃO DO TÔNUS PASSIVO

O tônus passivo é verificado mediante manobras específicas e medidas de determinados ângulos, que possibilitam a avaliação da extensibilidade de alguns grupos musculares dos membros e do tronco.

Manobra calcanhar-orelha

O RN é posicionado em decúbito dorsal e, em seguida, elevam-se os membros inferiores até a cabeça, sem a retirada do quadril da mesa de exame, observando-se a resistência à manobra. A manobra é impossível no neonato a termo, em função da hipertonia flexora dos membros, própria da idade. Em prematuros extremos, com idade gestacional igual ou menor que 28 semanas, não se observa qualquer resistência à manobra.

Ângulo de dorsoflexão do pé

A perna do RN é posicionada em extensão. Em seguida, faz-se a flexão dorsal do pé sobre a perna. A medida desse ângulo é útil para distinguir o RN a termo do prematuro que atingiu a idade corrigida do termo da gestação. Em neonatos a termo, o ângulo varia de 0 a 20 graus (com maior frequência 0 grau). Em prematuros, o ângulo varia de 30 a 50 graus e mantém-se entre 30 e 40 graus quando o RN atinge a idade do termo da gestação.

Ângulo poplíteo

O RN é posicionado em decúbito dorsal. Em seguida, as coxas são fletidas sobre o abdome, até que os joelhos toquem o tórax. Mantendo-se esta posição, as pernas são estendidas, observando-se o ângulo entre a face posterior da coxa e a face posterior da perna. Nos neonatos a termo, esse ângulo está em torno de 90 graus. Outra técnica utilizada para medida do ângulo poplíteo consiste na a flexão-abdução das coxas, com os joelhos encostados nos flancos e estendendo-se as pernas em seguida.

Manobra do cachecol (ou manobra do xale)

Posiciona-se o RN em decúbito dorsal e, em seguida, traciona-se sua mão em direção ao ombro do lado oposto, observando-se a resistência à manobra e a posição do cotovelo em relação à linha mediana. Em virtude da hipertonia flexora fisioló-

Quadro 38-5. Avaliação do tônus passivo do RN de 40 semanas de idade gestacional

A. *Postura*: hipertonia flexora de membros, com queixo próximo ao esterno	
B. *Manobra calcanhar-orelha*: impossível	
C. *Ângulo de dorsoflexão pé-perna*: 0 grau	
D. *Ângulo poplíteo*: entre 80 e 90 graus	
E. *Manobra do cachecol*: cotovelo entre o mamilo e a linha mediana	

Adaptado de Amiel-Tison e Saint-Anne Dargassies.

gica, o cotovelo não ultrapassa a linha mediana no RN a termo, posicionando-se entre a linha mamilar e a linha mediana.

O tônus passivo também pode ser avaliado por outras manobras não detalhadas aqui, como avaliação da extensibilidade dos músculos adutores do quadril, avaliação do retorno em flexão dos membros superiores e avaliação da flexão ventral e da extensão dorsal do tronco. O Quadro 38-5 ilustra a postura e as principais manobras e ângulos de avaliação do tônus passivo no RN a termo (40 semanas de idade gestacional estimada).

☐ AVALIAÇÃO DOS REFLEXOS OSTEOTENDINOSOS (ROT)

Os ROT, também chamados miotáticos, podem ser pesquisados no neonato com martelos adequados, ou seja, pequenos e com extremidade arredondada. Os reflexos bicipitais, adutores e patelares são os mais facilmente pesquisáveis, com resposta mais "viva". Os reflexos mandibular, peitoral, tricipital, braquiorradial, flexor dos dedos e

aquiliano são outros que podem ser testados no período neonatal. Estados neurológicos de hiperexcitabilidade podem ocasionar ROT exacerbados. Os reflexos miotáticos podem estar ausentes ou diminuídos nas lesões do neurônio motor inferior, das raízes dorsais e dos nervos periféricos. Nas miopatias congênitas, os ROT podem estar presentes ou diminuídos. A pesquisa dos ROT é sempre útil para confirmar situações de assimetria de tônus.

☐ AVALIAÇÃO DOS REFLEXOS PRIMÁRIOS (PRIMITIVOS)

Os reflexos primitivos estão completos no RN a termo e presentes em graus variados de maturação nos prematuros, de acordo com a idade gestacional estimada, como mostrado posteriormente neste capítulo. Caracterizam-se por atividades motoras que mimetizam alguns movimentos voluntários que aparecerão mais tarde. Permanecem *demonstráveis* em todo o período neonatal, com inibição progressiva nos meses de vida seguintes. Apenas os mais utilizados nas rotinas de avaliação neurológica serão aqui abordados.

Reflexo de sucção

A partir de 32 semanas de idade gestacional é encontrado de modo completo, ou seja, sucção já sincronizada com a deglutição. Pode ser pesquisado mediante a introdução do dedo do examinador ou de cotonete embebido em soro glicosado na boca do RN, observando-se a força e o ritmo da sucção e sua sincronicidade com a deglutição. A ausência de resposta é sinalizador evidente de comprometimento do SNC.

Reflexo dos pontos cardeais

Presente de maneira completa e eficiente (lateralização, extensão e flexão da cabeça) apenas após 35 semanas de idade gestacional, é elicitado mediante a estimulação dos cantos da boca do RN, que responde deslocando a face e a boca na direção do estímulo.

Reflexo de Moro

Apresenta-se com abertura das mãos, extensão e abdução dos membros superiores, seguidas por

CAPÍTULO 38 • Sistema Nervoso

flexão anterior das extremidades superiores (movimento de "abraço") e choro ao final. Pode ser pesquisado por meio de vários estímulos: estiramento brusco do lençol sob o RN deitado, movimento de queda súbita da cabeça em relação ao tronco (com o RN apoiado no antebraço e a mão do examinador) e estímulos sonoros (palmas). A assimetria de resposta é comum nas lesões de raízes, plexos ou nervos periféricos. Ausência ou diminuição do reflexo de Moro são achados frequentes nos distúrbios agudos, generalizados do SNC. Por outro lado, sua resposta exagerada, estereotipada, desencadeada por estímulos mínimos, é comum nos transtornos intrauterinos graves e bilaterais, como hidranencefalia e microcefalia *vera*, em razão da ausência da inibição cortical sobre o tronco cerebral.

Reflexo tônico-cervical assimétrico (RTCA)

É pesquisado por meio da rotação da cabeça do RN em decúbito dorsal. Ocorrem extensão dos membros do lado da face e flexão dos membros do lado oposto (postura do esgrimista), com resposta mais evidente nos membros superiores. A ausência do RTCA não representa anormalidade, mas, quando é exacerbado e com resposta estereotipada e prolongada, pode ser indicativo de comprometimento cerebral.

Reflexo de preensão palmar

Para pesquisa desse reflexo, coloca-se o dedo do examinador na junção metacarpofalangiana. O RN a termo apresenta reação flexora forte e duradoura dos dedos, com irradiação da resposta para todo o membro superior, possibilitando a suspensão do neonato por meio da manobra. Resposta exagerada e prolongada pode ser decorrente de distúrbios cerebrais, e respostas assimétricas entre um membro e o outro habitualmente indicam comprometimento periférico (raízes, plexos ou nervos).

Reflexo da extensão cruzada

É pesquisado mediante a manutenção do membro inferior estendido pelo examinador, que em seguida faz estímulos táteis na planta do pé desse membro. A resposta do membro inferior

contralateral ao estímulo consiste em flexão, abdução e, por último, extensão-adução. A pesquisa desse reflexo é útil na avaliação da maturação dos neonatos prematuros, como será posteriormente relatado neste capítulo.

Reflexos de apoio plantar e de marcha

O apoio plantar é pesquisado colocando-se o RN de pé sobre superfície horizontal e rígida, apoiado pelas axilas. Quando a planta dos pés toca o plano escolhido para o exame, os membros inferiores, antes semifletidos, apresentam resposta em extensão até a altura dos joelhos. Em seguida, se o neonato for inclinado para frente, desencadeia-se a marcha reflexa (movimentos bruscos, com cruzamento de uma perna à frente da outra em virtude da hipertonia fisiológica dos adutores nessa faixa etária). O significado desses reflexos ainda é obscuro.

❑ CARACTERÍSTICAS DE MATURAÇÃO COM 28 SEMANAS DE IDADE GESTACIONAL

Reflexos

- **Reflexo dos pontos cardeais:** ainda sem flexão cervical; predomínio de movimentos de lateralização da cabeça, com extensão desta apenas esboçada; exige uma estimulação prolongada para ser provocado.
- **Preensão palmar:** apenas flexão dos dedos.
- **Reflexo de Moro:** somente extensão dos dedos das mãos.
- **Extensão cruzada:** ainda ausente ou resposta tênue com leve flexão do membro contralateral.

Tônus ativo

- Em decúbito dorsal, os quatro membros apresentam-se em extensão e a cabeça repousa com apoio lateral da face, sem capacidade de o mento ultrapassar o nível do acrômio.
- O reflexo de endireitamento da cabeça não é espontâneo e necessita de um estímulo periorbicular para ser provocado; a resposta é tênue e incompleta.

- O reflexo de endireitamento de membros inferiores manifesta-se com uma extensão apenas ligeiramente sustentada das pernas.
- A motilidade espontânea é caracterizada por surtos de movimentos, predominantemente lentos, às vezes entremeados por movimentos rápidos mais localizados; após essa "tempestade de movimentos", há um período prolongado de inatividade, com aparência torporosa.

Tônus passivo (Quadro 38-6)

Quadro 38-6. Avaliação do tônus passivo do RN de 28 semanas de idade gestacional

A. *Postura*: completamente hipotônico	
B. *Manobra calcanhar-orelha*: nenhuma resistência	
C. *Ângulo de dorsoflexão pé-perna*: 40 graus	
D. *Ângulo poplíteo*: entre 150 e 180 graus	
E. *Manobra do cachecol*: sem resistência	

Adaptado de Amiel-Tison e Saint-Anne Dargassies.

❑ CARACTERÍSTICAS DE MATURAÇÃO COM 30 SEMANAS DE IDADE GESTACIONAL

Reflexos

- **Reflexo dos pontos cardeais:** além dos movimentos de lateralização da cabeça, já se observa extensão desta; a resposta em flexão ainda é incompleta.
- **Preensão palmar:** conseguida mais facilmente, com duração maior e extensão da resposta ao punho.
- **Reflexo de Moro:** resposta mais facilmente obtida, com extensão dos dedos das mãos mais

tônica, porém com poucas características evolutivas em relação à idade gestacional anterior.
- **Extensão cruzada:** apenas resposta flexora, localizada, limitada, porém mais evidente, do membro contralateral.

Tônus ativo

- Os movimentos rápidos espontâneos tornam-se mais frequentes.
- O reflexo de endireitamento da cabeça ainda é ineficiente, porém já ocorre espontaneamente.
- O reflexo de endireitamento de membros inferiores torna-se mais firme e duradouro.

Tônus passivo (Quadro 38-7)

Quadro 38-7. Avaliação do tônus passivo do RN de 30 semanas de idade gestacional

A. *Postura*: início da flexão de membros inferiores	
B. *Manobra calcanhar-orelha*: pouca resistência	
C. *Ângulo de dorsoflexão pé-perna*: 40 graus	
D. *Ângulo poplíteo*: entre 130 e 150 graus	
E. *Manobra do cachecol*: sem resistência	

Adaptado de Amiel-Tison e Saint-Anne Dargassies.

❑ CARACTERÍSTICAS DE MATURAÇÃO COM 32 SEMANAS DE IDADE GESTACIONAL

Reflexos

- **Reflexo dos pontos cardeais:** resposta completa, porém com flexão da cabeça ainda difícil em função do tônus cervical diminuído.
- **Preensão palmar:** forte reação tônica, com extensão da resposta ao antebraço.

CAPÍTULO 38 • Sistema Nervoso

423

- **Reflexo de Moro:** ocorre abdução dos membros superiores, com extensão destes e dos dedos das mãos.
- **Extensão cruzada:** após a flexão do membro contralateral, já ocorre sua abdução.

Tônus ativo

- Motricidade espontânea ativa, variada e duradoura, com movimentação do tronco e elevação dos membros inferiores, possibilitando a mudança do decúbito dorsal para o lateral.
- A reação de endireitamento de membros inferiores apresenta-se com uma extensão mais efetiva dos membros inferiores, já com alguma resposta do tronco.

Tônus passivo (Quadro 38-8)

Quadro 38-8. Avaliação do tônus passivo do RN de 32 semanas de idade gestacional

A. *Postura*: maior flexão de membros inferiores, com queixo antes do acrômio	
B. *Manobra calcanhar-orelha*: pouca resistência	
C. *Ângulo de dorsoflexão pé-perna*: entre 35 e 40 graus	
D. *Ângulo poplíteo*: entre 110 e 140 graus	
E. *Manobra do cachecol*: mais limitada	

Adaptado de Amiel-Tison e Saint-Anne Dargassies.

❏ CARACTERÍSTICAS DE MATURAÇÃO COM 35 SEMANAS DE IDADE GESTACIONAL

Reflexos

- **Reflexo dos pontos cardeais:** aproxima-se ao do RN a termo, com flexão mais efetiva da cabeça.

- **Preensão palmar:** eficaz, com resposta em flexão do antebraço.
- **Reflexo de Moro:** movimento em extensão semelhante ao do RN a termo, porém sem a fase seguinte de flexão e adução dos membros superiores.
- **Reflexo de marcha:** aparece de maneira breve.
- **Extensão cruzada:** flexão e abdução do membro contralateral, ainda sem a fase de adução.

Tônus ativo

- Atitude em "batráquio": hipotonia da metade superior do corpo, com membros superiores em extensão e membros inferiores em abdução-flexão.
- RN já apresenta reações nociceptivas na face, em consequência da maturidade dos músculos rotatórios do pescoço.
- O endireitamento da cabeça torna-se mais característico em virtude da ação dos músculos extensores do pescoço.
- A reação de endireitamento de membros inferiores difunde-se melhor para o tronco.
- Em decúbito dorsal, a cabeça não permanece lateralizada, e o mento ultrapassa o nível do acrômio.

Tônus passivo (Quadro 38-9)

Quadro 38-9. Avaliação do tônus passivo do RN de 35 semanas de idade gestacional

A. *Postura*: atitude de batráquio	
B. *Manobra calcanhar-orelha*: difícil	
C. *Ângulo de dorsoflexão pé-perna*: 30 graus	
D. *Ângulo poplíteo*: entre 90 e 110 graus	
E. *Manobra do cachecol*: mais limitada	

Adaptado de Amiel-Tison e Saint-Anne Dargassies.

❏ CARACTERÍSTICAS DE MATURAÇÃO COM 37 SEMANAS DE IDADE GESTACIONAL

Reflexos

- **Reflexos dos pontos cardeais, e de Moro:** completos.
- **Preensão palmar:** resposta eficaz e vigorosa, com irradiação para todo o membro superior.
- **Reflexo de marcha:** automático, com apoio plantar completo.
- **Reflexo de extensão cruzada:** aparecimento e predomínio da fase de extensão.

Tônus ativo

- Hipertonia flexora dos quatro membros, com limitação da motilidade espontânea.
- Cabeça com apoio parieto-occipital, com mento bem acima do nível do acrômio.
- Os movimentos de lateralização da cabeça são bem ativos.
- Reações de endireitamento da cabeça e dos membros inferiores são completas.
- Os músculos flexores do pescoço ainda são pouco tônicos.

Tônus passivo (Quadro 38-10)

Quadro 38-10. Avaliação do tônus passivo do RN de 37 semanas de idade gestacional

A. *Postura*: flexão dos quatro membros	
B. *Manobra calcanhar-orelha*: maior resistência	
C. *Ângulo de dorsoflexão pé-perna*: entre 10 e 15 graus	
D. *Ângulo poplíteo*: 90 graus	
E. *Manobra do cachecol*: cotovelo ultrapassa um pouco a linha mediana	

Adaptado de Amiel-Tison e Saint-Anne Dargassies.

❏ PRINCIPAIS SÍNDROMES NEUROLÓGICAS DO RECÉM-NASCIDO

A distinção das diversas síndromes neurológicas neonatais baseia-se na identificação das alterações dos tônus axial e dos membros, das anormalidades da motilidade espontânea, dos sinais irritativos e dos distúrbios da atividade automática, especialmente dos automatismos nutritivos.

Síndrome de hiperexcitabilidade

O RN apresenta-se com limiar baixo de excitabilidade para os reflexos miotáticos e primitivos, que são facilmente desencadeados, com respostas muito ativas. É frequente a ocorrência de tremores e clonias. Estímulos táteis e auditivos habituais desencadeiam reações de sobressalto. O comportamento é irritadiço, com choro intenso e escassez de sono. Essa síndrome é encontrada em situações de distúrbio metabólico, como na hipocalcemia, em insultos hipóxico-isquêmicos leves e transitórios e em algumas hemorragias subaracnóideas. Apresenta bom prognóstico quando não está associada a outras síndromes.

Síndrome de depressão do SNC (com hipotonia)

O RN apresenta hiporreatividade aos estímulos nociceptivos, com diminuição do estado de alerta em graus variados. O choro é escasso e, às vezes, gemente. Os estágios de sono-vigília são instáveis, e a sucção está comprometida, com necessidade frequente de alimentação por sonda orogástrica. A movimentação espontânea apresenta-se diminuída, e os reflexos primitivos e miotáticos estão ausentes ou diminuídos. Podem ocorrer alterações de intensidade variável dos tônus musculares passivo e ativo, tanto axiais como dos membros. Essa síndrome é frequente nos eventos hipóxico-isquêmicos mais intensos e prolongados, nas hemorragias intracranianas graves e na encefalopatia bilirrubínica. O prognóstico é tanto pior quanto mais intensas e duradouras forem as alterações do tônus muscular. Situações persistentes de hipotonia generalizada suscitam o diagnóstico diferencial com as malformações do SNC e também com erros inatos do metabolismo.

Síndrome irritativa (com hipertonia)

O RN apresenta movimentação anormal, com posturas tônicas de extremidades e de tronco, tremores e mioclonias. Os sinais irritativos são habituais, com dificuldade para se inibir o choro e aparecimento de transtornos neurovegetativos (crises de cianose e palidez), mesmo em situação de repouso. O tônus passivo é aumentado (hipertonia), e é frequente o aparecimento de opistótono. Os ROT podem estar aumentados ou bloqueados pela hipertonia. Com frequência, o reflexo de Moro é invertido, com adução dos membros superiores e fechamento das mãos como primeira fase de resposta. As crises convulsivas acompanham os quadros mais graves.

Hemissíndromes

Caracterizam-se pelo comprometimento da motilidade e do tônus muscular apenas de um dimídio corporal. Apresentam expressão bem variável, desde uma discreta assimetria até uma franca hemiplegia (situação menos comum no período neonatal). Outros sinais focais, como alterações dos nervos cranianos, habitualmente são encontrados nessas síndromes. Os processos isquêmicos decorrentes de distúrbios vasculares (principalmente da artéria cerebral média) são etiologia comum das hemissíndromes, embora déficits motores focais também sejam observados em outras situações, como nas hipoglicemias graves.

A constatação de mais de uma síndrome no mesmo neonato, seja simultaneamente, seja de maneira sequencial, é um forte sinalizador de comprometimento neurológico mais significativo. É importante ressaltar também que a identificação de qualquer síndrome neurológica deve ser acompanhada por avaliações sucessivas. Em alguns casos, a semiologia será transitória, com evolução progressiva para a normalidade, muitas vezes com etiologia primariamente não neurológica. Os dados realmente patológicos permanecem identificáveis nos exames de reavaliação, prenunciando uma disfunção neurológica mais duradoura. A correlação da intensidade e da duração dos achados semiológicos com os resultados de exames complementares específicos, posteriormente relacionados neste capítulo, fornece um substrato mais confiável para as especulações prognósticas.

❑ SEMIOLOGIA DAS LESÕES DOS PLEXOS NERVOSOS E DOS NERVOS PERIFÉRICOS

As *lesões do plexo braquial* ocorrem com maior frequência nos neonatos a termo, grandes para a idade gestacional, nas apresentações pélvicas e distocias de ombro. A paralisia proximal (forma de Erb-Duchenne) está relacionada com o comprometimento das raízes espinais de C5-C7, com comprometimento da pronação do antebraço, da rotação interna do ombro, da extensão do cotovelo e da flexão do punho. A preensão palmar e o reflexo osteotendinoso bicipital encontram-se preservados. Já na paralisia distal (forma de Klumpke), o insulto refere-se às raízes de C8-T1, preservando a movimentação proximal do membro, porém com comprometimento da musculatura da mão e ausência da preensão palmar. Por último, a paralisia total é expressão do comprometimento grave das raízes de C5-T1 (geralmente avulsão das raízes nervosas do cordão espinal), em que há acometimento de todo o membro, com ausência de movimentação de braço, punho e mão, flacidez e abolição dos reflexos osteotendinosos e da preensão palmar. A síndrome de Horner (anidrose facial, ptose palpebral, miose e enoftalmia homolaterais) pode acompanhar as lesões de plexo braquial, quando há lesão concomitante da cadeia simpática cervicotorácica.

As *lesões do plexo lombossacro* são raras e habitualmente relacionadas com a tração excessiva em partos pélvicos. Manifestam-se com arreflexia osteotendinosa, fraqueza e posterior atrofia muscular do membro inferior homolateral à lesão.

As *lesões do nervo mediano* geralmente são decorrentes de traumatismo acidental por punção da artéria braquial na fossa antecubital ou da artéria radial na região do punho. As lesões no nível da fossa antecubital manifestam-se com comprometimento da preensão palmar e da flexão das falanges proximais dos três primeiros dedos da mão, além de hipotrofia da eminência tenar.

As *lesões do nervo radial* podem ocorrer no tocotraumatismo com fratura de úmero ou por compressão intraútero do nervo radial. Ocasionam dificuldade para a extensão do punho e dos dedos, levando ao aspecto de "mão caída" ou "em gota".

As *lesões do nervo ciático* podem ser decorrentes de insulto acidental ao nervo durante injeções intramusculares na nádega ou de vasoespasmo/trombose da artéria glútea inferior durante a infusão de soluções hipertônicas na artéria umbilical, ocasionando isquemia do nervo. Manifestam-se por fraqueza distal do membro inferior (aspecto de "pé caído") e dificuldade para abdução da coxa. Diferenciam-se das lesões do plexo lombossacro por preservarem os movimentos de flexão, adução e rotação externa da coxa (funções de músculos inervados pelos nervos femoral e obturatório, comprometidas nas lesões do plexo lombossacro).

As *lesões do nervo fibular (peronial)* podem ser decorrentes de compressão intraútero ou de infiltração de soluções endovenosas, durante a assistência neonatal. Manifestam-se por "pé caído" (comprometimento da dorsoflexão e eversão do pé), sem outros déficits motores do membro inferior acometido.

☐ SINAIS SUGESTIVOS DE DOENÇAS NEUROMUSCULARES

- Hipotonia mais evidente mediante a avaliação do tônus ativo, que se encontra mais afetado que o tônus passivo.
- Ausência ou diminuição dos reflexos osteotendinosos é um dado relevante na semiologia das doenças neuromusculares, porém é um achado possível também nas encefalopatias agudas. Por outro lado, hiper-reflexia descarta um processo neuromuscular.
- Dificuldades de sucção e deglutição são habituais, mas podem ocorrer nas encefalopatias como expressão de uma síndrome pseudobulbar.
- Dificuldade respiratória, acompanhada por paralisia diafragmática, é um sinalizador para o diagnóstico de distrofia miotônica.
- Limitações dos movimentos articulares em flexão ou extensão sinalizam um processo de origem pré-natal.
- Fasciculações de língua e dedos das mãos são achados frequentes na amiotrofia espinal tipo I (doença de Werdnig-Hoffmann).

☐ EXAMES COMPLEMENTARES USADOS NO DIAGNÓSTICO NEUROLÓGICO NEONATAL

- **Exame do liquor:** infecções congênitas e adquiridas do SNC; hemorragias intracranianas.
- **Ultrassonografia transfontanelar:** hemorragias intracranianas (especialmente as hemorragias peri-intraventriculares); lesões hipóxico-isquêmicas do SNC (excelente acuidade para identificação das leucomalacias periventriculares); algumas disgenesias cerebrais; sinais de edema cerebral e ventriculite.
- **Ultrassonografia de coluna:** disrafismos ocultos (triagem diagnóstica de "medula presa").
- **Radiografia de crânio:** fraturas lineares e com afundamento da calota craniana; craniossinostoses precoces; lesões ósseas congênitas e calcificações intracranianas.
- **Radiografia de coluna:** espinha bífida oculta.
- **Tomografia computadorizada de crânio:** lesões hipóxico-isquêmicas do SNC; hemorragias intracranianas; neoplasias congênitas; malformações encefálicas e da calota craniana; fraturas do crânio e calcificações intracranianas.
- **Ressonância magnética de encéfalo:** lesões hipóxico-isquêmicas do SNC; hemorragias intracranianas; neoplasias congênitas; malformações encefálicas; distúrbios desmielinizantes.
- **Ressonância magnética de medula:** lesões medulares secundárias a tocotraumatismo; malformações e medula presa associadas à espinha bífida oculta.
- **Eletroencefalograma:** crises epilépticas; avaliação da maturação do SNC.
- **Poligrafia neonatal:** crises epilépticas, especialmente do RN com bloqueio neuromuscular farmacológico; apneias.
- **Eletrorretinograma:** lesões retinianas; atrofia óptica.
- **Potencial evocado visual:** transtornos das vias ópticas.
- **Potencial evocado auditivo:** transtornos auditivos de origem central.
- **Eletroneuromiografia:** doenças neuromusculares.
- **Biópsia muscular:** doenças neuromusculares.
- **Espectroscopia de prótons por ressonância magnética de encéfalo:** lesões hipóxico-isquêmicas do SNC; mitocondriopatias; leucodis-

trofias; diferenciação de lesões neoplásicas das não neoplásicas.

- **SPECT** *(Single Photon Emission Computed Tomography):* déficits regionais de fluxo sanguíneo cerebral.
- **PET** *(Positron Emission Tomography):* déficits regionais de fluxo sanguíneo cerebral e distúrbios de metabolismo do oxigênio e da glicose.
- **Triagens laboratoriais metabólicas:** erros inatos do metabolismo.

❑ BIBLIOGRAFIA

Amiel-Tison C. Clinical assessment of the infant nervous system. *In*: Levene MI. *Fetal and neonatal neurology and neurosurgery.* 2 ed., London: Churchill Livingstone, 1995: 83-104.

_____. Update of the Amiel-Tison neurologic assessment for the term neonate or at 40 weeks corrected age. *Pediatric Neurology* 2002; 27(3):196-212.

Amorim RHC. Avaliação neurológica do recém-nascido. In: Fonseca LF, Pianetti G, Xavier CC. *Compêndio de neurologia infantil.* Rio de Janeiro: MEDSI, 2002: 3-15.

Ballard JL, Khoury JC, Wedig K, Eilers-Walsman BL, Lipp R. New Ballard Score expanded to include extremely premature infants. *J Pediat* 1991; 119(3):417-23.

Brazelton TB. Neonatal Behavorial Assessment Scale. *Clinics in Developmental Medicine 88.* Spastics International Medical Publications, 1984: 125.

Castelló JC. Semiología neurológica neonatal. *In*: Fejerman N, Alvarez EF. *Neurología pediátrica.* 2 ed., Buenos Aires: Panamericana, 1998: 128-53.

Dargassies SSA. Desarrollo neurológico del recien nacido de termino y prematuro. Buenos Aires: Panamericana, 1977: 317.

Dubowitz LMS, Dubowitz V, Goldberg C. Clinical assessment of gestacional age in the newborn infant. *J Pediatr* 1970;77:1-15.

Dubowitz LMS, Dubowitz V. The neurological assessment of the preterm and full-term newborn infant. *Clin Dev Med* 1981; 79:1-103.

Guerpelli JLP. Avaliação neurológica do recém-nascido prematuro. *In*: Diament A, Cypel S. *Neurologia infantil.* 4 ed., São Paulo: Atheneu, 2005: 23-33.

Prechtl H, Beintema H. The neurological examination of the full term newborn infant. *Clinics in Developmental Medicine 12.* Spastic Society, London, 1964.

Sarnat HB. Anatomic and physiologic correlates of neurologic development im prematurity. *In*: *Topics in neonatal neurology.* New York: Grune & Stratton, 1984: 1-25.

Volpe JJ. Neurological examination: normal and anormal features. *In*: Volpe JJ. *Neurology of the newborn.* 4 ed., Philadelphia: W.B. Saunders, 2001: 103-33.

SEÇÃO VI

CRESCIMENTO E DESENVOLVIMENTO

Capítulo 39 Avaliação do Crescimento, 431

Capítulo 40 Avaliação do Desenvolvimento Neuropsicomotor, 439
   Parte A Avaliação do Desenvolvimento Neuromotor, 439
   Parte B Avaliação do Desenvolvimento Psicológico da Criança, 452

CAPÍTULO 39

Avaliação do Crescimento

Ivani Novato Silva
Cristiane de Freitas Cunha Grillo

O padrão de crescimento da criança é um indicador da sua saúde e, por esse motivo, a avaliação do crescimento é primordial em toda consulta pediátrica. O crescimento adequado depende do equilíbrio de inúmeros fatores, intrínsecos e extrínsecos ao indivíduo, como exemplificado na Fig. 39-1.

Se a criança sofre um processo de desnutrição ou de doença, ela sacrifica uma função não vital, como o crescimento, no intuito de sobreviver. Se a condição adversa cessa, o crescimento passa habitualmente por um período de recuperação, com aceleração de sua velocidade, conhecido como *catch up*, que é comumente observado, por exemplo,

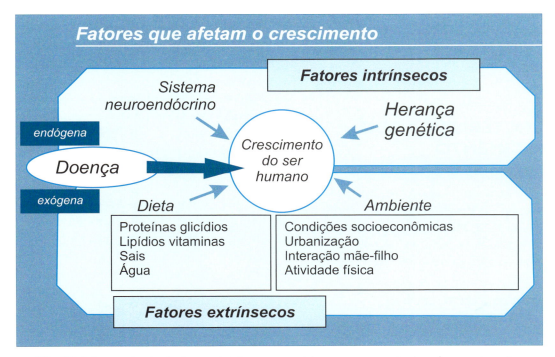

Fig. 39-1. Inter-relação de fatores intrínsecos e extrínsecos responsáveis pelo crescimento.

em crianças que sofreram prejuízo no crescimento intrauterino e que, na vida pós-natal, experimentam boa saúde com condições nutricionais e ambientais adequadas. Se o agravo é muito intenso e/ou prolongado, o *catch up* pode não sobrepujá-lo.

Os dados antropométricos utilizados para avaliação do crescimento são considerados também bons indicadores de saúde em estudos populacionais.

❏ FATORES REGULADORES DO CRESCIMENTO

O crescimento normal depende do equilíbrio entre um ambiente favorável, nutrição adequada e estabilidade psicossocial, além de um complexo sistema de regulação hormonal e de fatores não hormonais. O crescimento estatural depende diretamente do crescimento linear dos ossos longos, especialmente na região da cartilagem de crescimento. O ganho ponderal está relacionado com fatores genéticos, endócrinos e nutricionais. O controle neuro-hormonal envolve a ação de núcleos hipotalâmicos via neurotransmissores e a interação entre hormônios hipofisários e tireoidianos, insulina, vitamina D e hormônios esteroides sexuais, além dos efetores periféricos, principalmente o IGF-1, ou fator de crescimento semelhante à insulina-1. A integração com outros fatores não hormonais (p. ex., concentração adequada de minerais) resulta na multiplicação das células da cartilagem de crescimento e no crescimento longitudinal.

❏ CARACTERÍSTICAS DO CRESCIMENTO

O crescimento dos indivíduos difere com relação à velocidade em que ocorre, apresentando flutuações, e aos fatores de regulação nos diferentes períodos da vida. Mediante o agrupamento de algumas características comuns, podem ser caracterizados quatro períodos:

Crescimento intrauterino

Os eventos mais dramáticos relacionados com o crescimento ocorrem antes do nascimento. No período intrauterino observa-se alta velocidade de crescimento (VC), a maior de toda a vida do indivíduo. É, portanto, um período de alta suscetibilidade aos agravos. O crescimento intrauterino depende de fatores relacionados à gestante, à placenta e ao feto. O estado nutricional da gestante, a presença de doenças crônicas, como o diabetes melito e a hipertensão arterial, o uso de medicamentos, o tabagismo e o etilismo podem interferir no crescimento nesse período. Doenças genéticas podem causar restrição do crescimento já na vida intrauterina. Os hormônios de crescimento e tireoidiano não são primordiais para o crescimento do feto, mas os fatores de crescimento semelhantes à insulina e a insulina têm papel relevante.

Lactente

Na vida pós-natal, ocorre a desaceleração do crescimento, embora os 2 primeiros anos de vida se caracterizem, ainda, por grande velocidade. Os períodos de intensificação são críticos; são neles que mais repercutem os agravos. No primeiro mês, as crianças ganham 30g de peso ao dia, em média. No primeiro ano, o lactente cresce aproximadamente 50% em relação à estatura de nascimento, ou seja, 25cm em média. O peso observado ao nascimento habitualmente duplica ao final do primeiro trimestre e triplica ao final do primeiro ano de vida, o que deve ser acompanhado nas curvas adequadas à idade da criança. Entre os 6 e os 12 meses de vida ocorre a erupção dentária. No segundo ano de vida, a velocidade de crescimento estatural já é menor, cerca de 12cm. É interessante notar que o apetite da criança varia conforme a velocidade de crescimento, e é comum a queixa de inapetência no final do segundo ano de vida, quando o ritmo de crescimento cai de acordo com as exigências nutricionais. A postura nessa idade é característica, uma vez que a exagerada lordose lombar leva à protrusão do abdome.

O sistema nervoso central apresenta importante processo de mielinização nos 3 primeiros anos de vida. Nesse período há o crescimento do encéfalo, que adquire 90% do seu peso da vida adulta. Esse crescimento é acompanhado de importantes aquisições no desenvolvimento neuropsicomotor e não há como separar o crescimento somático do processo de maturação e aquisição de competências. O acompanhamento do crescimento cerebral é feito pela evolução do perímetro ce-

CAPÍTULO 39 • Avaliação do Crescimento

fálico (PC), medido a cada consulta e comparado à curva adequada à idade da criança (ver o Capítulo 17 e Anexo B).

Pré-escolar e escolar

Nesse período, entre o final do segundo ano de vida e o início da puberdade (pré-escolar: 2 a 5 anos; escolar: 6 a 12 anos), a velocidade de crescimento cai em relação ao período anterior e se mantém, aproximadamente, em 5 a 7cm por ano, quando o ganho de peso é de 2 a 3kg, em média. As crianças mudam de postura: o abdome proeminente se reduz e o corpo parece mais magro. No período que antecede imediatamente a entrada na puberdade é comum observar ganho ponderal. Esse é o período de repleção, que antecede o estirão puberal. Aos 7 anos, a mielinização está completa e o PC aumenta 2 a 3cm durante a fase escolar. Nesse período, os tecidos linfoides hipertrofiam, levando, às vezes, a grandes aumentos das tonsilas e adenoides. Ocorre ganho progressivo da força muscular, da coordenação e do vigor físico. Os hábitos sedentários nessa fase estão associados ao aumento do risco de obesidade e doenças associadas ao longo da vida.

Adolescência

A adolescência – caracterizada entre os 10 e os 19 anos de idade pela Organização Mundial da Saúde (OMS) – é um período de transição entre a infância e a idade adulta, em que ocorrem mudanças de ordem física, emocional e social, com a evolução da puberdade. O desenvolvimento dos órgãos de reprodução e dos caracteres sexuais secundários torna o indivíduo apto à reprodução.

Na puberdade, o processo de mudanças corporais é mediado pela ação dos esteroides gonadais e adrenais, secretados em resposta à ativação do eixo hipotalâmico-hipofisário.

A produção e a secreção hipotalâmica do hormônio liberador das gonadotrofinas (GnRH), de maneira cíclica, estimulam a síntese hipofisária do hormônio luteinizante (LH) e do hormônio folículo-estimulante (FSH). A liberação pulsátil das gonadotrofinas estimula a produção gonadal de esteroides (testosterona ou estrógeno), culminando com o processo denominado gonadarca.

Habitualmente, a ativação do eixo hipotalâmico-hipofisário-adrenal (adrenarca) precede a gonadarca em aproximadamente 2 anos.

Os esteroides gonadais e adrenais são responsáveis pelo aparecimento dos caracteres sexuais secundários – telarca (surgimento das mamas), pubarca (aparecimento dos pelos pubianos) e desenvolvimento da genitália externa.

A puberdade inicia-se, em média, entre os 10 e os 11 anos de idade na menina e entre os 12 e os 13 anos no menino, seguindo uma sequência de eventos mais ou menos constante e com duração total aproximada de 4 a 5 anos. Pode-se avaliar a evolução das características sexuais secundárias nos sexos feminino e masculino segundo a classificação de Tanner (ver Capítulos 35, 36 e Anexo A). A evolução de uma fase a outra dura aproximadamente 6 meses. Nas meninas, o primeiro sinal da puberdade observado é, comumente, a telarca. Concomitantemente, a leucorreia fisiológica é relatada por muitas meninas, resultante da descamação das células vaginais sob estímulo estrogênico. Posteriormente, há a pubarca e o aparecimento dos pelos axilares. A pubarca pode ser o primeiro sinal observado em cerca de 10% das meninas saudáveis.

Nos meninos, o aumento testicular é o primeiro sinal puberal observado. A medida do volume testicular é feita, de maneira simplificada, com o auxílio do orquidômetro de Prader (ver Capítulo 35). Em seguida, ocorrem o crescimento do pênis, a pigmentação do escroto e o aparecimento dos pelos pubianos, axilares e faciais. A voz sofre mudanças, e a acne pode surgir. A ginecomastia, caracterizada pelo surgimento de mamas nos meninos, é um evento comum que pode, contudo, acarretar sofrimento para o indivíduo.

O início do desenvolvimento puberal apresenta variações individuais, havendo, também, diferenças entre as populações. Além disso, as crianças podem apresentar características sexuais isoladas e de maneira não progressiva, caracterizando formas variantes da normalidade (telarca ou pubarca isoladas).

O desenvolvimento dos caracteres sexuais secundários e a progressão da puberdade podem ocorrer, de maneira fisiológica, mais precoce ou tardiamente. A puberdade fisiológica precoce pode ter início entre os 6 e os 8 anos de idade, com a ocorrência da menarca entre os 9 e os 10 anos e meio de idade, caracterizando a puberdade fisiológica adiantada. A puberdade fisiológica tardia pode ocorrer dos 13 aos 17 anos. Nessas situações-limite, a supervisão estrita torna-se imprescindível.

Na puberdade observa-se um período de aceleração da velocidade de crescimento, denominado estirão puberal. O estirão compreende o crescimento do esqueleto e dos órgãos internos, com alteração das proporções corporais. Nesse momento ocorre o pico de aquisição da massa óssea, responsável, em parte, pela aquisição de 45% da massa óssea total. Ocorrem mudanças na composição corporal com aumento da gordura, especialmente nas meninas, e dos músculos, particularmente nos meninos. O desenvolvimento dos sistemas circulatório e respiratório resulta no aumento de força e resistência. Esse processo é mediado pela ação dos esteroides gonadais, hormônio de crescimento (GH) e hormônios tireoidianos, e representa o segundo período da vida em que ocorre maior velocidade de crescimento.

Durante a puberdade ocorre o ganho de aproximadamente 50% do peso e de 20% da altura do adulto. A aceleração da velocidade de crescimento é um evento precoce durante a puberdade no sexo feminino, iniciando-se entre os estágios 2 e 3 de Tanner. No sexo masculino, por sua vez, é um evento tardio, ocorrendo a partir dos estágios 3 e 4 de Tanner. A amplitude do estirão é maior nos meninos, que crescem até, aproximadamente, os 18-20 anos, dependendo da idade em que teve início o processo. Durante todo o processo puberal, as meninas podem crescer até 20cm, enquanto os meninos chegam a crescer 30cm. O pico de velocidade nas meninas acontece antes da ocorrência da menarca com velocidade de crescimento média de 8 a 9cm/ano. Após a menarca, o crescimento médio é de aproximadamente 6cm, até alcançar a altura final. A maturação óssea acompanha o processo, evoluindo até o fechamento completo das epífises, com cessação do crescimento estatural.

❏ PARÂMETROS PARA AVALIAÇÃO DO CRESCIMENTO

A aferição precisa dos dados antropométricos é imprescindível, incluindo peso, altura, envergadura, segmento inferior e perímetro cefálico (ver Capítulo 17). Os pacientes deverão ser acompanhados a cada consulta por meio de curvas de crescimento padronizadas (ver Anexo B).

É importante a avaliação da altura dos pais, pois a inferência de normalidade da criança deve levar em consideração a altura daqueles e da família, além da comparação com dados populacionais. Ao desconsiderar o padrão familiar, corre-se o risco de sub ou superdiagnosticar distúrbios do crescimento.

A melhor forma de avaliação do crescimento é a longitudinal. É a avaliação continuada que torna possível construir a curva de crescimento da criança, a qual será comparada com as curvas obtidas de populações de referência. O crescimento normal se expressa por uma VC adequada à idade da criança e é compatível com o padrão de crescimento da família. Espera-se, portanto, que uma criança saudável mantenha uma VC de acordo com a sua faixa etária ao longo dos anos, isto é, siga um mesmo "canal de crescimento". Mudanças no "canal de crescimento" podem ser observadas, em condições fisiológicas, nos 2 primeiros anos de vida. Só o acompanhamento da criança, com pesagens e medições de altura, possibilita a observação da VC. Essa é definida como o ganho de peso/altura que ocorreu em uma unidade de tempo, ou seja, o aumento do peso/estatura durante o intervalo de 1 ano e que varia de acordo com a fase de crescimento e a faixa etária. A evolução do ganho em altura, peso e perímetro cefálico de crianças normais é expressa em curvas específicas para esses dados. O crescimento infantil segue os mesmos padrões, desde que as crianças estejam sob condições nutricionais e ambientais adequadas e similares. Para as crianças e adolescentes, a OMS disponibiliza curvas construídas com populações mistas de crianças saudáveis, inclusive brasileiras (ver Anexo B).

As proporções corporais são características de um crescimento normal: o segmento inferior (SI) é obtido com a medida da sínfise púbica ao chão, com o paciente na posição supina, descalço, com o auxílio da fita métrica. O segmento superior (SS) será inferido pela subtração estatura *menos* segmento inferior. A criança apresenta cabeça e tronco proporcionalmente grandes ao nascer.

CAPÍTULO 39 • Avaliação do Crescimento

A relação normal entre os segmentos corporais (SS/SI) é de 1,7 ao nascimento, de 1,3 aos 3 anos de idade e de 1,0 após os 7 anos. A desproporção entre os segmentos ocorre em patologias que alteram o potencial primário de crescimento dos ossos.

A envergadura (distância entre as extremidades das mãos, com os braços estendidos) deve ser aferida com o auxílio de uma fita métrica, e sua relação com a estatura também deve ser considerada no que se refere à faixa etária: −3 até 7 anos de idade, ±0 dos 8 aos 12 anos de idade, +1 em meninas e +4 em meninos após os 14 anos de idade.

O cálculo do índice de massa corporal (IMC) também deve ser efetuado (peso/estatura^2), sendo o escore Z/percentil correspondente verificado em curvas apropriadas (Anexo B).

A maturação esquelética, avaliada pela idade óssea, reflete a progressiva maturação dos núcleos epifisários e tem, portanto, estreita correlação com o crescimento e com o estágio de desenvolvimento da criança, mais do que com a idade cronológica. Sua avaliação pode ser feita, quando necessário, pela comparação do estudo radiológico dos ossos da mão e punho esquerdos com padrões previamente estabelecidos. Em crianças até 6 meses de idade pode ser necessária a avaliação radiográfica dos joelhos.

A cronologia do desenvolvimento dentário é mal correlacionada com outros processos de crescimento e amadurecimento, mas reflete, em parte, a maturação esquelética. Retardo na erupção dentária (ausência de dentes aos 13 meses) ou quedas precoces podem sugerir doenças, problemas mecânicos ou fatores idiopáticos.

A avaliação do desenvolvimento neuropsicomotor deve completar a abordagem do crescimento ponderoestatural. A criança saudável apresenta equilíbrio entre o crescimento somático, a maturação óssea e sexual e o desenvolvimento neuropsicomotor.

□ VARIANTES DO CRESCIMENTO NORMAL

Muitas crianças apresentam variações em seu padrão de crescimento e constituem as chamadas "variantes da normalidade".

O que define a *baixa estatura familiar* é o contexto: a criança é baixa, os pais são baixos. Nesses casos, a velocidade de crescimento é normal e as crianças crescem geralmente próximo ao percentil 3 desde lactentes, e não há nenhuma evidência de doenças. As crianças são bem proporcionadas, sem nenhuma anormalidade ao exame físico. Nascem com peso e estatura normais. Apresentam idade óssea correspondente à cronológica. A maturação sexual ocorre na época esperada para crianças normais. A inteligência é normal, e não há nenhuma alteração em exames laboratoriais. A estatura final está relacionada com o padrão familiar.

No *atraso constitucional do crescimento e da puberdade*, as crianças nascem, em geral, com peso e estatura normais. O crescimento no primeiro ano de vida não apresenta alterações e observa-se, habitualmente, uma desaceleração da velocidade de crescimento nos 3 primeiros anos de vida. A partir daí, elas permanecem durante toda a infância com estatura próxima ao percentil 3/escore Z − 1,881. As crianças são bem proporcionadas e apresentam idade óssea inferior à idade estatural e à idade cronológica. A puberdade e, consequentemente, o estirão são tardios, causando uma discrepância física do paciente com relação aos seus pares, o que provoca sofrimento. A puberdade inicia-se tardiamente, mas tem curso fisiológico, e a estatura final do adulto reproduz o padrão familiar, na maioria dos casos. Comumente, um dos pais relata a mesma história, o que corrobora com o diagnóstico. É útil a solicitação da radiografia da mão e punho esquerdos para avaliação da idade óssea. A maturação esquelética encontra-se atrasada com relação à idade cronológica, ou seja, ainda há potencial de crescimento. Esse dado costuma tranquilizar o paciente e a família.

Essas duas situações – baixa estatura familiar e atraso constitucional do crescimento e da puberdade – são muito frequentes na prática clínica.

□ SUSPEITA E ACOMPANHAMENTO DE CRIANÇAS COM DISTÚRBIOS NO CRESCIMENTO

Se durante o acompanhamento médico habitual observa-se que a criança sai do seu canal de crescimento, seja por redução da velocidade de crescimento, seja por súbita aceleração, deve-se procurar identificar a causa.

A detecção de um distúrbio no crescimento desencadeia um processo de avaliação e abordagem semiológica, que deve ser sempre abrangente e completa. Vai basear-se, inicialmente, na realização de anamnese detalhada com ênfase nas possíveis causas do desvio: problemas no período perinatal, idade gestacional, peso e estatura ao nascer, tipo de apresentação, ocorrências durante a gestação e o período neonatal, estatura dos familiares e idade em que foi observado o desvio do crescimento, além da presença de distúrbios nutricionais, olfativos e doenças crônicas ou uso de medicação prévia.

O exame físico deve dar atenção especial ao padrão de distribuição do panículo adiposo, à presença de malformações, às anomalias da linha média e aos dismorfismos em geral, ao nistagmo, à presença de anomalias à palpação da tireoide e, principalmente, à aferição dos dados antropométricos.

Os distúrbios por diminuição da velocidade de crescimento são os mais frequentes, entre os quais a desnutrição e as doenças sistêmicas são as principais causas. A presença de dismorfismos é um alerta para a possibilidade de síndromes genéticas que cursam com redução estatural. Deve-se ressaltar que a síndrome de Turner, de ocorrência pouco rara, pode apresentar-se apenas com baixa estatura, sem outros estigmas. Portanto, esse diagnóstico deve sempre constar do diagnóstico diferencial de meninas baixas sem outras causas aparentes. As alterações nas proporções corporais (altura, envergadura, segmento superior/segmento inferior) também sugerem o diagnóstico de doenças genéticas ou de displasias ósseas. A coexistência de baixa estatura, baixa velocidade de crescimento e ganho adequado ou excessivo de peso sugere a ocorrência de doenças endócrinas, como hipotireoidismo, deficiência do hormônio de crescimento e síndrome de Cushing (hipercortisolismo).

Mesmo na ausência de sinais e sintomas sugestivos de doenças sistêmicas deve-se pensar na possibilidade de doenças que podem ter repercussão no crescimento, antes de apresentar outra sintomatologia. A doença celíaca, as doenças renais, tubulares e parenquimatosas, as anemias crônicas, as doenças do metabolismo ósseo e a fibrose cística devem ser investigadas nos casos de baixa estatura sem etiologia esclarecida. Nesses casos, habitualmente, observa-se também acometimento do ganho ponderal.

Baixa estatura é, por definição, a medida abaixo do desvio-padrão –2 da média para a idade ou do percentil 2,5. Trata-se, portanto, de um conceito estatístico de normalidade, o que torna a avaliação clínica do indivíduo ainda mais relevante. Deve ser considerado que abaixo do percentil 2,5 estão 2,5% dos indivíduos de uma população normal. Portanto, um dado de especial relevância é a mudança de canal de crescimento. A queda da VC sempre suscita preocupações. A avaliação do crescimento da criança deve ser sempre contextualizada com relação ao padrão familiar. O paciente pode não apresentar, ainda, baixa estatura, mas revelar discrepância com relação à altura dos pais.

O diagnóstico de uma condição patológica leva ao tratamento específico. Se a baixa estatura não for caracterizada como doença, deve-se questionar sempre as inúmeras modalidades terapêuticas propostas na atualidade e amplamente divulgadas pela indústria farmacêutica. É importante lembrar que, no Brasil e em muitos outros países em desenvolvimento, a desnutrição proteicocalórica ainda é a principal causa de deficiência de crescimento. A variação secular do crescimento – o aumento da estatura final das populações com o passar dos anos – não é mais observada em países desenvolvidos, resultado das melhores condições de vida, especialmente nutricional, das pessoas.

❏ BIBLIOGRAFIA

Alves CRL. Acompanhamento do crescimento da criança. In: Alves CRL, Viana MRA (eds.). *Saúde da família: cuidando de crianças e adolescentes*. 1 ed., Belo Horizonte: Coopmed, 2003: 25-45.

de Onis M *et al*. World Health Organization child growth standards. Report of a WHO Expert Committee, 2006. CD-Rom.

de Onis M, Habicht JP. Anthropometric reference data for international use: recommendations from a World Health Organization Expert Committee. *Am J Clin Nutr* 1996; 64:650-8.

Gluckman PD, Hamon MA. Evolution, development and timing of puberty. *Trends Endocrinol Metab* 2006; 17:7-12.

Goulart EMA, Corrêa EJ, Leão E, Xavier CC, Abrantes MM. Avaliação do crescimento. In: Leão E, Corrêa EJ, Mota JAC, Viana MB (eds.). *Pediatria ambulatorial*. 4 ed., Belo Horizonte: Coopmed, 2005: 134-60.

Kuczmarski RJ, Ogden CL, Guo SS *et al*. 2000 CDC growth charts for the United States: methods and development. National Center for Health Statistics. *Vital and Health Statistics*, Series 11 N⁰ 246, 2002.

Marcondes E, Machado DVM, Setian N, Carraza FR. Crescimento e desenvolvimento. In: Marcondes E (ed.). *Pediatria básica*. 5 ed., São Paulo: Sarvier, 1992: 35-63.

Marshall WA, Tanner JM. Variation in the pattern of puberal changes in girls. *Arch Dis Child* 1969; 44:291-303.

Marshall WA, Tanner JM. Variation in the pattern of puberal changes in boys. *Arch Dis Child* 1970; 45:13-23.

Needlman RD. Part II: Growth and development. In: Behrman RE, Kliegman RM, Jenson HB (eds.) *Nelson Textbook of pediatrics*. 17 ed., Philadelphia: WB Saunders, 2004: 25-71.

WHO *Physical status: the use and interpretation of anthropometry*. Report of a WHO Expert Committee. Technical Report Series No. 854. Geneva: World Health Organization, 1995.

WHO Multicentre Growth Reference Study Group. Assessment of differences in linear growth among populations in the WHO Multicentre Growth Reference Study. Acta Paediatrica 2006a; Suppl 450: 57-66.

WHO Working Group on Infant Growth. *An evaluation of infant growth*. Geneva: World Health Organization, 1994.

CAPÍTULO 40

Avaliação do Desenvolvimento Neuropsicomotor

PARTE A
AVALIAÇÃO DO DESENVOLVIMENTO NEUROMOTOR

Juliana Gurgel Giannetti • Alexandre Varella Giannetti

O desenvolvimento neuropsicomotor (DNPM) da criança consiste em um conjunto de mudanças físicas, cognitivas e psicossociais que levam à aquisição de habilidades e atitudes progressivamente mais complexas, ou seja, a uma maior capacidade funcional, as quais resultam da ação de fatores biológicos, psicológicos, comportamentais, ambientais e culturais. O reconhecimento desses fatores atuando conjuntamente fornece uma compreensão integral do desenvolvimento a criança.

O DNPM da criança é foco de grande quantidade de pesquisas, que geralmente se organizam mediante quatro abordagens teóricas principais:

- **Abordagem da maturação biológica:** de acordo com essa teoria, o desenvolvimento é consequência da herança biológica do organismo (fatores endógenos).
- **Teoria de aprendizagem:** segundo essa teoria, as fases do desenvolvimento são estimuladas e surgem em decorrência de fatores exógenos.
- **Teoria construtivista:** essa teoria prega que o desenvolvimento surge da adaptação ativa do organismo ao ambiente.
- **Culturalismo:** é uma teoria que reconhece a importância dos fatores biológicos e ambientais, embora enfatize que as interações a partir das quais o desenvolvimento emerge são fundamentalmente moldadas pelos padrões culturais.

Na verdade, não existe uma só teoria que seja suficiente para explicar toda a complexidade do desenvolvimento da criança, de modo que cada uma delas cumpre importante papel para a compreensão global desse processo. Além disso, pesquisas nessa área fornecem dados relevantes para compreensão dos distúrbios do desenvolvimento, bem como informações para abordagem mais efetiva desses problemas.

Neste capítulo é feita uma revisão do desenvolvimento do sistema nervoso central (SNC), ressaltando algumas etapas desse processo que se relacionam diretamente com a maturação psicomotora da criança. A correlação entre o desenvolvimento do SNC e a maturação psicomotora torna possível compreender que o DNPM é um processo dinâmico, mas com uma sequência fixa na espécie humana. Esta última se caracteriza por uma maturação motora que ocorre no sentido cefalocaudal e proximodistal. Desse modo, a criança apresenta, inicialmente, o controle cervical para, posteriormente, ser capaz de sentar e ficar de pé. Com relação aos membros, surge primeiro um controle motor proximal (ombros, braços) para depois surgir a utilização das mãos.

Apesar de seguir essa sequência, é notável e fascinante a variabilidade individual no ritmo do desenvolvimento de cada criança, que se faz evidente entre crianças com a mesma idade criadas em ambientes diferentes, mas também entre duas crianças criadas sob as mesmas condições (irmãos). Essa variação é amplamente reconhecida e possibilita o estabelecimento de faixas etárias, consideradas como intervalos entre idades mínima e máxima para o surgimento de cada marco do desenvolvimento. Essas faixas etárias de normalidade são utilizadas como escalas que dão ao médico a oportunidade de acompanhar o desenvolvimento da criança e detectar precocemente alterações nessa esfera. Entre elas, destacam-se a escala de Denver (ver Anexo D) e o exame neurológico evolutivo da criança.

❑ DESENVOLVIMENTO DO SISTEMA NERVOSO CENTRAL

Para uma compreensão adequada do DNPM infantil torna-se fundamental uma breve revisão sobre as etapas do desenvolvimento do SNC: neurulação primária, desenvolvimento do prosencéfalo, proliferação neuronal, migração neuronal, organização e mielinização (Quadro 40-1). Ressalta-se que as duas últimas etapas, organização neuronal e mielinização, iniciam-se no período pré-natal e terminam somente anos após o nascimento. Isto é muito importante para a compreensão da grande modificação psicomotora que ocorre nos primeiros anos de vida da criança. Tal fato é tão importante que é possível correlacionar alguns achados do exame da criança com as fases de mielinização do encéfalo, conforme será exposto no item *Avaliação do desenvolvimento neuromotor da criança.*

O primeiro evento que marca o desenvolvimento do SNC é a neurulação, que consiste no processo de formação do tubo neural. Pode ser dividida em duas etapas: neurulação primária e neurulação secundária. A primeira ocorre por volta das primeiras 3 e 4 semanas de gestação, quando começa a haver uma diferenciação do ectoderma na região dorsal do embrião. A partir de efeitos indutivos da notocorda e do mesoderma subjacente, forma-se a placa neural. As margens laterais da placa neural começam a invaginar-se e fecham, originando o tubo neural. Esse fechamento inicia-se em sua região central e progride em direção rostral e caudal. O fechamento do tubo neural em sua porção rostral ocorre por volta do 24º dia de gestação e em sua porção caudal, ao redor do 26º dia. A neurulação secundária consiste na formação do tubo neural caudal que dará origem aos segmentos sacros e coccígeos, a partir de processo de canalização e diferenciação regressiva. Os distúrbios da neurulação podem levar a malformações, como craniorrasquise, anencefalia, mielosquise, encefalocele, mielomeningocele e disrafismos ocultos.

A segunda etapa do desenvolvimento do SNC consiste na formação do prosencéfalo, que pode ser dividida em três eventos: formação, clivagem e desenvolvimento das estruturas da linha mediana. Essa etapa ocorre a partir de influências do mesoderma pré-cordal. O pico do período da formação do prosencéfalo ocorre no segundo e terceiro meses de gestação. As doenças relacionadas a uma alteração nessa etapa apresentam um espectro variado de gravidade, desde anomalias graves, como a aprosencefalia e a holoprosencefalia, até discretas, como agenesia de corpo caloso, que pode passar despercebida ao longo da vida do indivíduo.

A terceira etapa consiste na proliferação neuronal. Os neurônios são derivados do epêndima localizado nas regiões subependimárias dos ventrículos laterais e apresentam maior proliferação entre o segundo e quarto meses de gestação. Um distúrbio durante esse período pode levar a alterações, como micro ou macrocefalia.

A migração neuronal é a quarta etapa do desenvolvimento do SNC. Ela consiste em uma série de eventos que tornarão possível o deslocamento dos neurônios, inicialmente localizados nas regiões subependimárias, até o córtex cerebral. O

CAPÍTULO 40 • Avaliação do Desenvolvimento Neuropsicomotor

Quadro 40-1. Etapas do desenvolvimento do sistema nervoso central

Etapa	Eventos	Período	Estrutura	Malformação
Neurulação primária	Formação da placa neural	18 dias	Tubo neural	Craniorrasquise Anencefalia Mielosquise Encefalocele Mielomeningocele
	Fechamento do tubo neural	24 a 26 dias		
Neurulação secundária	Canalização	4 a 7 semanas	Tubo neural caudal (segmentos sacros e coccígeos)	Disrafismos ocultos (mielocistocele, *sinus* dérmico + cisto dermoide ou epidermoide)
	Diferenciação regressiva	7 semanas até o nascimento		
Desenvolvimento do prosencéfalo	Formação	4 e 5 semanas	Prosencéfalo	Aprosencefalia Atelencefalia
	Clivagem	5 e 6 semanas		Holoprosencefalia Holotelencefalia
	Desenvolvimento de estruturas da linha mediana	8 semanas até o terceiro mês		Agenesia de corpo caloso Agenesia de septo pelúcido Displasia septo-óptica
Proliferação neuronal	Proliferação neuronal Proliferação dos precursores da glia radial	3 e 4 meses	Neurônios e glia	Microcefalia Macrocefalia Hemimegalencefalia
Migração neuronal	Migração de neurônios no cérebro e cerebelo	3 a 5 meses	Córtex cerebral e cerebelar, núcleos da base e núcleo denteado	Esquisencefalia Lisencefalia-paquigiria Polimicrogiria Heterotopias Displasia cortical focal
Organização	Orientação e alinhamento dos neurônios, elaboração de ramificações dendríticas e axonais, estabelecimento de sinapses e proliferação e diferenciação da glia	5º mês pré-natal até anos pós-natal	Ramificações dendríticas e conexões neuronais	Retardo mental Autismo
Mielinização	Formação da membrana de mielina ao longo dos axônios	5º mês pré-natal até anos pós-natal	Mielina ao redor de axônios	Hipoplasia da substância branca cerebral

pico do período em que ocorre esta migração de células está localizado entre o terceiro e quinto meses de gestação. São doenças relacionadas a um distúbio da migração neuronal: esquisencefalia, lisencefalia, paquigiria, polimicrogiria, heterotipias e displasias corticais.

A etapa seguinte, denominada organização, inclui vários eventos, como orientação e alinhamento dos neurônios nas camadas corticais do encéfalo, elaboração de ramificações dendríticas e axonais, estabelecimento de sinapses e prolife-

ração e diferenciação da glia. Essa etapa inicia-se ao redor do quinto mês de gestação e prolonga-se até anos após o nascimento. O retardo mental e o autismo são doenças associadas aos distúrbios da organização.

A mielinização, última etapa a ser descrita, consiste na formação de uma membrana de mielina envolvendo os axônios. Iniciada por volta do segundo trimestre gestacional, completa-se vários anos após o nascimento, aproximadamente no final da segunda década de vida. Apesar desse longo período, sabe-se que o grande avanço da mielinização ocorre nos 2 primeiros anos de vida. Esse processo tem uma sequência definida que segue o sentido caudal para rostral, ou seja, do tronco encefálico para o cérebro, de posterior para anterior (occipital para frontal) e de central para periferia. Na fossa posterior, as primeiras vias a sofrer mielinização são as sensitivas, como fascículo longitudinal medial (via de associação dos nervos cranianos), lemnisco lateral (vias sensitivas do tronco e dos membros: dor, temperatura, tato e pressão), lemnisco medial (tato epicrítico, sensibilidade vibratória e posicional) e, mais tardiamente, as vias motoras, trato corticoespinal e fibras pontinas transversas. No cérebro, as vias sensitivomotoras das áreas primárias e visuais mostram-se mielinizadas mais precocemente do que as fibras de associação. Dentro da área motora nota-se um amadurecimento mais precoce na área correspondente aos braços e ao tronco, e a região referente aos membros inferiores só sofre mielinização completa por volta do segundo ano de vida.

❑ ANAMNESE

A avaliação do desenvolvimento neuropsicomotor da criança inicia-se pela detalhada coleta de dados por meio da anamnese.

Devem ser obtidas informações sobre a história gestacional, dando-se ênfase a medicamentos, substâncias abortivas ou ilícitas usadas pela mãe, que podem interferir no desenvolvimento do SNC fetal. O relato de sangramento vaginal ou traumatismos durante a gestação também é relevante e deve ser inquirido em detalhes. A idade materna e doenças como diabetes, hipertensão e infecções devem ser investigadas. A revisão do cartão da gestante é fundamental, pois contém dados sobre pressão arterial e glicemia e sobre sorologias das doenças infecciosas, como infecção pelo HIV (vírus da imunodeficiência humana) e infecções congênitas do grupo TORCHS (toxoplasmose, rubéola, citomegalovirose, herpes e sífilis). O desenvolvimento fetal deve ser investigado, e informações importantes podem ser obtidas a partir da análise das ultrassonografias realizadas ao longo da gestação.

A história dos períodos perinatal e neonatal deve ser cuidadosamente avaliada, ressaltando dados sobre idade gestacional, tipo de parto, tempo de período expulsivo, uso de fórceps, nota de Apgar e as condições em que o recém-nascido recebeu alta da maternidade. Os achados do primeiro exame físico do recém-nascido devem ser levantados, como peso, estatura e perímetro cefálico, além de sinais anormais, como dismorfismos, alterações de tônus e sucção e malformações.

A avaliação da idade de aquisição dos principais marcos motores grosseiros e finos, bem como de habilidades de adaptação psicossocial e da linguagem, traça o perfil da maturação psicomotora da criança. Com essa finalidade deve-se indagar a idade em que a criança adquiriu o sustento cefálico, a capacidade de sentar com e sem apoio, de engatinhar, de ficar em pé e andar com e sem apoio, e quando falou as primeiras palavras e formou frases. No caso de crianças maiores, é importante avaliar o desempenho escolar, além do relacionamento com os colegas e intrafamiliar.

A história familiar assume grande importância, em virtude da possibilidade de existência de doenças genéticas que interferem com o DNPM. Desse modo, investiga-se consanguinidade entre os pais, além da história de irmãos ou outros parentes com distúrbios desse desenvolvimento.

Todos esses dados auxiliam a identificação de suas alterações, sendo importante diferenciar duas situações: atraso e involução.

O atraso do desenvolvimento neuropsicomotor consiste em uma aquisição lenta dos seus marcos, ou seja, surgimento de uma habilidade em idade além daquela habitualmente observada em crianças normais. Nessa situação é importante determinar se o atraso é global (motor e cognitivo) ou se é puramente motor, o que facilita a investigação da etiologia do atraso. O atraso global costuma associar-se a encefalopatias estáticas, como sequelas de infecções congênitas ou perinatais, síndrome hipóxico-isquêmica, tocotraumatismo, entre outros. O atraso motor isolado frequentemente se associa às doenças neuromusculares, nas quais há comprometimento de um dos componentes da unidade motora (neurônio motor inferior, nervos, junção mioneural e músculo) com preservação da estrutura do encéfalo.

A involução do DNPM caracteriza-se por perda de habilidades motoras e/ou cognitivas previamente adquiridas, geralmente associada às encefalopatias progressivas, como doenças neurodegenerativas e erros inatos do metabolismo, hidrocefalia ou lesões expansivas intracranianas.

❑ AVALIAÇÃO DO DESENVOLVIMENTO NEUROPSICOMOTOR DA CRIANÇA

Durante o primeiro ano de vida, o DNPM é dinâmico e está diretamente ligado às duas últimas etapas do desenvolvimento do SNC, que são a organização e a mielinização.

Para fins didáticos, os principais marcos do DNPM serão apresentados a seguir, de acordo com a divisão do primeiro ano em trimestres. Além disso, será estabelecida uma correlação desses dados com as etapas de organização e mielinização.

Em seguida, serão descritos o exame neurológico evolutivo e a escala de Denver (Apêndice D), que são ferramentas utilizadas na avaliação e no acompanhamento do DNPM de crianças maiores.

Primeiro trimestre

No início do primeiro trimestre de vida nota-se que o processo de mielinização restringe-se à medula espinal, à região dorsal do mesencéfalo, ao pedúnculo cerebelar inferior e superior e à perna posterior da cápsula interna (Fig. 40-1). No que se refere à organização, ao nascimento o número de neurônios já atingiu seu ápice, porém observa-se uma pobre rede dendrítica. Consequentemente, o comportamento do lactente de primeiro trimestre é determinado por reflexos arcaicos e posturais. A preensão palmar, nesse momento, é reflexa.

O tônus muscular revela-se por uma hipertonia flexora em membros associada a uma hipotonia cervical e um predomínio do tônus extensor no tronco.

É notório nesse trimestre que os movimentos do segmento cefálico desencadeiam assimetrias posturais em membros. Desse modo, ao se observar o lactente em decúbito dorsal, nota-se uma postura assimétrica com a cabeça lateralizada e os membros semifletidos. Por vezes, a posição lateralizada do segmento cefálico desencadeia uma assimetria postural nos membros, com extensão daqueles voltados para a face da criança e flexão do dimídio voltado para o polo occipital. Essa assimetria caracteriza o reflexo tônico cervical assimétrico ou reflexo do esgrimista (Fig. 40-2A).

Em decúbito ventral, por causa da presença do tônus flexor nos membros, as coxas ficam sob o abdome, elevando a cintura pélvica em relação ao nível da cintura escapular (Fig. 40-2B).

Na manobra da tração, que consiste em puxar o lactente pelas mãos até atingir a posição sentada, nota-se a queda do polo cefálico posteriormente, enquanto os membros mantêm-se semifletidos (Fig. 40-3).

Na posição sentada, o lactente apresenta propulsão posterior do tronco, e a cabeça oscila em todas as direções. Os membros superiores e inferiores permanecem semifletidos.

Na posição ereta, quando os pés do lactente tocam a superfície do plano de exame, desencadeia-se o reflexo de apoio. Com frequência, quando o tronco do lactente é ligeiramente desviado para a frente, surge a marcha reflexa (Fig. 40-4).

Nessa fase, a preensão palmar é reflexa, ou seja, necessita que o estímulo sensibilize os receptores palmares para que se observe a flexão dos dedos.

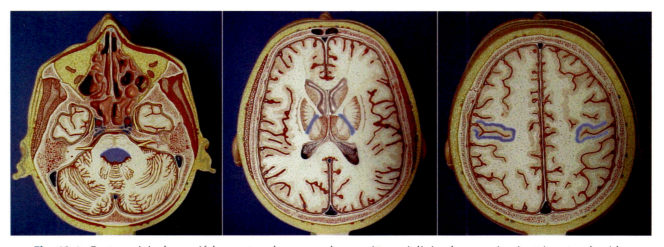

Fig. 40-1. Cortes axiais do encéfalo mostrando, em azul, as regiões mielinizadas no primeiro trimestre de vida.

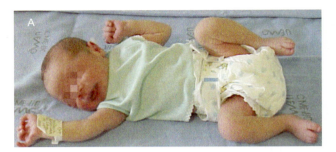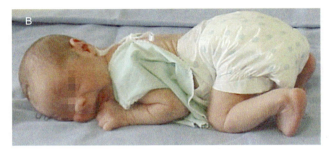

Fig. 40-2A e B. Criança no primeiro trimestre de vida em decúbitos dorsal (A) e ventral (B).

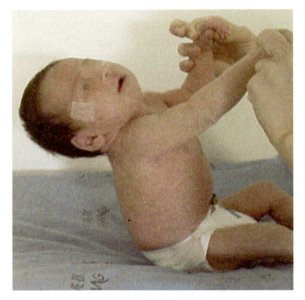

Fig. 40-3. Criança no primeiro trimestre de vida em manobra da tração com o paciente sentado.

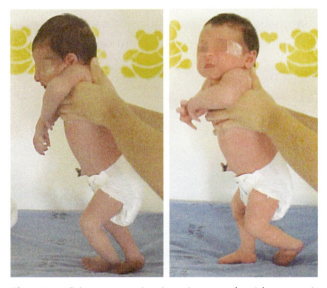

Fig. 40-4. Criança no primeiro trimestre de vida na posição ereta e com reflexo de marcha.

Segundo trimestre

No segundo trimestre de vida, a mielinização e a organização neuronal encontram-se em franca progressão. Ao final do terceiro e início do quarto mês de vida, a mielinização já pode ser detectada na ponte, nos hemisférios cerebelares, na região ventral do tronco encefálico, nas radiações ópticas, na perna anterior da cápsula interna, nas fibras em U na região occiptal e no esplênio do corpo caloso (Fig. 40-5).

O exame do lactente de segundo trimestre revela um bebê tranquilo, de sorriso fácil, que explora o ambiente de maneira incessante através da visão. A persecução do olhar ocorre em todas as direções, fruto da ampla mielinização das vias ópticas e do lobo occiptal.

Nota-se uma nítida diminuição do tônus flexor dos membros associada à aquisição do sustento cefálico.

Em decúbito dorsal, a cabeça encontra-se na linha mediana, e a diminuição do tônus nos membros possibilita que tanto as mãos como os pés se toquem na linha do eixo central do corpo (Fig. 40-6).

Na posição ventral, a criança apoia-se nos antebraços, e a coxa, que já não se encontra mais sob o abdome, estende-se, mantendo contato com o plano de exame. Diferente do observado no primeiro trimestre, a cintura pélvica e os ombros encontram-se praticamente no mesmo nível, com discreta elevação dos últimos. Por volta dos 5 meses de idade, em decúbito ventral, a criança libera uma das mãos para buscar objetos enquanto o outro braço serve de apoio (Fig. 40-7).

Na manobra da tração nota-se que o segmento cefálico já não cai mais posteriormente, mantendo-se alinhado com o tronco. Os membros superiores se mantêm estendidos até por volta dos 4 meses e, posteriormente, nota-se um aumento da tensão até surgir sua flexão ativa, o que só acontecerá no terceiro trimestre.

CAPÍTULO 40 • Avaliação do Desenvolvimento Neuropsicomotor

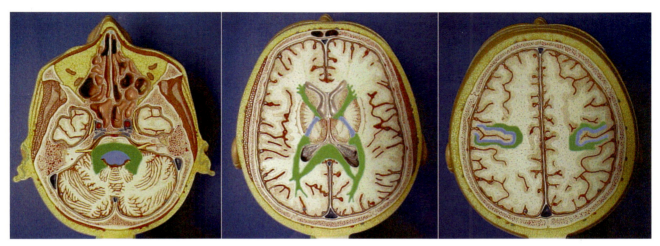

Fig. 40-5. Cortes axiais do encéfalo mostrando, em azul, as regiões mielinizadas no primeiro trimestre e, em verde, a progressão da mielinização no segundo trimestre de vida.

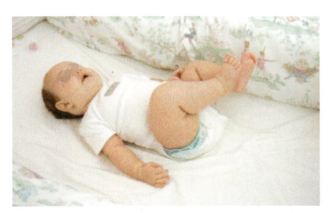
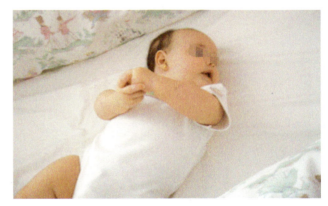

Fig. 40-6. Criança no segundo trimestre de vida em decúbito dorsal, com pés e mãos na linha mediana.

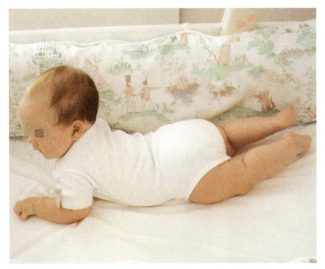

Fig. 40-7. Criança no segundo trimestre de vida em decúbito ventral, com apoio nos antebraços.

Ao colocarmos o lactente na posição sentada, torna-se evidente o sustento cefálico completo, porém observa-se uma queda do tronco para a frente (Fig. 40-8).

Na posição ereta, não se observam mais os reflexos de apoio e da marcha, tornando-se evidente uma ausência total das reações estáticas. Esse achado foi descrito por André-Thomas como fenômeno de astasia-abasia, que é fisiológico no segundo trimestre de vida.

Por volta do quarto mês de vida, o reflexo de preensão palmar desaparece e surge a preensão voluntária inicial. Nessa forma inicial de preensão, participam tanto a parte cubital como a radial da mão, fazendo um movimento de varredura. Além disso, nota-se que a preensão é frequentemente bimanual (Fig. 40-9).

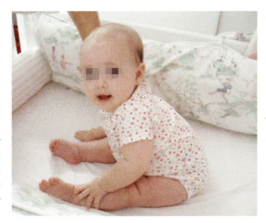
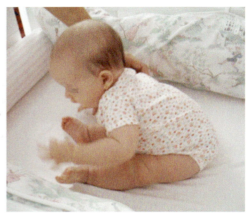

Fig. 40-8. Criança no segundo trimestre de vida em posição sentada com o tronco caindo para a frente e mantendo a sustentação cefálica.

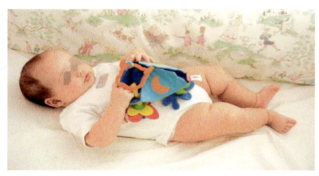

Fig. 40-9. Criança no segundo trimestre de vida em decúbito dorsal com preensão bimanual.

Terceiro trimestre

A progressão da mielinização e organização é evidente no segundo semestre de vida. Nesse momento observa-se uma mielinização praticamente completa da substância branca cerebelar que se estende até as folhas do cerebelo e do joelho do corpo caloso. Nota-se ainda uma extensa mielinização do centro semioval e das fibras em U, exceto em algumas regiões dos lobos frontal e temporal (Fig. 40-10).

O lactente do terceiro trimestre mostra-se ativo, movimentando-se de maneira incessante e capaz de reconhecer rostos familiares. Por volta dos 8 meses de vida, passa a reagir a estranhos, chorando de modo vigoroso e acalmando-se na presença da mãe, situação que caracteriza a angústia do oitavo mês. Segundo Spitz, esse é um marco organizador do desenvolvimento do bebê, que se caracteriza pela capacidade adquirida de comparar um objeto do presente (face do estranho) com a memória de outro do passado (face da mãe).

Nesse momento, o lactente entra em uma fase de hipotonia fisiológica, que se torna eviden-

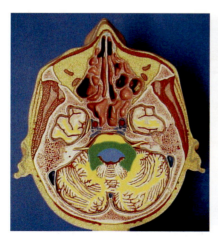
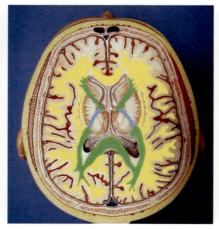
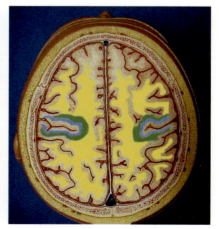

Fig. 40-10. Cortes axiais do encéfalo mostrando, em azul, regiões mielinizadas no primeiro trimestre, em verde, aquelas correspondentes ao segundo trimestre e, em amarelo, as regiões mielinizadas no segundo semestre de vida.

te ao observarmos sua atitude em decúbito dorsal. Nessa posição, o lactente encontra-se frequentemente com os pés para o alto para posteriormente levá-los à boca (Fig. 40-11). Na posição ventral nota-se que a cintura escapular encontra-se acima da cintura pélvica, graças ao apoio dos membros superiores (mãos), que funcionam como alavancas, separando cada vez mais o tórax do plano de exame (Fig. 40-12).

Nessa etapa, a manobra da tração passa ser um procedimento ativo, pois conta com a colaboração do lactente. A criança, tomada pelas mãos, flexiona o pescoço, fazendo com que o segmento cefálico fique à frente do tronco e, simultaneamente, faz a flexão dos membros superiores e inferiores.

Ao ser colocado na posição sentada, nota-se o apoio em tripé do lactente aos 6 meses de vida, que se caracteriza pelo apoio das duas mãos sobre o plano de exame, lateralmente ao corpo. Aos 7 meses, o lactente é capaz de liberar uma das mãos e, por volta dos 8 meses, senta-se sem apoio das mãos (Fig. 40-13).

Na posição ereta, ao contrário do fenômeno de astasia-abasia, observado no trimestre anterior, o lactente aos 6 meses já apresenta uma reação de apoio evidente.

Nessa etapa atenua-se a preensão bimanual, e todos os objetos agarrados por uma das mãos são transferidos à outra, provável resultado da mielinização das grandes comissuras cerebrais. Durante a preensão palmar voluntária nota-se uma dis-

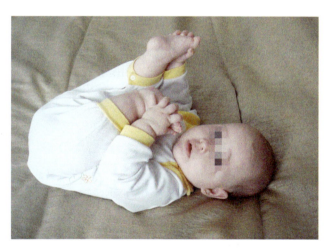

Fig. 40-11. Criança no terceiro trimestre de vida em decúbito dorsal.

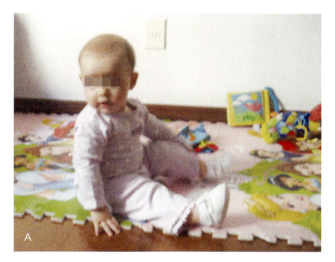

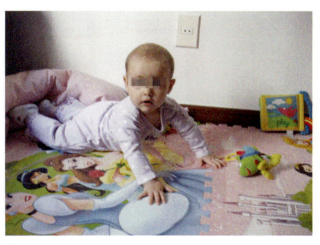

Fig. 40-12. Criança no terceiro trimestre de vida em decúbito ventral com apoio das mãos.

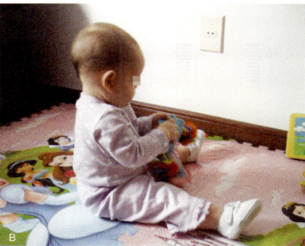

Fig. 40-13. Criança no terceiro trimestre de vida sentada inicialmente em tripé e, posteriormente, sem apoio das mãos.

creta pronação do antebraço, com desvio do eixo da mão para o lado radial (pinça radiopalmar).

Nesse trimestre, surge uma reação de defesa que permanecerá para o resto da vida, chamada reação do paraquedista. Para testá-la, deve-se suspender a criança pelo tronco e projetar sua face em direção à mesa de exame. Como resposta, observam-se extensão dos membros superiores e abertura das mãos para proteger a face.

Quarto trimestre

Não há diferenças significativas no padrão de mielinização entre o terceiro e quarto trimestres.

É importante ressaltar que alguns lactentes podem apresentar a angústia do oitavo mês pouco mais tarde, ou seja, no quarto trimestre. Portanto, pode-se encontrar resistência à aproximação de estranhos, incluindo o pediatra, durante esse período.

O lactente de quarto trimestre mostra-se extremamente ativo e muda de posição com grande facilidade.

Em decúbito dorsal, movimenta-se rapidamente, passando para a posição sentada ou para a ventral.

Na posição ventral, arrasta-se e, posteriormente, coloca-se na posição de quatro para engatinhar. Ao encontrar um apoio, pode ajoelhar-se e tentar colocar-se de pé (Fig. 40-14). Algumas crianças normais não engatinham e adquirem a marcha bípede, na idade certa, sem experimentar o engatinhar. No entanto, deve-se ressaltar que crianças com fraqueza em cintura pélvica (miopatias) terão dificuldade tanto de engatinhar como de deambular, adquirindo essas habilidades tardiamente.

Na posição ereta, inicialmente, necessitam do apoio das mãos para manter-se de pé, depois liberam uma das mãos e finalmente ficam em pé sem apoio.

Por volta de 1 ano de idade, os lactentes iniciam a marcha sem apoio, a qual se mostra instável, com base alargada, e eles necessitam do auxílio dos membros superiores para manutenção do equilíbrio.

As mãos apresentam maior precisão de movimento ao explorar os objetos e o ambiente. Há grande interesse por objetos pequenos, e a aproximação é feita com os dedos indicador e polegar. Inicialmente, faz-se presente a pinça inferior, na qual o objeto é seguro pelo polegar e a borda externa da falange distal do indicador. Posteriormente, entre os 11 e os 12 meses de idade, o objeto é pego a partir da oposição do polegar e do dedo índice, utilizando suas polpas digitais, o que caracteriza a pinça fina. Nesse momento, a criança é capaz de pegar objetos sem a varredura da superfície de apoio, o que lhe possibilita alcançar pequenos objetos, como farelos ou migalhas de biscoito, com grande precisão.

❑ ESCALAS DE AVALIAÇÃO E ACOMPANHAMENTO DO DNPM DA CRIANÇA

A avaliação do desenvolvimento da criança deve ser feita de rotina em toda consulta pediátrica. Para isso, é importante o conhecimento do desenvolvimento normal da criança nas diversas faixas etárias.

Com a finalidade de facilitar essa avaliação, vários instrumentos podem ser utilizados, mas

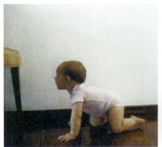 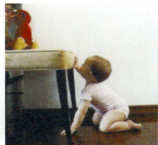 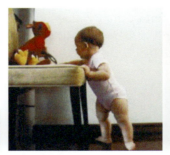 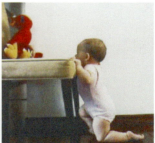

Fig. 40-14. Criança no quarto trimestre de vida. Inicialmente engatinhando. Ao encontrar um apoio, ajoelha-se para em seguida colocar-se de pé.

ressalta-se que são testes de triagem e não permitem firmar um diagnóstico específico a respeito do desenvolvimento da criança.

Entre os instrumentos utilizados, descrevem-se a Caderneta de Saúde da Criança, a ficha de acompanhamento do desenvolvimento, a vigilância do desenvolvimento na atenção primária à saúde, todos com base na escala de Denver e no exame neurológico evolutivo.

O teste de Denver II (versão adaptada) é o instrumento mais detalhado e avalia as habilidades de acordo com quatro campos: motor grosseiro, adaptativo-motor fino, linguagem e pessoal-social (Anexo D1). Considera-se que a avaliação do desenvolvimento motor está relacionada ao controle dos movimentos do corpo; a do adaptativo refere-se a ações de ajustamento para as novas atividades mais complexas (coordenação entre sensação, percepção, elaboração, planejamento e execução); a da linguagem compreende todos os meios de comunicação (percepção, compreensão e expressão) por meio de gestos, vocalizações e palavras e o desenvolvimento pessoal social relaciona-se às habilidades e atitudes pessoais da criança em seu meio sociocultural. Estas habilidades surgem em uma determinada faixa etária, ou seja, existem a idade mínima em que as crianças são capazes de realizá-la, que corresponde ao percentil 25 (ou seja, 25% das crianças apresentam esta habilidade), e a idade máxima em que as crianças devem realizá-la, que corresponde ao percentil 90 (ou seja, idade na qual 90% das crianças apresentam tal habilidade). As informações referentes aos itens do teste devem ser coletadas durante a anamnese e o exame físico da criança. A presença da letra R significa que a habilidade pode ser avaliada pelo relato do acompanhante (cuidador). Sugere-se que avalie os itens referentes ao percentil 90, para uma determinada faixa etária, e se a criança realizar todos eles deve ser feita uma avaliação dos itens referentes ao percentil 25. De acordo com o desempenho da criança no teste, podem ser identificadas três situações:

- **Criança precoce:** realiza habilidades em idade anterior àquelas referentes ao percentil 25.
- **Criança com DNPM adequado:** realiza habilidades de acordo com a faixa etária compreendida entre os percentis 90 e 25.

- **Criança com possível "atraso no DNPM":** não executa testes referentes à idade prevista para o percentil 90.

No entanto, deve-se ressaltar que este é um teste de triagem e seu resultado deve ser avaliado com muita cautela, pois vários fatores, como medo diante da consulta, presença de vários estímulos ao mesmo tempo, inadequação dos objetos utilizados nos testes, entre outros, podem influenciar a resposta obtida. Além disso, deve-se sempre avaliar se a criança recebeu estímulos adequados e oportunos previamente. Portanto, a avaliação da resposta ao teste deve ser global, considerando-se o conjunto dos itens avaliados. O achado de respostas inadequadas para um ou mais itens requer que os pais sejam orientados, e a criança deverá ser reavaliada após um período de estimulação adequada. Caso persistam as alterações, deve-se considerar a utilização de escalas mais específicas e uma investigação mais especializada.

A ficha de acompanhamento do desenvolvimento é um instrumento desenvolvido há vários anos e deve ser colocado no prontuário da criança. Para cada faixa etária são descritos alguns marcos que devem ser avaliados pelo examinador ou relatados pelo cuidador. Na ficha existem áreas sombreadas que correspondem ao período em que cada habilidade citada deve ser observada. Dessa maneira, o início da área sombreada corresponde à idade em que 25% das crianças apresentam um determinado marco e o final indica a idade em que 90% das crianças já devem ser capazes de realizá-lo. Deve-se anotar na área quadriculada se cada habilidade está presente (P), ausente (A) ou se não foi verificada (NV).

A Vigilância do Desenvolvimento na Atenção Primária à Saúde da Criança é uma proposta baseada na estratégia da Assistência Integral às Doenças Prevalentes da Infância. O teste associa a avaliação dos principais fatores de risco a alterações físicas associadas a problemas do desenvolvimento com a aplicação de uma tabela. Essa tabela utiliza um marco de cada campo do desenvolvimento para determinadas faixas etárias, sendo os marcos selecionados a partir da escala de Denver, utilizando-se o percentil 90 para cada habilidade testada. Desse modo, utilizam-se para cada faixa etária habilidades que a maioria das crianças já é capaz de realizar. A partir desses dados, classifica-se o desenvolvimento em três categorias e define-se a conduta a ser proposta para a mãe:

- **Desenvolvimento normal:** todos os marcos para a faixa etária estão presentes. A conduta consiste em elogiar a mãe e orientar a continuidade do estímulo.
- **Possível atraso no desenvolvimento:** ausência de um ou mais marcos para a faixa etária. Nessa situação, deve-se orientar a mãe sobre a

estimulação do filho e marcar retorno para reavaliação com 30 dias.

- **Atraso do desenvolvimento:** ausência de um ou mais marcos para a faixa etária anterior. A conduta deve ser o encaminhamento para avaliação especializada.

A verificação do desenvolvimento pela Caderneta de Saúde da Criança é a mais rotineira e contém outras informações, como dados de crescimento e vacinação. Contém uma proposta de avaliação denominada Instrumento de Vigilância

Quadro 40-2. Exame neurológico evolutivo abreviado – provas segundo as idades

	3 anos	4 anos	5 anos	6 anos	7 anos
Equilíbrio estático	De pé parado e olhos abertos: 30s	De pé parado e olhos fechados: 30s	De pé. Ponta de um pé encostada no calcanhar do outro e olhos abertos: 10s	De pé. Ponta de um pé encostada no calcanhar do outro e olhos fechados: 10s	Agachado, na ponta dos pés, com os calcanhares unidos e os membros superiores abertos lateralmente e olhos abertos: 10s
Equilíbrio dinâmico	Andar para trás puxando um carrinho: 5m	Subir e descer escada alternando os pés e sem apoio	Andar para a frente colocando o calcanhar de um pé encostado na ponta do outro: 2m	Andar para trás colocando o calcanhar de um pé encostado na ponta do outro: 2m	Pular o mais alto que puder e bater palmas duas vezes enquanto estiver com os pés no ar
Coordenação apendicular	Manobra índex-nariz com olhos abertos	Manobra índex-nariz com olhos fechados	Jogar uma bola em um alvo a 2m. Atirar por cima do alvo	Bater o dedo direito na mesa e o pé direito no chão ao mesmo tempo e alternadamente	Teste de marionetes (diadococinesia)
Persistência motora	Não há prova	Manter os olhos fechados por 20s	Manter a língua protrusa e olhos fechados por 40s	Não há prova	Membros superiores para a frente. Dedos afastados: 30s
Sensibilidade e gnosias	Não há prova	Reconhecimento de posições segmentares	Reconhecimento de cores	Reconhecimento de dedos e direita-esquerda	Não há prova
Coordenação tronco-membros	Não há prova	Não há prova	Não há prova	O examinador força o tronco para a frente e observa a flexão dos joelhos	Sentar-se sem apoio estando deitado. Deitar-se sem apoio estando sentado

do Desenvolvimento, nos moldes da Vigilância do Desenvolvimento na Atenção Primária à Saúde da Criança (Anexo D2).

O exame neurológico evolutivo consiste em um teste de avaliação de desenvolvimento do pré-escolar e pode ser utilizado como complementar à escala de Denver. Ele foi elaborado em nosso meio por Lefevre e colaboradores e passou a ser um instrumento muito útil na avaliação rotineira da criança, bem como em pesquisas. São avaliadas as seguintes áreas: equilíbrio estático, equilíbrio dinâmico, coordenação apendicular, coordenação tronco-membros, persistência motora e sensibilidade, além da fala. Atualmente, utiliza-se uma versão simplificada desenvolvida por Bachiega, na qual foram selecionadas provas com maior validade estatística (Quadro 40-2).

Ao final do exame da criança, os dados referentes ao seu desenvolvimento devem ser anotados em um item referente ao DNPM. A partir desses dados, a hipótese diagnóstica sobre o DNPM deverá ser elaborada, referindo-se sobre a sua normalidade ou não.

❑ CONSIDERAÇÕES FINAIS

Toda consulta médica deve ser considerada como uma oportunidade para avaliar o DNPM da criança, a não ser em situações de emergência, em que tal avaliação pode ser adiada.

O conhecimento sobre o desenvolvimento normal da criança associado à aplicação de testes ou escalas para sua avaliação durante a consulta pediátrica é fundamental para identificação das alterações do DNPM e, consequentemente, para orientar as medidas necessárias para uma intervenção precoce.

Um dado muito importante antes de se concluir que a criança tem um atraso do DNPM consiste em avaliar se ela está recebendo estímulos constantes e oportunos, ou seja, que facilitem o surgimento de novas habilidades e que sejam adequados à fase de desenvolvimento da criança. Isto é fundamental, pois a falta de estímulo pode levar a um atraso do DNPM e, uma vez identificado, será corrigido a partir de simples orientações feitas em consultas de rotina pelo próprio médico, evitando encaminhamentos desnecessários para especialistas.

Além disso, muitas vezes a queixa de atraso relatada pela família pode representar somente uma diferença no perfil de aquisição de habilidades pelas variações normais do desenvolvimento. Isso é comum quando os familiares comparam o desenvolvimento da criança com o de outras crianças da própria família (irmãos, primos) ou de conhecidos. Outra situação comum que pode levar a um diagnóstico de falso atraso consiste nas diferenças quanto ao tipo de habilidades adquiridas de acordo com o grupo social e as oportunidades vividas. Por exemplo, uma criança que tenha acesso à escola aprende a escrever seu nome e reconhecer figuras geométricas, enquanto outra que fica em casa não tem essas habilidades, mas é capaz de ajudar nas tarefas de casa, como, por exemplo, lavar louças.

Desse modo, a utilização dos testes de triagem ajuda a realizar uma avaliação mais objetiva do DNPM. Se os testes mais simples deixarem dúvidas, pode-se aplicar a escala de Denver, mais detalhada. Em caso de atraso em qualquer dos campos da escala utilizada, os estímulos adequados para a faixa etária serão propostos e um retorno após 30 dias deverá ser realizado para observar a resposta. Caso se confirme um atraso do DNPM, a criança deverá ser encaminhada para uma avaliação especializada.

❑ BIBLIOGRAFIA

Barkovich AJ. Normal mielination & metabolic disease. *In*: A. James Barkovich. *Diagnostic Imaging. Pediatric neuroradiology*. Canadá: Editora Amirsys, 2007.

Diament A. Exame neurológico do lactente. *In*: Diamend A, Cypel S. *Neurologia infantil*. 4ª ed., *In*: São Paulo - Atheneu, 2005: 35-66.

Diament A. Exame neurológico evolutivo. *In*: Diamend A, Cypel S. *Neurologia infantil*. 4ª ed., São Paulo: Atheneu, 2005: 75-80.

Gomes AM. A criança em desenvolvimento. *In*: *Cérebro, cognição e comportamento*. Rio de Janeiro: Editora Revinter, 2005.

Lidia FC. *Maturação psicomotora no primeiro ano de vida da criança*. 3ª ed. São Paulo: Editora Centauro, 2005.

Silva MC, Correa EJ, Romanini MAV, Carvalho AM, Malloy-Diniz LF, Leite WB. Avaliação do desenvolvimento. *In*: Leão E, Correa EJ, Mota JAC, Viana MB. *Pediatria ambulatorial*. 4ª ed. Coopmed Editora Médica, 2005: 161-180.

Osborn AG. Normal myelination. *In*: Diagnostic neuroradiology. Mosby, Editora Boston, 1994: 717-22.

Van der Knap V. Ressonância magnética da mielinização e dos distúrbios da mielina. 3ª ed. Editora Gen, 2007.

Viana MRA, Romanini MAV. Acompanhamento do desenvolvimento da criança. *In*: Viana MRA, Alves CRL. *Saúde da família: cuidando de crianças e adolescentes*. Coopmed Editora Médica, 2003: 47–64.

PARTE B
AVALIAÇÃO DO DESENVOLVIMENTO PSICOLÓGICO DA CRIANÇA

Isabela Santoro Campanário • Maria Jussara Fernandes Fontes

"O principal objetivo do pediatra seria o de prevenir as doenças mentais, se ao menos ele o soubesse."
D. Winnicott

Este capítulo, inicialmente, pontua o papel fundamental do pediatra no auxílio ao diagnóstico psicopatológico na primeira infância e mostra um protocolo com indicadores de alerta para detecção precoce das doenças mentais. Quando o encaminhamento para tratamento em saúde mental infantil ocorre assim que surgem os primeiros sinais e sintomas, observa-se melhor evolução clínica e, em alguns casos, até mesmo a cura desses pacientes.

A seguir, buscando melhorar a compreensão deste tema, é apresentada uma visão de conjunto do desenvolvimento da criança segundo as escolas mais representativas da psicologia genética, isto é, as de Piaget, Wallon, Spitz, e as psicanalíticas de Freud, Klein, Winnicott e Lacan. Trata-se de uma visão panorâmica, visto que, do contrário, corresponderia à grande parte de um curso de psicologia.

❑ O DIAGNÓSTICO PSICOPATOLÓGICO NA PRIMEIRA INFÂNCIA

Durante a primeira infância, as manifestações psicopatológicas apresentam grande polimorfismo. Precisar a origem de determinado sintoma é por vezes difícil, e o sucesso da investigação depende da formação pessoal de cada profissional. Citem-se os exemplos das cólicas nos primeiros meses de vida e das alterações de sono – a formação do médico vai possibilitar identificar até que ponto traduzem manifestação orgânica ou refletem a ansiedade da relação mãe-filho.

No curso médico, ensina-se a semiologia fundamentada em sinais objetivos, o que dificulta para o médico lidar com o fator subjetivo das manifestações psíquicas. Os sintomas psíquicos não podem ser decifrados por si próprios, mas em um sistema de relação nem sempre de causa-efeito imediata.

Esse sistema de relação – que inclui a relação mãe-filho – precisa de indicadores específicos que possibilitem a leitura diferenciada das manifestações psíquicas do bebê.

É possível detectar precocemente os problemas de desenvolvimento psíquico infantil?

Até bem pouco tempo atrás, acreditava-se que o diagnóstico de psicopatologias graves só podia ser estabelecido muito tardiamente, o que dificultava as intervenções clínicas, pois os quadros, quando diagnosticados, já se encontravam cristalizados e, portanto, difíceis de serem tratados clinicamente. Entretanto, pesquisas recentes apontam para a possibilidade de detecção de problemas psíquicos graves, como o risco de evolução para o autismo, desde a fase de recém-nascido (Laznik 1991, 1997, 2004, 2009).

O pediatra quase sempre é o único profissional médico em contato com o bebê e desconhece que o encaminhamento precoce do bebê e de sua mãe ao profissional de saúde mental infantil qualificado pode até mesmo normalizar os sinais de autismo (Laznik, 2009). É necessário alertar o pediatra também para outras condições em que o encaminhamento precoce poderá promover o tratamento a tempo de interferir na constituição psíquica da criança.

Profissionais com larga experiência clínica de atendimento a pacientes com psicopatologias começaram a perceber sinais precoces dessas patologias nas histórias clínicas da infância, os quais foram reunidos em um protocolo de pesquisa mostrado mais adiante. Trata-se de um importante estudo multicên-

CAPÍTULO 40 • Avaliação do Desenvolvimento Neuropsicomotor

trico, realizado em dez capitais brasileiras e financiado pelo Ministério da Saúde, intitulado Indicadores de Risco para o Desenvolvimento Infantil (IRDI). Recentemente, o estudo teve marcadores validados e agora o objetivo é difundir esse saber entre os pediatras e outros profissionais que atendem crianças nessa faixa etária (Kupfer e cols., 2009).

Com relação aos tipos de "problemas de desenvolvimento", a pesquisa IRDI os reúne em dois tipos. No primeiro tipo, os problemas de desenvolvimento sinalizam a presença de dificuldades no desenvolvimento que não impedem a constituição psíquica (p. ex., hiperatividade e problemas com regras e leis). O segundo tipo compreende as dificuldades de desenvolvimento sinalizadoras de dificuldades no processo de constituição do sistema psíquico, apontando para um risco de evolução em direção às psicopatologias graves da infância, como o autismo e as psicoses infantis, chamados atualmente distúrbios globais do desenvolvimento pela CID-10. Neste capítulo são utilizados os termos autismo e psicose, por serem termos clássicos da nosologia psiquiátrica e adotados pela psicanálise.

❑ PROTOCOLO COM INDICADORES DE ALERTA PARA DETECÇÃO PRECOCE DE PROBLEMAS NA CONSTITUIÇÃO PSÍQUICA E DESENVOLVIMENTO DO BEBÊ* (de zero a 18 meses)

Zero a 3 meses e 29 dias

- Quando a criança chora ou grita, a mãe sabe o que ela quer.
- A mãe fala com a criança em um estilo particularmente dirigido a ela ("manhês").
- A criança reage à fala da mãe.
- A mãe propõe algo à criança e aguarda sua reação.
- Há trocas de olhares entre a criança e a mãe.

Síntese: a criança estabelece laços com a mãe.

---

*Pesquisa Nacional Multicêntrica realizada pelo Ministério da Saúde e intitulada Indicadores de Risco para o Desenvolvimento Infantil (IRDI) – Modificada.

Quatro a 7 meses e 29 dias

- A criança começa a diferenciar o dia da noite.
- A criança utiliza sinais diferentes para expressar suas diferentes necessidades, e isso é interpretado pela mãe.
- A criança solicita a mãe e faz um intervalo para aguardar sua resposta.
- A mãe fala com a criança dirigindo-lhe pequenas frases.
- A criança reage (sorri, vocaliza) quando a mãe ou outra pessoa está se dirigindo a ela.
- A criança procura ativamente o olhar da mãe.
- A mãe dá suporte às iniciativas da criança sem poupar-lhe o esforço.
- A criança pede a ajuda de outra pessoa sem ficar passiva.

Síntese: a criança, ao mesmo tempo que intensifica o laço com a mãe, interage com outras pessoas; a mãe consegue interpretar as diferentes necessidades da criança; a criança mostra percepções do meio ambiente.

Oito a 11 meses e 29 dias

- A mãe percebe que os pedidos da criança podem ser uma forma de chamar sua atenção.
- Durante os cuidados corporais, a criança busca ativamente jogos e brincadeiras amorosas com a mãe.
- A criança sabe expressar quando gosta ou não de alguma coisa.
- A mãe e a criança compartilham uma linguagem particular.
- A criança estranha pessoas desconhecidas para ela.
- A criança possui objetos prediletos.
- A criança faz gracinhas.
- A criança busca o olhar de aprovação do adulto.
- A criança aceita alimentação semissólida, sólida e variada.

Síntese: o afeto da mãe e da criança é expresso no brincar; a criança dá as primeiras manifestações de subjetividade, expressando se gosta ou não de algo e passa a estranhar pessoas desconhecidas.

Doze a 17 meses e 29 dias

- A mãe alterna momentos de dedicação à criança com outros interesses.

- A criança suporta bem as breves ausências da mãe e reage às ausências prolongadas.
- A mãe oferece brinquedos como alternativas para o interesse da criança pelo corpo materno.
- A mãe já não se sente mais obrigada a satisfazer tudo o que a criança pede.
- A criança olha com curiosidade para o que interessa à mãe. A criança gosta de brincar com objetos usados pela mãe e pelo pai.
- A mãe começa a pedir à criança que nomeie o que deseja, não se contentando apenas com gestos.
- Os pais colocam pequenas regras de comportamento à criança.
- A criança diferencia objetos maternos, paternos e próprios.

Síntese: o pai entra como função, começando a separar a criança da mãe. A criança começa a ser educada pelos pais.

❑ DESENVOLVIMENTO PSICOLÓGICO DA CRIANÇA

Inicialmente, deve ser localizada a diferença entre escalas de desenvolvimento e estádios de desenvolvimento. As escalas são descritivas, fornecendo valor estatístico que permite medir com certa precisão, na criança, seu nível de desenvolvimento. Elas fornecem, por conseguinte, uma ordem cronológica. As mais conhecidas são as de Denver, Gesell e Bayley, enquanto a de Binet e Simon é usada para quantificar a inteligência. As escalas não serão abordadas, pois fogem ao objetivo deste capítulo.

Os estádios de desenvolvimento, por sua vez, foram feitos para estabelecer níveis funcionais que se sucedem. Não obedecem a uma cronologia, e sim a uma sucessão lógica, apesar de alguns autores localizarem no tempo o período em que a maior parte das crianças adquire determinada conquista funcional.

Diferentes autores desenvolvem a noção de estádio de diferentes maneiras. Piaget centra seu estudo nas aquisições intelectuais da criança, enquanto Wallon valoriza o desenvolvimento emocional e de socialização. Os psicanalistas descrevem a sucessão dos estádios libidinais e a constituição psíquica. Há o uso de outros termos para substituir os estádios, como fases, períodos e posições, dependendo de cada autor. Esses termos não são iguais, mas é possível aproximá-los para fins didáticos (Ajuriaguerra, 1978).

Piaget

Inteligência sensorimotora

- Localiza-se desde o nascimento até os 24 meses. Anterior à linguagem e ao pensamento propriamente dito. Inicia-se com exercícios reflexos, em que o bebê tem reações simples que visam à defesa e à nutrição, formando os hábitos elementares. Novos objetos e estímulos são "assimilados", fazendo a criança se adaptar ao meio. O corpo da criança não está dissociado do mundo exterior, o que é chamado egocentrismo integral.
- Aos 18 meses, a criança adquire uma imitação sem o modelo estar presente, chamada imitação diferenciada, passando a realizar atos simbólicos simples.
- *Aplicação clínica:* como exemplo de imitação diferenciada, ao brincar, a criança dá de comer a alguém com a colher, e a comida não existe de verdade, é o brincar de "faz-de-conta", um dos sinais que excluiriam o autismo pelo teste do CHAT. O CHAT (*Checklist for Autism in Toddlers*) é um teste que, ao ser aplicado a crianças aos 18 meses, pode identificar aquelas que mais tarde comprovarão ser autistas. O diagnóstico baseia-se na falha em três itens do teste: o apontar protodeclarativo, ou seja, aponta para um objeto que não tem ligação com as necessidades orgânicas da criança, por exemplo, aponta para um brinquedo que achou bonito, querendo que a mãe o veja também; o jogar simbólico, ou seja, o brincar de "faz-de-conta"; e o terceiro item consiste no evitar do olhar (Wetherby e cols., 2004). A criança autista não interage com a mãe, não brinca de "faz-de-conta" e é indiferente ao olhar do outro.

Período pré-operatório

- Ocorre entre os 2 e os 6 anos de idade. Aqui a criança adquire a possibilidade de representações elementares e a linguagem, com grande progresso do pensamento e do comportamento. À medida que a imitação e a representação se desenvolvem, aparecem os atos simbólicos, principalmente no brincar. O pensamento é subjetivo, sendo chamado egocentrismo intelectual.

Período das operações concretas

- Localizado entre os 7 e os 12 anos de idade. Há grande progresso na socialização e mais objetividade do pensamento. As operações do pensamento são ainda concretas, ou seja, alcançam a realidade passível de ser manipulada, mas a atividade individual isolada é substituída por uma conduta de cooperação em grupo.

Período das operações formais – a adolescência

- Há, finalmente, o aparecimento do pensamento formal, abstrato, tendo o adolescente a possibilidade de se liberar do conteúdo concreto. Ele adquire a capacidade de reciprocidade e autonomia.
- Apesar disso, é um período muito difícil, pois o confronto de ideais com a realidade motiva grandes conflitos e perturbações afetivas passageiras, como crises religiosas e com o próprio corpo, rupturas com a família etc. É uma época de luto, pois o adolescente tem que elaborar a perda do corpo infantil e das ligações que estabelecia com os pais enquanto criança.
- *Aplicação clínica:* muitas vezes, é difícil o diagnóstico diferencial entre uma crise de adolescência mais acentuada e o aparecimento de sinais de psicopatologias mais graves, como os surtos psicóticos ou quadros depressivos, que com muita frequência começam nessa época do desenvolvimento. Em caso de dúvida, o pediatra deverá encaminhar o adolescente para ser avaliado pela saúde mental.

Wallon

Primeiro nível funcional ou estádio impulsivo puro

- Aqui as respostas do bebê são ainda reflexas. Wallon as denomina descargas impulsivas. Dos 3 aos 4 meses de vida, começam os primeiros sinais orientados para o mundo huma-

no, aparecendo os sorrisos, a cólera e outras manifestações.

Segundo nível funcional ou estádio emocional

- Ocorre a partir dos 6 meses de vida. O autor descreve uma simbiose afetiva, por meio da qual a criança estabelece os primeiros relacionamentos. Os bebês têm enorme necessidade de manifestações afetivas, como carícias, acalantos, palavras, sorrisos, beijos e abraços, manifestações do amor materno.

Terceiro nível funcional ou estádio sensitivo-motor

- Aparece no fim do primeiro ou no início do segundo ano de vida. Grande importância é dada a duas aquisições: a marcha e a palavra, que ampliam enormemente o universo da criança. Com a marcha, expande o espaço. Já a fala coincide com a aquisição do simbolismo – em que se representa um objeto na sua ausência –, devendo surgir entre 1 ano e meio (pelo menos duas palavras) e 2 anos (a criança deve, com esta idade, estar se expressando relativamente bem).
- *Aplicação clínica:* se aos 2 anos a criança não estiver falando relativamente bem, deve ser encaminhada para avaliação junto à saúde mental infantil. Este fato pode ser um sinal de psicopatologia grave, como autismo e psicose.

Quarto nível funcional ou estádio projetivo

- A criança reconhece o objeto apenas quando age sobre ele, pois o ato acompanha a representação. O pensamento é projetado no exterior, por gestos, e as palavras geralmente se constituem em uma repetição do gesto. Por exemplo, a criança fala "não" e nega com a cabeça ao mesmo tempo.

Quinto nível funcional ou estádio do personalismo

- A criança adquire finalmente uma imagem de si própria, que não existia até então. Passa a haver o negativismo, ou crise de oposição, por volta de 2 anos e meio a 3 anos, conhecido popularmente por "birra", manifestação que visa chamar a atenção. Concomitantemente, podem surgir reações de excessiva vergonha. Ambos os comportamentos motivam, muitas vezes, consultas pediátricas, e o profissional deve estar apto para orientar os pais.

- *Aplicação clínica:* a birra faz parte do desenvolvimento nessa fase. Os pais devem sustentar o não e a colocação de limites com firmeza, apoiados pelo pediatra. A não interiorização da lei a tempo da constituição do psiquismo pode determinar graves problemas futuros, como a psicose. Menos grave, mas mesmo assim ainda complicado, é a interiorização de uma lei fraca em virtude da dificuldade dos pais em pôr limites, o que pode determinar sujeitos que estarão sempre com dificuldades futuras com pessoas que exercem a autoridade, tendência a desafiar e transgredir a lei.

Spitz

Os organizadores

- Para Spitz, diferentes linhas de desenvolvimento convergem, em determinados períodos, para formar os núcleos ou "organizadores do psiquismo":
  - 1º organizador: resposta ao sorriso por volta dos 3 meses de vida. Geralmente ausente no bebê que pode evoluir para o autismo.
  - 2º organizador: angústia do oitavo mês. Acontece quando o bebê começa a "estranhar" as pessoas e a chorar muito quando a mãe sai de perto dele. A criança tem a sensação de "perda da mãe" quando ela sai de seu campo visual.
  - 3º organizador: atitudes de oposição. A personalidade da criança sofre uma mudança radical. O predomínio do não pressupõe que a criança adquiriu seu primeiro poder de julgamento e de negação. Institui a supremacia da comunicação, que substitui aos poucos a ação.
- *Aplicação clínica:* a ausência desses organizadores deve constituir-se em um sinal de alerta para o pediatra, pois pode ser indicativo dos primeiros sinais de uma psicopatologia grave.

A depressão anaclítica

- Spitz tem também um importante estudo sobre bebês que são separados precocemente de suas mães devido à hospitalização da mãe ou do bebê, à morte da mãe, ao abandono ou à institucionalização em creches e abrigos. Nesses casos, o bebê entra em um quadro de recusa alimentar grave que pode evoluir até a morte, se não tratado. Spitz denominou esse quadro depressão anaclítica. O tratamento consiste em estimulação do bebê com sons, palavras e toques durante a ausência da mãe.
- *Aplicação clínica:* os pediatras que trabalham em cuidados intensivos com crianças internadas por mais tempo devem estar atentos ao quadro de depressão anaclítica. A presença do psicanalista na equipe hospitalar é de suma importância para o diagnóstico e na condução terapêutica destes pacientes.

O desenvolvimento da criança segundo a psicanálise – Freud

A experiência de satisfação

Freud (1895), em virtude de sua formação médica, tentou desenvolver um projeto ambicioso: criar uma nova psicologia fundamentada nas "ciências naturais". Sabe-se que seu texto *Projeto para uma psicologia científica* não foi concluído e foi publicado somente após sua morte, porém provêm desse importante trabalho muitos conceitos fundamentais da psicanálise.

A experiência de satisfação descrita por Freud no *Projeto* é indispensável para que se possa entender o conceito de desejo. Após a primeira experiência de satisfação (tome-se como exemplo a primeira mamada do bebê), a criança voltará a buscar aquele primeiro objeto (a mãe) que a satisfez. O objeto posteriormente buscado e encontrado não corresponde exatamente ao oferecido inicialmente, diferindo nos atributos (o leite pode não sair igual, a mãe pode não tocar ou falar com o bebê como o fez na primeira vez, ou outros atributos que podem variar). Uma mamada nunca será igual à outra, e este fato vai produzir trabalho psíquico no bebê.

O primeiro objeto da satisfação (a mãe como se apresentou para o bebê na primeira mamada) está para sempre e irremediavelmente perdido, por isso só resta ao bebê desejar reencontrá-la, em um movimento incessante por toda a vida de buscar aquele objeto primeiro para sempre perdido. Esta é a origem do desejo. Deseja-se porque o ser humano está em falta de reencontrar o primeiro objeto que despertou o desejo.

A experiência de dor

As primeiras experiências de satisfação e também as de dor vão constituir o núcleo do sistema psíquico.

Há muito se abandonou a crença de que o recém-nascido não sente dor. No entanto, a maior parte dos procedimentos em UTI neonatal ainda é feita sem analgesia (Aymar, 2008).

Aplicação clínica: o pediatra que trabalha nesses locais deve levar em conta que as experiências dolorosas também deixam marcas que podem influenciar o psiquismo futuro da criança. Atenção especial deve ser dada aos recém-nascidos prematuros, hospitalizados por muito tempo e submetidos a vários procedimentos potencialmente dolorosos (Aymar, 2008).

As pulsões

- As pulsões são o limite entre o somático e o psíquico, já que elas são representantes psíquicos das excitações vindas do interior do corpo. Apoiam-se sobre funções somáticas, porém provocam descargas psíquicas. Cita-se como exemplo o mamar na criança, que satisfaz a fome, mas ao mesmo tempo traz prazer, satisfazendo sua sexualidade oral.
- Freud (1915) descreve três tempos da pulsão. No primeiro, ainda se referindo à pulsão oral, o bebê busca o seio; no segundo, busca a si próprio, chupando o dedo ou outra parte de seu corpo. No terceiro tempo, o bebê se oferece para o outro, havendo, então, sua humanização. Quando completado este terceiro tempo, a criança se faz "comer" de brincadeira pela mãe, se faz olhar fazendo gracinhas, se faz escutar fazendo ruídos para chamar a atenção, se faz carregar pela mãe, ou seja, estende os braços pedindo colo.
- Pode-se notar este sinal observando a mãe e o bebê durante o exame clínico. A criança se oferece, provoca seu agente materno para ser beijada ou "comida de brincadeira", estendendo os braços, os pés ou a barriga em direção à boca da mãe, quando esta fala com ela, durante a alimentação ou durante os cuidados diários.
- *Aplicação clínica:* a criança que não se oferece para a mãe, que não a provoca para ser acariciada, olhada, escutada, deve ser encaminhada o mais cedo possível para a saúde mental infantil, pois se trata de outro importante sinal indicativo da possibilidade de autismo (Laznik, 2009).

A sexualidade infantil

O conceito psicanalítico de sexualidade foi o que provocou maior resistência entre os conceitos formulados por Freud (1905), que chamou a atenção para a existência de sexualidade na infância, considerada pelas pessoas a "idade da inocência".

Para a psicanálise, o termo sexual denota a função geral de obter prazer, não se restringindo apenas ao prazer genital. Com Freud houve uma ampliação do conceito de sexualidade. Atos como comer, olhar e ser olhado, escutar e muitos outros trazem prazer, fazendo, portanto, parte da sexualidade.

Autoerotismo

A libido é um conceito quantitativo, é a intensidade da energia da pulsão sexual. O ser humano chega ao mundo com a libido voltada para o próprio corpo (autoerotismo). Observamos o autoerotismo nos primeiros momentos de vida do bebê, quando ele obtém satisfação em seu próprio corpo ou com partes deste.

Narcisismo

O narcisismo (Freud, 1914) é um termo extraído do mito de Narciso, jovem que morre afogado nas águas após apaixonar-se pela própria imagem. O indivíduo toma o seu próprio eu como objeto de amor.

Segundo Freud, o eu precisa ser formado. É necessário que a criança passe pela identificação primária com a mãe ou com quem exerce esta função materna – quem cuida do bebê – para que o narcisismo aconteça, formando então o Eu, que é considerado um precipitado de identificações. Por isso dizemos que o narcisismo é estruturante, faz parte da formação do eu da criança. Cabe ressaltar que a identificação primária representa as primeiras marcas (traços) que a mãe traz para o corpo do bebê e com as quais o bebê vai se identificar.

O narcisismo é dividido em primário e secundário. O primário corresponde ao momento inicial da formação do Eu. A mãe, em seu contato com o bebê, ao acariciá-lo, ao verbalizar seu afeto – "que lindo o bebê da mamãe" – transmite a ele a representatividade que este tem para ela, e o bebê passa a se ver no olhar da mãe.

Já o narcisismo secundário se dá quando o objeto de investimento amoroso (a mãe ou quem exerce esta função materna – a babá, a avó etc.) falta, começa a se distanciar do bebê, olhando em outra direção por diversos motivos, ou seja, devido ao trabalho, ao marido, ao nascimento de outro filho, e assim impulsiona o bebê a entrar na fase seguinte, onde a lei interditora do pai será introjetada.

Aplicação clínica: cabe citar Winniccott, que dizia que a mãe deve ser apenas suficientemente boa, inscrevendo a falta no sentido de não atender o filho em tudo o que ele quer e abrindo, por isso, caminho para a entrada do pai enquanto lei.

Complexo de Édipo

- O complexo de Édipo consiste na entrada do pai enquanto função, separando a criança da mãe (Freud, 1924) e trazendo a lei, que deve ser introjetada para que a criança consiga conviver melhor em sociedade. Após esta fase, a criança terá condição de eleger modelos de objetos amorosos futuros, se identificando com um dos pais.
- Pai não é necessariamente o pai biológico. Para a psicanálise, mãe e pai são funções que podem ser exercidas, inclusive, por várias pessoas. A função materna seria a de cuidar, erotizar, nomear as partes do corpo do bebê, enquanto a função paterna seria a de trazer a lei, a interdição, os limites para a criança. Essas funções podem ser exercidas por pessoas de outro sexo (o pai executa a função materna quando cuida, troca a fralda, dá banho etc., e a mãe exerce a função paterna quando impõe limites) ou podem ser várias pessoas executando as funções materna e paterna alternadamente (babás, avó, mãe, pai), o que é mais comum hoje em dia.

- Ao final do complexo de Édipo, constitui-se o supereu (instância auto-observadora e autocrítica), que traz marcas identificatórias maternas e paternas. É a "consciência moral" que vai sinalizar pelo resto da vida o certo e o errado.
- *Aplicação clínica:* o complexo de Édipo dá origem à constituição psíquica do sujeito, dependendo da maneira como a lei interditora do pai é interiorizada. Ao final desta fase, a criança vai poder também se posicionar como menino ou menina, o que é denominado sexuação. Freud afirma que esta fase ocorre entre os 3 e 5 anos de idade.

Fases de evolução da libido

Regiões do organismo, chamadas zonas erógenas (boca, ânus, genitália), emitem para o psiquismo impulsos sexuais desde o nascimento. As manifestações sexuais apresentam certa ordem. Cada zona erógena é erotizada com mais intensidade em determinada fase, deslocando-se a erotização para outras regiões do corpo na fase seguinte. Porém, sempre permanece alguma libido nas zonas erógenas anteriores, mesmo no indivíduo adulto (Freud, 1905).

Fase oral

O predomínio de obtenção de prazer é através da boca. A satisfação sexual realiza-se ao mesmo tempo que a atividade de autoconservação. Mamar sacia a fome e dá prazer. O bebê pratica a sucção mesmo após sua fome fisiológica estar saciada. Além disso, as crianças chupam outros objetos nessa fase: os dedos, a chupeta, brinquedos, ou o que estiver a seu alcance. Todo objeto que desperta interesse é levado à boca.

Uma zona erógena cede primazia à outra, mas isto não significa que a libido abandone totalmente as zonas anteriores, o que possibilita, mesmo ao adulto, uma satisfação oral, o que é normal. O adulto satisfaz sua oralidade comendo, fumando ou mascando chicletes ou pontas de lápis. Na vida sexual adulta, o beijo e o sexo oral são expressões claras dessa fase.

Fase anal

A fase anal começa no nascimento e alcança seu máximo interesse na época do desmame e

CAPÍTULO 40 • Avaliação do Desenvolvimento Neuropsicomotor

quando começam a se estabelecer os hábitos de higiene. Durante a fase anal, o reto é a sede das sensações agradáveis. São manifestações dessa fase o prazer na defecação, o gosto pelos excrementos e o prazer em controlar (prender e soltar) os esfíncteres. A criança brinca com as fezes e chega a comê-las algumas vezes.

Com a educação, os pais não permitem mais este prazer anal à criança. Há um deslocamento da brincadeira com fezes para as brincadeiras com barro, terra e areia. Posteriormente, a criança passa a atividades retentivas: colecionar figurinhas, tampinhas, selos etc. No adulto, o apego ao dinheiro pode ser um substituto. Ambivalência com manifestações agressivas são comuns nessa fase. As crianças tornam-se "birrentas" e tentam controlar os pais.

Fase falicogenital

A excitabilidade passa a localizar-se na região genital. Esta excitabilidade genital existe desde o nascimento, mas os genitais só assumem a primazia quando as fases anteriores são superadas. Nessa etapa, o falo adquire um valor simbólico de força e poder. Coincide com a fase do complexo de Édipo. Na Grécia antiga, o falo significava poder e era representado pelo pênis. Na psicanálise, o falo ordena as pulsões parciais, marcando a diferença sexual.

Nessa fase, a criança tem que entender o aparecimento da sexualidade, a diferença entre os sexos e como ela foi gerada. A história da cegonha não faz mais sentido, já que ela reconhece uma mulher grávida e vê relações sexuais entre os animais. Começa, então, a fazer perguntas que embaraçam os pais, os quais geralmente têm dificuldades em dar respostas satisfatórias: "De onde vêm os bebês?"; "Por que o menino tem pênis e a menina não?"; "Por que meu pênis está duro?" e vários outros porquês.

Como não obtêm respostas que satisfaçam sua curiosidade, as crianças elaboram as chamadas protofantasias, que são uma tentativa de responder a essas questões: a fantasia da relação sexual entre os pais, que é uma explicação para a origem da vida; a fantasia de sedução por um adulto, que mostra a origem da sexualidade; a fantasia de castração, que explica a origem da diferença entre os sexos. A fantasia de retorno ao ventre materno aparece diante de dificuldades encontradas pela criança.

Aplicação clínica: é importante que os pais saibam que todas essas fantasias provocam excitação sexual e são acompanhadas de masturbação genital, que é frequente nessa fase. Essa ação inquieta os pais, que muitas vezes vão se queixar ao pediatra, que deve estar apto a orientá-los.

Latência

Ocorre desde a resolução do complexo de Édipo até a adolescência. É um estágio de calma relativa da sexualidade para que a libido seja investida em atividades escolares e socialização – é a época em que as crianças são alfabetizadas, aprendem as noções básicas de matemática e arrumam os primeiros amigos fora do núcleo familiar. A sexualidade será exacerbada novamente na puberdade.

Aplicação clínica: na atualidade, cada vez mais precocemente as crianças têm sido expostas a estímulos sexuais pela televisão, internet e outros meios, produzindo um encurtamento do estado de latência e uma antecipação cada vez maior da adolescência, com consequências na aprendizagem e na socialização. O pediatra deve levar isto em conta ao orientar os pais diante de queixas de dificuldade de aprendizagem e baixa socialização que podem, entre outras, ter esta causa.

O brincar e a constituição do sujeito

O jogo chamado por Freud de *fort* (fora) e *da* (aqui) tornou-se um marco na psicanálise, sinalizando o acesso da criança ao simbólico, essencial para que ela venha a falar.

O jogo em questão foi observado por Freud (1920) em seu neto de 18 meses que, ante a ausência da mãe, repetia uma brincadeira de ocultação de um carretel, fazendo-o aparecer e desaparecer, acompanhado dos sons *fort* e *da*. A criança repetia incessantemente uma experiência penosa configurada pela partida da mãe em que o desaparecimento era mais frequente que o jogo completo (a aparição).

A repetição é a tentativa de elaborar algo incompreensível – a ausência, ainda que temporária, da mãe. Os jogos de ocultação (p. ex., o bebê esconde o rosto da mãe para depois encontrá-lo, deixa cair algum objeto para o adulto pegar) são antecipadores da presença e da ausência. A criança repete para subjetivar-se.

Aplicação clínica: é o momento em que a criança pode representar um objeto em sua ausência, ou seja, adquire o simbolismo, está apto a se apropriar da linguagem e falar as primeiras palavras.

Melanie Klein

- Melanie Klein foi a principal responsável pela sistematização da psicanálise com crianças. Ela foi defensora da psicanálise precoce, afirmando que a mobilização do inconsciente favorecia a saúde da criança.
- *Aplicação clínica:* o brincar passa a ser considerado como sua obra, uma expressão simbólica dos conflitos da criança, podendo ser utilizado como material para a interpretação.

Em 1926, ela constatou que a diferença entre a psicanálise de crianças e a de adultos estava no método, e não nos princípios básicos. O jogo, para ela, seria capaz de substituir as associações livres da fala do adulto, na medida em que expressa as fantasias inconscientes por meio de seu simbolismo.

Klein (1946) divide as fases da constituição psíquica de uma criança em posições, posições estas que podem oscilar posteriormente durante toda a vida do sujeito, não se fixando a partir do Édipo, como postula Freud. A posição mais primitiva é a posição esquizoparanoide, que ocorre nos primeiros meses de vida. A criança nessa fase não se relaciona com os outros como pessoas humanas, mas somente como objetos parciais (o seio da mãe, as mãos, o olhar etc., e não a mãe por inteiro).

Porém, Klein postula, já nessa fase primitiva, a existência de um eu arcaico, ao contrário de Freud, que postula o eu apenas na fase do narcisismo. O eu estabelece uma relação com dois objetos: o seio ideal e o seio perseguidor, chamados pela autora seio bom e seio mau. O objeto é bom ou mau dependendo da gratificação ou frustração da necessidade oral da criança. Para Klein, permanecer prevalentemente na posição esquizoparanoide vai dar origem a todos os quadros psicóticos.

Na posição seguinte, denominada por ela posição depressiva, a criança já pode reconhecer o objeto por inteiro, ou seja, a mãe como um todo, e não mais parcialmente. O bebê passa a ter angústia de perda desse objeto de amor do qual depende totalmente. Melanie Klein postulou também o complexo de Édipo precoce na criança, que começa nessa posição depressiva, e o supereu precoce, sucessor do complexo de Édipo. Permanecer prevalentemente na posição depressiva vai dar origem aos quadros neuróticos.

Klein não acredita na escolha da neurose fixa proposta por Freud a partir do complexo de Édipo, já que para ela um sujeito que apresenta um surto psicótico pode vir a se organizar posteriormente em uma neurose e vice-versa, pois as posições esquizoparanoide e depressiva podem oscilar diante de dificuldades encontradas ao longo da vida.

Seu modelo de bebê tem o sistema psíquico constituído precocemente, já que o complexo de Édipo – fase onde ocorre a interiorização da lei do pai – inicia-se, para a autora, entre o terceiro e o sexto mês de vida, diferindo da idade anteriormente apontada por Freud, 3 a 5 anos de idade.

A mãe kleiniana é apenas a tela onde o bebê vai jogar a pulsão de morte. Para essa autora, o fator constitucional do bebê é o de maior importância e será o grande determinante da maior prevalência da pulsão de morte ou da pulsão de vida apresentada pelo bebê. Os bebês com maior prevalência da pulsão de morte choram muito, mamam pouco e têm uma tendência maior a adquirir infecções.

A autora ressalta o papel essencial dado à mãe diante de crianças constitucionalmente portadoras de uma quantidade maior de pulsão de morte. A mãe, nesses casos, é fundamental para a manutenção da vida e sustenta a pulsão de vida em sua eterna luta contra a pulsão de morte.

O bebê kleiniano vem ao mundo munido de várias fantasias, as chamadas protofantasias, que coincidem com as descritas por Freud.

O bebê é bem precoce em estabelecer contato com a mãe. A autora observou bebês de poucas semanas olharem a mãe e, ao escutarem sua voz, responderem a ela com expressões faciais, como se estivessem conversando com a mãe.

Klein (1952) fez observação de bebês por muitos anos, retirando daí sua experiência clínica. Há alguns bebês ávidos e excessivamente interessados por pessoas. Posteriormente, poderão ser pessoas que necessitam intensamente de companhia, o que pode resultar em relações amorosas instáveis e promíscuas. Uma criança que mama lentamente e com pouco prazer, mas estabelece boas relações com a mãe, poderá, no futuro, apresentar perturbação no desenvolvimento intelectual.

A recusa de alimentos, se combinada com pouca relação com a mãe, indica que os mecanismos paranoides e esquizoides são excessivos, criando situações psicopatológicas graves. Por outro lado, as crianças excessivamente vorazes, que consideram o alimento fonte exclusiva de gratificação, também poderão apresentar problemas, não desenvolvendo muito interesse pelas pessoas. Nas duas últimas situações pode-se pensar no autismo.

Winnicott

- Winnicott, pediatra que se tornou psicanalista de crianças, descreve a preocupação maternal primária. Trata-se de uma condição psicológica da mãe que se desenvolve gradualmente até atingir um grau de sensibilidade aumentado durante o final da gestação, estendendo-se por algumas semanas após o nascimento da criança. Em geral, as mães não se lembram desse período após sua remissão. Há um estado de fechamento em torno de si própria e do bebê, e alguns aspectos da personalidade tornam-se dominantes (p. ex., uma mãe ansiosa torna-se ainda mais ansiosa nesse momento).
- Para Winnicott (1961), é preciso que a mãe atinja esse grau de hipersensibilidade que a deixa totalmente voltada para o bebê e depois se restabeleça para que a criança possa desenvolver-se bem nesse período primitivo de sua vida.
- *Aplicação clínica*: faz-se necessário diferenciar essa condição da depressão pós-parto, quadro mais grave, que exige encaminhamento da mãe para tratamento.

Ao refletir sobre a vida intrauterina do bebê, Winnicott (1994) se refere à possibilidade de que os sons corporais da mãe sejam percebidos e registrados pelo feto. Os batimentos cardíacos, a respiração, os ruídos produzidos pelo processo digestivo e, certamente, a voz são considerados por ele presenças inevitáveis no sistema sensório do feto. Tanto é assim que ele diz ter observado bebês brincando de acertar seu ritmo respiratório com a frequência cardíaca materna (p. ex., respirando uma vez a cada quatro batimentos cardíacos). Algum tempo depois, é possível encontrá-lo (o bebê) lidando com a diferença entre seu ritmo respiratório e o da mãe, talvez procurando criar situações de relacionamento baseadas primeiramente no ritmo da respiração. Busnel (1997) desenvolveu estudos sobre a competência acústica fetal, comprovando essa observação clínica de Winnicott.

O lactente e os cuidados maternos formam, nessa fase, uma unidade. No início, há uma completa dependência dos cuidados maternos, que começam com uma fase de manutenção (*holding*). Posteriormente, a criança passa da dependência absoluta a uma dependência relativa e, depois, à independência. Para que isso aconteça, a mãe deverá ser suficientemente boa, ou seja, deixar que seu filho se desembarace dela durante uma evolução normal (Winnicott, 1963).

Winnicott (1941) observa determinadas brincadeiras a partir do segundo semestre de vida: ocultar o rosto com uma fralda e desvendá-lo, deixar cair objetos para o adulto resgatar, lançá-los à distância, abrir e fechar caixas e portas. Esses jogos são constituídos em torno da dialética presença/ausência. Equivale ao *fort da* freudiano. O simples brincar, para esse autor, é sinal de saúde mental da criança.

Winnicott chama a atenção para o uso prevalente de algum objeto – uma fralda, o famoso ursinho de pelúcia ou o cobertor que certas crianças carregam como se fossem partes do próprio corpo – denominando-o objeto transicional. A natureza especial desse objeto é que ele é vivido pela criança como se fosse um produto de sua fantasia. Esta é, porém, a verdadeira natureza do objeto transicional. É um objeto que surge no momento da tentativa de constituição do corpo próprio da criança e que não pertence nem ao corpo da criança nem ao corpo da mãe. Trata-se de uma área intermediária.

Aplicação clínica: os fenômenos transicionais são precursores das operações simbólicas; portanto, o pediatra deve saber orientar os pais sobre a importância de respeitar a manutenção destes. São, em geral, necessários até o terceiro ou quarto ano de vida.

Winnicott (1956, 1967, 1968, 1983, 1987, 1996) também se dedicou a vários estudos sobre os problemas de conduta, essenciais para a abordagem clínica e a reflexão neste momento em que a violência e a agressividade imperam enquanto sintoma particular e coletivo e em que o diagnóstico de transtorno de déficit de atenção com ou sem hiperatividade (TDA/TDAH), como é nomeado pela CID-10, tornou-se banalizado.

Aplicação clínica: cabe questionar a adequação de vários diagnósticos de TDAH. Se o pediatra suspeitar da inadequação do diagnóstico, deve reencaminhar a criança para avaliação por outro profissional. Importante ressaltar que o uso abusivo das anfetaminas, medicamento usado para o transtorno, pode provocar atraso de crescimento, taquicardia e dependência química na adolescência.

Esse autor (1956) explica a tendência antissocial como resultado de uma privação afetiva verdadeira. Pode ocorrer nas estruturas neurótica, psicótica ou perversa. Para ele, quando há uma tendência antissocial, houve uma privação verdadeira (não uma privação simples, ou seja, uma privação temporária), isto é, houve a perda de algo bom que havia sido positivo na experiência da criança e que lhe foi retirado; essa retirada se estende por um período de tempo maior do que aquele durante o qual a criança consegue manter viva a recordação da experiência. A época da privação original se insere em um período bem inicial do psiquismo do bebê.

Lacan

Estádio do espelho

- Lacan (1949) observou que a criança tem uma reação de intensa alegria quando vê sua imagem unificada no espelho e muitas vezes olha para o adulto que a carrega como para confirmar o que vê. A esta vivência Lacan dá o nome de estádio do espelho.
- *Aplicação clínica:* a mãe ou quem exerce essa função, que Lacan chama de Outro, vai funcionar como espelho para o bebê, e o bebê passa a se ver da mesma maneira como a mãe o vê. Por meio das palavras e do olhar do Outro, o bebê vai constituir o seu eu, inicialmente um eu corporal. É uma fase estruturante do psiquismo. Coincide com o narcisismo freudiano.

Lacan retirou de Wallon a evidência de que, antes que a coordenação motora seja neurologicamente possível, a criança já se reconhece no espelho. O fato de reconhecer-se no espelho demonstraria a existência de um eu, entendido como corpo unificado. Por isso, o estádio do espelho demonstraria que há uma antecipação das funções psicológicas em relação às biológicas como fonte da integração da unidade corporal, o que contraria a hipótese de um eu fundado em atividades cerebrais.

Complexo de Édipo

- Lacan (1957-58) aprofunda-se na proposição freudiana e divide o Édipo em três tempos, vindo o pai se apresentar para a criança de diferentes maneiras em cada tempo. No primeiro, entra em cena o pai a que a mãe faz referência enquanto lei.
- No segundo momento, o pai imaginário, supostamente terrível e castrador, de quem a criança tem medo.
- *Aplicação clínica:* sonhos de angústia, em que a criança acorda chorando e tenta voltar para a cama dos pais, e as fobias, consideradas normais nessa fase, podem aparecer nesse momento do complexo de Édipo para desaparecer em poucos meses. O pediatra deve saber orientar os pais sobre esses sintomas que aparecem com frequência nessa fase e que geralmente trazem angústia também para os pais. Se muito exacerbados, o pediatra deve encaminhar a criança para tratamento em saúde mental infantil.
- No terceiro momento, o pai real, ou pai desejado pela mãe. Se o pai não aparece nesse momento enquanto figura encarnada, pode ser substituído por algo que captura e atrai o olhar da mãe em outra direção que não a do filho, como seu trabalho, um irmão que nasce etc.

Winnicott dizia que a mãe deveria ser apenas suficientemente boa para que a criança viesse a se constituir de maneira saudável. Com o estudo da obra de Lacan, passa-se a compreender que a mãe suficientemente boa é aquela suficientemente mulher, no sentido de, ao olhar em outra direção que não a exclusiva de seu filho, abre caminho para a função paterna, fazendo com que a lei do pai seja interiorizada a tempo, possibilitando a constituição psíquica de seu filho. Com a internalização da

CAPÍTULO 40 • Avaliação do Desenvolvimento Neuropsicomotor

lei do pai, que traz a castração, pode haver várias formas de lidar com esta, o que determina a estrutura particular de cada sujeito:

- Foi o trabalho de Lacan que permitiu o estabelecimento rigoroso e sistemático do conceito de estrutura em psicanálise, distinguindo, como estruturas clínicas, a neurose, a psicose e a perversão, conforme a interdição representada pela lei do pai será internalizada em cada sujeito.
- Na neurose estaria em jogo o recalque da lei, que significa que a lei foi bem introjetada; portanto, o sujeito poderá fazer apenas pequenas transgressões. Já na psicose ocorreria a forclusão da lei; forclusão é um termo psicanalítico retirado do direito que significa que não há mais tempo possível de recorrer a uma sentença judicial, ou seja, não há mais tempo para a lei do pai ser inscrita por esses sujeitos. Na perversão haveria a recusa ou desmentido da lei interditora do pai, ou seja, o sujeito vai conhecer a lei, mas vai criar e viver de acordo com uma lei própria. Em síntese, o sujeito formará aqui a estrutura com a qual vai viver toda a sua vida, daí a importância desse momento da constituição do psiquismo. Lacan não concorda com a ideia de mudança diagnóstica proposta por Klein ao longo da vida.

Aplicação clínica: Lacan não localiza cronologicamente a entrada da lei do pai, mas pode-se inferir que o autor aponta entre 1 e 3 anos como o período privilegiado de formação da estrutura, sendo um meio termo entre os períodos que Klein e Freud postulam. Se a lei não entra nesse tempo ou é assimilada de maneira inadequada, a estruturação se dará no sentido de psicopatologias graves, como a psicose e a perversão.

❏ RECENTES ESTUDOS DE AUTORES DISCÍPULOS DE LACAN SOBRE O BEBÊ

Os primeiros anos de vida caracterizam uma incorporação simbólica, desde os primeiros traços constitutivos de cada sujeito até o momento em que a criança começa a falar em nome próprio, dando sua própria versão das marcas feitas pelos cuidadores.

Para que a criança possa se constituir como sujeito que tem desejo, constituindo seu psiquismo, é preciso que quem exerce as funções materna e paterna sustente certas condições. Nos próximos parágrafos explicitam-se cada uma dessas condições segundo Jerusalinsky (2002), que utiliza aqui o mesmo referencial da pesquisa nacional multicêntrica patrocinada pelo Ministério da Saúde denominada Indicadores de Risco para o Desenvolvimento Infantil (IRDI) a que já foi feita referência.

A suposição de sujeito é exercida por quem exerce a função materna, antecipando um sujeito em seu bebê. A mãe toma as reações de pouco sentido de um bebê desde o nascimento como produções de um sujeito, dando sentido a elas.

Como exemplo, temos a mãe que ouve palavras, enquanto seu bebê está apenas emitindo sons (lalação), porém tal antecipação é fundamental para que um dia a criança venha a falar. Winnicott chamava esse momento de "loucura natural das mães" e é um bom sinal a ser observado pelo pediatra.

No estabelecimento da demanda, o agente da função materna traduz em palavras as ações regidas pelos reflexos arcaicos do bebê, como o choro. A mãe o interpreta (esse choro é de frio; esse é de fome; esse é de manha etc.). A mãe estabelece a significação das demandas por meio de sua própria experiência.

Porém, a mãe deve manter no laço com o bebê certa dimensão de não saber, pois de fato ela não sabe tudo sobre seu filho, sustentando pelo bebê um movimento de separação dela; apesar de o bebê não ter ainda condições de se separar dela por si próprio, essa função de separação deve ficar sustentada pela mãe. Deve-se ficar atento à mãe que sabe tudo e também àquela que não sabe nada em relação a seu bebê.

A alternância presença-ausência faz com que a função materna não seja marcada sempre pela ausência ou sempre pela presença, mas que se produza um revezamento. A alternância presença/ausência acontece primeiro em sua dimensão física e vai aos poucos, psiquicamente, conseguindo inscrever o simbolismo. É a alternância simbólica que faz com que o bebê abandone o funcionamento em nível da necessidade para um funcionamento de sujeito que deseja.

A alterização consiste em que um bebê fique referido em suas manifestações não a seu próprio corpo, mas a uma ordem simbólica. Para isto é preciso que a mãe tenha a lei do pai como referência em seu laço com a criança, não fazendo desta apenas um objeto que se presta à sua satisfação. A mãe que tem outros desejos além de seu bebê, seu marido, seus outros filhos, seu trabalho, seus amigos, não se satisfaz apenas com o bebê, inscrevendo a alterização.

Aplicação clínica: todas essas funções podem estar ausentes nas psicopatologias graves do bebê, como no autismo e na psicose, segundo observação clínica. Em caso de dúvida, o pediatra deverá encaminhar precocemente o bebê e sua mãe para a saúde mental infantil.

❑ O "MANHÊS"

O artigo de Cavalcante (2005) traz estudos que a pesquisadora Cláudia de Lemos conduz desde 1999 na área de aquisição da linguagem em interlocução com a psicanálise. A mãe passa a criar manifestações de subjetividade por parte do bebê por meio do "manhês" – maneira particular que cada mãe tem de falar com seu filho –, "manhês" muito bem falado pelo pediatra. Faz-se necessário aprofundar o conhecimento sobre as várias fases do "manhês".

A mãe que antecipa um sujeito faz do bebê um interlocutor desde as protoconversações. Primeiro aparece o pseudodiálogo, em que a mãe espelha os ruídos feitos pelo bebê. Em seguida aparece a fala atribuída, que se caracteriza por curvas ascendentes e descendentes, voz em *falsetto* e infantilizada, em que a mãe "faz de conta que o bebê está falando". Depois dessas falas, aparecem pausas longas, em que o lugar de falante do bebê se faz presente, e ele faz sons (lalação).

Aos 9 meses de vida, diante de um bebê mais ativo vocalmente, a mãe realiza outro deslocamento, agora para seu próprio lugar de mãe. A fala materna passa a pontuar as produções do bebê por meio da fala ritmada, possibilitando à criança inserir-se no compasso da língua. A mãe usa a fala recortada para recortar produções do infante por ela espelhado. A mãe se cala, cedendo lugar ao bebê.

A criança, a partir dos 15 meses de idade, passa a assumir seu próprio lugar de sujeito e também assume outros lugares, como faz a mãe. É o momento da fala enfática.

Aplicação clínica: em caso de ausência do "manhês", encaminhar para avaliação da saúde mental infantil, pois há sério risco de que a constituição psíquica do bebê possa ser comprometida.

Espera-se que este capítulo, ao contribuir para a formação do pediatra, que em geral é o único profissional médico que cuida de lactentes, auxilie a detecção precoce do autismo e de outras psicopatologias, possibilitando encaminhamento também precoce para o profissional de saúde mental infantil, tornando mais próxima a afirmação de Winnicott de que "só agora começa a ficar claro que a área da pediatria vinculada à psicologia é tão extensa quanto a área que lida com tecidos e os efeitos das doenças físicas sobre o corpo e as funções corporais".

❑ BIBLIOGRAFIA

Ajuriaguerra J. *Manual de psiquiatria infantil.* 2 ed., Rio de Janeiro: Masson do Brasil, 1978.

Aymar CLG. Manejo da dor e uso de analgesia sistêmica em neonatologia. [dissertação de mestrado]. Recife (PE): Programa de Pós-Graduação em Saúde da criança e do adolescente da Universidade Federal de Pernambuco/UFPE, 2008.

Busnel MC (org.) *A linguagem dos bebês. Sabemos escutá-los?* São Paulo: Escuta, 1997.

Cavalcante M. Pausas no manhês: lugar de subjetivação. In: Sales L (org.) *Pra que esta boca tão grande? Questões acerca da oralidade.* Salvador: Ágalma, 2005.

Freud S (1895) *Projeto para uma psicologia científica,* v. I. *ESB.* Rio de Janeiro: Imago, 1990.

Freud S (1905) *Três ensaios sobre a teoria da sexualidade,* v. VII. ESB. Rio de Janeiro: Imago, 1990.

Freud S (1914) *Sobre o narcisismo: uma introdução,* v. XIV. *ESB.* Rio de Janeiro: Imago, 1990.

Freud S (1915) *As pulsões e suas vicissitudes,* v. XIV. *ESB.* Rio de Janeiro: Imago, 1990.

Freud S (1920) *Além do princípio de prazer,* v. XVIII. *ESB.* Rio de Janeiro: Imago, 1990.

Freud S (1924) *A dissolução do complexo de Édipo,* v. XIX. *ESB.* Rio de Janeiro: Imago, 1990.

Jerusalinsky J. É possível prevenir ou só resta remediar? Precocidade e prevenção na intervenção com bebês. In: *Enquanto o futuro não vem. A psicanálise na clínica interdisciplinar com bebês.* Salvador: Ágalma, 2002.

Klein M (1946) Notas sobre alguns mecanismos esquizóides. In: *Os progressos da psicanálise.* Rio de Janeiro: Jorge Zahar, 1969a.

Klein M (1952) Comportamento dos bebês. In: *Os progressos da psicanálise.* Rio de Janeiro: Jorge Zahar, 1969b.

Klein M (1952) Algumas conclusões teóricas sobre a vida emocional do bebê. *Os progressos da psicanálise.* Rio de Janeiro: Jorge Zahar, 1969c.

Kupfer MCM, Jerusalinsky A, Bernardino LF *et al*. Valor preditivo de indicadores clínicos de risco para o desenvolvimento infantil: um estudo a partir da teoria psicanalítica. *Latin American Journal of Fundamental Psychopathology Online*, São Paulo, maio de 2009, 6(1):48-68.

Lacan J (1949) O estádio do espelho como formador da função do eu. *Escritos*. Rio de Janeiro: Jorge Zahar, 1998.

Lacan J (1957-58) *O seminário*, livro 5, as *formações do inconsciente*. Rio de Janeiro: Jorge Zahar, 1999.

Laznik MC (Org.) *O que a clínica do autismo pode ensinar aos psicanalistas*. Salvador: Ágalma, 1991.

Laznik MC. *Rumo à palavra. Três crianças autistas em psicanálise*. São Paulo: Escuta,1997.

Laznik MC. *A voz da sereia. O autismo e os impasses da constituição do sujeito*. Salvador: Ágalma, 2004.

Laznik MC. Bebê com risco de autismo em tratamento conjunto: visa-se a reversibilidade total? *Reverso*, n.58, p. 63-74. Belo Horizonte: Set 2009.

Organização Mundial de Saúde. *Classificação de Transtornos Mentais e de Comportamento da CID- 10; Descrições clínicas e diretrizes diagnósticas*. Porto Alegre: Artes Médicas, 1993.

Spitz R. *Do nascimento à palavra. O primeiro ano de vida*. São Paulo: Martins Fontes, 1979

Wetherby AM *et al*. Early indicators of autism spectrum. Disorders in the second year of life. *Journal of Autism and Developmental Disorders*, oct 2004, 34(5): 473-93.

Winnicott D (1963) Da dependência à independência no desenvolvimento do indivíduo, p.79-87. In: *O ambiente e os processos de maturação*. Porto Alegre: Artes Médicas, 1982.

Winnicott D (1941) Textos selecionados. *Da pediatria à psicanálise*. Rio de Janeiro: Francisco Alves, 1993.

Winnicott DW (2000) A tendência anti-social (1956). In: Winnicott D. *Da pediatria à psicanálise: obras escolhidas*. Rio de Janeiro: Imago.

_____ A delinqüência como sinal de esperança (1967). *In*. Winnicott D (1996) *Tudo começa em casa*. São Paulo: Martins Fontes.

_____ Observações adicionais sobre a teoria do relacionamento parento-filial. (1961). *In*: Winnicott C (org.) (1994) *Explorações psicanalíticas: D.W. Winnicott*. Porto Alegre: Artes Médicas Sul.

_____ Raízes da agressão (1968). *In*: Winnicott C (org.) (1994) *Explorações psicanalíticas: D.W. Winnicott*. Porto Alegre: Artes Médicas Sul.

_____ Crianças sob estresse: experiência em tempo de guerra. *In*: Winnicott DW (1987) *Privação e delinqüência*. São Paulo: Martins Fontes.

_____ (1987) Natureza e origens da tendência anti-social. *In*: Winnicott DW (1987) *Privação e delinqüência*. São Paulo: Martins Fontes.

_____ (1983) Psicoterapia dos distúrbios de caráter. *In*: Winnicott DW (1987) *O ambiente e os processos de maturação*. Porto Alegre: Artmed.

_____ (1996) Agressão, culpa e reparação. *In*: Winnicott DW. *Tudo começa em casa*. São Paulo: Martins Fontes.

_____ (1994) A experiência mãe-bebê de mutualidade. *In*: Winnicott C. *Explorações psicanalíticas: D.W. Winnicott*. Porto Alegre: Artes Médicas Sul.

_____ (1975) O papel de espelho da mãe e da família no desenvolvimento infantil. *In*: Winnicott DW. *O brincar e a realidade*. Rio de Janeiro: Imago.

_____ (1994) A comunicação entre o bebê e a mãe e entre a mãe e o bebê: convergências e divergências. *In*: Winnicott DW. *Os bebês e suas mães*. São Paulo: Martins Fontes.

SEÇÃO VII

EXAMES DE LABORATÓRIO E DE IMAGEM

Capítulo 41 Exames de Laboratório, 469

Capítulo 42 Radiologia na Prática Pediátrica, 477

CAPÍTULO 41

Exames de Laboratório

Magda Bahia
Maria Christina Lopes Araújo Oliveira

Os exames laboratoriais são utilizados, na prática clínica, como auxiliares para prevenção, diagnóstico e acompanhamento de doenças. Dentre os exames utilizados para prevenção estão os relacionados ao período neonatal, estabelecendo diagnóstico precoce das hemoglobinopatias, do hipotireoidismo, da toxoplasmose congênita, da suspeita de fibrose cística, das doenças relacionadas ao metabolismo inadequado de aminoácidos, como a fenilcetonúria, e dos carboidratos, possibilitando intervenção clínica precoce e evitando-se, assim, as graves complicações dessas doenças. Aqueles solicitados a diagnosticar doenças devem ter como base a anamnese, os dados epidemiológicos e o exame físico do paciente. Os exames realizados para acompanhamento do tratamento – avaliação da evolução de um quadro clínico específico – devem ser solicitados com critério, evitando-se agredir o paciente desnecessariamente e onerar o serviço de saúde, seja ele público ou privado. Atualmente, os exames laboratoriais tendem a ser valorizados em detrimento dos dados obtidos durante a anamnese e o exame físico, trocando-se muitas vezes a boa prática de conversar com o paciente pela solicitação de inúmeros exames.

Para que o exame laboratorial tenha resultado adequado é necessário que a sua solicitação seja fundamentada na clínica e no exame físico do paciente. O pedido de exame deve conter o nome completo do paciente, o sexo, a data de nascimento, informações sobre uso de medicamentos ou de outro tipo de drogas, estado imunológico e dados epidemiológicos, quando pertinentes. O paciente deve ser preparado de maneira adequada para a coleta do material para exame. Ele deve ser instruído sobre dieta, tempo de jejum, forma de coleta, influência de exercício físico, do consumo de álcool, do hábito de fumar e das alterações relacionadas aos hormônios e ao ciclo circadiano nos resultados desses exames.

A interpretação do resultado do exame laboratorial deve também se basear na clínica do paciente. Para que possamos interpretar o resultado de exame laboratorial, lançamos mão dos valores de referência, que podem ser definidos como o conjunto de valores de um dado parâmetro laboratorial que foi medido em um grupo de indivíduos (ou em um único indivíduo) considerado sadio. Dois tipos de valores de referência podem ser estabelecidos, com base no grupo e com base no indivíduo. Esses dois tipos de valores de referência podem ser aplicados na prática clínica:

- Diante de um resultado de exame laboratorial de um indivíduo, o clínico pode comparar esse resultado com um intervalo de valores de referência obtidos de um grupo de indivíduos considerados sadios. Desse modo, ele pretende avaliar a probabilidade de o paciente se

- encaixar em um grupo de indivíduos saudáveis.
- O resultado do exame laboratorial de um indivíduo também pode ser comparado com valores de referência anteriormente obtidos dessa mesma pessoa, quando se encontrava em bom estado de saúde. Assim, o clínico pode avaliar se o indivíduo ainda se encontra no mesmo estado de saúde.

❏ VARIÁVEIS MAIS IMPORTANTES CAPAZES DE INTERFERIR NOS VALORES DOS TESTES LABORATORIAIS

As variáveis mais importantes capazes de interferir nos valores dos testes laboratoriais e, portanto, nos valores de referência são as seguintes:

- **Idade:** valores de referência para as crianças são diferentes daqueles observados em adultos, e alguns parâmetros laboratoriais podem variar com a idade da criança. Recém-nascidos, na primeira semana de vida, apresentam níveis mais altos de bilirrubina, hemoglobina fetal, alfafetoproteína e ureia. Recém-nascidos sadios apresentam contagem global de leucócitos bastante elevada e níveis muito baixos de IgM e IgA. Indivíduos sadios pré-púberes apresentam valor e atividade da fosfatase alcalina maiores do que adultos jovens sadios. Mulheres na menopausa apresentam valores de fosfatase alcalina, colesterol, fósforo e ácido úrico maiores do que mulheres adultas antes da menopausa. Dado o processo de envelhecimento, são esperados para os idosos valores diferentes daqueles observados em indivíduos mais jovens. Quando comparadas com indivíduos de 30 anos, pessoas com mais de 60 anos de idade apresentam níveis mais altos de ferritina, colesterol, triglicérides e fosfatase alcalina, além de níveis mais baixos de cálcio e vitamina D, por exemplo.
- **Sexo:** os valores de referência de vários parâmetros laboratoriais (hemoglobina, ureia, creatinina, ácido úrico, cálcio, colesterol, triglicérides e sódio) de homens são diferentes dos valores obtidos de mulheres na mesma idade. Essas diferenças estão relacionadas com diferenças hormonais e massa muscular.
- **Gravidez:** a hemoglobina e a albumina estão mais baixas, enquanto a fosfatase alcalina, as aminotransferases e o LDH estão mais aumentados.

Entretanto, outros fatores que influenciam os testes laboratoriais podem passar despercebidos ou podem não ser controláveis: diferenças encontradas entre grupos étnicos podem ser causadas por diferenças socioeconômicas e não por questão de etnia.

A faixa habitualmente considerada para os valores de referência em medicina laboratorial é a de dois desvios-padrão, abrangendo, desse modo, 95% dos valores obtidos da população avaliada. Em outras palavras, no contexto clínico, admite-se que o intervalo de referência de um dado parâmetro laboratorial abrange a faixa de valores encontrados em 95% de uma população de indivíduos sadios. Entretanto, uma prática que costuma ocorrer quando essa abordagem é utilizada é a de se considerarem os limites superiores e inferiores dos valores de referência como fronteiras rígidas. Os indivíduos são rotulados de "normais", quando dentro dos limites dos valores de referência, ou "doentes", quando fora desses valores, seja no limite superior ou inferior. Ter um resultado abaixo dos limites do intervalo estabelecido pode ser sinal de saúde, como é o caso de trigliceridemia ou colesterolemia. Já valores dentro dos limites dos valores de referência podem ser considerados alarmantes, como os da atividade de protrombina, no caso dos pacientes submetidos a terapia anticoagulante.

❏ SENSIBILIDADE, ESPECIFICIDADE E VALORES PREDITIVOS

Outra forma de abordagem de parâmetros laboratoriais consiste na avaliação da sensibilidade, da especificidade e dos valores preditivos dos testes. Esse modelo foi desenvolvido por Baye para definir a possibilidade de determinado membro pertencer a determinada classe. Esse caminho tem sido usado na medicina nos últimos 20 anos e inclui o seguinte:

- **Sensibilidade:** a probabilidade de uma pessoa que sofre de determinada doença ter um teste positivo.

CAPÍTULO 41 • Exames de Laboratório

- **Especificidade:** a probabilidade de uma pessoa saudável ter um teste negativo.
- **Prevalência:** a probabilidade de uma pessoa selecionada de modo randomizado de determinada população sofrer de uma doença particular.
- **Valor preditivo positivo:** a probabilidade de uma pessoa que tem o teste positivo sofrer de determinada doença dentro de uma população determinada.
- **Valor preditivo negativo:** a probabilidade de uma pessoa que apresenta teste negativo não sofrer de determinada doença dentro de uma população determinada.

Dessa maneira, sensibilidade, especificidade e prevalência são muito utilizadas no diagnóstico laboratorial, especialmente para os testes de triagem, para comparação entre técnicas. Em geral, testes usados como triagem para diagnóstico de doença oculta devem apresentar alta sensibilidade, consistente com uma aceitável taxa de falso-positividade.

❏ INTERPRETAÇÃO DE ALGUNS EXAMES LABORATORIAIS

Hemograma completo

O hemograma completo consiste na contagem de hemácias, concentração de hemoglobina, hematócrito (volume da concentração de células), volume corpuscular médio (VCM), hemoglobina corpuscular média (HCM), concentração da HCM (CHCM) e contagens de leucócitos e de plaquetas.

A hematoscopia pode fornecer importantes informações acerca das anormalidades dos eritrócitos. Avalia a morfologia dessas células, detectando alterações de tamanho (anisocitose), forma (poiquilocitose), conteúdo e distribuição da hemoglobina, além da presença de corpúsculos de inclusão ou parasitas. A presença de hemácias falciformes pode indicar uma possível hemoglobinopatia, devendo ser solicitada eletroforese de hemoglobina para estabelecer o diagnóstico. Os esferócitos estão presentes na esferocitose congênita, e o teste de fragilidade osmótica é utilizado para determinar o diagnóstico dessa anemia hemolítica. Entretanto, os esferócitos podem estar presentes também na incompatibilidade do grupo sanguíneo ABO, na anemia hemolítica autoimune, e serem produzidos *in vitro,* após transfusão sanguínea por agentes químicos ou físicos.

As hemácias em alvo são formadas por alterações na área superficial das hemácias que, nos esfregaços, resultam em protrusão do excesso de membrana para o interior da região de palidez central, produzindo o característico aspecto em alvo. Essas hemácias podem estar presentes em caso de deficiência de ferro, doença hepática, hemoglobinopatias, talassemia e estados pós-esplenectomia. Além disso, eritrócitos nucleados podem ser observados na presença de hemólise intensa.

Os corpúsculos de inclusão, como os corpos de Howell-Jolly, que são remanescentes nucleares que não foram expelidos dos eritrócitos maduros, indicam hipofunção esplênica. Já o pontilhado basófilo, causado por agregação de ribossomos no eritrócito, é observado na talassemia e na intoxicação pelo chumbo. A formação em *rouleaux* ocorre quando as proteínas plasmáticas bloqueiam a carga negativa na superfície do eritrócito e as hemácias empilham-se em longas colunas. Esse empilhamento ocorre em várias situações clínicas, especialmente quando a velocidade de hemossedimentação está elevada.

As anormalidades dos leucócitos, da mesma maneira, podem indicar patologia subjacente. Os corpos de Döhle, que são inclusões citoplasmáticas azuis, podem ser observados nos neutrófilos de pacientes com infecção bacteriana, queimaduras, mielodisplasias e na gravidez.

Os valores da hemoglobina e do hematócrito relacionam-se com o número e o conteúdo de eritrócitos, e quando a hemoglobina medida está baixa, isto é, mais de dois desvios-padrão abaixo da média, existe anemia. O VCM e o coeficiente de variação do volume das hemácias (RDW) proporcionam uma classificação dos eritrócitos com base no seu tamanho e na sua distribuição. Em crianças, o VCM é inferior ao dos adultos, e a anemia pode ser microcítica (VCM↓), macrocítica (VCM↑) ou normocítica (VCM normal); em cada categoria de tamanho, o RDW pode estar normal ou aumentado. O número de reticulócitos, cuja variação normal é de 0,5% a 1,5%, também é importante na avaliação de um paciente com anemia. A contagem de reticulócitos reflete, no sangue, o estado de atividade eritroide da medula óssea. É expressa como porcentagem dos eritrócitos circulantes. Entretanto, sua interpretação correta exige sua correlação com o nível de anemia observado, obtido pelo índice reticulocitário (IR). Valores aumentados do IR sugerem anemia por perda ou destruição das hemácias, e valores abaixo do normal, uma anemia por deficiência na produção de hemácias:

$$IR = \frac{\% \text{ reticulócitos} \times \text{hematócrito observado}}{\text{hematócrito normal para a idade}}$$

As anemias microcíticas são causadas por síntese insuficiente de hemoglobina, resultando em hipocromia. Em geral, a microcitose é causada por deficiência de ferro ou pela incapacidade na utilização desse elemento, como ocorre em caso de anemia da doença crônica, síndromes talassêmicas, envenenamento pelo chumbo, inflamação crônica e anemia sideroblástica.

Os pacientes com macrocitose podem ser classificados de acordo com o número correspondente de reticulócitos. Na presença de macrocitose e reticulocitose, a causa frequente da anemia é a hemorragia aguda ou uma hemólise. Nessas situações, a macrocitose é causada pelo maior número de reticulócitos, que têm grande volume celular. Já a anemia acompanhada de macrocitose e reticulopenia é, em geral, causada por insuficiência da medula óssea, como anemia de Fanconi e anemia de Diamond-Blackfan. Os distúrbios megaloblásticos, como as deficiências de ácido fólico e vitamina B_{12}, e distúrbios hereditários do metabolismo do DNA, além do hipotireoidismo, são outras causas de macrocitose.

A anemia normocítica com reticulocitose pode ser causada por hemólise ou perda de sangue. Normocitose com reticulopenia pode ocorrer na anemia pluricarencial do desnutrido com deficiência de ferro, vitamina B_{12} ou ácido fólico, nas anemias aplásticas, no hipotireoidismo, na infiltração medular por células malignas – originadas na medula óssea ou por metástase de tumores sólidos – e nas doenças de depósito.

A anemia normocítica e normocrômica com reticulócitos normais ou diminuídos e RDW normal pode ocorrer na infecção crônica ou em um processo inflamatório crônico. Além disso, as anemias das doenças renal e hepática são normocíticas.

A interpretação do número de leucócitos deve ser feita no contexto clínico, levando em consideração a idade e a temperatura do paciente e a presença de doenças subjacentes. Além disso, a contagem diferencial dos leucócitos sofre mudanças durante o desenvolvimento da criança. No período neonatal há um predomínio de neutrófilos que persiste até a segunda ou terceira semana de vida, quando os linfócitos começam a predominar. Em torno dos 5 anos de vida, os neutrófilos passam a predominar novamente. Dessa maneira, leucocitose ou leucopenia deve ser definida com base na idade e na população de neutrófilos, linfócitos, monócitos ou eosinófilos. Deve-se também ressaltar que o leucograma monitora somente os neutrófilos circulantes, o que reflete o equilíbrio entre as células em circulação e aquelas aderidas ao endotélio vascular e aos tecidos.

Em geral, uma leucocitose pode ser explicada no contexto de um processo inflamatório agudo. Entretanto, quando a criança apresenta neutropenia e infecção, nem sempre é possível definir com clareza se a infecção é secundária à neutropenia ou se a neutropenia é secundária à infecção. Além disso, em caso de neutropenia ou possível disfunção de neutrófilos, uma grande variedade de situações pode ocorrer, desde quadros benignos, que são os mais frequentes, até doenças graves, porém muito raras.

A leucopenia, considerada quando o número de leucócitos é inferior a 4.000 células, está associada a uma ampla variedade de infecções virais e bacterianas. Quando causada por uma doença viral (p. ex., vírus Epstein-Barr, hepatites A e B, vírus respiratório sincicial e rubéola), as alterações agudas costumam ocorrer dentro de 1 a 2 dias após o início da infecção e podem persistir por várias semanas. *A neutropenia é definida como número absoluto de neutrófilos < 1.500/mm³.* Em uma criança com neutropenia raramente se observa septicemia de início súbito, como a que ocorre em crianças em uso de quimioterapia, mesmo naquelas com neutropenia congênita grave. Em geral, a neutropenia está associada a infecções virais e, muitas vezes, é descoberta como um achado acidental. Mais do que causa da infecção, a baixa contagem de neutrófilos costuma ser secundária a esta. De fato, as causas mais comuns de neutropenia na criança não estão associadas a aumento no risco de infecções. Uma reserva medular diminuída, a redução na produ-

CAPÍTULO 41 • Exames de Laboratório

ção ou na liberação, a mudança na circulação dos neutrófilos para margem ou *pool* tecidual e a destruição periférica dos neutrófilos ou a combinação desses fatores podem causar leucopenia.

A situação clínica mais frequente em crianças com neutropenia é a *neutropenia pós-infecciosa*, em que infecções virais, como varicela, sarampo, rubéola, hepatites A e B, vírus Epstein-Barr, influenza, citomegalovírus, parvovírus e vírus da imunodeficiência humana, têm sido associadas com neutropenia. O quadro ocorre alguns dias após o início da infecção viral, com recuperação após a viremia. Essa situação pode ser secundária à diminuição na produção, redistribuição ou destruição imune mediada dos neutrófilos. Septicemia bacteriana grave pode causar depleção da reserva medular de granulócitos. A *neutropenia autoimune* ocorre na presença de uma doença autoimune de base, como o lúpus eritematoso sistêmico. Alguns anticorpos presentes nessas doenças podem ligar-se às células progenitoras, determinando diminuição na reserva medular, ou causar disfunção nos neutrófilos, aumentando o risco de infecções graves.

Sabe-se que a contagem de neutrófilos varia de acordo com os grupos étnicos e o sexo. As pessoas de pele escura têm menor contagem de neutrófilos e podem apresentar a chamada *neutropenia étnica*. Esse quadro é benigno, sem doença de base identificada ou risco aumentado de infecção. Entretanto, em adolescentes e adultos, deve ser descartada doença autoimune. Alguns medicamentos podem induzir neutropenia (*neutropenia medicamentosa*), como procainamida, agentes antitireoidianos, sulfasalazina, cloranfenicol, anticonvulsivantes e anti-inflamatórios. Caso o medicamento não possa ser suspenso, a contagem de neutrófilos deve ser monitorada, devendo ser mantida acima de 500 células. Outra situação, conhecida como *neutropenia cíclica* e herdada de maneira autossômica-dominante, ocorre a cada 21 dias e parece estar relacionada a uma taxa acelerada de apoptose dos precursores. O diagnóstico baseia-se na detecção de neutropenia a cada 21 dias, por meio de hemogramas seriados (um por semana durante 4 semanas).

A *leucocitose* constitui parte da resposta de fase aguda do organismo a muitas doenças, incluindo as infecções. Bactérias, vírus, fungos, protozoários e espiroquetas podem causar leucocitose. A causa mais comum de *neutrofilia* é o aumento na contagem de leucócitos observado em resposta a infecção ou inflamação. Os neutrófilos do estoque da medula óssea e do *pool* marginal são liberados de maneira diretamente proporcional à gravidade da infecção e da inflamação para a circulação. Ainda que a resposta dos leucócitos à infecção possa ser altamente variável, quanto mais jovem o paciente e mais elevada a temperatura, mais a bacteremia se correlaciona com o número de leucócitos.

Algumas crianças assintomáticas e sem alterações ao exame físico podem apresentar leucocitose moderada persistente (15.000 a 25.000/mm^3) com número aumentado de bastões. Esse quadro pode ser decorrente da variabilidade genética, sem significado clínico, e é conhecido como *neutrofilia genética ou étnica*, que é um diagnóstico de exclusão. A presença do mesmo quadro em outro membro da família auxilia o diagnóstico.

A chamada *reação leucemoide* refere-se à contagem de leucócitos >50.000 e ao desvio para a esquerda diante de um número apreciável de bastões e de formas mais imaturas no sangue periférico. Após o período neonatal, a presença de mais de 500 bastões/mm^3 constitui indicação de infecção, independentemente do número absoluto de leucócitos. Dessa maneira, mielócitos, metamielócitos e bastonetes podem ser observados no sangue periférico em casos de infecções graves. Além disso, a presença de granulações tóxicas, vacuolização ou corpos de Döhle nos neutrófilos aumenta a suspeita de possível infecção bacteriana.

Apesar de o aumento no número de bastões estar classicamente associado a infecção bacteriana, estudos em crianças com infecções virais comprovadas detectaram aumento significativo no número absoluto de bastões. Dessa maneira, não existe um substituto para um bom julgamento clínico, associado a uma interpretação judiciosa dos exames laboratoriais, especialmente quando se tenta diferenciar um processo viral de outro bacteriano. *Reação leucemoide* no período neonatal deve receber atenção especial. Um aumento na relação neutrófilos imaturos/neutrófilos maduros maior do que 0,8 sugere que a reserva medular de neutrófilos desses neonatos logo será depletada.

A *eosinofilia* pode ser secundária a parasitose, atopia, exantemas, hipersensibilidade medicamentosa, alergia ao leite de vaca e distúrbios cutâneos. A *linfocitose*, em geral, está associada a infecções virais, incluindo mononucleose infecciosa, citomegalovírus, rubéola, caxumba e hepatite. Uma *monocitose* compensatória pode ser observada no paciente com neutropenia na vigência de uma infecção.

As alterações no número e no tamanho das *plaquetas* podem proporcionar importantes indicações quanto ao processo mórbido. Em geral, as plaquetas tendem a ser maiores quando há destruição periférica (imunomediada ou de base mecânica) e de tamanho normal ou pequeno quando há problemas na síntese. A *trombocitose, considerada quando o número de plaquetas está acima de 600.000/mm³*, raramente causa complicações na criança. As causas primárias de trombocitose, como policitemia vera e trombocitemia essencial, são raras na infância.

Em geral, a elevação no número de plaquetas na criança é reacional, e está relacionada com doença subjacente. As infecções são a causa mais comum, além de anemia ferropriva, anemia hemolítica, deficiência de vitamina E, hemorragia, distúrbios vasculares de colágeno, síndrome de Kawasaki, síndrome nefrótica, doença inflamatória intestinal, pós-esplenectomia, pós-operatórios, traumatismos, vários tumores, síndromes mieloproliferativas, histiocitose e medicamentos (adrenalina, corticoides, alcaloides da vinca).

A *trombocitopenia, definida quando o número de plaquetas é inferior a 150.000/mm³*, é causada principalmente pela destruição imunológica e também está associada a infecções. A trombocitopenia isolada sem outras alterações hematológicas, em uma criança sem linfadenomegalia e visceromegalia, geralmente é causada por púrpura trombocitopênica imune.

Exame parasitológico de fezes

O exame parasitológico de fezes é um dos exames mais frequentemente solicitados ao laboratório. Isso se deve às condições de vida desfavoráveis da maioria dos pacientes atendidos nos serviços de saúde. Por esse motivo, os exames laboratoriais devem ser solicitados com base em dados clínicos e epidemiológicos, que devem ser informados na solicitação do exame para orientação das técnicas a serem utilizadas na pesquisa do agente patogênico. Alguns cuidados devem ser tomados para a coleta adequada do material, como, por exemplo, uso de laxantes ou de antidiarreicos

dificulta ou, às vezes, impossibilita o exame. O material deve ser transportado imediatamente após coleta. Para pesquisa de ovos, o material pode ser conservado em geladeira, porém a forma ideal é a entrega mais rápida possível ao laboratório.

As técnicas mais frequentemente utilizadas na prática laboratorial são descritas a seguir:

- **Exame direto, sem coloração:** as fezes devem ser recém-emitidas, sem conservantes, e entregues ao laboratório no prazo máximo de 2 horas.
- **Método de concentração por centrifugação (MIFc, Blagg *et al.*):** utilizam-se três a cinco amostras, com o volume equivalente a um caroço de azeitona, coletadas em dias alternados ou de 2 em 2 dias, colocadas em frasco contendo conservante e homogeneizadas. É utilizado na pesquisa de cistos, ovos e larvas.
- **Método de concentração por sedimentação (HPJ):** as fezes devem ser coletadas e encaminhadas para o laboratório no prazo máximo de 2 horas. Esse método pode também ser empregado em fezes coletadas em conservantes. Utilizado na pesquisa de cistos, ovos e larvas.
- **Método de Baerman e Moraes:** fezes recém-emitidas. Utilizado para pesquisa de larvas. Fezes diarreicas dificultam a utilização da técnica. Não pode ser utilizado conservante para coleta do material. O material não pode ser refrigerado.
- **Método Kato-Katz:** fezes recém-emitidas ou conservadas em geladeira. Utilizado para pesquisa de ovos de helmintos. Não é possível sua realização com fezes diarreicas.
- **Pesquisa de ovos de *Enterobius vermicularis*:** utiliza-se o método da fita gomada, que deve ser aderida ao ânus do paciente à noite e retirada pela manhã, ou colocada pela manhã, antes da evacuação e da higienização.
- **Pesquisa de *Cryptosporidium* e *Isospora belli*:** utilizam-se fezes coletadas em formol a 10%, três a cinco porções em dias alternados.
- **Outros exames realizados nas fezes:**
- *Pesquisa de leucócitos:* utilizam-se fezes recém-emitidas, que devem ser entregues ao laboratório no prazo máximo de 1 hora. Não pode ser utilizado conservante. A sensibilidade do exame varia com o local do sangramento: quanto mais alto o local, menor a sensibilidade.

CAPÍTULO 41 • Exames de Laboratório

– *Pesquisa de sangue oculto nas fezes:*
  – *Método do guáiaco:* utilizam-se fezes recém-emitidas. Há necessidade de dieta especial 2 dias antes do exame (não ingerir carnes, vegetais crus e vitamina C, entre outros).
  – *Método imunológico:* utilizam-se fezes recém-emitidas. Não há necessidade de dieta especial.

Urina

Rotina de urina

O exame de urina rotina tem grande importância na prática clínica. Possibilita diagnósticos de alterações do trato urinário e de doenças sistêmicas. Seu custo é baixo, e pode ser considerado uma "biópsia renal". Como em todo exame laboratorial, o resultado adequado depende de coleta adequada. Assim, para a coleta da urina deve-se proceder à higienização da genitália com água e sabão, enxugar com toalha ou papel que não libere fragmentos e coletar o jato médio da primeira micção da manhã. Quando isso não é possível, deve-se reter a urina por, no mínimo, 4 horas para depois fazer a coleta. A urina deve ser entregue ao laboratório no prazo máximo de 1 hora para que o exame seja imediatamente realizado ou o material conservado em geladeira entre 4 e 8°C. Esses cuidados evitam a contaminação ou o crescimento bacteriano na urina. A contaminação pela microbiota vaginal é frequente e pode ser avaliada pela presença de células epiteliais pavimentosas poligonais no sedimento. A contaminação da urina pode alterar o pH urinário, destruir estruturas como cilindros e leucócitos, alterar o resultado do nitrito e, assim, induzir erros diagnósticos. A coleta e o transporte adequados, além da realização do exame em tempo hábil, promovem resultados confiáveis.

Atualmente, tem sido questionada a realização de sedimentoscopia em todas as amostras de urina. Alguns laboratórios só a realizam quando há alteração no sedimento urinário ou quando a solicitação é expressa de modo explícito no pedido médico. Isso diminui o custo do exame e facilita a liberação do resultado. Nesses casos, no resultado constarão exame físico da urina, pH e densidade e pesquisa de elementos anormais. O pH urinário sofre interferência da dieta e do uso de medicamento e é um marcador importante na acidose tubular renal. A densidade urinária não tem significado como dado isolado, mas quando associada à clínica pode estabelecer o diagnóstico de diabetes insípido ou secreção inapropriada de hormônio antidiurético. Um dos achados mais importantes na pesquisa de elementos anormais na urina é a presença de albumina. A perda aumentada de proteína é um dos primeiros sinais de lesão renal. A técnica utilizada para realização da pesquisa de proteína detecta apenas albumina em concentrações entre 15 e 30mg/dL. É importante lembrar que o paciente pode estar perdendo outros tipos de proteína na urina e a fita não detectar. A correlação entre o exame físico do paciente e os dados laboratoriais é fundamental para a adoção da conduta clínica adequada.

O sedimento urinário revela-se de grande importância quando apresenta leucocitúria, hematúria, corpos graxos ovalados, cilindrúria, presença de aumento de micro-organismos e/ou cristalúria patológica. Da mesma maneira, as células epiteliais de transição ou as células tubulares em número aumentado devem alertar o clínico para diagnósticos específicos, como tumores, necrose tubular, processos inflamatórios ou rejeição de enxerto.

O dismorfismo eritrocitário é um dado que indica acometimento renal. A pesquisa do dismorfismo deve ser solicitada sempre que se suspeita de hematúria de origem glomerular. Não faz parte do exame de urina rotina. É fundamental informar ao paciente a forma de coleta, que deve ser espontânea, sem forçar a diurese, e que a urina deve ser imediatamente encaminhada ao laboratório ou o material coletado no próprio laboratório.

Gram de gota de urina não centrifugada

O gram de gota de urina não centrifugada é exame de baixo custo, rápido, e que fornece dados importantes em caso de suspeita de infecção do trato urinário. É de grande valor nas infecções urinárias bacterianas por bastonetes gram-negativos, cuja correlação com bacteriúria significativa é de 95%. As infecções urinárias causadas por cocos gram-positivos não apresentam a mesma correlação.

Urocultura

Esse é o exame padrão-ouro para diagnóstico de infecção do trato urinário. A coleta da urina para esse exame deve seguir antissepsia rigorosa.

A interpretação do resultado do exame varia com o modo da coleta (espontânea, sonda vesical ou punção suprapúbica) e com a clínica do paciente. Considera-se a urocultura positiva quando apresenta 10^5 unidades formadoras de colônias por mililitro (UFC/mL), exceto em algumas situações. Paciente sintomático, do sexo masculino, com crescimento de 10^2 UFC/mL, é considerado portador de infecção do trato urinário. Quando a coleta é feita por punção suprapúbica, qualquer crescimento é considerado infecção. As informações clínicas sobre o paciente são fundamentais para o encaminhamento adequado do exame. Com o uso de antimicrobianos, se o paciente foi submetido a manipulação urológica, se faz esvaziamento vesical ou se tem lesão neurológica, pode apresentar crescimento de vários tipos de micro-organismos, e se as informações não são passadas de maneira adequada, o material será descartado, pois será considerado contaminado. Os pacientes com alterações do trato urinário podem estar colonizados por diversos micro-organismos e apenas um deles pode estar causando infecção.

Proteína C reativa (PCR)

O melhor marcador de resposta de fase aguda aos processos infecciosos, a PCR é produzida pelo fígado, onde também é degradada. Sua dosagem tem sido utilizada na diferenciação entre processo infeccioso bacteriano e virótico, apesar de já estar bem estabelecido que mesmo os processos viróticos podem alterar a PCR. Observa-se, habitualmente, um aumento maior nos processos infecciosos bacterianos. A dosagem seriada da PCR, em intervalos de tempo que devem variar de acordo com a patologia, reflete a resposta ao tratamento estabelecido. A elevação dos níveis séricos reflete falha terapêutica ou piora do quadro clínico. As infecções bacterianas geralmente estão associadas com PCR maior do que 100 ou 150mg/L e as infecções viróticas, com PCR menor do que 40mg/L. Algumas infecções viróticas alteram mais a dosagem de PCR, como as infecções por adenovírus, citomegalovírus, influenza, herpes simples, sarampo e caxumba, podendo cursar com dosagens acima de 100mg/L. A PCR é usada para diferenciar pneumonia bacteriana de virótica. Valores maiores do que 80mg/L são sugestivos de pneumonia bacteriana, mas muitas pneumonias bacterianas cursam com PCR menor do que 20 mg/L. Como em todos os exames laboratoriais, a interpretação do resultado deve ser realizada à luz dos achados encontrados no exame físico e na anamnese do paciente.

Velocidade de hemossedimentação (VHS)

A VHS é um dos exames mais antigos da medicina e tem sido substituído de maneira eficiente pela PCR. Seu valor está restrito ao acompanhamento do paciente com linfoma de Hodgkin e arterite temporal média. Vários fatores interferem com o resultado do exame: aumento de fibrinogênio, aumento ou diminuição de albumina e lecitina, hipercolesterolemia, anemia, hemácias micro e macrocíticas, hemácias com alteração de superfície e idade.

❏ BIBLIOGRAFIA

Coyer SM. Anemia: diagnosis and management. *J Pediatr Health Care* 2005 Nov-Dec; 19 (6): 380-5.

Kyono W, Coates TD. A practical approach to neutrophil disorders. *Pediatr Clin North Am* 2002 Oct; 49 (5): 929-71.

Matthew RP. Interpreting Laboratory Results. In: John Bernard Henry. Philadelphia: WB Sanders, 1996: 74-91.

Oliveira MCLA, Viana MB, Paes CA. Diagnóstico diferencial das anemias agudas. In: Simões AC, Mota JAC, Penna FJ, Silva RCN (eds.). *Urgências em pediatria*. 1 ed., Rio de Janeiro: Medsi, 2003: 1: 401-11.

Oski, FA, Brugnara C, Nathan DG. A diagnostic approach to the anemic patient. In: Nathan DG, Orkin SH (eds.). *Hematology of infancy and childhood*. 5 ed., Philadelphia: WB Saunders, 1998: 375-84.

Pincus MR. Interpreting laboratory results. *In:* John Bernard Herry. 19 ed., WB Saunders, 1996: 79-91.

Walters MC, Abelson HT. Interpretation of the complete blood count. *Pediatr Clin North Am* 1996 Jun; 43 (3): 599-622.

CAPÍTULO 42

Radiologia na Prática Pediátrica

Jesiana Ferreira Pedrosa
Luciana Mendes de Araújo
Luciana Paulino de Oliveira
Rômulo Cardoso Lages
Petrônio Rabelo Costa

☐ INTRODUÇÃO

O aperfeiçoamento tecnológico tem promovido um aumento significativo na qualidade e na quantidade dos métodos de diagnóstico por imagem. Nesse contexto, torna-se fundamental o conhecimento dos exames disponíveis, suas principais indicações, riscos e acurácia, para que seja alcançado o diagnóstico o mais rápido possível, com o mínimo de exames de imagem necessários e, consequentemente, a um custo menor.

Em 2008, foi lançada uma campanha mundial pela Sociedade Americana de Radiologia Pediátrica, conhecida como "Image Gently", com o objetivo de conscientizar e orientar a comunidade médica com relação à exposição dos pacientes pediátricos à radiação ionizante. O *slogan* da campanha baseia-se no conceito ALARA (*as low as reasonable achievable*), ou seja, a radiação deve ser usada de maneira criteriosa, quando realmente necessária, e com uma dosagem tão baixa quanto possível para se obter um diagnóstico adequado. A quantidade de exames de imagem disponíveis tem transformado a radiologia em uma área cada vez mais especializada, que exige a aproximação entre o radiologista e os médicos solicitantes de modo a otimizar a utilização dos métodos de imagem. Por isso, é importante o correto preenchimento do pedido do exame, com letra legível, contendo informações clínicas básicas e as principais suspeitas diagnósticas.

Inicialmente, é impossível falar em exames complementares sem antes apresentar os principais aspectos de cada método de imagem disponível.

☐ MÉTODOS DE IMAGEM

Radiografias simples e contrastadas

A radiografia consiste em um método de imagem amplamente disponível, barato, rápido e eficaz para o estudo dos ossos (Fig. 42-1), calcificações (Fig. 42-2), distribuição de ar em diferentes órgãos e estruturas e alterações grosseiras em partes moles. Sua análise se fundamenta na diferenciação das densidades apresentadas por substâncias próximas (Fig. 42-3). As desvantagens do método são o uso de radiação ionizante na formação da imagem e a limitação diagnóstica, uma vez que as diversas estruturas se superpõem e a diferença entre as substâncias com densidade de partes moles é muito precária. Portanto, a radiografia simples continua sendo muito útil como primeira ferramenta em casos de abdome agudo, nefro e ureterolitíase, suspeitas de fraturas e doenças ósseas e do sistema respiratório.

Os exames contrastados consistem na realização de uma série de radiografias após a administração de um meio de contraste radiopaco, que pode ser uma suspensão de sulfato de bário

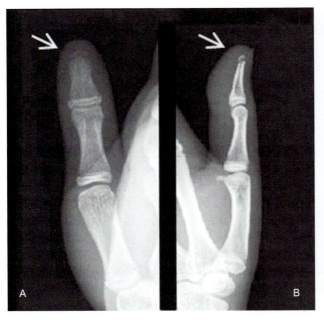

Fig. 42-1. Radiografia simples do polegar direito em AP (A) e perfil (B) de uma criança com história de trauma, mostrando a sensibilidade do exame para fraturas ósseas, mesmo que estas ocorram em pequenas estruturas, como a extremidade da falange distal do polegar (*setas*).

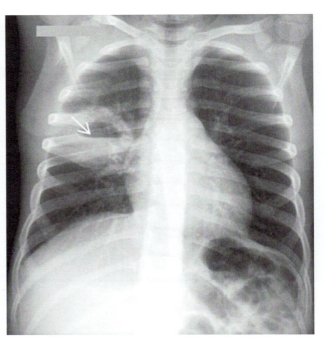

Fig. 42-3. Radiografia simples de tórax mostrando a presença de substâncias com densidades diferentes muito próximas, ou seja, formando um nível hidroaéreo (*seta*) no interior de uma cavidade, o que é compatível com abscesso pulmonar no lobo superior direito.

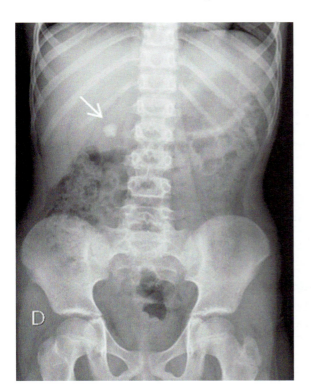

Fig. 42-2. Radiografia simples do abdome mostrando calcificação grosseira na topografia da pelve renal direita correspondente a um grande cálculo (*seta*), provavelmente coraliforme.

ou iodo hidrossolúvel, por via oral (Fig. 42-4), endorretal, endovaginal, endouretral (Fig. 42-5), ou através de uma sonda introduzida em orifícios cutâneos para pesquisa de fístula, nos ductos lacrimais ou das glândulas salivares. Apresentam como inconveniente o uso de radiação ionizante e do meio de contraste.

As possíveis complicações inerentes ao uso de iodo são pneumonite química, caso haja aspiração ou fístula traqueoesofágica, e choque anafilático, se houver absorção sistêmica do iodo, independentemente da dose absorvida. Estas complicações são muito raras. A suspensão de sulfato de bário é uma substância inerte, não é absorvida, e é extremamente raro o risco de alergia a seus compostos originais. A única recomendação cabível consiste em evitar seu uso em casos suspeitos de perfuração do trato alimentar, tanto em nível torácico como abdominal, em virtude do risco de mediastinite ou peritonite química e por dificultar a limpeza da cavidade, em casos de indicação cirúrgica. No megacólon congênito ou na constipação intestinal crônica, a eliminação completa do meio de contraste deve ser acompanhada, para que o

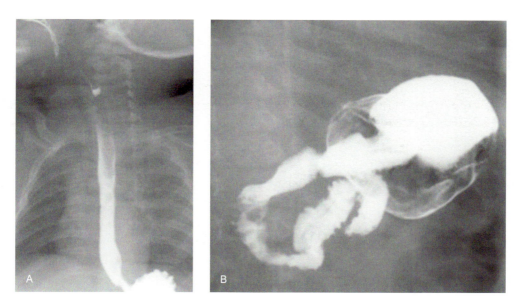

Fig. 42-4. Seriografia de esôfago, estômago e duodeno mostrando o contorno desses órgãos, delineados pelo meio de contraste (bário) administrado por via oral. O esôfago apresenta leve dilatação e o estômago e o arco duodenal têm aspecto e topografia usuais.

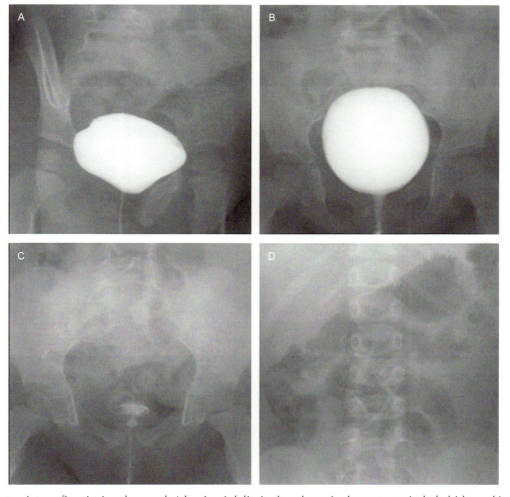

Fig. 42-5. Uretrocistografia miccional normal. A bexiga é delimitada pelo meio de contraste iodado hidrossolúvel dissolvido em SF 0,9% e introduzido através de sonda vesical. Não houve refluxo vesicoureteral nem resíduo vesical pós-miccional.

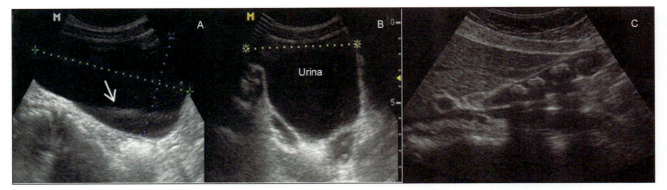

Fig. 42-6A e B. Bexiga nos eixos longitudinal e transversal mostrando diferentes ecogenicidades. Na porção anterior, seu conteúdo é anecogênico (urina), e na posterior há nível líquido-líquido, identificado pela linha (*seta*), que delimita o material hipoecoico (debris depositados). **C.** Vesícula biliar contendo estruturas arredondadas hiperecogênicas, condicionando sombra acústica posterior (cálculos).

bário não fique retido junto às fezes e se torne uma substância petrificada e difícil de ser retirada fisiologicamente, necessitando procedimento cirúrgico para sua remoção.

De modo geral, os exames contrastados são ainda bastante utilizados em pediatria por serem rápidos, de baixo custo e fornecerem uma visão anatômica geral e em tempo real. Pode-se fazer o estudo da deglutição, dos refluxos gastroesofágico e vesicoureteral, das malformações grosseiras dos tratos alimentar e geniturinário com uma dose de radiação que, apesar de alta, ainda é inferior à quantidade necessária para a realização de estudos tomográficos.

Ultrassonografia

A ultrassonografia (US) apresenta as vantagens de não utilizar radiação ionizante, fornecer imagens em tempo real e em diferentes planos, ter baixo custo e ser realizada em aparelho portátil, inclusive à beira do leito. Seus aspectos negativos incluem o fato de ser totalmente dependente do operador e da cooperação do paciente. É útil para diferenciar estruturas sólidas de císticas, sendo prejudicada pela sobreposição de estruturas ósseas, calcificações e gases (Fig. 42-6).

Os procedimentos invasivos, como biópsias, drenagem de abscessos e introdução de cateteres, podem ser guiados por esse método (nefrostomias). O Doppler colorido, o de amplitude e o espectral são utilizados para estudo das estruturas vasculares, estabelecendo o diagnóstico de estenose de artérias, avaliando as anastomoses vasculares, as vascularizações portal e mesentérica, assim

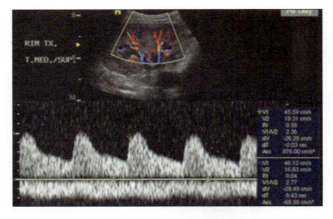

Fig. 42-7. Estudo Doppler espectral de rim transplantado evidenciando boa distribuição do fluxo vascular. O índice de resistência da artéria segmentar do terço superior/médio encontra-se normal.

como o estudo de vasos de órgãos sólidos e dos enxertos (Fig. 42-7).

Tomografia computadorizada

A tomografia computadorizada (TC) emprega radiação ionizante na formação da imagem. Esse método de altas sensibilidade e especificidade tem se tornado cada vez mais acessível e de menor custo. A tecnologia *multislice* melhorou de maneira significativa a qualidade da imagem, possibilitando reconstruções multiplanares e em três dimensões, além de promover o estudo específico de órgãos e sistemas, como na colonoscopia e broncoscopia (Fig. 42-8) virtuais, angiotomografia e urotomografia (Fig. 42-9). Essas técnicas são

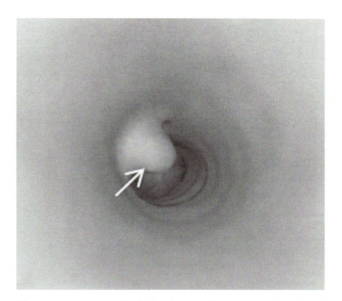

Fig. 42-8. Imagem isolada de uma broncoscopia virtual que na realidade é processada em formato de vídeo, seguindo a árvore respiratória até os brônquios segmentares distais. Nesta imagem há uma formação polipoide no interior da traqueia (*seta*). (Cortesia da Dra. Dolores Bustelo – CETAC, Curitiba/PR.)

realizadas após a aquisição da imagem no plano axial sem aumento do tempo ou da quantidade de radiação necessária para a realização do exame convencional. A redução do tempo de exame tem sido fundamental para evitar a necessidade de sedação e a presença de artefatos de movimento, principalmente em casos de pacientes pediátricos, que muitas vezes levariam à repetição do exame e, consequentemente, à maior exposição à radiação.

O uso de meio de contraste iodado tem indicações precisas (Figs. 42-10 e 42-11), porém apre-

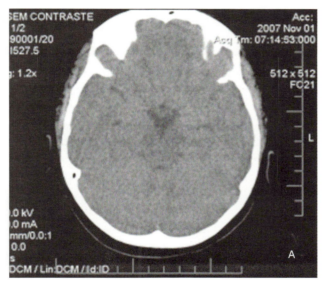

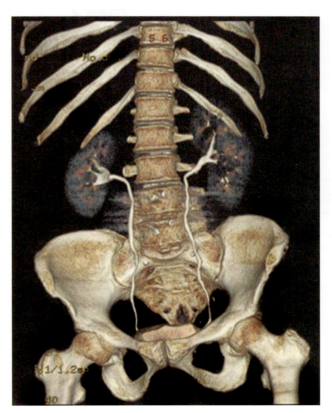

Fig. 42-9. Reconstrução em 3D de uma urotomografia, destacando o sistema urinário e o esqueleto. Estas imagens demonstram uma visão panorâmica detalhada. (Cortesia da Dra. Dolores Bustelo – CETAC, Curitiba/PR.)

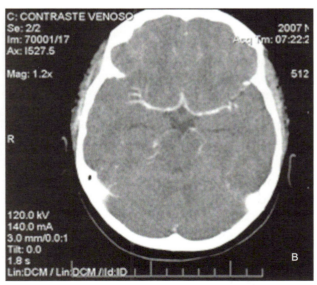

Fig. 42-10. Imagens tomográficas de crânio do mesmo paciente e no mesmo nível de corte antes **(A)** e depois da administração endovenosa de meio de contraste iodado hidrossolúvel **(B)**. O exame é normal. Note a melhor definição das estruturas após a administração do contraste

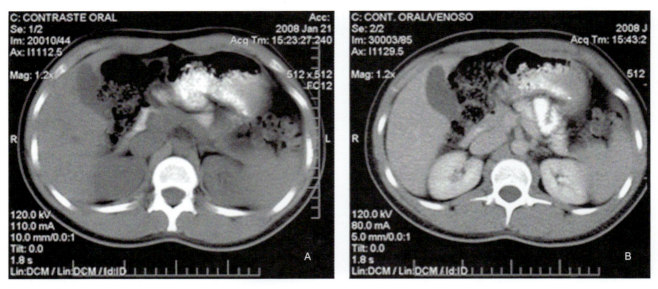

Fig. 42-11. Imagens tomográficas de abdome do mesmo paciente e no mesmo nível de corte, ambas com contraste oral e a segunda também com contraste venoso.

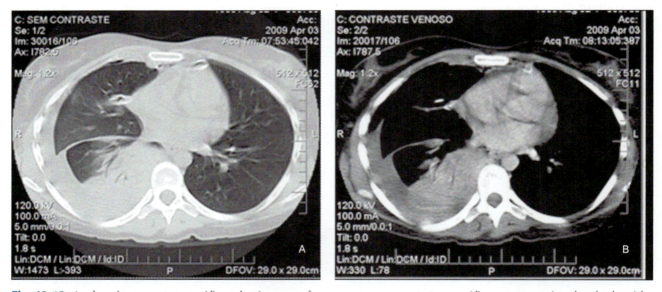

Fig. 42-12. As duas imagens tomográficas de tórax se referem ao mesmo corte tomográfico, mas com janelas de densidades distintas, a primeira ajustada para o estudo do parênquima pulmonar e a segunda, para o mediastino. Esse recurso é um ajuste do aparelho de tomografia e não exige a realização de duas aquisições tomográficas.

senta riscos de reações colaterais, inclusive de anafilaxia e toxicidade renal. Deve basear-se, de preferência, em protocolos pediátricos para minimizar a exposição aos raios-X, bem como evitar sua repetição desnecessária. A tomografia, assim como a ultrassonografia, também serve para guiar procedimentos invasivos.

O estudo tomográfico possibilita a avaliação de estruturas com densidades distintas no mesmo corte, produzindo escalas de cinza específicas para cada órgão. Na tomografia de tórax, a proximidade do pulmão, repleto de ar, às partes moles do mediastino e à caixa torácica (densidade óssea) torna necessária a manipulação da imagem em janelas apropriadas (Fig. 42-12).

Ressonância magnética

A ressonância magnética (RM) tornou-se cada vez mais disponível, sendo indicada no estudo do encéfalo, da medula espinal, do sistema musculoesquelético e dos órgãos abdominais. O princípio da ressonância baseia-se no movimento dos átomos de hidrogênio, abundantes no corpo humano, em torno de seus eixos (*spins*). Esses átomos são colocados sob um campo magnético de alta potência (como 1,5 Tesla), tornando-se alinhados. Ao se aplicar um pulso de radiofrequência na mesma frequência dos *spins* dos átomos de hidrogênio, estes entram em ressonância (mudam seus eixos). A energia liberada para o meio quando esses átomos de hidrogênio voltam ao seu estado inicial (repouso), após a retirada do pulso de radiofrequência, será decodificada pelo aparelho de ressonância para formar a imagem. Resumidamente, é a quantidade de átomos de hidrogênio em uma substância que determinará uma imagem de maior ou menor intensidade, ou seja, gases, cálcio, metais, osso compacto e outras substâncias que contêm menor quantidade de hidrogênio terão menor intensidade de sinal.

A RM tem a grande vantagem de não utilizar radiação ionizante. Para realização e interpretação de um exame de RM é fundamental um estudo detalhado da história do paciente, pois o exame será planejado de acordo com a suspeita clínica e os achados podem ser relevantes ou apresentar pouco significado de acordo com a sintomatologia do paciente (Fig. 42-13). As desvantagens da RM são o fato de ser um exame demorado e necessitar de sedação em grande parte dos pacientes pediátricos. Apesar de já ter reduzido muito a sua duração, uma ressonância do encéfalo, por exemplo, demora em média de 10 a 15 minutos, sendo muito importante para a qualidade da imagem que o paciente permaneça imóvel durante todo esse período. É muito rara a ocorrência de complicações agudas, como laringoespasmo e choque anafilático, com o uso do meio de contraste da RM (gadolínio). Há relatos de complicações tardias caracterizadas por fibrose nefrogênica sistêmica em pacientes com insuficiência renal crônica.

As contraindicações à RM são marca-passos cardíacos, neuroestimuladores, clipes e implantes ferromagnéticos. As substâncias ferromagnéticas podem ser atraídas pelo campo magnético e se deslocar de sua posição natural. Clipes cirúrgicos não ferromagnéticos, próteses de aço, implantes de titânio, válvulas cardíacas, amálgamas e aparelhos dentários fixos não contraindicam exames de RM, pois não contêm componente ferroso em suas estruturas, embora possam provocar alguns artefatos localizados em função do fenômeno de suscetibilidade magnética.

No entanto, a RM é o padrão-ouro para uma série de patologias e ainda mostra uma tendência inesgotável de evolução tecnológica, já havendo a possibilidade de estudo metabólico, molecular e perfusional de lesões, muitas vezes sem a necessidade da administração de meio de contraste.

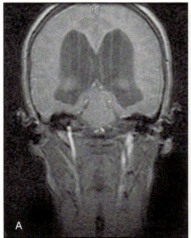
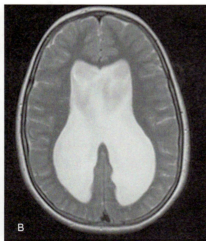
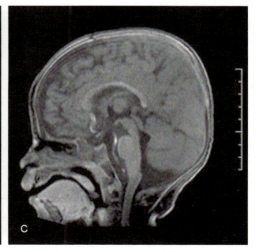

Fig. 42-13. Imagens de RM do encéfalo de pacientes diferentes. Um exame de RM é composto por várias sequências preestabelecidas pelo radiologista. De acordo com a história clínica, serão realizados cortes que destacam substâncias ricas em água, lípides ou proteínas nos planos axial, coronal e/ou sagital. Observe o liquor no interior dos ventrículos laterais em **A** e **C** (ponderadas em T1) e em **B** (ponderada em T2).

PET/CT

O PET/CT (tomografia por emissão de pósitrons) consiste em uma técnica revolucionária que associa dois métodos de imagem de altas sensibilidade e especificidade, atingindo uma acurácia diagnóstica de quase 100%. O princípio do exame se fundamenta na administração de um radiotraçador, ou seja, uma molécula de glicose marcada com uma substância radioativa, normalmente o flúor 18, formando o flúor-desoxiglicose (FDG). Essa substância, após a administração endovenosa, concentra-se em órgãos que apresentam alto consumo de glicose, como cérebro, rins, tireoide, glândulas salivares, alças intestinais, bexiga e, também, em tecidos com processos inflamatórios, infecciosos e neoplásicos (Fig. 42-14).

No mesmo aparelho e com o paciente na mesma posição, são realizadas aquisições tomográficas convencionais, com o objetivo de sobrepor as imagens do PET às imagens tomográficas convencionais. Desse modo, a identificação do local de captação do radiofármaco será anatomicamente determinada pelos cortes tomográficos sobrepostos (Fig. 42-15).

O PET/CT apresenta as desvantagens de utilizar radiação ionizante e depender do fornecimento do radiofármaco em tempo hábil (em razão de sua curta meia-vida e da manipulação em centro especializado). Apesar de ser um exame ainda pouco disponível e de alto custo, apresenta excelente qualidade e é extremamente útil no estadiamento de pacientes oncológicos.

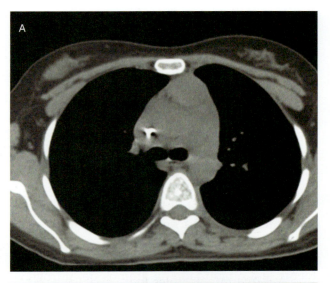

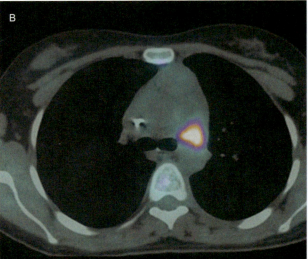

Fig. 42-15. Corte axial do PET/CT do mesmo paciente mostrando, no mesmo nível de corte, imagens da tomografia convencional e da soma das duas imagens. (Cortesia do Dr. Vinícius Ludwig – Médico Nuclear do Serviço de PET-CT do CETAC – Curitiba/PR.)

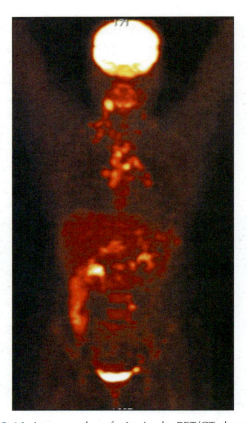

Fig. 42-14. Imagem de referência do PET/CT de um paciente portador de linfoma, mostrando a intensa concentração do radiotraçador (FDG) em locais fisiológicos, além da presença de captação em topografias cervical, mediastinal e retroperitoneal, correspondente a linfonodomegalias. (Cortesia do Dr. Vinícius Ludwig – Médico Nuclear do Serviço de PET-CT do CETAC – Curitiba/PR.)

Portanto, é sempre importante lembrar que cada exame deve ser individualizado para a patologia apresentada pela criança, não existindo um único que se encaixe perfeitamente em toda a população pediátrica. O ideal seria que a solicitação médica trouxesse as informações clínicas mais completas possíveis e os pacientes também fossem avaliados no Setor de Diagnóstico por Imagem pelo médico imaginologista para a escolha do método de imagem mais adequado para aquele determinado paciente.

❑ APLICAÇÕES PRÁTICAS

Neuroimagem pediátrica

A radiografia simples tem papel limitado na neurorradiologia pediátrica, sendo usada na documentação e localização de fraturas da calota craniana (Fig. 42-16).

A US é amplamente utilizada no período neonatal, para rastrear ou monitorar a hemorragia intracerebral e/ou defeitos do tubo neural, com grandes vantagens de custo, disponibilidade e ausência de efeitos colaterais (Fig. 42-17). Seu uso é limitado em crianças com mais de 6 a 9 meses de idade, quando as estruturas ósseas impedem um acesso adequado ao encéfalo e à medula espinal.

A ultrassonografia transfontanela (USTF) é o método mais eficaz para detecção e acompanhamento da hemorragia da matriz germinativa no

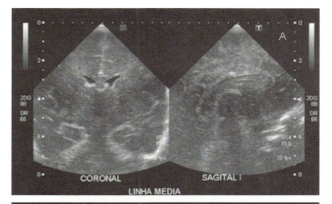
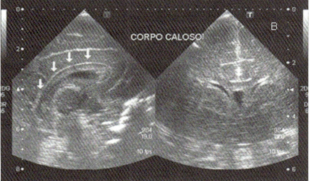
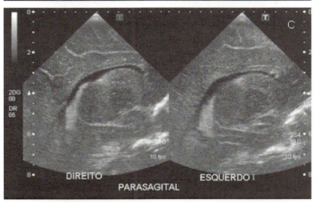
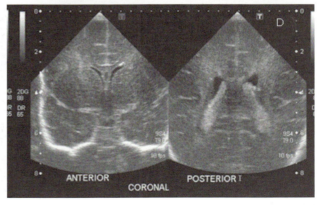

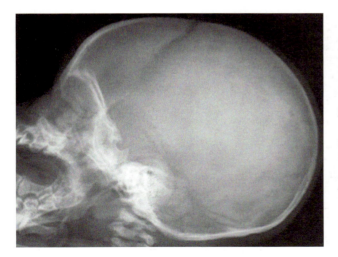

Fig. 42-16. Radiografia de crânio normal mostrando como as suturas se sobrepõem e algumas áreas tangentes à direção do raio-X ficam pouco nítidas.

Fig. 42-17. USTF normal mostrando os planos padrões de imagem, capazes de mostrar bem o sistema ventricular, o corpo caloso, o plexo coroide, o septo pelúcido e alguns sulcos e giros corticais. (Cortesia da Dra. Raquel Del Fraro Rabelo – Hospital das Clínicas/ UFMG.)

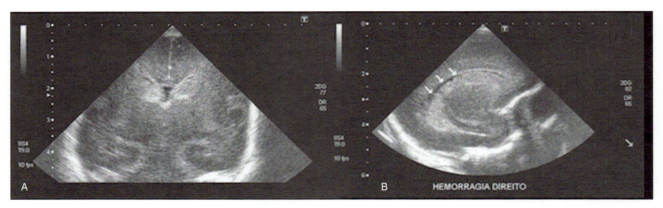

Fig. 42-18. USTF com hemorragia periventricular, representada por área hiperecogênica (*setas*), disposta na região inferior dos ventrículos laterais, topografia dos sulcos caudotalâmicos. (Cortesia da Dra. Raquel Del Fraro Rabelo – Hospital das Clínicas/UFMG.)

período neonatal (Fig. 42-18). As hemorragias da matriz germinativa são eventos comuns, ocorrendo principalmente em crianças prematuras com idades gestacionais inferiores a 30 semanas e/ou peso ao nascimento abaixo de 1.500g. O rastreamento ultrassonográfico tem sido feito geralmente na primeira semana de vida, período em que ocorrem 90% das hemorragias. Hidrocefalia e malformações cerebrais também podem ser evidenciadas pela USTF (Fig. 42-19).

A TC é um método de imagem bastante utilizado na avaliação das patologias neurológicas.

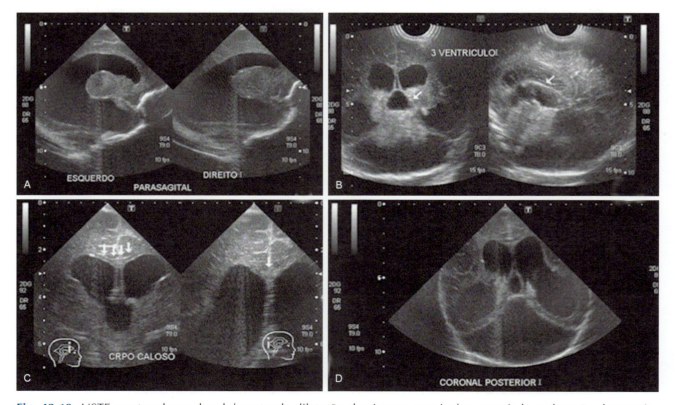

Fig. 42-19. USTF mostrando moderada/acentuada dilatação do sistema ventricular, associada a elevação do terceiro ventrículo e a grande formação cística, ocupando quase completamente a fossa posterior, compatível com malformação de Dandy-Walker. (Cortesia da Dra. Raquel Del Fraro Rabelo – Hospital das Clínicas/UFMG.)

CAPÍTULO 42 • Radiologia na Prática Pediátrica

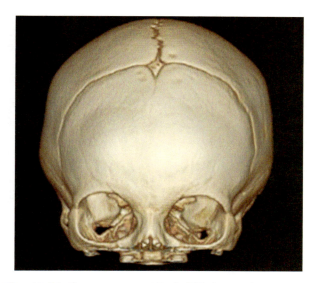

Fig. 42-20. Reconstrução 3D de TC de crânio apresentando craniossinostose metópica. Exame padrão-ouro para essa patologia. (Cortesia da Dra. Dolores Bustelo – CETAC, Curitiba/PR.)

Entre as suas várias indicações, incluem-se a avaliação e o controle de hidrocefalias, craniossinostoses – fechamento precoce das suturas cranianas (Fig. 42-20) –, fraturas ocultas à radiografia simples, malformações neurológicas (Fig. 42-21), encefalopatias hipóxico-isquêmicas, hemorragias intracranianas, infecções congênitas (Fig. 42-22) e lesões expansivas do sistema nervoso central (Fig. 42-23).

A RM é a melhor ferramenta para avaliação da maioria das patologias neurológicas em pediatria. Entretanto, tem maior custo, menor disponibilidade, e quase sempre há a necessidade de sedação. As anatomias normal e patológica do sistema nervoso central são mais bem demonstradas, possibilitando a identificação de malformações e extensões tumorais, a diferenciação das substâncias branca e cinzenta e o estudo de doenças metabólicas (Fig. 42-24).

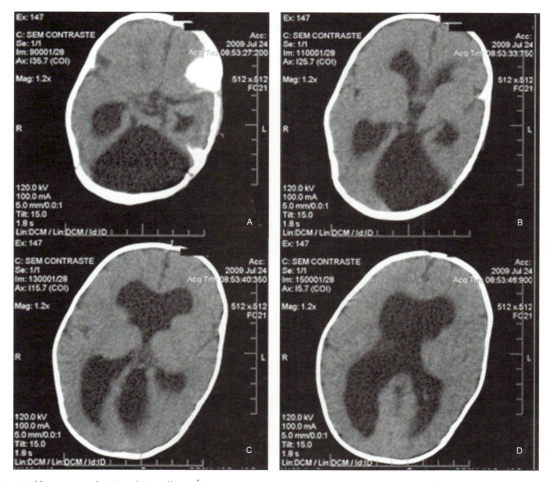

Fig. 42-21. Malformação de Dandy-Walker. É interessante comparar as imagens tomográficas com as imagens da USTF apresentadas anteriormente. Observe a dilatação do sistema ventricular, a elevação do terceiro ventrículo e a formação cística na fossa posterior. Nota-se agenesia do septo pelúcido.

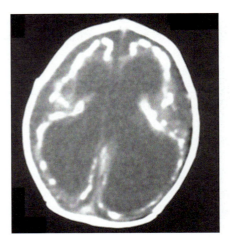

Fig. 42-22. Paciente com infecção congênita do sistema nervoso central (TORCHS). A tomografia demonstra bem as calcificações periventriculares e a dilatação dos ventrículos laterais. (Arquivo do Serviço de Radiologia do Hospital das Clínicas da UFMG.)

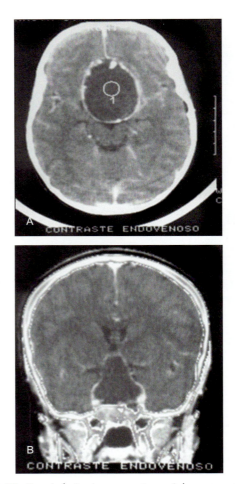

Fig. 42-23. Craniofaringioma: cortes axial e coronal de TC de crânio mostrando lesão mista, de conteúdo cístico e sólido com calcificações em permeio, localizada na linha mediana. (Arquivo do Serviço de Radiologia do Hospital das Clínicas da UFMG.)

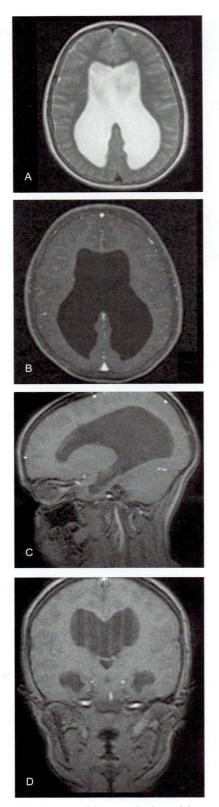

Fig. 42-24. RM de encéfalo com hidrocefalia. **A.** T2 sem contraste: observe a substância branca hipointensa em relação à substância cinzenta. **B** a **D.** T1 com contraste nos planos axial, sagital e coronal, respectivamente. Nota-se agenesia do septo pelúcido.

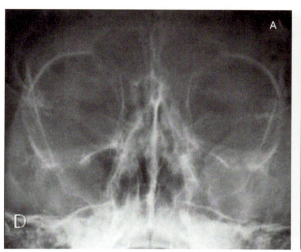 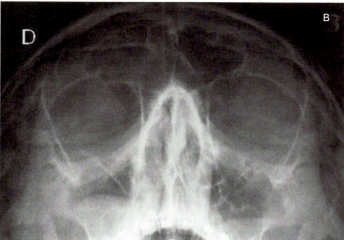

Fig. 42-25. Radiografias dos seios da face em incidência frontonaso. **A.** Velamento total do seio maxilar esquerdo e quase total do direito. **B.** Há aeração dos seios maxilares, porém, em seus assoalhos, observa-se espessamento mucoso de aspecto lobulado, podendo corresponder a pólipos ou cistos de retenção.

Imaginologia da cabeça e do pescoço

Os seios paranasais são cavidades preenchidas por ar e compreendem os seios frontais, etmoidais, esfenoidais e maxilares. Os seios maxilares são os primeiros a se desenvolver; os frontais, os últimos, estando plenamente desenvolvidos a partir dos 10 anos, em média. Entre as patologias que acometem os seios da face em crianças, a sinusite é uma das mais prevalentes na prática diária. O diagnóstico da sinusite aguda não é apenas ou necessariamente um diagnóstico de imagem, sendo geralmente evidente ao exame clínico.

A radiografia simples, nas incidências frontonaso e mentonaso, é o exame inicial suficiente para a condução clínica do caso (Figs. 42-25 e 42-26). A presença de nível hidroaéreo sugere processo inflamatório agudo.

A TC fica reservada para os casos de sinusite crônica ou complicada (osteomielite, destruição óssea, invasão da órbita e/ou do encéfalo), para caracterização das fraturas em caso de traumatismo facial e para o estudo das malformações craniofacias (Figs. 42-27 e 42-28). A RM, quando disponível, é ideal para demonstrar o envolvimento da órbita e de estruturas intracranianas.

A radiografia do *cavum* ainda é o exame de escolha para avaliação das adenoides (Fig. 42-29). A ultrassonografia é muito utilizada para avaliação de partes moles do pescoço, no estudo de massas cervicais, linfonodomegalias, doenças da tireoide e das glândulas salivares, e na diferenciação entre lesões sólidas e císticas.

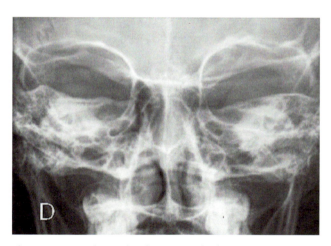

Fig. 42-26. Radiografia dos seios da face em incidência mentonaso evidencia velamento do seio etmoidal esquerdo. Os seios frontais não estão pneumatizados.

Imaginologia do tórax

O exame radiográfico do tórax é muito importante para o diagnóstico de doenças pulmonares e do mediastino. No entanto, a radiografia do tórax não deve substituir o exame físico e a anamnese, e sim ser um método complementar. Doenças cardiovasculares também podem ser estudadas por métodos radiográficos (Fig. 42-30).

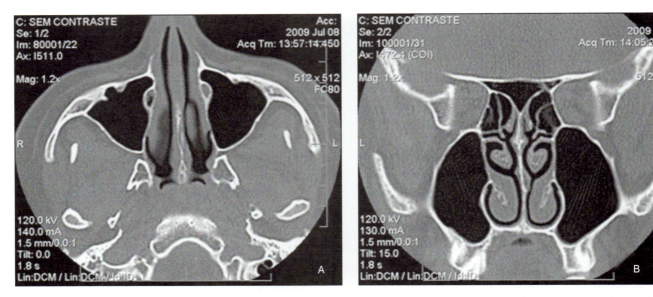

Fig. 42-27. Cortes tomográficos axial (A) e coronal (B) dos seios da face de criança em avaliação pré-transplante de medula óssea. Os seios paranasais estão bem aerados, o septo e os cornetos nasais são anatômicos, e a estrutura óssea encontra-se íntegra.

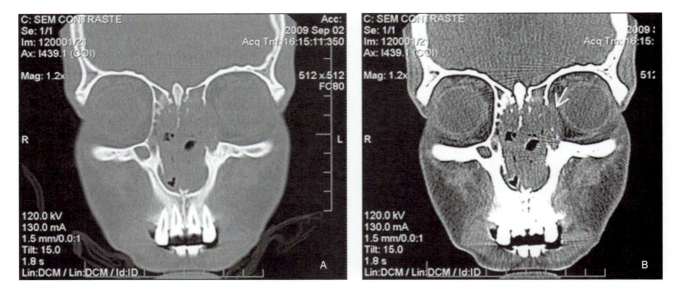

Fig. 42-28. Corte tomográfico coronal dos seios da face em janelas óssea e de partes moles de paciente imunodeprimido, com história de sinusite fúngica de repetição, já submetido a diversos procedimentos cirúrgicos. **A.** Janela óssea: destruição dos septos etmoidais e da parede medial da órbita esquerda. **B.** Janela de partes moles: invasão do conteúdo dos seios para o interior da órbita esquerda no local da destruição óssea (seta).

A radiografia de tórax deve ser realizada, no mínimo, em duas incidências (PA ou AP e perfil). O tórax de lactentes e crianças tem algumas diferenças em relação ao tórax do adulto. O diâmetro anteroposterior do tórax é relativamente maior em lactentes que em adultos. O diafragma é mais alto e com isso a cavidade torácica é relativamente menor. O hemidiafragma esquerdo geralmente é mais alto que o direito, em virtude da distensão do estômago por ar (Fig. 42-31). As costelas têm uma posição quase horizontal e vão se inclinando gradativamente para baixo com o avançar da idade. Os pulmões são um pouco mais radiotransparentes, porque o interstício pulmonar não é

CAPÍTULO 42 • Radiologia na Prática Pediátrica

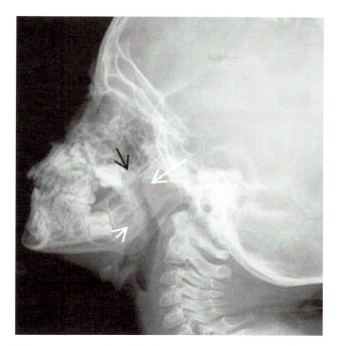

A US de tórax é um método limitado em função da presença de ar nos pulmões e da interposição pelas costelas. É útil na avaliação do tórax anormal, como quando há uma interface de líquido e densidades sólidas entre a parede torácica e o pulmão, contribuindo significativamente na avaliação de derrames pleurais. Qualquer tórax que seja radiograficamente opaco pode ser avaliado por US para determinar a presença de

Fig. 42-29. A radiografia do *cavum* mostra acentuado aumento de partes moles do *cavum* (*seta branca*) e moderado das amígdalas palatinas (*ponta de seta*), associados a importante redução da coluna aérea (*seta preta*).

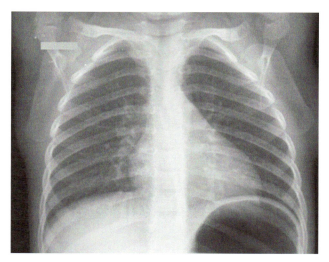

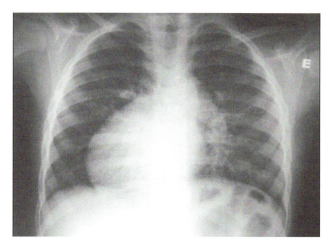

Fig. 42-30. Radiografia em PA mostrando dextrocardia. Neste caso, a identificação correta da posição do paciente no filme de raio-X, a letra E (*lado esquerdo*) no canto superior direito, foi fundamental para o diagnóstico.

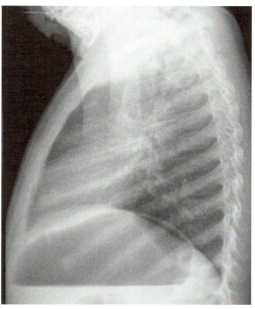

Fig. 42-31. Radiografias em PA e perfil esquerdo. Observe a distensão gástrica, muito comum em crianças, em virtude da deglutição de ar durante o choro. No tórax, há discreto comprometimento brônquico peri-hilar, achado comum em crianças com asma e infecções de vias aéreas superiores de origem viral.

tão visível. Localizado no mediastino anterior, o timo é uma estrutura bilobulada, que pode causar confusão nas radiografias de tórax de lactentes e crianças pequenas, podendo simular cardiomegalia, atelectasia, pneumonia lobar superior ou até mesmo uma massa mediastinal (Fig. 42-32).

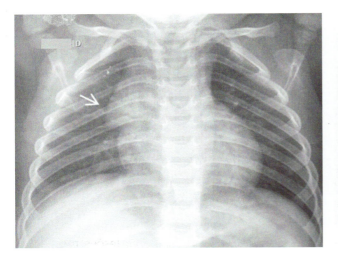
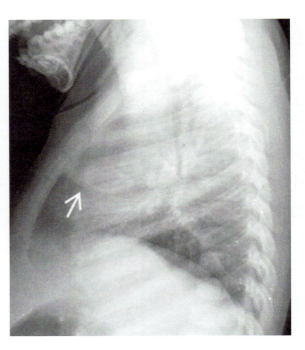

Fig. 42-32. Radiografias em PA e perfil de tórax sem alterações detectáveis. Note a imagem do timo projetada no mediastino superior à direita em PA, com formato triangular (*sinal da vela de barco – seta*), e no perfil, identificada no mediastino anterior.

líquido, consolidação, muitas vezes com broncogramas aéreos, massas, atelectasias ou hipoplasia pulmonar (Fig. 42-33 e 42-34).

A TC tem como vantagens sobre a radiografia de tórax a não sobreposição de imagens e a melhor resolução espacial, sendo útil na avaliação de malformações congênitas (Fig. 42-35), neoplasias pulmonares primárias, metástases, nódulos e doenças focais e difusas pulmonares. A técnica de alta resolução possibilita o estudo adequado do interstício pulmonar, em casos de pneumonias intersticiais e fibrose pulmonar, assim como bronquiectasias (Fig. 42-36). A TC é eficaz na identificação e caracterização de massas mediastinais e linfonodomegalias, na maioria das vezes definindo a causa de alargamento mediastinal visibilizado pela radiografia simples.

A radiografia de tórax continua sendo a técnica de escolha para avaliação de infecções pulmonares (Fig. 42-37). A distribuição e a extensão

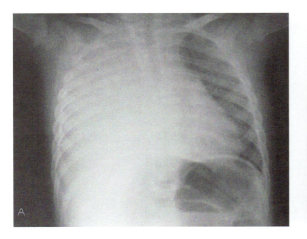
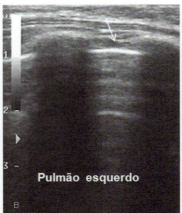
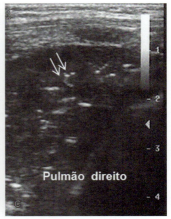

Fig. 42-33A. Radiografia em PA: hemitórax direito completamente opaco, com leve desvio do mediastino contralateralmente. **B.** US do hemitórax esquerdo: pulmão normal, linha hiperecoica (*seta*), entre os arcos costais. **C.** US do hemitórax direito: espaços aéreos preenchidos por material hipoecoico (líquido), contendo broncogramas aéreos, linhas ramificadas hiperecoicas (*seta dupla*) – consolidação.

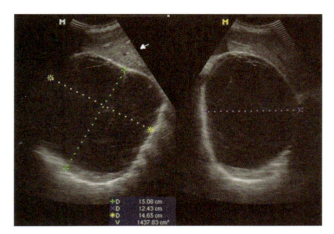

Fig. 42-34. Empiema pleural: US mostrando volumosa coleção no espaço pleural, septada, predominantemente anecoica, deslocando o fígado inferiormente.

da condensação parenquimatosa e a presença de derrames geralmente são bem visibilizadas. Nos pacientes que não respondem ao tratamento, a TC é útil para avaliação de complicações como necrose pulmonar e abscesso. Muitas infecções pulmonares em lactentes e crianças são decorrentes de infecções virais. Os achados radiográficos mais comuns dessas infecções são hiperinsuflação, atelectasias segmentares ou lobares, infiltrado intersticial e acometimento bilateral.

O mediastino é dividido por Felson em três compartimentos: anterior (contém timo, linfonodos e tecido mesenquimal), médio (contém coração, pericárdio, grandes vasos, traqueia, brônquios principais, linfonodos, porções dos nervos vago e frênico) e posterior (contém nervos, esôfago, aorta descendente, ducto torácico, linfonodos). Para avaliação do mediastino, o primeiro exame a ser feito deve ser a radiografia em PA e perfil, em que se observa alargamento mediastinal e identifica-se o compartimento do mediastino acometido.

A TC com uso de contraste iodado endovenoso proporciona informações mais precisas quanto a topografia, dimensões, relações com estruturas vizinhas e características das lesões mediastinais (Fig. 42-38). A RM também é capaz de fornecer dados importantes. O diagnóstico pode ser sugerido pela topografia das lesões e pelo maior componente tissular das massas (gordura, tecido sólido ou cístico). No entanto, a US é bastante limitada para avaliação do mediastino.

Cerca de 83% das massas mediastinais descobertas incidentalmente são benignas. Em crianças, 80% são tumores neurogênicos, tumores de células germinativas (teratomas, teratocarcinomas, seminomas, carcinomas embrionários, coriocarcinomas e tumores do seio endodérmico) e cistos extraintestinais. Os tumores neurogênicos ocorrem no mediastino posterior e incluem os neuroblastomas, ganglioneuroblastomas e ganglioneuromas,

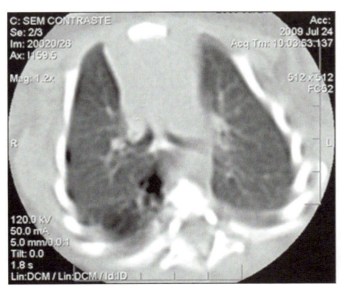
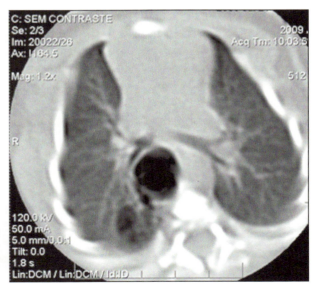

Fig. 42-35. Tomografia de tórax de recém-nascido com quadro de esforço respiratório. Na topografia do lobo inferior direito observa-se distorção da arquitetura do parênquima pulmonar, contendo alguns cistos de tamanhos variados. Os achados sugerem o diagnóstico de malformação adenomatoide cística.

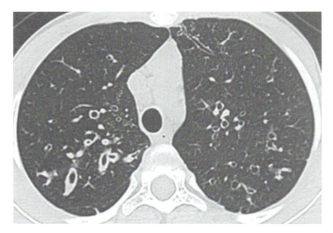

Fig. 42-36. Corte axial, em janela de pulmão, de tomografia de tórax de paciente portador de fibrose cística, apresentando dilatação e espessamento de paredes brônquicas e bronquiolares bilaterais, maior à direita. (Cortesia da Dra. Dolores Bustelo – CETAC, Curitiba/PR.)

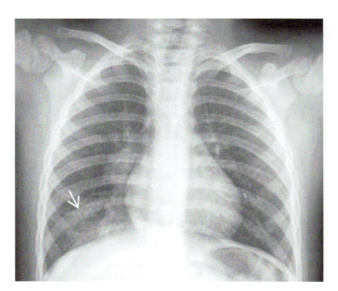

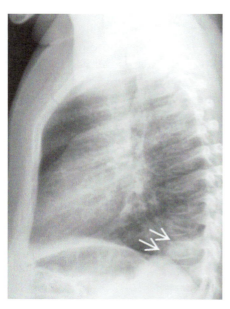

Fig. 42-37. As radiografias em PA e perfil esquerdo do mesmo paciente mostram discreta consolidação na base do pulmão direito. Note a hipotransparência na base direita em PA que não apaga os contornos cardíacos e do diafragma. No perfil, o último corpo vertebral evidente acima do diafragma encontra-se menos transparente do que os corpos vertebrais superiores. (Cortesia da Dra. Dolores Bustelo – CETAC, Curitiba/PR.)

que normalmente apresentam margens nítidas, se localizam em topografia paraespinal, são fusiformes e de orientação vertical; os tumores derivados das bainhas nervosas (schwannoma, neurofibroma) e os tumores de origem paraganglionar (feocromocitoma) são mais raros. Em geral, os teratomas são encontrados no timo ou em suas adjacências, apresentando-se com margens bem-circunscritas, paredes espessas e conteúdos heterogêneos, que incluem líquido, tecido gorduroso, calcificações e ossos ou dentes malformados.

Com o advento de novos exames não invasivos, como ecocardiograma, TC e RM, diminuiu a importância da radiografia de tórax na avaliação cardíaca. Esses métodos de imagem podem fornecer informações anatômicas e fisiológicas importantes sobre o sistema cardiovascular, sendo possível determinar a forma e o tamanho do coração, além de patologias da artéria pulmonar e da aorta.

Imaginologia do abdome

A radiografia simples de abdome, apesar de ser um método com baixas sensibilidade e especificidade, promove o estudo global de todo o abdome (Fig. 42-39). Tem indicações soberbas na investigação inicial dos quadros de abdome agudo obstrutivo ou não, ingestão de corpo estranho e na detecção de calcificações.

Os exames de radiologia geral contrastada do trato gastrointestinal (TGI) têm indicações definidas na radiologia pediátrica, embora estejam caindo em desuso em adultos. Por meio de solução diluída de sulfato de bário estuda-se o TGI mediante uma combinação de radiografias e radioscopia. A seriografia de esôfago, estômago e duodeno (SEED) é utilizada para avaliação de refluxo gastroesofágico e malformações anatômicas do TGI (Figs. 42-40

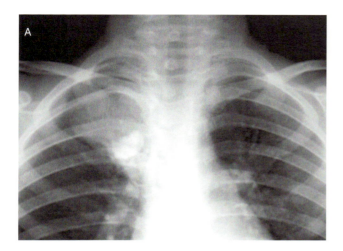

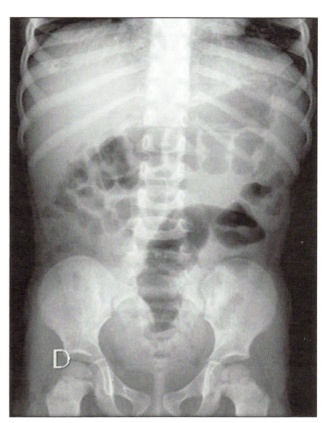

Fig. 42-39. Radiografia simples de abdome em AP, com o paciente em decúbito dorsal, evidenciando leve distensão gasosa dos cólons transverso e sigmoide, de aspecto inespecífico.

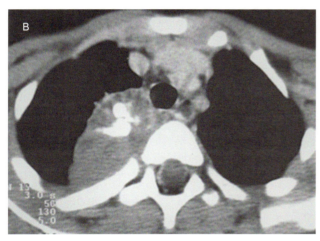

Fig. 42-38. Neuroblastoma de mediastino posterior: radiografia simples de tórax mostrando opacidade no ápice do hemitórax direito. Corte tomográfico axial em janela de partes moles no nível da opacidade visibilizada na radiografia, demonstrando massa no mediastino posterior, contendo calcificações. Sua topografia é favorável à realização de biópsia guiada por tomografia utilizando acesso posterior.

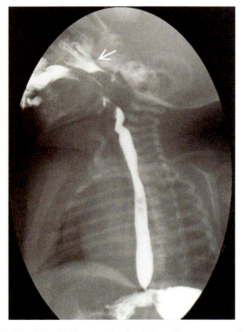

a 42-42). O exame de trânsito intestinal tem como objetivo avaliar a morfologia da mucosa, o tempo de trânsito e o calibre das alças, possibilitando o estudo de quadros obstrutivos e malformações congênitas (Fig. 42-43). O enema opaco de enchimento tem indicação para avaliação de malformações do TGI inferior, na doença de Hirschsprung, na intussuscepção, no íleo meconial e em caso de fístulas perianais (Figs. 42-44 e 42-45).

A uretrocistografia miccional (UCM) tem indicação na pesquisa de anomalias congênitas e em crianças com infecção persistente ou recorrente do

Fig. 42-40. Distúrbio de deglutição: durante a administração do sulfato de bário, por via oral, houve refluxo do meio de contraste para a rinofaringe (seta).

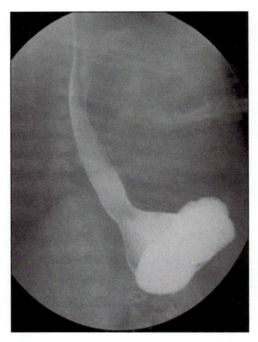

Fig. 42-41. Refluxo gastroesofágico: após enchimento gástrico, foi observado refluxo do meio de contraste para o esôfago durante radioscopia intermitente. Note a abertura da cárdia durante o refluxo.

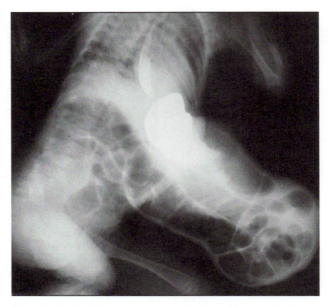

Fig. 42-43. Onfalocele: em casos de malformação da parede abdominal anterior, com herniação do conteúdo abdominal para fora da cavidade, pode-se realizar estudo contrastado do trato alimentar para avaliar o conteúdo herniado. (Cortesia do Dr. Fernando Meira de Faria – Hospital das Clínicas/UFMG.)

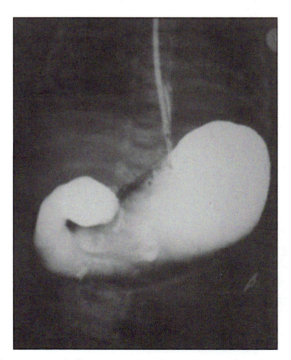

Fig. 42-42. Refluxo gastroesofágico secundário à presença de membrana duodenal: observe a distensão do estômago e da primeira porção do duodeno, onde há uma zona de estreitamento abrupta, dificultando a progressão do meio de contraste. A suspensão de bário foi administrada por uma sonda posicionada no terço distal do esôfago.

trato urinário com suspeita de refluxo vesicoureteral (Fig. 42-46 e 42-47). Faz-se o enchimento da bexiga retrogradamente com meio de contraste. Avalia-se anatômica e fisiologicamente o trato urinário mediante intensificador de imagem (radioscopia) e documentam-se, mediante radiografias, as fases pré-miccional, miccional e pós-miccional (Fig. 42-48). A urografia excretora tem raras indicações atualmente (Fig. 42-49), sendo amplamente substituída por US e TC (urotomografia).

A US consiste no exame de imagem inicial para avaliação de muitas patologias intra-abdominais. A US possibilita a identificação de todos os órgãos e sistemas intra-abdominais e retroperitoneais, com resolução para detecção de mínima quantidade de líquido livre na cavidade (Figs. 42-50 a 42-52). No entanto, não é possível examinar estruturas posteriores a gases, ossos ou grandes feridas, que impedem a progressão do feixe acústico. É o exame de escolha no rastreamento de massas palpáveis, diagnóstico de estenose hipertrófica do piloro, atresia de vias biliares, hepatopatias crônicas, hipertensão portal, apendicite aguda, linfadenite mesentérica, nefro e ureterolitíase e infecções do trato urinário, patologias ginecológicas, criptorquidia e puberdade precoce.

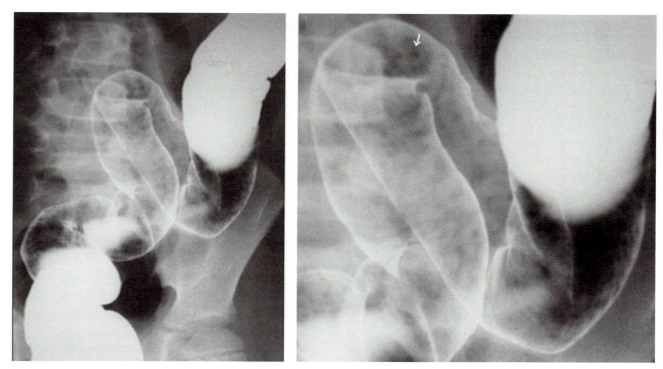

Fig. 42-44. Hiperplasia nodular linfoide: enema de duplo contraste mostrando pequenas falhas de enchimento arredondadas (*seta*) na mucosa do cólon sigmoide, difusas, algumas contendo umbilicação central radiopaca, características de hiperplasia nodular linfoide. É um achado muito comum em crianças, podendo exacerbar-se nos distúrbios imunológicos, em infecções e na alergia ao leite. (Cortesia do Dr. Fernando Meira de Faria – Hospital das Clínicas/UFMG.)

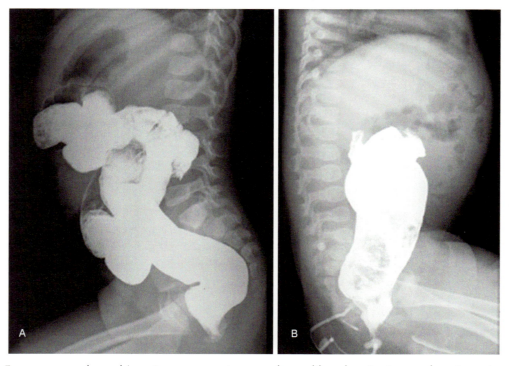

Fig. 42-45A. Enema opaco de enchimento com aspecto normal: o calibre do reto é normalmente maior do que o do sigmoide. **B.** Doença de Hirschsprung: note a zona de transição do segmento aganglônico (distal e estreitado) com o restante do cólon normal dilatado no nível do reto distal. A chave do diagnóstico, nestes casos, é a inversão da relação do calibre do reto com o sigmoide. (Cortesia da Dra. Dolores Bustelo – CETAC, Curitiba/PR.)

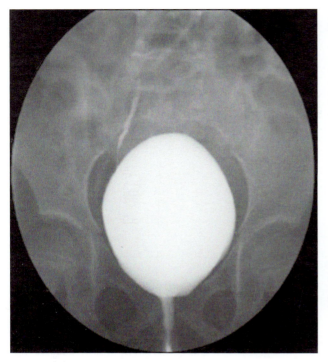

Fig. 42-46. UCM: refluxo vesicoureteral grau I à direita, identificado durante a fase miccional. O ureter direito tem calibre normal e o refluxo atingiu apenas o ureter distal.

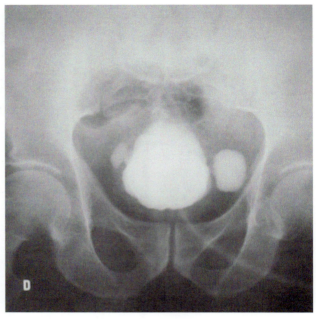

Fig. 42-48. UCM: bexiga de pequena capacidade, com paredes irregulares e divertículos de tamanhos variados. (Cortesia do Dr. Fernando Meira de Faria – Hospital das Clínicas/UFMG.)

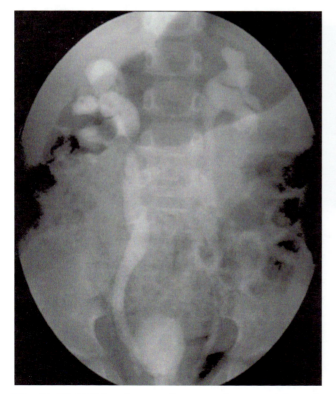

Fig. 42-47. UCM: refluxo vesicoureteral grau IV bilateral. O sistema pielocalicinal encontra-se significativamente dilatado e os cálices têm aspecto globoso.

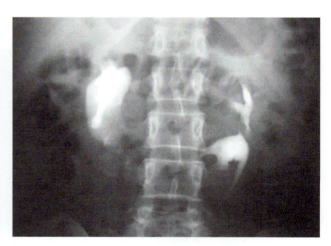

Fig. 42-49. Rins em ferradura: urografia excretora mostrando os rins com defeito de rotação, pelves voltadas medialmente e aproximação dos polos inferiores. (Cortesia do Dr. Fernando Meira de Faria – Hospital das Clínicas/UFMG.)

Na avaliação do sistema geniturinário, a US tem especial destaque para caracterização e acompanhamento dos casos de malformações e doença obstrutiva que evolui com hidronefose (Figs. 42-53 e 42-54). A US dinâmica de vias urinárias é uma técnica utilizada para avaliação funcional do trato urinário, especialmente do inferior, com o objeti-

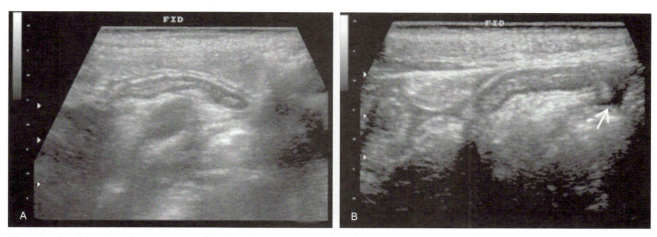

Fig. 42-50A. US do apêndice normal. **B.** Paciente com quadro clínico típico de apendicite. O calibre do apêndice está aumentado, com parede espessada e hipoecogênica, e na extremidade distal há pequena quantidade de líquido (seta), reforçando a suspeita de processo inflamatório. (Cortesia da Dra. Dolores Bustelo – CETAC, Curitiba/PR.)

vo de diagnosticar as causas e acompanhar os pacientes com hidronefrose decorrente de estenose da junção pielocalicinal, refluxos vesicoureterais primário ou secundário, e com disfunção miccional, seja de origem neurológica, seja secundária a malformações ou a alterações comportamentais (Fig. 42-55). Em tempo real e de maneira não invasiva, fornece dados importantes para orientar a conduta do nefrologista pediátrico.

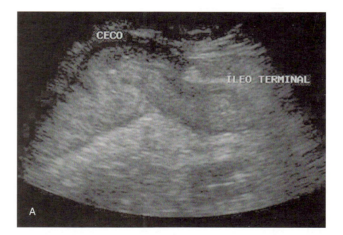

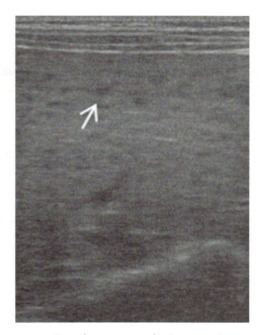

Fig. 42-51. Microabscessos esplênicos: paciente neutropênico, em uso de antibioticoterapia ampla, apresentando focos hipoecogênicos (seta) difusos pelo parênquima esplênico no estudo ultrassonográfico.

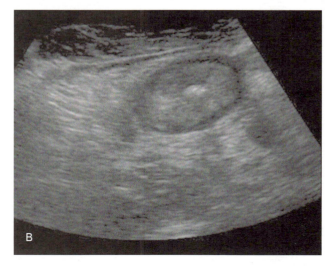

Fig. 42-52. Ecografia da região ileocecal demonstrando espessamento e alterações difusas da ecogenicidade da parede intestinal. Esses achados, apesar de inespecíficos, sugerem processo inflamatório intestinal.

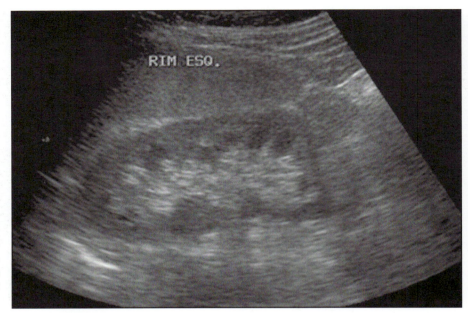

Fig. 42-53. Rim esquerdo de aspecto ecográfico normal. Parênquima com espessura e ecogenicidade usuais. A diferenciação corticomedular está preservada e não há sinais de hidronefrose e/ou cálculos.

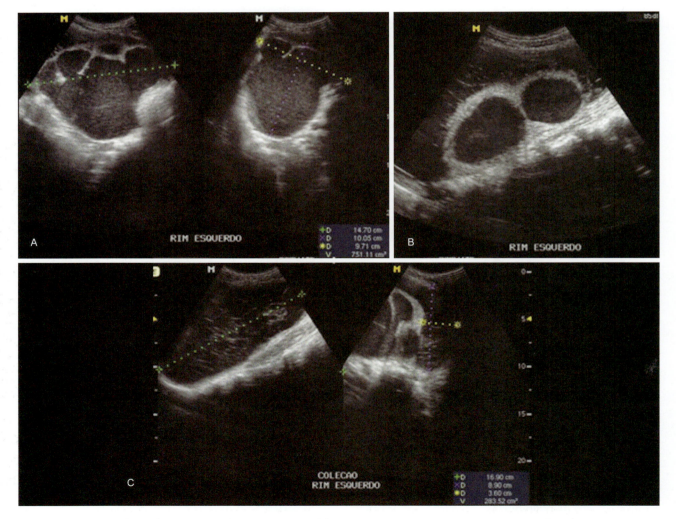

Fig. 42-54A e B. Hidronefrose acentuada. Parênquima difusamente ecogênico e com espessura reduzida. **C.** No espaço perirrenal, observa-se volumosa coleção septada.

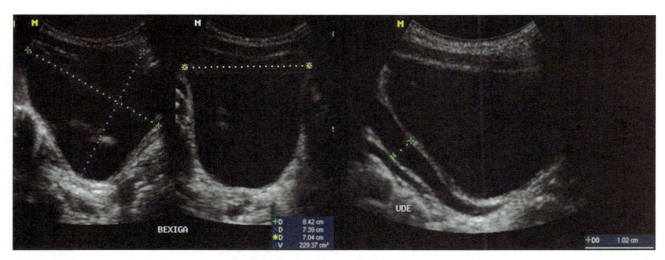

Fig. 42-55. Imagens da bexiga e do ureter distal esquerdo, realizadas durante US dinâmica. Contrações discretas do detrusor podem ser visibilizadas e correlacionadas com a presença de perda urinária, relato de desejo miccional e/ou contrações do assoalho pélvico, reproduzindo o hábito urinário da criança.

Nos últimos anos, a US tem sido ferramenta importante no campo da radiologia intervencionista, com destaque para as biópsias de vísceras, nódulos e massas intra-abdominais, de parênquimas hepático e renal, na drenagem de coleções e abscessos e também na cateterização de vasos para acesso à infusão de medicamentos. O uso da US contrastada por microbolhas vem adquirindo espaço para o estudo de patologias vasculares e para melhor caracterização de lesões focais em órgãos sólidos, especialmente o fígado.

A TC, assim como a US, constitui método de imagem importante no estudo das cavidades abdominal e retroperitoneal, dos espaços potenciais e dos planos musculofasciais, com grau de detalhamento milimétrico dos sistemas abdominais, possibilitando a diferenciação entre ossos e partes moles. A utilização do meio de contraste oral auxilia o diagnóstico de patologias do tubo digestório e a infusão de contraste endovenoso proporciona o estudo dos órgãos e patologias nas fases arterial, venosa (portal), de equilíbrio e excretora.

A TC tem indicações técnicas semelhantes à US nas patologias dos sistemas gastrointestinal e geniturinário em pediatria, sendo geralmente utilizada como complementação do exame ultrassonográfico em casos duvidosos e para melhor caracterização de lesões identificadas previamente em outros exames de imagem. A TC é um método fundamental para o estadiamento de lesões neoplásicas, uma vez que as reconstruções multiplanares e tridimensionais ajudam a identificar o grau de invasão de estruturas contíguas, sobretudo as vasculares e o acometimento linfonodal (Fig. 42-56).

Imaginologia do sistema musculoesquelético

A avaliação por imagem do sistema musculoesquelético é de fundamental importância para diagnóstico, acompanhamento e planejamento cirúrgico. A radiografia simples deve ser sempre o primeiro método de imagem realizado diante de alterações musculoesqueléticas. Fornece alguns dados relevantes quanto à natureza das lesões, demonstrando acometimento ósseo, caracterizado por aumento ou diminuição da densidade, presença de deformidades, displasias, fraturas, destruições ósseas e anormalidades congênitas e do desenvolvimento (Figs. 42-57 a 42-60). Na maioria dos casos, é suficiente para conclusão do diagnóstico.

A idade óssea se fundamenta na calcificação dos centros de ossificação secundários e pode ser estudada por meio de radiografias de mão e punho esquerdos e dos joelhos. Possibilita o acompanhamento do crescimento de crianças portadoras de endocrinopatias e demais causas de baixa estatura. Em casos de assimetrias dos membros inferiores e deformidades da coluna, a escanometria e a radiografia de coluna

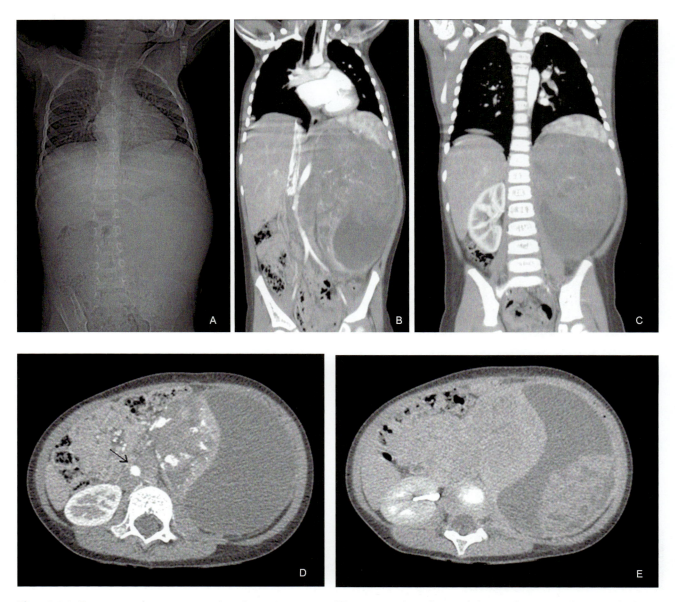

Fig. 42-56. Tumor renal. **A.** Imagem de referência mostrando aumento do volume abdominal à esquerda, com deslocamento das alças intestinais contralateralmente. **B e C.** Reconstruções coronais evidenciando massa de conteúdo misto, hipo e hiperdenso, captante do meio de contraste e de limites pouco definidos. Aorta desviada para a direita e envolvida por linfonodomegalia confluente. **D.** Corte axial na fase arterial: observe o contraste no córtex renal, no interior da aorta (*seta*) e na área hiperdensa (anteromedial da massa). **E.** Corte axial na fase excretora: note o contraste nas pirâmides e na pelve renal. (Cortesia da Dra. Dolores Bustelo – CETAC, Curitiba/PR.)

total são bastante relevantes para diagnóstico e acompanhamento desses pacientes (Figs. 42-61 a 42-63).

A US é o método de escolha na avaliação da displasia do desenvolvimento do quadril, que inclui desde um acetábulo raso até uma deformidade grave da articulação coxofemoral (Fig. 42-64). A não ossificação da epífise femoral e da cavidade acetabular, em crianças menores de 6 meses, favorece a realização do exame, capaz de identificar bem estruturas cartilaginosas e de partes moles, de maneiras estática e dinâmica (sob manobras de estresse).

A TC fornece informações importantes sobre o osso cortical e a presença de calcificações e gases em tecidos moles. Por ser um exame rápido e promover reconstruções multiplanares e em 3D, é amplamente utilizada para estudo de fraturas

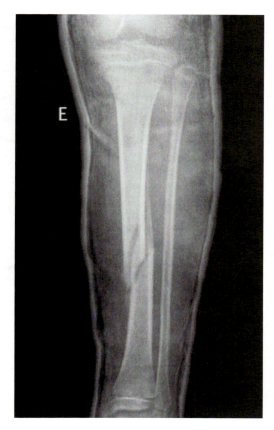

Fig. 42-57. Fratura oblíqua completa da tíbia esquerda. Radiografia de controle após imobilização com placa gessada.

complexas, alguns tumores ósseos e lesões congênitas. Além disso, é de grande valia no pré-operatório de patologias musculoesqueléticas.

Apesar do maior tempo de exame e da necessidade de sedação em alguns casos, a RM proporciona o melhor detalhamento de tecidos moles. Destaca-se na análise da maioria das anormalidades musculoesqueléticas, da coluna vertebral e do sistema nervoso central. É capaz de demonstrar a extensão e o grau de invasão de estruturas adjacentes em patologias tumorais e inflamatórias.

No entanto, o melhor método de imagem é aquele capaz de auxiliar o diagnóstico de maneira segura e menos invasiva. Não há exame perfeito para todas as patologias, tendo cada um suas vantagens, desvantagens e indicações específicas. É muito importante não ultrapassar as etapas diagnósticas, tentando sempre iniciar a investigação com exames simples, rápidos, baratos e não invasivos. A partir de uma avaliação inicial, pode-se analisar a necessidade de complementações com objetivos definidos, ou seja: "o exame poderá mudar a conduta?"; "é possível concluir o diagnóstico com os dados já disponíveis?". Deve-se sempre ter em mente que os exames de imagem são complementares e o diagnóstico de-

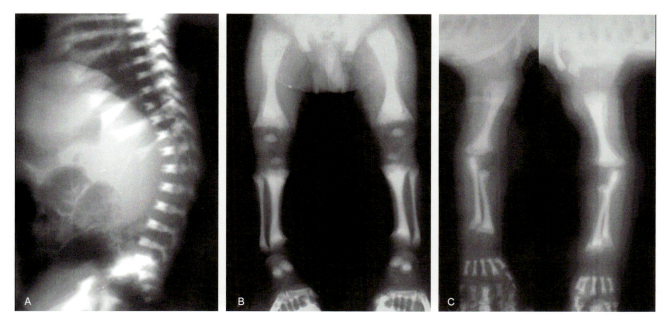

Fig. 42-58. Osteopetrose. As radiografias da coluna e dos membros superiores e inferiores mostram aumento acentuado da densidade óssea típico e aspecto de "osso dentro do osso". A substância esponjosa primária não é reabsorvida. (Arquivo do Serviço de Radiologia do Hospital das Clínicas/UFMG.)

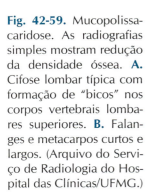

Fig. 42-59. Mucopolissacaridose. As radiografias simples mostram redução da densidade óssea. **A.** Cifose lombar típica com formação de "bicos" nos corpos vertebrais lombares superiores. **B.** Falanges e metacarpos curtos e largos. (Arquivo do Serviço de Radiologia do Hospital das Clínicas/UFMG.)

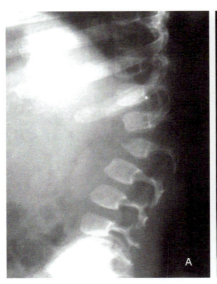
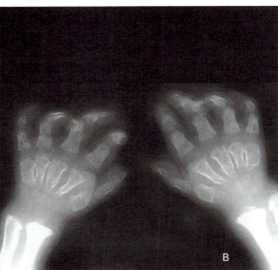

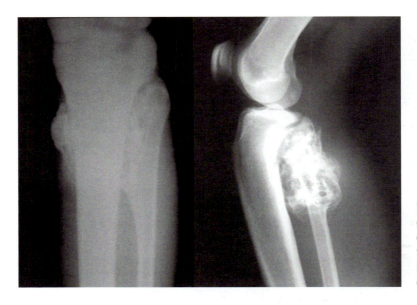

Fig. 42-60. Osteocondroma. Aumento da porção proximal da fíbula condicionando remodelagem da tíbia relacionada, o que demonstra o crescimento lento da lesão e seu caráter benigno. (Arquivo do Serviço de Radiologia do Hospital das Clínicas/UFMG.)

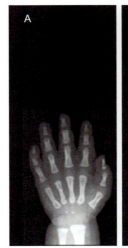
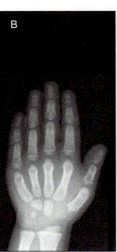
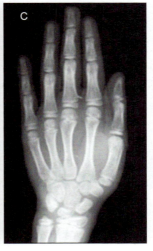

Fig. 42-61. Radiografias de mãos e punhos esquerdos para avaliação da idade óssea. Note as diferenças dos centros de ossificação secundários de crianças de 3 meses **(A)**, 3 anos **(B)** e 8 anos **(C)**.

CAPÍTULO 42 • Radiologia na Prática Pediátrica

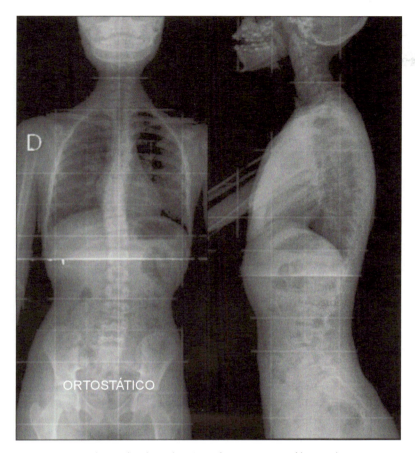

Fig. 42-62. Radiografia de coluna total em AP e perfil. Escoliose: curvatura lateral da coluna torácica com convexidade para a direita.

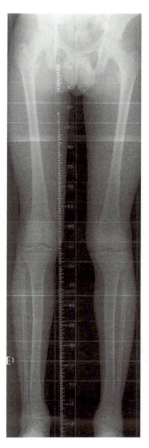

Fig. 42-63. Escanometria: é realizada uma radiografia que inclui os membros inferiores e uma barra com escala centimétrica para comparação das dimensões dos ossos longos.

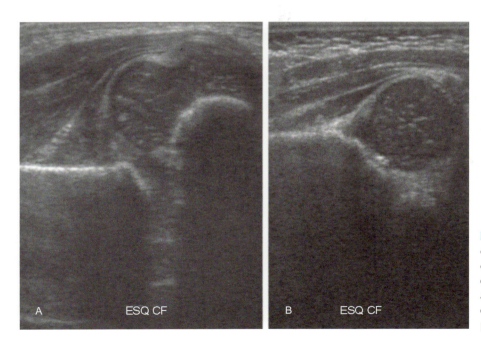

Fig. 42-64. US de quadril de pacientes diferentes, ambos em flexão e no plano coronal. **A.** Displasia do desenvolvimento do quadril: note a cabeça femoral totalmente fora do acetábulo. **B.** Quadril normal para comparação.

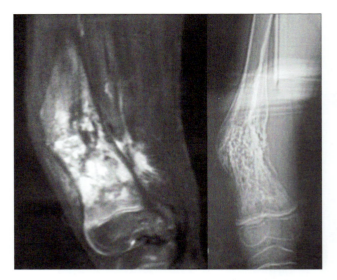

Fig. 42-65. Tumor de Ewing: **A.** Radiografia do fêmur mostrando lesão diafisária com reação periosteal e aumento de partes moles. **B.** RM ponderada em T2 com hipersinal na diáfise femoral compatível com tumor. (Cortesia do Dr. Lucas Boechat, do Serviço de Ortopedia e Traumatologia do Hospital das Clínicas/UFMG.)

finitivo será o resultado do conjunto de dados clínicos, laboratoriais, radiológicos e, muitas vezes, anatomopatológicos.

❑ AGRADECIMENTO

Agradecemos aos amigos Dra. Raquel Del Fraro Rabelo, Dra. Dolores Bustelo, Dr. Cid Sérgio Ferreira, Dr. Lucas Boechat, Dr. Fernando Meira de Faria e Dra. Ana Carolina Guerra que muito enriqueceram este capítulo com imagens e sugestões.

❑ BIBLIOGRAFIA

Barkovich AJ, ed. *Neurorradiologia pediátrica*. 3 ed., Rio de Janeiro: Guanabara Koogan, 2002, 784p.

Donnelly LF, ed. *Fundamentals of pediatric radiology*. Philadelphia: Saunders Amirsys, 2001, 273p.

Filgueiras MFTF, Lima EM, Sanchez TM *et al*. Bladder dysfunction: diagnosis with dynamic US. *Radiology* 2003; 227:340-4.

Greenberg SB, Seibert JJ, Glasier CM, Leithiser RI. O tórax pediátrico. In: *Tratado de ultra-sonografia diagnóstica*. São Paulo: Elvesier, 2006: 1829-58.

Goodman LR, ed. *Felson: Princípios de radiologia do tórax – Estudo dirigido*. São Paulo: Atheneu, 2001, 248p.

Juhl JH, Kuhlman JE. Distúrbios circulatórios. In: Juhl JH, Crummy AB, Kuhlman JE. *Interpretação radiológica*. Rio de Janeiro: Guanabara Koogan, 2000: 839-58.

Mafee MF, Valvassori GE, Becker M, eds. *Imagens da cabeça e pescoço*. 2 ed., Rio de Janeiro: Guanabara Koogan.

Peters ME. Problemas pulmonares e das vias aéreas em pacientes pediátricos. In: Juhl JH, Crummy AB, Kuhlman JE. *Interpretação radiológica*. Rio de Janeiro: Guanabara Koogan, 2000: 693-718.

Rumack CM, Wilson SR, Charboneau JW, eds. *Tratado de ultra-sonografia diagnóstica*. 3 ed., Rio de Janeiro: Elsevier, 2006, 2080p.

Santos AASMD, Nacif MS, Marchiori E *et al*. *Sociedade Brasileira de Radiologia – Aparelho respiratório*. Rio de Janeiro: Rubio, 2005.

Siegel MJ, ed. *Tomografia computadorizada do corpo em pediatria*. Rio de Janeiro: Guanabara Koogan, 2001, 359p.

Siegel MJ, ed. *Ultra-sonografia pediátrica*. Rio de Janeiro: Guanabara Koogan, 2003, 685p.

Swischuk LE, ed. *Radiologia do recém-nascido, do lactente e da criança pequena*. 5 ed., Rio de Janeiro: Guanabara Koogan, 2006, 1097p.

The Image Gently Campaign and the Alliance for Radiation Safety in Pediatric Imaging. http://www.pedrad.org/associations/5364/ig/index.cfm?page=364

SEÇÃO VIII

ANEXOS E APÊNDICE

ANEXOS

Anexo A Critérios de Tanner, 509

Anexo B Curvas de Crescimento, 513

Anexo C Valores de Pressão Arterial, 551

Anexo D Avaliação do Desenvolvimento, 557

D1 Escala de Denver, 558

D2 Avaliação do Desenvolvimento – Caderneta de Saúde da Criança, 562

APÊNDICE

CD-ROM

ANEXO A

Critérios de Tanner

Critérios de Tanner
Desenvolvimento Puberal Masculino

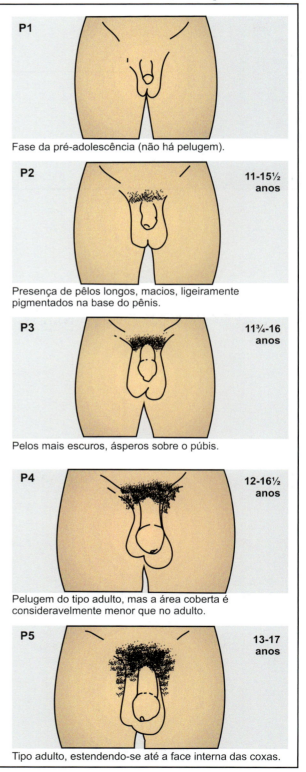

Critérios de Tanner
Desenvolvimento Puberal Feminino

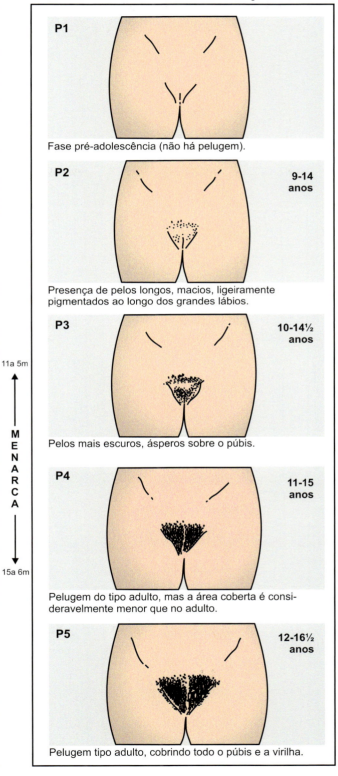

ANEXO B

Curvas de Crescimento

MENINAS Do nascimento aos 2 anos (escore Z)

Peso por idade

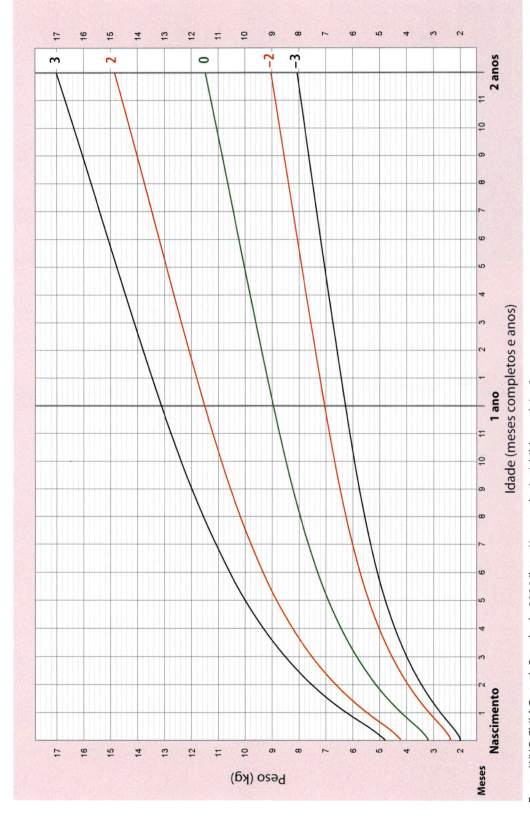

Fonte: WHO Child Growth Standards, 2006 (http://www.who.int/childgrowth/en/)

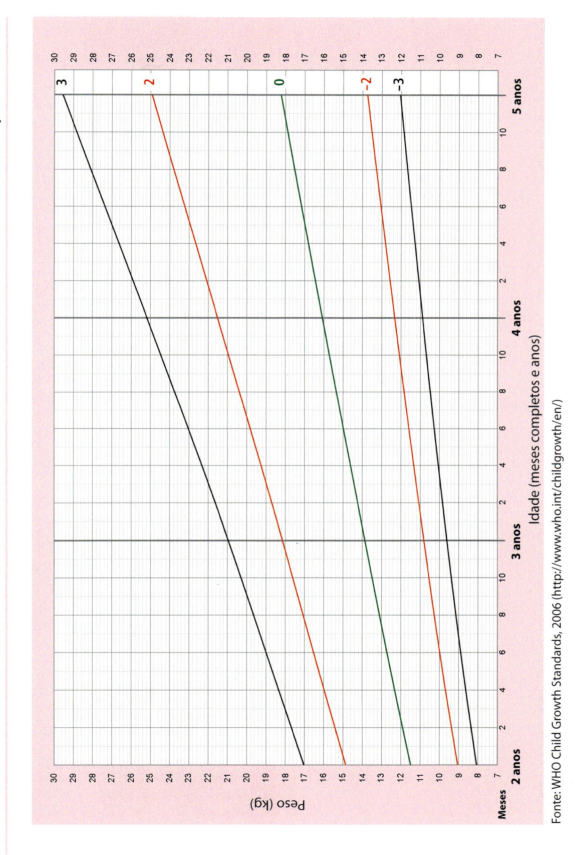

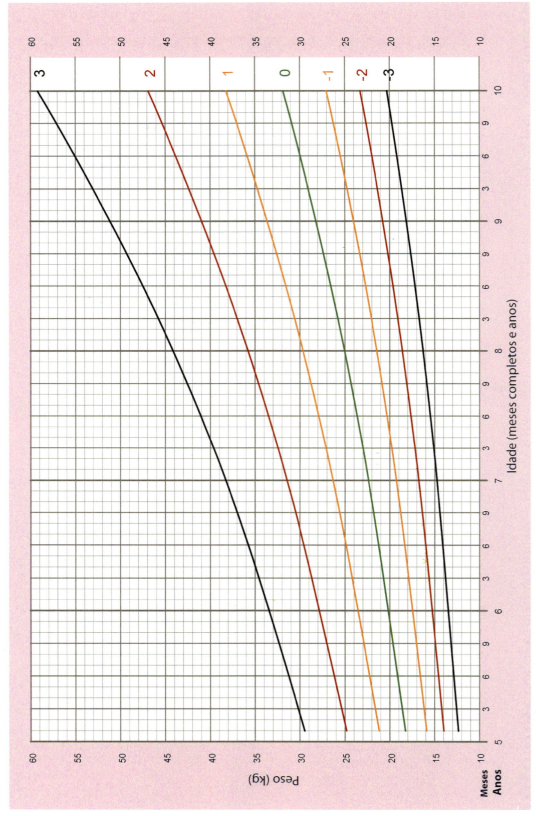

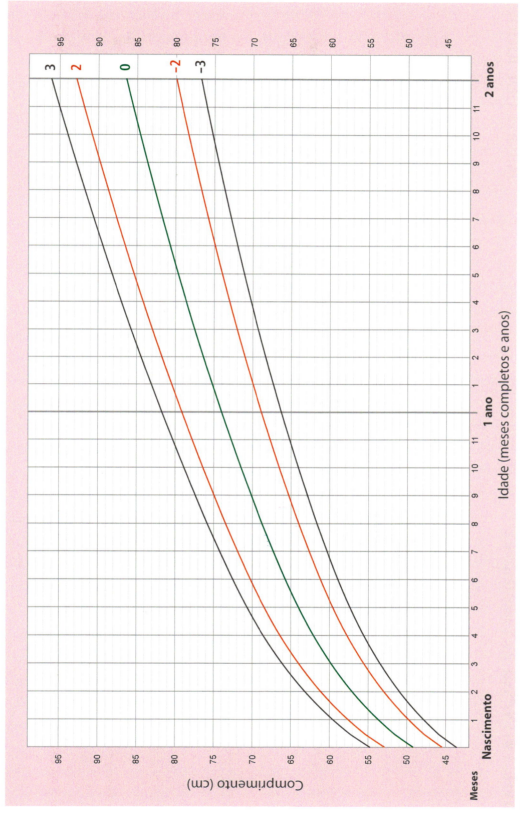

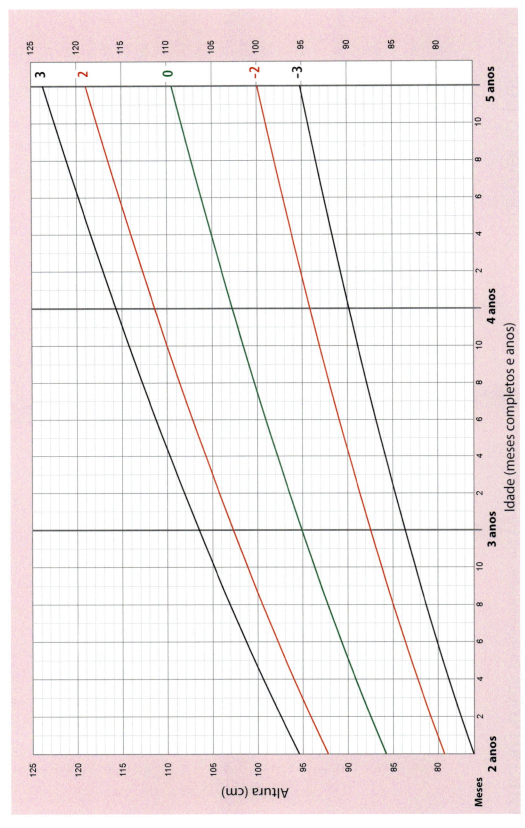

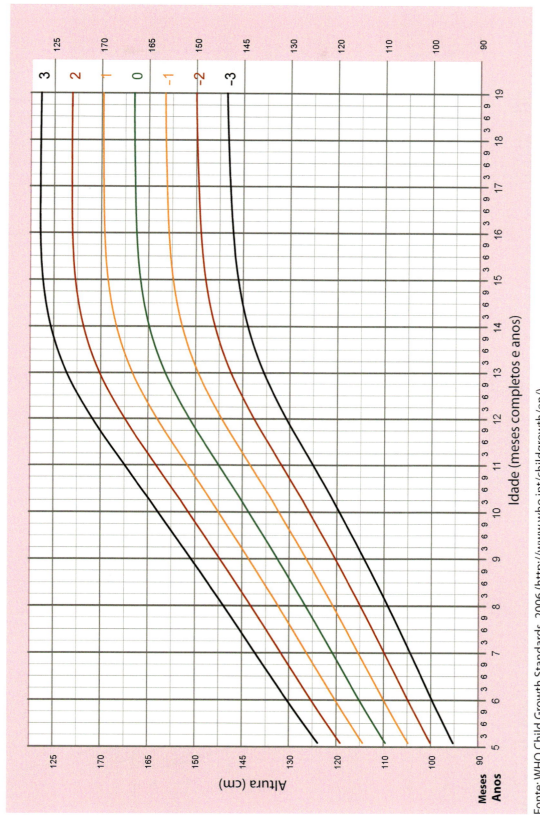

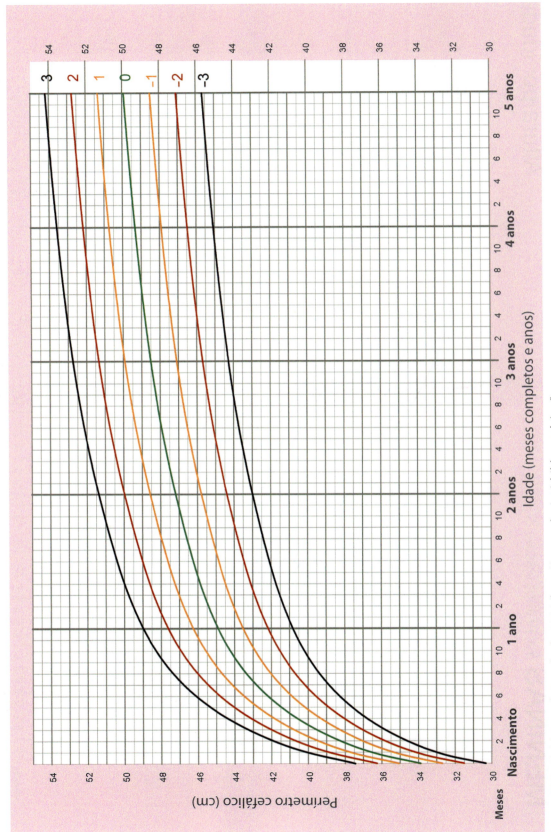

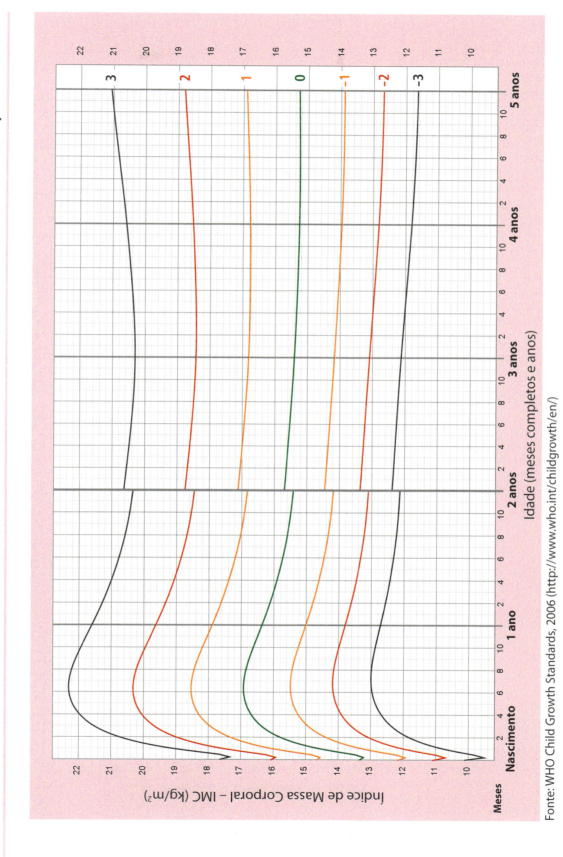

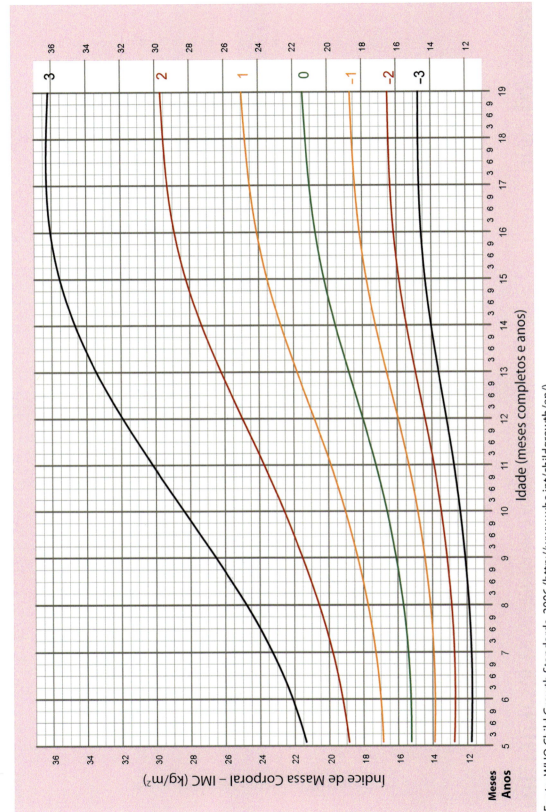

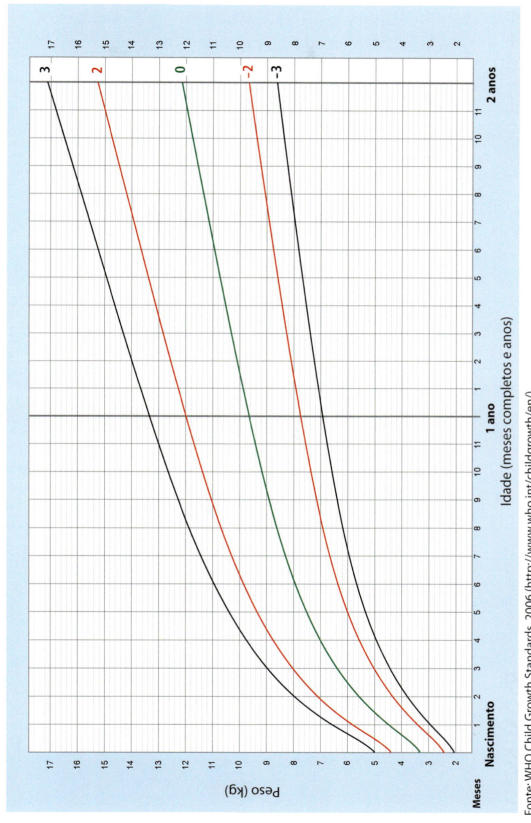

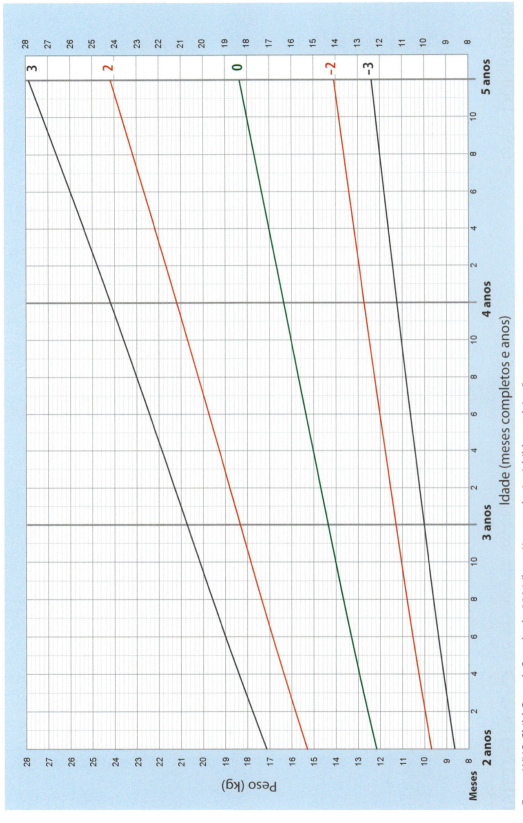

MENINOS 5 a 10 anos (escore Z)

Peso por idade

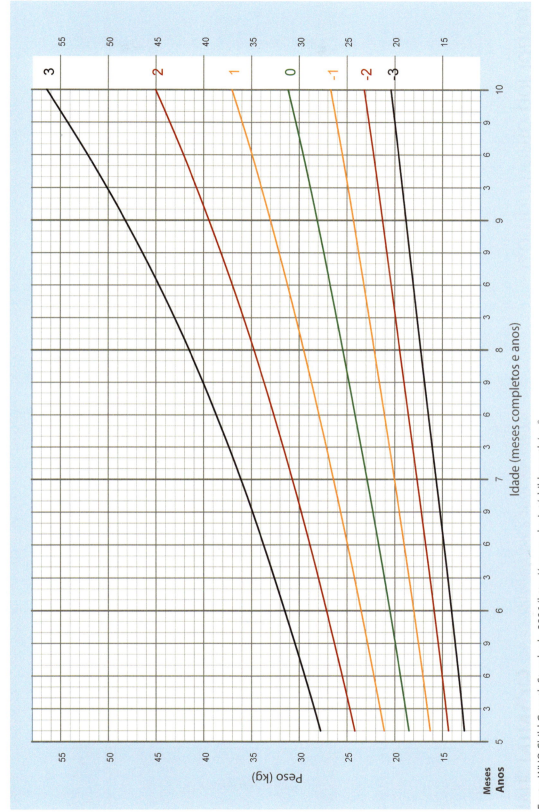

Fonte: WHO Child Growth Standards, 2006 (http://www.who.int/childgrowth/en/)

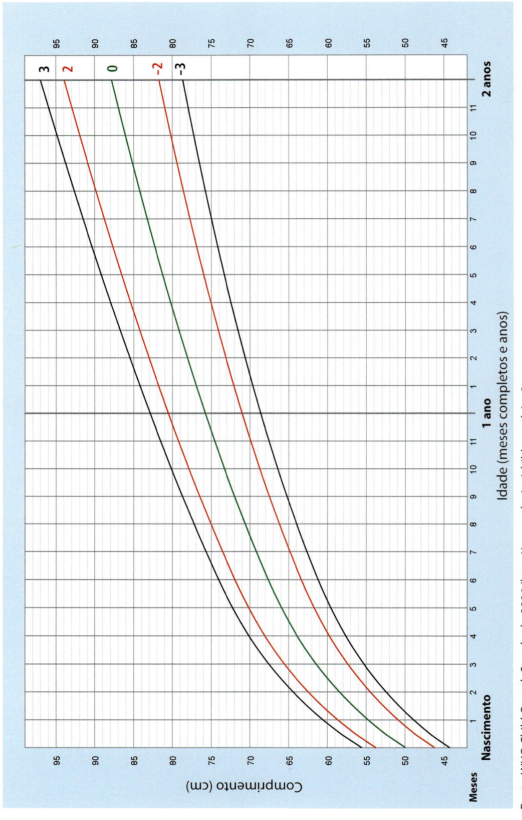

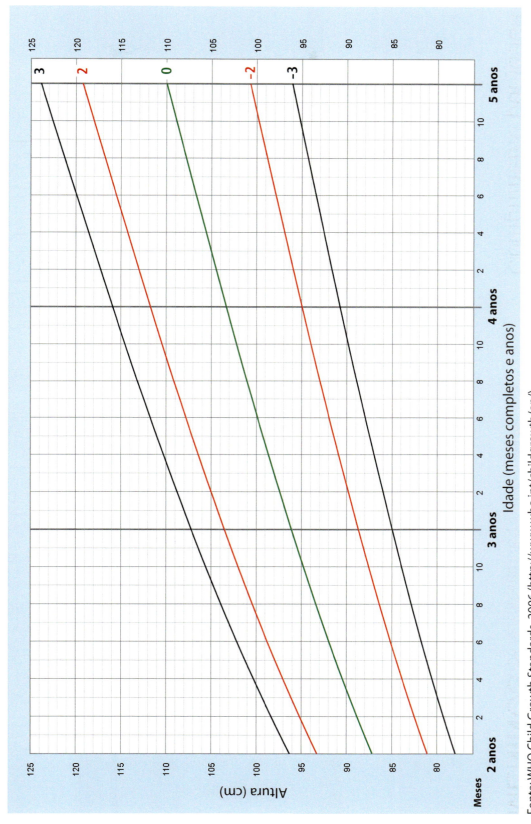

MENINOS 2 a 5 anos (escore Z) — Altura por idade

Fonte: WHO Child Growth Standards, 2006 (http://www.who.int/childgrowth/en/)

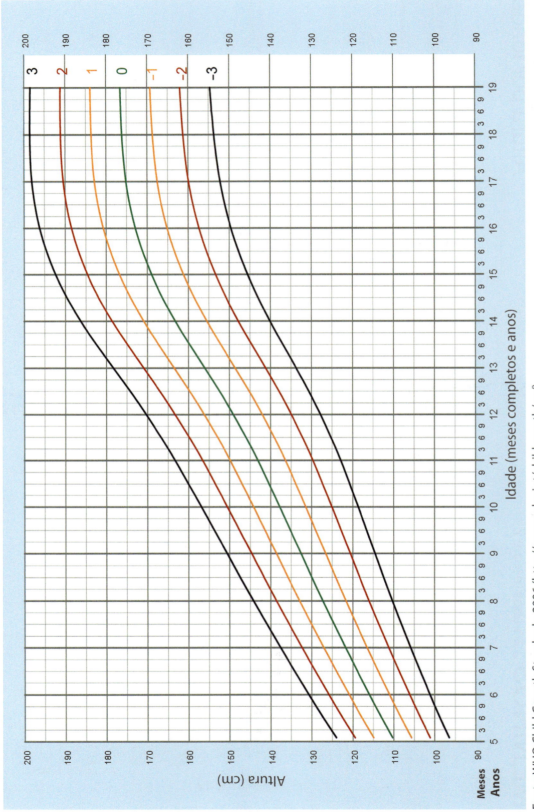

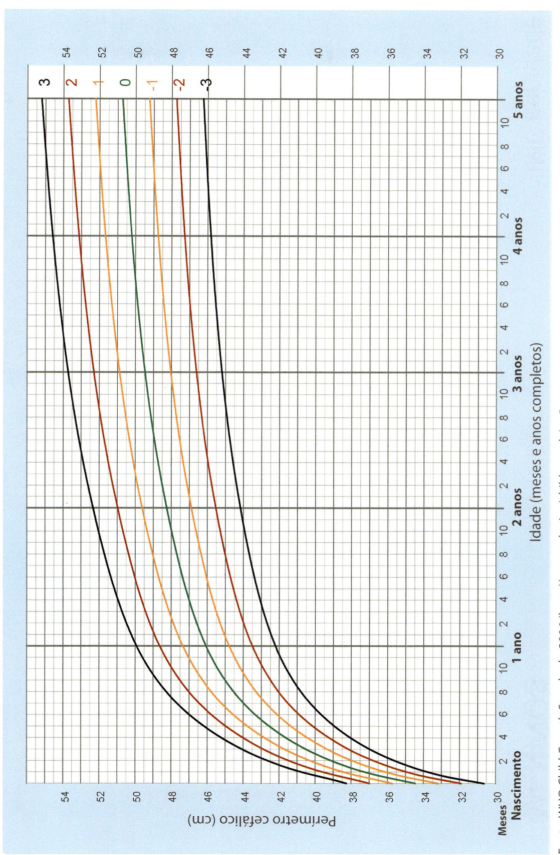

MENINOS Do nascimento aos 5 anos (escore Z)

IMC por idade

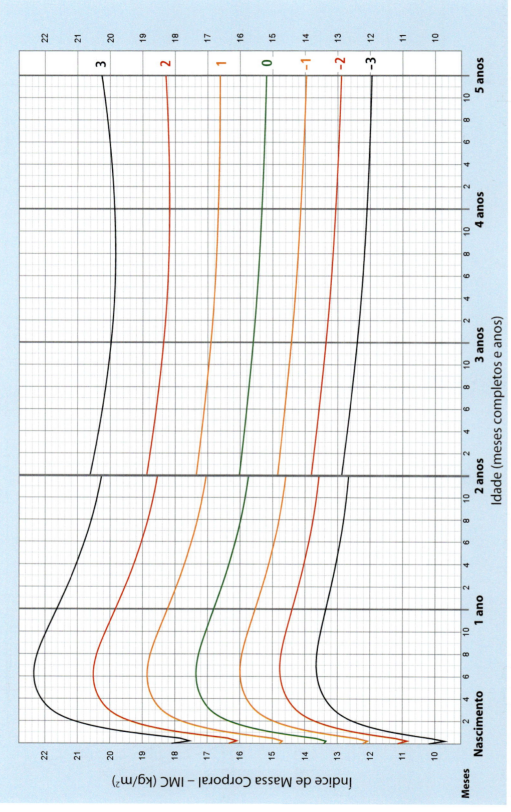

Fonte: WHO Child Growth Standards, 2006 (http://www.who.int/childgrowth/en/)

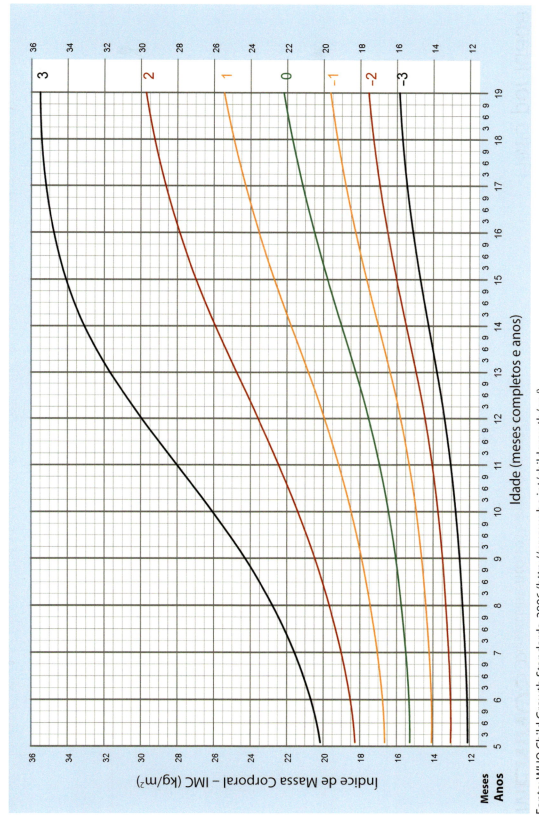

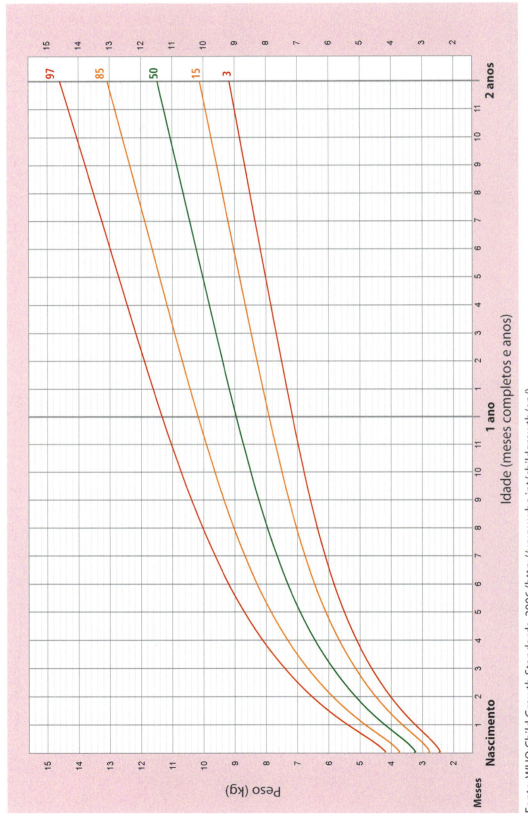

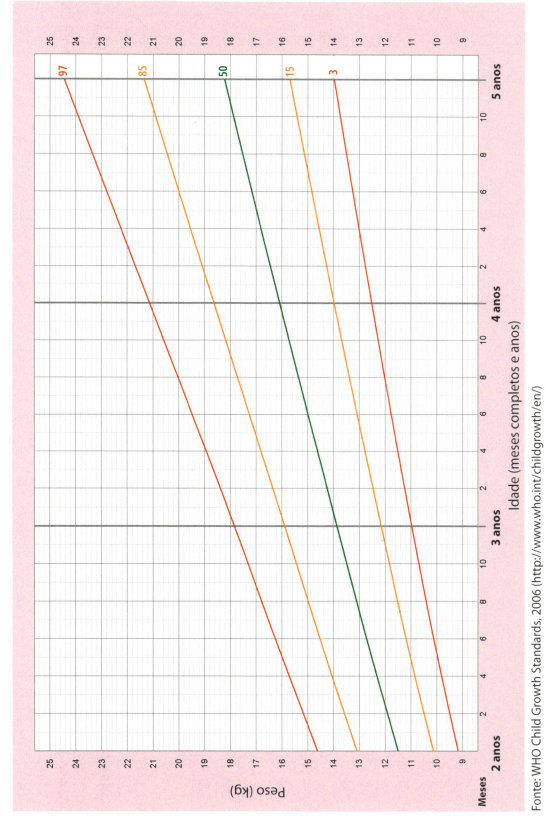

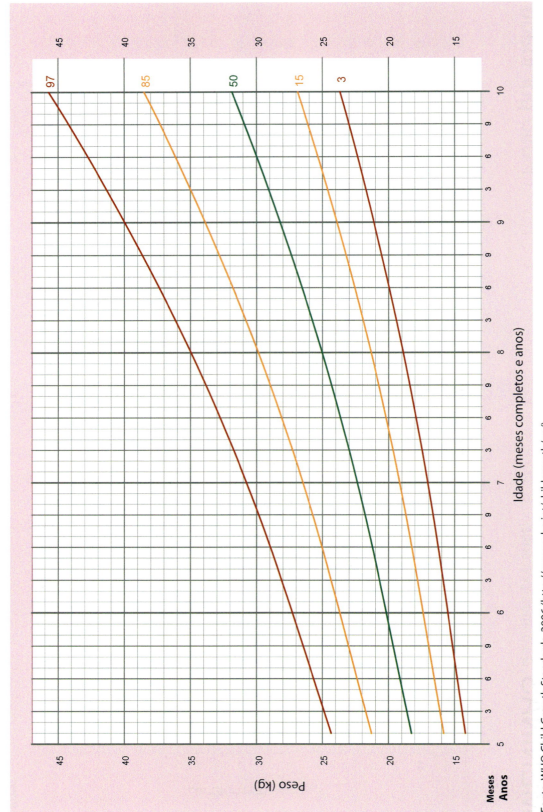

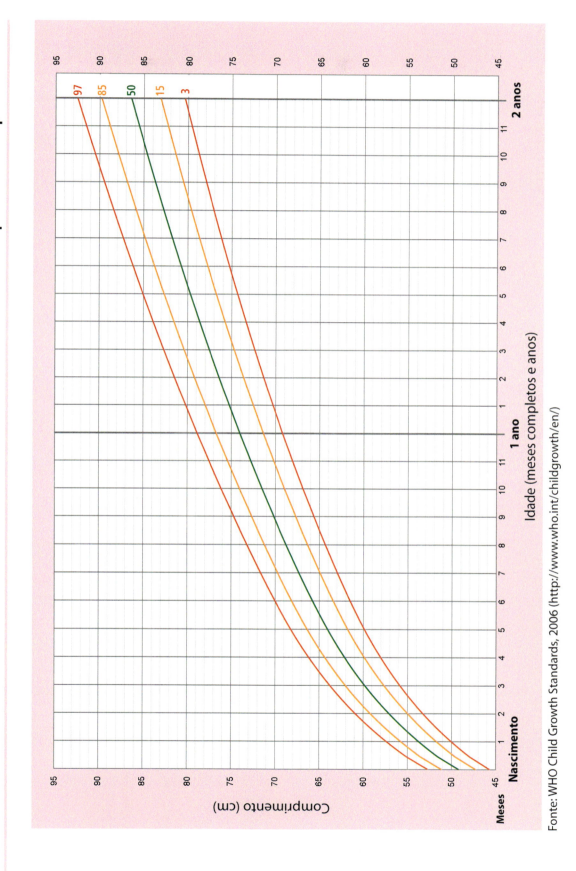

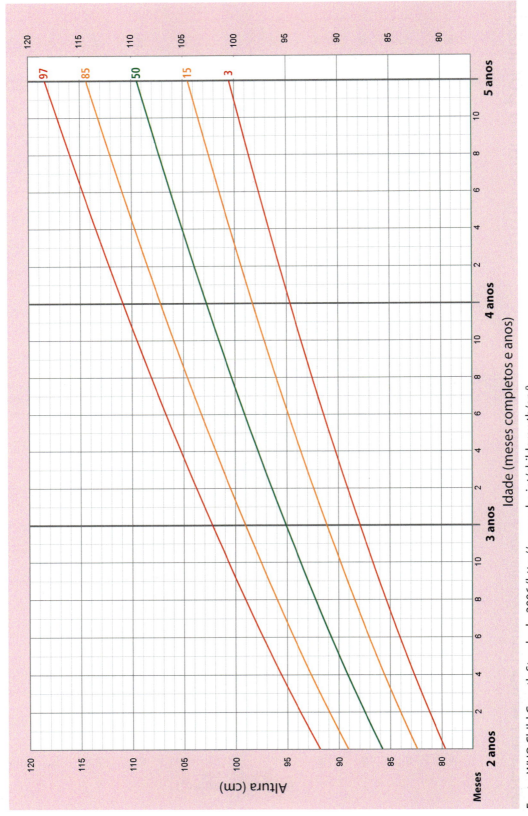

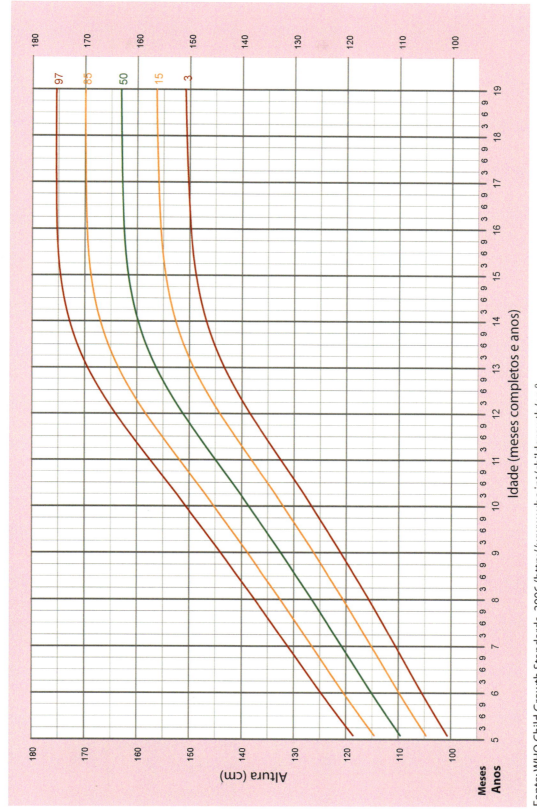

MENINAS Do nascimento aos 5 anos (percentis)
Perímetro cefálico por idade

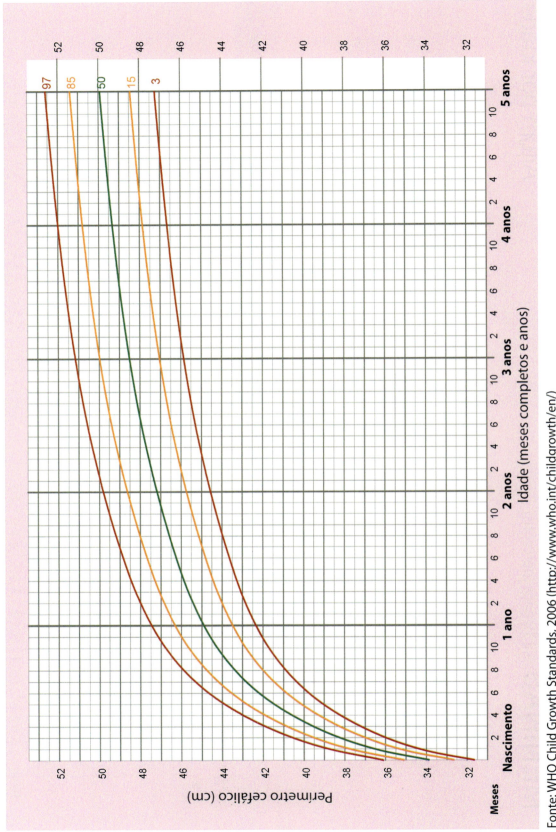

Fonte: WHO Child Growth Standards, 2006 (http://www.who.int/childgrowth/en/)

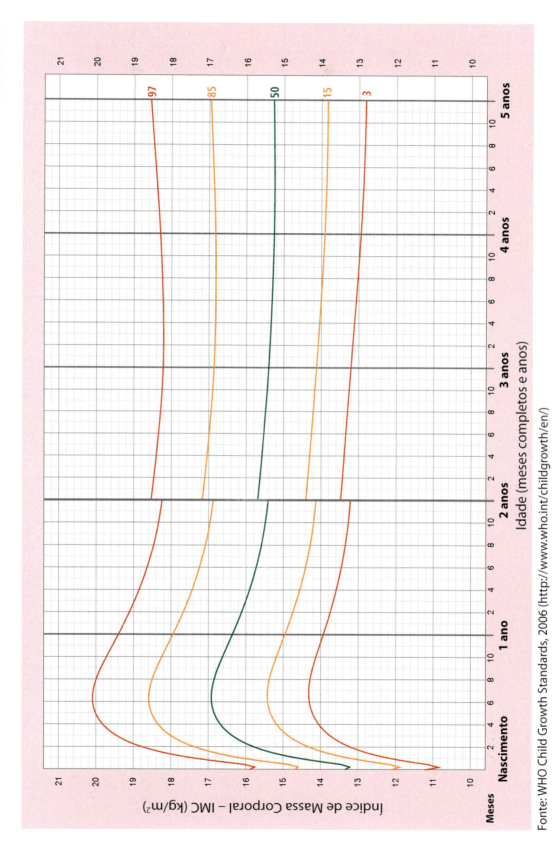

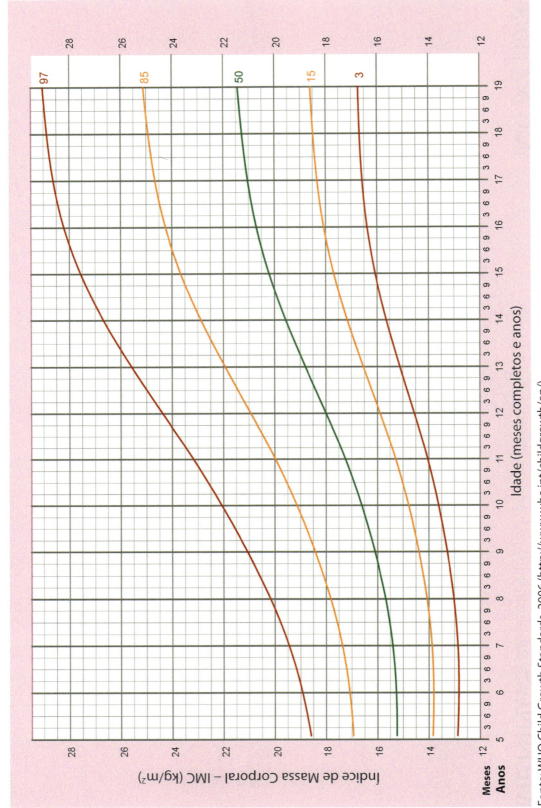

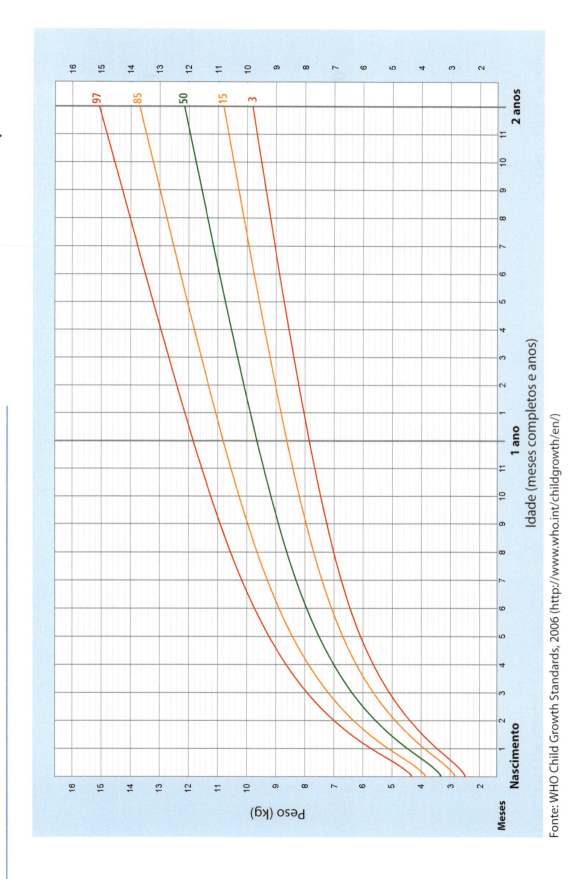

541

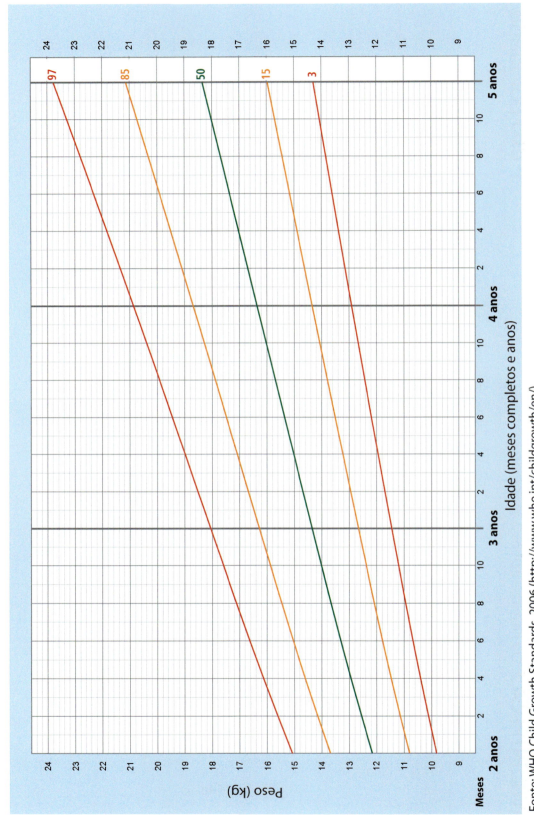

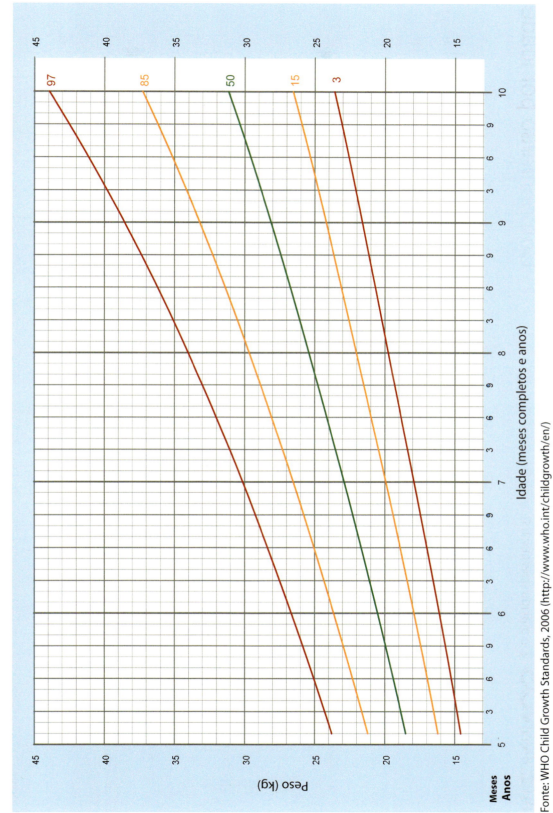

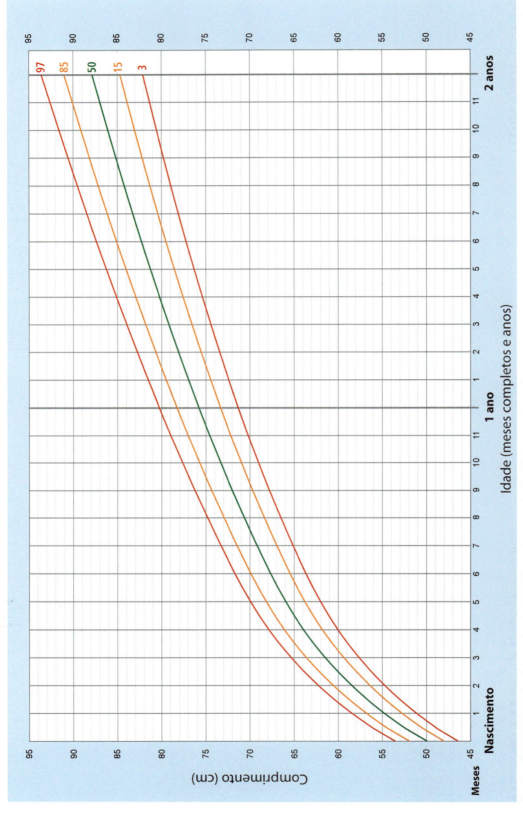

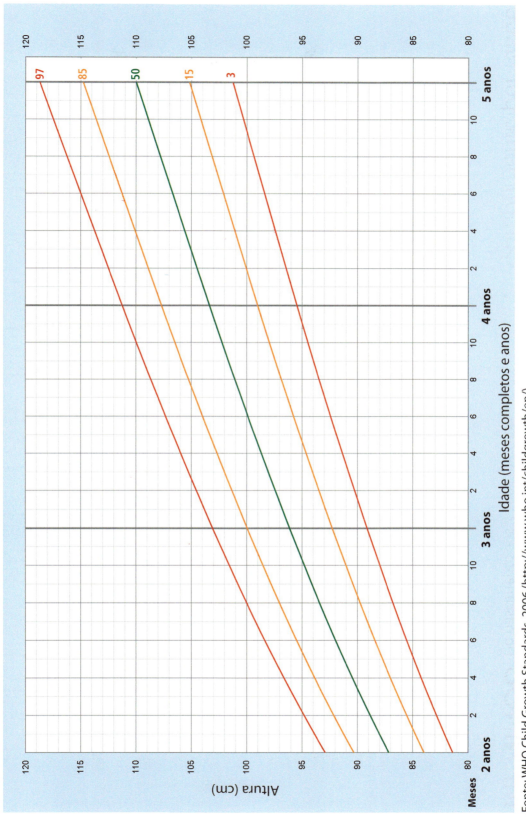

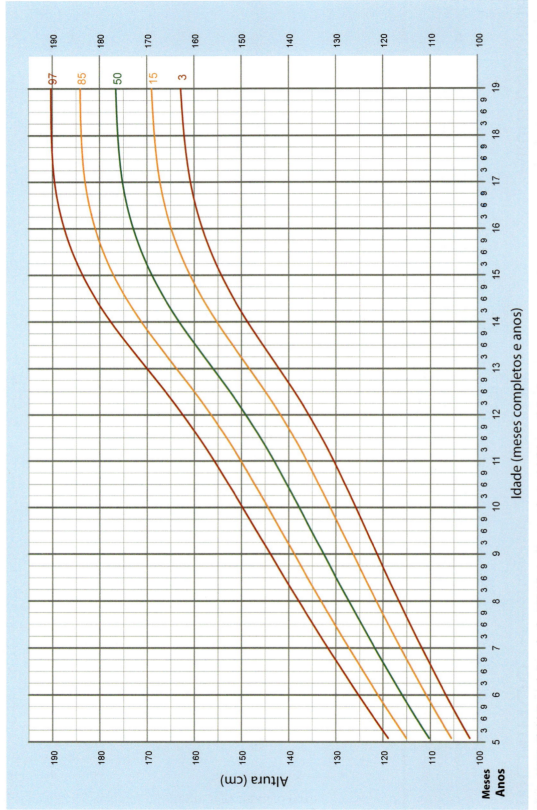

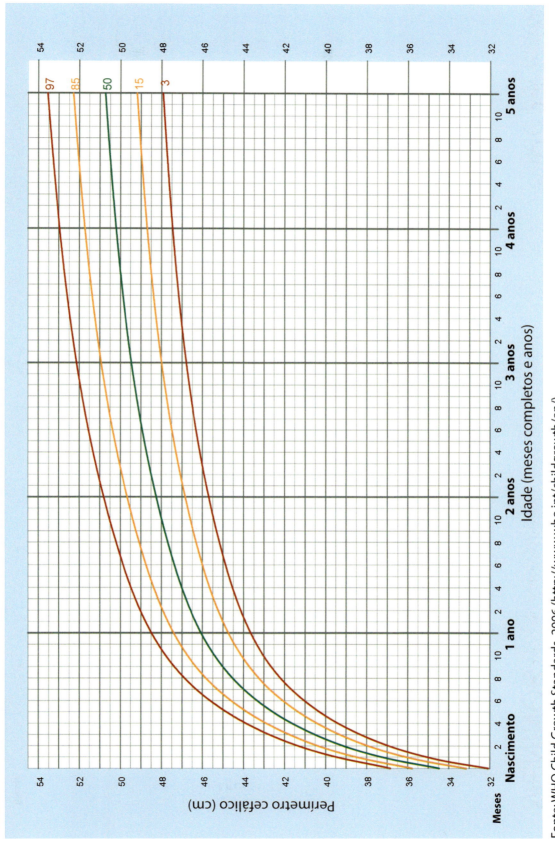

MENINOS Do nascimento aos 5 anos (percentis)

IMC por idade

Índice de Massa Corporal – IMC (kg/m²)

Idade (meses completos e anos)

Meses — Nascimento — 1 ano — 2 anos — 3 anos — 4 anos — 5 anos

Fonte: WHO Child Growth Standards, 2006 (http://www.who.int/childgrowth/en/)

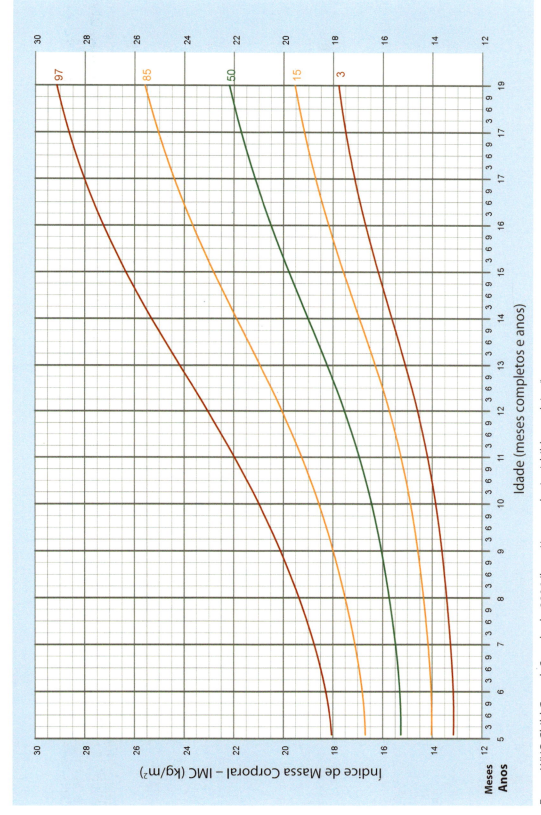

ANEXO C

Valores da Pressão Arterial

Anexo C1. Valores de pressão arterial para meninos de acordo com idade e percentil de estatura*

Idade (anos)	PA Percentil	PA sistólica (mmHg)							PA diastólica (mmHg)						
		Percentil de altura							Percentil de altura						
		5	10	25	50	75	90	95	5	10	25	50	75	90	95
1	50	80	81	83	85	87	88	89	34	35	36	37	38	39	39
	90	94	95	97	99	100	102	103	49	50	51	52	53	53	54
	95	98	99	101	103	104	106	106	54	54	55	56	57	58	58
	99	105	106	108	110	112	113	114	61	62	63	64	65	66	66
2	50	84	85	87	88	90	92	92	39	40	41	42	43	44	44
	90	97	99	100	102	104	105	106	54	55	56	57	58	58	59
	95	101	102	104	106	108	109	110	59	59	60	61	62	63	63
	99	109	110	111	113	115	117	117	66	67	68	69	70	71	71
3	50	86	87	89	91	93	94	95	44	44	45	46	47	48	48
	90	100	101	103	105	107	108	109	59	59	60	61	62	63	63
	95	104	105	107	109	110	112	113	63	63	64	65	66	67	67
	99	111	112	114	116	118	119	120	71	71	72	73	74	75	75
4	50	88	89	91	93	95	96	97	47	48	49	50	51	51	52
	90	102	103	105	107	109	110	111	62	63	64	65	66	66	67
	95	106	107	109	111	112	114	115	66	67	68	69	70	71	71
	99	113	114	116	118	120	121	122	74	75	76	77	78	78	79
5	50	90	91	93	95	96	98	98	50	51	52	53	54	55	55
	90	104	105	106	108	110	111	112	65	66	67	68	69	69	70
	95	108	109	110	112	114	115	116	69	70	71	72	73	74	74
	99	115	116	118	120	121	123	123	77	78	79	80	81	81	82
6	50	91	92	94	96	98	99	100	53	53	54	55	56	57	57
	90	105	106	108	110	111	113	113	68	68	69	70	71	72	72
	95	109	110	112	114	115	117	117	72	72	73	74	75	76	76
	99	116	117	119	121	123	124	125	80	80	81	82	83	84	84
7	50	92	94	95	97	99	100	101	55	55	56	57	58	59	59
	90	106	107	109	111	113	114	115	70	70	71	72	73	74	74
	95	110	111	113	115	117	118	119	74	74	75	76	77	78	78
	99	117	118	120	122	124	125	126	82	82	83	84	85	86	86
8	50	94	95	97	99	100	102	102	56	57	58	59	60	60	61
	90	107	109	110	112	114	115	116	71	72	72	73	74	75	76
	95	111	112	114	116	118	119	120	75	76	77	78	79	79	80
	99	119	120	122	123	125	127	127	83	84	85	86	87	87	88

*Fonte: National High Blood Pressure Education Program Working Group on High Blood Pressure in Children and Adolescents. Pediatrics, 2004; 114(2): 555-76.

(continua)

ANEXO C • Valores da Pressão Arterial

Anexo C1. Valores de pressão arterial para meninos de acordo com idade e percentil de estatura (*continuação*)

Idade (anos)	PA Percentil	PA sistólica (mmHg)							PA diastólica (mmHg)						
		Percentil de altura							Percentil de altura						
		5	10	25	50	75	90	95	5	10	25	50	75	90	95
9	50	95	96	98	100	102	103	104	57	58	59	60	61	61	62
	90	109	110	112	114	115	117	118	72	73	74	75	76	76	77
	95	113	114	116	118	119	121	121	76	77	78	79	80	81	81
	99	120	121	123	125	127	128	129	84	85	86	87	88	88	89
10	50	97	98	100	102	103	105	106	58	59	60	61	61	62	63
	90	111	112	114	115	117	119	119	73	73	74	75	76	77	78
	95	115	116	117	119	121	122	123	77	78	79	80	81	81	82
	99	122	123	125	127	128	130	130	85	86	86	88	88	89	90
11	50	99	100	102	104	105	107	107	59	59	60	61	62	63	63
	90	113	114	115	J17	119	120	121	74	74	75	76	77	78	78
	95	117	118	119	121	123	124	125	78	78	79	80	81	82	82
	99	124	125	127	129	130	132	132	86	86	87	88	89	90	90
12	50	101	102	104	106	108	109	110	59	60	61	62	63	63	64
	90	115	116	118	120	121	123	123	74	75	75	76	77	78	79
	95	119	120	122	123	125	127	127	78	79	80	81	82	82	83
	99	126	127	129	131	133	134	135	86	87	88	89	90	90	91
13	50	104	105	106	108	110	111	112	60	60	61	62	63	64	64
	90	117	118	120	122	124	125	126	75	75	76	77	78	79	79
	95	121	122	124	126	128	129	130	79	79	80	81	82	83	83
	99	128	130	131	133	135	136	137	87	87	88	89	90	91	91
14	50	106	107	109	111	113	114	115	60	61	62	63	64	65	65
	90	120	121	123	125	126	128	128	75	76	77	78	79	79	80
	95	124	125	127	128	130	132	132	80	80	81	82	83	84	84
	99	131	132	134	136	138	139	140	87	88	89	90	91	92	92
15	50	109	110	112	113	115	117	117	61	62	63	64	65	66	66
	90	122	124	125	127	129	130	131	76	77	78	79	80	80	81
	95	126	127	129	131	133	134	135	81	81	82	83	84	85	85
	99	134	135	136	138	140	142	142	88	89	90	91	92	93	93
16	50	111	112	114	116	118	119	120	63	63	64	65	66	67	67
	90	125	126	128	130	131	133	134	78	78	79	80	81	82	82
	95	129	130	132	134	135	137	137	82	83	83	84	85	86	87
	99	136	137	139	141	143	144	145	90	90	91	92	93	94	94
17	50	114	115	116	118	120	121	122	65	66	66	67	68	69	70
	90	127	128	130	132	134	135	136	80	80	81	82	83	84	84
	95	131	132	134	136	138	139	140	84	85	86	87	87	88	89
	99	139	140	141	143	145	146	147	92	93	93	94	95	96	97

Nota: Adolescentes com pressão arterial ≥ 120/80mmHg devem ser considerados pré-hipertensos, mesmo se o valor do percentil 90 for superior a esta marca. Esta situação pode ocorrer para pressão sistólica em maiores de 12 anos e para pressão diastólica em maiores de 16 anos.

SEÇÃO VIII • Anexos

Anexo C2. Valores de pressão arterial para meninas de acordo com idade e percentil de estatura*

Idade (anos)	PA Percentil	PA sistólica (mmHg)							PA diastólica (mmHg)						
		Percentil de altura							Percentil de altura						
		5	10	25	50	75	90	95	5	10	25	50	75	90	95
1	50	83	84	85	86	88	89	90	38	39	39	40	41	41	42
	90	97	97	98	100	101	102	103	52	53	53	54	55	55	56
	95	100	101	102	104	105	106	107	56	57	57	58	59	59	60
	99	108	108	109	111	112	113	114	64	64	65	65	66	67	67
2	50	85	85	87	88	89	91	91	43	44	44	45	46	46	47
	90	98	99	100	101	103	104	105	57	58	58	59	60	61	61
	95	102	103	104	105	107	108	109	61	62	62	63	64	65	65
	99	109	110	111	112	114	115	116	69	69	70	70	71	72	72
3	50	86	87	88	89	91	92	93	47	48	48	49	50	50	51
	90	100	100	102	103	104	106	106	61	62	62	63	64	64	65
	95	104	104	105	107	108	109	110	65	66	66	67	68	68	69
	99	111	111	113	114	115	116	117	73	73	74	74	75	76	76
4	50	88	88	90	91	92	94	94	50	50	51	52	52	53	54
	90	101	102	103	104	106	107	108	64	64	65	66	67	67	68
	95	105	106	107	108	110	111	112	68	68	69	70	71	71	72
	99	112	113	114	115	117	118	119	76	76	76	77	78	79	79
5	50	89	90	91	93	94	95	96	52	53	53	54	55	55	56
	90	103	103	105	106	107	109	109	66	67	67	68	69	69	70
	95	107	107	108	110	111	112	113	70	71	71	72	73	73	74
	99	114	114	116	117	118	120	120	78	78	79	79	80	81	81
6	50	91	92	93	94	96	97	98	54	54	55	56	56	57	58
	90	104	105	106	108	109	110	111	68	68	69	70	70	71	72
	95	108	109	110	111	113	114	115	72	72	73	74	74	75	76
	99	115	116	117	119	120	121	122	80	80	80	81	82	83	83
7	50	93	93	95	96	97	99	99	55	56	56	57	58	58	59
	90	106	107	108	109	111	112	113	69	70	70	71	72	72	73
	95	110	111	112	113	115	116	116	73	74	74	75	76	76	77
	99	117	118	119	120	122	123	124	81	81	82	82	83	84	84
8	50	95	95	96	98	99	100	101	57	57	57	58	59	60	60
	90	108	109	110	111	113	114	114	71	71	71	72	73	74	74
	95	112	112	114	115	116	118	118	75	75	75	76	77	78	78
	99	119	120	121	122	123	125	125	82	82	83	83	84	85	86

*Fonte: National High Blood Pressure Education Program Working Group on High Blood Pressure in Children and Adolescents. Pediatrics, 2004; 114(2): 555-76.

(continua)

ANEXO C • Valores da Pressão Arterial

555

Anexo C2. Valores de pressão arterial para meninas de acordo com idade e percentil de estatura (*continuação*)

Idade (anos)	PA Percentil	PA sistólica (mmHg)							PA diastólica (mmHg)						
		Percentil de altura							Percentil de altura						
		5	10	25	50	75	90	95	5	10	25	50	75	90	95
9	50	96	97	98	100	101	102	103	58	58	58	59	60	61	61
	90	110	110	112	113	114	116	116	72	72	72	73	74	75	75
	95	114	114	115	117	118	119	120	76	76	76	77	78	79	79
	99	121	121	123	124	125	127	127	83	83	84	84	85	86	87
10	50	98	99	100	102	103	104	105	59	59	59	60	61	62	62
	90	112	112	114	115	116	118	118	73	73	73	74	75	76	76
	95	116	116	117	119	120	121	122	77	77	77	78	79	80	80
	99	123	123	125	126	127	129	129	84	84	85	86	86	87	88
11	50	100	101	102	103	105	106	107	60	60	60	61	62	63	63
	90	114	114	116	117	118	119	120	74	74	74	75	76	77	77
	95	118	118	119	121	122	123	124	78	78	78	79	80	81	81
	99	125	125	126	128	129	130	131	85	85	86	87	87	88	89
12	50	102	103	104	105	107	108	109	61	61	61	62	63	64	64
	90	116	116	117	119	120	121	122	75	75	75	76	77	78	78
	95	119	120	121	123	124	125	126	79	79	79	80	81	82	82
	99	127	127	128	130	131	132	133	86	86	87	88	88	89	90
13	50	104	105	106	107	109	110	110	62	62	62	63	64	65	65
	90	117	118	119	121	122	123	124	76	76	76	77	78	79	79
	95	121	122	123	124	126	127	128	80	80	80	81	82	83	83
	99	128	129	130	132	133	134	135	87	87	88	89	89	90	91
14	50	106	106	107	109	110	111	112	63	63	63	64	65	66	66
	90	119	120	121	122	124	125	125	77	77	77	78	79	80	80
	95	123	123	125	126	127	129	129	81	81	81	82	83	84	84
	99	130	131	132	133	135	136	136	88	88	89	90	90	91	92
15	50	107	108	109	110	111	113	113	64	64	64	65	66	67	67
	90	120	121	122	123	125	126	127	78	78	78	79	80	81	81
	95	124	125	126	127	129	130	131	82	82	82	83	84	85	85
	99	131	132	133	134	136	137	138	89	89	90	91	91	92	93
16	50	108	108	110	111	112	114	114	64	64	65	66	66	67	68
	90	121	122	123	124	126	127	128	78	78	79	80	81	81	82
	95	125	126	127	128	130	131	132	82	82	83	84	85	85	86
	99	132	133	134	135	137	138	139	90	90	90	91	92	93	93
17	50	108	109	110	111	113	114	115	64	65	65	66	67	67	68
	90	122	122	123	125	126	127	128	78	79	79	80	81	81	82
	95	125	126	127	129	130	131	132	82	83	83	84	85	85	86
	99	133	133	134	136	137	138	139	90	90	91	91	92	93	93

Nota: Adolescentes com pressão arterial ≥ 120/80mmHg devem ser consideradas pré–hipertensos, mesmo se o valor do percentil 90 for superior a esta marca. Esta situação pode ocorrer para pressão sistólica em maiores de 12 anos e para pressão diastólica em maiores de 16 anos.

ANEXO D

Avaliação do Desenvolvimento

Anexo D1 – Escala de Denver

Desenvolvimento Pessoal/social (Escala de Denver II adaptada)

Atividade		Época do aparecimento	
		Percentil 25	Percentil 90
Observa um rosto		–	Ao nascimento
Sorri em resposta		2 semanas	1 mês e 15 dias
Sorri espontaneamente	R	–	2 meses e 3 dias
Olha sua própria mão	R	3 semanas	4 meses
Tenta alcançar um brinquedo		4 meses e 3 dias	5 meses e 27 dias
Come biscoito com as próprias mãos	R	4 meses e 24 dias	6 meses e 15 dias
Bate palmas	R	7 meses e 3 dias	11 meses e 12 dias
Assusta-se perante estranhos		5 meses e 15 dias	10 meses
Mostra o que quer (não com choro)	R	7 meses e 6 dias	12 meses e 27 dias
Acena "adeus" com as mãos	R	6 meses e 21 dias	14 meses
Joga bola com uma pessoa ou examinador	R	9 meses e 15 dias	15 meses e 21 dias
Imita uma ação de uma pessoa	R	10 meses e 3 dias	16 meses
Bebe em xícara ou copo	R	8 meses e 24 dias	17 meses e 3 dias
Ajuda em casa (tarefas simples)	R	12 meses e 18 dias	17 meses e 9 dias
Usa colher	R	12 meses e 24 dias	19 meses e 27 dias
Retira peça de vestimenta	R	13 meses e 9 dias	23 meses e 27 dias
"Alimenta" uma boneca		14 meses e 24 dias	2 anos
Veste-se com supervisão	R	20 meses e 15 dias	2 anos e 6 meses
Escova os dentes com ajuda	R	16 meses e 3 dias	2 anos e 8 meses
Lava e seca as mãos	R	19 meses e 6 dias	3 anos e 1 mês
Fala o nome de amigos		2 anos e 2 meses	3 anos e 1 mês
Veste uma blusa ou camiseta	R	2 anos e 3 meses	3 anos e 5 meses
Não sente ansiedade de separação materna		1 ano e 2 meses	4 anos e 8 meses
Veste-se sozinha (exceto amarrar ou abotoar as costas)	R	3 anos	4 anos e 6 meses
Joga jogos de mesa	R	2 anos e 8 meses	4 anos e 11 meses
Escova os dentes sem ajuda	R	2 anos e 18 dias	5 anos
Prepara uma refeição (leite com café ou chocolate)	R	3 anos	5 anos e 1 mês

R = considere pelo relato dos pais ou acompanhantes.

ANEXO D • Avaliação do Desenvolvimento

Desenvolvimento Motor Fino – Adaptativo (Escala de Denver II adaptada)

Atividade		Época do aparecimento	
		Percentil 25	Percentil 90
Segue até a linha média		Ao nascer	1 mês e 9 dias
Ultrapassa a linha média		3 semanas	2 meses e 24 dias
Segura um chocalho	R	2 meses e 18 dias	3 meses e 27 dias
Junta as mãos		2 meses e 6 dias	4 meses
Segue 180º		2 meses e 6 dias	4 meses e 15 dias
Olha para uma bala ou objeto pequeno		2 meses e 24 dias	5 meses e 6 dias
Tenta alcançar um objeto pequeno		4 meses e 24 dias	5 meses e 18 dias
Procura com a vista por um chocalho ou brinquedo		4 meses e 27 dias	7 meses e 6 dias
Pega objeto pequeno, usando a mão como pinça		5 meses e 21 dias	7 meses e 9 dias
Transfere objeto de uma mão para a outra	R	5 meses e 3 dias	7 meses e 21 dias
Pega dois objetos	R	5 meses e 21 dias	9 meses e 3 dias
Pega objeto pequeno com pinça polegar-dedo		7 meses e 6 dias	10 meses e 6 dias
Bate dois objetos seguros nas mãos	R	6 meses e 21 dias	10 meses e 27 dias
Coloca blocos em uma caixa		9 meses e 24 dias	13 meses e 24 dias
Rabisca espontaneamente	R	11 meses e 21 dias	16 meses e 9 dias
Retira e coloca objeto pequeno em caixa (pinça polegar-indicador)		12 meses e 24 dias	19 meses e 12 dias
Constrói torre de dois cubos		13 meses e 15 dias	20 meses e 18 dias
Constrói torre de quatro cubos		16 meses e 15 dias	23 meses e 24 dias
Constrói torre de seis cubos		19 meses e 18 dias	2 anos e 7 meses
Imita uma linha vertical (erro de 30º)		2 anos e 1 mês	3 anos e 2 meses
Constrói torre de oito cubos		23 meses e 21 dias	3 anos e 6 meses
Move o polegar com a mão fechada		2 anos e 6 meses	3 anos e 7 meses
Copia um círculo		3 anos e 1 mês	4 anos
Desenha uma pessoa (três partes)		3 anos e 4 meses	4 anos e 7 meses
Copia uma cruz		3 anos e 4 meses	4 anos e 8 meses
Aponta a linha mais comprida		2 anos e 10 meses	5 anos e 4 meses
Copia um quadrado (demonstrativo)		4 anos	5 anos e 5 meses
Desenha uma pessoa (seis partes)		4 anos e 6 meses	5 anos e 7 meses
Copia quadrado		4 anos e 8 meses	6 anos e 1 mês

R = considere pelo relato dos pais ou acompanhantes.

Desenvolvimento da Linguagem (Escala de Denver II adaptada)

Atividade		Época do Aparecimento	
		Percentil 25	Percentil 90
Responde a campainha ou sino		–	Ao nascimento
Vocaliza (sem ser choro)	R	–	3 semanas
Fala uuu/aaa	R	3 semanas	2 meses e 21 dias
Ri com emissão de ruído ("gargalhada")	R	1 mês e 9 dias	3 meses e 3 dias
Dá grito agudo estridente	R	1 mês e 6 dias	4 meses e 12 dias
Volta-se para um ruído		2 meses e 24 dias	5 meses e 18 dias
Volta-se para uma voz		3 meses e 18 dias	6 meses e 18 dias
Fala sílabas isoladas – pá, bá, mã etc.	R	4 meses e 21 dias	7 meses e 15 dias
Imita sons de fala	R	3 meses	8 meses e 24 dias
Fala dadá ou mamã não específico	R	5 meses e 21 dias	9 meses e 3 dias
Combina sílabas	R	5 meses e 24 dias	10 meses e 3 dias
Balbucia rapidamente, sem sentido	R	5 meses e 21 dias	12 meses e 3 dias
Fala dadá ou mamã específico	R	6 meses e 27 dias	13 meses e 9 dias
Fala uma palavra diferente de papá/mamã	R	9 meses e 21 dias	15 meses
Fala duas palavras diferentes de papá/mamã	R	10 meses e 21 dias	16 meses e 15 dias
Fala três palavras diferentes de papá/mamã	R	11 meses e 15 dias	18 meses
Fala seis palavras diferentes de papá/mamã	R	13 meses e 21 dias	21 meses e 12 dias
Aponta duas figuras		17 meses e 9 dias	23 meses e 18 dias
Combina duas palavras diferentes	R	17 meses e 6 dias	2 anos e 1 mês
Nomeia uma figura		18 meses e 9 dias	2 anos e 3 meses
Aponta partes do corpo		18 meses e 15 dias	2 anos e 5 meses
Metade do que fala é entendível		17 meses e 6 dias	2 anos e 11 meses
Nomeia quatro figuras		23 meses e 9 dias	2 anos e 11 meses
Aponta quatro figuras		20 meses	2 anos e 6 meses
Compreende duas ações		23 meses e 15 dias	3 anos e 2 meses
Compreende dois adjetivos		2 anos e 6 meses	3 anos 7 meses
Nomeia uma cor		2 anos e 5 meses	3 anos e 8 meses
Define dois objetos pelo uso		2 anos e 7 meses	3 anos e 9 meses
Conta um bloco		2 anos e 10 meses	3 anos e 11 meses
Define três objetos pelo uso		2 anos e 10 meses	4 anos e 1 mês
Compreende quatro ações		2 anos e 6 meses	4 anos e 2 meses
Toda sua fala é entendível		23 meses e 12 dias	4 anos e 2 meses
Compreende quatro preposições		2 anos e 8 meses	4 anos e 8 meses
Nomeia quatro cores		3 anos	4 anos e 10 meses
Define cinco objetos		3 anos e 3 meses	5 anos e 3 meses
Compreende três adjetivos	R	2 anos e 11 meses	5 anos e 3 meses
Conta cinco blocos		4 anos e 1 mês	5 anos e 5 meses
Faz analogias opostas		3 anos e 7 meses	5 anos e 8 meses
Define sete objetos		3 anos e 11 meses	6 anos e 1 mês

R = considere pelo relato dos pais ou acompanhantes.

ANEXO D • Avaliação do Desenvolvimento

Desenvolvimento Motor Grosseiro (Escala de Denver II adaptada)

Atividade		Época do aparecimento	
		Percentil 25	Percentil 90
Faz movimentos bilaterais e sincrônicos		–	Ao nascimento
Eleva a cabeça	R	–	Ao nascimento
Mantém a cabeça em 45°		–	2 meses e 21 dias
Sentada, sustenta a cabeça		1 mês e 18 dias	3 meses e 21 dias
Suporta o peso nas pernas		1 mês e 21 dias	4 meses e 12 dias
De bruços, eleva a cabeça com participação de tronco e antebraços		2 meses e 18 dias	4 meses e 18 dias
Muda de decúbito		2 meses e 3 dias	5 meses e 12 dias
Puxada para sentar, mantém a cabeça firme	R	2 meses e 24 dias	6 meses e 6 dias
Fica sentada sem suporte		5 meses e 12 dias	6 meses e 24 dias
De pé, sustenta o corpo (segurada)		6 meses e 15 dias	8 meses e 15 dias
Da posição sentada, vai para a posição ortostática		7 meses e 24 dias	9 meses e 27 dias
Põe-se sentada		7 meses e 18 dias	9 meses e 27 dias
Fica de pé momentaneamente (2s)	R	9 meses e 12 dias	11 meses e 18 dias
Fica de pé sozinha		10 meses e 12 dias	13 meses e 21 dias
De pé, abaixa-se e, em seguida, levanta-se sem apoio		11 meses	14 meses e 18 dias
Anda bem para a frente		11 meses e 3 dias	14 meses e 27 dias
Anda para trás		12 meses e 9 dias	16 meses e 18 dias
Corre		13 meses e 24 dias	19 meses e 27 dias
Sobe escadas		14 meses e 3 dias	21 meses e 18 dias
Chuta bola para a frente	R	15 meses e 27 dias	23 meses e 6 dias
Salta sem mudar de lugar		21 meses e 12 dias	2 anos e 5 meses
Lança bola com a mão, pelo menos a meio metro		17 meses e 3 dias	2 anos e 11 meses
Salta distância		2 anos e 5 meses	3 anos e 2 meses
Equilibra-se em cada pé por 1s		2 anos e 4 meses	3 anos e 5 meses
Equilibra-se em cada pé por 2s		2 anos e 7 meses	4 anos
Pula em um pé só		3 anos e 2 meses	4 anos e 2 meses
Equilibra-se em cada pé por 3s		2 anos e 8 meses	4 anos e 8 meses
Equilibra-se em cada pé por 4s		3 anos e 6 meses	5 anos e 1 mês
Equilibra-se em cada pé por 5s		3 anos e 8 meses	5 anos e 5 meses
Marcha calcanhar-ponta		4 anos	5 anos e 8 meses
Equilibra-se em cada pé por 6s		4 anos e 2 meses	5 anos e 11 meses

R = considere pelo relato dos pais ou acompanhantes.

Anexo D2 – Avaliação do Desenvolvimento – Caderneta de Saúde da Criança – 2009*

VIGILÂNCIA DO DESENVOLVIMENTO DA CRIANÇA

A criança, diferente do adulto, é um ser que cresce e se desenvolve. Seu crescimento e desenvolvimento são importantes indicadores de saúde e sofrem influência de fatores biológicos e ambientais. É importante estimular desde cedo o desenvolvimento da criança para que ela adquira autoconfiança e autoestima e desenvolva a capacidade de relacionar-se bem com outras crianças, a família e a comunidade. Desse modo, ela terá maior possibilidade de tornar-se um adulto bem adaptado socialmente.

Vigiar o desenvolvimento da criança nos primeiros anos de vida é de fundamental importância, pois é nessa etapa da vida extrauterina que o tecido nervoso mais cresce e amadurece, estando, portanto, mais sujeito aos agravos. Em virtude de sua grande plasticidade, é também nessa época que a criança responde melhor aos estímulos que recebe do meio ambiente e às intervenções, quando necessárias. Portanto, é importante que nesse período o profissional de saúde, juntamente com a família e a comunidade, faça a **vigilância do desenvolvimento infantil.**

> **A VIGILÂNCIA DO DESENVOLVIMENTO compreende todas as atividades relacionadas à promoção do desenvolvimento normal e à detecção de problemas no desenvolvimento. É um processo contínuo e flexível, envolvendo informações dos profissionais da área da saúde, pais, professores e outros.**

Uso da ficha de vigilância do desenvolvimento

Na primeira consulta da criança é importante perguntar para a mãe/cuidador sobre fatos associados a seu desenvolvimento, observar alguns detalhes em seu exame físico e finalizar com a observação da criança realizando comportamentos esperados para sua faixa etária.

Aproveite para observar a interação da mãe/cuidador com a criança (vínculo mãe-filho), por ser esta relação um importante fator de proteção para o desenvolvimento humano.

Observe a maneira com que a mãe segura a criança e se existe contato visual e verbal afetuoso entre mãe e filho. Verifique ainda os movimentos espontâneos da criança, se ela apresenta interesse por objetos próximos e pelo ambiente. Avalie os cuidados da mãe ou cuidador com a criança pelo seu estado de higiene e a atenção ao que ela está fazendo, para onde olha ou o que deseja naquele momento. São observações que podem auxiliar a avaliação.

É importante que o profissional esteja atento às condições de saúde da mãe/ cuidador. É comum as mães apresentarem depressão pós-parto. Nesses casos, é importante reforçar a confiança das mães e, se for o caso, encaminhá-las para um serviço especializado.

A vigilância do desenvolvimento da criança pode ser feita pelo profissional da atenção básica, com a utilização de alguns brinquedos e objetos que desencadeiam respostas reflexas. Certifique-se de que o ambiente para a avaliação seja o mais tranquilo possível e que a criança esteja em boas condições emocionais e de saúde para iniciar o exame. Se por algum motivo não for possível avaliar o desenvolvimento da criança naquela consulta, ou se houver dúvida quanto a algum item da avaliação, marque um retorno para o mais breve possível para proceder à avaliação com mais segurança.

Após investigar os fatores de risco e escutar a opinião dos pais/cuidadores sobre o desenvolvimento da criança, examine-a. Repare na forma da cabeça, meça o perímetro cefálico e registre seu valor no **Gráfico de Perímetro Cefálico.** Verifique também se existem alterações fenotípicas.

Fonte: Adaptado da Caderneta de Saúde da Criança, site http://dtr2001.saude.gov.br/editora/

PRINCIPAIS FATORES DE RISCO E ALTERAÇÕES FÍSICAS ASSOCIADOS A PROBLEMAS DE DESENVOLVIMENTO

FATORES DE RISCO

- Ausência ou pré-natal incompleto.
- Problemas na gestação, parto ou nascimento.
- Prematuridade (< 37 semanas).
- Peso abaixo de 2.500g.
- Icterícia grave.
- Hospitalização no período neonatal.
- Doenças graves como meningite, traumatismo craniano ou convulsões.
- Parentesco entre os pais.
- Casos de deficiência ou doença mental na família.
- Fatores de risco ambientais, como violência doméstica, depressão materna, drogas ou alcoolismo entre os moradores da casa, suspeita de abuso sexual etc.

ALTERAÇÕES FÍSICAS

1. Perímetro cefálico < −2 escores Z ou > +2 escores Z.
2. Presença de alterações fenotípicas:
   - Fenda palpebral oblíqua.
   - Olhos afastados.
   - Implantação baixa de orelhas.
   - Lábio leporino.
   - Fenda palatina.
   - Pescoço curto e/ou largo.
   - Prega palmar única.
   - Quinto dedo da mão curto e recurvado.

LEMBRE-SE

Sempre pergunte aos pais/cuidadores o que eles acham do desenvolvimento da criança. Valorize essa informação.

INSTRUMENTO DE VIGILÂNCIA DO DESENVOLVIMENTO

Registre na escala: P = marco presente; A = marco ausente; NV = marco não verificado

Idade	Marcos do desenvolvimento	Como pesquisar
0 a 1 mês	Postura: barriga para cima, pernas e braços fletidos, cabeça lateralizada	Deite a criança em superfície plana, de costas; observe se seus braços e pernas ficam flexionados e sua cabeça lateralizada.
	Observa um rosto	Posicione seu rosto aproximadamente 30cm acima do rosto da criança e observe se ela olha para você, de forma evidente.
	Reage ao som	Bata palma ou balance um chocalho a cerca de 30cm de cada orelha da criança e observe se ela reage com movimentos nos olhos ou mudança da expressão facial.
	Eleva a cabeça	Posicione a criança de bruço e observe se ela levanta a cabeça, levantando (afastando) o queixo da superfície, sem virar-se para um dos lados.
1 a 2 meses	Sorriso social quando estimulada	Sorria e converse com a criança; não lhe faça cócegas ou toque sua face. Observe se ela responde com um sorriso.
	Abre as mãos	Observe se em alguns momentos a criança abre as mãos espontaneamente.
	Emite sons	Observe se a criança emite algum som que não seja choro. Caso não seja observado, pergunte ao acompanhante se faz em casa.
	Movimenta ativamente os membros	Observe se a criança movimenta ativamente os membros superiores e inferiores.
2 a 4 meses	Resposta ativa ao contato social	Fique diante do bebê e converse com ele. Observe se ele responde com sorriso e emissão de sons como se estivesse "conversando" com você. Pode pedir que a mãe/ cuidador o faça.
	Segura objetos	Ofereça um objeto tocando no dorso da mão ou nos dedos da criança. Ela deverá abrir as mãos e segurar o objeto pelo menos por alguns segundos.
	Emite sons	Fique diante da criança e converse com ela. Observe se ela emite sons (gugu, eeee etc.).
	De bruço, levanta a cabeça, apoiando-se nos antebraços	Coloque a criança de bruço, numa superfície firme. Chame a atenção dela com objetos ou seu rosto e observe se ela levanta a cabeça apoiando-se nos antebraços.
4 a 6 meses	Busca ativa de objetos	Coloque um objeto ao alcance da criança (sobre a mesa ou na palma de sua mão), chamando sua atenção para ele. Observe se ela tenta alcançá-lo.
	Leva objetos à boca	Coloque um objeto na mão da criança e observe se ela o leva à boca.
	Localiza o som	Faça um barulho suave (sino, chocalho etc.) próximo à orelha da criança e observe se ela vira a cabeça em direção ao objeto que produziu o som. Repita no lado oposto.
	Muda de posição ativamente (rola)	Coloque a criança em superfície plana de barriga para cima. Incentive-a a virar para a posição de bruço.
6 a 9 meses	Brinca de esconde-achou	Coloque-se diante da criança e brinque de aparecer e desaparecer, atrás de um pano ou de outra pessoa. Observe se a criança faz movimentos para procurá-lo quando desaparece, como tentar puxar o pano ou olhar atrás da outra pessoa.
	Transfere objetos de uma mão para outra	Ofereça um objeto para a criança segurar. Observe se ela o transfere de uma mão para a outra. Se não o fizer, ofereça outro objeto e observe se ela transfere o primeiro para a outra mão.
	Duplica sílabas	Observe se a criança fala "papa", "dada", "mama". Se não o fizer, pergunte à mãe/ cuidador se o faz em casa.
	Senta-se sem apoio	Coloque a criança numa superfície firme, ofereça-lhe um objeto para ela segurar e observe se ela fica sentada sem o apoio das mãos para equilibrar-se.
9 a 12 meses	Imita gestos	Faça algum gesto conhecido pela criança, como bater palmas ou dar tchau, e observe se ela o imita. Caso ela não o faça, peça à mãe/cuidador para estimulá-la.
	Faz pinça	Coloque próximo à criança uma jujuba ou uma bolinha de papel. Chame a atenção da criança para que ela a pegue. Observe se ao pegá-la ela usa o movimento de pinça, com qualquer parte do polegar associado ao indicador.
	Produz "jargão"	Observe se a criança produz uma conversação incompreensível consigo própria, com você ou com a mãe/cuidador (jargão). Caso não seja possível observar, pergunte se ela faz isso em casa.
	Anda com apoio	Observe se a criança consegue dar alguns passos com apoio.

Créditos: Adaptação da tabela contida no Manual de Crescimento do Ministério da Saúde/2002 por Amira Figueiras, Ricardo.

Nota: as áreas destacadas em azul claro e escuro indicam as faixas de idade em que é esperado que a criança desenvolva as habilidades testadas.

DE CRIANÇAS DE 0 A 12 MESES

1	2	3	4	5	6	7	8	9	10	11	12

Ricardo Halpern e Rosânia Araújo.

INSTRUMENTO DE VIGILÂNCIA DO DESENVOLVIMENTO

Registre na escala: P = marco presente; A = marco ausente; NV = marco não verificado

Idade	Marcos do desenvolvimento	Como pesquisar
12 a 15 meses	Mostra o que quer	A criança indica o que quer sem que seja pelo choro, podendo ser com palavras ou sons, apontando ou estendendo a mão para alcançar. Considere a informação do acompanhante.
	Coloca blocos na caneca	Coloque três blocos e a caneca sobre a mesa, diante da criança. Estimule-a a colocar os blocos dentro da caneca, mediante demonstração e fala. Observe se a criança consegue colocar pelo menos um bloco dentro da caneca e soltá-lo.
	Diz uma palavra	Observe se durante o atendimento a criança diz pelo menos uma palavra que não seja o nome de membros da família ou de animais de estimação. Considere a informação do acompanhante.
	Anda sem apoio	Observe se a criança já anda bem, com bom equilíbrio, sem se apoiar.
15 a 18 meses	Usa colher ou garfo	A criança usa colher ou garfo, derramando pouco fora da boca. Considere a informação do acompanhante.
	Constrói torre de dois cubos	Observe se a criança consegue colocar um cubo sobre o outro sem que ele caia ao retirar a mão.
	Fala três palavras	Observe se durante o atendimento a criança diz três palavras que não sejam os nomes de membros da família ou de animais de estimação. Considere a informação do acompanhante.
	Anda para trás	Peça à criança para abrir uma porta ou gaveta e observe se dá dois passos para trás sem cair.
18 a 24 meses	Tira a roupa	Observe se a criança é capaz de remover alguma peça do vestuário, como sapatos que exijam esforço para remoção, casacos, calças ou camisetas. Considere a informação do acompanhante.
	Constrói torre de três cubos	Observe se a criança consegue empilhar três cubos sem que eles caiam ao retirar a mão.
	Aponta duas figuras	Observe se a criança é capaz de apontar duas de um grupo de cinco figuras.
	Chuta bola	Observe se a criança chuta a bola sem apoiar-se em objetos.
24 a 30 meses	Veste-se com supervisão	Pergunte aos cuidadores se a criança é capaz de vestir alguma peça do vestuário, como cueca, meias, sapatos, casaco etc.
	Constrói torres de seis cubos	Observe se a criança consegue empilhar seis cubos sem que eles caiam ao retirar a mão.
	Frases com duas palavras	Observe se a criança combina pelo menos duas palavras, formando uma frase com significado, que indique uma ação. Considere a informação do acompanhante.
	Pula com ambos os pés	Observe se a criança pula com os dois pés, atingindo o chão ao mesmo tempo, mas não necessariamente no mesmo lugar.
30 a 36 meses	Brinca com outras crianças	Pergunte ao acompanhante se a criança participa de brincadeiras com outras crianças de sua idade.
	Imita linha vertical	Observe, após demonstração, se a criança faz uma linha ou mais (no papel), de pelo menos 5cm de comprimento.
	Reconhece duas ações	Observe se a criança aponta a figura de acordo com a ação, por exemplo: "quem mia?"; "quem late?"; "quem fala?"; "quem galopa?".
	Arremessa bola	Observe se a criança arremessa a bola acima do braço.

Créditos: Adaptação da tabela contida no Manual de Crescimento do Ministério da Saúde/2002 por Amira Figueiras, Ricardo.
Nota: as áreas destacadas em azul claro e escuro indicam as faixas de idade em que é esperado que a criança desenvolva as habilidades testadas.

ANEXO D • Avaliação do Desenvolvimento

DE CRIANÇAS DE 12 MESES A 3 ANOS

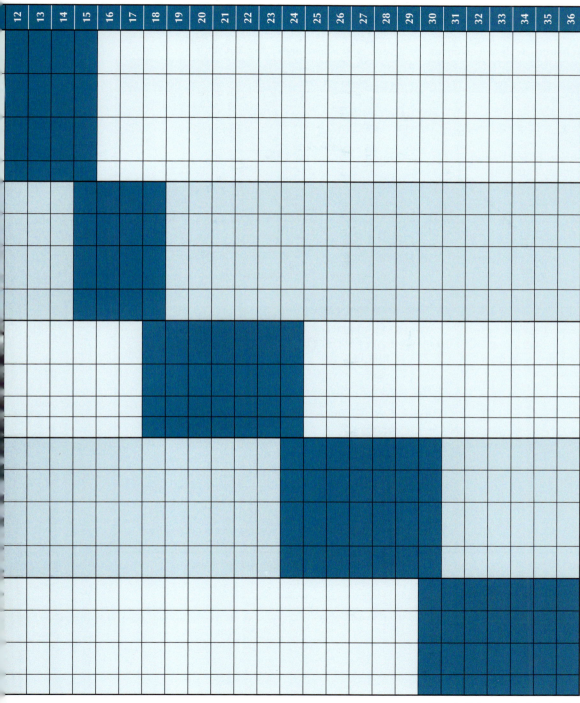

Ricardo Halpern e Rosânia Araújo.

AVALIAÇÃO DO DESENVOLVIMENTO: ORIENTAÇÃO PARA TOMADA DE DECISÃO

Observe os marcos de desenvolvimento de acordo com a faixa etária da criança.

Dados da avaliação	Impressão Diagnóstica	Conduta
• Perímetro cefálico < −2 escores Z ou > +2 escores Z ou presença de três ou mais alterações fenotípicas ou ausência de dois ou mais marcos para a faixa etária anterior	**PROVÁVEL ATRASO NO DESENVOLVIMENTO**	• Referir para avaliação neuropsicomotora
• Ausência de um ou mais marcos para sua faixa etária	**ALERTA PARA O DESENVOLVIMENTO**	• Orientar a mãe/cuidador sobre a estimulação da criança • Marcar retorno em 30 dias
• Todos os marcos para sua faixa etária estão presentes, mas existem um ou mais fatores de risco	**DESENVOLVIMENTO NORMAL COM FATORES DE RISCO**	• Informar a mãe/cuidador sobre os sinais de alerta*
• Todos os marcos para sua faixa etária estão presentes	**DESENVOLVIMENTO NORMAL**	• Elogiar a mãe/cuidador • Orientar a mãe/cuidador para que continue estimulando a criança • Retornar para acompanhamento conforme a rotina do serviço de saúde • Informar a mãe/cuidador sobre os sinais de alerta*

*Na presença de sinais de alerta, a criança deve ser reavaliada em até 30 dias.

Índice Remissivo

A

Abdome (exame), 121, 315-328
- abaulamento acentuado, 162
- adolescentes, 376
- assimétrico, 317
- ausculta, 318
- batráquio, 316
- cirrose hepática, 321
- colestase neonatal, 321
- deprimido, 162
- dor abdominal, 324
- ectoscopia, 161
- em ameixa, 162
- escavado, 316
- globoso, 316
- hepatosplenomegalia, 322
- imaginologia, 494
- inspeção, 315
- palpação
- - profunda, 320
- - superficial, 318
- percussão, 318
- recém-nascido, 91, 98
- topografia, 315
Abscesso, 169
- perianal, 333
- periapical, 253
Abuso de drogas, 17
Acidentes, prevenção, 51-57
- consulta médica, 54
- evolução dos tipos de acordo com o desenvolvimento da criança, 52
- - dois a três anos, 54
- - doze a dezoito, 54
- - quatro a seis meses, 53
- - sete a doze meses, 53
- - três a doze anos, 54
- - um a dois anos, 53
- - zero a três meses, 52
- fatores de contribuição, 51
- - comunitários, 52
- - distúrbios de comportamento e capacidade física, 52
- - idade, 51
- - sexo, 52
- - sociais, 52
- segurança no local do atendimento, 55
Acondroplasia, 163
Acrocefalia, 206
Acromelia, 162
Acuidade visual das crianças, 215
- fase pré-verbal, 217
- fase verbal, 217
- orifício estenopeico, 218
- quando referir, 218
Adenomegalia, 188, 323
Adiamento da micção, 340
Adolescência, 16, 42
- acidentes, prevenção, 54
- anamnese, 12, 13
- consulta, 101-107
- - anamnese, 104
- - conclusão da consulta, 107
- - ectoscopia, 105
- - exame dos órgãos e sistemas, 105
- - exame físico, 105
- - família, 103
- - identidade do médico, 103
- - particularidades, 104, 105
- - questões éticas, 103
- - relação paciente-médico, 103
- - saber ouvir, 103
- - sigilo, 103
- - situação emocional, 107
- - tempo, 103
- crescimento, 433
- exame ginecológico, 371-378
- - abdome, 376
- - anamnese, 372
- - depedindo-se da paciente, 378
- - encontro médico-paciente, 372
- - genitália, 376
- - história
- - história da paciente, coleta, 373-374
- - identificação da paciente, 372
- - impressão diagnóstica e conduta, 377
- - mamas, 375
- - recepção da paciente, 371
- média, 102
- nutrição, avaliação, 184
- precoce, 102
- tardia, 102
Aerossóis, precauções para infecções, 46
Aferição da temperatura, 140
Agnatia, 160
Algúria, 338
Alimentação
- anamnese, 115
- taxa de metabolismo basal, 137
Amamentação e vínculo, 13
Ambiente, anamnese, 115
Ambliopia, 211, 223

Amelia, 162
Amígdalas, tamanho, 261
Anacusia, 227
Analgesia, 414
Anamnese, 12, 111-118
- adolescentes, 104, 372
- alimentação atual, 115
- alimentação pregressa, 116
- ambiente, 115
- atividades lúdicas e sociais, 115
- boca, 116
- cabeça, 116
- condições habituais de vida, 115
- crescimento, 117
- desenvolvimento neuropsicomotor, 116
- disciplina, 115
- doenças anteriores, alergias, internações, acidentes, cirurgias, 117
- escolaridade, 115
- especial interrogatório sobre os diversos aparelhos, 115
- garganta, 116
- genitália
- - ambígua, 367
- - feminina, 362
- - masculina, 354
- gestação e parto, 116
- história
- - familiar, 117
- - moléstia atual, 114
- - pregressa ou pessoal, 116
- - social, 117
- idade escolar, 113
- linfonodos, 189
- medicamentos, 115, 117

Índice Remissivo

- nariz, 116
- nefrológica, 345
- olhos, 116
- orelhas, 116, 226
- período neonatal, 116
- primeiro ano de vida, 112
- primeiros dias de vida, 112
- queixa principal, 114
- roteiro, 117
- sexualidade, 115
- sistema
- - cardiovascular, 16
- - geniturinário, 116
- - locomotor, 116, 379
- - nervoso, 116
- - respiratório, 116
- sono, 115
- temperamento, 115
- um a três anos, 112
- vacinação, 116
Anemia(s), 323
- microcíticas, 472
- normocítica, 472
Anencefalia, 207
Angina de Plaut-Vincent, 260
Angioedema, 160, 168
Ângulo
- dorsoflexão do pé, 419
- poplíteo, 419
Anisocoria, 157
Anorexia, 17
Anorretal (região), exame, 121
Anosmia, 239
Anotia, 158
Antropometria, 123-127
- compartilhamento das informações com a família, 127
- equipamento, escolha, 123
- obtenção das medidas, 125
- registro e interpretação dos dados, 126
Anúria, 339
Aplasia cútis congênita, 208
Aprendizagem escolar, 15
Arrinia, 159
Artérias, palpação, 145
Articulações, exame, 385
- coxofemorais, 389
- temporomandibulares, 389
Asma, 275
Assimetria facial, 152
Asteriognosia, 414
Atendimento
- abordagem psicológica, 11
- acidentes, prevenção, 51
- capacidade de lidar, 5
- controle de infecção, 45
- ética, aspectos, 39
- família, atenção, 35
- lugar da criança e do adolescente nas configurações familiares, 29
- prática pediátrica, 3

- relação médico-paciente em pediatria, 19
- trabalho da criança e do adolescente, 59
Atetose, 408
Atividades
- anamnese, 115
- taxa de metabolismo basal, 137
Atraso constitucional do crescimento e da puberdade, 435
Atrito pleural, 286
Atrofia, 169
Audição, queixas, 227
Audiometria, 234
- tronco cerebral (BERA), 234
Ausculta
- abdome, 121, 318
- - recém-nascido, 98
- crânio do recém-nascido, 95
- pescoço, 266
- sistema
- - cardiovascular
- - - áreas, 297
- - - recém-nascido, 96
- - respiratório, 285
- - - recém-nascido, 96
- - urinário, 347
- tireoide, 267
- tórax, 120
Autismo, 17
Autoerotismo, 457
Autofonia, 227
Avental, uso de 46, 48

B

Baço, 321
Bacteriúria, 348
Balança
- pediátrica mecânica, 124
- plataforma para adulto, 124
Balanopostite, 357
Balismo, 408
Barossinusite, 240
Bexiga hipocontrátil, 340
Biópsia
- linfonodos, 198
- muscular, 426
Blefarofimose, 155
Boca, ver Cavidade bucal
Bócio, 160
Bolha, 169
Bossa serossanguínea, 206, 417
Braquicefalia, 154, 206, 417
Braquidactilia, 164
Brincar e a constituição do sujeito, 459
Buftalmia, 155
Bulhas cardíacas, 297
- quarta, 299
- segunda, 298
- terceira, 299

Bulimia, 17
Bullying, 41

C

Cabeça, 201-209
- acrocefalia, 206
- anamnese, 116
- anencefalia, 207
- aplasia cútis congênita, 208
- bossa serossanguínea, 206
- braquicefalia, 206
- cefalocele, 207
- craniossinostose, 204
- dolicocefalia, 204
- encefalocele, 207
- escafocefalia, 204
- forma e formato, 204
- hemimegalencefalia, 204
- hidroencefalocele, 207
- imaginologia, 489
- inspeção, 120
- macrocefalia, 203
- medição, 202
- megalencefalia, 204
- microcefalia, 202
- oxicefalia, 206
- palpação, 120, 209
- plagiocefalia, 205, 206
- recém-nascido, exame, 91, 417
- tomografia computadorizada do crânio em 3D, 201
- tracto de sinus dérmico, 208
- trigonocefalia, 206
- turricefalia, 206
- ventriculoencefalocele, 207
Cacosmia, 239
Caderneta de Saúde da Criança, 181, 562
Camptodactilia, 164
Cardiopatias congênitas, 304-313
- aspectos semiológicos, 311
- circulação fetal e modificações após o nascimento, 309
- comunicação
- - interatrial, 312
- - interventricular, 312
- defeito do septo atrioventricular, 312
- epidemiologia, 305
- persistência do canal arterial, 312
- pré-natal, 310
- prevenção e perspectivas, 313
- síndromes associadas
- - Alagille, 307
- - Apert, 307
- - cardiofasciocutânea, 308
- - Carpenter, 307
- - CHARGE, 307
- - Costellos, 307
- - Cri du chat, 307

- - deleção 8p23, 307
- - DiGeorge, 307
- - Edwards, 307
- - Ehlers-Danlos, 307
- - Ellis-Van Creveld, 307
- - heterotaxia, 307
- - Holt-Oram, 308
- - Hurler, 308
- - Jacobsen, 308
- - Kartagener, 308
- - Leopard, 308
- - Marfan, 308
- - Noonan, 308
- - Patau, 308
- - Turner, 308
- - Vater, 308
- - Williams, 308
- - Wolff, 308
Catarata congênita, 211
Cavidade bucal (exame), 120, 247-253
- abscesso periapical, 253
- anamnese, 116
- cárie, 251
- cisto da lâmina dentária, 249
- defeitos do esmalte dentário, 251
- dentes natais e neonatais, 249
- ectoscopia, 159
- epúlide congênita do recém-nascido, 250
- gengivite, 252
- gengivoestomatite herpética aguda, 250
- glossite migratória benigna (língua geográfica), 250
- hematoma de erupção, 249
- herpes simples, 250
- mucocele, 250
- nódulos de Bohn, 249
- oclusopatias, 253
- periodontite, 252
- pérola de Epstein, 249
- recém-nascido, 96
- semiologia, 247
- traumatismos dentários, 252
Cefaleia e dor na cavidade nasal, 240
Cefalematoma, 155, 206
Cefalocele, 207
Celulite periorbitária, 157
Ceratose, 169
Cervical, exame, 398
CHAT, teste, 454
Choro
- recém-nascido, 92
- rouco e estridor, 255
Cianose, 166, 291, 293
Cicatriz, 169
Ciclos de vigília/sono do recém-nascido, 416
Cifose, 164
Cintilografia, 288
- renal
- - dinâmica com DTPA, 351
- - estática com DMSA, 350

Índice Remissivo

Cintura diafragmática, 276
Circulação fetal e
   modificações após o
   nascimento, 309
Cirrose hepática, 321
Cistografia radioisotópica
   direta, 351
Cistos
- branquial, 269
- dermoide sublingual, 258
- lâmina dentária, 249
- tireoglosso, 269
Clinodactilia, 164
Clitóris, 363
Cofose, 227
Colestase neonatal, 321
Cólicas, 327
- nefrética, 339
Coloboma, 156
Coluna vertebral, exame,
   121, 397
- cervical, 398
- dorsal, 398
- lombar, 399
- recém-nascido, 99
Coma, 416
Complexo de Édipo, 458,
   462
Comunicação
- interatrial, 312
- interventricular, 292
Comunicação, médicos,
   4, 20
Condiloma acuminado, 365
Condução, 138
Conforto térmico, 138
Conhecimento, médicos, 4
Consulta médica, 67-73
- adolescente, 101-107
- - anamnese, 104
- - conclusão da consulta, 107
- - ectoscopia, 105
- - exame físico, 105
- - família, 103
- - identidade do médico, 103
- - órgãos e sistemas,
    exame, 106
- - particularidades, 104
- - questões éticas, 103
- - relação paciente-médico,
    103
- - saber ouvir, 103
- - sigilo, 103
- - situação emocional, 107
- - tempo, 103
- criança que não se deixa
   examinar, 79
- enfermaria e na Unidade
   de Terapia Intensiva, 82
- particularidades, 79
- primeira e atendimento de
   retorno, 75
- prontuário, 69, 71
- recém-nascido, 89-100
- - avaliação na sala de
    parto, 89
- - exame completo, 91-99

- - exame físico na sala de
    parto, 91
- - exame, pré-alta
    hospitalar, 100
- - exames rotineiros
    durante a internação na
    unidade neonatal, 99
- - período de transcrição e
    adaptação, 91
Contato, precauções para
   infecção, 48
Contração muscular,
   139, 385
Convecção, 138
Coordenação, avaliação, 405
Coreia de Sydenham, 151
Córnea, ectoscopia, 157
Corynebacterium
   diphtheriae, 260
Cotovelos, exame, 389
Coxsackievírus, 259
Crânio
- ectoscopia, 153
- recém-nascido, exame, 95
Craniossinostose, 154,
   204, 417
Craniotabes adquirida, 209
Crepitações, 286
Crescimento, avaliação,
   431-436
- adolescência, 433
- distúrbios, 435
- escolar, 433
- fatores reguladores, 432
- intrauterino, 432
- lactente, 432
- parâmetros, 435
- pré-escolar, 433
- variantes, 435
Criptorquidia, 358
Critérios de Tanner,
   desenvolvimento
   puberal
- feminino, 511
- masculino, 509
Crosta, 169
Curvas de crescimento, 513
- meninas
- - altura por idade, 518, 519,
    536, 537
- - comprimento por idade,
    517, 535
- - IMC por idade, 521, 522,
    539, 540
- - perímetro cefálico por
    idade, 520, 538
- - peso por idade, 514-516,
    532-534
- meninos
- - altura por idade, 527, 528,
    545, 546
- - comprimento por idade,
    526, 544
- - IMC por idade, 530, 531,
    548, 549
- - perímetro cefálico por
    idade, 529, 547

- - peso por idade, 523-525,
    541-543
Cyberbullying, 41

D

Dados vitais, 129-149
- pressão arterial, 129-137
- pulso arterial, 144-149
- temperatura corporal,
   137-144
Defeito do septo
   atrioventricular, 312
Deformidade de Sprengel,
   164
Dentes
- abscesso periapical, 253
- defeitos do esmalte, 251
- erupção, 248
- hematoma de
   erupção, 249
- natais, 249
- neonatais, 249
- traumatismos, 252
Dermatite das fraldas, 334
Desenvolvimento das
   crianças, 25
- acidentes, 52
- avaliação, 557
- - caderneta de saúde da
    criança, 562
- - escala de Denver, 558
- neuromotor, 439-451
- - anamnese, 442
- - sistema nervoso
    central, 440
- neuropsicomotor, 443
- - escalas de avaliação, 448
- - primeiro trimestre, 443
- - quarto trimestre, 448
- - segundo trimestre, 444
- - terceiro trimestre, 446
- psicológico, 452
- - diagnóstico
    psicopatológico na
    primeira infância, 452
- - discípulos de Lacan, 463
- - Freud, 456
- - Lacan, 462
- - "manhês", 464
- - Melanie Klein, 460
- - Piaget, 454
- - protocolos com
    indicadores de alerta
    para detecção precoce
    de problemas, 453
- - Spitz, 456
- - Wallon, 455
- - Winnicot, 461
- puberal, critérios de
   Tanner
- - feminino, 511
- - masculino, 510
Desidratação, 175
- causas, 176
- hipertônica, 178
- hipotônica, 178
- manifestações clínicas, 177

Desmame, 14
Difteria, 260
Diplegia, 403
Disacusias, 227
Disciplina, anamnese, 115
Disfunção miccional, 339
Displasia
- desenvolvimento do
   quadril, 393
- metafisária de McKusick,
   163
Disponibilidade, médicos, 7
Distonia, 409
Distopia testicular, 358
Distrofia muscular
   progressiva, 151
Distúrbios
- alimentares, 17
- aprendizado, 17
- atenção, 17
- obsessivo-compulsivo, 17
- regulação térmica, 140
- sono, 17
Disúria, 338
Diurese, 176
Doença
- Blount, 163
- hemorroidária, 333
- Kawasaki, 196
- neuromusculares, sinais
   sugestivos, 426
Dolicocefalia, 154, 417
Dolicodefalia, 204
Dor
- abdominal, 325, 339
- epigástrica, 326
- experiência (Freud), 4576
- garganta, 255
- lombar, 339
- ouvido, 227
- parietal, 327
- periumbilical, 326
- precordial, 292
- sistema locomotor, 379
- suprapúbica, 326
- visceral, 326, 339
Dorso, ectoscopia, 164
Drogas, abuso, 17

E

Ectopia testicular, 359
Ectoscopia, 120, 151-164
- abdome, 161
- adolescentes, 105
- boca, 159
- crânio, 153
- dorso, 164
- fácies, 152
- genitália, 162
- mandíbula, 160
- membros, 162
- nariz, 159
- olhos, 155
- orelhas, 158
- pescoço, 160
- recém-nascidos, 91
- tórax, 161

Índice Remissivo

Edema, 152
- pálpebras, 157
- sistema urinário, 338
Elastância, 279
Eletroencefalograma, recém-nascidos, 426
Eletroneuromiografia, 426
Eletrorretinograma, 426
Emissões otoacústicas (EOA), 234
Enantema, 166
Encefalocele, 159, 207
Enoftalmia, 155, 176
Enterovírus, 259
Enurese, 340, 341
Eosinofilia, 474
Epistaxe, 239
Epúlide congênita do recém-nascido, 250
Equilíbrio, avaliação
- dinâmico, 405
- estático, 406
Equimose, 166
Equipamento, antropometria, 123
Equipe
- relações cordiais, 7
- saúde da família, 36
Eritema, 166
Erosão, 169
Escafocefalia, 154, 204, 417
Escala
- analógica da dor, 381
- coma de Glasgow, 86
- Denver, 25, 558
Escama, 169
Escarlatina, 259
Esclerose, 169
Escolar, crescimento, 433
Escolaridade, anamnese, 115
Escoliose, 164, 398
Escoriação, 169
Escroto, exame, 354
Esfigmomanômetro, 131
- aneroide, 132
- coluna de mercúrio, 131
Esfíncteres, treinamento, 15
Esforço respiratório, 278
Espaço de Traube, 319
Espectroscopia de prótons por ressonância magnética de encéfalo, 426
Espirros, 239
Esquizofrenia, 17
Estado
- hiperalerta, 417
- mental, exame, 402
Estalidos, 299
Estereognosia, 414
Estetoscópio, 131
Estrabismo, 158, 211
- motilidade ocular, 219
Estridor, 286
Estupor, 416
Ética, 39-44
- adolescência, 42, 103

- prontuário clínico, 43
- relação médico-paciente, 26
- violência, 41
Evaporação, 139
Exame
- físico, 119-122
- - abdome, 121
- - abordagem do paciente/acompanhante, 120
- - adolescente, 105
- - articulações, 385
- - - coxofemorais, 390
- - - temporomandibulares, 389
- - atendimento da criança na enfermaria e na Unidade de Terapia Intensiva, 82
- - - cuidados com a criança gravemente enferma, 87
- - - equipamentos, 85
- - - exame físico, 83
- - - sinais de alerta, 84
- - - sinais e sintomas de gravidade, 83
- - cabeça, 120
- - cavidade bucal, 120
- - coluna vertebral, 121, 397
- - cotovelos, 389
- - criança que não se deixa examinar, 79
- - garganta, 120
- - genitália, 121
- - - ambígua, 368
- - - feminina, 363
- - - masculina, 354
- - ginecológico da adolescente, 371-378
- - - abdome, 376
- - - despedindo-se da paciente, 378
- - - encontro médico-paciente, 372
- - - genitália, 376
- - - identificação da paciente, 372
- - - impressão diagnóstica e conduta, 377
- - - mamas, 375
- - - recepção da paciente, 371
- - inspeção geral, 120
- - joelhos e pés, 121, 394
- - linfonodos, 189
- - mãos e punhos, 386
- - membros
- - - inferiores, 121
- - - superiores, 120
- - mensuração, 120
- - nariz, 120
- - nutrição, avaliação, 180
- - olhos, 120
- - ombros, 389
- - orelhas, 120
- - orofaringe, 258
- - pescoço, 120

- - pressão arterial, 130
- - recém-nascido
- - - abdome e pelve, 91, 97
- - - cabeça, 91, 95
- - - classificação, 92
- - - ectoscopia, 91
- - - garganta, 91
- - - genitália, 91, 98
- - - internação na unidade neonatal, 99
- - - locomotor, 91, 99
- - - nariz, 91
- - - olhos, 91
- - - ouvidos, 91
- - - parâmetros antropométricos, 92
- - - pele e anexos, 93
- - - pescoço, 95
- - - postura e choro, 93
- - - pré-alta hospitalar, 100
- - - primeiro (completo), 92
- - - sistema cardiovascular, 91, 97
- - - sistema nervoso, 91, 98
- - - sistema respiratório, 91, 96
- - região anorretal, 121
- - sistema locomotor, 383
- - tórax, 120
- - tornozelos e pés, 396
- laboratoriais, 469-476
- - especificidade, 471
- - hemograma completo, 471
- - parasitológico de fezes, 474
- - prevalência, 471
- - proteína C reativa, 476
- - sensibilidade, 470
- - urina, 475
- - valor preditivo, 471
- - variáveis de interferência, 470
- - velocidade de hemossedimentação (VHS), 476
- neurológico, 401-427
- - coordenação, 405
- - equilíbrio, 405
- - estado mental, 402
- - força muscular, 404
- - movimentos involuntários, 409
- - movimentos voluntários, 403
- - nervos cranianos, 409
- - recém-nascido, 416-427
- - - cabeça, medidas, 417
- - - ciclos de vigília/sono, 416
- - - complementares, 426
- - - doenças neuromusculares, 426
- - - lesões dos plexos nervosos e nervos periféricos, 425
- - - nervos cranianos, 417
- - - reflexos, 420

- - - síndromes neurológicas, 424
- - - tônus, 418, 419
- - - trinta e cinco semanas de idade, 423
- - - trinta e duas semanas de idade, 422
- - - trinta e sete semanas de idade, 422
- - - trinta semanas de idade, 422
- - - vinte e oito semanas de idade, 421
- - reflexos, 406
- - sensibilidade, 413
- - sinais meníngeos, 414
- - tônus muscular, 405
Exantema, 166
Exoftalmia, 155
Expiração, 277
Exposição materna a fatores teratogênicos, 290
Expressão facial, 152
Exulceração, 169

F

Face
- ectoscopia, 152
- grosseira, 153
- recém-nascido, exame, 96
Família, 4, 29-33
- alterações, 32
- moderna, 30
- reflexos das mudanças sobre as crianças e os adolescentes, 31
- saúde, 35
Faringe, 256
Faringotonsilites
- agudas, 258
- - bacterianas, 259
- - virais, 259
- crônicas, 260
Fases
- anal, 458
- falicogenital, 459
- oral, 458
Febre, 140, 142
- contínua, 143
- duração, 143
- evolução, modo, 143
- fisiopatologia, 144
- hepatosplenomegalia, 323
- início, 143
- intensidade, 143
- intermitente, 143
- investigação e diagnóstico, 144
- mecanismos, 143
- recorrente ou ondulante, 143
- remitente, 143
- semiologia, 143
- taxa de metabolismo basal, 137
- término, 143
- tifoide, 260

Índice Remissivo

573

Fendas labiais, 159
Fenômeno de Raynaud, 386
Fibronasofaringoscopia, 243
Fígado, 321
Fimose, 357
Fissura, 169
- anal, 333
Fístula(s)
- arteriovenosas, 300
- branquial, 269
- coronário-câmara, 300
Fluoresceína, 223
Fluxo expiratório
    máximo, 282
- avaliação do PFE, 282
- medida do PFE, 282
Fontanelas, crânio do
    recém-nascido, 95
Força muscular, 385
- avaliação, 404
Fotografia, método para
    identificação de
    problemas oculares, 223
Frequência
- cardíaca, 146
- respiratória, 280
Freud, 456
Fundoscopia, 223
Fungar (hábito), 238

G
Garganta (exame), 120,
    255-261
- anamnese, 116
- anatomofisiologia
    aplicada, 255
- complementares, 261
- faringotonsilites, 258-260
- inspeção, 257
- manifestações clínicas, 255
- recém-nascido, 91
- tonsilite, 260
Gastrosquise, 162
Gemidos, 287
Gengivas, 248
Gengivite, 251
Gengivoestomatite herpética
    aguda, 250
Genitália (exame), 121,
    353-369
- adolescentes, 105
- ambígua, 366
- - anamnese, 367
- - exame físico, 368
- ectoscopia, 162
- feminina, 362
- - adolescentes, 376
- - anamnese, 362
- - clitóris, 363
- - condiloma acuminado, 365
- - inspeção, 363
- - palpação, 365
- - prolapso da uretra, 364
- - puberdade precoce, 364
- - sinéquia de pequenos
    lábios, 365
- - vulvovaginite, 362

- masculina, 354
- - anamnese, 354
- - balanopostite, 357
- - criptorquidia, 358
- - distopia testicular, 358
- - ectopia testicular, 359
- - epididimites, 361
- - fimose, 357
- - hérnia inguinal, 360
- - hidrocele, 361
- - inspeção, 354
- - micropênis, 356
- - orquites, 361
- - palpação, 355
- - testículo migratório, 359
- - torção do testículo, 361
- - varicocele, 361
- recém-nascido, 91, 98
Geno
- valgo, 394
- varo, 394
Gestantes, pressão
    arterial, 136
Glândulas salivares, 266
Glomerulonefrite, 342
Glossite migratória
    benigna, 250
Goma, 168
Gotículas, precauções para
    infecções, 47
Grafestesia, 414
Grafianestesia, 414
Grandes lábios, 363
Gravidade dos sintomas,
    sinais, 83
Gripe, 243

H
Habilidades do médico, 4-9
- atendimento, 5
- auxílio às mães no
    cuidado com os
    bebês e crianças, 7
- comunicação, 4
- culpa das mães, 6
- decisão de internação, 7
- desenvolvimento
    de pensamento
    integrado, 4
- disponibilidade, 7
- família (entendimento), 4
- fúria do usuário, 6
- habilidade psicomotora, 4
- informação
    (conhecimento), 4
- lidar com mesmice, 6
- organização do sistema
    de saúde local e
    regional, 8
- percepção, 4
- profissionais envolvidos, 7
- protocolos, 8
- suspeita de violência, 6
- tomada de decisões, 4
Hábito de fungar, 238
Hemangiomas, 270
Hematoma, 166, 169

Hematúria
    macroscópica, 338
Hemimegalencefalia, 204
Hemiparesia, 403
Hemiplegia, 403
Hemissíndromes, 425
Hemograma completo, 471
Hepatomegalia, 320
Hepatosplenomegalia, 322
- adenomegalia, 323, 325
- anemia, 323, 325
- dados familiares e
    epidemiológicos, 323
- doenças associadas, 326
- febre, 323, 325
- icterícia, 324, 325
- macrocefalia, 324, 325
- manifestações oculares,
    324, 325
- microcefalia, 324, 325
- pele, 324
- retardo do
    desenvolvimento
    neuropsicomotor,
    324, 325
- sangramentos, 324, 325
- sistemas
- - cardiovascular, 324, 325
- - geniturinário, 324, 325
- - locomotor, 324
- - respiratório, 324, 325
- testes diagnósticos, 327
- trato gastrointestinal,
    324, 325
Hérnia(s)
- abdominais, 162
- inguinal, 329, 360
- umbilical, 317
Herpangina, 259
Herpes simples, 250, 259
Hidratação, avaliação do
    estado, 175
- desidratação,
    diagnóstico, 178
- diurese, 176
- elasticidade da pele, 176
- enoftalmia, 176
- manifestações clínicas, 177
- perfusão da
    extremidade, 176
- peso, 177
- pulsos, 176
- semiotécnica, 176
- turgor dos tecidos, 176
- umidade das mucosas, 176
Hidrocefalia, 203
Hidrocele, 330
Hidroencefalocele, 207
Higroma cístico, 270
Hipercifose, 398
Hipercromia, 167
Hiperemia dos lábios, 159
Hiperidratação, 175
Hiperlordose, 398
Hiperosmia, 239
Hiperplasia adrenal
    congênita, 366

Hipertelorismo, 155
Hipertensão arterial,
    338, 347
Hipertermia, 143
- maligna, 143
Hipertrofia dos
    linfonodos, 188
Hipoacusia, 227
Hipofaringe, 256
Hipófise, 140
Hiporexia, 239
Hiposmia, 239
Hipotálamo, 138
Hipotelorismo, 155
Hipotensão arterial, 85
Hipotermia, 144
Hipotireoidismo, 11
Holoprosencefalia, 159
Homocistinúria, 163
Hormônios
- antimülleriano (AMH), 353
- taxa de metabolismo
    basal, 137
HPV, 365
Humor, transtornos, 11, 17

I
Icterícia, 323
Imitanciometria, 234
Incontinência urinária, 339
Índice de Apgar, 90
Infecções
- precauções, 45-49
- - aerossóis, 46
- - contato, 48
- - gotículas, 47
- - profissionais da área, 49
- - recomendações para
    prevenção e controle, 47
- - respiratórias, 284
- testículos, 362
- trato urinário, 340
Infiltração, 169
Inspeção, 120
- abdome, 121
- - recém-nascido, 98
- abdome, 315
- boca, 120, 257
- cabeça, 120
- crânio do recém-nascido, 95
- faringe, 257
- garganta, 120
- genitália, 121
- - feminina, 363
- - masculina, 354
- - recém-nascido, 98
- membros superiores e
    inferiores, 120, 121
- nariz, 120
- nasal, 241
- olhos, 120, 215
- orelhas, 120, 228
- pescoço, 120, 263
- região anorretal, 121
- sistema
- - cardiovascular do
    recém-nascido, 97

- - respiratório, 276
- - - recém-nascido, 96
- - urinário, 345
- tórax, 120
Inspiração, 277
Insuficiência
- cardíaca congestiva (ICC), 293
- renal
- - aguda, 343
- - - necrose tubular, 343
- - - pós-renal, 343
- - - pré-renal, 343
- - crônica, 344
Inteligência sensorimotora, 454
Internação na unidade neonatal, exames rotineiros, 99
Internação, capacidade de tomada de decisão dos médicos, 7
Invaginação intestinal, 320
Irradiação, 138

J
Joelhos, exame, 121, 394

K
Korotkoff, ruídos, 134
Kwashiorkor, 183

L
Lacan, 462
Lactente, crescimento, 432
Laringe, 266
Laringo-faringe, 256
Latência, 459
Lesão
- nervo
- - ciático, 426
- - fibular, 426
- - mediano, 425
- - radial, 425
- plexo braquial, 425
- plexo lombossacro, 425
Letargia, 416
Leucocitose, 472, 473
Leucodermia, 167
Leucopenia, 472
Libido, 457
- fases de evolução, 458
Linfadenomegalia, 188
- generalizada, 192
- infecciosa, 192
- localizada, 192
- não infecciosa, 196
Linfadenopatia, 188
- abordagem da criança, 196
- generalizada, 188
- localizada, 188
Linfangiomas, 270
Linfocitose, 474
Linfonodos, 187-198
- abordagem semiológica, 188
- amigdaliano, 193

- anamnese, 189
- aumento, 188
- axilares, 190, 194
- biópsia, 198
- cabeça e pescoço, 190
- cervicais, 193, 258
- coalescência, 191
- comprometidos, 192
- consistência, 191
- desenvolvimento, 188
- diagnóstico diferencial, 191
- dor, 191
- epitrocleares, 194
- estrutura, 188
- exame físico, 189
- função, 188
- infraclaviculares, 194
- inguinais, 190, 194
- localização, 191
- occipitais, 193
- palpação, 190
- pré-auriculares, 193
- relação com estruturas adjacentes, 191
- retroauriculares, 193
- sensibilidade, 191
- submandibulares, 193, 258
- submentonianos, 193, 258
- supraclaviculares, 193
- tamanho, 191
- temperatura, 191
Língua
- framboesa, 257
- geográfica, 250, 257
- lisa e pálida, 257
- macroglossia, 257
- magenta, 257
- saburrosa, 257
Liquenificação, 169
Litíase, 342
Lividez, 166
Lordose, 164
Luvas, uso, 46, 48

M
Macrocefalia, 203, 324
Macrocitose, 472
Macrocrania, 153
Macroglossia, 257
Macrognatia, 160
Macrostomia, 159
Mães, capacidade dos médicos de lidar, 6, 7
Malformações congênitas da orelha, 229
Mamas, exame nas adolescentes, 375
Manchas, 165
- anêmica, 167
- vascular, 166
Mandíbula, ectoscopia, 160
"Manhês", 464
Manobras
- cachecol/xale, 419
- calcanhar-orelha do recém-nascido, 419
- contenção da urina, 340

Mãos
- exame, 386
- higienização, 46-48
Marasmo, 183
Máscara, 46
Masturbação, 15
Material médico-hospitalar, precauções para infecção, 47
Medicamentos, anamnese, 115
Medidas
- cabeça, 202
- circunferência
- - braquial, 184
- - cervical, 267
- pênis, 356
- prega cutânea do tríceps, 184
Medidas das crianças, 125
Megalencefalia, 204
Melaine Klein, 460
Membrana timpânica, alterações, 229
Membros, exame, 120, 121
- ectoscopia, 162
- reação de endireitamento dos recém-nascidos, 418
- recém-nascidos, 99
Mensuração, 120
- crânio do recém-nascido, 95
Mesomelia, 162
Microcefalia, 154, 202, 324
Micrognatia, 160
Micropênis, 356
Microtia, 229
Midríase, 157
Miíase nasal, 240
Milium, 159
Miopatias congênitas, 151
Miose, 157
Mobilidade
- articular, 387
- pescoço, 265
Mononucleose, 259
Monoparesia, 403
Monoplegia, 403
Movimentos, exame
- coreicos, 408
- involuntários, 408
- voluntários, 403
Mucocele, 250
Mucosas, umidade, 176
Músculos
- digástrico, 264
- esternocleidomastóideo, 264
- exame, 384
- omo-hióideo, 264
- respiração, 278
- trapézio, 264

N
Narcisismo, 457
Nariz (exame), 120, 237-243
- anamnese, 116
- cefaleia e dor na cavidade nasal, 240

- ectoscopia, 159
- epistaxe, 239
- espirros, 239
- fibronasofaringoscopia, 243
- hiporexia, 239
- inspeção, 241
- obstrução, 237
- olfato, distúrbios, 239
- palpação, 241
- percussão, 241
- radiografia simples de seios da face, 244
- recém-nascido, 91, 96
- rinite
- - alérgica, 242
- - lactente, 243
- - medicamentosa, 243
- - vasomotora, 243
- - viral aguda, 243
- rinorreia, 238
- rinoscopia anterior, 241
- sinusite bacteriana, 243
- tomografia dos seios da face, 244
Nasofaringe, 256
Nervos cranianos, avaliação, 409
- abducente, 410, 411
- acessório, 410, 413
- facial, 410, 412
- glossofaríngeo, 410, 413
- hipoglosso, 410, 413
- oculomotor, 410, 411
- olfatório, 409, 410
- óptico, 409, 410
- recém-nascido, 417
- trigêmeo, 410, 412
- troclear, 410, 411
- vago, 410, 413
- vestibulococlear, 410, 412
Neuroimagem pediátrica, 485
Neutrofilia, 473
- genética/étnica, 473
Neutropenia, 472
- autoimune, 473
- étnica, 473
- medicamentosa, 473
- pós-infecciosa, 473
Nictúria, 339
Nistagmo, 158, 413
Noctúria, 339
Nódulo, 168
- Bohn, 249
Nutrição, avaliação, 178
- adolescentes, 184
- bioquímica, 184
- circunferência braquial, 184
- deficiências, achados clínicos, 180
- distúrbios, classificação, 181
- - casos graves, 182
- - Gomez, 182
- - Organização Mundial de Saúde (OMS), 182
- - Waterlow, 182

Índice Remissivo

- etapas a serem cumpridas, 185
- exame físico, 180
- inquérito alimentar, 180
- medida da prega cutânea do tríceps, 184
- obesidade, 184
- recém-nascidos, 183
- sobrepeso, 184

O

Obesidade, 17, 184
- pressão arterial, 136
Objetos transicionais, 14
Obnubilação, 416
Obstrução
- nasal, 237
- via aérea, 279
Oclusopatias, 253
Odinofagia, 255
Olfato, distúrbios, 239
Olhos (exame), 120, 211-224
- acuidade visual, 215
- - crianças na fase pré-verbal, 217
- - fase verbal, 217
- - orifício estenopeico, 218
- - quando referir, 218
- anamnese, 116
- ectoscopia, 155
- estrabismo e motilidade ocular, 219
- fluoresceína, 223
- fundoscopia, 223
- indicações, 214
- inspeção, 215
- métodos, 213
- pupilas, 221
- recém-nascidos, 91, 96
- teste do reflexo vermelho, 219
- testes automatizados de triagem, 223
- triagem ocular, 215
Oligoanúria, 339
Oligúria, 338
Ombros, exame, 389
Orelhas (exame), 120, 225-234
- alterações da membrana timpânica, 229
- anamnese, 116, 226
- anatomia e fisiologia aplicadas, 226
- audição, queixas, 227
- audiometria, 234
- dor de ouvido, 227
- ectoscopia, 158
- imitanciometria, 234
- inspeção, 228
- malformações congênitas, 229
- otites, 230
- otorreia, 227
- otoscopia, 228
- perdas auditivas, 230
- recém-nascido, 91, 96

- reflexo estapédio, 234
- sistematização, 228
- teste de emissões otoacústicas (EOA), 234
- timpanometria, 234
- triagem auditiva neonatal universal, 234
- vertigem, 227
Orifício estenopeico, 218
Orofaringe, 256
- exame, 258
Orquidômetro de Prader, 359
Oscilômetro, 132
Otalgia, 227
Otites, 230
- externa, 230
- - aguda difusa, 230
- - aguda localizada, 230
- - corpo estranho, 231
- - fúngica, 231
- - herpética, 231
- - maligna ou necrosante, 231
- - parasitária, 231
- - traumática, 231
- média, 232
Otorreia, 227
Otoscopia, 228
Ouvido, ver Orelha
Oxicefalia, 206
Oxiuríase, 334

P

Paciente, 19, 20
Padrão respiratório, 277
Palato, 258
Palpação
- abdome, 121, 318, 320
- - recém-nascido, 98
- artérias
- - aorta abdominal, 145
- - aorta, 145
- - axilar, 145
- - braquial, 145
- - carótida, 145
- - femoral, 145
- - pediosos, 145
- - poplíteo, 145
- - radial, 145
- - subclávia, 145
- - temporal, 145
- - tibial, 145
- boca, 120
- cabeça, 120, 209
- cervical, 258
- crânio do recém-nascido, 95
- garganta, 120
- genitália, 121
- - feminina, 365
- - masculina, 355
- - recém-nascido, 98
- linfonodos, 190
- mamas, 375
- membros superiores e inferiores, 120, 121
- nariz, 120, 241
- olhos, 120

- orelhas, 120
- pescoço, 120, 266
- região anorretal, 121
- sistema
- - cardiovascular do recém-nascido, 97
- - respiratório, 284
- - - recém-nascido, 96
- - urinário, 345
- tireoide, 267
- tórax, 120
Pápula, 168
Paralisia dos nervos cranianos, 152
Paramixovírus, 259
Paraparesia, 403
Paraplegia, 403
Parentalidade, 33
Parosmia, 239
Parto de risco, fatores associados, 90
Pé(s)
- exame, 121
- talus verticalis, 397
- torto congênito, 164
- torto, 397
Pediatria, prática, 1-9
- habilidades essenciais ao médico, 4-9
- - acompanhar o ritmo do atendimento, 5
- - auxiliar as mães no cuidado com o bebê e desenvolvimento emocional das crianças, 7
- - capacidade de lidar com a suspeita de violência, 6
- - capacidade de lidar com os protocolos, 8
- - compreender e lidar com a culpa das mães, 6
- - comunicação, 4
- - conhecimento, 4
- - decisão de internar uma criança, 7
- - desenvolver relações cordiais com os profissionais envolvidos no atendimento, 7
- - desenvolvimento de pensamento integrado, 4
- - disponibilidade, 7
- - entender a família, 4
- - lidar com a fúria do usuário, 6
- - lidar com a mesmice, 6
- - percepção, 4
- - psicomotora, 4
- - sistema de saúde local e regional, 8
- - tomada de decisões, 4
Peito de pombo, 161, 276
Pele
- elasticidade, 176
- lesões, 165-173
- - abscesso, 169
- - acometimento, 173

- - acuminada, 171
- - alvo ou íris, 171
- - anular 171
- - atrofia, 169
- - bolha, 169
- - ceratose, 169
- - cianose, 166
- - cicatriz, 169
- - circinada, 171
- - corimbiforme, 171
- - crosta, 169
- - discoide, 171
- - enantema, 166
- - eritema, 165
- - erosão ou exulceração, 169
- - escama, 169
- - esclerose, 169
- - escoriação, 169
- - espiralada, 171
- - exantema, 166
- - fissura ou rágade, 169
- - generalizada, 173
- - geográfica, 171
- - girada, 171
- - goma, 168
- - gotada, 171
- - hematoma, 169
- - herpetiformes, 173
- - hipercromia, 167
- - infiltração, 169
- - leucodermia, 167
- - linear, 171
- - liquenificação, 169
- - lividez, 166
- - localizada, 173
- - mancha
- - - anêmica, 167
- - - vascular, 166
- - nódulo, 168
- - numular, 171
- - pápula, 168
- - placa, 168
- - puntiforme, miliar ou lenticular, 171
- - púrpura, 166
- - serpiginosa, 171
- - telangiectasia, 167
- - úlcera, 169
- - universal, 173
- - urtica, 168
- - vesícula, 169
- - zosteriformes, 173
- pescoço, 265
- recém-nascido, exame, 93
- - cor, 93
- - descamação, 93
- - edema, 93
- - elasticidade anormal, 93
- - lesões e achados fisiológicos, 93
- sistema locomotor, comprometido, 381
Pênis, exame
- inspeção, 354
- palpação, 355
Pensamento integrado, médicos, 4

Pequenos lábios, 363
Percepção dos médicos, 4
Percussão
- abdome, 121, 318
- - recém-nascido, 98
- membros superiores e
    inferiores, 120, 121
- nariz, 241
- sistema respiratório, 284
- - recém-nascido, 96
- sistema urinário, 346
- tórax, 120
Perdas auditivas, 230
Perfusão da extremidade, 176
Periodontite, 251
Pérola de Epstein, 249
Persistência do canal
    arterial, 300, 312
Pescoço (exame), 120, 263-270
- anatomia, 263
- ausculta, 266
- cisto
- - branquial, 269
- - tireoglosso, 269
- ectoscopia, 160
- estruturas que compõem a
    anatomia, 264
- fístula branquial, 269
- forma, 263
- hemangiomas, 270
- higroma cístico, 270
- imaginologia, 489
- inspeção, 263
- lesões, diagnóstico
    diferencial, 268
- linfangiomas, 270
- mobilidade, 265
- palpação, 266
- pele, 265
- posição, 263
- pulsações arteriais e
    venosas, 265
- recém-nascido, 96
- teratomas cervicais, 270
- trígonos, 264
- volume, 263
Peso
- desidratação, 177
- taxa de metabolismo
    basal, 137
PET, 427
PET/CT, 484
Petéquia, 166
Piaget, 454
Piloereção, 139
Placa, 168
Plagiocefalia
- anterior, 205
- posterior, 206
Plagiocefalia, 154
Poiquilotermia, 144
Polaciúria, 338
Polidactilia, 163
Poligrafia neonatal, 426
Pólipo retal, 334
Poliúria, 338
Ponto de McBurney, 320

Postura do recém-nascido, 93
Potencial evocado
- auditivo, 426
- visual, 426
Pré-alta, exame, 100
Pré-escolar,
    crescimento, 433
Precauções-padrão,
    infecção, 45
Prega epicantal, 156
Pressão arterial, 129-137
- abordagem do paciente, 130
- causas de erros na
    medida, 136
- definição, 129
- diferencial, 136
- exame físico, 130
- fatores de influência, 134
- fatores determinantes, 129
- fisiopatologia, 129
- gestantes, 136
- importância da
    medição, 129
- medida, 131, 347
- membros inferiores, 136
- métodos de aferição, 131
- monitoração ambulatorial
    (MAPA), 137
- obesos, 136
- orientações gerais, 135
- posição ereta, 136
- recém-nascido, 97
- técnica de aferição, 135
- valores, 133
- valores, 551-555
Primeira consulta, 75
Prolapso retal, 334
Prontuário clínico, 43, 69
- componentes, 70
- eletrônico, 71
- regras básicas
    para registro das
    informações, 70
Proptose, 155
Proteína C reativa, 476
Protetor ocular, 46
Protocolos, 8
Psicologia, 7-11
- amamentação e
    vínculo, 13
- anamnese, 12
- aprendizagem escolar, 15
- bebês e objetos
    transicionais, 14
- desmame, 14
- puberdade e
    adolescência, 16
- reações impulsivas diante
    do "não" e a conquista
    da autonomia, 14
- sexualidade e
    masturbação, 15
- treinamento dos
    esfíncteres, 15
Psicomotora (habilidade),
    médicos, 4
Ptose, 156

Puberdade, 16, 433
- precoce
- - meninas, 364
- - meninos, 356
Puericultura, 24
Pulso arterial, 145-149
- alternante, 147
- anácroto, 147
- arritmia respiratória, 147
- bigeminado, 147
- bisferiens, 147
- características a serem
    avaliadas, 145
- - frequência cardíaca, 146
- - onda, 146
- - ritmo, 146
- - simetria, 146
- - velocidade, 146
- célere, em martelo
    d'água ou pulso de
    Corrigan, 147
- decapitado, 147
- dicrótico, 148
- distúrbios do ritmo
    cardíaco, 149
- filiforme, 148
- fisiopatologia, 144
- irregular, 148
- palpação das artérias
- - aorta abdominal, 145
- - aorta, 145
- - axilar, 145
- - braquial, 145
- - carótida, 145
- - femoral, 145
- - pediosos, 145
- - poplíteo, 145
- - radial, 145
- - subclávia, 145
- - temporal, 145
- - tibiais, 145
- paradoxal, 147
- parvus, 147
- pequeno e célere, 147
- pressão venosa central, 148
- sinal de Kussmaul, 149
- tardus, 147
- técnica do exame, 144
- venoso, 148
Pulsões (Freud), 457
Punhos, exame, 386
Pupilas, avaliação, 157, 221
Púrpura, 166
Pústula, 169

Q
Quadril, exame, 392
Queloide, 169

R
Radiografias, 477
- cavum, 244
- simples de seios da face,
    244
- simples do abdome, 350
- tórax, 287

Radiologia na prática
    pediátrica, 477-506
Rágade, 169, 240
Raquitismo, 163
Reações
- impulsivas diante do
    "não", 14
- leucemoide, 473
Recém-nascidos
    (consulta), 89-100
- adequado para a idade
    gestacional (AIG), 92
- avaliação na sala de
    parto, 89
- baixo peso (RNBP), 92
- estado nutricional,
    classificação, 183
- exame físico
- abdome, 97
- cabeça e pescoço, 95
- classificação, 92
- completo, 91
- genitais, 98
- parâmetros
    antropométricos, 92
- pele e anexos, 93
- postura e choro, 93
- sala de parto, 91
- - cabeça, olhos, ouvido,
    nariz e garganta, 91
- - ectoscopia, 91
- - genitália, 91
- - locomotor, 91
- - nervoso, 91
- - sistema respiratório, 91
- - sistemas
- - cardiovascular, 97
- - locomotor, 99
- - nervoso, 98
- - respiratório, 96
- exame neurológico,
    416-427
- ciclos de vigília/sono, 416
- complementares, 426
- doenças
    neuromusculares,
    sinais, 426
- lesões dos plexos
    nervosos e nervos
    periféricos, 425
- - medidas da cabeça, 417
- - nervos cranianos, 417
- - reflexos, 420
- - síndromes, 424
- - tônus, avaliação, 419
- - trinta e cinco semanas de
    idade, 423
- - trinta e duas semanas de
    idade, 422
- - trinta e sete semanas de
    idade, 424
- - trinta semanas de
    idade, 422
- - vinte e oito semanas de
    idade, 421
- grande para a idade
    gestacional (GIG), 92

Índice Remissivo

- internação na unidade neonatal, exames rotineiros, 99
- malnutrido fetal grau I, II e III, 92, 93
- muito baixo peso (RNMBP), 92
- muito muito baixo peso (RNMMBP), 92
- pequeno para a idade gestacional (PIG), 92
- período de transcrição e adaptação, 91
- peso excessivo, 92
- pós-termo, 92
- pré-alta, exame, 100
- pré-termo, 92
- prematuros, avaliação nutricional, 183
- termo, 92
Receptores cutâneos térmicos, 138
Reflexos, 406
- apoio plantar, 421
- aquileu, 407
- cremasteriano, 407
- cutâneo plantar, 407
- estapédio, 234
- extensão cruzada, 421
- Hirschberg, 222
- Moro, 420
- osteotendinosos, 420
- patelar, 407
- pontos cardeais, 420, 421
- preensão palmar, 421
- profundos, 408
- sucção, 420
- superficiais, 406
- tônico-cervical assimétrico (RTCA), 421
Região
- anorretal, 331
- inguinal, 329, 355, 360
- sacrococcígea, 334
Régua antropométrica, 124
Relação médico-paciente, 19-27
- adolescência, 103
- construção, 20
- desenvolvimento, conceito, 25
- ética, questões, 26
- experiência interessante, 26
- médico, 21
- paciente, 19, 20
- palavra: uma fonte de mal-entendidos, 20
- puericultura, 24
- quem está no centro da relação, 19
- relação transferencial, 27
- semiologia, 22, 23
- técnico (o médico no lugar do não saber), 25
Resfriado, 243
Ressonância magnética, 288, 482

- encéfalo, recém-nascidos, 426
- medula, recém-nascidos, 426
Retenção urinária, 340
Retinoblastoma, 211, 219
Rigidez de nuca, 414
Rinite
- alérgica, 242, 275
- lactente, 243
- medicamentosa, 243
- vasomotora, 243
- viral aguda, 243
Rinorreia, 238
Rinoscopia anterior, 241
Ritmo
- circadiano da temperatura, 137
- pulso arterial, 146
- respiratório, 278
Rizomelia, 162
Rosário costal, 161, 276
Ruídos
- intracranianos, 95
- Korotkoff, 134

S
Sala de parto, avaliação e exame do recém-nascido, 89, 91
Salmonella typhi, 260
Sarampo, 259
Satisfação, experiência, 456
Saúde, 35
- família e comunidade, 35
Semiologia, 22, 23
Sensibilidade, avaliação, 413
Sensores térmicos, 138
Seropápulas, 168
Sexo, taxa de metabolismo basal, 137
Sexualidade infantil, 15, 457
- anamnese, 15
Sibilos, 286
Sinal
- Blumberg, 320
- Brudzinski, 414
- Kernig, 414
- meníngeos, 414
- psoas, 320
- Rovsing, 320
Síncope, 292
Sindactilia, 163
Síndrome(s)
- Alagille, 307
- Apert, 307
- bebê sacudido (shaken baby syndrome), 42
- cardiofasciocutânea, 308
- Carpenter, 307
- CHARGE, 307
- Costellos, 307
- Cri du chat, 307
- Crouzon, 154
- deleção 8p23, 307
- depressão do SNC (com hipotonia), 424

- DiGeorge, 307
- Down, 307
- Edwards, 307
- Ehlers-Danlos, 307
- Ellis-Van Creveld, 307
- hemi-hipertrofia, 163
- Heterotaxia, 307
- hiperexcitabilidade, 424
- Holt-Oram, 308
- Hurler, 308
- irritativa (com hipotonia), 425
- Jacobsen, 308
- Kartagener, 308
- Klippel-Trenaunay-Weber, 163
- Leopard, 308
- mão-pé-boca, 259
- Marfan, 163
- Marfan, 308
- Munchausen por procuração, 42
- nefrótica, 342
- Noonan, 308
- Patau, 308
- Russell-Silver, 152
- Sandifer, 161
- Sotos, 154
- Tourette, 17
- Treacher-Collins, 152
- Turner, 308
- Vater, 308
- Williams, 308
- Wolff, 308
Sinéquia de pequenos lábios, 365
Sintomas, 12
Sinusite, 240, 243
Sistemas
- cardiovascular
- - anamnese, 116
- - cardiopatias congênitas, 304-313
- - cianose, 293
- - doenças maternas, 290
- - exposição materna a fatores teratogênicos, 290
- - história
- - - familiar de cardiopatia congênita, 290
- - - obstétrica de morte, 290
- - - pré-natal de infecção materna, 290
- - idade materna, 290
- - quarta bulha (B4), 299
- - recém-nascido, 91, 97
- - segunda bulha (B2), 298
- - semiologia, 289-304
- - sopros, 300-303
- - terceira bulha (B3), 299
- digestório, ver Abdome
- geniturinário, anamnese, 116
- locomotor, 379-399
- - anamnese, 116, 379
- - articulações, 385, 389
- - coluna vertebral, 397

- - cotovelos, 389
- - dor, 379
- - história
- - - familiar, 382
- - - pregressa, 382
- - joelho, 394
- - lesões cutâneas, 381
- - mãos e punhos, 386
- - músculos, 384
- - ombros, 389
- - pele, pelos e mucosas, 383
- - pés, 396
- - recém-nascido, 91, 99
- - sinais gerais, 381
- - sistema
- - - cardiovascular, 381, 383
- - - gastrintestinal, 381, 384
- - - geniturinário, 382
- - - nervoso, 382, 384
- - - respiratório, 381, 383
- - tornozelos, 396
- musculoesquelético, imaginologia, 501
- nervoso, 401-427
- - anamnese, 116
- - central, desenvolvimento, 440
- - exame neurológico, 401-415
- - - recém-nascido, 416-427
- - recém-nascido, 91, 98
- - temperatura corporal, 139
- respiratório, exame, 275-288
- - anamnese, 116
- - ausculta respiratória, 285
- - cintilografia, 288
- - esforço respiratório, 278
- - fluxo expiratório máximo, 282
- - frequência respiratória, 280
- - inspeção, 276
- - músculos da respiração, 278
- - padrão respiratório, 277
- - palpação, 284
- - percussão, 284
- - radiografia de tórax, 287
- - recém-nascido, 91, 96
- - ressonância magnética, 288
- - ritmo respiratório, 278
- - tomografia computadorizada, 288
- - tórax, forma, 276
- - ultrassonografia, 287
- urinário, 337-351
- - algúria, 338
- - alterações anatômicas, 341
- - anamnese, 345
- - anúria, 339
- - apresentações assintomáticas, 344
- - ausculta, 347
- - cólica nefrética, 339
- - disfunção miccional, 339
- - disúria, 338

Índice Remissivo

- - dor
- - - abdomnal, 339
- - - lombar, 339
- - - vesical, 339
- - edema, 337
- - enurese, 341
- - exames complementares, 348
- - - avaliação da função renal, 349
- - - bacteriúria, 348
- - - cintilografia renal, 350, 351
- - - cistografia radioisotópica direta, 351
- - - estudo urodinâmico, 351
- - - histopatológicos, 351
- - - imagens, 349
- - - radiografia simples do abdome, 350
- - - ultrassonografia, 349
- - - uretrocistografia miccional, 350
- - - uretrocistoscopia, 351
- - - urina rotina, 348
- - - urografia excretora, 350
- - exame físico, 345
- - glomerulonefrite, 342
- - hematúria macroscópica, 338
- - hipertensão arterial, 338
- - infecção do trato urinário, 340
- - inspeção, 345
- - insuficiência renal
- - - aguda, 343
- - - crônica, 344
- - litíase, 341
- - medida da pressão arterial, 347
- - nictúria, 339
- - noctúria, 339
- - oligoanúria, 339
- - oligúria, 338
- - palpação, 345
- - percussão, 346
- - polaciúria, 338
- - poliúria, 338
- - síndrome nefrótica, 342
- - tubulopatias, 344
- - uremia, 339
- - urina fétida, 338
Sobrancelhas, avaliação, 157
Sobrepeso, 184
Sono, anamnese, 115
Sons respiratórios
- adventícios, 286
- atrito pleural, 286
- broncovesicular, 286
- bronquial, 286
- crepitações, 286
- estridor, 286
- fisiológicos, 286

- gemidos, 287
- normais, 285
- sibilos, 286
- vesicular, 286
Sopros cardíacos, 299
- arteriovenosas, 300
- diastólicos, 300
- fístula coronário-câmara, 300
- inocentes, 300, 302
- persistência do canal arterial, 300
- sistodiastólicos, 300
- sistólicos, 300
SPECT, 427
Spitz, 456
Streptococcus pyogenes, 259
Sudorese, 139
Sulco Harrison, 276
Surdez, 227
SUS (Sistema Único de Saúde), 8
Suturas, crânio do recém-nascido, 95

T

Taquipneia, 295
Taxa de metabolismo basal, 137
Tecidos, turgor, 176
Técnico, médico, 25
Telangiectasias, 157, 167
Temperamento, anamnese, 115
- monitoração, locais, 140
Temperatura corporal, 137-144
- aferição, 140
- axilar, 142
- centro integrador, 139
- conceito de termogênese, 137
- contração muscular, 139
- controle, 137
- corforto térmico, 138
- distúrbios, 140
- febre, 142, 144
- fisiologia da termorregulação normal, 137
- hipertermia, 143
- hipófise, 140
- hipotermia, 144
- limites extremos toleráveis, 140
- oral, 141
- piloereção, 139
- poiquilotermia, 144
- retal, 141
- ritmo circadiano, 137
- sensores térmicos, 137
- sistema nervoso, 139
- taxa de metabolismo basal, 137

- testa, 142
- timpânica, 141
Teratomas
- cervicais, 270
- sacrococcígeo, 335
Termogênese, 137
- química celular, 139
Teste do reflexo vermelho (olhos), 219
- anisometropia, 220
- catarata, 220
- estrabismo, 220
- hemorragia vítrea, 220
- retinoblastoma, 220
Testículo, exame, 358
- infecções, 362
- torção, 361
- volume, valores, 360
Testosterona, 353
Tétano, 1
Tetralogia de Fallot, 151
Tetraparesia, 403
Tetraplegia, 403
Timpanometria, 234
Tireoide, exame, 267
- ausculta, 267
- inspeção estática, 267
- mensuração da circunferência cervical, 267
- palpação, 267
Tireotoxicose, 11
Tomografia computadorizada, 480
- crânio, recém-nascidos, 426
- seios da face, 244
- sistema respiratório, 288
Tomada de decisões, médico, 4
Tonsilite
- aguda recorrente, 260
- críptica, 261
- crônica hipertrófica, 260
Tônus, 385
- exame, 404
- recém-nascido, 99, 418, 422
Toque retal, 332
Tórax, exame, 120
- ectoscopia, 161
- em funil, 161
- em quilha (peito de pombo), 161, 276
- enfisematoso, 276
- forma, 276
- imaginologia, 489
- infundibular, 276
Torção de testículo, 361
Tornozelos, exame, 396
Trabalho da criança e do adolescente, 59-65
- agricultura, 64
- coleta em depósito de lixo, 64
- conceito, 60
- confecção, 64

- controle do problema, papel do SUS e dos profissionais de saúde, 63
- domésticos, 64
- efeitos sobre o crescimento, 62
- identificação, 60
- investigação das condições e das relações com o processo saúde-doença, 63
- oficina mecânica, 64
- olaria/cerâmica, 64
- panorama da situação, 61
- prostituição, 64
- rua, 64
- setor de serviços, 64
Tracto de sinus dérmico, 208
Traqueia, 266
Tremores, 408
Triagem Auditiva Neonatal Universal (TANU), 234
Trigonocefalia, 206
Trígonos, pescoço, 264
Trofismo muscular, 384
Trombocitopenia, 474
Trombocitose, 474
Tuberculose, 260
Tubulopatias, 344
Tumor, 168
- assoalho da boca, 258
Turgor, 152
Turricefalia, 206

U

Ulceração, 169
Ultrassonografia, 480
- coluna do recém-nascido, 426
- sistemas
- - respiratório, 287
- - urinário, 349
- transfontanelar, 426
Umbigo, 318
Unhas do recém-nascido, exame, 95
Unidade de Terapia Intensiva
- causas comuns de internação, 87
- equipamentos, 85
Uremia, 339
Uretrocistografia miccional, 350
Uretrocistoscopia, 351
Urina
- exame, 348, 475
- fétida, 338
Urocultura, 475
Urografia excretora, 350
Urtica, 168

V

Varicocele, 361
Velocidade de hemossedimentação (VHS), 476
Ventriculoencefalocele, 207
Vertigem, 227
Vesícula, 169
Víbice, 166
Violência, 41
- bullying, 41
- capacidade dos médicos de lidar com a suspeita, 6
- cyberbullying, 41
- doméstica, 41
- síndrome
- - bebê sacudido (shaken baby syndrome), 42
- - Munchausen por procuração, 42
- urbana, 41
Vírus Epstein-Barr, 259
Vulvovaginite, 362

W

Wallon, 455
Winnicott, 461